AF357660

PATHOLOGIE ET THÉRAPEUTIQUE

SPÉCIALES

DES

ANIMAUX DOMESTIQUES

PAR MM.

Dr FRIEDBERGER
PROFESSEUR A L'ÉCOLE SUPÉRIEURE
DE MÉDECINE VÉTÉRINAIRE DE MUNICH

Dr FRÖHNER
PROFESSEUR A L'ÉCOLE SUPÉRIEURE
DE MÉDECINE VÉTÉRINAIRE DE BERLIN

Traduit de l'allemand sur la deuxième édition

PAR MM.

P.-J. CADIOT
PROFESSEUR A L'ÉCOLE VÉTÉRINAIRE
D'ALFORT

J.-N. RIES
VÉTÉRINAIRE DU GOUVERNEMENT A CLERVAUX
(GRAND-DUCHÉ DE LUXEMBOURG)

AVEC ANNOTATIONS

DE

M. TRASBOT
PROFESSEUR A L'ÉCOLE VÉTÉRINAIRE D'ALFORT
MEMBRE DE L'ACADÉMIE DE MÉDECINE

TOME I

~~PREMIER FASCICULE~~

MALADIES DE L'APPAREIL DIGESTIF

PARIS
ASSELIN ET HOUZEAU
LIBRAIRES DE LA FACULTÉ DE MÉDECINE
et de la Société centrale de medecine vétérinaire
PLACE DE L'ÉCOLE-DE-MÉDECINE

1891

PATHOLOGIE ET THÉRAPEUTIQUE SPÉCIALES

DES

ANIMAUX DOMESTIQUES

CORBEIL. — IMPRIMERIE CRÉTÉ.

PATHOLOGIE ET THÉRAPEUTIQUE

SPÉCIALES

DES

ANIMAUX DOMESTIQUES

PAR MM.

Dr FRIEDBERGER
PROFESSEUR A L'ÉCOLE SUPÉRIEURE
DE MÉDECINE VÉTÉRINAIRE DE MUNICH

Dr FRÖHNER
PROFESSEUR A L'ÉCOLE SUPÉRIEURE
DE MÉDECINE VÉTÉRINAIRE DE BERLIN

Traduit de l'allemand sur la deuxième édition

PAR MM.

P.-J. CADIOT
PROFESSEUR A L'ÉCOLE VÉTÉRINAIRE
D'ALFORT

J.-N. RIES
VÉTÉRINAIRE DU GOUVERNEMENT A CLERVAUX
GRAND-DUCHÉ DE LUXEMBOURG

AVEC ANNOTATIONS

DE

M. LE PROFESSEUR TRASBOT
DIRECTEUR DE L'ÉCOLE VÉTÉRINAIRE D'ALFORT
MEMBRE DE L'ACADÉMIE DE MÉDECINE

TOME I

**MALADIES DES APPAREILS DIGESTIF, URINAIRE, GÉNITAL
ET CIRCULATOIRE
MALADIES DE LA PEAU**

PARIS
ASSELIN ET HOUZEAU
LIBRAIRES DE LA FACULTÉ DE MÉDECINE
et de la Société centrale de médecine vétérinaire
PLACE DE L'ÉCOLE-DE-MÉDECINE

1891

PATHOLOGIE ET THÉRAPEUTIQUE SPÉCIALES

DES

ANIMAUX DOMESTIQUES

MALADIES DE L'APPAREIL DIGESTIF

STOMATITE. — INFLAMMATION DE LA MUQUEUSE BUCCALE.

Les stomatites d'ordre chirurgical, produites par des irritations traumatiques (mors, corps étrangers, manœuvres contondantes), chimiques (lessive, ammoniaque, alun, huile de croton, cantharides, émétique) ou thermiques (brûlures par les drèches, les boissons, les breuvages trop chauds), et celles qui surviennent comme épiphénomène d'une autre affection (maladies fébriles, papillomatose du chien et du poulain, fièvre aphteuse, fièvre pétéchiale, etc.) ou qui se développent par continuité de tissus, pendant le cours de la laryngite, de la pharyngite, de la rhinite, ne seront pas décrites ici. En les laissant de côté, on peut reconnaître dans l'inflammation de la muqueuse buccale les formes plus ou moins bien caractérisées qui suivent :

1° La stomatite érythémateuse et catarrhale ;
2° La stomatite aphteuse ;
3° La stomatite ulcéreuse ;
4° La stomatite pustulo-contagieuse ;
5° La stomatite diphtéritique ;
6° La stomatite pultacée ou muguet.

Les trois premières doivent être étudiées au chapitre des affections de l'appareil digestif ; les autres rentrent dans le cadre des maladies contagieuses.

I. CATARRHE SIMPLE DE LA MUQUEUSE BUCCALE. — STOMATITE ÉRYTHÉMATEUSE (ÉRYSIPÉLATEUSE) ET CATARRHALE.

Étiologie. — La stomatite érythémateuse s'observe chez tous nos animaux domestiques et particulièrement sur le cheval, toutes les fois que, sous l'influence d'une cause quelconque, la préhension des aliments est suspendue pendant un laps de temps assez long. Elle est facilement déterminée par les différents troubles de la digestion : l'épithélium buccal n'étant plus balayé par les substances alimentaires, au fur et à mesure de son exfoliation, se décompose sur place et devient agent irritant. Souvent aussi elle est une conséquence de l'anorexie qui accompagne les maladies générales fébriles de longue durée ; alors la diminution de la sécrétion salivaire et les propriétés morbides de la salive elle-même favorisent singulièrement la décomposition des desquamations épithéliales.

L'influence pathogénique de divers champignons ingérés avec les aliments est incontestée. Signalons particulièrement les moisissures de l'avoine et des fourrages, la rouille du blé (*Puccinia graminis*), la nielle (*Erysiphe communis*), la carie du blé (*Tilletia caries*), le champignon du colza (*Polydesmus exitiosus*). Zürn accuse surtout l'*Oïdium albicans*. On a encore constaté l'existence de la stomatite (stomatite érysipélateuse) après l'ingestion de foin souillé par les poils urticants des processionnaires (Bombyx ou *Cnethocampa processionea*).

La stomatite de dentition se rattache probablement à des traumatismes causés par les dents chassées de leurs alvéoles, à l'hypérémie de la gencive et à la gingivite.

On a aussi incriminé l'action du froid, mais l'existence de la stomatite *a frigore* est fort douteuse.

Symptômes. — Ils varient avec le degré de gravité de la maladie. Dans les cas légers, on constate, au début, une sécheresse plus ou moins accusée et une élévation de température de la muqueuse ; plus tard, celle-ci se charge d'une matière gommeuse, grisâtre, finement bulleuse et spumeuse, particulièrement abondante à la face supérieure de la langue. La muqueuse des lèvres et des joues est injectée, d'un rouge plus ou moins foncé (stomatite érythémateuse) ; la partie antérieure du palais peut être tuméfiée (fève, lampas) par la stase du sang veineux dans les tissus sous-muqueux très vasculaires ; la bouche exhale une odeur fade.

La langue « chargée » est le résultat de la production exagérée d'épithélium, due à l'état catarrhal de la muqueuse, et d'un défaut d'usure de cet épithélium par suite de la gêne dans la préhension et la mastication des aliments, qui sont pris en moindre quantité ; d'autre part, la diminution des sécrétions entraîne la sécheresse de la muqueuse et conséquemment l'opacité des cellules épithéliales, qui deviennent ainsi plus visibles.

Lorsque le catarrhe est plus intense, la muqueuse, notamment celle des lèvres, des joues et des gencives, devient plus rouge et plus épaisse. L'exfoliation épithéliale est abondante ; le dos de la langue est fortement chargé et teinté en vert sale ou en un brun par des particules alimentaires. — Chez le chat, les papilles cornées de la langue sont blanches ou blanc jaunâtre et contrastent par leur teinte avec le bord de la langue qui est rouge vif. — Chez le bœuf et le porc, on remarque parfois l'hypertrophie des papilles coniques enflammées, qu'on a considérée à tort comme une formation de *muguet* (*brosse* de la langue du bœuf). L'odeur qu'exhale la cavité buccale devient fétide. Il y a en même temps hypersécrétion de salive et de mucus qui s'échappent des commissures de la bouche sous forme d'épais filaments. Lorsque la salive est très abondamment excrétée, tantôt elle s'écoule de la bouche en jet ininterrompu, tantôt elle est convertie en spume par les mouvements de mastication (1).

Certains auteurs consacrent un chapitre spécial à la salivation abondante (*ptyalisme*), mais elle ne constitue qu'un symptôme commun à une foule de maladies, parmi lesquelles on trouve, en premier lieu, la stomatite, puis les maladies de l'estomac et de l'intestin, de l'utérus, des ovaires, du cerveau. Le ptyalisme est encore quelquefois symptomatique de l'helminthiase, de l'otorrhée, de la parotidite. Dans plusieurs cas observés sur le chien, nous n'avons pu en déterminer la cause ; peut-être a-t-il parfois une origine cérébrale. Les faits relatés chez le cheval et le bœuf, dans lesquels le ptyalisme a été attribué à l'usage de fourrages altérés, sans que l'on ait pu constater les signes de la stomatite, paraissent assez extraordinaires (voy. les observations de Mathieu, Paugoué, Pech et Born).

Pour la salivation due à certaines substances médicamenteuses (mercure, pilocarpine, morphine, iode), voy. les traités de matière médicale et de toxicologie.

On constate parfois sur les lèvres, les joues et la langue, de petites vésicules laissant après leur rupture des érosions catarrhales, la tuméfaction des glandules muqueuses, l'obstruction du canal excréteur de ces glandes se traduisant par de petites élevures grisâtres ou gris rougeâtre, entourées d'une zone rouge et pouvant s'ulcérer ; tout cela est peu connu. Weber a observé dans la stomatite du cheval l'apparition de nombreuses petites vésicules à contenu séreux. (N'avait-il pas affaire à la fièvre aphteuse ?)

Nous avons vu l'ulcération des glandules dans le cours de la gourme et chez un cheval rachitique ; Möbius l'a observée après l'a-

1. Chez l'homme, la salive à réaction normale alcaline deviendrait *acide* dans différentes maladies, notamment dans la pleurésie, l'encéphalite, le rachitisme, la dyspepsie et le diabète (Gorup-Besanez). Dans nos nombreuses recherches sur les animaux, nous n'avons *jamais* rencontré la réaction acide de la salive. Cette dernière ne serait-elle pas due, chez l'homme, à une fermentation acide de débris d'aliments séjournant dans la cavité buccale, à des dents cariées, etc. ?

limentation au trèfle. C'est à tort que des praticiens ont désigné ces altérations sous le nom de stomatite folliculeuse.

La « pépie » des oiseaux de basse-cour, bien qu'elle soit surtout une maladie des premières voies respiratoires, s'accompagne souvent d'une inflammation catarrhale de la bouche (Zürn et autres). L'entre-bâillement continu du bec entraîne la dessiccation de la langue dont le revêtement corné devient opaque et dur, ce qui l'a fait considérer à tort comme une membrane pathologique.

Traitement. — Il faut avant tout supprimer la cause de l'affection ; ensuite on doit faire usage de solutions faibles de carbonate de soude ou de sel marin pour liquéfier les mucosités. Un vieux moyen très employé consiste à laver la bouche avec une solution renfermant 1 décilitre de vinaigre et une cuillerée à bouche de sel marin pour 1 litre d'eau. Les gargarismes avec une solution d'acide borique à 1-3 p. 100 sont très efficaces. Le chlorure de potassium en solution à 1-4 p. 100 est également avantageux, mais il faut éviter la déglutition du liquide, car, chez les petits animaux, cet agent pourrait provoquer une hémoglobinémie dangereuse.

Les solutions de permanganate de potasse, préconisées dans ces derniers temps, ne sont pas recommandables : leur action désinfectante est très faible et leur saveur extrêmement désagréable.

Les divers astringents suffisamment délayés peuvent être d'un emploi utile ; mais, dans la plupart des cas, l'eau de puits fraîche et propre suffit à elle seule pour hâter la guérison. Dans les cas très graves, on peut se servir d'une solution crésylée à 1 p. 100.

Bibliographie. — GURLT-LUTHENS, *Magazin*, 1850. — BRAUER, SCHLEG, WEBER, MÖBIUS, *Sächs. Vet. Bericht*, 1877. — HENRY, *Recueil vét.*, 1877. — BRÜMMER, *Thierfreund*, 1879. — LAMBERT, *Annal. de Bruxelles*, 1881. — HARTMANN, *Oesterr. Vierteljahrsschr.*, 1880. — VAN CUTSEN, *Bullet. Belg.*, 1886.

SUR LE PTYALISME. — MATHIEU, *Recueil vét.*, 1854. — BORN, *Thierarzt*, 1871. — PAUGOUÉ, *Recueil vét.*, 1876-77. — PECH, *Thierarzt*, 1877. — BARY, HAYELLES, *Annal. de Bruxelles*, 1878. — PERDAN, *Oesterr. Vereinsmonatschr.*, Bd. VII.

2. STOMATITE APHTEUSE (VÉSICULAIRE). — APHTES DE LA MUQUEUSE BUCCALE.

Le terme « aphte » n'a acquis un sens précis que depuis les recherches de Bohn. Avant cet auteur, on désignait sous le nom d'aphte toute vésicule siégeant sur la muqueuse buccale. Pour Bohn, l'aphte consiste en une *inflammation croupale limitée de la muqueuse*. Il est caractérisé par un exsudat fibrineux, pseudo-diphtéritique, tandis que la lésion vésiculaire de la stomatite catarrhale consiste en une collection séreuse sous-épithéliale. Le type des aphtes est fourni par la fièvre aphteuse.

En dehors de cette maladie contagieuse, il n'est pas certain que des aphtes se développent chez nos animaux domestiques.

Il est peu probable que les *aphtes* ou *spongioles de la bouche*, décrits par Hertwig dans son *Traité des maladies des chiens*, soient des aphtes vrais. Nous ne les avons jamais rencontrés chez le cheval et le chien.

Du reste, tous les auteurs sont d'accord pour reconnaître que la transmission de la fièvre aphteuse à ces deux espèces est extrêmement rare. Anacker fait déjà remarquer la possibilité de confondre la fièvre aphteuse avec la forme vésiculaire de la stomatite catarrhale. Zeilinger (1) et Kohler (2) ont vu la fièvre aphteuse sur le cheval. Haubner, Uhlich et Adam ont réussi à la transmettre au chien et au chat. Voy. *Fièvre aphteuse*. Voy. aussi l'art. de Cauvet *sur les aphtes du cheval* (3).

3. STOMATITE ULCÉREUSE. — STOMACACE.

Nature. — La stomatite ulcéreuse consiste en une inflammation nécrosique de la muqueuse buccale et surtout des gencives. Anatomiquement, elle constitue un degré plus élevé du processus aphteux que la forme précédente, et se traduit par la formation d'ulcérations sur la muqueuse.

Étiologie. — La stomatite ulcéreuse est quelquefois déterminée par des actions traumatiques. On la constate assez souvent sur les chiens anémiques, sur ceux dont la constitution est faible et délicate. Il est d'observation que les petites races y sont particulièrement exposées. Souvent les maladies antérieures qui laissent l'organisme affaibli (gastro-entérite, rachitisme, etc.) concourent à son développement. Chez le chat, elle peut être provoquée par les mêmes causes.

Les ulcérations qui accompagnent cette stomatite ont été désignées à tort sous le nom de scorbut (Hertwig), car on peut les observer et les voir évoluer rapidement sur des animaux d'ailleurs parfaitement sains, n'ayant jamais présenté aucune hémorragie muqueuse (voy. *Scorbut*). Leur développement est peut-être favorisé par des conditions individuelles toutes particulières, une vulnérabilité anormale, un défaut de résistance de la muqueuse agissant de concert avec une infection.

Dans certains cas, ce sont des dents cariées ou l'accumulation du tartre qui constituent le point de départ de l'affection en déterminant une gingivite infectieuse ; toutefois, le processus morbide peut débuter en des points assez éloignés des dents.

Les stomatites ulcéreuses mercurielle, plombique, phosphorique, etc., seront étudiées au chapitre des intoxications.

Nous n'avons jamais observé l'apparition enzootique ou la contagiosité de cette affection. Cependant Hackbarth l'a constatée à l'état enzootique sur des chevaux pâturant dans des champs de trèfle hybride. Rivolta et Berndt ont aussi signalé une stomatite ulcéreuse très

(1) Zeilinger, *Adam's Wochenschr.* 1864.
(2) Kohler (note communiquée).
(3) Cauvet, *Journ. du Midi*. 1861.

maligne des agneaux, déterminée par le *Polydesmus exitiosus* (Berndt) ou par des bactéries (Rivolta).

Symptômes chez le chien. — Les manifestations du début sont toujours localisées aux gencives. Celles-ci, au niveau de certaines dents (incisives et canines surtout) présentent une teinte rouge sombre et sont plus ou moins tuméfiées.

Après un ou deux jours, la tuméfaction a gagné en étendue: la gencive présente la consistance spongieuse; elle est décollée et saigne au moindre contact. Un peu plus tard, tous les tissus malades et surtout le bourrelet péridentaire deviennent gris verdâtre ou gris jaunâtre; la phlegmasie progressant, la muqueuse s'est nécrosée partiellement. Les points mortifiés ont l'aspect de l'amadou: leur substance est pulpeuse, collante.

Éliminée spontanément ou artificiellement, l'eschare laisse un ulcère profond de 1 à 2 millimètres, souvent circulaire (autour des dents canines), à bords irrégulièrement taillés et formant un bourrelet saillant, dur, de couleur rouge vif; le fond de la plaie est irrégulier, de mauvais aspect. Une bave épaisse, filante, parfois sanguinolente ou sanieuse, s'écoule de la bouche en souillant les lèvres, le nez et les joues. La cavité buccale en renferme souvent une grande quantité qui s'échappe lorsqu'on écarte les mâchoires, manipulation à laquelle les chiens cherchent ordinairement à se soustraire. La bave, la cavité buccale et l'air expiré répandent une odeur fétide, cadavéreuse, qui se répand plus ou moins loin autour des malades.

Les lésions que nous venons de décrire sur les gencives peuvent s'observer aux lèvres, dans le repli gingivo-buccal, aux commissures labiales, plus rarement aux joues, et exceptionnellement à la face inférieure de la langue.

Souvent les ulcérations des lèvres sont situées en regard de celles des gencives, ce qui fait penser immédiatement à une auto-infection: d'autres fois, leur disposition paraît indiquer la propagation du mal par la voie lymphatique. On rencontre des cas (chez les très jeunes chiens), où les dents et les gencives étant parfaitement intactes, des ulcérations existent sur d'autres points de la muqueuse, aux lèvres, aux commissures. (Dans cette dernière forme, nous avons vu la destruction ulcéreuse s'étendre sur une partie de la surface cutanée.)

Ces accidents sont toujours accompagnés des symptômes de la stomatite simple.

Marche. — Lorsque l'évolution de l'affection est régulière et que les animaux sont jeunes, les ulcères s'étendent peu en profondeur et en surface. L'état général est à peine influencé: la fièvre fait souvent défaut, quelquefois cependant la température s'élève jusqu'à 39°,5: l'appétit est ordinairement conservé. Une fois le processus ulcératif terminé et les eschares éliminées, la guérison se produit souvent dans l'espace de huit à dix jours. Les cas de ce genre sont les plus nombreux.

Dans les autres — chez les animaux âgés et chez ceux qui ont souffert d'autres maladies — l'infiltration et la destruction des tissus progressent rapidement; les plaies deviennent profondes et sinueuses: les dents malades s'ébranlent, leurs racines sont couvertes d'une pulpe grisâtre et fétide constituée par le périoste alvéolaire détruit; la carie et la nécrose des maxillaires peuvent alors compliquer la maladie. Parfois il se forme une fistule bucco-nasale avec rhinite purulente consécutive. Au niveau des ulcérations, les lèvres et les joues sont tuméfiées, indurées, déformées par une inflammation œdémateuse: les ganglions lymphatiques des régions malades sont engorgés. L'état général est alarmant et la guérison rare.

Le plus souvent, en même temps que des éruptions nouvelles se montrent, la fièvre augmente et persiste intense ; le pouls devient plus fréquent et plus faible (chez les petits chiens, on peut compter de 140 à 180 battements à la minute). Bientôt il y a inappétence complète, la diarrhée apparaît, la faiblesse est extrême; ensuite on observe une profonde stupéfaction ou même du coma et les animaux succombent par infection septique.

Dans ces conditions, la durée ordinaire de la maladie est de six à douze jours; elle peut cependant avoir une marche chronique.

Berndt a décrit une stomatite ulcéreuse des agneaux, consistant essentiellement en une stomatite et une rhinite très intenses. Comme symptômes il indique : une grande faiblesse, la démarche chancelante, la respiration accélérée et pénible, la toux faible et courte. La muqueuse buccale présente aux gencives, à la surface de la langue et particulièremant sur ses bords, de nombreuses érosions que l'on retrouve sur les parties visibles de la pituitaire: ici elles sont recouvertes d'une épaisse croûte de nuance foncée. A l'autopsie, on constate les lésions suivantes : muqueuses buccale, nasale, laryngienne et pharyngienne enflammées, parsemées d'érosions. Le bord inférieur des lobes pulmonaires postérieurs est hépatisé, rouge sombre; la surface de section est granuleuse et laisse écouler un liquide sanguinolent. En comprimant les bronches sectionnées, on en fait sourdre un liquide spumeux, couleur chocolat. A l'examen microscopique, Berndt a constaté, entre les cellules épithéliales provenant des muqueuses nasale et buccale, de nombreux filaments ramifiés et des chainettes de spores du *Polydesmus exitiosus*. Les agneaux recevaient des tourteaux de colza dans lesquels on retrouvait les spores de l'Ascomycète. La suppression des tourteaux détermina l'arrêt de la maladie.

Une stomatite ulcéreuse, contagieuse, semblable à la précédente a été décrite par Rivolta. Celle-ci se compliqua de conjonctivite, de pneumonie et d'hépatite. Comme cause, cet auteur incrimine un Schizomycète (*Bacterium subtile æquorum*). Gips a aussi décrit une « pourriture de la bouche » chez les agneaux.

Pronostic. — Le pronostic est très variable suivant les individus. Il doit être formulé d'après l'âge de l'animal, l'étendue des lésions et leur retentissement sur l'état général. Il est beaucoup moins grave pour les animaux jeunes et vigoureux que pour les sujets âgés, affaiblis, épuisés ; pour les cas à lésions discrètes que pour ceux dans lesquels les ulcérations sont larges ou confluentes. Nous devons faire remarquer ici que des septicémies mortelles accompagnent bien moins rarement la stomatite ulcéreuse que les accidents phagédéniques siégeant dans d'autres parties du corps, dans l'intestin, par exemple. Évidemment la constitution anatomique de la cavité buccale est peu favorable à la production de la septicémie ; c'est là, du reste, une observation que les dentistes de l'homme ont fréquemment l'occasion de faire.

Traitement. — Il faut donner une nourriture substantielle, surtout composée d'aliments mous et hachés. Les animaux seront abrités dans des locaux bien aérés, ou laissés au grand air. Il importe de désinfecter fréquemment la bouche au moyen des solutions indiquées pour la stomatite catarrhale. Le meilleur agent thérapeutique paraît être le crésyl ; antiseptique excellent, il fait disparaître l'odeur infecte que répandent les malades ; de plus, il n'est pas toxique. Il convient de l'employer en solution aqueuse à 1 ou 2 p. 100. Sur les ulcérations, on peut appliquer, mais en agissant avec douceur, la solution phéniquée ou boriquée à 1 ou 2 p. 100, la solution de sublimé à 1 p. 1000, une solution de tannin, etc. La teinture aromatique, la teinture d'aloès ou de myrrhe et l'esprit de cochléaria, appliqués au moyen du pinceau, nous ont donné de bons résultats. Les dents cariées ou branlantes doivent être arrachées.

Si déjà il existe de l'infection septique, la maladie défie tout traitement. La cautérisation des régions affectées (chlorure de zinc, acétate d'alumine, crayon de lapis), ne peut plus conjurer la terminaison fatale.

Bibliographie. — HACKBARTH, *Mittheil. aus der thierärztl. Praxis*, 1867-68. — *Ibid.*, 1870-71. — RIVOLTA, *Giornal. di Anat., ecc.*, 1883. — PILLWAX, *Oesterr. Vierteljahrsschr.*, 1860-61-67. — LENGLEN, *Recueil vét.*, 1881-82. — GIPS, *Berliner Archiv*, 1885. — BERNDT, *Ibid.*, 1887.

PAROTIDITE. — INFLAMMATION DE LA GLANDE PAROTIDE.

Cette maladie, assez commune chez l'homme, est encore désignée chez nos animaux sous le nom vulgaire d'*oreillons*. Sa bibliographie est pauvre en vétérinaire. On n'en a donné que des descriptions vagues ou incomplètes; il est désirable que cette lacune soit bientôt comblée par la relation de cas bien observés.

Étiologie. — On peut distinguer dans la parotidite les formes suivantes :

1. *Parotidite traumatique*, due à une lésion mécanique quelconque. Elle rentre dans le domaine de la chirurgie.

2. *Parotidite idiopathique*, *essentielle*, produite par un agent infec-

tieux, miasmatico-contagieux, maladie qui sévit à l'état épizootique. A cette variété doivent être rattachées les parotidites contagieuses observées par Franze sur la chèvre, par Hertwig sur le chien, par Schüssele sur le chien et le chat; toutes sont analogues aux oreillons de l'homme. Quant à la pathogénie de cette forme de parotidite, elle n'est pas encore rigoureusement déterminée; l'agent infectieux arrive sans doute dans la glande, soit par la voie sanguine, soit, ce qui est plus probable, par la bouche, en remontant le canal de Sténon.

3. *Parotidite déterminée par inflammation de voisinage.* Un calcul salivaire enclavé peut devenir cause de parotidite. Toussaint a décrit un cas de parotidite déterminée par l'extension d'une stomatite le long du canal de Sténon largement dilaté en infundibulum. Dans la gourme, l'angine, la maladie des chiens, l'inflammation peut se propager d'un organe voisin à la parotide.

4. *Parotidite métastatique,* survenant dans le cours de la pyohémie ou de la septicémie.

5. *Parotidite actinomycosique, due à l'Actinomyces bovis (Parotido-actinomycome).* Elle constitue une variété commune de l'actinomycose et s'observe à l'état épizootique dans certaines contrées.

La maladie que Stockfleth a décrite dans son *Traité de Chirurgie* sous le titre « Inflammation chronique des glandes salivaires » est sans aucun doute la parotidite actinomycosique. Il a remarqué que les animaux pâturant dans des prairies basses et humides, situées le long des cours d'eau, et ceux qui consomment les foins provenant de ces prairies sont particulièrement exposés à la contracter. — Le plus souvent, c'est la parotide qui est envahie; exceptionnellement la maxillaire et la sublinguale sont aussi affectées. L'inflammation se développe très lentement; la glande présente des bosselures dures et irrégulières, qui augmentent peu à peu de volume, sont indolentes, mais s'abcèdent cependant dans la majorité des cas. Presque toujours les ganglions lymphatiques voisins s'enflamment. Dès qu'elle a acquis un certain volume, la glande hypertrophiée exerce une pression sur le larynx et le pharynx, et entraîne une gêne de la respiration et de la déglutition. Tous les médicaments que l'on peut employer sont absolument inefficaces. Seule l'ablation de l'organe malade peut être suivie de succès. (voy. *Actinomycose.*)

Symptômes. — Les trois formes de parotidite dont il est question ici : la parotidite idiopathique, celle qui est le résultat d'une inflammation de voisinage et la parotidite métastatique, s'expriment par un symptôme commun : le *gonflement* de la parotide. Dans la première, cette tuméfaction est uniforme et s'étend sur tout l'organe. Les deux autres variétés se distinguent par un gonflement limité et par l'abcédation consécutive des lobules glandulaires malades (voy. le cas de Toussaint). L'inflammation peut aussi s'étendre au voisinage. Dans l'épizootie observée par Franze sur la chèvre, les os et la glande maxillaires participaient à l'inflammation. Les malades ne prenaient ni aliments ni boissons.

Les symptômes rationnels et la marche de la fièvre dans la parotidite n'ont encore été l'objet d'aucune bonne description.

Diagnostic différentiel. — La parotidite a été souvent confondue avec l'inflammation des ganglions pharyngiens. La topographie de ces organes et les signes fournis par l'état général des malades permettent de faire un diagnostic précis.

La collection des poches gutturales, la tuméfaction provoquée par la phlébite jugulaire ancienne, l'inflammation œdémateuse ou phlegmoneuse de la peau et du tissu conjonctif sous-cutané, enfin les tumeurs de toute nature développées dans la région parotidienne, peuvent aussi simuler la parotidite.

Traitement. — Les parotidites qui n'ont pas de tendance à s'abcéder doivent être traitées par la chaleur humide (compresses de Priessnitz), et par des frictions de pommade camphrée, crésylée, phéniquée ou iodoformée.

Lorsque la maladie tend vers la chronicité, on peut avoir recours à la teinture d'iode, à la pommade rouge, à l'onguent cantharidé, etc. Les abcès seront ouverts le plus tôt possible. Les fistules salivaires consécutives à l'abcédation de la glande seront traitées conformément aux données chirurgicales classiques.

Bibliographie. — En dehors des descriptions générales qui existent dans les traités de pathologie, voici l'indication des principales monographies relatives à la parotidite : Schüssele, *Veterinärchirurgie*, 1842. — Toussaint, *Journ. de Lyon*, 1869. — Stockfleth, *Handbuch der thierärztl. Chirurgie*, 1869. — Franze, *Sächs. Jahresber.*, 1873.

MAXILLITE. — INFLAMMATION DE LA GLANDE MAXILLAIRE.

L'inflammation de la glande maxillaire est ordinairement le résultat de l'obstruction du canal de Wharton par des corps étrangers qui s'y sont introduits. Le plus souvent elle est déterminée par des épillets de brome stérile qui, une fois introduits dans ce canal, peuvent y progresser jusqu'à la glande, en raison de la disposition de leurs barbes. Les mêmes effets sont quelquefois produits par les barbes de l'orge escourgeon ou par les grains d'avoine. L'introduction de ces corps irritants dans le canal de Wharton est facilitée par la section des barbillons, opération que les maréchaux pratiquaient fréquemment autrefois. Exceptionnellement, l'affection peut encore être provoquée par un calcul arrêté dans le canal. — La maxillite est presque toujours unilatérale.

Le début de la maladie est insidieux. L'appétit est conservé, mais la mastication est lente et pénible ; bientôt les aliments durs et l'avoine sont refusés. Au bout de quelques jours apparaissent les symptômes caractéristiques. La salivation est abondante, la bouche chaude, la muqueuse injectée. En examinant le plancher de la cavité buccale, on remarque, sur le côté du frein de la langue, une saillie conique, rouge, d'où s'échappe un liquide purulent : c'est le barbillon tuméfié. Souvent des aliments sont accumulés entre la langue et le maxillaire ; en les enlevant, on aperçoit le canal de Wharton enflammé, saillant ; si on le comprime d'arrière en avant, on en fait sourdre un liquide purulent blanchâtre, quelquefois mêlé de parcelles alimentaires. La phlegmasie de la glande s'accuse encore, dans la cavité buccale, par une tuméfaction qui se fait remarquer sur le côté de la base de la langue, et dans l'auge par un empâtement sensible, dur ou œdémateux.

La maxillite se termine par la *résolution* ou l'*abcédation*. Quand, par des pressions exercées sur le conduit salivaire, on parvient à faire sortir les corps étrangers qui y sont engagés, la guérison peut être obtenue en quelques jours; mais si l'on n'intervient pas, la tuméfaction de la glande augmente et aboutit à la suppuration : tantôt l'abcès s'ouvre dans la bouche, tantôt le pus se fait jour vers la peau, dans la cavité de l'auge; lorsqu'il s'écoule difficilement par le canal de Wharton, celui-ci devient volumineux, moniliforme, et souvent ses parois se perforent. Dès qu'il y a abcédation, la salive et le pus exhalent toujours une odeur très fétide. — La *gangrène* partielle de la glande est une complication rare. — Les fistules salivaires qui peuvent persister après la suppuration ou la mortification limitée de la glande s'oblitèrent d'elles-mêmes au bout d'un certain temps.

La durée moyenne de la maladie varie de 8 à 15 jours.

La maxillite est une affection bénigne. Reconnue à son début, on peut toujours en obtenir rapidement la guérison. Les accidents de suppuration et de gangrène lui donnent quelque gravité; mais on n'a jamais à redouter de complications mortelles.

Traitement. — Débarrasser le canal de Wharton des corps étrangers qui s'opposent à l'écoulement de la salive : telle est la première indication à remplir dans tous les cas. Pour cela, il suffit ordinairement d'exercer sur le conduit, d'arrière en avant, des pressions modérées; quelquefois cependant il est nécessaire d'inciser ses parois parallèlement à sa direction et d'extraire le corps irritant à l'aide de pinces. On doit ensuite nourrir les malades pendant plusieurs jours avec des boissons farineuses ou des aliments de facile mastication et faire de fréquentes lotions d'eau fraîche dans la bouche. Dès que la glande est abcédée, il faut donner issue au pus et déterger la cavité par des injections antiseptiques. Lorsqu'elle est frappée de mortification partielle, c'est encore à ces agents qu'il convient de recourir.

Bibliographie. — Renault, *Recueil vét.*, 1830. — Trasbot, *Leçons de pathologie*, 1886.

PHARYNGITE. — ANGINE PHARYNGÉE.

Généralités. — Par le mot *angine* on désigne depuis longtemps l'inflammation de la muqueuse qui tapisse la cavité gutturale et son voisinage immédiat. La localisation exclusive sur le pharynx est excessivement rare. Dans le tableau clinique de l'angine, ce sont tantôt les symptômes de la pharyngite, tantôt ceux de la laryngite qui dominent, et il est utile, pour la clarté de la description et l'intelligence des choses, d'étudier séparément l'angine pharyngée et l'angine laryngée.

Chez l'homme et les petits animaux, on peut distinguer, suivant la localisation du mal : l'inflammation du voile du palais, l'amygdalite et la pharyngite proprement dite; mais les obstacles qui s'opposent à l'exploration de la gorge chez le cheval et le bœuf rendent ces distinctions à peu près impossibles pendant la vie. Le nom d'angine pharyngée désigne donc, en pathologie vétérinaire, un processus inflammatoire plus ou moins étendu, siégeant sur la muqueuse du voile du palais, des amygdales et du pharynx, et s'accompagnant ordinairement d'une phlegmasie moins intense de la muqueuse du larynx, de la partie supérieure de la trachée, des cavités buccale et nasale et parfois aussi des trompes d'Eustache ainsi que des poches gutturales.

Chez les petits animaux, l'examen pharyngoscopique permet de reconnaître, dans cette maladie, les formes catarrhale, phlegmoneuse, croupale, diphtéritique, lacunaire, nécrosique et parenchymateuse; mais sur les sujets de nos grandes espèces, il n'est pas possible de préciser le type de la maladie. Cependant, l'intensité des symptômes rationnels, l'état des ganglions lymphatiques, la durée de l'affection, etc., peuvent faire soupçonner l'existence d'une pharyngite affectant tel ou tel caractère. La forme croupale pourrait être diagnostiquée par le rejet de membranes croupales (1), mais encore ne saurait-on déterminer avec exactitude si ces dernières proviennent du larynx ou du pharynx. Dans l'étude que nous allons faire de la pharyngite, nous laisserons de côté les divisions admises jusqu'à présent.

Étiologie. — La pharyngite se montre tantôt comme maladie sporadique, tantôt comme maladie contagieuse. On l'observe fréquemment sur le cheval et le porc, moins souvent sur le bœuf et le chien; elle est très rare sur le mouton. Parmi les causes générales pouvant favoriser son développement, il convient de citer une certaine prédisposition individuelle, dont l'existence fréquente est péremptoirement démontrée chez l'homme; mais, pas plus chez celui-ci que chez nos animaux, on ne connaît la nature intime de cette prédisposition. Quoi qu'il en soit, les sujets faibles, délicats, et les animaux jeunes, sont plus souvent pris de pharyngite que les chevaux robustes, adultes ou vieux; ceux-ci, toutefois, sont loin d'en être exempts.

Ses principales causes déterminantes sont :

1° *Les irritations mécaniques, chimiques, thermiques, agissant directement sur la muqueuse.* — En première ligne, il faut signaler les contusions et les plaies produites sur la muqueuse par des corps irritants : os pointus, arêtes de poissons, épines, aiguilles, fourrages grossiers, balles d'orge; par des manœuvres maladroites, lors du rabotage des dents; par des larves d'œstres fixées dans la muqueuse (Garnier,

(1) Les membranes croupales des auteurs allemands correspondent aux exsudats fibrineux des auteurs français; elles sont constituées par des filaments de fibrine et quelquefois de mucine englobant des globules de pus. — Les pseudo-membranes diphtéritiques sont presque exclusivement formées de cellules épithéliales soudées les unes aux autres. (N. D. T.)

Pigeaire, Mather, Christensen). Les tumeurs qui proéminent dans le pharynx, notamment les actinomycomes et les néoformations tuberculeuses chez le bœuf, peuvent aussi déterminer un catarrhe de la muqueuse pharyngienne.

Comme irritants chimiques, il faut indiquer les breuvages à l'émétique non dissous, à l'huile de croton concentrée, à l'ammoniaque insuffisamment délayée ; les préparations phosphorées, les boissons ou les aliments trop chauds.

2° Le *refroidissement local* causé par la respiration d'un air trop froid, surtout lorsque le vent vient du nord ou du nord-est (Schmidt) ; les boissons glacées, les fourrages couverts de givre, ingérés dans certaines conditions, peuvent provoquer la pharyngite. Les refroidissements généraux, la pluie froide, les changements brusques de la température suffisent parfois à la déterminer. Sans doute l'ancienne médecine a bien exagéré l'importance de l'influence du froid (maladies *a frigore*) ; mais ce facteur étiologique ne doit pas, dans l'état actuel de la science, disparaître complètement, surtout au sujet de la pathogénie de la pharyngite.

3° La *propagation d'une inflammation de voisinage*. — Nous avons déjà signalé la part qui revient à la stomatite, à la rhinite, à la laryngite dans la genèse de l'angine pharyngée. Elle peut apparaître dans le cours de la plupart des maladies générales : on sait que le pharynx est le lieu d'élection des accidents de la gourme, aussi, gourme et pharyngite ont été très souvent confondues ; elle se montre fréquemment comme complication de la fièvre aphteuse, de la rage, de la maladie des chiens, de la pneumonie contagieuse du cheval, de la fièvre pétéchiale, du charbon, de la morve aiguë et chronique, de la tuberculose, etc.

4° L'*infection*. — Diverses épizooties d'angine paraissent établir que la pharyngite est quelquefois déterminée par un agent infectieux. Alors elle a les allures et le caractère d'une maladie contagieuse.

Chez le cheval, il faut être prudent quand on observe cette variété d'angine. Une pharyngite avec abcédation des ganglions sévissant à l'état épizootique doit toujours être considérée comme une manifestation gourmeuse (streptocoque pyogène de la gourme!).

Chez les jeunes chiens, dans les premières semaines de la vie, il est commun d'observer une pharyngite infectieuse qui se complique souvent de pyohémie.

Anatomie pathologique. — Nous croyons devoir rappeler d'abord les particularités anatomiques normales suivantes :

D'après Franck, la muqueuse du voile du palais renferme une couche épaisse de glandes acineuses jaunâtres, sécrétant du mucus et de la sérosité (glandes du palais d'Ellenberger) ; chez le porc, et seulement sur cet animal, on trouve en outre, entre ces glandes, de nombreux petits ganglions lymphatiques. La muqueuse pharyngienne ne possède qu'une couche très mince de ces glandes mixtes.

A la base de la langue et à côté des amygdales, on rencontre les trous borgnes, qui, de même que celles-ci, représentent des follicules lymphatiques. Vers son bord supérieur et au voisinage des trompes d'Eustache, la paroi dorsale du pharynx renferme de nombreux follicules lymphatiques.

Chez le cheval et le porc, les amygdales sont situées à l'extrémité postérieure de la cavité buccale; on y remarque des trous borgnes (foramina cæca), tandis que chez les sujets des autres espèces domestiques elles représentent une profonde fossette unique; peut-être est-ce à cette différence qu'il faut attribuer la fréquence de l'angine chez le cheval et le porc.

Étant donnée la presque impossibilité d'établir chez nos animaux un diagnostic précis des localisations de la pharyngite, il n'y a aucun intérêt pratique à faire la description anatomo-pathologique de ces localisations.

Dans les cas peu graves de pharyngite, la muqueuse, marquée d'une rougeur diffuse ou ecchymotique, est épaissie, couverte d'un exsudat muqueux ou muco-purulent parfois strié de sang; souvent elle présente des traînées d'érosions. — Dans la pharyngite chronique, elle est pâle, épaissie, plissée, couverte de mucus épais et filant (Bruckmüller). Les glandules et les follicules enflammés proéminent sous forme de petits boutons du volume d'un grain de millet. — Dans les pharyngites intenses, on constate une inflammation œdémateuse avec rougeur très vive de la muqueuse; on peut même trouver à celle-ci une consistance pulpeuse; tantôt l'exsudat qui la recouvre est purulent ou sanieux, ichoreux, tantôt il constitue une couche gommeuse, verdâtre, sous laquelle la membrane, dépouillée de son épithélium, paraît comme rongée. Les follicules lymphatiques et les glandes à mucus sont gonflés et peuvent acquérir le volume d'un pois; souvent on les trouve ulcérés; sur la coupe de la muqueuse on remarque, surtout au voisinage des amygdales, de nombreux petits foyers purulents qui, d'après Bruckmüller, ont quelquefois subi la transformation calcaire.

Lorsque l'affection de la muqueuse se communique au tissu conjonctif sous-jacent, la pharyngite revêt le caractère phlegmoneux. On trouve alors le tissu cellulaire sous-muqueux infiltré de sérosité ou de sang; souvent il est transformé en une masse gélatineuse ou purulente, laquelle peut se collecter en abcès plus ou moins volumineux, qui soulèvent la muqueuse, la perforent, ou en déterminent la gangrène par excès de tension. L'infiltration purulente du tissu conjonctif sous-muqueux peut, en raison de la lâcheté des mailles de ce tissu, se propager très loin et déterminer çà et là la formation d'abcès, de fistules ou une mortification diffuse de la muqueuse. Les aliments pénètrent dans les faux trajets ainsi creusés, y entretiennent la suppuration et parfois provoquent de la gangrène. Bruckmüller les a vus engagés entre la muqueuse et la musculeuse de l'œsophage, depuis le pharynx jusqu'à l'estomac.

Toujours les ganglions pharyngiens et souvent aussi les sous-glossiens ont participé à l'inflammation. On les trouve, ou tuméfiés avec des infiltrations hémorragiques, ou transformés en une masse pulpeuse rougeâtre, ou abcédés. Les abcès rétro-pharyngiens, tantôt simples, tantôt sinueux, sont plus ou moins volumineux ; ils renferment un pus épais, crémeux (jusqu'à 1 décilitre et même davantage). Ce pus peut subir la transformation caséeuse et provoquer une hyperplasie conjonctive abondante. Dans les pharyngites graves, les ganglions de l'auge se tuméfient, s'abcèdent, et le pus qu'ils renferment se fait jour au dehors par un ou plusieurs trajets fistuleux.

La muqueuse du larynx est injectée, quelquefois ecchymosée : à certains endroits elle est le siège d'une infiltration séreuse (œdème de la glotte) ; dans d'autres, mais surtout à la base de l'épiglotte, on constate une inflammation œdémateuse. Généralement la muqueuse de la trompe d'Eustache est épaissie ; les poches gutturales renferment parfois du pus caséeux (1).

Dans les bronches, on rencontre souvent des altérations catarrhales ; parfois on les trouve remplies de pus, la muqueuse est ulcérée et le cartilage à nu. — La pneumonie par corps étrangers n'est pas rare ; fréquemment alors, il existe, avec des foyers de pneumonie lobulaire gangreneux, des cavernes du volume d'un œuf de pigeon, au niveau desquelles s'est produit un exsudat pleurétique.

La pituitaire est rouge brique, rouge foncé ou violacée ; elle est recouverte de croûtes sanguinolentes ou purulentes et quelquefois d'un exsudat présentant le caractère croupal. Suivant les points, la surface du derme est veloutée, villeuse ou rugueuse.

Dans certains cas, on constate aussi les lésions de la stomatite et celles de l'entérite catarrhale ; le rectum lui-même peut être le siège d'une inflammation superficielle desquamative.

Lorsque la maladie a évolué rapidement, le cœur est altéré par la dégénérescence graisseuse ; le foie est volumineux, jaunâtre, graisseux. Mais ce sont là des lésions accessoires, que l'on rencontre dans toutes les maladies fébriles.

Symptômes. — Le vétérinaire n'a presque jamais l'occasion d'observer le début de la pharyngite. A ce moment, du reste, il ne saurait faire un diagnostic précis, car la diminution de l'appétit et la toux appartiennent au début d'une foule d'affections. Ce n'est qu'au bout de trois ou quatre jours, lorsque la préhension des aliments est sensi-

(1) On a souvent pris des abcès rétro-pharyngiens et sous-parotidiens pour une collection purulente des poches gutturales ; cette erreur de diagnostic est surtout commise lors de la ponction de ces abcès. (N. D. A.)

blement gênée, que l'attention du propriétaire est attirée. La raideur de la tête, la sensibilité à la pression de la région gutturale, la difficulté de la déglutition, les souffrances provoquées par cet acte, qui se traduisent surtout par un mouvement d'extension de la tête au moment où le bol traverse le pharynx, et qui peuvent devenir assez vives pour déterminer l'abstinence absolue : voilà les signes que l'on constate ordinairement à cette période. La mastication et la déglutition douloureuses, entravées, donnent lieu à l'accumulation dans la bouche d'une quantité plus ou moins considérable de mucus et de salive, qui s'échappent de l'orifice buccal en longs filaments transparents, en souillant les lèvres et les objets environnants. Lorsque ces sécrétions sont retenues dans la cavité buccale, elles s'échauffent et acquièrent une odeur fade particulière, due à la décomposition des cellules épithéliales et des liquides.

Les animaux préfèrent les aliments mous et liquides aux fourrages : ces derniers, après une mastication prolongée, sont ordinairement rendus sous forme de bols étalés, recouverts d'un enduit muqueux.

Les boissons sont rejetées par le nez; elles contiennent des matières alimentaires et du mucus nasal. Très souvent le mélange ainsi expulsé est coloré en vert par la chlorophylle.

Cette réjection constitue le symptôme pathognomonique de la pharyngite. Elle est le résultat d'un défaut de fonctionnement par parésie ou paralysie véritable des muscles de l'arrière-bouche. Cette parésie s'explique par l'infiltration séreuse et la participation des plans musculaires au processus inflammatoire. La béance des orifices gutturaux au moment de la déglutition est surtout due au défaut de contraction des pharyngo-staphylins.

La connaissance de ce mécanisme de la réjection, basé sur l'anatomie pathologique, permet d'affirmer que l'abondance des matières rejetées par les cavités nasales est un symptôme de pharyngite profonde, c'est-à-dire sous-muqueuse et phlegmoneuse.

La déglutition des liquides est douloureuse, et ordinairement les animaux boivent peu, bien qu'ils éprouvent une soif ardente. Ils aiment à jouer dans l'eau qu'on leur présente; parfois on les voit déglutir à vide.

La bouche est chaude, sa muqueuse rouge, la langue chargée. L'examen du pharynx chez les petits animaux laisse voir les altérations indiquées plus haut.

La pituitaire a l'aspect catarrhal, particulièrement ou voisinage des orifices gutturaux. Tout au début, on peut observer un *jetage* séreux, spumeux, qui devient ensuite muco-purulent, de couleur blanchâtre, grise, jaune ou verte, et qui se dessèche au pourtour des naseaux. — La conjonctive est plus ou moins injectée.

La *toux* du début est sèche, quinteuse; plus tard elle devient grasse; toujours elle est douloureuse et les animaux cherchent à l'éviter. Elle est provoquée au moment où la bouche se vide de son contenu muco-salivaire mélangé d'aliments. Sa cause doit être cherchée dans la propagation de l'inflammation à la muqueuse nasale ou dans l'irritation que les exsudats exercent sur la muqueuse pharyngienne. La moindre pression de la main sur le larynx la détermine; dans certains cas, on observe une quinte à chaque mouvement de la tête.

Suivant l'intensité du mal, la respiration est simplement accélérée ou accompagnée d'un bruit de cornage ou même râlante. A l'auscultation du larynx et de la trachée, on perçoit les bruits humides les plus divers.

La région parotido-gutturale est tuméfiée, surtout au niveau du bord inférieur de la parotide. En général, le gonflement n'est pas également fort des deux côtés; tantôt il est limité, tantôt diffus; il peut s'étendre à toute la région d'attache de la tête. Le plus souvent la tuméfaction parotidienne est due à l'inflammation des ganglions pharyngiens et des tissus sous-parotidiens, plus rarement elle tient à la collection des poches gutturales. La peau de la région est quelquefois œdémateuse. Les ganglions de l'auge, les glandes maxillaires et sublinguales sont gonflés; parfois le corps thyroïde est tuméfié.

On peut aussi observer les symptômes du catarrhe intestinal; on note des bâillements fréquents, les mouvements péristaltiques ne s'exécutent plus, les excréments sont fétides, mous, coiffés; l'urine est acide. Si l'entérite fait défaut et que les animaux mangent encore, l'urine conserve sa réaction alcaline pendant plusieurs semaines, malgré la persistance de la fièvre; dans les pharyngites graves, elle contient de l'albumine; la diminution de son poids spécifique semble varier avec les crises de la maladie; nous avons vu ce poids osciller pendant trois jours entre 1001 et 1006; mais il faut ajouter que, dans ce cas, il y avait polyurie.

La marche de la fièvre n'a rien de constant. Chez certains malades elle fait défaut; c'est à peine si l'on compte de 40 à 48 pulsations par minute. Chez d'autres, la maladie débute par une température de 40 à 41° apparaissant d'emblée et sans que le pouls soit notablement accéléré. Nous avons vu la température se maintenir pendant toute la durée de l'affection à 40° et le nombre des pulsations ne pas dépasser 40 à la minute. Mais ordinairement la fonction du cœur est activée proportionnellement à l'élévation de la température (1).

(1) Fröhner, *Repertor.*, 1881.

Lorsque la maladie débute d'emblée par une fièvre intense, elle est le résultat d'une infection : telle est la pharyngite gourmeuse. Une courbe thermique qui monte régulièrement, d'une façon continue, indique des complications phlegmoneuses ; une ascension brusque accuse ordinairement l'abcédation de ganglions lymphatiques. Une accélération subite et considérable du pouls est un signe pronostique fâcheux ; 80 pulsations à la minute, chez le cheval, constituent un symptôme inquiétant, tandis que des températures très élevées sont parfaitement compatibles avec la guérison. On constate souvent une distribution irrégulière de la température aux régions superficielles ; les oreilles et les extrémités sont froides.

Nous avons quelquefois observé une éruption subite d'urticaire disparaissant rapidement pour récidiver quelque temps après. Cette éruption, qui ne se remarque que dans les pharyngites infectieuses, est sans doute un exanthème vaso-nerveux ou embolique analogue à celui qui survient fréquemment dans le cours de la gourme.

Marche. — Dans la grande majorité des cas, la marche de la pharyngite est celle d'une affection aiguë simple ; cependant les complications peuvent donner à la maladie une durée insolite. La pharyngite chronique est presque toujours le résultat d'irritations peu intenses, agissant d'une façon continue (tumeurs, larves d'œstres, etc.).

La terminaison la plus fréquente est la guérison, qui, dans les angines catarrhales simples, a lieu au bout de huit à quinze jours.

Lorsque des abcès se forment dans les ganglions lymphatiques et dans le tissu conjonctif sous-muqueux, la respiration devient pénible, la fièvre augmente, et la guérison est souvent retardée de quatre à cinq semaines, quand un œdème de la glotte ne vient pas brusquement causer la mort par asphyxie. Ces abcès s'ouvrent très rarement au dehors, plus rarement encore à l'extérieur et à l'intérieur en même temps, mais presque toujours à l'intérieur du pharynx par une gangrène limitée de la muqueuse.

Romant a cependant observé une fistule pharyngienne complète chez le poulain. Nous avons vu deux fistules semblables chez le cheval. L'une s'était produite par l'ouverture spontanée, dans la cavité pharyngienne, d'un abcès situé à une profondeur de 10 centimètres environ, et qui avait été ensuite ponctionné au bistouri. Dans l'autre cas, la fistule a été constatée après la guérison de la maladie : elle débouchait dans l'auge ; par son canal ramifié on pouvait injecter des liquides dans les cavités buccale et pharyngienne.

Lorsque la suppuration dissèque et perfore ainsi les tissus, il arrive que ceux-ci se mortifient. Les intoxications putride et septique sont alors à redouter. Ces complications se manifestent par une température très élevée, par l'odeur gangreneuse qui se dégage de la bouche et du nez, et souvent aussi par la présence dans le jetage de tissus en décomposition. Quelquefois la mort survient à la suite de l'ouverture d'un abcès dans le larynx et de la chute du pus dans les bronches.

Lorsque l'inflammation des ganglions aboutit à l'abcédation et que le pus ne se fait pas jour au dehors, des indurations, des caséifications, des calcifications se produisent, et la guérison est toujours incomplète; les hypertrophies consécutives peuvent gêner plus ou moins la respiration ou entraîner la paralysie du pharynx.

La pneumonie est une complication très grave et assez commune de la pharyngite phlegmoneuse ou nécrosique; c'est aussi celle qui amène le plus souvent la mort. Comme la possibilité de cette complication existe toujours dans les cas graves, le vétérinaire ne doit jamais négliger l'examen minutieux de la poitrine. Dans la plupart des cas, l'inflammation pulmonaire est déterminée par des corps étrangers, et elle aboutit rapidement à la gangrène; tantôt elle est due à une fausse déglutition, tantôt elle est le résultat de l'administration maladroite de quelque breuvage. Elle peut aussi reconnaître pour cause des embolies partant des foyers nécrosiques (pneumonie métastatique).

Diagnostic différentiel. — Si le diagnostic de la pharyngite confirmée est facile, il n'en est pas de même lorsque la maladie débute ou lorsque déjà elle s'est compliquée. On peut la confondre avec des corps étrangers enclavés dans la région ou fixés sur la muqueuse, avec des tumeurs du pharynx qui entravent la déglutition (actinomycome, productions tuberculeuses chez le bœuf, sarcomes chez le chien), avec l'hypertrophie du voile du palais, etc. Les spasmes, le rétrécissement et la paralysie du pharynx se traduisent par des symptômes analogues à ceux de la pharyngite. La parotidite, la glossite, la stomatite, la collection des poches gutturales, le ptyalisme, la rage et la gourme peuvent donner lieu à des erreurs de diagnostic.

Pronostic. — Il varie avec l'intensité, l'étendue de l'inflammation et les complications existantes. Il faut être très réservé dans les cas graves; l'œdème de la glotte et la pneumonie gangreneuse peuvent apparaître d'un moment à l'autre. La laryngite doit être prise en sérieuse considération.

Traitement. — Lorsque la pharyngite affecte le caractère contagieux, il faut séparer les animaux sains des malades; ces derniers seront placés dans un local bien aéré, à température douce, à l'abri des courants d'air. On donnera des fourrages verts ou du foin très fin, des barbotages à la farine ou au son: l'avoine et la paille hachée seront supprimées; on laissera de l'eau fraîche à la portée des animaux. Les lèvres et les naseaux doivent être tenus parfaitement propres. La bouche sera gargarisée fréquemment à l'eau fraîche simple ou additionnée de vinaigre, de sel marin, de chlorure de potassium, etc.; il importe de diriger le jet de liquide vers la joue et non vers le pharynx.

Lorsque la région est chaude, tendue, douloureuse, et que la maladie revêt le caractère phlegmoneux, on applique sur la gorge des compresses froides, glacées. Au moment où les abcès vont se former, les compresses de Priessnitz sont indiquées, et il est bon de les imprégner d'eau phéniquée. Ces compresses soulagent les animaux : elles sont antiphlogistiques, activent la maturation des abcès et atténuent la tuméfaction inflammatoire.

Les frictions d'onguent mercuriel sont également avantageuses, mais il est douteux qu'il y ait absorption du mercure par la peau ; cet onguent agit cependant par son corps gras en ramollissant le tégument, il exerce une action émolliente. — Les compresses de Priessnitz sont bien préférables aux applications mercurielles.

L'action des dérivatifs (sinapisme, liniments, collodion ou onguent cantharidé) est discutable. Ils ne sont pas recommandables dans tous les cas. S'ils favorisent la maturation des abcès, ils n'ont pas d'action vraiment dérivative. On peut les employer pour dissiper au plus vite une tuméfaction dure et circonscrite, mais il faut résolûment les rejeter lorsque le gonflement est étendu, l'inflammation locale intense, la suppuration profonde et diffuse ; lorsque le cœur est faible, et en général chez les animaux jeunes et lymphatiques; souvent ils produisent de la dyspnée, des tuméfactions énormes et la destruction gangreneuse du tissu conjonctif. Bien des chevaux ont succombé à leurs effets.

Les abcès doivent être ouverts aussitôt que leur existence est constatée; il est prudent de n'inciser que la peau et de perforer les tissus au moyen du doigt. De cette façon, on peut ouvrir impunément des abcès situés à une profondeur de dix centimètres. Leur traitement ultérieur est enseigné par la chirurgie.

Les fumigations aqueuses simples, phéniquées, crésylées, etc., sont d'un fréquent usage, mais elles n'ont qu'une efficacité médiocre. Il faut se garder de les donner trop chaudes. Chez le chien, les applications locales de substances astringentes au moyen du vaporisateur ou du pinceau pharyngien sont très avantageuses. On peut employer ainsi l'alun, la pierre infernale ou le tannin.

Les injections intra-pharyngiennes ou intra-laryngiennes de Dieckerhoff (solution d'azotate d'argent à 1 p. 50, ou solution de Lugol) sont dangereuses : nous en avons fait nous-mêmes l'expérience (1).

Comme médication interne, on a le choix entre de nombreux agents, mais la plupart présentent des inconvénients. Les breuvages sont absolument à rejeter, et il convient d'être réservé dans l'emploi des électuaires, des pilules, etc. La fièvre et la constipation réclament ordinairement quelques soins ; on peut toujours donner des lavements

(1) Friedberger, *Münch. Jahresber.*, 1886-87.

au sel marin et au savon. Dans certains cas, il est indiqué de faire des injections hypodermiques d'ésérine (s'il n'y a pas de dyspnée), ou d'administrer l'émétique dans les boissons ; ce dernier médicament est utile pour combattre la fièvre et la constipation. Mais, dans la pharyngite, l'hyperthermie résiste souvent à tous les antifébriles, et pour l'atténuer le mieux est encore de s'adresser à l'hydrothérapie externe ainsi qu'aux lavements froids.

Spinola a insisté sur les bons effets que donne l'emploi des vomitifs, au début de la pharyngite, chez les animaux qui vomissent facilement.

Comme complications, on peut avoir à traiter une pneumonie, à ouvrir les poches gutturales, à conjurer l'asphyxie en pratiquant la trachéotomie. Cette dernière opération doit être faite en temps opportun, et le moment précis de l'effectuer pouvant se présenter à chaque heure de la journée, il est bon de préparer d'avance les instruments nécessaires.

La pneumonie sera traitée d'après les indications classiques ; malheureusement il est très rare d'en triompher, quoi qu'on fasse.

Pharyngite des autres animaux domestiques. — La symptomatologie que nous venons de tracer de la pharyngite du cheval et du bœuf, s'applique aussi, quant à ses manifestations principales, à celle des sujets de nos autres espèces ; il serait du reste difficile de la décrire complètement chez ces derniers ; nos connaissances sur ce sujet sont encore fort restreintes ; les observations que l'on peut consulter sont rares et incomplètes.

1° **Chez le porc.** — La pharyngite du porc, décrite par Spinola dans son *Traité des maladies des porcs*, est très fréquente. Il est difficile de la distinguer de la laryngite. L'angine idiopathique doit être nettement séparée de « l'*anthrax-angine* ». Parmi ses causes, Spinola signale l'ingurgitation d'eau très froide, au moment où le corps est fortement échauffé, ce qui explique la fréquence de la maladie, au printemps, sur les cochons qui vont aux champs et chez ceux des localités situées sur des rivières venant des pays de montagne. Elle peut aussi être produite par des causes mécaniques ou chimiques. Les symptômes varient avec l'intensité du mal. Dans la forme catarrhale (Spinola) la fièvre fait défaut ou à peu près (1). On observe principalement de la rougeur des muqueuses, parfois du larmoiement, une respiration accélérée, difficile, pénible, une toux sèche, une voix rauque, de la chaleur de la cavité buccale, de la difficulté de la déglutition, des vomituritions, même du vomissement véritable, et un empâtement plus ou moins fort, rouge, sensible de l'auge. L'appétit est diminué ou complètement supprimé. La durée de la maladie est de 10 à 15 jours ; la toux devient de plus en plus humide, et la guérison, qui est la règle, se dessine peu à peu ; rarement le processus morbide va en s'aggravant.

Les symptômes de l'angine grave sont, d'après Spinola : la rougeur et la sécheresse du groin et des muqueuses visibles, surtout de celle de la bouche,

(1) Il est assez difficile de reconnaître si un porc est fiévreux. La température normale, qui est en moyenne de 39°,6 (Siedamgrotzky) est sujette à de grandes variations ; il en est de même du nombre des battements du cœur. On est donc obligé de s'adresser aux symptômes contingents, qui sont : la chaleur, la sécheresse et la lividité du groin, les oreilles pendantes, la queue déroulée, la sensation de froid que donnent les extrémités, la tristesse, l'inappétence, l'accélération de la respiration et le besoin qu'éprouvent les animaux de s'enfouir dans la litière. (N. D. A.)

les yeux brillants et hagards; la région gutturale est rouge, chaude, tuméfiée et douloureuse; la gueule est chaude, la respiration courte et suspirieuse, souvent très pénible; la toux est avortée, courte, douloureuse; les malades cherchent à l'éviter; le grognement est enroué. L'appétit est ordinairement supprimé et la déglutition est toujours difficile. La défécation et la miction sont rares; les excréments sont durs; l'urine est jaune brun.

Dans la suite et lorsque la maladie prend un caractère de haute gravité, ces symptômes augmentent d'intensité. Les muqueuses deviennent foncées, livides; la respiration est très pénible, presque spasmodique; assis en chien, les membres antérieurs écartés, la tête étendue, les malades respirent péniblement par la bouche entr'ouverte en faisant entendre un bruit de cornage déchirant; l'angoisse est extrême; les yeux sont saillants et injectés, le regard est celui de l'agonie; les veines de la tête se gonflent; le groin, les lèvres et la muqueuse buccale prennent une teinte rouge bleuâtre. Les animaux chancellent, tombent, sont pris de convulsions, et la mort par asphyxie se produit au bout de vingt-quatre heures à trois jours.

Généralement l'autopsie révèle une inflammation intense et l'existence d'un exsudat croupal dans le pharynx, le larynx et la partie supérieure de la trachée (1). C'est l'angine dite membraneuse. En outre, on rencontre les signes de l'asphyxie (œdème pulmonaire, hyperémie veineuse et ses conséquences).

Lorsque la guérison doit se produire, la gêne respiratoire est moins accusée, et, après 5 à 10 jours, tout rentre dans l'ordre. Mais souvent des altérations inflammatoires chroniques du tissu conjonctif péri-pharyngien persistent et déterminent un bruit de cornage. Röll les considère comme les restes des petits abcès entourés de tissu conjonctif infiltré qui, dans les pharyngites graves, se forment dans les tissus voisins du pharynx.

Le degré de gravité du *pronostic* dépend de la cause de la maladie, de son intensité, de son étendue, et des moyens de traitement dont on peut disposer pour la combattre. Il est d'autant plus sérieux que le larynx participe davantage au processus inflammatoire; on en juge par les troubles plus ou moins accusés de la respiration et par l'intensité de la fièvre.

Traitement. — On doit placer les animaux dans un local sec, où règne une température moyenne, et à l'abri des courants d'air. On donnera des soupes faites de farine et de son, du vert, mais surtout du lait caillé.

Un vomitif au début peut agir comme abortif; il est souvent avantageux d'en administrer un second après quelques jours, et même un troisième (Spinola). L'ellébore blanc à la dose de 5 centigram. à 2 gram. est un excellent agent; on peut le remplacer par l'ipéca à la dose de 1 à 3 gram. Ces médicaments sont administrés mélangés aux aliments ou incorporés à de la graisse, lorsque les animaux ne mangent plus. Jamais on ne doit avoir recours aux breuvages, qui sont toujours dangereux. C'est pour ce motif que l'émétique (5 à 15 décigram., à donner en 2 fois) n'est pas recommandable. Les lavements et les injections hypodermiques conviennent très bien, surtout l'injection sous-cutanée de vératrine (20 à 30 milligram. dissous dans 3 à 4 gram. d'alcool).

Les frictions vésicantes sur la gorge (onguent cantharidé, etc.), se sont montrées utiles dans quelques cas, inefficaces dans d'autres.

La diète, les vomitifs et les dérivatifs peuvent triompher des cas bénins; dans les constipations opiniâtres on administrera des corps gras et l'on donnera des lavements médicamenteux.

Mais pour les cas graves il n'existe pas de médication systématique. La

(1) Sesselmann, *Preuss. Mittheil.* 1853-54.

saignée locale n'est pas praticable : la saignée générale, qu'il est très difficile de faire copieuse (oreilles, queue, veine linguale inférieure, grande saphène), est contre-indiquée, car il faut éviter autant que possible l'excitation et les les cris. Le nitre, les alcalins, les expectorants, l'ammoniaque restent à peu près sans effet.

Lorsque déjà la déglutition est presque impossible, il faut renoncer au traitement interne, sous peine de provoquer une pneumonie. Presque toujours le vétérinaire est appelé trop tard, et souvent il doit conseiller l'abatage des animaux, à moins que l'état de gestation ou la valeur des sujets comme reproducteurs ne décident le propriétaire à tenter les chances de guérison.

Les compresses de Priessnitz, lorsque la chose est praticable et que l'on a à sa disposition le personnel nécessaire, sont encore un des moyens les plus utiles que l'on puisse employer.

Les animaux guéris doivent rester renfermés un certain temps avant de suivre le troupeau.

2° **Chez le chien.** — La pharyngite du chien est assez commune et elle a une remarquable tendance à récidiver. Les races très cultivées (chien mouton, lévrier, etc.) y sont le plus exposées. La maladie, apyrétique dans la généralité des cas, débute par la dysphagie et le ptyalisme. Bientôt les ganglions pharyngiens se tuméfient et s'enflamment, mais ils s'abcèdent rarement. A l'examen du pharynx, le gonflement et la rougeur de la muqueuse des amygdales, du voile du palais, etc., sont faciles à constater. Sa marche est ordinairement rapide : il est cependant des cas où la maladie dure assez longtemps (quinze jours à quatre semaines).

Son traitement consiste en l'application de compresses de Priessnitz qui doivent être renouvelées toutes les trois heures. On peut aussi (*ut aliquid fiat*) faire sur les glandes enflammées des applications de pommade camphrée (1 : 10-20).

Bibliographie. — *Comptes-rendus des travaux de l'École de Lyon*. 1834-35. — Bernard, *Recueil vét.*, 1835. — Roche-Lubin, *Ibid.*, 1836. — Eberhardt, *Magaz. f. Thierheilkde*, 1844. — Jarmer, *Ibid.*, 1851. — Pigeaire, *Journ. du Midi*, 1852. — Sesselmann, *Preuss. Mittheil.*, 1853-54. — Mather, *The Veterinar.*, 1859. — Romant, *Journ. de Lyon*, 1862. — Serres, *Journ. du Midi*, 1862. — Peyronet, *Ibid.*, 1862-63. — Desroseaux, *Thierarzt*, 1865. — Reboul, *Recueil vét.*, 1862. — Christensen, *Tidskrift de Copenhague*, 1870. — Esser, *Hannover. Jahresber.*, 1872. — Schmidt *Magaz. f. Thierheilkde*, 1873. — Vollers, *Adam's Wochenschr.*, 1879. — Perdan, *Oesterr. Monatsschr.*, 1879. — Bongartz, *Archiv f. Thierheilkde*, 1881. — *Oesterr. Vierteljahrsschr.*, 1855-63-71-82-84-85. — Bardon et Mathis, *Journ. de Lyon*, 1884. — Rost, *Sächs. Jahresber.*, 1886. — Delamotte et Debrade, *Revue vét.*, 1888. — Salesave, *Recueil vét.* 1888. — *Traités de Pathologie* de Hering, Spinola, Lafosse, Röll, Haubner-Siedamgrotzky, Anacker, Pütz, Dieckerhoff.

INFLAMMATION CATARRHALE ET COLLECTION PURULENTE DES POCHES GUTTURALES.

Étiologie. — Si la phlegmasie de la muqueuse qui forme les poches gutturales peut exister comme affection *primitive*, elle est à coup sûr extrêmement rare. Presque toujours elle accompagne celle du pharynx ou de la parotide, et dans la plupart des cas elle est sous la dépendance de la gourme. Une fois l'inflammation allumée dans les parois de ces poches, le muco-pus sécrété s'accumule dans leur intérieur, entretient ainsi l'état pathologique qui lui a donné naissance et le fait passer à l'état chronique. Aujourd'hui que les chevaux morveux ne sont plus conservés, les collections des poches gutturales de nature *morveuse* sont tout exceptionnelles.

Le plus souvent, l'affection est localisée à l'une des poches ; quelquefois les deux sont atteintes.

Symptômes. — Le principal symptôme de la collection purulente des poches gutturales est un *jetage intermittent*, ne se montrant ordinairement qu'au moment des repas, pendant la mastication et la déglutition des aliments, et notamment pendant la déglutition des liquides (Delafond). Quelquefois il apparaît aussi, mais moins abondant, pendant l'exercice. C'est un jetage inodore, grumeleux, formé d'une partie liquide qui tient en suspension des flocons de volume variable et de couleur blanc jaunâtre ; il s'écoule par la gouttière inférieure des naseaux sans agglutiner les poils et sans former de croûtes. Lorsque la collection purulente est double, le jetage est toujours bilatéral ; quand elle est simple, il s'écoule tantôt par les deux naseaux, tantôt seulement par celui du côté correspondant à la poche gutturale affectée.

Les ganglions sous-glossiens sont toujours plus ou moins tuméfiés. Ils forment une *glande* allongée, mobile sous la peau et sur les parties profondes, moins volumineuse, moins irrégulière et beaucoup moins dure que la glande de morve.

La région parotidienne est assez souvent le siège d'une tuméfaction plus ou moins accusée, accompagnée ou non de chaleur et de sensibilité anormales.

Lorsque la collection des poches gutturales coexiste avec la pharyngite ou la gourme, si l'orifice de communication de la poche malade avec la trompe d'Eustache vient à s'obstruer, l'*abcès* devient volumineux, et entrave la déglutition et la respiration par la compression permanente qu'il exerce sur le pharynx et le larynx. Distendues à l'excès, les poches gutturales peuvent se rompre sous l'action des efforts réitérés de déglutition ou des ébrouements ; dans d'autres cas, elles provoquent des accès de suffocation et l'asphyxie. La mort peut encore survenir par une pneumonie gangreneuse consécutive à la pénétration des aliments dans les voies respiratoires.

La maladie n'a aucune tendance vers la résolution. Abandonnée à elle-même, elle persiste pendant toute la vie. Alors la matière purulente s'épaissit, prend une consistance pâteuse, caséeuse ou crétacée ; souvent aussi le jetage diminue et les troubles fonctionnels s'atténuent notablement, quelquefois même finissent par disparaître.

Anatomie pathologique. — Les altérations consistent d'abord en la fluxion, la tuméfaction et l'hypersécrétion de la muqueuse ; dans la poche, on trouve une matière purulente, glaireuse, qui tient en suspension des grumeaux assez consistants, de couleur blanchâtre ou blanc jaunâtre. Quand la maladie est ancienne, la muqueuse, pâle, ridée, rugueuse, est fortement indurée et sclérosée, souvent elle est fixée aux organes voisins par une induration du tissu conjonctif qui l'unit à ces organes ; les nombreux petits ganglions lymphatiques de la région sont tuméfiés et indurés ; le pus contenu dans la poche est consistant et adhérent à la muqueuse, quelquefois il forme de véritables concrétions (Barthélemy, U. Leblanc, Goubaux).

Diagnostic. — Quand la collection des poches gutturales s'accuse par un jetage unilatéral ou bilatéral grumeleux, inodore ou à peu près, intermittent, se montrant pendant la mastication, la déglutition des solides et surtout des liquides, par un engorgement des ganglions de l'auge et une tuméfaction de la région parotidienne, son diagnostic est facile. — On ne peut guère la confondre qu'avec la collection des sinus. Et dans les cas embarrassants, l'analyse des symptômes permet toujours de différencier ces deux affections.

Dans la collection des sinus, le jetage est particulièrement abondant pendant l'exercice; il est caillebotté comme celui de la collection des poches gutturales, mais il exhale généralement une odeur fétide. La matité des sinus à la percussion, la douleur provoquée par celle-ci et le bombement des os constituant la paroi externe des sinus sont autant de signes caractéristiques du siège de la maladie.

Pronostic. — La collection des poches gutturales est une affection grave. Elle ne guérit jamais spontanément, et la situation profonde de l'organe atteint le rend à peu près insensible à l'action des moyens susceptibles d'enrayer les phlegmasies des membranes muqueuses. On a vu qu'elle pouvait déterminer la mort par asphyxie ou par une pneumonie gangreneuse. Une autre circonstance aggravante du pronostic, c'est la nécessité, pour obtenir la guérison, de recourir à une opération qui n'est pas sans exposer à de sérieux dangers.

Le seul *traitement* efficace est en effet la ponction de la poche gutturale malade. Suivant les cas, elle sera faite à travers la parotide ou en pratiquant l'hyovertébrotomie classique. Le cathétérisme et les autres moyens préconisés (fumigations, applications révulsives sur la région parotidienne, etc.), n'ont jamais donné que des insuccès.

Bibliographie. — LAFOSSE fils, *Dictionnaire d'hippiatrique*, 1775. — CHABERT et FROMAGE DE FEUGRÉ, *Dictionnaire d'agriculture*, 1779. — BARTHÉLEMY aîné, *Leçons de pathologie*, 1818. — U. LEBLANC. *Recueil vét.*, 1826. — VATEL, *Ibid.*, 1832. — DELAFOND, *Ibid.*, 1833. — LECOQ, *De l'hyovertébrotomie*, 1840. — GUNTHER, *Bull. Soc. cent. vét.*, 1846. — GOUBAUX. *Ibid.*, 1878.

MALADIES DE L'ŒSOPHAGE.

Chez les sujets de nos différentes espèces domestiques, les maladies de l'œsophage sont rares et leur diagnostic est difficile. Certaines d'entre elles, notamment l'obstruction par des corps étrangers et l'engouement œsophagien font partie du domaine de la chirurgie. Il ne sera question ici que de l'inflammation, de la dilatation, du rétrécissement, des ruptures, du spasme et de la paralysie de l'œsophage.

1. INFLAMMATION DE L'ŒSOPHAGE. — ŒSOPHAGITE.

Suivant que l'inflammation siège sur la muqueuse ou dans le tissu conjonctif sous-muqueux, la musculeuse, le tissu conjonctif péri-œsophagien, on distingue une œsophagite catarrhale, phlegmoneuse, parenchymateuse et une péri-œsophagite. Les trois dernières formes sont ordinairement produites par des corps étrangers ou par des traumatismes.

Étiologie. — L'œsophagite catarrhale accompagne quelquefois la pharyngite; dans certains cas elle est symptomatique d'une maladie générale (peste bovine, fièvre aphteuse, clavelée), ou d'une tumeur de l'œsophage; elle peut aussi être provoquée par des parasites: chez le chien, par le *Spiroptera sanguinolenta* (Bruckmüller, Johne). Les substances caustiques dégluties déterminent parfois une œsophagite catarrhale, même croupale, comme on l'a observé sur le bœuf après l'administration d'ammoniaque, dans la tympanite. Les breuvages trop chauds peuvent encore exercer sur l'œsophage leur action phlogogène.

Anatomie pathologique. — Dans la forme catarrhale, on trouve de l'hyperémie et une prolifération épithéliale abondante; l'exsudation que l'on observe sur les autres muqueuses enflammées fait défaut. Les catarrhes chroniques sont caractérisés par une tendance particulière à l'hypertrophie papillaire. Cette exception à la règle s'explique par la disposition spéciale de la muqueuse œsophagienne, dont la structure, bien étudiée par Schütz, sur le bœuf, se rapproche de celle de la peau. Elle possède en effet un épiderme, un réseau de Malpighi, des papilles et une membrane basale conjonctive qui les supporte. Rien d'étonnant, dès lors, que ses altérations se rapprochent des desquamations épithéliales de la peau et des hyperplasies papillaires que l'on rencontre si souvent dans l'inflammation chronique du derme cutané.

Malheureusement, la plupart des auteurs n'ont pas tenu compte de cette constitution de la muqueuse œsophagienne; aussi, nos connaissances anatomo-pathologiques dans les diverses affections dont elle est le siège sont-elles encore très incomplètes.

Symptômes. — Ils sont ordinairement obscurs et ne permettent guère de faire un diagnostic précis, du moins au début. La dysphagie, les nausées, et la sensibilité anormale provoquée par les pressions exercées dans les gouttières jugulaires peuvent cependant mettre sur la voie. Dans un cas d'œsophagite croupale, on a observé des plaintes, du ptyalisme, de la toux et une dysphagie absolue; après quelques jours, un manchon croupal du volume de l'œsophage et long de 35 centimètres fut rejeté.

Traitement. — Il faut exercer une action réfrigérante directe sur la muqueuse, en donnant des boissons très froides ou en faisant ingérer des morceaux de glace; on doit soutenir les malades par des aliments liquides rafraîchissants, non excitants; les solutions astringentes (tannin, azotate d'argent, chlorure de potassium, etc.) peuvent être employées, mais à la condition de ne pas entraver la digestion. Les frictions vésicantes sur le bord inférieur de l'encolure et les régions jugulaires restent sans effet. Le rétrécissement œsophagien, qui survient parfois à la suite de la cicatrisation des ulcérations croupales, pourrait être prévenu par l'introduction périodique de la sonde œsophagienne.

Bibliographie. — RENAULT, *Recueil vét.*, 1832. — OGER, *ibid.*, 1845. — REY et BERTHÉOL, *Journ. de Lyon*, 1848. — LEMAIRE, *Recueil vét.*, 1859. — JOYEUX, *ibid.* — PUSSACQ, *Journ. du Midi*, 1862. — *Thierarzt*, 1862. — PARIS, 1862, in *Pathologie* de LAFOSSE. — REVOUY, *Journ. de Lyon*, 1876. — JOHNE, *Dresd. Jahresber.*, 1879. — HABICHT, *Mittheil. aus der preuss. Praxis*, 1878-79. — SCHÜTZ, *Berliner Archiv*, 1875. — FESSLER, *Deutsche Zeitschr. für Thiermed.*, 1885. — EICHENBERGER, *Ibid.*

2. DILATATIONS DE L'ŒSOPHAGE.

Étiologie. — On peut les diviser en dilatations *diffuses*, qui occupent toute la périphérie de l'œsophage, et en dilatations circonscrites ou *jabots*. Les ectasies de l'œsophage vont ordinairement de pair avec les rétrécissements; elles se produisent par le même mécanisme que les hypertrophies excentriques du cœur lors de rétrécissement (sténose) des valvules. Pour faire cheminer les substances alimentaires à travers la partie rétrécie de l'œsophage, la musculeuse de la région immédiatement supérieure doit effectuer des contractions péristaltiques plus intenses qui la fatiguent et amènent sa parésie : les bols s'accumulent en cet endroit, les parois œsophagiennes s'élargissent et la musculeuse s'atrophie; elle devient pâle et mince.

Les ectasies sans rétrécissement sont rares et elles semblent être attribuables à des inflammations locales. Peut-être les utricules psorospermiques (Sarcosporidies) rencontrés si souvent dans la musculature de l'œsophage du cheval jouent-ils un certain rôle dans la production des dilatations simples.

Zenker divise les jabots, d'après le mécanisme de leur origine, en jabots *par poussée excentrique* et en jabots *par traction*. Les premiers se produisent lorsque, sous la pression exercée par les bols alimentaires, la paroi œsophagienne cède en un certain point dont la résistance a été affaiblie, comme cela arrive lors de blessure de l'organe. Les autres sont provoqués par la rétraction cicatricielle s'effectuant dans le tissu conjonctif péri-œsophagien ou dans un organe voisin, un ganglion, par exemple, à la suite de quelque lésion traumatique. Le mécanisme de production de ces jabots serait le même que celui de la bronchectasie consécutive à la pneumonie interstitielle.

La plupart des jabots sont peu étendus et de forme discoïde, mais il en est qui occupent presque toute la longueur de l'œsophage. Stockfleth a observé une dilatation mesurant près d'un mètre et demi de longueur et neuf centimètres de diamètre en son milieu ; leur contenance très variable peut atteindre et même dépasser celle d'un seau ; quelquefois ils contractent des adhérences avec les organes du voisinage, particulièrement avec la trachée. D'après Stockfleth, presque toujours les jabots du cheval occuperaient la portion cervicale de l'œsophage, et ceux du bœuf la portion thoracique.

Les ectasies œsophagiennes ne sont pas très rares chez les animaux. On les rencontre surtout chez le cheval et le bœuf, parfois sur le mouton (Ercolani), la chèvre (Gilis) et le chien.

Symptômes. — Ils sont à peu près les mêmes dans tous les cas, quels que soient la longueur et le diamètre de la dilatation ; mais les ectasies qui se développent lentement ne se révèlent au début que par des signes fort obscurs.

Tout d'abord, l'appétit devient capricieux ; tantôt les animaux sont pris d'une véritable boulimie, tantôt ils touchent à peine à leurs aliments. On observe aussi un amaigrissement qui s'accentue peu à peu. Cet état peut durer des années sans s'aggraver et quelquefois sans attirer sérieusement l'attention. Dans la plupart des cas, le vomissement vient s'ajouter à ces symptômes. Les matières ingurgitées reviennent souvent par le nez, à un moment plus ou moins éloigné des repas ; elles sont toujours recouvertes de mucus, et, en raison de leur séjour prolongé dans l'œsophage, elles peuvent avoir subi un commencement de fermentation. Jamais elles ne sont chymifiées, comme on l'a indiqué à tort : les nausées peuvent tout au plus avoir pour résultat la réjection d'une certaine quantité des matières alimentaires renfermées dans le jabot.

Souvent il y a dysphagie et quelquefois la déglutition est impossible. Sous eux du derrière, l'encolure allongée et la tête basse, les animaux effectuent souvent les plus violents efforts pour faire cheminer le bol (Arloing) ; en même temps on entend des bruits de glou-glou assez particuliers. Certains malades exécutent des mouvements de mastication et de déglutition à vide, alors qu'ils n'ont pas ingéré d'aliments depuis plusieurs heures. La salivation est abondante et l'on peut observer des coliques qui reviennent périodiquement (Leblanc). Chez les animaux de l'espèce bovine affectés de jabot, on constate un irrésistible besoin de lécher les objets qu'ils peuvent atteindre. Dans certains cas, l'avoine et la paille hachée sont assez facilement déglutiés, tandis que le foin ne peut plus franchir la dilatation.

Le symptôme pathognomonique du jabot est l'existence, dans la région jugulaire gauche, d'une tumeur plus ou moins allongée dont les dimensions varient depuis celles du poing jusqu'à celles d'une tête d'homme, tumeur qui apparaît pendant les repas et qui parfois se vide sous la pression de la main. Elle est douloureuse lorsqu'il y a en même temps œsophagite ; au moment de la déglutition, on peut y constater des mouvements péristaltiques très vifs.

La sonde introduite dans le canal œsophagien y rencontre un obstacle formé, soit par le rétrécissement post-ectasique, soit par un cul-de-sac du jabot, soit encore par les matières alimentaires qui y sont tassées.

Souvent il y a des accès de toux et de la dyspnée ; celle-ci peut aller jusqu'à la suffocation par compression de la trachée. Dans un cas, la carotide gauche était le siège de pulsations très énergiques.

Habituellement, cette infirmité dure des années. Mais tôt ou tard elle entraîne la mort, qui survient par l'épuisement et le marasme, ou par l'asphyxie, ou par la rupture de l'œsophage.

Diagnostic. — Le jabot peut être confondu avec la rupture, l'inflammation, le spasme et la paralysie de l'œsophage, avec la pharyngite, la stomatite, la gastrite aiguë, avec diverses intoxications, même avec les coliques. Dans la plupart des cas, l'examen attentif des malades, l'emploi de la sonde œsophagienne et aussi la persistance du mal permettent de faire un diagnostic exact.

Traitement. — Le traitement des ectasies œsophagiennes est rarement suivi de succès. On peut conjurer les accidents qui en sont la conséquence en donnant, en petite quantité à la fois, une nourriture liquide ou demi-liquide. Lorsque les aliments commencent à s'accumuler dans le jabot, la sonde ou le massage à la main deviennent utiles. L'opération du jabot est peu connue. Stockfleth, en se basant sur les observations de Collin (1) et Moisant (2), recommande l'excision d'un lambeau elliptique de la paroi de l'ectasie et la suture des bords de la plaie œsophagienne. En procédant ainsi, Schindelka a obtenu un succès sur le cheval.

Bibliographie. — Decoste, *Recueil vét.*, 1828. — Rey et Berthéol, *Journ. de Lyon*, 1848. — Stahl, *Recueil vét.*, 1849. — Mathieu, *Ibid.*, 1852. — Tekyl, in *Recueil vét.*, 1854. — Plieninger, *Repert.*, Bd. XIV. — Fuchs, *Adam's Wochenschr.*, 1860. — Gilis, *Recueil vét.*, 1861. — Leisering, *Dresd. Bericht*. 1861. — Eck, *Magazin f. Thierheilkde*, 1865. — Godfrin, *Annal. de Bruxelles*, 1869. — Arloing, *Journ. de Lyon*. 1869. — Raymond, *Soc. de Biologie*. 1869. — Hartenstein, *Dresd. Bericht*, 1875. — Harms, *Hannov. Jahresber.*, 1876. — Leblanc, *Recueil vét.*, 1856. et *Bull. Soc. cent. vét.*, 1876. — Urban, *Oesterr. Monatsschr.*, 1877. — Falke, *Adam's Wochenschr.*, 1879. — Munckel, *Preuss. Mittheil.*, 1882. — Stockfleth, *Handbuch der thierärztl. Chir.*, 1881. — Polansky. *Oesterr. Vierteljahrsschr.*, 1865. — Schleg, *Sächs. Jahresber.*, 1884. — Schindelka. *Oesterr. Vierteljahrsschr.*, 1886. — Langrehr, *Berlin. Archiv*, 1886. — Schafer. *Ibid.*, 1887. — Albrecht, *Wochenschr. f. Thierheilkde*, 1889. — Mauri, *Revue vét.*, 1890.

3. RÉTRÉCISSEMENTS DE L'ŒSOPHAGE.

Étiologie. — Le rétrécissement de l'œsophage se produit par un mécanisme variable. D'après Zenker, il est quelquefois congénital : c'est le cas le plus rare. Il peut être déterminé par des néoformations qui compriment le canal en un certain point de sa longueur. Mentionnons particulièrement : les tumeurs scrofuleuses, les actinomycomes, les lymphomes, les abcès péri-œsophagiens, la tuberculose des ganglions bronchiques et du médiastin (surtout chez le bœuf), les lipomes (Rüffert), les anévrysmes de l'aorte, les mélanomes (Bruckmüller); ces lésions compriment l'œsophage latéralement ou l'entourent complètement.

Les rétrécissements par *obturation*, assez communs, sont le plus souvent dus à des corps étrangers enclavés, au fibrome papillaire chez le bœuf (Schütz), aux tumeurs produites par le Spiroptère ensanglanté chez le chien, et même à l'hypertrophie de la musculeuse (Anacker).

(1) *Journ. de Lyon*, 1857.
(2) *Recueil vét.*, 1860.

Les rétrécissements peuvent encore être provoqués par la rétraction cicatricielle consécutive à une escharification, à une blessure ou au cancer de l'œsophage. On donne à cette variété le nom de *stricture*. D'après Stockfleth, la stricture se présente tantôt sous la forme d'un manchon épaissi, à surface rugueuse, tantôt sous la forme annulaire, le bord libre de l'anneau s'avançant dans la lumière du conduit en lui constituant une sorte de valvule. — Les rétrécissements spasmodiques seront décrits au chapitre « spasme de l'œsophage ».

Nous avons dit plus haut que la dilatation de l'œsophage vient toujours s'ajouter au rétrécissement; aussi, dans la plupart des cas, les manifestations provoquées par ces deux affections sont à peu près semblables. Cependant, chez le bœuf, le rétrécissement donne lieu à un symptôme spécial, — la *tympanite chronique* (Luatti, Legrand, Johne, Haubner, etc.). Chez cet animal, la cause ordinaire du rétrécissement œsophagien étant une hypertrophie ganglionnaire tuberculeuse, la tympanite, en s'ajoutant à des symptômes vagues de tuberculose (toux, amaigrissement, submatité, frottement pleurétique) peut devenir précieuse pour établir le diagnostic de cette dernière affection; mais, pour avoir cette valeur, elle ne doit pas être accompagnée d'autres troubles digestifs.

Traitement. — Il rentre dans le domaine de la chirurgie et consiste en l'usage fréquent de la sonde œsophagienne. Ce moyen est surtout applicable, chez le bœuf, aux rétrécissements par compression. On pourrait encore recourir à l'emploi de sondes de volume progressivement croissant. Les indications diététiques sont les mêmes que pour l'ectasie œsophagienne.

Bibliographie. — Rüffert, *Preuss. Mittheil.*, 1855-58. — Luatti, *Il med. vet.*, 1860. — Kopp, *Journal du Midi*, 1863. — Caillau, *Ibid.* — Breakell, *The veterin.*, 1865. — Legrand, *Annal. de Bruxelles*, 1865. — Hausshalter, *Journ. de Lyon*, 1869. — *Schleswig-Holstein. Mittheil.*, 1869. — Hetzel, *Repertor.*, 1875. — Anacker, *Thierarzt*, 1876. — Stockfleth, *Handbuch der thierärztl. Chir.*, 1881. — Fehlisch, *Adam's Wochenschr.*, 1883. — Noce, *Il med. vet.*, 1885. — Beel, *Gazette Holland.*, 1887.

4. PERFORATION DE L'ŒSOPHAGE.

Cet accident est ordinairement dû à des corps étrangers déglutis et arrêtés dans l'œsophage, ou aux manipulations maladroites effectuées avec la sonde, quelquefois à la déchirure d'un jabot. Suivant que la perforation a lieu dans la portion cervicale ou dans la portion thoracique du conduit, les symptômes sont différents. Dans le premier cas, les matières alimentaires épanchées forment bientôt une tumeur qui peut devenir énorme, et qui provoque toujours une inflammation phlegmoneuse. La déglutition est impossible; il y a régurgitation des aliments et des boissons par la bouche et le nez. La pénétration de l'air dans le tissu conjonctif péri-pharyngien détermine parfois un engorgement emphysémateux diffus de l'encolure, de la tête et de l'épaule. On a observé la formation d'une fistule trachéo-œsophagienne. Souvent l'air expiré répand une odeur gangreneuse.

La rupture de la portion thoracique est encore plus grave. Les malades sont pris d'accès vertigineux, tombent sur le sol et présentent tous les signes d'une congestion pulmonaire intense ou de coliques graves. On constate des tremblements, des nausées, le faciès est anxieux, les muscles de l'encolure se contractent violemment; si les sujets conservent ou reprennent l'attitude debout, la tête est fortement étendue sur l'encolure (Franzen). Le pneumothorax n'est pas rare. — Bientôt on voit apparaître les symptômes de la pleurite suppurative et la mort suit à bref délai.

Il n'y a rien à tenter contre la perforation du jabot produite dans la profondeur du thorax. Mais lorsque la rupture siège sur la portion cervicale de l'œsophage, on pourrait inciser longuement la tumeur, régulariser les lèvres de la plaie œsophagienne et les suturer. (Voy. le cas de Sonders (1), cité par Stockfleth).

Bibliographie. — Decoste, *Recueil vét.*, 1828. — Dufour, *Ibid.*, 1832. — Sanders, *Ibid.*, 1852. — Cartwright, *Ibid.*, 1854. — Moisant, *Ibid.*, 1860. — Reboul, *Ibid.*, 1861. — Franzen, *Adam's Wochenschr.*, 1862. — Probstmayer, *Ibid.*, 1863. — Siebert, *Thierarzt.*, 1870. — Leisering-Voigtlander, *Sächs. Bericht*, 1870. — Stockfleth, *Handbuch der thierärztl. Chir.*, 1881. — Cadiot, *Archives d'Alfort*, 1884. — Zundel, *Der Gesundheitszustand der Hausth.*, 1885. — Nallet, *Recueil vét.*, 1886. Piot, *Bullet. Soc. centr. vét.*, 1885 et 1888. — Laurent, *Ibid.*, 1886. — Debrée, *Bullet. belge*, 1886. — Friedberger, *Münch. Jahresber.*, 1886-87. — Brissot, *Recueil vét.*, 1888. — Roy, Chardin, Machenaud, *Ibid.* — Dages, *Ibid.*, 1889. — Regis, *Giornal. di veter. milit.*, 1889.

5. PARALYSIE DE L'ŒSOPHAGE. DYSPHAGIE PARALYTIQUE.

La parésie et la paralysie de l'œsophage sont très rares. Elles paraissent être sous la dépendance de lésions des centres nerveux. Straub, qui en a observé deux cas, les rapporte à une commotion cérébrale antérieure; Hering (2) fait remarquer que la paralysie est quelquefois un symptôme de l'encéphalite subaiguë.

L'œsophage paralysé se remplit d'un bout à l'autre de matières alimentaires et forme, dans la gouttière jugulaire gauche, un gros cordon cylindrique. Les autres symptômes sont ceux du rétrécissement. On constate en outre des troubles nerveux cérébraux lorsque le mal est symptomatique d'une lésion de l'encéphale.

Le traitement doit se réduire à l'usage fréquent de la sonde et à l'application de révulsifs. On pourrait aussi essayer l'administration des sels de strychnine.

(1) Sonders, *The veterin.*, 1851.
(2) Hering, *Pathologie*, 1858.

Il ne faut pas confondre avec la paralysie de l'œsophage l'impossibilité de prendre les boissons. Des animaux qui paraissent parfaitement sains, et qui ingèrent sans difficulté les aliments solides, se trouvent dans l'impossibilité d'opérer la succion ou le pompement. L'infirmité est presque toujours congénitale et reconnaît pour cause le fonctionnement défectueux de l'appareil de la succion (centre de la succion?). Ce vice se rencontre chez les sujets à la mamelle aussi bien que chez les adultes; il est moins rare sur les chevaux que sur les autres animaux. Straub (1) en a décrit un cas. Nous avons traité un cheval de huit ans qu'on nous présenta en disant : il « boit en chien ». Ce cheval consommait très bien les fourrages et se jetait ardemment sur le seau qu'on lui présentait, y exécutait une sorte de happement avec les lèvres, agitait la langue, faisait claquer les dents, mais tout cela sans parvenir à avaler une seule gorgée d'eau. On se bornait à lui donner des aliments très aqueux.

Bibliographie. — Straub, *Repert.*, 1858. — Puschmann, *Preuss. Mittheil.*, 1867-68. — Eberhardt, *Ibid.*, 1872-73. — Ostertag, *Repert.*, 1876. — Gott, *Thiermed. Rundschau*, 1887. — Philippi, *Sächs. Jahresber.*, 1887. — Dieckerhoff, *Spec. Pathologie*, 1888.

6. SPASME DE L'ŒSOPHAGE. — ŒSOPHAGISME.

Le rétrécissement spasmodique primitif de l'œsophage (*dysphagia spastica*) est très rare relativement aux contractions spasmodiques symptomatiques avec lesquelles on le confond souvent. Un bol arrêté dans l'œsophage, une blessure ou un ulcère de ce conduit déterminent souvent des états spasmodiques semblables à la névrose désignée sous le nom d'œsophagisme.

Le spasme idiopathique de l'œsophage a été constaté par Mollereau sur deux chevaux, par Guilmot sur un cheval qui avait été atteint d'une affection gastrique, par Mossé sur un mulet et sur de jeunes bardots. Les spasmes duraient de trois quarts d'heure à six heures. Le percheron observé par Mollereau était pris de mouvements convulsifs et de vomituritions; il étendait alors fortement la tête sur l'encolure et rapprochait ses membres. L'autre cheval traité par le même auteur grattait le sol pendant les repas, paraissait en proie à des coliques, ne pouvait rien déglutir, et était pris de nausées lorsqu'on exerçait une pression sur l'œsophage fortement tendu.

Les cas décrits sous le nom de « paralysie intermittente de l'œsophage » doivent être rapportés au spasme périodique de cet organe.

Le traitement doit consister en l'administration d'agents antispasmodiques : bromure de potassium, chloroforme, morphine, etc. Mossé obtint la guérison par l'œsophagotomie et l'application d'un tube œsophagien.

Le spasme de la déglutition qui accompagne la rage, l'épilepsie, la catalepsie, le tétanos, est ordinairement produit par la contraction des

(1) Straub, *Repertor.*, 1880.

muscles pharyngiens et de la musculeuse de l'extrémité supérieure de l'œsophage. Son traitement ne comporte aucune médication spéciale.

Bibliographie. — MOSSÉ, *Journ. du Midi*, 1850, et *Journ. de Lyon*, 1862. — GUILMOT, *Annal. de Bruxelles*, 1862. — MOLLEREAU, *Bull. Soc. centr. vét.*, 1882. — CADÉAC, *Journ. de Lyon*, 1888.

MALADIES DU JABOT DES OISEAUX.

Le jabot des oiseaux est un réservoir alimentaire dans lequel les substances ingérées sont soumises à une macération qui les rend plus digestibles. Ses sécrétions ont une réaction neutre et, d'après Forster, renferment un ferment capable de transformer l'amidon en sucre.

La pathologie du jabot comprend deux états morbides principaux : 1° le *catarrhe* ou l'*inflammation* de la muqueuse ; 2° l'*obstruction* de l'organe. Ces affections sont encore désignées vulgairement sous les noms de jabot *mou* et de jabot *dur*.

1. CATARRHE, INFLAMMATION DE LA MUQUEUSE DU JABOT.

Étiologie. — L'état catarrhal de la muqueuse est ordinairement provoqué par la rétention anormale, la dessiccation et la décomposition des matières alimentaires, ou par l'ingestion de substances ayant déjà subi un commencement de décomposition. Les parasites de la muqueuse : le *Spiroptera nasuta* R., d'après Robin, le *Spiroptera uncinata* R., d'après Zürn, peuvent également déterminer cette affection. On constate aussi quelquefois à la muqueuse du jabot des inflammations intenses, consécutives à l'intoxication par divers corrosifs : le phosphore, l'arsenic, les préparations mercurielles.

Symptômes. — Le jabot mou, qui est assez commun, s'accuse par une distension de ce réservoir ; cette distension est molle, pâteuse ou tympanique, suivant qu'elle est produite par des liquides ou des gaz. L'oiseau malade cesse de manger, éprouve des nausées, des vomissements et rejette par le bec des gaz fétides, que l'on peut expulser artificiellement en comprimant le jabot. Il s'affaiblit graduellement et peut mourir d'inanition.

Traitement. — Zürn recommande de vider le jabot par un massage méthodique effectué sur cet organe et sur l'œsophage, la tête du malade étant maintenue en position déclive ; puis d'administrer une préparation astringente ou une solution d'acide salicylique (par cuillerées à café). Après une diète de vingt-quatre heures, on peut donner des pâtées, des soupes, des aliments de facile digestion. Ce régime doit être continué pendant quelques jours.

2. OBSTRUCTION DU JABOT. — INDIGESTION INGLUVIALE.

Étiologie. — L'obstruction du jabot est due le plus souvent à l'ingestion trop abondante de matières indigestes (grains durs et secs, corps étrangers de toute espèce). Pourquier a décrit un cas dans lequel elle était provoquée par les feuilles du *Robinia pseudo-acacia* L. Dans des cas plus rares, elle peut être produite par la pression qu'exercent sur l'œsophage, les poumons, les réservoirs thoraciques et la trachée, lorsque ces organes sont envahis par une vive inflammation (1).

Symptômes. — Le symptôme le plus frappant est le volume excessif du jabot. Sur une poule observée par Zürn, cet organe pesait 1,348 grammes (membrane et contenu : aliments, sable et cailloux). Nous l'avons trouvé, sur une poule, avec des dimensions énormes ; il mesurait 40 centimètres de circonférence et 15 de diamètre. — A la palpation, il offre une consistance dure. Ordinairement l'anorexie est complète. Lorsqu'il y a en même temps catarrhe du jabot, un liquide fétide s'écoule par le bec. Parfois la paroi de l'organe se rupture. Si l'indigestion passe à l'état chronique, il se forme à la longue un « jabot pendant ».

Traitement. — L'indication principale consiste à dégorger le jabot par un massage méthodique. Zürn recommande l'acide chlorhydrique à la dose de une à deux gouttes dans une cuillerée à thé d'infusion de menthe poivrée ou de rhizome d'acore, préparation que l'on administre trois ou quatre fois dans la journée. Comme dernière ressource, il reste l'extraction des matières alimentaires. L'opération s'exécute suivant les règles tracées par la chirurgie pour effectuer l'œsophagotomie. On ne doit la tenter que sur les poules ou les oies, car elle est ordinairement mortelle pour les pigeons. Zürn attribue cette gravité de l'opération, chez le pigeon, à la constitution particulière de la membrane de revêtement des culs-de-sac du jabot.

Bibliographie. — Robin, *Gazette médicale de Paris*, 1865. — Pourquier, *Bullet. Soc. cent. vét.*, 1875. — Forster, *Deutsche Zeitschr. f. Thiermed.*, 1877. — Mégnin, *Maladies des oiseaux*, 1877. — Zürn, *Die Krankheiten des Hausgeflügels*, 1882 ; *Deutsche Zeitschr. f. Thiermed.*, 1879 et 1883. — Bénion, *Traité de l'élevage et des maladies des animaux et oiseaux de basse-cour*, 1884. — Railliet et Lucet, *Indigestion ingluviale d'origine parasitaire chez des canards*, *Recueil vét.*, 1890.

(1) Railliet et Lucet ont décrit une indigestion ingluviale d'origine parasitaire observée sur le canard. Cette maladie, déterminée par le *Trichosoma contortum* (Crep.), attaque de préférence les canards de certaines races, particulièrement les jeunes. Dans un château du Loiret, où Lucet l'a constatée, elle a sévi avec violence sur des canards de Pékin et n'a fait que quelques victimes parmi les canards communs. (N. D. T.).

ABERRATIONS DU GOUT.

1. PICA DU BŒUF SE MANIFESTANT PAR L'ACTE DE LÉCHER, MALADIE DU LÉCHER (*Lecksucht*).

Généralités. — Parmi les nombreuses aberrations du goût, ce malacia du bœuf, et cet autre du mouton dans lequel les animaux mangent la laine de leurs voisins (*Wollefressen*) doivent, au point de vue scientifique aussi bien que par leur importance pour l'agriculture, occuper une place spéciale dans les traités de pathologie interne. Cette place leur est naturellement marquée au chapitre des maladies de l'appareil digestif. Les perversions du goût que l'on rencontre parfois dans d'autres affections telles que la rage, le diabète insipide (Leblanc), etc., ne constituent qu'un symptôme accessoire de ces états morbides; elles ne méritent pas plus une mention particulière que celles qui se produisent souvent au cours de la grossesse, de la chlorose et de l'hystérie dans notre espèce. Il en est de même de certains appétits dépravés ou insolites (truies qui mangent leurs petits, femelles qui avalent leur délivre, oiseaux qui mangent leurs plumes, etc.); ce sont là des vices, des actes instinctifs ou des manies, plutôt que des troubles pathologiques.

La *maladie du lécher* est un état morbide particulier dont le symptôme principal consiste en un besoin irrésistible qu'éprouvent les animaux de lécher, de mâcher et d'avaler si cela est possible les objets les plus divers et les plus dégoûtants. La maladie affecte une marche chronique; elle détermine à la longue des troubles de la digestion et de la nutrition qui conduisent à la cachexie et à la mort. Au point de vue de sa fréquence chez nos différents animaux domestiques, ceux-ci doivent être rangés dans l'ordre suivant : bœuf, porc, cheval et chèvre.

Étiologie et pathogénie. — La maladie du lécher constitue un type morbide symptomatique plutôt qu'une entité pathologique, et la manifestation qui domine ordinairement son tableau clinique est commune à une foule d'affections. C'est pour cette raison que sa nature a été si diversement comprise. On l'a rattachée à l'*infection*, à l'*hérédité*, à l'*imitation*; quelques auteurs en ont fait une *maladie nerveuse;* d'autres l'ont rapportée à l'*ostéomalacie*; d'autres encore ont incriminé les *locaux défectueux*, une *alimentation irrationnelle*, la *constitution particulière du sol* où sont récoltés les aliments distribués.

1° L'infection et l'hérédité ont été accusées dès les temps les plus reculés, mais sans aucune raison plausible. L'observation rigoureuse des faits en témoigne.

2° Si l'imitation est parfois la cause d'un tic analogue à l'affection qui nous occupe, il est inadmissible qu'elle puisse provoquer la *maladie du lécher* proprement dite, qui répond à une anomalie profonde de la nutrition. A cet égard, du reste, les expériences de Lemke sont absolument démonstratives.

3° Tscheulin considère la maladie comme une dépravation du sens du goût et la décrit au chapitre des maladies nerveuses. Pour Spinola et quelques autres, elle aurait sa cause intime dans une altération des nerfs sensitifs de l'estomac, dans une sorte de trouble fonctionnel du pneumo-gastrique. Tout récemment, Lemke l'a définie « une maladie chronique consistant en une perversion de la nutrition produite par le manque de phosphore, et qui débute par une affection des organes centraux et des nerfs qui président à la nutrition.» Personne ne contestera la participation du système nerveux à l'appareil symptomatique complexe de la maladie: la fonction des nerfs du goût paraît être particulièrement troublée; mais il n'est nullement prouvé que l'affection nerveuse soit toujours primitive et que, dans tous les cas, le symptôme « lécher » se rattache à cette affection. Haubner et Siedamgrotzky, sont plus près de la vérité en rapportant le mal, dans le plus grand nombre des cas tout au moins, à un trouble nerveux particulier et encore indéterminé.

4° Il est incontestable que la maladie est parfois sous la dépendance d'une affection des organes digestifs; cette relation est surtout frappante lorsque, dans un troupeau sain et bien nourri, certains sujets qui en sont affectés maigrissent et finissent par succomber dans le marasme. De même lorsque par l'emploi des antidyspeptiques et des antiphlogistiques on parvient à faire disparaître le lécher, on peut sûrement conclure qu'il était provoqué par une dyspepsie ou un catarrhe de la muqueuse gastro-intestinale. Déjà les anciens vétérinaires ont signalé « l'acidité des premières voies » comme cause du lécher; cette acidité se rapporte sans doute à une affection gastro-intestinale.

5° Haubner accuse les locaux défectueux et mal entretenus, l'irrégularité des repas, le défaut de soins hygiéniques. Mais Lemke fait judicieusement remarquer que la maladie est tout aussi fréquente dans les étables les mieux tenues que dans celles où les principes les plus élémentaires de l'hygiène sont inobservés.

6° Existe-t-il réellement des relations étiologiques entre l'ostéomalacie et la maladie du lécher? A cet égard, les opinions des auteurs sont très divergentes. Pour Roloff et Röll, la maladie du lécher ne serait pas une affection essentielle, un état morbide spécial, mais bien le premier symptôme de l'ostéomalacie, et, dans certains cas, lorsque cette dernière doit se terminer par la guérison, elle en serait la manifestation unique. Or, ces derniers cas sont précisément, pour d'autres auteurs, le critérium de l'indépendance, de l'*essentialité* de la maladie.

Pour Rychner, Nessler, Anacker, Lemke, la maladie du lécher et l'ostéomalacie constituent deux affections essentiellement différentes, ayant chacune leurs causes particulières. — Nessler base son opinion sur ce fait que les fractures, très communes dans l'ostéomalacie, sont exceptionnelles dans la maladie du lécher. — Rychner et Anacker déclarent qu'elles sont souvent associées, qu'elles se compliquent facilement l'une l'autre. — Selon Lemke, l'ostéomalacie ne vient compliquer la maladie du lécher que si les sujets atteints sont sous le coup de la diathèse rhumatismale ou s'ils sont exposés à des refroidissements. —Enfin, pour Haubner, Siedamgrotzky, Spinola et d'autres, la maladie du lécher existant comme affection primitive se complique quelquefois de l'ostéomalacie qui en constitue alors la terminaison.

Nous formulerons notre opinion en disant :

Dans certains cas, l'ostéomalacie est cause du lécher. Mais ces deux affections, qui coexistent parfois sur le même individu, sont bien deux états morbides différents. Dans la pratique, on rencontre la maladie du lécher sans qu'il y ait en même temps ostéomalacie et réciproquement. Étant donnée l'étroite parenté de ces deux troubles nutritifs, il est probable qu'une seule et même cause peut produire tantôt l'un, tantôt l'autre;

7° La cause occasionnelle principale de la maladie du lécher doit être cherchée dans les aliments et dans la composition du sol. Dans la plupart des cas, l'affection est certainement le résultat de l'absence ou de l'insuffisance, dans les aliments, de certains principes, notamment des sels nutritifs. Ces principes, ces sels, ne sont pas encore déterminés qualitativement. Les recherches de Nessler (analyses de foin et d'eau), ont surtout montré l'absence des sels de soude. Il a fait ces constatations dans la Fôret-Noire pendant les années 1861, 1867 et 1868. Ses observations sur le défaut de phosphate de chaux dans les aliments ont trait à l'ostéomalacie, dont il a également étudié la pathogénie.

[1] Les indications antérieures sur les relations qui existent entre l'apparition du lécher et l'alimentation donnée aux animaux sont d'ordre général et fort vagues. On accusait tous les aliments pauvres et indigestes, le foin grossier, lavé, vasé ou récolté tardivement; l'alimentation trop exclusive à la paille, les prairies marécageuses et tourbeuses, les joncées, les équisétacées, les cypéracées (*Cyperus*, *Scirpus*, *Carex*), les diverses variétés de *Rumex*, etc.; on accusait également l'alimentation par la drèche, les soupes, les aliments fermentés, la pomme de terre, la betterave; le défaut et la surabondance de sel marin, etc. Haubner allait jusqu'à attribuer le développement de l'affection à l'action de certaines espèces végétales (*Meum athamanticum*, *Achillea millefolium*, *Alchemilla vulgaris*, etc.). Cette dernière conception étiologique, tout à fait hypothétique, a été absolument infirmée par les expériences de Lemke.

La maladie du lécher doit être considérée comme l'expression de divers états d'inanition, mais surtout des anomalies humorales résultant le plus souvent du manque ou de la quantité insuffisante de certaines matières salines dans les aliments, anomalies qui peuvent également être la conséquence d'un trouble de la digestion, d'un catarrhe intestinal, et probablement aussi de l'ostéomalacie. Quelle qu'en soit la cause, dès qu'elles existent, l'organisme ressent le besoin d'y remédier : aux sensations normales de la faim et de la soif s'en ajoutent d'autres, morbides, provoquées par la nécessité de certains sels. Simple instinct médicateur au début, cet appétit dégénère bientôt : l'organisme malade ne peut éprouver que des sensations anomales, et la maladie du lécher est un besoin pathologique dans la forme la plus nette qu'il puisse revêtir.

Fréquence et distribution. — Elle sévit à l'état sporadique ou à l'état enzootique. Durant certaines années, elle atteint un très grand nombre d'animaux. Elle règne constamment dans la Forêt-Noire et dans beaucoup de contrées montagneuses.

Dans la Forêt-Noire, les fermes où la maladie est enracinée sont connues sous le nom de *fermes sèches*. Camerarius (1) les décrit sous le nom de « *villæ tabeficiæ* ».

Ces fermes, d'après Nessler, sont toutes situées sur le terrain granitique ; dans celles des pays à terrain schisteux, la maladie ne règne jamais. Nessler explique cette influence géologique par la grande altérabilité des roches schisteuses, qui fournissent constamment à la terre végétale, et par conséquent aux plantes, des sels nutritifs, surtout des sels de soude ; les terrains granitiques, au contraire, sont composés de grains grossiers qui ne se décomposent que très lentement.

Dans certaines localités, le mal sévit d'une façon continue et peut y persister fort longtemps, quelquefois pendant une période de vingt ans, lorsqu'on n'a pas le soin de déplacer les animaux ; ailleurs, la maladie ne se montre que pendant les années de grande sécheresse, lorsque les fourrages sont rares. D'après Haubner et Spinola, il existe des fermes où elle rend presque impossible l'élevage des veaux. Les vaches qu'on y importe la contractent ordinairement au bout de deux ou trois ans.

En thèse générale, la maladie du lécher est l'apanage des contrées pauvres et des petites exploitations ; elle apparaît le plus souvent vers la fin de l'hiver, lorsque les fourrages viennent à manquer. La stabulation permanente paraît favoriser son développement.

Les vaches pleines dont l'état de gestation est avancé et les bonnes laitières y sont prédisposées, tandis que les bœufs en sont rarement atteints.

La raison de cette différence réside sans doute dans l'appauvrissement, en matières salines, de l'organisme des vaches en état de gestation avancée et de celles qui sont en pleine lactation. Les veaux qui

(1) Camerarius. *Ephemerid. nat. cur.*, 1665-1721.

viennent d'être sevrés en sont assez souvent frappés; Lemke a même observé la maladie sur des animaux à la mamelle.

Symptômes. — Lemke distingue deux périodes dans la maladie : une première, *apyrétique*; une seconde, *fébrile*. A sa phase initiale, elle est toujours apyrétique.

Les symptômes du début sont : un certain dégré d'inappétence, la longue durée des repas, la lenteur et la rareté de la rumination. Bientôt l'appétit devient capricieux, et le symptôme caractéristique de la maladie — le *lécher* — apparaît.

Sans être poussés par la faim, les animaux dévorent une partie de leur litière; en liberté, dans les pâturages, ils recherchent les herbes aqueuses, celles des lieux où des engrais ont été déposés, et les jeunes pousses des végétaux ligneux. A l'étable, ils s'approchent des personnes qui les soignent, pour lécher leurs vêtements (1).

Ces troubles augmentent de jour en jour; les malades en arrivent à lécher avidement jour et nuit les murs, la boiserie, les séparations, etc., et à mordre tous les objets qui sont à leur portée, même les chaines qui servent à les attacher (Pfeifer). Ils sont plus excitables et peureux: la physionomie est anxieuse, le regard vif et inquiet; souvent aussi on observe de l'hyperesthésie de la région lombo-sacrée (Lemke).

Ces symptômes peuvent persister un temps plus ou moins long (de deux à quatre mois) avec des variations d'intensité; l'embonpoint n'est pas sensiblement diminué; la sécrétion lactée se maintient; les animaux cessent encore de lécher lorsqu'on les menace de la voix (Lemke). Mais l'affection va en s'aggravant; le besoin de matières étrangères à l'alimentation se fait de plus en plus sentir; les malades avalent ces substances, et il est presque impossible de les en empêcher alors qu'ils refusent leurs aliments. Ils dévorent la litière souillée d'excréments et d'urine, le bois pourri, de vieux chiffons, du cuir, des excréments, etc.; ils ingèrent de la terre, de l'argile, du sable et toutes

(1) Il ne faut pas confondre ce symptôme avec la curiosité, l'attention que l'on constate chez certaines bêtes bovines, lorsque des personnes étrangères pénètrent dans l'étable, non plus qu'avec la tendance à lécher les vêtements qui s'observe chez beaucoup d'animaux sains entretenus en stabulation permanente. Nous devons aussi faire remarquer que certains animaux, d'ailleurs parfaitement sains, cherchent à prendre et à avaler les objets les plus divers. Marheinecke (1) en décrit un exemple frappant. Une vache, qui n'avait jamais été malade et qui était grosse mangeuse, avala successivement : une paire de bas de coton, du pain et du fromage enveloppés dans un linge de coton, un gilet en drap avec boutons métalliques, une robe d'enfant en mérinos, et une jaquette de servante en coton (2) (N. D. A.).

Ces appétits *anormaux*, *dépravés*, que l'on observe chez des sujets présentant les apparences de la santé existent dans toutes les espèces, même chez l'homme. Lasègue (3) en cite un exemple frappant : celui « d'une jeune fille du monde qui dévora près de la moitié de la redingote de son professeur de dessin! » (N. D. T.).

(1) Marheinecke. *Magazin von Gurlt u. Hertwig*, 1836.

(2) Voy. Gurlt. *Pathol. Anatom.*

(3) Lasègue, *Études médicales*, 1884.

les matières calcaires et argileuses qu'ils peuvent saisir : les décombres, les débris de mortier, les morceaux de tuiles, les tessons, etc. ; enfin ils se mangent le poil réciproquement (Utz). L'eau des mares et le purin sont souvent préférés à l'eau propre.

Avec la diminution de l'appétit, le « lécher perpétuel », le refus des bons aliments et l'ingestion des substances les plus diverses, on observe une rumination plus rare et plus courte, les mouvements de la panse deviennent plus faibles, par moments ils sont supprimés ; le lait perd de sa graisse (Lemke), mais sa quantité reste souvent et pendant longtemps aussi abondante (Leytze). Tantôt les excréments sont secs, durs, enveloppés de mucus épais ; tantôt ils sont mous, pâteux, liquides et exhalent une odeur très fétide ; ils renferment parfois de l'argile, du sable, etc. et déterminent du ténesme (Anacker). L'urine est presque toujours acide, souvent albumineuse.

Lemke a constaté une augmentation de la température variant de 0°,5 à 1°,5. L'artère bat soixante-dix à quatre-vingts fois à la minute, le pouls est petit ; la respiration n'est pas sensiblement altérée.

Les animaux dépérissent de plus en plus : à l'amaigrissement succède la cachexie (après le vêlage surtout, les vaches atteintes passent très vite à l'état squelettique, — Lemke) ; les muqueuses pâlissent, le poil est terne, sec, piqué ; la peau se couvre d'une couche abondante de crasse, elle est sèche et collée aux os ; le pli qu'on parvient à y faire, non sans peine, s'efface lentement, symptôme dû à la diminution de l'élasticité naturelle du tégument, et qui a fait dire que la peau est *cuite*, *dure*, *tannée*.

Bientôt survient le marasme ; les malades se tiennent dans la position du rassembler, le dos voussé ; souvent ils grincent des dents ; les mouvements, ceux du train postérieur surtout, sont difficiles et limités, et pendant qu'ils s'exécutent, des craquements se font entendre dans les articulations (quelques auteurs, Bräuer entre autres, parlent d'une affection rhumatismale des membres postérieurs). Enfin, à bout de forces, les animaux se laissent tomber sur le sol et refusent toute nourriture ; les bruits de la panse cessent, les pupilles se dilatent (Lemke) et la mort survient par inanition.

Lorsque la maladie du lécher coexiste avec l'ostéomalacie, cette dernière s'exprime à un certain moment par ses symptômes spéciaux.

Marche. — Abandonnée à elle-même, la maladie a toujours une marche chronique. Sa durée varie de quelques mois à une année et plus : d'après Lemke, elle serait de six mois à deux ans.

La guérison peut être obtenue dans l'espace de trois semaines à quatre mois (Lemke), sous l'influence d'un simple changement de régime. Le passage du régime d'hiver à celui des pâturages et inversement, le déplacement des animaux, la transhumance, etc. peuvent avoir cette conséquence heureuse ; on a d'autant plus de chances de l'obtenir que l'affection est moins avancée. Mais si les causes qui lui ont donné naissance persistent et qu'on n'institue pas un traitement efficace, elle se termine ordinairement par la mort.

Anatomie pathologique. — Dans la plupart des cas, les animaux sont sacrifiés à un stade peu avancé de la maladie; alors on ne constate qu'un amaigrissement plus ou moins accusé et l'état catarrhal de la muqueuse du tube digestif. Lorsque la maladie s'est terminée par la mort, on trouve des altérations plus profondes. La graisse a disparu; le tissu adipeux présente une consistance gélatineuse; souvent il est de couleur gris rougeâtre; les muscles, émaciés, sont pâles et mous; le peu de sang qui reste est rouge pâle et forme des caillots semi-liquides. Parfois on rencontre un exsudat séreux dans la plèvre, le péricarde et le péritoine. La muqueuse gastro-intestinale est le siège d'un catarrhe plus ou moins intense. Enfin la peau est sèche et dure; le tissu conjonctif sous-cutané a presque complètement disparu.

Les lésions osseuses qui ont été décrites appartiennent à l'ostéomalacie et non à la maladie du lécher.

Pronostic. — Le pronostic varie avec la période de la maladie. Il est très grave lorsque les animaux se trouvent déjà dans un état d'amaigrissement avancé et qu'il existe des troubles de la digestion. Alors le changement de régime et les autres moyens sont ordinairement inefficaces. Dans les cas bénins, le pronostic se formule surtout d'après les causes de l'affection et la possibilité de les supprimer, soit en changeant le régime, soit en déplaçant les animaux.

Si les heureux effets de l'apomorphine, préconisée par Lemke comme médicament curatif, sont confirmés par la pratique, la gravité du pronostic sera bien atténuée.

Traitement. — Pour instituer un traitement rationnel, une première condition est absolument indispensable : c'est de connaître la cause de la maladie. Malheureusement, dans beaucoup de cas, on en est réduit à des hypothèses.

Lorsque la relation nutritive des aliments ne répond pas aux besoins de l'organisme, la prophylaxie doit consister à la modifier par l'amélioration des prairies et des pâturages; on y arrivera en faisant usage des engrais artificiels, du nitre du Chili, etc. L'expérience a démontré qu'un changement dans l'alimentation constitue le remède le plus naturel et le plus sûr du mal. On donnera des fourrages provenant de contrées où ne règne pas l'affection; on conseillera aussi d'y faire transporter les animaux. Mais la réalisation de ces indications est souvent impossible à cause des dépenses qu'elle nécessite, et le vétérinaire doit se borner à faire ajouter à la ration des aliments riches en protéine (grains, graines de légumineuses, etc.) et des substances salines, notamment du sel marin.

Depuis longtemps on a cherché à régler la digestion par les moyens les plus divers : administration d'acide chlorhydrique très dilué, de chlorure de sodium à petite dose, des amers et des amers aromatiques; quand les sucs digestifs sont trop acides, on a donné les antiacides, les absorbants (eau de chaux, craie, carbonate de magnésie, bicarbonate de soude). Tous ces moyens sont avantageux lorsque le lécher dépend d'une affection de l'appareil digestif. Lorsqu'il y a des signes d'ostéomalacie, il faut recourir au phosphate de chaux.

On a recommandé les substances qui provoquent du dégoût : l'ail, l'huile animale, etc. — Feser a préconisé le chlorhydrate d'apomorphine administré en injection hypodermique. Ce médicament a donné quelques bons résultats à Hackl et à Reindl. Dans ces derniers temps, Lemke, se fondant sur une expérimentation étendue, l'a proclamé le remède spécifique de la maladie du lécher. Il a traité 226 vaches, 21 bœufs et 141 veaux. Chez tous ces animaux le lécher a disparu au bout de quelques jours; on voyait persister seulement, pendant huit à quinze jours, un certain degré d'inappétence.

La dose pour la vache est de $0^{gr},1$, lorsque la maladie est déjà ancienne, et de $0^{gr},2$ lorsqu'elle est récente. Les doses sont les mêmes pour le veau. Les injections se font une fois par jour et pendant trois jours de suite; les animaux restent guéris pendant une période de trois à cinq mois lorsque les circonstances étiologiques ne changent pas; la guérison est durable quand la cause de la maladie est en même temps supprimée.

D'après Lemke, dans les contrées où la maladie est endémique et où le bétail doit être renouvelé annuellement ou tous les deux ans, les injections d'apomorphine, pratiquées tous les trois mois, suffisent pour maintenir les animaux dans un état d'embonpoint relativement satisfaisant pendant une période de trois années.

Les observations de Väth, Gassner, Ostertag (1) au sujet de l'efficacité de l'apomorphine sont très favorables. Hafner a cependant relaté un cas d'insuccès.

Nous ne dirons que quelques mots de la maladie du lécher chez le porc et chez le cheval.

1° Chez le porc, il ne faut pas la confondre avec l'ostéomalacie. Quelquefois ces deux affections coexistent (2).

D'après Spinola, la maladie se remarque sur le porc dans les contrées où elle est commune chez le bœuf; elle ressemble du reste à cette dernière quant à sa marche, à sa durée et à sa terminaison. Le porc malade montre surtout de l'avidité pour le bois pourri et les écorces d'arbres.

2° Les chevaux, et particulièrement les poulains, en sont quelquefois affectés. Les malades lèchent et mordent constamment les objets environnants;

(1) Väth, Gassner, Ostertag, *Communications inédites*.

(2) Jansen, *Preuss. Mittheil.*, 1873-74.

ils refusent une partie de leur ration pour manger la litière, voire le fumier. Mais dans cette espèce on n'en constate que des cas isolés, et il est probable qu'elle est due à des troubles gastriques. — Chez beaucoup de poulains, on observe un tic qu'il faut se garder de confondre avec le lécher : nous voulons parler de l'habitude du jeune de manger les crins de sa mère.

Chez un poulain, nous avons vu disparaître rapidement le lécher par l'administration d'eau de chaux.

Lippold (1) a observé sur le cheval adulte un état morbide analogue à la maladie du lécher.

Bibliographie. — TSCHEULIN, *Nervenkrankheiten*, 1815. — LORILLON, *Recueil vét.*, 1836. — RYCHNER, *Bujatrik*, 1851. — PAUGOUÉ, *Recueil vét.*, 1854. — *Sächs. Jahresber.*, 1856-57-58-60-61-69-71-75. — LEBLANC, *Clinique vétér.*, 1861. — DUPONT, *Journ. du Midi*, 1859. — HAUBNER, *Sächs. Jahresber.*, 1858-59. — ERDT, *Magazin für Thierheilkde*, 1862. — UTZ, *Thierarzt*, 1864. — SCHWARTZ, *Adam's Wochenschr.*, 1864. — ELETTI, *Giorn. di medic. e d'agric.*, 1867. — BRAUER, *Adam's Wochenschr.* 1869. — NESSLER, *Correspondenzblatt für das Grossherzogthum Baden*, 1861; *Wochenblatt des landwirthschaftlichen Vereins in Baden*, 1868-73; *Bericht über Arbeiten der Grossherzog. Versuchsstation Carlsruhe*, 1870; *Thierarzt*, 1873. — FESER, *Pütz'sche Zeitschr.*, 1875. — LEMKE, *Deutsche Zeitschr. f. Thiermed.*, 1882. — HAFNER, *Bad. Mittheil.*, 1886. — VATH, *Ibid.* — GASSNER, *Ibid.*, 1888.

SUR LA MALADIE DU LÉCHER COEXISTANT AVEC LA FRAGILITÉ DES OS. — STOCKFLETH, *Repert.*, 1839. — MARIS, *Journ. de Lyon*, 1853. — HAUBNER, *Magazin f. Thierheilkde*, 1854. — GIERER, *Ibid.*, 1865. — ROLOFF, *Virch. Archiv*, 1866. — *Bad. thierärztl. Mittheil.*, 1872. — ZUNDEL, *Recueil vét.* 1870. — JANSEN, *Preuss. Mittheil.*, 1873-74; 1877-78. — KRABBE, *Repertor.*, 1880.

2. MOUTONS QUI MANGENT LA LAINE (MALLOPHAGIE) (*Wollefressen*).

Cette affection est de même nature que la maladie du lécher. Les dégâts causés à la laine, la perte qui en résulte et la mortalité qui survient parmi les agneaux lui donnent une certaine importance au point de vue économique.

Étiologie. — Les opinions émises sur l'étiologie et la nature de la maladie que nous allons décrire sont tout aussi partagées que celles dont il a été question à propos de l'état morbide précédent. Deux théories principales sont en présence : dans la première, l'affection est considérée comme le résultat de l'imitation; dans la deuxième on la rapporte à des troubles de la nutrition. A l'heure actuelle, il serait arbitraire d'exclure l'une ou l'autre d'une manière absolue. Les diverses causes incriminées paraissent avoir une certaine part dans la production de la maladie.

1° *La théorie de l'imitation* est surtout défendue par Spinola. Pour lui, l'inaction et l'ennui seraient le point de départ du vice. Les principaux arguments qu'il invoque en faveur de sa manière de voir sont les suivants : au début, la maladie n'existe que sur un seul sujet; plus tard on ne l'observe généralement que dans certains groupes d'animaux d'une même bergerie; souvent sa marche a été arrêtée par la

(1) Lippold, *Sächs. Jahresber.*, 1883.

séparation rigoureuse, par l'isolement des *mangeurs de laine* (Spinola, Burmeister); enfin on peut la voir apparaître avant l'installation hivernale, c'est-à-dire avant le moment où surviennent d'ordinaire des troubles de la nutrition.

2° Il y a longtemps déjà que l'on considère la maladie comme étant le résultat d'une *perturbation de la nutrition*, produite par une nourriture insuffisante ou laissant à désirer au point de vue de sa composition chimique. Parmi les auteurs modernes, Lemke surtout a remis cette théorie en honneur en se basant sur des expériences dont les résultats permettent d'exclure l'influence de l'imitation. On observe particulièrement l'affection pendant l'hiver, à l'époque où la nourriture est insuffisante ou trop exclusivement composée de pommes de terre, de drèches de pommes de terre, de matières pauvres en substances azotées, ou lorsque les fourrages secs viennent à manquer, etc. Au printemps, sous l'influence du seul changement de régime, elle disparaît. Chez les agneaux, elle survient ordinairement lorsque les brebis laitières sont trop parcimonieusement nourries et que le lait fait défaut ou que sa composition chimique laisse à désirer. Dans une bergerie où les agneaux ne trouvaient au pis des mères qu'une quantité insuffisante de lait et mangeaient la laine, May a vu disparaître l'affection après qu'on eut donné aux jeunes animaux un supplément de lait de vache.

On a encore accusé les pâturages humides, tourbeux, acides, ainsi que l'excès et le défaut de sel marin (Haubner, Siedamgrotzky).

Fréquence. — On observe surtout la mallophagie dans les races améliorées, notamment parmi les mérinos, et, nous le répétons, au moment où les animaux sont nourris à la bergerie, c'est-à-dire pendant l'hiver. Souvent le mal apparaît subitement, huit à quinze jours après le début du régime hibernal, et disparaît de lui-même aussi rapidement lorsque les animaux vont au pâturage.

Symptômes. — Les jeunes agneaux âgés de deux à six semaines commencent à mordiller la laine de leurs mères, de préférence celle des membres, du ventre et de la queue. Au début, cet acte paraît un amusement, un simple jeu, puis bientôt l'habitude devient un besoin, et les agneaux mangent indistinctement la laine de tous les moutons. Ordinairement ils conservent les apparences de la santé, mais parfois ils ingèrent des quantités considérables d'une laine longue et grossière; alors surviennent des troubles de la digestion et de la nutrition : les animaux maigrissent, leur développement est retardé, ils sont périodiquement constipés, et quelques-uns succombent avec tous les signes de la gastro-entérite. A l'autopsie, on trouve une inflammation de la caillette, produite par des pelotes de laine du volume d'une noisette à celui d'une noix ou par de nombreuses mèches de laine qui peuvent s'engager dans le pylore et l'obstruer.

Lorsque la maladie apparaît sur des antenais, c'est toujours sur un seul sujet — le plus souvent, dit-on, sur un mâle châtré ou une brebis pleine — qu'elle est constatée d'abord. Le jeune animal semble chercher des brins de fourrage dans la toison. D'après May et d'autres auteurs, il mordille de préférence les régions où la laine est souillée d'urine ou de matières excrémentitielles. Tout au début, le premier mangeur de laine attaque plusieurs moutons; mais bientôt il ne s'adresse plus qu'à un seul et même individu, et des imitateurs ne tardent pas à venir partager sa besogne. En règle générale, la première victime est complètement *tondue* lorsque le groupe l'abandonne pour une autre. Mais avec le nombre des mangeurs augmente aussi celui des mangés. Parfois, en peu de temps, le mal se communique à une grande partie du troupeau et occasionne la perte d'une quantité considérable de laine. Il peut persister des mois sans altérer notablement l'état général des sujets; ordinairement on ne constate pas la moindre fièvre, l'appétit ne paraît pas diminué et la rumination n'est nullement troublée. Cependant, dans quelques cas, il survient de la constipation, de la pâleur des muqueuses, de l'amaigrissement, de la sécheresse de la laine, etc. — Toutefois, la mallophagie ne détermine pas, comme la maladie du lécher chez le bœuf, la cachexie, le marasme et la mort; elle n'entraîne non plus ni l'ostéomalacie, ni l'ostéoporose.

Les animaux ne se livrent d'abord à cette habitude vicieuse que pendant le jour et durant les intervalles des repas; mais, lorsqu'elle est très ancienne, on les voit, dans les bergeries obscures, s'entremanger la laine presque sans interruption, même pendant la nuit.

Il est extrêmement rare que le mouton s'attaque à sa propre toison, ce qui permet de distinguer le « mal de laine » du prurigo lombaire et de certains eczémas prurigineux.

Pronostic. — L'affection dont il s'agit est bien moins grave que la maladie du lécher; cependant, chez les agneaux, elle peut déterminer la mort. Toutes les considérations pronostiques relatives au changement de local, de régime, de pâturage, et aux avantages que l'on peut obtenir par l'emploi de l'apomorphine, considérations qui ont été formulées à propos de la maladie du lécher, lui sont également applicables.

Traitement. — En premier lieu, il faut modifier l'alimentation. On doit recommander de changer les aliments et de donner une nourriture intensive. Le séjour en plein air doit être préféré à la stabulation permanente. Les agneaux surtout doivent être nourris très abondamment; May recommande de les séparer des mères à partir de la troisième semaine, et de les faire téter plusieurs fois par jour.

Au début, pour obtenir sûrement et à bref délai la disparition de la maladie, il suffit de séparer du troupeau les premiers mangeurs de laine ainsi que les premières victimes. On pourra essayer le sel, les alcalins, les stomachiques, etc. Spinola recommande de tenir les locaux obscurs pendant les intervalles des repas; mais cette mesure nous paraît irrationnelle, et d'ailleurs il n'est nullement nécessaire d'y recourir.

Tout récemment, Lemke a obtenu des résultats véritablement extraordinaires, sur 800 moutons, par l'administration sous-cutanée du chlorhydrate d'apomorphine. La dose serait de 0gr. 1 à 0 gr. 2 (la même par conséquent que pour le bœuf). L'effet curatif persisterait pendant environ quatre mois.

Si les résultats procurés par l'apomorphine étaient confirmés, la thérapeutique aurait fait un pas énorme. Il est désirable que des expériences soient faites pour résoudre cette intéressante question.

Bibliographie. — SPINOLA, *Handbuch der speciellen Pathologie und Therapie.* — *Preuss. Mittheil.*, 1856-57-58-61-62. — HERING, *Bericht über die Leistungen in der Thierheilkde*, 1857-59. — BURMEISTER u. KRÜGER, *Magazin f. Thierheilkde*, 1861. — MAY, *Die innern und äussern Krankheiten des Schafes*, 1868. — HASELBACH, *Rathgeber im Schafstalle.* — MAY, *Bayer landwirthsch. Zeitschr.*, 1866. — NEITHARDT, *Die Herdenkrankheiten der Schafe*, 1864. — PREUZLER u. PAYLAU, *Preuss. landw. Annal.*, 1861. — LEMKE, *Deutsche Zeitschr. f. Thiermedicin*, 1882. — HASELBACH, *Oesterr. Monatsschr.*, 1884. — ELSNER, *Erfahrungen in der höheren Schafzucht.* — KÖRTE, *Das deutsche Merino-Schaf.* — LÖHNER, *Anleitung zur Schafzucht und Wollkunde.* — POHLENZ, *Die Thierzüchtung*, etc. — NATH, *Journ. agric. de St-Pétersbourg*.

CATARRHE GASTRO-INTESTINAL AIGU DU CHEVAL.

GASTRO-ENTÉRITE CATARRHALE AIGUE. — ÉTAT GASTRIQUE. — DYSPEPSIE AIGUE (1).

Avant-propos. — Nous étudierons dans ce chapitre l'inflammation catarrhale de l'estomac et de l'intestin et les états morbides désignés sous les noms d'*indigestion*, de *surcharge de l'estomac*, d'*embarras gastrique*, d'*état gastrique*, de *fièvre gastrique*, etc. Nous suivons en cela une vieille routine, qui subsiste à cause de la difficulté de reconnaître, chez le cheval, le siège exact et le degré d'intensité des maladies de l'estomac et de l'intestin. Sans aucun doute, le catarrhe aigu peut affec-

(1) Friedberger et Fröhner étudient dans des chapitres spéciaux le *catarrhe gastro-intestinal* et la *gastro-entérite*. Le catarrhe gastro-intestinal est surtout caractérisé par une modification des sécrétions de l'estomac et de l'intestin, par un *processus exsudatif*, et par des altérations généralement limitées à la muqueuse. Dans la gastro-entérite, la phlegmasie est plus intense, les symptômes sont plus accusés, les altérations anatomo-pathologiques plus étendues et plus profondes; souvent le processus s'étend au tissu conjonctif sous-muqueux, à la couche musculaire, au tissu conjonctif sous-séreux et même à la séreuse. Les auteurs ont sans doute adopté cette division afin de pouvoir faire rentrer les *dyspepsies* dans une classification basée sur l'anatomie pathologique. Aucune différence essentielle n'existe entre ces affections. Elles ne diffèrent l'une de l'autre que par le degré d'intensité de la phlegmasie intestinale, et, dans la pratique, on peut rencontrer tous les degrés intermédiaires entre le catarrhe gastro-intestinal bénin et la gastro-entérite suraiguë. N. D. T.

ter séparément l'estomac et l'intestin, et même n'envahir qu'une portion plus ou moins restreinte de ce dernier; en outre, il existe une foule de degrés intermédiaires entre l'état hyperémique de la muqueuse lors de la digestion et son état catarrhal intense. Mais chez le cheval où le vomissement ne s'observe pas comme signe caractéristique de la gastrite, où grâce à la longueur excessive du tube digestif la diarrhée fait souvent défaut, il n'est guère possible de distinguer l'inflammation catarrhale de l'estomac de celle de l'intestin. Toutefois, si l'on réfléchit que ces affections sont le plus souvent concomitantes et produites par les mêmes causes, ce point faible de la diagnose vétérinaire n'est pas aussi important qu'il le paraît tout d'abord.

Les signes diagnostiques font également défaut pour établir le degré d'intensité de l'affection. Autrefois, on désignait les cas bénins sous le nom de *dyspepsie*. La dyspepsie comprenait alors toutes les affections de l'appareil digestif ne s'accompagnant d'aucune altération appréciable de la muqueuse stomacale et consistant essentiellement en des troubles physiologiques. Il est infiniment probable que ces dyspepsies se rencontrent chez nos animaux domestiques, notamment sur les individus convalescents, âgés ou anémiques; mais si elles peuvent être présumées, il est impossible d'en démontrer ou d'en affirmer l'existence. Il est aussi très difficile de dire où la dyspepsie cesse et où le catarrhe commence, et cela d'autant plus que la dyspepsie conduit très souvent au catarrhe. Telles sont les raisons pour lesquelles nous ne croyons pas devoir considérer la dyspepsie comme une entité pathologique.

La médecine de l'homme distinguait autrefois plusieurs variétés de dyspepsies. Tantôt il s'agissait de troubles digestifs produits par l'ingestion de quantités excessives d'aliments ou d'une nourriture de composition irrationnelle (*Dyspepsia ab ingestis*), tantôt par une modification quantitative ou qualitative de suc gastrique normal. Les anomalies de quantité consistaient en une sécrétion insuffisante de suc gastrique qui était en outre pauvre en substances actives; on les rencontrait dans l'anémie, l'hydroémie, dans la « stupéfaction » des nerfs gastriques, chez les individus âgés, ou lorsque les animaux prenaient des aliments grossiers, non-excitants, etc. (*Dyspepsia torpida*). Les altérations qualitatives étaient représentées par un excès ou par un défaut d'acides dans le suc gastrique (*Dyspepsia ab acido*, *Dyspepsia acida*). Ces dyspepsies *essentielles* s'opposaient aux dyspepsies *symptomatiques*, qui accompagnent les maladies fébriles.

Considérations physiologiques sur le catarrhe gastro-intestinal aigu du cheval. — Aucun chapitre de la pathologie spéciale ne réclame, plus que celui-ci, la connaissance précise des phénomènes physiologiques qui s'accomplissent dans l'appareil gastro-intestinal. Il importe de rappeler les points suivants :

1° La mastication favorise la digestion en augmentant la sécrétion salivaire et la surface des parcelles alimentaires sur laquelle le suc gastrique peut exercer son action. Les aliments insuffisamment mâchés déterminent des troubles de la digestion.

2° Les petits repas, donnés à des intervalles rapprochés, sont digérés plus vite et plus complètement que les repas copieux espacés par de longs intervalles. Ces derniers produisent fréquemment des troubles digestifs et le catarrhe gastrique.

3° Chez le cheval, en raison de la quantité considérable de salive déglutie pendant les repas, la réaction du contenu de l'estomac est alcaline ou neutre tant que dure l'ingestion des aliments; elle atteint son minimum d'acidité aussitôt après le repas (0,8 p. 1000); la proportion des acides monte alors graduellement jusqu'à 2 p. 1000. Lorsque ce rapport est dépassé, il y a acidité anormale. L'acidité du suc gastrique des carnivores est plus accusée, physiologiquement que celle du cheval. Dans les maladies fébriles telles que l'influenza, le catarrhe gastrique intense, etc., le contenu de l'estomac est de réaction neutre ou même alcaline, ce qui est dû à l'acidification insuffisante du suc gastrique (Ellenberger et Hofmeister).

4° L'acide du début de la digestion chez le cheval est l'acide lactique; l'action digestive de cet agent sur l'amidon est considérable; son maximum d'effet répond à la deuxième heure de la digestion. L'acide chlorhydrique n'apparaît qu'après l'acide lactique, dont il entrave l'effet. L'acide chlorhydrique et la pepsine transforment les matières albuminoïdes en peptones. Pour les repas moyens, le maximum d'activité de la digestion de l'albumine a lieu trois à quatre heures après l'ingestion des aliments; pour les repas copieux, entre la sixième et la huitième heure. L'administration thérapeutique de l'acide chlorhydrique pendant la période de la digestion lactique est nuisible; il en est de même de l'ingestion de quantités trop considérables d'eau pendant la période de la digestion chlorhydrique parce que la dilution de cet acide devient extrême (Ellenberger et Hofmeister).

5° La digestion de l'albumine ne peut s'opérer qu'en présence d'un acide. La fonction de l'estomac du cheval est surtout favorisée par une solution d'acide chlorhydrique à 2 p. 1000, qui peut être remplacée par l'acide lactique à 2 p. 100; le même effet est obtenu par l'acide chlorhydrique à 1 p. 1000, ajouté à l'acide lactique à 5 p. 1000. Lorsque la concentration de l'acide chlorhydrique dépasse le rapport 5 p. 1000, l'action de la pepsine est abolie et l'excès d'acide lactique peut provoquer le catarrhe de l'estomac (Ellenberger et Hofmeister). Si l'on admet que le contenu normal de l'estomac du cheval est de 10 litres, la dose utile d'acide chlorhydrique est de 20 grammes (en sol. à 2 p. 1000), en supposant qu'il n'y ait pas trace de cet acide dans l'estomac.

6° L'action de la pepsine est secondée par l'eau et une température de 37° à 55° c. Le froid est donc nuisible. La muqueuse stomacale enflammée ne fournit pas de pepsine. Des quantités exagérées de pepsine sont nuisibles à la digestion (Ellenberger et Hofmeister).

7° Les productions épidermiques ne sont pas digérées chez le cheval; telles l'épiderme, les poils, les plumes, la laine, les ongles, la corne; il en est de même de la cire (pilules à la cire!). Les os, le tissu élastique, la paille, le son, la cellulose, surtout quand cette substance est vieille, sont d'une digestion très difficile;

8° Les mouvements péristaltiques normaux de l'estomac activent la digestion en augmentant la sécrétion du suc gastrique et en opérant un mélange plus intime des matières alimentaires. Lorsque ces mouvements ne s'exécutent plus, soit à cause de la faiblesse de l'estomac ou de la participation de la musculeuse à l'inflammation de la muqueuse, la digestion est entravée, la dilatation stomacale se produit, etc. Les mouvements péristaltiques sont également supprimés lorsque l'acide chlorhydrique vient à manquer, car cet agent est le principal excitant de l'estomac.

9° La muqueuse de l'estomac est mise à l'abri de l'action digestive du suc gastrique, à la fois par le sang qui irrigue abondamment la muqueuse et dont l'alcalinité pare à l'acidité du suc digestif, par une couche de mucus étalé à la surface de la muqueuse et enfin par l'épithélium gastrique. Lorsque, pour une cause quelconque, il y a stase sanguine dans la muqueuse, ou anémie gastrique passagère, comme cela arrive dans les catarrhes, les embolies, etc., l'action du suc gastrique se traduit par des ulcérations dites « peptiques ». Que si, au contraire, il y a hypersécrétion de mucus pour cause de catarrhe gastrique, la muqueuse se couvre d'un exsudat abondant qui neutralise une partie de l'acide chlorhydrique et empêche le suc gastrique de pénétrer dans le chyme (1).

10° Les divers ferments qui se trouvent toujours dans les aliments (acétique, butyrique, lactique, alcoolique, etc.) sont détruits dans l'estomac par l'action du suc gastrique normal. Lorsque la sécrétion de celui-ci se trouve diminuée, ces ferments s'animent et produisent des fermentations anomales, des hydrates de carbone dont les produits irritent la muqueuse de l'estomac et aussi celle de l'intestin.

11° Les peptones formées dans l'estomac sont absorbées en quantité assez considérable par la muqueuse gastrique. Mais lorsque la muqueuse est le siège d'un catarrhe, l'absorption des peptones ne s'opère plus; elles existent en quantité excessive et agissent défavorablement sur la digestion de l'albumine (Ludwig).

12° La réaction du contenu intestinal est alcaline dans l'intestin grêle, le cæcum et dans la portion inférieure du côlon ; dans la portion supérieure de ce dernier elle est tantôt acide, tantôt alcaline. Lorsqu'il y a stase des matières fécales, dans les coliques, dans le catarrhe, on trouve ordinairement au contenu intestinal une réaction acide (Ellenberger et Hofmeister, Tereg). Cette acidité a pour conséquence une augmentation ou une diminution de l'absorption de certains sels. La fièvre diminue la quantité des sécrétions intestinales qui sont aussi altérées qualitativement, modifications qui donnent lieu à des troubles digestifs.

13° La fermentation de la cellulose provoque la formation, dans le cæcum du cheval, de certains gaz (CH^4, CO^2, SH^2, H) ; ceux-ci et les produits de décomposition de l'albumine (phénol, indol, scatol) sont souvent produits en excès dans le catarrhe intestinal, les coliques, etc.), et déterminent des symptômes d'intoxication, ou bien ils sont éliminés plus abondamment par les urines.

14° Le séjour normal des aliments dans l'intestin du cheval est de trois à quatre jours.

Étiologie. — Maladie très fréquente sur toutes nos espèces domestiques et notamment sur le cheval, le catarrhe gastro-intestinal aigu peut résulter de causes qui exercent directement leur action sur la muqueuse ou qui agissent d'une manière indirecte. Certains individus y sont prédisposés. Tels les sujets affaiblis, anémiques, mal nourris et

(1) Les recherches entreprises par le professeur Hayem ont montré que, dans la digestion normale, l'acide chlorhydrique libre existe en très faible proportion et peut même faire complètement défaut. Le suc gastrique emprunterait son acidité aux combinaisons organiques de cet acide. (Hayem, *Bullet. Soc. méd. des Hôpitaux*. 1889. (N. D. T.)

étiolés, les poulains et les vieux chevaux, les animaux convalescents d'une maladie grave, ceux dont la constitution est affaiblie par un régime débilitant, composé d'aliments de basse qualité, ceux qui ont déjà souffert de cette affection, etc. Certains chevaux de sang, très fins et délicats, en sont atteints sous l'influence des causes les plus bénignes.

Parmi les irritations directes qui font sentir leur action sur la muqueuse et peuvent provoquer le catarrhe, il faut citer : les fourrages verts, les boissons et les aliments trop froids, les aliments gelés ou couverts de givre, les soupes, les drèches et les breuvages trop chauds; les aliments malpropres, altérés, les boissons sales, le foin moisi ou vasé, la paille humide, l'avoine moisie, le pain altéré; les aliments fermentés ou en voie de décomposition, les pommes de terre, les navets, les fruits, le vert qui a fermenté, les graines en germination, enfin le lait acide chez les jeunes animaux encore à la mamelle. Toutes les substances alimentaires irritantes, et notamment celles qui renferment des plantes vénéneuses (colchique, tabac, digitale, etc.), l'abus des médicaments âcres et des purgatifs peuvent agir de la même façon. Les substances indigestes, celles dont la digestion est très laborieuse, comme les corps étrangers, les fibres ligneuses, le tissu élastique; l'alimentation exclusivement composée de grains, ou de graines de légumineuses, qui sont d'une digestion difficile et donnent souvent lieu à un fort gonflement de l'estomac; les aliments mal mâchés chez les vieux animaux et aussi chez les jeunes, au moment de l'éruption des dents : toutes ces influences peuvent provoquer le catarrhe gastro-intestinal. Signalons encore l'ingestion de quantités trop considérables de fourrages ou de boissons. L'indigestion par surcharge, qui est assez souvent le point de départ du catarrhe, se produit ordinairement lors du passage d'une alimentation misérable à une nourriture abondante, ou lorsque les aliments de facile digestion sont remplacés par des substances plus ou moins indigestes. Les animaux qui passent brusquement du régime sec à celui du vert et réciproquement, ceux qui prennent, en dehors de leurs habitudes, des quantités considérables d'herbes aqueuses entrant facilement en fermentation, comme le trèfle vert, sont très exposés à la phlegmasie catarrhale de l'estomac et de l'intestin. Elle peut également être produite chez le cheval par une abstinence prolongée, par les repas trop copieux que séparent de longs intervalles, par leur distribution irrégulière, ou lorsque les chevaux se détachent la nuit pour piller le coffre à avoine.

Les causes indirectes du catarrhe gastro-intestinal sont : les efforts violents et le travail immédiatement après le repas — les muscles appellent le sang à la périphérie et les organes digestifs se trouvent anémiés —; les changements brusques de température; le froid, qui congestionne momentanément la muqueuse digestive et provoque ainsi le premier stade du catarrhe; les grandes chaleurs, la pression atmosphérique très basse, etc. — Les locaux malpropres, mal aérés, mal construits, humides, peuvent aussi déterminer le catarrhe, soit en affaiblissant l'économie, soit en produisant des refroidissements.

Dans certaines contrées et à certains moments, le catarrhe gastro-intestinal affecte la forme épizootique. Ce catarrhe infectieux a pour cause l'introduction dans l'intestin de certains microorganismes; malgré la spécificité de sa cause, il est souvent difficile de le différencier du catarrhe aigu simple et de la gastro-entérite franche.

On rencontre enfin parfois un catarrhe gastro-intestinal secondaire, symptomatique, qui accompagne diverses maladies fébriles : — la pneumonie, la maladie des chiens, la fièvre puerpérale, la fièvre pétéchiale, etc.

Anatomie pathologique. — On a rarement l'occasion de faire l'autopsie d'animaux morts de catarrhe gastro-intestinal essentiel: il est exceptionnel, en effet, de voir celui-ci entraîner la mort. Mais lorsqu'il coexiste avec une autre affection qui emporte les malades, on peut se rendre exactement compte des altérations qu'il a provoquées dans l'estomac et l'intestin.

1. ALTÉRATIONS DE L'ESTOMAC. — La portion pylorique de la muqueuse est tuméfiée; tantôt elle est uniformément rouge, tantôt elle est marquée de larges ecchymoses qui affectent souvent la disposition ramifiée. Ces hémorragies interstitielles ont des dimensions variées; on les trouve ponctiformes, lenticulaires ou plus étendues et irrégulières: elles donnent à la membrane phlogosée un aspect truité, tacheté ou vergeté (*catarrhe hémorragique* des anciens auteurs).

Le mucus, secrété en quantité plus considérable, forme, à la surface de la muqueuse, un enduit muco-fibrineux ou muco-purulent que le sang des hémorragies superficielles peut avoir coloré en rouge plus ou moins foncé: le microscope y montre la présence de corpuscules muqueux, de leucocytes et de cellules épithéliales desquamées en voie de dissolution.

L'étude histologique des altérations de la muqueuse n'a pas été faite chez le cheval. D'après les recherches de Ziegler, sur l'homme, on constate surtout à cette membrane : la dégénérescence de l'épithélium cylindrique des canaux excréteurs des glandes, l'abondance des granulations de l'épithélium des glandes à pepsine, l'infiltration cellulaire du tissu conjonctif inter-glandulaire et sous-muqueux, enfin le gonflement et la desquamation de l'endothélium des lymphatiques.

2. ALTÉRATIONS DE L'INTESTIN. — Elles sont à peu près semblables à celles de l'estomac. La muqueuse est tuméfiée et soulevée par l'infiltration séreuse du tissu conjonctif sous-jacent; la musculeuse est également infiltrée; souvent toute la paroi intestinale se laisse déchirer avec la plus grande facilité. L'hypérémie inflammatoire est généralement limitée à de petites surfaces, quelquefois elle occupe toute l'étendue

de l'intestin. Dans certains cas, les papilles et les villosités sont seules enflammées; elles ont une teinte rouge vif ou rouge foncé et sont plus ou moins saillantes. Enfin, l'inflammation peut être localisée autour des follicules solitaires et agminés. Dans cette dernière variété de la maladie, désignée sous le nom de *catarrhe folliculaire*, les follicules proéminent à la surface de la muqueuse sous forme de nodules gris blanchâtre, du volume d'un grain de mil à celui d'un grain de chénevis, entourés d'une zone rougeâtre. Cet état a été constaté par Röll dans le gros intestin; il se remarque également dans l'intestin grêle. Lorsque les follicules enflammés subissent la transformation purulente ou qu'ils sont usés par le frottement des matières alimentaires, il reste à leur endroit des pertes de substance cratériformes, qu'il ne faut pas confondre avec les ulcères d'intestin, et qu'il convient de désigner sous le nom d'*ulcères folliculaires*. Dans les catarrhes graves, on peut observer des desquamations épithéliales plus ou moins diffuses, qui portent le nom d'érosions catarrhales.

Le produit de la muqueuse catarrhale consiste en un liquide riche en cellules épithéliales; la proportion variable de celles-ci lui donne une consistance séreuse, muqueuse ou purulente. Ordinairement de couleur grisâtre ou rougeâtre, il est quelquefois coloré en rouge plus ou moins intense par les hémorragies. Lorsque les destructions épithéliales sont particulièrement abondantes, le catarrhe est dit *desquamatif*.

Toujours les ganglions mésentériques participent à l'inflammation.

L'examen histologique de la muqueuse n'a pas été fait. Ziegler a rencontré chez l'homme l'infiltration cellulaire du tissu conjonctif entourant les glandes de Lieberkühn. Cette lésion est constante dans les cas de catarrhe d'intensité moyenne.

Symptômes. — Ils sont plus ou mois accusés suivant le degré et l'étendue du mal, ses causes et le degré de résistance des individus.

1. SYMPTOMES DU CATARRHE GASTRIQUE AIGU. — Les troubles de l'appétit constituent le premier et souvent le seul symptôme visible pour le propriétaire. Ou bien il y a inappétence complète, ou bien les animaux mangent peu et lentement; alors l'appétit est irrégulier, capricieux, et ordinairement les malades préfèrent la paille et les fourrages grossiers aux bons aliments; on peut constater des aberrations du goût : le lécher ou un irrésistible besoin de manger la litière, surtout celle salie par les excréments ou le purin. La soif est habituellement diminuée; certains sujets refusent absolument l'eau. L'irritation des branches terminales du nerf vague peut déterminer, par action réflexe, des bâillements fréquents qui se remarquent souvent pendant des heures entières.

Chez le cheval, la surcharge de l'estomac provoque parfois des nausées et même du vomissement véritable, sans grand danger pour l'animal et sans que l'on observe de fortes coliques. Des faits nombreux démontrent que ces vomissements bénins, occasionnés par le catarrhe gastrique ou la surcharge de l'estomac, ne sont pas aussi rares qu'on l'admet généralement. Dans les montagnes notamment, où les chevaux en liberté mangent souvent des quantités considérables de feuilles d'ellébore blanc, ce vomissement peu dangereux est assez commun (1).

Généralement la muqueuse buccale présente des modifications très notables. On peut la trouver pâle, jaune sale ou rouge livide ; au début elle est sèche, plus tard elle se couvre d'un mucus épais, gommeux ou mousseux, d'odeur fade ; dans la cavité buccale s'accumulent parfois des quantités considérables de mucus épais, filant, de réaction alcaline. Souvent on observe la *fève* ou *lampas*, et comme les animaux mangent peu, la langue se charge. Enfin, les cas sont assez fréquents où le catarrhe gastro-intestinal se complique d'une véritable stomatite catarrhale.

Au début, l'exploration de l'abdomen ne donne aucun renseignement précis, mais plus tard le ventre se vide et se retrousse. Les mouvements péristaltiques de l'intestin peuvent continuer à s'exécuter normalement : dans certains cas ils sont supprimés ; les crottins, secs et coiffés, sont expulsés en petite quantité et souvent à des intervalles très rapprochés : on y trouve fréquemment des matières alimentaires mal digérées. L'urine reste normale ou ne subit que des modifications peu importantes.

L'état général varie suivant l'intensité du mal et le degré de résistance des sujets ; on observe de la stupéfaction, les animaux sont paresseux, mous au travail ; ils se fatiguent très vite et suent au moindre effort ; la respiration est pénible. La fièvre fait souvent défaut ; lorsqu'elle existe, elle est toujours modérée ; la température rectale ne monte que de quelques dixièmes de degré, et les battements du cœur dépassent à peine le chiffre normal d'une dizaine par minute. Cet état fébrile ne persiste, du reste, que pendant quelques jours. — Dans des cas rares, on observe des frissons à la période initiale : la température du corps est irrégulièrement distribuée ; les oreilles et les extrémités sont froides ; toutes les muqueuses sont plus ou moins injectées (2).

Tantôt les manifestations fébriles existent, tantôt elles font défaut. Il est donc illogique de remplacer le mot « catarrhe aigu de l'estomac » par la dénomination de « fièvre gastrique ». Si l'on veut connaître plus exactement les états morbides désignés autrefois sous le nom collectif de « fièvre gastrique », il faut se rappeler les données suivantes :

1° Autrefois, toutes les maladies apyrétiques de l'estomac étaient désignées sous les noms de dyspepsie, *status gastricus*, digestion difficile, etc., et on leur opposait la fièvre gastrique qui, elle, comprenait les affections de l'estomac

(1) Voy. *Coliques par surcharge*.

(2) Nous voyons quelquefois ici le catarrhe gastrique s'étendre au duodénum et s'accompagner de jaunisse bien accusée ; les muqueuses sont jaunes et l'urine est chargée de matières colorantes de la bile que l'on met en évidence par l'acide azotique. La maladie alors rappelle la fièvre bilieuse des anciens. (L. T.)

accompagnées de fièvre. Mais, aujourd'hui, il est plus rationnel de distinguer le catarrhe gastrique fébrile et le catarrhe gastrique apyrétique.

2° On a remarqué, il y a longtemps déjà, qu'il est des sujets chez lesquels une affection gastrique, bénigne en apparence, ou, pour parler notre langage, un catarrhe aigu de l'estomac, évolue avec une fièvre intense. Ces cas rares sont caractérisés par la disproportion qui existe entre les symptômes gastriques proprement dits et la fièvre vive et durable (40 à 41° c.; 70 pulsations et plus à la minute), s'accompagnant de troubles profonds de l'état général (grande faiblesse musculaire, dépression considérable des sens). Il était difficile de les classer ailleurs que dans le chapitre de la *fièvre gastrique*, où la plupart auraient encore droit de cité aujourd'hui. Mais, même ici, cette dénomination n'est rien moins que significative, en tout cas elle est superflue.

Quelle est la signification de ces cas de catarrhe gastrique accompagné d'une fièvre intense? Ils paraissent tenir à plusieurs causes :

1° Chez les individus anémiques, peu résistants, la fièvre du catarrhe aigu est plus intense, et elle amène plus facilement la débilité et l'épuisement.

2° Les catarrhes de nature infectieuse évoluent ordinairement avec une fièvre intense. Ils affectent souvent la forme épizootique ; l'agent infectant est un microorganisme venant du dehors ou un produit de décomposition formé dans l'estomac lui-même aux dépens des aliments ingérés ;

3° Les symptômes décrits dans bon nombre de cas indiquent qu'il ne s'agissait pas du catarrhe gastrique. Celui-ci a été confondu avec d'autres affections. Ainsi, le « catarrhe gastrique s'accompagnant d'un état fébrile intense » n'est souvent que la période initiale d'une maladie infectieuse fébrile, dont le diagnostic ne devient possible que plus tard. On a pris aussi pour du catarrhe gastrique les intoxications qui surviennent à la suite de l'alimentation avec des fourrages altérés ou qui sont déterminées par la résorption de certains produits anormaux de la digestion, etc. Il est probable qu'une bonne partie des gastro-entérites dites typhoïdes se rangent parmi ces intoxications.

2. SYMPTOMES DU CATARRHE INTESTINAL AIGU. — Contrairement à ce que l'on observe dans le catarrhe gastrique aigu, où l'appétit est toujours altéré, dans le catarrhe intestinal, les animaux continuent à manger comme à l'ordinaire, pendant la première période de la maladie tout au moins. Lorsqu'il existe de la diarrhée, la soif est souvent excessive. L'état général est satisfaisant et la maladie peut évoluer sans fièvre ; mais ordinairement la localisation sur l'intestin entraîne des troubles généraux plus graves que lorsque l'estomac est affecté.

Les douleurs abdominales sont plus fréquentes et plus intenses que dans le catarrhe gastrique. L'abdomen est parfois distendu par des gaz et assez sensible à la palpation. Habituellement les mouvements péristaltiques sont très actifs et l'on entend à distance de forts borborygmes ; mais à certains moments ces mouvements ne s'exécutent plus, et les bruits intestinaux sont à peine perceptibles. Au début, les crottins sont gros et mous, souvent enduits d'un mucus épais ; quelquefois on les trouve recouverts de membranes croupales blanchâtres ou jaunâtres (proctite). On rencontre dans les excréments de nombreux grains d'avoine non digérés et des fragments longs et grossiers de fourrages qui répandent une odeur aigrelette ou putride. Parfois il s'écoule de l'anus, aussitôt après la défécation, un liquide jaune verdâtre qui salit la queue, le périnée et la face interne des jambes. A tout instant, mais surtout au moment de la défécation, l'anus laisse échapper des gaz d'une odeur infecte.

Bientôt on voit apparaître la diarrhée; c'est là un symptôme important au point de vue du diagnostic. Les crottins, qui étaient aqueux et mous, sont transformés en une bouillie épaisse, qui devient de plus en plus molle; puis les excréments sont tout à fait liquides et répandent une odeur acidule ou putride; la faiblesse devient excessive, l'anus reste béant, et des matières s'en échappent continuellement (diarrhée colliquative). Ces matières en voie de décomposition ont une réaction acide (acides gras); mais celle-ci n'a pourtant qu'une faible valeur comme signe diagnostique, car souvent, à l'état normal, les excréments ont une réaction acide.

Dans certains cas de catarrhe aigu, lorsque la phlegmasie est localisée sur l'intestin grêle, la diarrhée peut faire défaut : le liquide diarrhéique est entièrement résorbé, le contenu intestinal devient de plus en plus compact à mesure qu'il se rapproche du rectum, et les crottins peuvent se mouler. D'autre part, la diarrhée n'indique pas toujours l'existence d'une affection catarrhale de l'intestin. Des diarrhées passagères peuvent survenir sous l'influence du régime du vert, même par une simple accélération des mouvements péristaltiques d'origine réflexe et par la stase sanguine consécutive, comme cela s'observe quelquefois après un refroidissement brusque.

L'urine, à peine altérée dans le catarrhe gastrique, est toujours notablement modifiée dans l'entérite. Dès que la diarrhée existe, l'urine est excrétée en quantité moindre et son poids spécifique est augmenté; souvent elle change de couleur, ordinairement elle devient plus claire, plus transparente et perd son sédiment, modifications qui sont d'ailleurs plus ou moins accusées; la proportion d'indican augmente : ce fait est bien connu dans la médecine de l'homme; nous l'avons constaté chez le cheval, dans les cas où la fermentation et la décomposition des matières alimentaires dans l'intestin étaient très actives. Elle est toujours riche en phosphates, sels qui font presque complètement défaut dans l'urine normale. Sa réaction devient presque toujours neutre ou même acide.

En s'appuyant sur de nombreuses observations, Fröhner a établi que chez les herbivores, en dehors de l'état d'inanition, l'urine n'est acide que dans les affections inflammatoires du canal gastro-intestinal. Les maladies fébriles, même celles dont la durée est très longue, ne lui font pas perdre sa réaction alcaline si les animaux continuent à manger et si le catarrhe gastro-intestinal ne vient pas les compliquer. Nous avons eu souvent l'occasion de confirmer l'exactitude de ces observations. L'opinion émise par Hofmeister et Siedamgrotzky (1), que la réaction acide s'observe après l'abstinence prolongée, dans les catarrhes intestinaux et dans tous les *cas de fièvre intense*, n'est pas confirmée par les faits.

Diverses hypothèses ont été émises au sujet de cette acidité de l'urine chez les herbivores. Fröhner, se basant sur cette donnée que l'activité absorbante de la muqueuse intestinale se trouve modifiée lorsque celle-ci est envahie par une affection inflammatoire, et que seuls les sels phosphatiques continuent à être absorbés par cette muqueuse, a attribué l'acidité de l'urine à sa plus grande richesse en phosphates. Tereg pense que les acides qui existent dans le contenu de l'intestin affecté de catarrhe agissent sur les phosphates terreux insolubles, les rendent solubles et par conséquent absorbables. Enfin, Siedamgrotzky et Hofmeister admettent que l'expulsion des phosphates par l'urine est plus abondante parce que les glandes digestives malades les éliminent en moins grande quantité.

Marche et durée. — Lorsque le catarrhe est léger et accompagné d'une faible réaction fébrile, il se termine ordinairement par la guérison. Celle-ci survient souvent au bout de quelques jours; rarement elle se fait attendre plus de six à huit jours. Peu à peu la fièvre s'abaisse, l'appétit reparaît, les évacuations alvines deviennent plus rares et les crottins reprennent peu à peu de la consistance. A la diarrhée succède habituellement une légère constipation. Le retour de l'urine à la réaction alcaline est également un indice favorable, même quand sa richesse en phosphates est encore assez accusée (phosphate basique de chaux).

Mais lorsque les causes de la maladie persistent, de deux choses l'une : ou le catarrhe s'atténue peu à peu et passe à l'état chronique, ou il se complique. Dans ce dernier cas, la fièvre augmente, la diarrhée persistante devient dysentérique, colliquative; les douleurs abdominales sont fréquentes et violentes, les flancs sont retroussés, les animaux profondément amaigris; le poil est terne et piqué, les extrémités sont froides, la faiblesse musculaire s'accuse de plus en plus, les animaux se tiennent immobiles, le dos voussé, les pieds rassemblés; fatigués, épuisés, chancelants, ils se couchent, restent en position décubitale pendant des journées entières et refusent toute nourriture. Dans ces cas graves, lorsque la guérison se produit, la convalescence est de longue durée; mais le plus souvent, surtout chez les chevaux vieux et épuisés, la maladie conduit au marasme et à la mort.

Diagnostic différentiel. — Lorsque le catarrhe gastro-intestinal aigu évolue sans fièvre, on ne peut le confondre avec aucune autre affection de l'intestin. Dans certains cas, il est difficile de savoir si la maladie est primitive ou si elle ne constitue qu'un épiphénomène d'une affection préexistante; il ne faut donc porter le diagnostic catarrhe gastro-intestinal que quand on a exclu l'existence des autres états mor-

(1) Hofmeister et Siedamgrotzky, *Mikroskopischen u. chemischen Diagnostik*, 1884.

bides de l'appareil digestif. On est quelquefois assez embarrassé pour différencier le catarrhe grave de l'entérite proprement dite ou de la gastrite. L'intensité de la fièvre, les troubles généraux et enfin l'appréciation des causes permettent cependant de formuler le diagnostic. Lorsque les organes folliculaires sont ulcérés, la diarrhée colliquative qui survient peut être confondue très facilement avec la dysenterie infectieuse proprement dite. La marche de la maladie, l'anamnèse, etc., fournissent également ici des points de repère pour le diagnostic.

Il est des cas où l'on peut affirmer la localisation du catarrhe sur telle ou telle partie de la muqueuse gastro-intestinale.

Lorsque les symptômes de l'ictère se manifestent, on doit conclure à la localisation du catarrhe sur la première portion de l'intestin grêle. On reconnaîtra la participation de l'estomac à l'inflammation catarrhale par la perception de borborygmes fréquents et violents dans l'hypochondre gauche.

Les catarrhes du duodénum qui se compliquent d'une inflammation de la muqueuse du canal cholédoque et d'ictère par rétention de la bile ont été désignés autrefois sous le nom de « fièvre bilieuse ». Mais il est très probable que ce terme a été souvent employé pour désigner certaines maladies fébriles du foie. L'ictère hématogène, qui se montre à la suite des maladies fébriles graves accompagnées d'un certain degré de dissolution du sang (maladies infectieuses), a été surtout désigné sous les noms de fièvre bilieuse, état bilieux, etc. On admettait que la fièvre bilieuse pouvait revêtir une forme plus grave et acquérir un caractère putride (fièvre bilieuse typhique des anciens auteurs).

Dans les affections catarrhales limitées au gros intestin, on observe surtout des coliques et de la diarrhée. L'expulsion de crottins coiffés indique une localisation du catarrhe dans la portion postérieure du gros intestin et le rectum (proctite catarrhale).

Les explusions fréquentes de petites quantités d'excréments, le ténesme, les efforts violents et les plaintes au moment de la défécation, la voussure du dos, etc., sont autant de signes du catarrhe rectal.

L'expulsion d'excréments recouverts de mucus a fait distinguer autrefois une *fièvre muqueuse*. A l'exemple de Röll, on doit considérer cette maladie, particulièrement fréquente chez les ruminants et le chien, comme une variété du catarrhe gastro-intestinal aigu. On désignait en effet d'une façon générale, sous le nom de fièvre muqueuse, tout processus desquamatif et exsudatif; c'est là ce qui ressort avec évidence de la description tracée par Spinola, qui assigne à la maladie comme symptômes principaux : la pâleur des muqueuses, une exsudation abondante sur toute la muqueuse intestinale, des excréments couverts d'une grande quantité de mucus, de la tendance aux diarrhées, etc. Cette vieille dénomination doit être abandonnée à l'histoire.

Traitement. — La prophylaxie consiste dans l'application rationnelle des principes diététiques relatifs à l'alimentation et à l'entretien du cheval ; leur stricte observation met les animaux à l'abri de la plupart des influences étiologiques qui jouent le principal rôle dans le développement de la maladie.

Le traitement curatif, lui aussi, doit être surtout hygiénique. Dans beaucoup de cas, la diète seule triomphe du mal. On évitera les aliments excitants, lourds ; ceux qu'on aura choisis seront dispensés en petite quantité à la fois. Lorsque la maladie reconnaît pour cause une surcharge alimentaire, on fera bien de soumettre les animaux à une abstinence complète pendant plusieurs jours. L'eau de boisson devra avoir séjourné un certain temps à l'air; il faut la donner immédiatement après le repas et non au bout de quelques heures. Les malades seront bien couverts et toute la surface de la peau sera bouchonnée plusieurs fois par jour. Il convient également de leur donner un peu d'exercice à l'air libre.

La médication interne doit répondre à diverses indications :

1° Dans les cas de surcharge de l'estomac, il faut provoquer au plus vite l'expulsion des matières alimentaires. A cet effet, nous employons fréquemment un électuaire évacuant à base de sel de soude et d'émétique (Tartre stibié 6 gr. ; sulfate de soude 300 gr. ; farine de seigle et eau Q. S.) ou le calomel administré à petites doses (3 gr.). On peut également faire une injection sous-cutanée d'ésérine (sulf. d'ésérine 0gr,1 et eau dist. 10 gr.) ou d'ésérine et de pilocarpine (āā 0gr,1) ;

2° Pour arrêter les fermentations anormales de l'estomac et de l'intestin, on recommande l'acide chlorhydrique (à la dose de 10 à 15 gr. quelques heures après le repas). On peut encore diriger contre elles le sel de cuisine (20 à 30 gr.), les carbonates alcalins, surtout le bicarbonate de soude (25 à 30 gr). Le catarrhe gastro-intestinal accompagné d'une forte flatulence avec acidité de contenu intestinal cède assez rapidement à l'hyposulfite de soude (hyposulfite de soude 150 gr., rhizome d'acore 25 gr., poudre de guimauve et eau, Q. S. pour faire un électuaire). La créoline à la dose de 5 à 15 grammes est avantageuse comme antizymotique (créoline 15 gr.; racine de réglisse pulv. 15 gr.; poudre de guimauve, eau, Q. S. pour trois pilules. Donner une pilule par jour).

3° Lorsque la faiblesse de l'estomac domine la scène, il faut employer, en même temps que l'acide chlorhydrique, les stomachiques proprement dits. Parmi ceux-ci, on doit recommander, en première ligne, la pepsine (10 à 15 gr.); puis les alcalins, le sel de cuisine, le sulfate de soude, l'ammoniaque : (sulf. de soude 300 gr., chlorure de sodium 100 gr.; chlorhydrate d'ammoniaque 50 gr. ; à donner à la dose d'une cuillerée à bouche par repas). Comme stomachiques végétaux, on administre : la moutarde blanche (50 gr. de poudre en électuaire), le poivre, le gingembre (10 gr.), la gentiane (25 gr.), la rhubarbe (rhubarbe pulv. 15 gr. ; bicarbonate de soude et racine de réglisse pulv. ãã 10 gr., poudre de guimauve et eau de fontaine, Q. S. Électuaire à donner en trois fois), l'aloès (5 gr. en pilule), tout le groupe des amers (absinthe, gentiane, etc.) et les stimulants essentiels (anis, fenouil, cumin, cônes de genevrier, etc.).

4° Contre la diarrhée on peut employer avec succès, au début, de très petites doses de calomel; cet agent est particulièrement avantageux lorsqu'il y a évacuation d'excréments fétides. On cherche ensuite à arrêter la diarrhée par un régime spécial (nourriture sèche, farine torréfiée et avoine, mucilagineux). Lorsque ces moyens ne suffisent pas, on a recours aux astringents, en commençant par l'écorce de chêne et le quinquina (25 gr.), le sulfate de fer et l'alun (10 gr.), le tannin (5 gr.); on administre ensuite le sucre de saturne (5 gr.) et enfin l'azotate d'argent (0.5 décig. à 1 gr.) en pilules avec le bol d'arménie, ou en solution faible dans l'eau distillée, l'eau bouillie ou l'eau de puits. — Un des agents les plus efficaces est l'opium (100 à 150 gr. de teinture d'opium simple dans une décoction mucilagineuse; à administrer en une fois) (1). — Röll a préconisé la teinture de noix vomique.

5° Dans les catarrhes localisés à la partie postérieure du gros intestin et au rectum, on cherche à agir directement sur la muqueuse par des lavements. Lorsqu'il existe de la diarrhée, il est indiqué de faire usage de la solution d'azotate d'argent par la voie rectale. Ce procédé est surtout avantageux dans les cas où le catarrhe intestinal traîne en longueur. Les solutions d'alun, de tannin, etc. (1-2 p. 100), sont d'un emploi fréquent contre la proctite catarrhale.

Bibliographie. — A. ÉTIOLOGIE ET THÉRAPEUTIQUE. — COULBEAUX, *Recueil vét.*, 1824. — PARENT, *Journ. de Lyon*, 1860. — *Oesterr. Vierteljahrsschr.*, 1864. — HOLZENDORFF, *Preuss. Mittheil.*, 1865-66. — ROLOFF, *Ibid.*, 1866-67. — DENEUBOURG, *Annal. de Bruxelles*, 1869. — DAMMANN, *Zeitschr. von Pütz*, 1876. — *Wiener klin. Berichte in der Oesterr. Vierteljahrsschr.*, 1853-57-63-64-68-84. — BYRNE, *Americ. vet. Rev.*, 1885. — REPIQUET, *Journ. de Lyon*, 1890. — CAGNY, *Bull. Soc. cent. vét.*, 1890. — *Traités de pathologie de* HERING, SPINOLA, RÖLL, ANACKER, HAUBNER, SIEDAMGROTZKY, PÜTZ, DIECKERHOFF.

B. SUR L'ACIDITÉ DE L'URINE DANS LE CATARRHE GASTRO-INTESTINAL AIGU. — SIEDAMGROTZKY u. HOFMEISTER, *Sachs. Jahresber.*, 1874, u. *Diagnostik*, 1884. — FRÖHNER, *Hering's Repert.*, 1881. — TEREG, *Hannov. Jahresber.*, 1880-82. — TEREG u. ARNOLD, *Ibid.*, 1882-83.

C. SUR LE VOMISSEMENT SYMPTOMATIQUE DU CATARRHE GASTRO-INTESTINAL AIGU. — HERTWIG, *Magaz.*, 1836. — HÖPFNER, *Ibid.* — FORTHOMME, *Recueil vét.*, 1837. — GROTE, *Hering's Repert.*, 1842 — SCHWARTZ, *Kreutzer's Centralztg.*, Bd. IV. — BENKERT, *Busch'sche Zeitschr.*, Bd. III. — GAVIN, *The veterin.*, 1852. — SALLE, *Recueil vét.*, 1853. — MARTIN, *Repertor.*, 1845. — RIJNDERS, *Het Repertor.*, 1852. — *Journ. vét. danois*, 1853. — ELETTI, *Il Veterin.*, 1855. — REUTER, *Adam's Wochenschr.*, 1857. — CLAUSS, *Sachs.*

(1) En dehors des préparations opiacées, on obtient de bons résultats avec : camphre, asa fœtida, ãã 10 gram.; jaunes d'œufs, deux ou trois; eau de riz, un litre. En deux fois.

Ce traitement nous a toujours mieux réussi que l'administration des astringents. (L. T.)

Jahresber., 1856-57. — WALTHER, *Ibid.*, 1861. — ROMANT, *Clinique vétér.*, 1861. — DEMEESTER, *Annal. de Bruxelles*, 1865. — SAVOLES, *Ibid.*, 1869. — MELON, *Ibid.*, 1870. — BRIL, *Ibid.*, 1878. — MÜNSTER, *Preuss. Mittheil.*, 1860-61. — BECKER, *Ibid.*, 1870-71. — KÖNIG, *Sächs. Jahresber.*, 1872. — TANNENHAUER, *Ibid.*, 1874. — LECOT, *Bullet. belge*, 1886. — (Voy. *Coliques par surcharge. Vomissement.*)

CATARRHE GASTRO-INTESTINAL CHRONIQUE DU CHEVAL.

GASTRO-ENTÉRITE CATARRHALE CHRONIQUE. — DYSPEPSIE CHRONIQUE.

Les considérations développées à propos de la forme aiguë de cette maladie devraient être répétées ici pour montrer qu'il est rationnel de comprendre, dans une même description, le catarrhe chronique de l'estomac et celui de l'intestin. Ainsi que l'a fait remarquer Röll, le catarrhe gastro-intestinal chronique est une maladie fréquente chez le cheval. Le plus souvent il constitue un état morbide essentiel; dans quelques cas, il n'est qu'un épiphénomène d'une autre affection organique (altérations de l'estomac et de l'intestin, maladies du poumon, du cœur, des reins). Cette dernière variété du catarrhe chronique est particulièrement constatée sur les vieux chevaux.

Étiologie. — C'est une maladie de tous les âges, mais certains animaux y sont particulièrement exposés; les troubles profonds de la nutrition, les états cachectique et anémique, les intoxications chroniques, l'épuisement par la fatigue excessive, etc., prédisposent incontestablement à cette affection.

Le catarrhe gastro-intestinal chronique peut succéder à la forme aiguë lorsque les causes qui ont déterminé celle-ci agissent pendant longtemps, d'une manière continue ou intermittente.

Nous pourrions citer ici, comme conditions déterminantes du catarrhe chronique, toutes les influences nuisibles dont il a été question à propos du catarrhe aigu, et notamment le défaut de soins hygiéniques, l'alimentation irrégulière, l'administration d'aliments altérés ou indigestes, pauvres, relâchants, les fourrages grossiers, vasés, mélangés de sable. Anacker accuse la nourriture exclusive au son et à la paille très finement hachée; à l'appui de son opinion, il invoque la fréquence du catarrhe chronique de l'estomac sur les chevaux de meuniers (1).

Chez les chevaux âgés, la mastication imparfaite des aliments et leur insalivation incomplète donnent souvent naissance au catarrhe chronique de l'estomac; aux diverses époques de la vie, il peut être la

(1) Nous en avons observé un exemple mortel chez une jument qui, nourrie d'ordinaire à l'écurie, fut mise au vert au mois d'octobre, alors que l'herbe était mouillée et souvent couverte de gelée blanche. L. T.

conséquence des maladies des dents et des irrégularités des surfaces dentaires. Aussi l'avoine concassée est-elle avantageuse à plus d'un titre pour l'alimentation du cheval.

Tout ce qui détermine la stase sanguine dans la muqueuse de l'estomac et de l'intestin finit, tôt ou tard, par entraîner le catarrhe chronique de ces organes. Mentionnons particulièrement : les catarrhes aigus répétés; les stases dans le système porte, provoquées par des affections chroniques du foie ou à une altération de la veine porte elle-même ; celles produites dans la veine cave postérieure par des maladies du poumon ou du cœur (insuffisances valvulaires, emphysème pulmonaire, hépatisation) : la stase du sang dans la paroi intestinale, due à sa contraction continue, lorsque ses mouvements péristaltiques sont activés par voie réflexe (refroidissements répétés) ; l'hypérémie intestinale consécutive aux embolies artérielles, lors d'anévrysme vermineux (catarrhe embolique du gros intestin de Friedberger) (1).

Dans tous ces cas, le catarrhe n'est pas la conséquence directe de la stase sanguine ; mais celle-ci entraîne des altérations organiques de la muqueuse qui la rendent moins résistante aux irritations diverses qui peuvent s'exercer sur elle. — Souvent une diarrhée persistante précède le catarrhe chronique : cela se remarque, par exemple, lorsque des refroidissements réitérés font sentir leur action sur l'intestin en activant ses mouvements péristaltiques.

La présence de nombreux entozoaires dans l'estomac peut également déterminer le catarrhe chronique de cet organe. Signalons particulièrement : 1° les larves d'œstres, qui provoquent souvent des troubles graves de la digestion (Cambron, Lessona, etc.), surtout chez les poulains ; les espèces qui vivent dans l'estomac sont les *Gastrophilus equi et pecorum ;* on rencontre parfois dans l'intestin, et en quantité innombrable, les *Gastrophilus hæmorrhoidalis et nasalis ;* 2° le *Spiroptera megastoma* que l'on trouve fréquemment renfermé dans les kystes vermineux développés sur la ligne d'union des deux muqueuses de l'estomac ; ces kystes, ordinairement purulents, varient en dimensions depuis le volume d'une fève jusqu'à celui d'une pomme. — (Pour les vers intestinaux proprement dits dans leurs rapports avec le catarrhe intestinal chronique, voy. le chapitre de l'helminthiase : *Ascaris megalocephala, Tænia mamillana, T. plicata* et *T. perfoliata.*)

Déterminent encore le catarrhe gastro-intestinal chronique symptomatique : les ulcérations, les dilatations, les rétrécissements, les changements de rapports, les néoformations et les corps étrangers : les calculs de l'estomac et de l'intestin, les bézoards de nature végé-

(1) Friedberger, *Münch. Jahresber.*, 1876-77-81.

tale ou animale, les accumulations anormales de matières alimentaires, enfin les maladies du pancréas (Martens).

Parmi les nombreuses affections qui peuvent engendrer le catarrhe gastro-intestinal, signalons particulièrement : le mal de Bright, le rachitisme, l'anémie, l'hydroémie, la leucémie et le rhumatisme musculaire chronique.

Anatomie pathologique. — 1° Dans le catarrhe chronique de l'ESTOMAC, les altérations siègent ordinairement sur la muqueuse du sac droit, notamment à la grande courbure et aux environs du pylore. On y rencontre une couche épaisse et adhérente de mucus gris blanchâtre renfermant un nombre considérable de cellules épithéliales.

La coloration de la muqueuse est variable et souvent elle n'offre rien de caractéristique. Elle est ordinairement d'un rouge sombre ou d'un rouge brun sale ; assez fréquemment on y observe une pigmentation ardoisée et des taches de même nuance, qui donnent à la membrane un aspect marbré. La pigmentation est produite par l'infiltration de corpuscules de pigment noir provenant de la matière colorante de globules sanguins extravasés ou de petites collections sanguines dues à des hémorragies capillaires. Dans d'autres cas, la muqueuse est d'un gris jaunâtre uniforme, ou pâle, blanchâtre, avec quelques vaisseaux sanguins fortement distendus à sa surface ; celle-ci est tantôt régulière et lisse, tantôt anfractueuse, mamelonnée ; parfois elle est plissée ; très rarement on y rencontre des néoformations polypeuses (gastrite polypeuse, polyposis).

A l'examen macroscopique nous n'avons constaté qu'un seul cas d'atrophie : l'hypertrophie est la règle ; dans l'état mamelonné et le polyposis, l'épaississement peut aller du triple au quintuple de la mesure normale. Les tissus altérés sont durs, peu élastiques, comme cicatriciels : l'instrument tranchant les entame difficilement : ils crient sous son action, et les surfaces de section, très rigides, ne présentent pas la moindre rétractilité. L'épaississement du tissu conjonctif sous-muqueux et l'hypertrophie de la musculeuse, qui est plus dure au toucher, sont souvent perceptibles à l'œil nu. (Pour les ulcérations survenant au cours du catarrhe chronique de l'estomac, voy. *Ulcères de l'estomac.*)

Dans les cas exceptionnels où le catarrhe est grave et très ancien, la muqueuse du sac gauche présente également des altérations. Siedamgrotzky y a rencontré un épaississement considérable allant jusqu'au quintuple des dimensions normales et s'étendant sur une surface égale à celle de la main ; la surface de la muqueuse était mamelonnée, couverte de masses épithéliales blanches et cornées produites par l'hypertrophie irrégulière des papilles et surtout par une prolifération épithéliale abondante ; les lésions de la portion droite de la muqueuse étaient à peu près semblables. Nous avons fait nous-mêmes des observations analogues.

Les altérations histologiques ne peuvent être constatées que par une étude très minutieuse. Au début, elles consistent en une augmentation de volume des canaux glandulaires qui paraît due à l'infiltration des cellules épithéliales; bientôt la prolifération du tissu conjonctif interglandulaire et sous-muqueux commence; peu à peu elle détermine par pression l'atrophie du tissu glandulaire, le rétrécissement et le raccourcissement des canaux, la dégénérescence graisseuse des cellules épithéliales et leur destruction. Les recherches de Ziegler tendent à démontrer que l'atrophie des cellules glandulaires constitue l'altération fondamentale; l'hypertrophie du tissu conjonctif serait secondaire et accessoire. Friedberger a observé un cas où la muqueuse était indurée et atrophiée: le revêtement épithélial faisait défaut; les canaux glandulaires étaient raccourcis et déprimés, le tissu conjonctif interglandulaire était au contraire hypertrophié; les glandes qui persistaient avaient un épithélium moins abondant qu'à l'état normal.

D'après Bruckmüller, les saillies lenticulaires et les productions villeuses que l'on rencontre sur la muqueuse sont constituées par des papilles hypertrophiées, tandis que les larges élevures et les formations polypeuses reconnaissent pour cause une prolifération abondante du tissu glandulaire. L'hyperplasie conjonctive s'étend encore assez souvent au tissu sous-muqueux, même au myolemme et au tissu sous-séreux; alors la musculeuse est atrophiée. Dans les cas de ce genre, il y a souvent une dilatation plus ou moins accusée de l'estomac. On peut observer aussi, mais rarement, l'hypertrophie de la musculeuse.

2° L'anatomie pathologique du catarrhe chronique de l'INTESTIN est à peu près identique à celle de la même affection localisée à l'estomac. La muqueuse a ordinairement une coloration marbrée; par places, elle est marquée de taches rouge brun ou ardoisées; ailleurs elle est pigmentée « en peau d'anguille »; sa surface est couverte d'un exsudat épais, grisâtre, muqueux ou purulent, parfois granuleux; ses vaisseaux sont distendus et variqueux; les follicules sont gonflés au début, plus tard ils s'atrophient et disparaissent, en donnant à la muqueuse un aspect criblé; le contenu intestinal est souvent très fluide, semblable au petit lait, et tient en suspension quelques masses floconneuses. La muqueuse est rarement amincie (observation personnelle); presque toujours on la trouve épaissie, dure, plissée, et elle offre les mêmes proliférations papillaires et polypeuses que celle de l'estomac. (Voy. *Dilatation* et *Rétrécissement de l'estomac.*)

D'après Röll, les follicules du gros intestin (notamment dans le cæcum et le gros côlon) participent à l'inflammation. Ils font saillie sous forme de petites tumeurs du volume d'un grain de mil à celui d'un pois, de consistance molle, qui peuvent s'entr'ouvrir en formant des ulcérations folliculaires occupant parfois une assez grande portion du gros intestin. Roll décrit ainsi ces ulcérations : ce sont des pertes de substance du volume d'un grain de chénevis à celui d'une lentille, allant jusqu'au tissu conjonctif sous-muqueux, dont les bords sont taillés à pic, infiltrés, quelquefois décollés et dont le fond suppure ; elles peuvent devenir confluentes et former des plaies d'une certaine largeur. Tantôt elles se ferment en laissant une petite cicatrice, tantôt elles persistent, occasionnent de la diarrhée, des coliques intermittentes et dans certains cas la perforation de l'intestin (voy. *Ulcères de l'intestin*).

Symptômes. — Les manifestations de la maladie se conçoivent fort bien si l'on se représente les diverses altérations anatomiques du catarrhe gastro-intestinal chronique, et notamment l'atrophie des glandes à pepsine de l'estomac, la dégénérescence graisseuse de l'épithélium, l'hypersécrétion du mucus et la distribution irrégulière du sang.

1° Lorsque le catarrhe siège principalement sur l'ESTOMAC, on observe d'abord des troubles de l'appétit, qui diminue ou devient capricieux, des aberrations du goût, des bâillements fréquents; les défécations sont rares et il y a de la constipation; la langue est chargée, la bouche est sèche et fuligineuse. Il est rare que l'on constate une réaction fébrile notable. Ces symptômes, qui constituent tout le tableau clinique du début, sont sujets à des variations bizarres : les troubles de l'appétit sont toujours plus appréciables lorsque les animaux travaillent, surtout lorsqu'ils, doivent effectuer de violents efforts; dans d'autres circonstances, ils disparaissent presque complètement. Les moindres fautes commises dans l'alimentation peuvent déterminer une aggravation de l'état général et des douleurs intestinales. Les coliques périodiques se remarquent fréquemment dans le catarrhe chronique de l'estomac et de l'intestin.

Dans le cours des catarrhes graves ou de longue durée, on observe souvent des troubles nerveux sympathiques bizarres, qu'on réunissait autrefois sous la dénomination de « vertige stomacal ». Outre la paresse au travail, qui existe toujours, on constate une dépression nerveuse considérable, du coma, de la stupéfaction, des centres moteurs et sensitifs, ou des accès de vertige (vertige gastrique, vertige abdominal). Pour expliquer ces troubles, on a invoqué la transmission au cerveau de l'irritation nerveuse de l'estomac, l'anémie cérébrale produite par la stase sanguine dans les parois du canal digestif, l'auto-infection par résorption de produits anomaux formés dans l'estomac (Senator).

Gerlach fait déjà remarquer, dans son *Traité de médecine vétérinaire judiciaire*, qu'on a singulièrement abusé autrefois du terme « vertige stomacal ».

La maladie décrite sous ce nom par Spinola et van Gemmeren répond, sans aucun doute, à la lupinose chronique et à la plupart des maladies qu'on réunit aujourd'hui encore sous la dénomination d'encéphalite subaiguë; ce qui le prouve, c'est la cause incriminée par ces auteurs : l'alimentation au trèfle. Il existe tout un groupe d'états morbides divers qui se révèlent à la fois par des troubles gastriques et par de la dépression nerveuse. On observe des symptômes analogues dans les ulcères de l'estomac, dans la gastrite, dans les affections vermineuses et surtout dans l'induration du foie dite « de Schweinsberg ». Afin de ne pas confondre ces affections avec le vertige proprement dit et pour les raisons qui viennent d'être indiquées, on devrait abandonner le mot vertige stomacal.

2° Il est des cas où la diarrhée persistante forme le symptôme dominant permettant de conclure à l'existence d'un CATARRHE INTESTINAL chronique; souvent aussi on remarque alternativement de la constipation et de la diarrhée. Ces états opposés sont presque toujours accompagnés de flatulence et de signes d'inquiétude revenant périodiquement.

L'urine n'a pas de caractères constants; ses modifications varient avec le degré et la durée des troubles de l'appétit, avec les alternatives de diarrhée et de constipation, et aussi avec la localisation du catarrhe. Dans quelques cas, elle est tout à fait normale; mais ordinairement, comme dans le catarrhe intestinal aigu, elle est plus claire, plus transparente. Sa réaction est presque toujours alcaline; nous avons souvent constaté ce fait signalé par Albrecht. Siedamgrotzky et Hofmeister (1) lui ont cependant trouvé une réaction acide, qui doit être sans doute rapportée à des exacerbations du processus chronique ou à une affection spéciale de l'intestin grêle. La proportion d'indican et de phosphates est quelquefois augmentée. Dans certains cas, nous avons constaté de l'albuminurie.

Dans l'urine des chevaux atteints depuis longtemps de catarrhe intestinal, Albrecht a trouvé des cristaux d'oxalate de chaux, qui disparaissaient en même temps que le catarrhe chronique; il a considéré à tort cette donnée comme un point de repère précieux au point de vue thérapeutique, car ces cristaux rentrent dans la composition de l'urine normale, et leur apparition en quantité plus considérable est quelquefois en rapport avec des conditions extérieures banales (le séjour prolongé de l'urine dans un vase, etc.).

Lorsque le mal est ancien, on constate des troubles graves de la nutrition. Les animaux maigrissent et suent facilement, même à l'écurie; les muqueuses sont pâles et prennent un reflet jaunâtre, le poil est terne et piqué, le pouls est petit, les battements du cœur sont faibles, irréguliers, souvent intermittents. D'après Röll, l'existence de

(1) Siedamgrotzky et Hofmeister, *Sächs. Jahresber.*, 1875.

l'ulcération folliculaire se traduit ordinairement par les signes qui viennent d'être indiqués, mais surtout par des diarrhées rebelles ou par des constipations avec météorisation, les unes et les autres accompagnées de coliques; tantôt les symptômes de l'entérite aiguë et la fièvre s'y ajoutent. Toutefois, ainsi que le fait d'ailleurs remarquer le professeur de Vienne, ces symptômes sont loin d'être caractéristiques de l'ulcération folliculaire chronique.

Durée et terminaison. — La durée du catarrhe varie avec les causes qui l'ont provoqué, la possibilité de les éloigner, l'étendue et l'intensité du mal. Lorsqu'il est déterminé par une alimentation grossière, irrationnelle, il est relativement facile d'en obtenir la guérison. Dès qu'il existe des ulcérations de la muqueuse assez graves par elles-mêmes pour entretenir le catarrhe, la durée de la maladie est toujours fort longue.

On voit des chevaux atteints de catarrhe gastro-intestinal chronique continuer à faire leur service pendant des années, mais leurs forces et leur poids diminuent progressivement, et les exacerbations ne sont pas rares lorsque l'état morbide se prolonge ainsi. Ces animaux sont ordinairement présentés au vétérinaire au moment d'une de ces exacerbations, car l'affection caractérisée par ses symptômes ordinaires passe presque toujours inaperçue. Il est des cas où l'affaiblissement et l'amaigrissement marchent bien plus rapidement : les malades deviennent vite incapables de faire aucun service et ils succombent dans le marasme au bout d'un temps relativement court. La plupart des chevaux vieux et usés meurent de cette façon.

Le catarrhe chronique embolique, dont la marche est souvent entrecoupée par des accès de coliques, détermine à la longue la nécrose circonscrite de l'intestin et la mort (Voy. *Entérite*).

Traitement. — Les données les plus importantes du traitement sont en somme les mêmes que pour le catarrhe gastro-intestinal aigu. Remplir l'indication causale et instituer un régime diététique convenable : telle est la base du traitement rationnel. On évitera les fourrages altérés ou indigestes; on ne donnera que des aliments de bonne qualité; on les distribuera souvent et en petite quantité à la fois; on réglera le service des animaux; on régularisera les surfaces dentaires; les sujets âgés recevront de l'avoine concassée, etc. Malheureusement, dans la généralité des cas, les circonstances rendent l'application de ces mesures extrêmement difficile (1).

La médication n'occupe que la seconde place dans la thérapeutique du catarrhe chronique. L'acide chlorhydrique à doses modérées (10 à 15 gram.) a rendu de bons services. Les alcalins jouent le rôle principal. On peut donner, soit le sel de cuisine à petites doses et pendant long-

(1) Nous avons guéri un cas datant d'environ six mois en faisant substituer l'avoine concassée à l'avoine en nature, sans autre traitement. (L. T.)

temps (une demi-cuillerée à bouche à chaque repas), soit le carbonate ou le bicarbonate de soude à la dose de 5 grammes. Le sulfate de soude est également avantageux (30 à 50 gr.). Nous prescrivons ordinairement ces trois agents sous forme de sel de Carlsbad artificiel :

℞ Sulfate de soude	100	grammes.
Chlorure de sodium	50	—
Bicarbonate de soude	10	—

F. S. A. — Une cuillerée à soupe à chaque repas. On obtient ainsi plusieurs effets utiles : les acides en excès sont neutralisés; la sécrétion des sucs digestifs est activée par la présence du chlorure de sodium; les fermentations anormales sont entravées et les exsudats dissous; enfin le sulfate de soude active le cheminement des matières intestinales.

Les stomachiques proprement dits peuvent être employés avec succès. La rhubarbe (lorsque la question économique n'en exclut pas l'emploi), le rhizome d'acore, la gentiane, l'aloès, le gingembre, etc., sont indiqués pour relever l'activité digestive. La pepsine (Johne) et l'apomorphine (Reindl, Lemke) mériteraient d'être expérimentées.

Les constipations momentanées seront combattues par le régime du vert et les barbotages, auxquels on ajoutera le sulfate de soude ou l'aloès; on complètera leur action par des lavements d'eau froide, d'eau salée ou d'eau de savon, etc.

Dans ces derniers temps, on a fait dans le rectum des injections de glycérine au moyen d'une seringue munie d'un long tube de caoutchouc (Rottner, Schindelka); on a imité les procédés du Dr Oidtmann (de Maestricht) et du Dr Anacker (de Château-Salins) ; la dose de glycérine chez le cheval est de 5 à 10 grammes. La glycérine agit sur le rectum par son avidité pour l'eau; un picotement vif se fait sentir sur la muqueuse, et l'excitation réflexe provoque des mouvements péristaltiques et la défécation. Les expériences que nous avons faites avec la glycérine nous ont montré qu'elle a des propriétés analogues ou à peu près à celles de l'eau de savon; son action se borne à vider le rectum. Lorsque l'arrêt des matières alimentaires existe dans une portion plus antérieure du canal intestinal, ni l'eau de savon, ni la glycérine ne peuvent en triompher.

Contre la diarrhée, on emploie les mêmes toniques, astringents et styptiques que dans le catarrhe aigu : l'écorce de chêne, le tannin, le sulfate de fer, l'acétate de plomb, le nitrate d'argent : on doit en user modérément, sous peine de voir survenir le mithridatisme de la muqueuse. Le médicament le plus fidèle est encore l'opium. C'est sous forme de lavements que les styptiques s'administrent le plus avantageusement; mais il est évident qu'ils ne peuvent agir ainsi que sur la muqueuse rectale : le lavement du côlon ou du cæcum est chose irréalisable chez le cheval (Voy. *Lavements dans les coliques*) (1).

Bibliographie. — LESSONA, *Giorn. di veterin.*, 1852. — CAMBRON, *Annal. de Bruxelles*, 1866. — ANACKER, *Thierarzt*, 1871-73. — JOHNE, *Sächs. Jahresber.*, 1873. — SIEDAMGROTZKY, *Ibid.*, 1875. — REINDL, *Pütz'sche Zeitschr.*, 1875. — MÖLLER, *Berlin. Archiv*, 1875. — LEMKE, *Ibid.*, 1885. — ALBRECHT, *Adam's Wochenschr.*, 1879. — BROSSE et CAGNY, *Bull. Soc. cent. vét.*, 1883. — STOCKFLETH, *Handbuch der thierärztl. Chir.*, 1885. — FRIEDBERGER, *Münch. Jahresber.*, 1886-87. — MARTIN, *Berlin. Archiv*. 1887. — DIECKERHOFF, *Spec. Pathologie*, 1888. — FENNER, *Berlin. Wochenschr.*, 1889.

SUR LES LAVEMENTS DE GLYCÉRINE. — KATTNER, *Thiermed. Rundschau*, 1888. — SCHINDELKA, *Adam's Wochenschr.*, 1888.

CATARRHE GASTRO-INTESTINAL AIGU DU BŒUF.

DYSPEPSIE AIGUË. — INDIGESTION AIGUË.

Généralités sur les maladies de l'estomac et de l'intestin chez les ruminants. — Les données positives que nous possédons sur les maladies du canal digestif chez le bœuf sont encore fort incomplètes. L'incertitude de nos connaissances à leur endroit est très préjudiciable au praticien et au cultivateur, mais au premier surtout, parce qu'il est obligé de désigner du nom commun d'indigestion les états pathologiques les plus divers. Aussi faut-il reconnaître un certain mérite aux vétérinaires qui ont cherché à débrouiller le chaos de ces affections, en s'efforçant de préciser les symptômes de chacune d'elles (2).

Nous devons faire remarquer que le diagnostic des affections gastriques chez les ruminants est encore plus difficile que chez le cheval et le chien : cette différence se conçoit aisément si l'on réfléchit à la disposition anatomique et aux actes physiologiques complexes de l'estomac des ruminants, aux sympathies morbides de ses divers compartiments et par conséquent à la possibilité de l'existence simultanée d'affections différentes. Toutes ces circonstances contribuent à obscurcir l'étude clinique des maladies gastriques ; aussi l'état actuel de la science ne permet pas d'en donner une description exacte et détaillée. Et il est douteux que la question du diagnostic de ces affections fasse de sérieux progrès dans l'avenir. Les chercheurs se heurteront toujours à l'analogie des symptômes, qui, dans la plupart des cas, n'offrent rien de caractéristique.

Aussi avons-nous adopté une classification essentiellement prati-

(1) Nous n'avons jamais obtenu ici de résultats satisfaisants des toniques ni des astringents. Le thé de foin, l'avoine concassée, la farine d'orge, les anodins, camphre, 6 à 8 grammes ou l'extrait aqueux de belladone. 2 à 3 grammes, aidés du bicarbonate de soude, 10 à 15 grammes, nous ont toujours mieux réussi. L. T.

(2) Harms, *Deutsche Zeitschr. f. Thiermed.*, 1876.

que. Nous étudierons d'abord le catarrhe gastro-intestinal aigu, puis cette affection sous la forme chronique ; viendront ensuite : la météorisation aiguë, la météorisation chronique, la surcharge de la panse, le catarrhe de la caillette, le catarrhe gastro-intestinal des jeunes animaux et enfin les troubles de la digestion produits par la présence des corps étrangers dans les trois premiers compartiments gastriques.

Considérations physiologiques sur les maladies digestives des ruminants. — Les trois premiers compartiments de l'estomac des ruminants ne sécrètent pas de sucs digestifs : ils constituent plutôt, pour l'estomac véritable, pour la caillette, des antichambres dans lesquelles les fourrages subissent des modifications physiques qui les rendent plus accessibles aux phénomènes chimiques de la digestion. Lorsque leur travail mécanique est entravé par suite de la parésie de leurs parois, non seulement la digestion en souffre, mais la caillette et l'intestin deviennent le siège d'un certain degré d'inflammation.

2° Les mouvements du rumen surtout ont une influence considérable sur la marche de la digestion ; normalement, il éprouve deux contractions à la minute ; ses mouvements péristaltiques sont perceptibles dans le flanc gauche ; leur ralentissement ou leur suppression provoquent des troubles de la digestion.

3° La rumination est un acte absolument nécessaire à l'accomplissement de la digestion. Sa durée moyenne pour chaque repas est d'une heure : chaque bol demande pour subir la mastication mérycique 50 secondes environ, pendant lesquelles les mâchoires exécutent une soixantaine de mouvements. Dans les affections fébriles ou lorsque les animaux font des efforts excessifs, et aussi dans une foule d'états morbides, la rumination est supprimée ; cette suppression détermine des troubles de la digestion.

4° La panse peut être comparée à une cuve à fermentation, dans laquelle il se forme toujours de l'alcool, de l'acide acétique, de l'acide butyrique ; la cellulose et l'albumine fermentent également jusqu'à un certain point. Les fermentations anomales produisent la météorisation. La réaction normale du contenu de la panse est alcaline ; dans les dyspepsies elle devient acide.

5° Le feuillet forme, pour les matières alimentaires, un appareil de division mécanique pourvu d'une innervation propre. L'indigestion du feuillet et le catarrhe consécutif de la muqueuse qui le tapisse surviennent sous l'influence de diverses circonstances : lors de parésie de cet organe ou de la panse, toutes les fois que la rumination est supprimée et que l'insalivation se fait d'une façon incomplète, enfin lorsque l'eau de boisson est ingérée en quantité insuffisante.

6° La caillette constitue l'estomac proprement dit. Toutes les affections des trois premiers compartiments gastriques retentissent sur elle. Sa muqueuse s'irrite, s'enflamme par le contact des matières alimentaires insuffisamment préparées.

7° Le réseau est le moteur principal de la réjection mérycique ; la parésie de sa musculeuse empêche la rumination de se produire.

8° Chez les ruminants, le séjour des fourrages dans le canal digestif est de trois à quatre jours ; après ce laps de temps, la plus grande quantité des matières alimentaires indigestes est expulsée. Une partie des fourrages reste cependant dans la panse et le réseau pendant huit jours et plus.

Considérations générales. — Comme nous l'avons fait pour le cheval, nous confondrons la dyspepsie aiguë et le catarrhe gastro-intestinal aigu. En raison de la résistance particulière de la muqueuse des trois premiers compartiments gastriques, dans la plupart des états morbides intéressant l'un d'eux, l'observation clinique permet de constater des troubles fonctionnels avant qu'il existe des altérations anatomiques manifestement accusées. Parmi ces troubles fonctionnels, le plus important est la suppression de la rumination. Mais la dyspepsie et le catarrhe reconnaissent les mêmes causes, celui-ci complique très souvent la première, et aucun symptôme ne permet de les différencier. Aussi, contrairement à l'usage, nous décrirons la dyspepsie comme le premier stade du catarrhe gastro-intestinal aigu.

Chez les ruminants, les affections de l'estomac sont plus fréquentes que celles de l'intestin, et parmi les divers compartiments gastriques, la panse et le feuillet sont le plus souvent atteints. — L'intestin est très rarement le siège d'une affection primitive. La diarrhée est le symptôme principal des diverses altérations dont il peut être frappé.

Étiologie. — Tous les individus ne sont pas également prédisposés au catarrhe gastro-intestinal aigu. Le degré d'activité des forces digestives, la constitution, le tempérament, les maladies antérieures, l'âge, etc., font varier cette prédisposition.

Une nourriture pauvre et fade distribuée pendant longtemps, les soupes et les aliments liquides donnés à l'exclusion des fourrages secs, la stabulation permanente, le régime spécial institué pour augmenter la production du lait et de la graisse; les étables étroites et pauvres du voisinage des grandes villes, où les animaux sont nourris avec des débris de toute provenance : telles sont les principales causes qui prédisposent au catarrhe gastro-intestinal aigu. Ajoutons qu'il est plus commun aux saisons intermédiaires, au printemps et à l'automne, qu'aux autres époques de l'année.

Ses causes déterminantes sont :

1° La surcharge de la panse.

2° Les fourrages froids, couverts de gelée et de givre; le régime des pâturages avant la belle saison ou très tard en automne : les boissons et les aliments trop chauds ou trop froids; les refroidissements extérieurs.

3° L'alimentation irrationnelle; le passage brusque des fourrages secs au régime du vert et réciproquement; le foin nouveau ingéré en excès, surtout si les animaux absorbent une grande quantité d'eau immédiatement après le repas; la disproportion entre les fourrages secs et les aliments mous ou liquides, tels que les drèches, les malts, les farineux, le son, les racines et tubercules, les pommes de terre crues, etc.; la présence de mauvaises herbes dans les fourrages (feuilles, pousses de vigne, feuilles de betteraves, glumes, semences de foin, débris de grange et de grenier); l'excès de paille comme aliment; la nourriture exclusivement composée de grains entiers, de tourteaux de colza; le régime de l'engraissement intensif avec les fourrages secs. La paille hachée trop court a été accusée par divers auteurs; mais cette assertion a été infirmée par les expériences de Friedberger (1).

4° Les fourrages altérés, souillés, ou les aliments corrompus : les débris de cuisine se trouvant dans un état de décomposition plus ou moins avancé, les résidus de fabrique fermentés ou acides, le foin vasé, etc.

5° Les fourrages indigestes ou de digestion difficile, les plantes ligneuses, le lin vert; les corps étrangers de toute provenance, le sable et le gravier notamment, peuvent déterminer le catarrhe; il en est de même de l'ingestion du délivre ou de pain insuffisamment cuit, etc.

6° L'excès de travail, qui ne laisse pas aux animaux le repos nécessaire à l'exécution de la rumination. Nous devons cependant faire remarquer ici que les bœufs de travail, même ceux qui sont utilisés à des services pénibles (chez les brasseurs, les meuniers, les cultivateurs), ruminent parfaitement pendant l'exercice.

Les catarrhes des voies digestives qui compliquent les maladies fébriles sont déterminés, comme chez le cheval, par des troubles sécrétoires, auxquels s'ajoute la cessation de la rumination, facteur étiologique important du catarrhe gastro-intestinal.

Symptômes. — 1° Période dyspeptique du catarrhe gastro-intestinal aigu. — Bien que les animaux consomment encore les aliments qu'on leur distribue, ils ne les mangent pas avec la même avidité et souvent ils n'en prennent qu'une partie, de préférence les fourrages ou le vert. Ils refusent les barbotages, mais boivent volontiers l'eau de puits fraîche. Ils sont tristes, ne sortent plus la langue pour essuyer les naseaux, se couchent souvent et conservent longtemps la position décubitale. La rumination est courte, paresseuse, interrompue. Les mouvements de la panse s'exécutent avec moins d'énergie. La défécation est retardée et les matières excrémentitielles sont normales ou plus ou moins dures. Il n'y a pas de fièvre, les extrémités sont chaudes, le mufle est humide et frais, la sécrétion lactée n'est pas sensiblement diminuée.

Tantôt cet état disparaît vite par le repos, tantôt il persiste pendant quelques jours. Lorsqu'il dure plus de trois à cinq jours, l'état catarrhal proprement dit lui fait suite.

2° Catarrhe gastro-intestinal aigu proprement dit. — Il succède à la dyspepsie ou il apparaît d'emblée. Il est impossible d'en tracer un

(1) Friedberger, *Münch. Jahresber.*, 1880.

tableau typique : nous devons nous borner à exposer brièvement ses symptômes dans ce qu'ils ont d'essentiel.

Les animaux s'éloignent de la mangeoire ; la colonne vertébrale est voussée en contre-haut, les membres sont rassemblés. Le poil est terne et piqué, surtout à la tête et le long de la colonne dorso-lombaire ; les oreilles sont pendantes ou couchées. La température du tégument cutané est variable ; les oreilles et les cornes sont alternativement froides et chaudes ; la conjonctive et les autres muqueuses sont injectées ; souvent il y a des frissons et des frémissements musculaires. Chez certains malades le mufle est encore humide, mais lorsqu'on l'essuie il met un temps assez long à se recouvrir de gouttelettes.

La température de la bouche est plus élevée ; sa cavité est remplie de salive et de mucus ; parfois on observe du ptyalisme. L'appétit est diminué ou supprimé ; il en est de même de la soif. La rumination est arrêtée ; cependant il est des cas où elle s'effectue encore, et alors les régurgitations méryciques se font par petits bols, qui ne reçoivent plus qu'une vingtaine ou une trentaine de coups de dents ; de temps à autre, on observe des évacuations fétides, des vomituritions et même du vomissement véritable. L'abdomen, gonflé, est surtout proéminent du côté gauche et vers sa partie inférieure ; le flanc gauche est également rempli. Le contenu de la panse peut être directement accessible à la palpation à travers la paroi du flanc ; il donne à la main la sensation d'une masse pâteuse, assez consistante. Lorsque la paroi de la panse se trouve soulevée par des gaz, on ne peut en palper le contenu qu'en exerçant sur lui une forte pression, qui produit parfois un bruit sourd. Souvent des météorisations légères se montrent périodiquement. Les mouvements de la panse et ses bruits sont affaiblis ; le contenu du rumen est bien soulevé quelque peu de temps à autre, mais jamais il n'éprouve le mouvement normal de rotation (Harms). Les pressions sur l'abdomen (flanc gauche et hypochondre) ne sont pas manifestement douloureuse

La défécation est rare ; les matières fécales sont plus dures et de couleur plus foncée, souvent enveloppées d'une croûte mince ; on peut les trouver annelées et d'odeur putride ; parfois elles sont recouvertes de mucosités et forment des masses luisantes et pâteuses. Lorsqu'il y a de la diarrhée, les excréments sont mêlés de matières alimentaires qui n'ont pas subi la mastication mérycique et qui ne sont nullement digérées. En auscultant l'abdomen du côté droit, on perçoit de rares borborygmes ; habituellement il y a de légères coliques se traduisant par de l'inquiétude, des trépignements, des coups de pied que les animaux se donnent sur les parois abdominales, par l'agitation de la queue, par des décubitus fréquents et de courte durée, la position décubitale costale, des regards vers le flanc, etc. Chez quelques malades, la constipation est persistante. Au début l'urine est de couleur « vin blanc » et de réaction alcaline intense ; bientôt elle n'est plus rejetée qu'en petite quantité, sa coloration devient plus foncée et sa réaction acide. La sécrétion lactée diminue souvent de moitié.

Dans la généralité des cas, on constate de la fièvre; le pouls est accéléré (10 à 20 battements de plus par minute) ; il est petit, l'artère est tendue ; la température rectale s'élève, mais cette augmentation n'est pas constante et stable ; l'hyperthermie momentanée n'est pas un indice certain de la gravité de la maladie (Harms).

Pour l'appréciation du pouls et de la température chez les bovins il faut se rappeler que l'un et l'autre sont excessivement variables, même à l'état normal. On doit toujours examiner comparativement ces phénomènes sur les malades et les animaux sains de la même étable.

Chez le bœuf, à l'état de santé, on admet généralement que le cœur bat de 45 à 50 fois à la minute. D'après Harms, Bendz, Prinz, Veith et autres, le nombre normal des pulsations oscille entre 40 et 120.

D'après Krabbe et Müller, la température normale du bœuf est de 38°,8, Siedamgrotzky l'a trouvée de 38°,9, Zündel de 39°, Lydtin de 38°,1 à 38°,5.

Durée et terminaison. — Dans les cas légers, et ce sont les plus nombreux, l'amélioration se dessine du cinquième au huitième jour : les mouvements de la panse deviennent plus fréquents et les bruits plus distincts ; les manifestations fébriles s'atténuent peu à peu, la rumination reparaît, l'appétit renaît, la défécation est plus abondante et la sécrétion lactée se rétablit.

Dans les catarrhes graves, les symptômes s'accusent davantage. La bouche est sèche, chaude et fétide, la langue est chargée : la rumination et les mouvements de la panse cessent complètement ; tous les aliments sont refusés. Chez certains malades, la constipation persiste, chez d'autres on observe une diarrhée colliquative ; le pis est flasque et mou, la sécrétion lactée à peu près tarie ; les mouvements deviennent de plus en plus lourds et difficiles. Les malades sont très abattus, comme stupéfiés ; lorsqu'ils sont en position décubitale, ils font entendre des gémissements répétés ; le regard exprime la souffrance, les orbites se creusent, l'angle interne de l'œil se couvre d'une chassie abondante. La fièvre est intense, la température monte jusqu'à 40° et au delà, les battements du cœur sont augmentés de 30 à 40 à la minute. Suivant les moments, les oreilles et les cornes sont froides ou chaudes ; le mufle est chaud et sec. La respiration, accélérée au début, devient extrêmement pénible et courte. Quand le catarrhe aigu revêt cette forme grave, il se transforme souvent en gastro-entérite aiguë se terminant par la mort. — Il est aussi des cas où il s'atténue et passe à l'état chronique.

Diagnostic différentiel. — Quand les symptômes de la maladie sont bien accusés, on peut faire le diagnostic par l'examen attentif des sujets. La marche de l'affection et sa durée sont à prendre en considération. Il est difficile de préciser la portion du trajet gastro-intestinal qui est particulièrement atteinte; mais la détermination de la localisation du catarrhe n'a pas grande importance, car, dans presque tous les cas, l'inflammation s'étend rapidement aux parties voisines de celle frappée primitivement.

L'accumulation de gaz dans le rumen pourrait faire confondre le catarrhe avec la météorisation, mais, dans le catarrhe, le tympanisme n'est jamais aussi considérable que dans la météorisation ordinaire, et son caractère périodique permet toujours de l'en distinguer. La possibilité de l'existence d'une gastro-entérite doit être admise lorsque les symptômes dénotent un processus morbide intense; toutefois, dans les cas de ce genre, le diagnostic précis est extrêmement difficile.

Pronostic. — Lorsque les symptômes constatés sont ceux du catarrhe simple, la guérison est à peu près certaine. D'après une statistique due à Hering, sur 128 cas « d'indigestion » l'abatage n'a été conseillé que cinq fois, et sans qu'il y ait eu nécessité absolue de recourir à ce moyen extrême. Néanmoins, on doit toujours être réservé pour formuler le pronostic; la maladie, nous venons de le dire, pouvant passer à l'état chronique ou se compliquer de gastro-entérite.

Anatomie pathologique. — On a rarement l'occasion de faire l'autopsie d'animaux morts du catarrhe gastro-intestinal ; aussi nos connaissances sur ce point sont encore très restreintes. Harms a trouvé la muqueuse épaissie, uniformément rouge ou tachetée, bringée; celle de la caillette et de l'intestin était en outre recouverte d'un exsudat riche en cellules. Les altérations catarrhales sont surtout remarquables dans les parties de l'intestin dont la muqueuse possède de grandes villosités. Dans le feuillet et le réseau, les lésions sont ordinairement limitées à certaines lamelles. Le contenu du feuillet est parfois fortement desséché et forme des lames dont la partie centrale a une consistance calcaire.

Traitement. — Soumettre les animaux à une diète sévère : telle est, ici encore, la première indication à remplir, et l'on doit en assurer l'exécution aussi longtemps que la rumination est interrompue.

Dans le but d'exciter les mouvements de l'estomac, on donne quelques poignées de fourrage de facile digestion ou de l'herbe fraiche, et l'on prolonge ce régime même au delà du retour de la rumination ; le rumen a ainsi le temps de se débarrasser des matières alimentaires qui s'y trouvent accumulées. Pour entretenir une soif vive, on administre des boissons blanches fortement salées. Le petit lait, que certains malades prennent volontiers, est avantageux ; s'il est refusé, il faut chercher à faire absorber la plus grande quantité possible d'eau ou de boissons farineuses.

On activera les mouvements de l'estomac et de l'instestin par des frictions sèches faites sur toute la surface du corps et par le massage du rumen à travers le flanc gauche; de temps à autre on videra le rectum et l'on donnera des lavements d'eau de savon ou d'eau salée.

Lorsqu'il existe des symptômes dyspeptiques, on administre l'acide chlorhydrique à la dose de 10 grammes dans une bouteille d'eau (4 ou 5 fois par jour). Si en même temps il y a constipation et que les défécations soient rares, on donne les laxatifs, le sulfate de magnésie ou le sel de Glauber dans un excipient mucilagineux (graine de lin, guimauve, fenugrec); on peut faire dissoudre 750 grammes de sulfate de soude dans deux ou trois litres de mucilage préparé avec 250 grammes de graine de lin, et l'on administre ce breuvage en trois fois à des intervalles de deux ou trois heures. On peut également faire prendre ces sels dans une décoction amère (gentiane) ou amère aromatique (rhizome d'acore).

L'émétique et l'ellébore sont indiqués dans les cas où les mouvements péristaltiques sont abolis; on donne ces deux agents à la dose de 8 à 15 grammes. On peut également employer la teinture d'ellébore blanc (même dose). Harms injecte sous la peau 10 ou 12 centigrammes de vératrine en solution alcoolique au 1/50e.

Les auteurs modernes recommandent le sulfate d'ésérine contre l'atonie et la parésie de la musculeuse gastro-instestinale (Möller, Dieckerhoff, Feser). Ce moyen serait très pratique si le prix de l'ésérine n'était pas trop élevé. Pour les bœufs de petite taille, Feser l'administre à l'intérieur ou en injection dans le rumen, à la dose de 2 à 5 décigrammes, en solution aqueuse. En injection sous-cutanée, la dose est de 1 décigramme dissous dans 2 centimètres cubes d'eau. Lorsque l'effet n'est pas sensible après cinq ou six heures, on peut répéter l'injection. Le chlorhydrate de pilocarpine, qui a été préconisé pour le bœuf, donne des résultats beaucoup moins avantageux. Son action sialagogue produit des effets accessoires qui ne sont rien moins que favorables. Il en est de même de l'emploi combiné de la physostigmine et de la pilocarpine.

CATARRHE GASTRO-INTESTINAL AIGU DU MOUTON.

L'étiologie et la symptomatologie sont à peu près les mêmes que chez le bœuf. L'alimentation irrationnelle et les refroidissements sont les principales causes de la maladie. Gerlach a observé le catarrhe sur des animaux qui pâturaient dans des prairies plantureuses ; Schick l'a vu sur des moutons abondamment nourris de pommes de terre crues.

Les symptômes principaux sont : l'inappétence, les troubles de la rumination, la faiblesse, la diarrhée, etc. ; plus rarement on observe de la constipation.

La constitution faible du mouton l'expose bien plus que le bœuf au catarrhe gastro-intestinal, et la léthalité de cette affection est relativement considérable dans l'espèce ovine. Dans un troupeau de 600 bêtes, Schick a vu succomber 60 moutons en 8 jours. Dans un troupeau de 300 moutons, Gerlach en a vu mourir 20 en 4 jours. — Les altérations sont les mêmes que celles produites par les purgatifs drastiques. — L'existence de la maladie sur un nombre considérable d'animaux d'un même troupeau l'a fait considérer comme une maladie infectieuse.

L'emploi de la sonde œsophagienne ou du trocart peut être indiqué pour parer à des accidents menaçants.

Bibliographie. — PAULEAU, *Journ. pratique*, 1829. — WIRTH, *Schweizer Archiv*, 1846. — ROBELLET, *Journ. de Lyon*, 1847. — LANDEL, *Repertor.*, 1849. — HERING, *Ibid.* — BOSSETTO, *Giornal. di veterin.*, 1853. — BOSSI, *Ibid.*, 1858. — BENEDICT, *Sächs. Jahresber.*, 1860. — KÜHNE, *Ibid.*, 1861. — WEBER, *La Clin. vétér.*, 1861. — BARON, *Journ. du Midi*, 1862. — ADAM, *Wochenschr.*, 1862. — ROSSBERG, *Sächs. Jahresber.*, 1863. — FÜNFSTÜCK, *Ibid.* — DINTER, *Ibid.*, 1864. — GÖRING, *Adam's Wochenschr.*, 1864. — HERING, *Repertor.*, 1870. — ERDT, *Preuss. Mittheil.*, 1869-70. — EBERHARDT, *Ibid.*, 1871-72. — BOSCH, *Adam's Wochenschr.*, 1873. — SCHÖTT, *Ibid.*, 1874. — KOBER, *Repertor.*, 1875. — WEISKOPF, *Deutsche Zeitschr. f. Thiermed.* 1876. — HARMS, *Ibid.* — MATHIEU, *Annal. de Bruxelles*, 1878. — BRÄUER, *Sächs. Jahresber.*, 1879. — STANG u. FRÖHLICH, *Zundel's Jahresber.*, 1882. — BERTSCHE, *Bad. Thierärztl. Mittheil.*, 1886. — GODERIS, *Bullet. belge*, 1886. — JACQUES, *Ibid.* — C. HARMS, *Deutsche Zeitschr. f. Thiermed.*, 1887.

CATARRHE GASTRO-INTESTINAL AIGU DU MOUTON. — GERLACH, *Magazin f. Thierheilkde*, 1854. — SCHICK, *Adam's Wochenschr.*, 1886.

CATARRHE GASTRO-INTESTINAL CHRONIQUE DU BŒUF.

DYSPEPSIE CHRONIQUE, INDIGESTION CHRONIQUE, OBSTRUCTION DU FEUILLET, OMASITE CHRONIQUE.

Généralités. — L'affection dont nous allons donner la description est ordinairement désignée sous le nom « d'obstruction du feuillet », dénomination qui lui vient de l'altération la plus saillante qu'elle provoque : la présence, dans le feuillet, de matières alimentaires desséchées. Si le diagnostic *catarrhe gastro-intestinal chronique* a été très rarement porté, c'est précisément parce que la maladie est presque toujours désignée sous le nom d'omasite ou plus vulgairement d'obstruction du feuillet, appellation défectueuse pour cette double raison qu'elle ne donne pas une idée vraie de la nature de la maladie, et que l'obstruction du feuillet se fait remarquer dans une foule d'affections de l'appareil digestif qui entraînent la cessation de la rumination et la suppression des mouvements péristaltiques de l'estomac et de l'intestin. On a été jusqu'à appliquer cette expression à la peste bovine, parce qu'on observe souvent dans cette maladie la soi-disant obstruction du troisième compartiment gastrique. Il est exceptionnel que le feuillet soit le siège d'une obstruction véritable, c'est-à-dire qu'il présente un obstacle matériel au cheminement des matières alimentaires.

Harms n'en a observé qu'un seul cas. Le vieux mot « obstruction du feuillet » doit donc être abandonné. On a quelquefois trouvé le catarrhe chronique localisé sur la muqueuse du feuillet; mais, limité à cet organe, il est extrêmement rare si on le compare à la même affection intéressant le rumen, la caillette ou l'intestin, et même dans la plupart des cas, le catarrhe du feuillet n'est qu'une complication du catarrhe de la panse. — Il serait absolument illusoire de vouloir décrire séparément le catarrhe de la panse, celui du réseau, du feuillet, de la caillette et de l'intestin, et nous avons préféré les comprendre sous une seule désignation, celle de *catarrhe gastro-intestinal chronique*.

Étiologie. — Toutes les causes capables de provoquer le catarrhe aigu peuvent déterminer le catarrhe chronique lorsqu'elles agissent à un faible degré et pendant longtemps. Celui-ci peut aussi être le résultat d'un traitement défectueux ou négligé institué pour combattre le catarrhe aigu.

Parmi ses causes les plus communes il faut citer :

1° La mastication imparfaite des aliments due à l'irrégularité des tables dentaires;

2° Les adhérences de la panse ou du réseau, consécutives à une péritonite circonscrite :

3° La compression de l'œsophage par des néoplasies apportant des obstacles à la rumination ;

4° Les tumeurs des divers compartiments gastriques (squirrhe, sarcome de la caillette, végétations papillaires de l'orifice de communication du réseau avec le feuillet, etc.);

5° La hernie diaphragmatique de la caillette ;

6° Les corps étrangers introduits dans l'estomac ou dans l'intestin (corps pointus, égagropiles, pelotes stercorales, etc.); les rétrécissements de l'intestin ;

7° La stase du sang dans la muqueuse intestinale, déterminée par les maladies chroniques du foie, des poumons et du cœur ;

8° La pression de l'utérus gravide sur le rumen ; la faiblesse des mouvements péristaltiques du rumen (Anacker).

Le catarrhe gastro-intestinal chronique peut encore être la conséquence des troubles profonds de la nutrition et des maladies générales à évolution lente. Il est assez commun de l'observer pendant le cours de la tuberculose.

Symptômes. — Les symptômes du catarrhe chronique ne diffèrent de ceux de la forme aiguë que par leur durée et leur caractère rebelle. La maladie est surtout caractérisée par des rémissions et des aggravations fréquentes, en quelque sorte périodiques.

L'état général est manifestement altéré ; les animaux sont tristes, fiévreux ; la température du corps est irrégulièrement distribuée : la peau est sèche et adhérente aux tissus sous-jacents ; le poil est terne et piqué ; l'amaigrissement se dessine et augmente avec la durée du mal. Parfois les malades lèchent les corps durs qui sont à leur portée. La cavité buccale présente les altérations qui ont été décrites à propos du catarrhe aigu.

L'appétit, la rumination, les mouvements du rumen sont diminués ou complètement supprimés. Les éructations sont rares et fétides. Le rumen est distendu par des matières alimentaires tassées ; les pressions brusques exercées sur le flanc donnent à la main une sensation de résistance toute spéciale. Presque toujours on observe une tympanite légère qui ne se manifeste d'abord qu'après les repas, mais qui devient permanente lorsque les mouvements péristaltiques sont complètement supprimés. Chez quelques sujets, on constate des vomiturition et même des vomissements (Mazoyer).

Les défécations sont rares ; les excréments sont expulsés par masses noires de la consistance de la tourbe (bouse « brûlée » des propriétaires) ; ils sont recouverts d'un mucus épais, filant, quelquefois sanguinolent, ou d'un exsudat muco-fibrineux, et renferment souvent des parcelles alimentaires qui ont échappé à la mastication et à la digestion. Parfois les matières fécales sont molles, aqueuses, tantôt d'odeur acidule, tantôt fétides, — signes de lésions graves de l'intestin. Habituellement, on observe des alternatives de constipation et de diarrhée.

La miction est moins abondante, mais nous ne savons rien de précis sur la réaction de l'urine. La sécrétion lactée est diminuée ou complètement supprimée. Très souvent on observe des plaintes, des gémissements, des grincements de dents ; certains auteurs ont insisté sur les sensations douloureuses éprouvées par les animaux lorsque l'on comprime la tige dorso-lombaire ou que l'on percute la poitrine ; nous pensons, avec Harms, qu'elles constituent plutôt une manifestation de la phlogose des compartiments gastriques (corps étrangers pointus, péritonite commençante). Si la maladie ne doit pas se terminer par la guérison, les symptômes s'accentuent très vite. Il y a inappétence complète ; le mufle devient sec et fendillé, la fièvre est intense, le pouls petit et faible, les battements du cœur sont tumultueux ; la tympanite augmente, les mouvements péristaltiques sont complètement supprimés, et, suivant les cas, il y a une constipation opiniâtre ou une diarrhée profuse. L'affaiblissement s'accuse chaque jour davantage ; les sujets, épuisés, conservent la position décubitale et font entendre des plaintes fréquentes, les orbites se creusent, le facies exprime de vives souffrances, enfin la mort survient dans le marasme.

Anatomie pathologique. — Les altérations constatées varient avec la localisation, l'intensité et la durée de l'affection.

Le rumen est ordinairement distendu par des gaz et des matières

alimentaires desséchées ; souvent l'épithélium se laisse détacher aussitôt après la mort ; Bruckmüller l'a trouvé fortement épaissi. La muqueuse est le plus souvent d'un rouge uniforme plus ou moins foncé, quelquefois elle présente de nombreuses ecchymoses ; une coloration noirâtre ou brun rougeâtre peut s'observer sur les portions de la muqueuse couvertes de grosses papilles. D'après Anacker, les papilles sont souvent détruites. — Le réseau renferme une certaine quantité de fourrage grossier et desséché ; sa muqueuse offre des lésions de même nature que celle de la panse.

Le feuillet est fortement distendu et rempli de matières alimentaires ; les « galettes » interposées entre les feuillets sont fortement tassées et très sèches ; dans certains cas, l'épithélium adhère à leur surface aussitôt après la mort ; tantôt elles sont grossières, tantôt elles ont subi la seconde mastication et se laissent réduire par les doigts en une fine poussière. La muqueuse des feuillets est d'un rouge diffus ou parsemée d'ecchymoses ; on peut la trouver enflammée, ramollie, facilement déchirable ; parfois elle est gangrenée, couverte de foyers hémorragiques noirâtres ou d'ulcérations sanguinolentes. — La caillette ne renferme ordinairement que fort peu de chyme mélangé à du fourrage incomplètement divisé ; Bruckmüller a rencontré sur la muqueuse une pigmentation ardoisée disposée sous forme de raies ou de taches irrégulières ; souvent cette membrane est atrophiée, lisse, et couverte d'un exsudat muqueux.

Dans l'intestin, on peut trouver la muqueuse rouge ou ardoisée, atrophiée et comme tamisée par suite de la disparition des plaques de Peyer. Dans le duodénum, le contenu intestinal est liquide, muqueux et coloré par la bile. Le gros intestin renferme des matières stercorales relativement sèches et de couleur foncée ; sa muqueuse est fortement *chargée*. Lorsque le catarrhe chronique est compliqué d'entérite phlegmoneuse et de péritonite, on constate les altérations propres à ces dernières maladies.

Habituellement la vésicule biliaire est gonflée par de la bile épaissie (« surbile » ? des empiriques). Le foie présente les divers états de l'ictère par résorption.

Toutes les altérations secondaires, — celles du poumon, des méninges, du cœur droit et du système veineux, — sont des conséquences de la stase sanguine.

Diagnostic différentiel. — Le catarrhe gastro-intestinal chronique peut être confondu avec le catarrhe aigu et avec l'entérite ; toutefois la marche de la maladie renseigne assez exactement. — La péritonite chronique déterminée par des corps étrangers est difficile à différencier du catarrhe chronique ; mais ces deux états morbides coexistent souvent : celui-ci survient comme complication de l'autre. Si, dans certains cas, le diagnostic peut être fait en tenant compte de l'évolution de l'affection et des accidents qui l'accompagnent (symptômes d'une maladie du cœur, de la présence d'un corps étranger ayant perforé l'estomac), il en est d'autres où la nature de la maladie n'est révélée que par l'autopsie. Les ballonnements intermittents qui s'observent dans le catarrhe chronique pourraient faire croire à une tympanite chronique ou aiguë : mais la météorisation, quelle que soit sa forme, ne provoque pas les symptômes que l'on observe dans le catarrhe.

Enfin, on peut confondre le catarrhe gastro-intestinal chronique avec la péripneumonie contagieuse à évolution lente : ici également on constate de l'amaigrissement, des troubles de la digestion et de la nutrition, de la fièvre, etc. Cependant l'examen minutieux de la poitrine, l'exploration de la cavité abdominale, etc., permettent, dans l'immense majorité des cas, de préciser le diagnostic.

Pronostic. — Il varie avec l'intensité, l'étendue et la durée du catarrhe, la nature des causes qui l'ont provoqué et la possibilité de les éloigner. En général, il doit n'être formulé qu'avec réserve. Il est fort grave lorsque la maladie se prolonge au delà de deux à trois semaines, quand la constipation persiste opiniâtre pendant plusieurs jours, ou encore lorsque les mouvements péristaltiques et la rumination ont complètement cessé. Dans tous ces cas, l'abatage est souvent préférable au traitement.

Traitement. — Le nombre des médicaments préconisés est considérable. Nous ne parlerons que des plus utiles.

La plupart des indications données pour combattre le catarrhe aigu de l'estomac et de l'intestin s'appliquent également à la forme chronique de la maladie. Toujours les animaux doivent être soumis à une diète sévère. Dans les cas bénins ou dyspeptiques, on ordonne l'acide chlorhydrique à la dose de 10 grammes, administrée plusieurs fois par jour. Lorsqu'il existe de la faiblesse des trois premiers compartiments gastriques, sans altérations inflammatoires proprement dites, on peut donner l'essence de térébenthine à la dose de 10 à 20 grammes, deux ou trois fois par jour, dans une infusion de plantes aromatiques : on recommande encore la poudre ou la teinture d'ellébore blanc à la dose de 10 à 15 grammes. La vératrine doit être administrée par la voie hypodermique (0gr,05 à 0gr,1). Comme évacuants, il convient d'employer le sulfate de soude (1/2 kil. à 1 kil.) ou le sel de Carlsbad artificiel (Voir p. 67) dissous dans une quantité suffisante d'eau, ou encore l'aloès à la dose de 30 à 60 grammes. Pour exciter l'activité gastrique, on peut faire une injection sous-cutanée de 10 centigrammes de sulfate d'ésérine. Lors de constipation opiniâtre, on a recours à l'émétique (10 à 15 gr.) ou au calomel (3 à 6 gr. par jour).

L'action caustique et la toxicité de l'huile de croton la font exclure de la médication : on la remplace ordinairement par 500 à 1000 grammes d'huile de ricin. Ici, comme dans toutes les maladies du bœuf, il ne faut employer que des agents médicamenteux permettant, en cas d'insuccès, l'utilisation de la viande.

L'introduction de grandes quantités d'eau dans l'estomac et dans l'intestin a parfois donné de bons résultats, même dans des cas désespérés. Höhner, Eber et Deffke ont obtenu la guérison en introduisant directement de l'eau tiède dans le rumen au moyen d'un trocart et d'un entonnoir qui s'y adaptait. Deffke injecte ainsi cinquante litres d'eau tiède en quelques heures, en laissant le trocart à demeure; il vante les effets favorables obtenus par l'eau additionnée d'acide chlorhydrique (10 gr. dans 15 litres d'eau), par des infusions de substances aromatiques (racine de valériane), et il conseille de ne pas trop différer l'emploi des injections. Les breuvages mucilagineux, l'administration d'huile de lin fraîche, les lavements répétés à l'eau simple, etc., sont aussi des moyens avantageux.

Lorsque le rumen est rempli de matières alimentaires tassées et que les divers traitements institués sont restés sans effet, il reste un dernier moyen : l'incision du rumen et l'extraction d'une partie de son contenu.

Bibliographie. — Rehrs, *Magazin*, 1840. — Engesser, *Repertor.*, 1845. — Lehnhardt, *Magazin*, 1849. — Vives, *Journ. du Midi*, 1854. — Papa, *Giornal. di med. veter.*, 1861. — Gérard, *Annal. de Bruxelles*, 1862. — Van Haeken, *Ibid.* 1864. — Ehrhardt, *Preuss. Mittheil.*, 1865-66. — Kopp, *Ibid.*, 1868. — Thieme, *Preuss. Mittheil.*, 1868-69. — Muller, *Adam's Wochenschr.*, 1870. — Simonsen u. Berg, *Tidskrift de Stockholm*, 1870. — Johne, *Sächs. Jahresber.*, 1872. — Schütt, *Adam's Wochenschr.*, 1874. — St. Cézard, *Recueil vétér.*, 1875. — Caussé, *Ibid.* — Anacker-Kleemann, *Thierarzt*, 1875. — Hess, *Repertor.*, 1876. — Schild, *Preuss. Mittheil.*, 1876. — C. Harms, *Deutsche Zeitschr. f. Thiermed.*, 1876. — Maisel, *Adam's Wochenschr.*, 1877. — Rabe, *Ibid.* — Höhne, *Ibid.*, 1883. — Möbius, *Sächs. Jahresber.*, 1881. — Siedamgrotzky-Haubner, *Landwirthschaftl. Thierheilkde*, 1884. — *Berliner Archiv*, 1886. — Bertsche, *Bad. thierarztl. Mittheil.*, 1886. — Leyendecker, *Ibid.*, 1887. — König, *Sächs. Jahresber.*, 1887. — Albrecht, *Thierarzt*, 1887. — Eber, *Thiermed. Rundschau*, 1887. — Deffke, *Ibid.* — Mazoyer, *Journ. de Lyon*, 1889.

MÉTÉORISATION AIGUË DES RUMINANTS.

BALLONNEMENT, MÉTÉORISME, TYMPANITE.

Par ces expressions, on désigne une affection due à la production subite et considérable de gaz dans le premier estomac des ruminants, et caractérisée par le volume et la distension énormes de l'abdomen. Cette maladie s'observe assez communément chez le bœuf, plus rarement chez le mouton; mais, en revanche, dans l'espèce ovine, l'affection atteint souvent un grand nombre de sujets du même troupeau.

Étiologie. — I. Causes générales. — Tous les aliments qui fermentent rapidement et qui produisent des gaz en abondance peuvent déterminer la météorisation lorsqu'ils sont introduits en assez grande quantité dans le canal digestif. Le plus souvent la météorisation reconnaît pour cause l'ingestion de fourrages verts, soit au pâturage, soit à l'étable. Chez les animaux entretenus en stabulation permanente, l'alimentation avec des fourrages verts fanés ou fermentés est le point de départ habituel de la tympanite. Ces données expliquent la fréquence de la maladie les jours fériés, lorsque les cultivateurs ont fait des provisions de fourrages verts, et par les temps orageux, chauds, humides, qui favorisent les fermentations.

Si les animaux vont au pâturage, l'accident est d'autant plus à redouter qu'ils sont habitués depuis plus longtemps aux fourrages secs et que les herbes vertes ont poussé plus vite. L'expérience a enseigné que la météorisation est particulièrement commune pendant les années à printemps froid, à végétation retardée, mais devenant très active au moment des chaleurs (Spinola); la même remarque a été faite pour les plaines fertiles, où le sol est riche et la végétation luxuriante.

Dans les pâturages, les animaux y sont très exposés lorsqu'ils consomment des herbes recouvertes d'une rosée abondante, ou mouillées par la pluie, ou chargées de gelée et de givre; lorsqu'ils boivent abondamment aussitôt après le repas, et aussi lorsque, par un temps de pluie et de vent, ils ingurgitent une grande quantité d'air en mangeant (Spinola).

Sans aucun doute il existe des animaux prédisposés à la tympanite; quelques bouchées de fourrages très fermentescibles suffisent parfois pour la produire : l'accident doit alors être attribué à une faiblesse des organes digestifs ou à quelque état pathologique qui entrave les éructations ou les mouvements du rumen. Mais ces dernières causes déterminent plutôt la météorisation chronique.

II. Causes spéciales. — On a surtout accusé :

1° Les divers trèfles, notamment le trèfle rouge des prés, la luzerne et le sainfoin. Le trèfle est moins dangereux après la floraison qu'avant; c'est là, du reste, une remarque applicable à tous les fourrages verts. Il est généralement admis que le trèfle plâtré est plus redoutable que celui qui n'a pas subi l'influence de cet engrais. Ringuet s'est élevé contre cette idée; mais si le plâtre n'a par lui-même aucune action nocive, il active la végétation et favorise ainsi indirectement le développement de la météorisation.

2° Les lentilles, les vesces, seules ou mélangées à l'avoine, le sarrasin, et quelques autres graines.

3° Les graminées des prés marécageux et humides, particulièrement le *Poa aquatica*, le *Scirpus sylvaticus* (Haubner-Siedamgrotzky), les tiges de pommes de terre, les feuilles de choux, de colza, de betteraves, la moutarde des champs, le radis sauvage.

4° Les jeunes tiges et les feuilles des graminées cultivées ; les plantes étiolées, mauvaises herbes et autres, qui poussent dans les champs de blé ou d'avoine, et que les animaux peuvent manger aussitôt après la récolte en allant pâturer dans les chaumes (quelque temps après la récolte, lorsque le soleil a exercé son influence salutaire sur ces végétaux, ils sont moins nuisibles); les jeunes pousses de blé qui sont quelquefois très abondantes peu de temps après la récolte.

5° Les soupes fermentées, les drèches, les germes de malt, les racines et les tubercules, la poudre de coton, lorsque les animaux ne sont pas habitués à ces aliments et qu'ils les prennent en trop grande quantité.

6° Diverses plantes toxiques dont l'ingestion provoque des symptômes plus ou moins graves et la météorisation (*Conium maculatum*, *Cicuta virosa*, *Atropa belladona*, *Taxus baccata*, *Veratrum album*, *Papaver rhœas*, *Nicotiana Tabacum*), toutes les espèces de renoncules, les champignons des moisissures; les intoxications par la saumure de viande ou de hareng, etc..

7° Le tic avec déglutition d'air peut produire un état analogue à la tympanite aiguë (Weinmann). On constate des cas semblables chez les veaux à la mamelle, lorsque, pendant la succion, ils déglutissent de l'air en même temps que le lait.

8° Les corps étrangers arrêtés dans l'œsophage et qui empêchent l'éructation provoquent le météorisme.

Anatomie pathologique. — La plus grande partie du contenu du rumen est représentée par des gaz. On y trouve surtout en abondance l'acide carbonique lorsque les animaux sont soumis au régime du vert, et des carbures d'hydrogène s'ils ont consommé des fourrages secs. La composition quantitative et qualitative de ce mélange gazeux varie d'une tympanite à l'autre. Sur une vache météorisée dans un champ de trèfle et morte depuis deux heures, Reiset lui a trouvé la composition suivante :

Acide carbonique	74	p. 100
Carbures d'hydrogène	24	—
Azote	2	—

Sur un mouton météorisé, le même auteur a trouvé 76 p. 100 d'acide carbonique. Dans cette analyse ne figure pas le sulfure d'hydrogène, ce qui doit être considéré comme un pur hasard, car ce gaz est un des produits de la décomposion normale de l'albumine dans le rumen.

La distension considérable du rumen peut déterminer sa rupture et parfois celle du diaphragme; alors les matières alimentaires et les gaz s'échappent dans la cavité abdominale, mais la marche très rapide de la maladie ne permet pas à la péritonite de se développer.

Les veines de la peau, celles du tissu conjonctif sous-cutané et les gros troncs veineux (jugulaire, veine de l'ars, etc.) sont remplis d'un sang noirâtre qui devient rutilant au contact de l'air. Les poumons sont hypérémiés et présentent des extravasations sous-pleurales et parenchymateuses; parfois on observe de l'œdème du poumon. La plèvre pariétale, notamment dans les régions supérieures du thorax, est soulevée par du sang épanché. L'oreillette et le ventricule droits sont fortement distendus par le sang; les veines coronaires sont injectées; le péricarde et l'endocarde sont marqués d'ecchymoses; exceptionnellement on peut observer la rupture du cœur droit. La muqueuse intestinale est congestionnée; on constate des hémorragies dans le tissu conjonctif sous-muqueux et sous-séreux. Anacker a signalé la déchirure des vaisseaux de la rate et la destruction de son tissu. Les muqueuses de la tête, les méninges cérébrales et les sinus sont hypérémiés; parfois on trouve des foyers apoplectiques dans le cerveau.

Symptômes. — Le symptôme frappant, c'est l'augmentation subite et considérable du volume de l'abdomen; le flanc gauche peut devenir tellement proéminent qu'il arrive au niveau de l'épine dorsale; on rencontre même des cas où il la dépasse. Les parois abdominales sont fortement tendues et très élastiques; la percussion donne un son clair, tympanique, même métallique; les bruits normaux du rumen ont disparu.

Dès le début, les animaux cessent ordinairement de manger et la rumination est suspendue; après plusieurs petites défécations, ils font en vain des efforts expulsifs répétés. Les membres sont tantôt fortement rassemblés sous le sol, tantôt écartés comme pour éviter la chute; le dos est voussé, la queue relevée, les oreilles sont pendantes et les animaux n'avancent que lorsqu'on les y pousse par des menaces ou par l'action du fouet.

Avec l'augmentation de la tympanite, la respiration s'accélère et devient plus pénible; on observe de l'anxiété, de l'excitation, des trépignements, de la congestion des muqueuses, de la conjonctive et de la sclérotique surtout; les veines superficielles, notamment celles de la tête et de l'encolure ainsi que les veines mammaires (Röll) sont gonflées, fortement saillantes; l'œil est hagard, grand ouvert et proéminent; la base des oreilles, les coudes et les flancs se couvrent de sueur; le pouls s'accélère de plus en plus, devient petit et bientôt imperceptible; les battements du cœur sont tumultueux, quelquefois il y a de légers accès de toux.

La dyspnée augmente rapidement, les naseaux sont dilatés, la bouche est entr'ouverte et la langue pendante, de la bave s'écoule sur le sol, les malades font entendre des plaintes, des gémissements répétés, il y a des nausées sans éructations véritables; le vomissement est très rare (Rijnders). Bientôt l'anxiété est extrême, les extrémités sont froides, les muqueuses cyanosées; enfin les animaux immobiles, stupéfiés, s'affaissent sur le sol et succombent dans les convulsions.

Pathogénie. — La pathogénie de ces phénomènes est très simple : le tableau clinique de la météorisation aiguë est celui de l'intoxication par l'acide carbonique, quelquefois celui de l'apoplexie cérébrale. L'intoxication est déterminée en partie par la difficulté de la respiration, en partie aussi par l'absorption d'acide carbonique qui s'opère dans le rumen et par le passage de ce gaz dans le sang conformément aux lois de la diffusion. L'injection des muqueuses, l'hypérémie cérébrale, le gonflement des veines sont dus à la pression exercée sur les gros vaisseaux contenus dans la cavité abdominale par les organes distendus, et à la gêne considérable qu'éprouve la circulation de retour; lorsque cette gêne devient très intense, des ecchymoses se produisent et l'apoplexie cérébrale peut survenir d'un instant à l'autre.

Marche. — La marche de la tympanite aiguë est toujours très rapide. Si l'on n'y remédie pas, elle détermine généralement la mort dans l'espace de quelques heures, d'une heure, parfois même d'une demi-heure. Lorsque, par un traitement convenable, on parvient à évacuer momentanément les gaz, la guérison n'est pas toujours définitive: il est des cas où les aliments renfermés dans le rumen continuent à fermenter, et la production de gaz se prolonge pendant douze à vingt-quatre heures, quelquefois davantage. En revanche, la guérison spontanée peut survenir s'il y a des éructations et des défécations abondantes.

Pronostic. — Le pronostic est toujours sérieux. Il se formule d'après la cause et l'intensité de la maladie, son évolution plus ou moins rapide, la possibilité de la combattre immédiatement et le nombre des animaux météorisés.

Traitement. — Les indications du traitement prophylactique se déduisent des considérations étiologiques. Le passage de l'alimentation sèche au régime du vert doit se faire graduellement, avec précaution, et non d'une manière brusque comme cela a lieu habituellement. Les organes de la digestion doivent s'entraîner peu à peu pour arriver à consommer sans danger des quantités considérables d'herbes vertes.

On évitera les pâturages où croissent en abondance des végétaux aqueux et sans consistance; on se gardera surtout d'y conduire des animaux affamés.

Si les animaux sont nourris au vert et à l'étable, on évitera la fermentation des fourrages en conservant ceux-ci dans des locaux frais ou en les épandant en couche mince; lorsque déjà les plantes sont fanées, on les donnera par petites portions, mélangées à de la paille ou à du foin. Enfin, dans les grandes fermes et dans les communes, il faut veiller à ce que les instruments nécessaires, et notamment la sonde œsophagienne, soient toujours en état de servir.

Dès que l'on constate les signes de la météorisation, il faut empêcher les malades de continuer à manger, et intervenir immédiatement.

Tout d'abord il faut s'efforcer d'obtenir l'évacuation des gaz par la voie œsophagienne. On peut remplir cette indication de diverses manières, soit en tirant la langue hors de la bouche, ce qui provoque des nausées et des éructations, soit en exerçant sur les commissures des lèvres une traction au moyen d'une corde en paille pourvue de nœuds : on détermine ainsi des mouvements insolites de la langue, qui provoquent des éructations et quelquefois du vomissement. Le lien de paille appliqué à la façon d'un mors de bride et lié sur la nuque agit de la même façon; quelques praticiens complètent son action en l'enduisant d'une couche de goudron ou de graisse de voiture. Bouchon vante les bons effets des mouvements que nécessite l'ascension d'une côte. Il faut cependant éviter les mouvements trop rapides ou violents qui, certainement, ne peuvent qu'augmenter le mal.

Les pressions fortes et prolongées sur le flanc gauche suffisent parfois pour faire évacuer le contenu gazeux du rumen. Rychner considère avec raison ce procédé comme le plus sûr, le plus commode, le moins coûteux, et nous ajouterons le moins dangereux de tous. On sent très distinctement les mouvements péristaltiques renaître sous la main, et bientôt les éructations commencent à se produire. La pression centrifuge sur les parois du rumen en chasse tout le sang et paralyse par conséquent la musculeuse : lorsqu'on comprime une portion de la paroi du rumen, le sang y afflue, les mouvements renaissent, se communiquent aux parties voisines, et bientôt l'évacuation des gaz a lieu. Le massage prolongé du flanc gauche ou de toute la paroi abdominale peut vider complètement le rumen. Les coups donnés avec la main sur le flanc gauche (Ferrari), la ligature en spirale du ventre (Zwickel), l'eau froide projetée sur le flanc gauche, les compresses froides, etc., agissent d'une façon analogue : mais le massage exécuté avec les deux mains restera toujours le plus simple et le plus efficace de ces moyens.

On a préconisé une foule d'agents thérapeutiques. En général, leur puissance est inférieure à celle des moyens mécaniques, ils ne réussissent que dans les cas où ces derniers suffisent parfaitement. De plus ils ont de graves inconvénients : l'eau qui leur sert ordinairement d'excipient entretient les fermentations, le liquide peut faire fausse route dans la trachée, et la plupart empêchent l'utilisation de la viande, lorsque, en cas d'insuccès, les animaux sont sacrifiés.

Ces agents thérapeutiques sont tantôt des stimulants, tantôt des vomitifs, tantôt des absorbants ou des antifermentescibles. Le plus recommandable est encore l'eau-de-vie (1/4 ou 1/2 litre dans une quantité double d'eau froide) ou la teinture d'ellébore (10 à 20 grammes) mélangée avec l'eau-de-vie. Les carminatifs : les infusions et les décoctions de cumin, de fenouil, de camomille, de valériane, d'aneth, de gingembre, etc., ont une action moins efficace.

L'essence de térébenthine (30 à 200 gram.), donnée dans de l'eau-de-vie diluée, produit parfois une action relativement favorable; mais elle est souvent insuffisante. L'asa fœtida, l'éther, le pétrole, le camphre, etc., doivent être abandonnés.

Les absorbants n'ont qu'une utilité fort contestable. L'ammoniaque, (10 à 30 gram. administrés dans 30 ou 50 fois autant d'eau, à des intervalles d'une demi-heure à deux heures) a certainement fait plus de mal que de bien ; c'est avec elle qu'on a observé le plus souvent la *fausse route*. Ce médicament est du reste plutôt excitant qu'absorbant. Les autres absorbants : l'eau de savon concentrée, la lessive de cendres, la potasse, l'eau de chaux, etc., sont moins dangereux. Mais il ne faut pas perdre de vue que les absorbants parvenus dans le rumen s'y trouvent dans des conditions tout à fait différentes de celles que l'on réalise en plaçant l'un de ces agents dans un flacon rempli de gaz acide carbonique et en agitant ce flacon. Les réactions, dans les deux cas, ne se font pas de la même manière, bien s'en faut.

Les antifermentescibles, dont l'usage est très avantageux dans la tympanite chronique, ne conviennent que dans les cas bénins de la forme aiguë; pour ces cas, on peut utiliser l'hyposulfite de soude (100 à 200 gram.) ou le chlorure de potassium (30 à 60 gram.), recommandé surtout par Marton, Brown, David et d'autres: la liqueur de Labarraque ou l'hypochlorite de soude (50 grammes de sel dissous dans un demi-litre d'eau froide), l'acide chlorhydrique, etc.

Il ne faut pas s'arrêter trop longtemps à ces moyens; on doit savoir saisir le moment où il convient de les abandonner et de faire usage de la sonde œsophagienne ou du trocart. L'anxiété et la dyspnée rendent souvent l'emploi de la sonde extrêmement dangereux; parfois aussi l'obstruction n'en permet pas l'application. Dans ces cas, il faut résolument pratiquer la *ponction du rumen*. En faisant une boutonnière étroite à la peau, au moyen de la lancette ou de la flamme, l'introduction du trocart est rendue beaucoup plus facile.

La canule ronde simple, sans ouvertures latérales, est préférable à toute autre. Si l'évacuation des gaz s'opère trop brusquement, on peut voir survenir du vertige, des chutes sur le sol, ou une syncope par anémie cérébrale que provoque l'hypérémie des organes de la cavité abdominale. La canule ne doit pas être retirée trop hâtivement: si la fermentation venait à se prolonger, une nouvelle météorisation se produirait. L'intrument peut impunément rester en place pendant plusieurs heures. Lorsque l'asphyxie est imminente et qu'on n'a pas de trocart sous la main, il faut effectuer la ponction au moyen d'un couteau à lame solidement immobilisée sur le manche.

L'asphyxie conjurée et la guérison de la météorisation obtenue, il faut soumettre les animaux pendant quelques jours à une diète sévère, car les matières accumulées dans la panse pourraient agir sur celles qui seraient introduites, y provoquer des fermentations anormales et une nouvelle météorisation.

Le **traitement de la tympanite aiguë chez le mouton** est à peu près le même que chez le bœuf. Le massage du flanc gauche et l'élévation du train antérieur constituent des moyens de beaucoup préférables à l'application de la sonde œsophagienne et à la ponction du rumen (May). Cette dernière opération est bien plus dangereuse que chez le bœuf. Si l'on est obligé d'employer des agents thérapeutiques, on peut donner l'eau de chaux (un quart de litre chaque dix ou quinze minutes), le sulfate de soude (à la dose de 15 gram., dissous dans un peu d'eau), le remède de Groppe (une petite cuillerée à bouche tous les quarts d'heure), l'essence de térébenthine (une demi-cuillerée à bouche dans 1/8e de litre d'eau) ou l'huile de pétrole (d'après May, une demi-cuillerée à bouche dans une égale quantité d'eau-de-vie). Quant à l'ammoniaque (une demi-cuillerée à bouche dans 1/4 de litre d'eau froide), nous ferons au sujet de son emploi les mêmes réserves que pour le bœuf.

Lorsque la météorisation se développe à la fois sur un grand nombre d'animaux du même troupeau, un pareil traitement serait trop long et trop pénible ; on conseille alors de mettre aussitôt le troupeau en mouvement et de le diriger vers un cours d'eau ; on y plonge les animaux ou on les arrose abondamment. Il est des cas graves pour lesquels la ponction du rumen au moyen du trocart ou du bistouri est le seul moyen d'éviter la mort (1).

Pour préserver la viande de l'odeur désagréable que lui communiquent les gaz du rumen sur les animaux abattus ou asphyxiés, on recommande d'ouvrir aussitôt la cavité abdominale et d'étaler largement la masse intestinale.

Hurtrel d'Arboval a décrit une tympanite accompagnée de mouvements convulsifs très prononcés, qui serait commune dans le département des Pyrénées-Orientales, où elle est connue sous le nom de « falère ». Il est probable qu'il s'agit d'une intoxication par des plantes vénéneuses.

Chez le **porc**, la météorisation peut survenir après l'ingestion d'aliments fermentescibles, tels que les drèches riches en levûre (2), après l'ingestion rapide de petit-lait chaud en excès (Viborg) ou dans le cours de certaines intoxications. Comme l'administration des médicaments liquides est accompagnée de grands dangers, il faut presque toujours avoir recours au trocart (qui est aussi recommandé par Spinola). On peut également essayer les injections sous-cutanées de physostigmine.

(1) Dans certaines régions, on a souvent recours à un traitement empirique bien connu des bergers et qui donne de bons résultats : aussitôt que les animaux commencent à se ballonner, on leur administre de l'axonge ou du beurre (à la dose de 100 gr. environ pour le bœuf et de 20 gr. pour le mouton). Il est des communes et des fermes où l'on a l'habitude d'enterrer, çà et là, dans les champs où les animaux sont exposés à se météoriser, un pot contenant de l'axonge; c'est une précaution qui peut rendre des services.

(N. D. T.)

(2) Eberhardt, *Repertor.*, 1875.

Chez le **chien** nous avons observé une forte météorisation dans certaines intoxications (entérite d'intoxication) et dans les rétrécissements de l'intestin.

Bibliographie. — CHABERT, *Instruct. vétér.*, 1790-1795. — DE GASPARIN, *Manuel d'art vétér.*, 1817. — GILBERT, *Traité des prairies artificielles*, 1826. — CHARLOT, *Recueil vét.*, 1831. — ROUCHON, *Journ. du Midi*, 1841. — SHENTON, *The veterin.*, 1844. — BOUGTHON, *Ibid.* — RIJNDERS, *Repertor.*, 1853. — LINDENBERG, *Preuss. Mittheil.*, 1855-56. — PRANGÉ, *Recueil vét.*, 1856. — CRUZEL, *Ibid.*, 1859. — FERRARI, *Giornal. di med. vet.*, 1861. — JOYEUX, *Journ. du Midi*, 1861. — RINGUET, *Ibid.* — BROWN, *The Veterin.*, 1862. — WEINMANN, *Adam's Wochenschr.*, 1864. — ZWICKEL, *Thierarzt.* 1864. — COCULET, *Journ. du Midi*, 1866. — BRAUER, *Sächs. Jahresber.*, 1867. — RÉJOU, *Journ. d'agricult. prat.*, 1867. — DESSART, *Journ. de Lyon*, 1868. — REISET, *Thierarzt*, 1868. — SENATOR, *Ibid.*, 1869. — ANACKER, *Ibid.*, 1871. — ANDRÉ, *Annal. de Bruxelles*, 1874. — HAUBNER-SIEDAMGROTZKY, *Landwirthsch. Thierheilkde*, 1884. — *Oesterr. Vierteljarsschr.*, 1856-69-83-84. — BESCHEL, *Sächs. Jahresber.*, 1884. — HASELBACH, *Zeitschr. f. Mikroskopie u. Fleischbesch.*, 1884. — GODERIN, *Bullet. belge*, 1886. — BERGER, *Bad. thierärztl. Mittheil.*, 1887. — HERING, *Spec. Pathologie.* — RYCHNER, *Bujatrik.*

SUR LA MÉTÉORISATION AIGUE DU MOUTON. — DAUBENTON, *Instruct. pour les bergers*, 1802. — TEISSIER, *Instruct. sur les bêtes à laine*, 1810. — MAY, *Das Schaf.* — EINICKE, *Magazin*, 1850. — ZÜRN, *Thierarzt*, 1870.

MÉTÉORISATION CHRONIQUE DES RUMINANTS.

La tympanite lente, chronique, consiste en une accumulation tenace et périodique de gaz, notamment de carbures d'hydrogène dans le rumen ; mais cette accumulation est moins abondante que dans la tympanite aiguë. Dans un cas observé par Erdmann, le mélange gazeux avait la composition suivante :

Carbures d'hydrogène	42	p. 100
Acide carbonique	35	—
Azote	20	—

Cette composition varie avec les aliments ingérés et ces chiffres ne doivent pas être considérés comme absolus ; néanmoins, ils montrent que l'acide carbonique est moins abondant dans la tympanite chronique que dans la forme aiguë de cette maladie.

Étiologie. — Parmi les causes mentionnées par les auteurs, il en est deux bien différentes, qui doivent être indiquées. Très souvent la tympanite chronique n'est qu'un symptôme du *catarrhe chronique de l'estomac ;* elle est déterminée par la cessation de la rumination, l'activité de la fermentation et la suppression des mouvements du rumen. Lorsque le catarrhe existe, les moindres fautes diététiques, telles que l'ingurgitation trop brusque de la ration, chez les sujets adultes, ou d'une quantité trop considérable de lait, chez les jeunes animaux, sont capables de provoquer la météorisation. Il est évident que les fourrages qui fermentent facilement favorisent son développement, surtout lorsqu'ils sont donnés pendant un certain temps.

Peuvent agir de la même façon : la suppression longtemps prolongée des fourrages secs, la paille hachée trop court, les farineux, etc.

Toutes les conditions anormales qui créent des obstacles mécaniques à la rumination sont des causes de la météorisation chronique. Ici, on doit particulièrement signaler les rétrécissements de l'œsophage (rétrécissements par compression) dus le plus souvent à des tumeurs ou à la dégénérescence tuberculeuse des ganglions lymphatiques médiastinaux. De fait, la tympanite chronique est souvent liée à la tuberculose. Les tumeurs des trois premiers compartiments gastriques (polypes, fibromes, sarcomes, etc.), les égagropiles, les pelotes stercorales peuvent gêner les éructations et produire la météorisation. Les adhérences des viscères abdominaux aux parois du ventre entravent leurs mouvements, déterminent la stase des matières alimentaires et le ballonnement ; ces adhérences péritonéales sont ordinairement dues à des corps étrangers pointus, à des coups donnés sur la partie déclive de l'abdomen, à des ponctions répétées du rumen, etc. Les hernies diaphragmatiques avec soudure du réseau aux parois de la cavité thoracique ou aux organes qui y sont contenus peuvent également entraver la rumination et les éructations, et produire la météorisation chronique (Lindenberg).

Symptômes. — Ils sont analogues à ceux du catarrhe chronique de l'estomac. Le symptôme principal est le gonflement permanent ou intermittent du flanc gauche. La rumination est supprimée ; les mouvements de la panse et ses bruits sont peu sensibles. Les troubles de la respiration et l'inquiétude que l'on observe toujours dans la tympanite aiguë font ordinairement défaut. A mesure que le mal progresse, l'amaigrissement s'accuse graduellement.

Pronostic. — Le pronostic varie avec la cause déterminante de l'affection. Lorsque la météorisation est sous la dépendance du catarrhe gastrique, elle disparaît avec celui-ci ; mais lorsqu'elle est la conséquence de l'une des altérations organiques signalées plus haut — déplacement ou adhérences anormales des grands réservoirs digestifs — elle est incurable.

Traitement. — On ne doit l'entreprendre que dans les cas où la météorisation est symptomatique du catarrhe chronique de l'estomac, et alors il se confond avec celui de cette dernière affection.

Une première indication importante, c'est d'instituer un régime alimentaire convenable. Il faut en outre chercher à entraver les fermentations par l'administration d'acide chlorhydrique, d'hyposulfite de soude, etc., et exciter les mouvements de l'estomac par l'émétique, l'ellébore blanc ou l'essence de térébenthine. Comme dernière ressource, on peut effectuer la vidange du rumen à la faveur d'une incision faite dans le flanc gauche. Le ballonnement atteint rarement des proportions qui nécessitent la ponction du rumen. Les absorbants ne procurent qu'une amélioration passagère. Ils sont impuissants contre les fermentations et l'inertie du rumen (1).

Bibliographie. — Lindenberg, *Magazin*, 1845. — Röffert, *Preuss. Mittheil.*, 1855-56. — Krüger, *Ibid.*, 1854. — Luatti, *Il med. veter.*, 1860. — Albrecht, *Thierarzt*, 1862. — Liautard, *Journ. de Lyon*, 1863. — Bauer, *Sächs. Jahresber.*, 1863. — Göring, *Adam's Wochenschr.*, 1864. — Schuhmacher, *Thierarzt*, 1863. — Legrand, *Annal. de Bruxelles*, 1865. — Igel, *Repertor.*, 1866. — Erdmann, *Arch. f. Thierheilkde*, 1875. — Schwanz, *Repertor.*, 1877. — Hetzel, *Ibid.*, 1878. — Johne, *Sächs. Jahresber.*, 1883. — Haubner-Siedamgrotzky, *Landwirthsch. Thierheilkde*, 1884. — Kater, *Berliner Archiv.* 1885. — Kaiser, *Ibid.* — Kubeli, *Schweizer Archiv.* 1885. — Utz, *Bad. thierärztl. Mittheil.*, 1887. — Durieux, *Annal. de Bruxelles*, 1888.

SURCHARGE DU RUMEN CHEZ LE BŒUF.

Étiologie. — L'avidité des animaux pour les aliments auxquels ils ne sont pas habitués (herbe, trèfle vert, foin nouveau, drèches, marcs divers, etc.); l'ingestion en quantité excessive de ces aliments, après une abstinence prolongée, ou d'une eau dont la température est trop basse : telles sont les principales causes de la surcharge du rumen.

Symptômes. — Ils varient avec la condition déterminante de la maladie, surtout avec la quantité de fourrage ingéré et son degré de digestibilité.

Les animaux se tiennent éloignés de la mangeoire, voussent le dos, expulsent à des intervalles très rapprochés et en petite quantité des excréments normaux; ils agitent la queue, frappent l'abdomen avec les pieds de derrière, portent la tête vers l'un ou l'autre flanc et se plaignent; parfois ils se couchent en poussant des gémissements et se relèvent presque aussitôt. Le regard est anxieux, hagard; les yeux sont proéminents, la conjonctive est injectée. A certains moments on observe de la stupéfaction; les animaux sont inattentifs à ce qui se passe autour d'eux.

L'inappétence est complète, la rumination a cessé; la soif est souvent augmentée; on peut constater du ptyalisme avec des mouvements de mastication à vide, des éructations, des nausées, même du vomissement véritable. Le mufle a l'aspect normal.

Le volume de l'abdomen est augmenté, notamment au niveau du flanc gauche. Le rumen est rempli de matières alimentaires tassées, quelquefois assez dures, le plus souvent molles ; la percussion du flanc gauche donne un son mat; plus tard, elle permet de constater, dans la partie supérieure du rumen, l'accumulation d'une quantité plus ou moins considérable de gaz; les pressions exercées sur l'abdomen sont douloureuses; les animaux cherchent à les éviter. Ces constata-

(1) Un agent qui nous a procuré des résultats remarquables au début est l'ipéca, 4 à 8 grammes par jour pour les grands animaux. (L. T.)

tions sur le degré de plénitude du rumen peuvent être également faites par l'exploration rectale. Les mouvements péristaltiques sont abolis ou diminués; la main appliquée sur le flanc gauche peut s'assurer de l'inertie des parois du rumen : les bruits de frottement dus à l'activité de cet organe ne sont plus perceptibles; la défécation est rare et peu abondante, les excréments sont noirâtres et durs.

La température n'est pas augmentée et elle est régulièrement distribuée; le pouls est accéléré, l'artère tendue. La respiration est gênée; elle devient très pénible dans le décubitus et lorsque, pendant la marche, les animaux descendent une côte; ces symptômes pourraient faire croire à l'existence d'une maladie du poumon.

Marche. — La marche de l'affection n'a rien de bien constant. Lorsque le rumen est par trop surchargé, la mort peut survenir par asphyxie ou par apoplexie, tout comme dans la météorisation aiguë. Dans d'autres cas, la surcharge est suivie d'une gastro-entérite. Mais le plus souvent, surtout lorsque la quantité de fourrages ingérés n'est pas trop considérable et que ces derniers sont d'une digestion facile, elle se termine par la résolution. Dans les cas bénins, celle-ci survient en quelques heures; ordinairement les premiers signes du rétablissement de la digestion — appétit et rumination, mouvements péristaltiques plus actifs, éructations fréquentes, défécation — se montrent après vingt-quatre à trente-six heures. Au bout de trois ou quatre jours la guérison est complète.

Diagnostic différentiel. — La surcharge du rumen peut être confondue avec la tympanite aiguë et avec la hernie pelvienne.

La hernie pelvienne se produit subitement et s'exprime surtout par de l'anxiété et de l'inquiétude, comme la surcharge du rumen. L'exploration rectale permet de les distinguer : dans la surcharge, la tension du cordon, qui est caractéristique de la hernie, fait défaut. Dans la tympanite aiguë, qui se montre aussitôt après le repas et s'accuse par une augmentation rapide du ventre, le rumen est distendu par des gaz, tandis que dans la surcharge, on perçoit très nettement les matières alimentaires qui forment une masse plus ou moins consistante. De plus, les troubles de la respiration et de la circulation sont moins inquiétants dans cette dernière affection.

Le diagnostic de la surcharge de l'estomac avec le catarrhe gastro-intestinal aigu est facile; l'intensité des symptômes et leur apparition subite sont des caractères propres à la surcharge.

Traitement. — Dans la plupart des cas, on pourrait se borner à l'expectation; il est cependant indiqué de mettre les animaux à la diète et de les promener plusieurs fois par jour. Lorsque l'affection est grave, on cherche à rétablir les mouvements péristaltiques par le massage du flanc, par les drastiques et les émétiques. Les agents thérapeutiques les plus recommandables sont : l'aloès, l'émétique ou le sulfate de soude à hautes doses et l'ellébore blanc en poudre ou en teinture (10 gram. de poudre ou 15 à 20 gram. de teinture). Comme dernière ressource, on peut recourir à l'incision du flanc et à la vidange du rumen (1).

Bibliographie. — Chabert, *Instruct. vétér.*, 1792. — Prinz, *Magazin f. Thierheilkde*, 1838. — Eisele, *Repertor.*, 1840. — Roche-Lubin, *Recueil vét.*, 1849. — Lessona, *Giornal. di veter.*, 1854. — *Journ. de Lyon*, 1867. — Mayer, *Thierarzt*, 1870. — Prietsch, *Sächs. Jahresber.*, 1871. — Lutz, *Repertor.*, 1876. — Dieckerhoff, *Adam's Wochenschr.*, 1877. — Haubner-Siedamgrotzky, *Landwirthsch. Thierheilkde*, 1884. — Vogel, *Repertor.*, 1888. — Baerts, *Annal. de Bruxelles*, 1889.

Surcharge du rumen chez le mouton. — Fünfstück, *Jahresber.*, 1870. — Pröger, *Ibid.*, 1882. — Boudeaud, *Progrès vétér.*, 1889.

NOTE SUR LA « VACUITÉ DU RUMEN ».

Voigtländer (2) a décrit des phénomènes morbides obscurs, produits par la vacuité du rumen ; il a observé cet état sur des vaches en état de gestation très avancée, après un long voyage en chemin de fer ; avant l'embarquement les animaux avaient fait un repas peu copieux à l'herbe, et pendant toute la durée du trajet on ne leur avait donné aucun aliment.

Les symptômes constatés ressemblaient beaucoup à ceux de la *fièvre vitulaire*. Les animaux étaient complètement paralysés, la tête était portée d'un côté ou de l'autre ; la respiration était accélérée, l'œil rentré dans l'orbite, la pupille dilatée, le regard sans expression, etc. La mortalité a été considérable. A l'autopsie on a trouvé le rumen absolument vide.

On ne saurait affirmer que les symptômes observés par Voigtländer étaient bien sous la dépendance de la vacuité du rumen. Dans certaines maladies aiguës et chroniques du bœuf, le rumen se vide parfois complètement sans que pour cela les manifestations qui viennent d'être indiquées apparaissent. Elles sont sans doute provoquées par l'hyperémie abdominale et l'anémie cérébrale consécutive, explication qui ne cadre guère avec la théorie de Franck sur la pathogénie de l'éclampsie puerpérale.

CATARRHE DE LA CAILLETTE ET DU DUODÉNUM CHEZ LE BŒUF.

Cette maladie paraît être fréquente chez le bœuf, mais il est fort difficile de la reconnaître pendant la vie. En se basant sur l'examen de 600 animaux sacrifiés pour la boucherie et qui présentaient toutes les apparences de la santé, Prietsch estime que les sujets adultes de l'espèce bovine sont atteints de cette affection dans la proportion de 20 à 25 p. 100. Il l'a constatée tantôt sous la forme aiguë, tantôt sous la forme chronique. Les symptômes qu'on lui a assignés sont confus, souvent contradictoires. Nous nous contenterons de résumer très brièvement les observations relatées.

(1) L'ipéca est encore très avantageux ici, soit dès les premiers moments, soit pour compléter l'effet de la ponction. (L. T.)

(2) Voigtländer, *Sächs. Jahresber.*, 1878-79.

Saake a rencontré cette maladie sur de jeunes bovins, sur des bœufs, et sur les vaches, avant et après le vêlage.

Au début, les symptômes sont à peu près les mêmes que dans les autres affections gastriques; on remarque des alternatives d'amélioration et d'aggravation; souvent il y a production anormale de gaz dans l'estomac. Malgré une tympanite plus ou moins accusée et périodique, les animaux présentent tous les signes de la santé. A l'auscultation du rumen, on entend un bruit métallique particulier, que Saake considère comme un signe pathognomonique du catarrhe de la caillette, et qui n'existerait jamais dans la tympanite ordinaire. Plus tard, une diarrhée intense se montre et l'amaigrissement survient; puis on voit apparaître un état chlorotique avec tendance aux œdèmes, notamment dans la région de l'auge; l'appétit est nul ou capricieux, mais on n'observe pas le « lécher ». Les animaux sont sensibles aux pressions exercées sur l'hypochondre droit. La marche de la maladie est très irrégulière, et souvent, après de longs mois, elle se termine par la mort. A l'autopsie, on trouve un épaississement considérable de la muqueuse et du tissu conjonctif sous-muqueux; celui-ci est le siège d'une infiltration œdémateuse au voisinage du pylore et dans le duodénum; la muqueuse, qui a une teinte rouge catarrhale, peut acquérir une épaisseur de 4 centimètres; dans la forme chronique, on y observe des ulcérations folliculaires. Le tannin, à la dose de 30 grammes par jour, s'est montré très efficace.

Harms décrit sous le nom de « catarrhe de la caillette et du duodénum » une maladie de l'appareil digestif se montrant subitement pour disparaître après quelques jours, maladie qui se distingue du catarrhe stomacal ordinaire par la coloration ictérique de la conjonctive, les caractères conservés normaux des matières fécales, l'intégrité des fonctions du rumen, même lorsque ce dernier est rempli, et par la sensibilité de la région de la caillette à la pression de la main. Cette affection s'accompagnerait presque toujours du « lécher ». Comme lésions, on trouve, au début, un gonflement œdémateux et de l'hypérémie de la muqueuse, qui est recouverte d'un exsudat abondant. L'autopsie faite à une période plus avancée montre la muqueuse plissée et épaissie. Harms a traité ses malades en les soumettant à un régime diététique, en leur donnant des fourrages de facile digestion, et en administrant à l'intérieur le sel de Carlsbad et l'acide chlorhydrique.

Cet auteur a aussi décrit un cas d'obstruction de la caillette (1). Dans cette observation, la caillette, qu'à première vue on aurait prise pour le rumen, contenait 45 litres de matières alimentaires ruminées. Pendant la vie on avait constaté des éructations fréquentes, une sensibilité anormale de la région de la caillette, de la salivation, du vomissement et l'obstruction du rectum par des matières fécales.

Bibliographie. — Harms, *Deutsche Zeitschr. f. Thiermed.*, 1876. — Prietsch, *Sächs. Jahresber.*, 1877. — Saake, *Archiv f. Thierheilkde*, 1879.

CATARRHE GASTRO-INTESTINAL DES JEUNES ANIMAUX.

Par son étiologie, sa marche et son traitement, le catarrhe gastro-intestinal des jeunes animaux diffère essentiellement de la même affection chez les adultes. On l'a souvent confondu avec la dysenterie

(1) Harms, *Hannov. Jahresber.*, 1879-80.

et décrit sous ce nom ; mais il doit en être séparé, et nous lui avons consacré un chapitre spécial.

Étiologie. — I. Les causes du catarrhe chez les ANIMAUX A LA MAMELLE sont les suivantes :

1° Les *maladies de la mère*. Les états morbides constitutionnels, l'anémie, la cachexie, les affections de l'appareil digestif, les troubles de la nutrition, qui s'accompagnent toujours d'altérations du lait, agissent défavorablement sur le petit ; les maladies infectieuses, la fièvre aphteuse, la tuberculose généralisée, la tuberculose mammaire, etc., sont meurtrières pour les jeunes ; la mammite et la congestion simple des mamelles peuvent encore occasionner le catarrhe gastro-intestinal chez le veau.

L'*alimentation de la mère* a une influence considérable sur l'état de santé du petit. La nourriture trop alibile, trop riche en matières azotées (grains, légumineuses, trèfle), les aliments peu nutritifs, de basse qualité, aqueux (drèches, racines, vert), les racines et les tubercules altérés, les tourteaux rances, peuvent produire des troubles de la digestion chez les animaux à la mamelle. Plusieurs qualités particulières du lait et les altérations qu'il subit provoquent facilement la maladie ; mentionnons particulièrement le lait trop gras ou trop aqueux, caillebotté, amer, rance, trop riche ou trop pauvre en albumine ou en caséine. Certaines substances médicamenteuses mélangées à ce liquide (huiles essentielles, résineux, vésicants, laxatifs) peuvent irriter la muqueuse gastro-intestinale. Les fatigues excessives de la mère influent sur la qualité du lait et retentissent sur le jeune (1).

2° Les irrégularités dans les repas du jeune animal, lorsque les mères sont employées comme bêtes de travail.

3° Les refroidissements (locaux froids ou humides, courants d'air, pis froid de la mère).

4° La rétention des mucosités intestinales du fœtus (méconium), lorsque le premier lait (colostrum) n'est pas utilisé ; il en résulte de la constipation et une décomposition du contenu de l'intestin dont les produits irritent la muqueuse.

II. Parmi les circonstances susceptibles de déterminer le catarrhe chez les ANIMAUX SEVRÉS, il faut surtout signaler :

1° Le sevrage effectué dans de mauvaises conditions ; l'alimentation avec des aliments altérés ou des fourrages grossiers, difficiles à digérer, avec la paille hachée trop menu, etc.

2° Les succédanés du lait, particulièrement ceux qui contiennent beaucoup d'amidon. Ils agissent en produisant des fermentations aci-

(1) Une cause extrêmement commune, que les animaux tètent ou boivent, est un repas trop copieux de lait déterminant d'abord une indigestion de la caillette. (L. T.)

des (fermentation acétique, lactique, butyrique) dont les produits irritent la muqueuse.

3° Les temps froids et humides, surtout lorsque les animaux vont au pâturage, au printemps et à l'automne ; les boissons trop froides.

4° Le remplacement et l'éruption des dents, période pendant laquelle les jeunes animaux mâchonnent et déglutissent les objets les plus divers (Hamm).

5° Les affections vermineuses du canal digestif, notamment celles dues au Strongle contourné (gastrite vermineuse de l'agneau) ou au Ténia étendu (chez le même animal).

Enfin le développement de la maladie est favorisé par des causes prédisposantes générales : la faiblesse innée de l'appareil digestif, les affections des ganglions mésentériques, etc., et par la sensibilité exquise des organes de la digestion chez les très jeunes individus.

Anatomie pathologique. — Les altérations constatées à l'autopsie sont à peu près les mêmes que celles du catarrhe gastro-intestinal des adultes, et dans les cas où le processus morbide a été très intense, souvent les altérations ne correspondent pas, bien s'en faut, aux symptômes observés pendant la vie. Chez les animaux à la mamelle, l'estomac renferme des caillots de caséine volumineux et denses (on a quelquefois pris la coagulation normale du lait pour une altération pathologique); chez les animaux sevrés, on y trouve des matières alimentaires grossières plus ou moins tassées. La muqueuse de l'estomac et de l'intestin présente des altérations variables : rougeur, tuméfaction, catarrhe folliculaire, ulcérations (dans la forme aiguë); atrophie, épaississement, bourgeonnement, pigmentation, etc. (dans la forme chronique); les ganglions mésentériques sont ordinairement tuméfiés. Les sujets sont très amaigris et présentent tous les signes de l'anémie ou de l'hydroémie.

Symptômes. — Les manifestations de la période initiale varient avec les causes de la maladie. Tantôt elles se montrent subitement, tantôt elles se dessinent peu à peu et n'attirent pas l'attention pendant les premiers jours. Chez les animaux à la mamelle, le symptôme principal, la *diarrhée*, est habituellement précédée d'une légère anorexie, d'un peu de tristesse et d'affaiblissement; chez les animaux sevrés, et notamment lorsque la maladie reconnaît pour cause l'ingestion de boissons trop froides ou un refroidissement extérieur, elle débute d'emblée par de la fièvre et des troubles généraux : la température du corps est irrégulièrement distribuée ; les membres sont froids, le mufle sec ; on observe une forte dépression nerveuse, sensitive et motrice. La diarrhée se montre bientôt, les matières excrémentitielles deviennent de plus en plus liquides et claires, souvent elles sont expulsées en jet; puis elles deviennent fétides, muqueuses, jaunes ou gris verdâtre, spumeuses, plus ou moins chargées de flocons ou de caillots fibrineux, elles ont une odeur acide ou putride: plus tard, striées de sang ou même sanguinolentes, elles sont rejetées à tout instant, salissent les membres postérieurs et la queue, et déterminent la chute des poils autour de l'anus, sur le périnée et les fesses. Ordinairement il y a du ténesme et de légères coliques; les animaux ont le dos voussé, les membres rassemblés; la peau est sèche, le poil piqué; les exhalations deviennent fétides, la faiblesse est excessive.

On observe souvent de la tympanite: des gaz s'accumulent à certains moments dans le rumen et l'intestin et provoquent un ballonnement plus ou moins intense. Cet état, qui résulte de fermentations anormales, peut exister avant, pendant ou après la période diarrhéique.

Dans certains cas, la mort survient après un laps de temps qui varie de quelques jours à plusieurs semaines. Elle est généralement produite par l'épuisement, l'anémie ou l'hydrémie. Parfois la maladie se complique d'une pneumonie catarrhale; mais il est possible que celle-ci soit une conséquence de l'atélectasie pulmonaire, assez fréquente sur les nouveau-nés faibles.

Pronostic. — Le pronostic doit toujours être formulé avec réserve et en se basant sur les considérations étiologiques exposées plus haut. La longue durée de la diarrhée et de la tympanite est toujours un signe pronostique fâcheux.

Traitement. — Il faut rechercher la cause du mal et la supprimer ou en atténuer les effets. Chez les animaux à la mamelle, on doit surtout s'occuper de la mère: on évitera les aliments trop alibiles ou trop pauvres, les travaux fatigants et le séjour prolongé du lait dans les mamelles. On peut également choisir une autre nourrice.

On réglera l'alimentation du jeune; on augmentera le nombre des repas tout en diminuant la ration de lait, que l'on fera prendre en petites quantités à peu près égales. Les veaux ne seront pas sevrés avant l'âge de quatre à six semaines, et les agneaux avant celui de trois à quatre mois; le sevrage sera opéré graduellement et l'on se gardera de distribuer des aliments lourds ou irritants.

On combattra la diarrhée par les soupes au pain rôti, la farine torréfiée, le malt, le café, les œufs crus, l'eau de gélatine, le mucilage de guimauve ou de gomme, les grains de chènevis, de pavot, le lait d'amandes, les décoctions de houblon, de têtes de pavot, etc. Lorsque l'intestin est rempli de matières fermentées et en voie de décomposition, on peut administrer un léger laxatif; pour le veau, deux à trois cuillerées à soupe d'huile de ricin ou d'une autre huile douce; 25 à 30 grammes de sulfate de soude ou de magnésie dans une décoction mucilagineuse; pour l'agneau, le quart de ces doses (1).

(1) Le tartroborate de potasse, préconisé par Delafond, convient aussi très bien pendant les premiers jours: 20 à 30 grammes pour les veaux, 5 à 10 pour les agneaux. (L. T.)

Contre les fermentations intestinales on a recommandé les carbonates de magnésie ou de soude, la craie, la poudre d'os (une cuillerée à thé ou à soupe). On pourrait encore essayer la créosote (trois à cinq gouttes par veau, une demi-goutte à une goutte par agneau, dans un excipient mucilagineux), la créoline (2 à 5 gram. pour le veau, $0^{gr},5$ à 1 gram. pour l'agneau), l'acide salicylique (1 à 2 gram. pour le veau, $0^{gr},25$ à $0^{gr},50$ pour l'agneau, en solution dans l'alcool), la résorcine et quelques autres antiseptiques.

Dans les diarrhées intenses, l'opium et la rhubarbe rendent de bons services. On administre l'opium à la dose de $0^{gr},2$ à 1 gramme pour le veau, et à celle de $0^{gr},05$ à $0^{gr},2$ pour l'agneau; on peut aussi donner la teinture d'opium ou la poudre de Dower (1 à 5 gram. chez le veau; $0^{gr},5$ à 1 gram. pour l'agneau), la racine de rhubarbe en décoction (2 à 4 gram. pour le veau et $0^{gr},5$ à 1 gram. pour l'agneau). La plupart des styptiques ont également donné quelques résultats avantageux. Enfin, il est encore indiqué de faire dans le rectum des irrigations astringentes avec une solution d'alun ou de tannin à 1 p. 100, de nitrate d'argent ou de sel de Saturne à 1-2 p. 100 (1).

Bibliographie. — Brugnone, *La Mascalcia*, Turin, 1774. — Bénard, *Recueil vét.*, 1828. — Delafond, *Recueil vét.*, 1844. — Darreau, *Ibid.*, 1846. — Mazoux, *Journ. de Lyon*, 1850. — Philipp, *Sächs. Jahresber.*, 1875. — Dinter, *Ibid.*, 1877. — Hamm, *Adam's Wochenschr.*, 1873-74. — Dupont, *Recueil vétér.*, 1871. — Zündel, *Der Gesundheitzustande*, etc., 1881. — Filliatre, *Recueil vét.*, 1886. — Barinetti, *La Clinica vet.*, 1889. — (Voy. *Dysenterie des nourrissons*).

TROUBLES GASTRIQUES DÉTERMINÉS PAR LA PRÉSENCE DE CORPS ÉTRANGERS DANS L'ESTOMAC DES RUMINANTS.

(INDIGESTION TRAUMATIQUE, INFLAMMATION TRAUMATIQUE DE L'ESTOMAC ET DU DIAPHRAGME).

Considérations générales. — La bibliographie de ce chapitre est très riche, mais elle a surtout trait à la cardite ou à la péricardite

(1) Filliâtre a obtenu d'excellents résultats avec l'eau de goudron. Voici en substance le traitement qu'il préconise :

Goudron végétal pur	150 grammes.
Eau bouillante	6 litres.

« Laisser tiédir le mélange et le donner en lavements à la dose de un tiers de litre toutes les demi-heures; cesser le traitement aussitôt la diarrhée arrêtée. Le soir même, les jeunes veaux sont revenus à la santé et boivent le lait qui leur est présenté.

« Le lendemain faire prendre le lait coupé d'un quart d'eau de goudron; cesser le traitement deux jours après. »

Barinetti recommande un traitement consistant en l'administration de lavements de lait et d'éther. Il conseille de donner deux fois par jour un lavement préparé avec 300 gr. de lait et une quantité d'éther graduellement portée de 5 à 12-15 gr.

(N. D. T.)

traumatiques, qui constituent en réalité une complication des affections gastriques dont il doit être question ici. Le tableau clinique des lésions traumatiques du cœur est bien plus précis que celui du processus morbide qui évolue dans les parois gastriques; aussi les ouvrages spéciaux traitent-ils presque exclusivement de la péricardite. Cependant, les faits relatés par Obich, Meyer, Harms et Schmidt, et nos propres observations, permettent de tracer une description générale des troubles produits du côté des organes digestifs et du diaphragme.

On rencontre très communément des corps étrangers dans l'estomac des ruminants abattus pour la boucherie. Bergemann a recueilli un couteau à découper qui était resté pendant trois mois dans l'estomac d'une génisse sans causer le moindre trouble local ou général. Dans la plupart des cas, cependant, ils occasionnent de graves désordres du côté des premiers compartiments gastriques et du diaphragme. Au point de vue de leur importance pathologique, Schmidt les a classés en trois groupes :

1° Corps étrangers mousses (cailloux, pierres, etc.) ;

2° Corps étrangers pointus qui perforent les parois de l'estomac et y restent fixés (clous à tête large, épingles à cheveux, etc.) ;

3° Corps étrangers pointus ou tranchants qui traversent les parois de l'estomac et cheminent plus ou moins loin dans les parties voisines (aiguilles, pointes, fragments de fil de fer).

Étiologie. — La fréquence des corps étrangers dans l'estomac des ruminants tient aux habitudes de ces animaux ainsi qu'au mode de préhension et de déglutition des aliments. Toute proportion gardée, on les rencontre plus souvent chez les vaches soignées par des femmes que chez celles des étables où le service est fait par des hommes (Obich).

Ils sont relativement communs dans les petites exploitations où les débris de cuisine les plus divers sont donnés aux animaux, dans les étables des petits artisans, notamment des cordonniers, dans les environs des fabriques d'aiguilles (1), dans les locaux dont le plafond ou la toiture sont en bois ; ils sont plus fréquents chez les animaux entretenus en stabulation permanente que sur ceux qui vivent aux pâturages. Harms a observé que les individus occupant la tête ou la queue d'une rangée en sont plus souvent porteurs que les autres ; il explique ce fait par l'accumulation vers les extrémités des crèches des corps étrangers qui s'y trouvent accidentellement déposés.

Altérations anatomiques. — Comme corps étrangers *mousses* on rencontre les objets les plus divers : cailloux, sable, égagropiles, objets en cuir, courroies, manches de fouet cassés, balles, pièces de mon-

(1) Cosson (de Villeneuve-l'Archevêque) fait remarquer que le voisinage des fabriques de bonneterie est également dangereux pour les vaches, en raison de l'éparpillement dans les cours et sur les chemins des aiguilles cassées ou défectueuses retirées des métiers (Morot, *Journ. de Lyon*, 1890). (N. D. T.)

naie, vêtements, etc., jusqu'à des cadavres de vipère et de couleuvre. Tous ces corps agissent en déterminant le catarrhe de la muqueuse ou son inflammation véritable. Si le rumen renferme du sable, généralement celui-ci forme une masse compacte plus ou moins dure: la muqueuse elle-même peut être incrustée d'une épaisse couche de petits grains.

Les corps *pointus* que l'on trouve le plus souvent fixés dans les parois de l'estomac sont : des clous à tête large, des épingles, des épingles à cheveux, des fils de fer recourbés, des fourchettes de cuisine, etc. Ordinairement on les rencontre dans le réseau ; l'ampleur du rumen et la disposition régulière de sa membrane interne expliquent bien pourquoi leur implantation est très rare dans les parois de ce compartiment, tandis que les irrégularités de la muqueuse du réseau les arrêtent facilement. Au lieu où le corps vulnérant est fixé, le réseau présente une inflammation circonscrite qui cache un canal fistuleux étroit, à parois épaissies, de couleur grise ou gris bleuâtre, canal renfermant du pus et des matières alimentaires. Au voisinage de cette lésion, la surface péritonéale du réseau est recouverte d'un exsudat fibrineux ou d'une couche de bourgeons charnus; elle adhère aux organes voisins et notamment au diaphragme ; des abcès peuvent se former autour du trajet fistuleux, et très souvent le diaphragme est tapissé de granulations. Le rumen adhère quelquefois aux parois abdominales et renferme une grande quantité de matières alimentaires. Tantôt on découvre le corps étranger au fond du trajet fistuleux, tantôt il a quitté celui-ci pour rentrer dans l'estomac où on le trouve mêlé aux aliments. Alors il aurait pu être expulsé avec les matières excrémentitielles. Cette dernière circonstance s'est quelquefois produite et a fait croire, à tort, à la possibilité d'une dissolution du corps étranger.

Les corps étrangers pointus passant complètement à travers les parois de l'estomac sont les aiguilles de toute espèce, les morceaux de fil de fer, les clous cassés, les couteaux, ciseaux, fourchettes, morceaux de verre, de bois, les sarments de vigne, etc. Suivant la direction qu'a prise le corps étranger on peut trouver, outre les altérations décrites sur le réseau et le diaphragme, les signes d'une péritonite étendue, des abcès du foie et de la rate, des adhérences entre le réseau et le foie, des abcès des parois abdominales ou de la poitrine, des pneumonies lobulaires, des abcès pulmonaires, des adhérences entre le poumon et la plèvre, de la pleurésie, etc. Le corps étranger peut pénétrer jusque dans les muscles de l'épaule et du bras, même arriver jusqu'à la moelle épinière, en laissant sur son chemin des indurations, des adhérences, des abcès et des fistules.

Les altérations du cœur seront décrites à l'article « Péricardite traumatique ».

Symptômes. — Les symptômes qui révèlent la présence des corps *mousses* dans l'estomac des ruminants consistent principalement en des troubles chroniques ou aigus de la digestion, produits par l'irritation de la muqueuse. D'après Krichels-Schmidt, dans l'incrustation de la muqueuse par du sable, on observe une mastication continuelle sans déglutition, une abondante salivation, des plaintes, une grande faiblesse ; les animaux se tiennent immobiles, le dos voussé, ou conservent la position décubitale : le rumen est très résistant à la palpation et ses mouvements péristaltiques sont supprimés. Si la mort doit survenir elle a ordinairement lieu du neuvième au dix-septième jour : dans quelques cas la maladie prend la forme chronique et peut persister pendant fort longtemps.

Lorsque le corps étranger est *pointu*, les symptômes sont ordinairement ceux d'une inflammation traumatique de l'estomac et du diaphragme. Sans cause apparente, on constate subitement des troubles graves de la digestion, des coliques avec trépignements, coups donnés sur le ventre, vive agitation, etc., troubles qui simulent parfois les symptômes de l'invagination ; dans d'autres cas, le cortège symptomatique est ouvert par les signes ordinaires du catarrhe aigu de l'estomac. Plus tard, on observe une série d'accidents gastriques périodiques d'un caractère très inconstant ; habituellement c'est la tympanite chronique qui domine la scène, et elle a ceci de particulier, que tous les médicaments dirigés contre elle restent à peu près sans effet. Avec les progrès de la maladie, l'amaigrissement et la faiblesse deviennent extrêmes, le regard exprime l'angoisse et la souffrance, les divers mouvements (mastication, coucher, relever, marche) s'accompagnent de signes évidents de douleur et provoquent des plaintes.

Les animaux sont très sensibles aux pressions exercées sur le réseau ; d'après Ellenberger et Schaaf, le lieu où l'exploration doit être faite est situé sur la paroi inférieure de l'abdomen, un peu à gauche de l'appendice xiphoïde du sternum ; souvent aussi les pressions sur le sternum, le thorax, le garrot ou le rumen donnent lieu à des souffrances plus ou moins vives. Dans les cas où le diaphragme est enflammé, la percussion au niveau de son bord périphérique est également douloureuse ; on peut observer de la matité circonscrite en avant de sa ligne d'insertion (abcès, néoformations granuleuses) ; ses contractions, lors de l'inspiration et au moment de la défécation, et le mouvement opposé qu'il exécute pendant l'expiration sont très pénibles pour le malade. Aussi la défécation s'effectue autant que possible sans l'intervention des forces musculaires abdominales ; elle a lieu très rarement ; il en résulte une accumulation exagérée de matières excrémentitielles dans le rectum. Lorsque le corps étranger a blessé un vaisseau important, on peut voir du sang s'échapper par l'anus.

L'affilure du corps étranger permet souvent à celui-ci de traverser les parois de l'estomac, d'arriver dans la cavité péritonéale, de pénétrer dans le diaphragme, dans le foie, etc., et cela grâce aux contractions du réseau, aux mouvements péristaltiques de l'estomac et au jeu du muscle diaphragmatique. Les efforts de la parturition aident puissamment à la progression du corps vulnérant. Dans tous ces cas, on observe, outre les symptômes gastriques décrits, des manifestations répondant à l'altération surajoutée, laquelle peut être la cardite, la pneumonie, la pleurésie, le pneumothorax, l'entérite, la péritonite, l'hépatite, etc. Le corps étranger se dirige quelquefois vers la peau; il provoque sous le tégument une tuméfaction inflammatoire dont la signification peut être immédiatement reconnue à cette période de la maladie: c'est un phlegmon très variable dans ses dimensions, qui atteignent parfois celles d'une tête d'homme; son siège le plus fréquent est la partie inférieure de l'hypochondre gauche; il peut cependant apparaître à droite, ou en arrière de cette région, au voisinage de l'ombilic ou des mamelles. Cet abcès est remarquable par son peu de sensibilité; il s'ouvre spontanément et laisse écouler un pus sanguinolent, mélangé de matières alimentaires, quelquefois de sable. Le corps étranger peut être éliminé en même temps; en suivant avec une sonde le trajet fistuleux qu'il a creusé, on peut pénétrer jusque dans l'estomac. Ordinairement la fistule ne se ferme qu'après des semaines, voire des mois; parfois la guérison est complète au bout d'un temps relativement court; dans certains cas les malades tombent dans le marasme et succombent; enfin il est des animaux qui ne présentent pour ainsi dire rien d'anormal, ni avant, ni après l'abcédation.

Diagnostic différentiel. — Le diagnostic est assez difficile. Toutefois, l'examen minutieux des malades permet souvent de constater des symptômes importants et significatifs.

S'il est possible de confondre l'affection dont il s'agit avec le catarrhe simple de l'estomac, on a cependant pour se guider et éliminer celui-ci : l'absence de réactions lorsque l'on comprime l'insertion du diaphragme ou la région du réseau, etc., l'uniformité des troubles gastriques, les renseignements étiologiques et l'efficacité du traitement curatif prolongé pendant un certain temps; en outre, dans le catarrhe simple de l'estomac, l'amaigrissement s'accentue beaucoup moins rapidement que dans les cas de traumatisme de cet organe.

On peut être embarrassé pour différencier la maladie en question d'une péritonite ou d'une gastro-entérite : mais ces dernières affections se distinguent ordinairement par une marche plus rapide, une fièvre plus intense et des troubles plus profonds de la nutrition. — Lorsque le corps étranger a pénétré dans les poumons, il peut provoquer les symptômes d'une affection pulmonaire chronique qu'il est parfois difficile de séparer nettement de la tuberculose pulmonaire, à moins que des indigestions antérieures, une affection du diaphragme, l'absence de catarrhe bronchique ne laissent supposer la présence d'un corps étranger.

La péripneumonie contagieuse se reconnaît à son caractère épizootique, à sa marche typique, aux symptômes pneumoniques qui dominent la scène, enfin à l'absence de troubles graves du côté de l'estomac et de l'intestin.

Traitement. — La prophylaxie ressort des considérations étiologiques. Harms propose de pratiquer aux extrémités des crèches des fossettes en contre-bas destinées à recueillir les corps étrangers qui se trouvent accidentellement mélangés aux fourrages. — L'efficacité du traitement dépend avant tout de l'époque à laquelle le diagnostic a été bien assis. Les cas ne sont pas rares où l'on a d'abord institué le traitement du catarrhe de l'estomac ; mais dès que l'on est certain de la présence d'un corps étranger, il n'y a qu'à choisir entre l'abatage pour la boucherie et l'extraction du corps vulnérant. On peut pratiquer cette dernière suivant le procédé indiqué par Obich. Il consiste à faire au flanc gauche et à 8-10 centimètres des apophyses transverses des vertèbres lombaires, une incision verticale par laquelle le bras puisse pénétrer dans le rumen ; une fois dans ce réservoir, la main va à la recherche du corps étranger, en explorant surtout le plancher du réseau. On applique sur les parois du rumen une suture de Gély ou de Jobert de Lamballe, puis l'incision cutanée est fermée par une suture ordinaire.

L'opération, dit-on, est assez bien supportée ; on pourrait même la tenter sur la vache pleine ; le point essentiel est de faire un diagnostic exact. — Obich, qui a eu l'occasion de la pratiquer treize fois, n'a eu que quatre succès.

L'extraction du corps étranger est indiquée toutes les fois que le diagnostic est précis et que le mal n'est pas trop ancien ; mais, pour des raisons d'ordre économique, on préfère généralement l'abatage.

Bibliographie. — LINDENBERG, *Magazin*, 1847. — DAFFIENO E LESSONA, *Giornal. di veterin.* — AUBRY, *Recueil vét.*, 1857. — HAHN, *Adam's Wochenschr.*, 1858. — KRETSCHMAR, *Sächs. Jahresber.*, 1861. — BÜRCHNER, *Adam's Wochenschr.*, 1862. — OBICH, *Ibid.*, 1863-64. — SCHWARZ, *Ibid.*, 1863-70. — BERGEMANN, *Magazin*, 1863. — MEYER, *Ibid.*, 1864. — SCHMIDT, *Preuss. Mittheil.*, 1867-68. — JOST, *Ibid.* — ERLER, *Sächs. Jahresber.*, 1868. — LEISERING, *Ibid.* — VOIGTLANDER, *Ibid.* — LANUSSE, *Journ. du Midi*, 1869. — HARMS, *Magazin*, 1871. — VACHETTA, *Gazella med. veter.*, 1871. — ANACKER, *Thierarzt*, 1872. — ZIPPERLEN, *Repertor.*, 1874. — PRIETSCH, *Sächs. Jahresber.*, 1875. — ABLEITNER, *Oesterr. Monatsschr.*, 1877. — JOHN, *Sächs. Jahresber.*, 1878. — SCHMIDT, *Vorträge für Thierärzte*, 1878. — DINTER, *Sächs. Jahresber.*, 1880. — THOMASSEN, *Thierarzt*, 1880. — SEEGER, *Repertor.*, 1880. — FOGLAR, *Oesterr. Vereinsmonatsschr.*, 1883. — ELLENBERGER u. SCHAAF, *Deutsche Zeitschr. f. Thiermedic.*, 1883. — DIETERICH, *Repertor.*, 1886. — BERTSCHE, *Bad. thierärztl. Mittheil.*, 1886. — BRAUER, *Sächs. Jahresber.*, 1887. — BOUCHET, *Recueil vétér.*, 1888. — BRU, *Revue vétér.*, 1890. — MOROT, *Journ. de Lyon*, 1890.

CATARRHE GASTRO-INTESTINAL DES CARNIVORES.

Étiologie. — La surcharge et le catarrhe de l'estomac sont bien plus fréquents dans l'espèce canine que chez le cheval et le bœuf. On peut dire que chez le chien ils occupent, dans le cadre nosologique, une place aussi importante que toutes les autres maladies réunies. La cause de cette extrême fréquence des maladies de l'estomac réside probablement dans l'alimentation irrégulière à laquelle cet animal est soumis; la diète réglée elle-même est souvent irrationnelle, et l'habitude très répandue de donner un seul repas par jour entraîne quotidiennement la surcharge de l'estomac. Ce sont les chiens de chasse et les chiennes nourrices qui en sont le plus communément atteints, à cause de leur grand besoin d'aliments. Mais on peut l'observer chez tous les chiens affamés qui se bourrent littéralement l'estomac de pommes de terre, de pain, d'os, etc.

Les aliments durs, irréguliers, lourds, gâtés, pourris, fermentés; les corps étrangers qui servent de jouets aux jeunes chiens et qui sont parfois déglutis par eux : voilà les agents étiologiques les plus communs du catarrhe de l'estomac. Il faut encore mentionner : la carie dentaire, l'ingestion trop rapide des aliments surtout lorsqu'ils sont trop chauds, les refroidissements extérieurs, après la tonte ou le bain (1).

Le catarrhe gastro-intestinal peut aussi survenir comme épiphénomène de la maladie du jeune âge et de diverses affections chroniques : ulcère de l'estomac, vers intestinaux, stases dans le système porte, maladies anciennes du cœur, du poumon, du foie, mal de Bright, etc.

Symptômes. — 1° Surcharge de l'estomac. — Elle provoque ordinairement le vomissement, puis tout rentre dans l'ordre. Lorsque les matières contenues dans l'estomac ne sont pas rejetées, on observe des symptômes graves : des nausées accompagnées d'une salivation abondante, une anorexie complète; les animaux s'éloignent avec dégoût des aliments qu'on leur présente, la soif est augmentée, les pressions exercées sur l'estomac distendu provoquent des plaintes; la respiration est sensiblement accélérée. Les malades sont tristes, de mauvaise humeur, ou capricieux et inquiets; ils changent souvent de position, se couchent, se relèvent, trépignent, se plaignent, agitent la queue, sont en proie à des coliques. Il n'y a pas la moindre fièvre.

(1) Le refroidissement brusque est une cause fréquente. Nous avons vu plusieurs fois la maladie se manifester chez des chiens de chasse échauffés par le travail et qui s'étaient baignés dans de l'eau froide. (L. T.)

2° Catarrhe de l'estomac. — Chez le chien, il est possible de distinguer le catarrhe de l'estomac de celui de l'intestin : dans cette dernière affection, le vomissement est exceptionnel, tandis que dans la première il est à peu près constant. Mais il ne faut pas oublier que le vomissement est un symptôme commun à une foule d'affections, parmi lesquelles on doit particulièrement citer : l'ulcération, le cancer, l'inflammation de l'estomac et de l'intestin, les dilatations, les rétrécissements, les étranglements de l'estomac, l'helminthiase, la péritonite, l'inflammation du diaphragme, les diverses maladies de l'œsophage, les angines, la toux, l'urémie, la septicémie, l'éclampsie, l'épilepsie, l'encéphalite, l'apoplexie cérébrale, la commotion cérébrale, l'otorrhée, etc.

Le catarrhe gastrique des carnivores est aigu ou chronique, fébrile ou apyrétique. Dans les cas bénins, on observe pendant quelques jours de la paresse, de la dépression psychique, un appétit capricieux et une soif vive; puis les nausées et les vomissements apparaissent. Les matières vomies sont d'abord chymeuses; plus tard elles deviennent muqueuses, filantes et spumeuses, rougeâtres ou jaunâtres, et enfin les malades finissent par rejeter de la bile à peu près pure ou mélangée à du suc gastrique altéré. La soif est augmentée et l'eau ingérée en quantité excessive provoque de nouveaux vomissements. Tantôt il y a anorexie complète, tantôt l'appétit est seulement diminué; quelquefois les matières alimentaires sont vomies au moment où la digestion est déjà commencée. La défécation est retardée. La température s'élève à 39° — 39°,5; elle est irrégulièrement distribuée; le nez est chaud et sec; la circulation est accélérée, le nombre des pulsations dépasse la normale de vingt et plus. Les animaux sont tristes et restent couchés la plus grande partie du temps, mais non sur leur lit habituel; ils s'étendent sur le plancher de leur niche ou recherchent les endroits frais. La pression sur l'estomac est souvent très douloureuse.

3° Catarrhe de l'intestin. — Dans le catarrhe intestinal, l'appétit est moins altéré, la région de l'estomac n'est pas sensible à la pression et d'ordinaire le vomissement fait défaut. Le symptôme le plus important, et qui est constant, c'est la diarrhée. Ses caractères varient avec le degré d'intensité de la maladie. Au début, il y a un simple ramollissement des matières excrémentitielles, ensuite celles-ci deviennent séreuses, enfin bilieuses et sanguinolentes; mais, dans ces degrés intenses, elles sont toujours bulleuses et fétides et souillent le voisinage de l'anus. On constate du ténesme et de violents efforts expulsifs; chez les jeunes malades, on peut voir apparaître le prolapsus du rectum. L'urine contient les matières colorantes de la bile (Fröhner). La fièvre est toujours assez forte : elle peut devenir très intense (40 à 41°). L'ictère est une complication commune du catarrhe duodénal, beaucoup plus fréquente chez le chien et le chat que chez le cheval et le bœuf (1).

La guérison est la terminaison ordinaire de la maladie chez les chiens adultes, mais, chez les sujets jeunes ou faibles, souvent la diarrhée persiste abondante et conduit à l'épuisement et à la mort.

Le catarrhe *chronique* doit être plus commun chez le chien qu'on ne l'admet généralement, c'est du moins ce que la constatation dans l'urine des matières colorantes de la bile tend à établir. Il n'est ordinairement qu'une terminaison du catarrhe aigu, mais son pronostic est bien plus grave que celui de ce dernier. Lorsqu'on l'abandonne à lui-même, les animaux maigrissent, deviennent anémiques et succombent dans le marasme.

Traitement. — Dans la plupart des cas, la diète seule suffit pour obtenir la guérison; elle doit être absolue et porter aussi sur la boisson, notamment sur l'eau. Quand on juge qu'elle a été continuée assez longtemps, on nourrit les sujets de viande crue donnée en petite quantité à la fois.

Dans la surcharge de l'estomac par des aliments altérés ou toxiques qui ont déjà provoqué un certain degré d'irritation de la muqueuse, on doit prescrire un vomitif : celui-ci guérit souvent le catarrhe de l'estomac et prévient celui de l'intestin, qui se développerait inévitablement par suite du cheminement, le long de ce dernier, des matières alimentaires irritantes. Le chlorhydrate d'apomorphine doit être employé de préférence, parce qu'il n'irrite pas l'estomac (3, 5 ou 10 milligram. chez le chien et 20 à 50 milligram. chez le chat; solution à 1 p. 100; en injection hypodermique). Les autres vomitifs à employer sont le rhizome d'ellébore blanc (5 centigram. à 2 décigram.), l'ipéca (5 décigram. à 2 gram.), l'émétique (1 à 3 gram. dans une quantité suffisante d'eau). Pour les petites espèces de luxe, on peut donner le vin stibié à la dose d'une cuillerée à thé ou à soupe (2).

S'il y a inappétence, il convient de recourir aux stomachiques proprement dits. Les plus avantageux sont : l'acide chlorhydrique (5 gram. dans 250 gram. d'eau, à donner par cuillerées à thé ou à soupe); la pepsine (acide chlorhydrique et pepsine ãã 5 gram. dans 250 gram. d'eau); les amers (teinture de gentiane 1 gram., acide chlorhydrique 5 gram., eau 300 gram.; à donner par cuillerées à thé ou à soupe); la teinture de rhubarbe dans l'eau ou dans le vin, à la dose d'une cuillerée à thé ou à soupe, deux ou trois fois par jour.

(1) Chez le chien, la complication d'ictère est presque fatale et le plus souvent mortelle si elle n'a été traitée dès les premiers moments.

(2) Nous avons généralement obtenu de meilleurs résultats avec le calomel, $0^{gr},25$ à $0^{gr},50$, matin et soir, jusqu'à purgation. C'est là un moyen d'une efficacité remarquable. (L. T.)

A la diarrhée, on opposera des moyens diététiques appropriés : les aliments secs, les soupes au pain grillé, les soupes de riz et d'orge, les compresses hydrothérapiques sur le ventre ; on peut encore donner de bon vin rouge par cuillerées à thé ou à soupe, la teinture d'opium simple, à la dose de 20 à 60 gouttes dans une potion gommeuse, ou la poudre de Dower à la dose de 5 centigrammes à 2 grammes Contre les diarrhées rebelles, on emploiera le nitrate d'argent à la dose de $0^{gr},01$ à $0^{gr},05$, dans une solution étendue d'eau distillée, ou sous forme de pilules faites avec le bol d'Arménie. Cependant, avant de recourir à cette médication, on peut essayer les lavements astringents (alun, tannin, sulfate de fer, pierre infernale à 1-2 p. 100), dont nous avons maintes fois apprécié l'efficacité.

La constipation, habituellement peu tenace, sera combattue au moyen du calomel à la dose de $0^{gr},03$ à $0^{gr},1$; cet agent a l'avantage de désinfecter le canal digestif.

S'il y a des vomissements, on prescrira la glace ou les gelées pour les animaux délicats, ou encore de petites doses d'opium, de bromure de potassium ou d'hydrate de chloral. L'azotate de bismuth s'est parfois montré utile. Il en est de même de la créosote, de la créoline et de la teinture d'iode (par gouttes).

Les fermentations anormales cèdent au calomel ($0^{gr},03$ à $0^{gr},1$), à la créoline (1 à 2 grammes), à la naphtaline ($0^{gr},5$ à 2 grammes).

Chez les convalescents, il faut éviter les aliments lourds, difficiles à digérer.

Les anciens auteurs ayant vu des chiens constipés manger de l'herbe, pensaient que cette substance doit jouer un rôle dans le traitement de la constipation, et ils attribuaient à cette aberration du goût la valeur d'une médication instinctive. Quelques-uns sont allés jusqu'à accorder au petit chiendent (*Triticum repens*) des propriétés spécifiques. Nous considérons l'acte de manger l'herbe comme un caprice du goût ou comme un jeu ; nous ne l'avons jamais observé chez les chiens malades, mais par contre il est commun sur les animaux sains, chez lesquels il provoque la diarrhée bien plutôt que le vomissement.

Bibliographie. — Schliepe, *Magazin*, 1866. — Leisering, *Sächs. Jahresber.*, 1867. — Mégnin, *Le Chien, Hygiene et maladies*. 1877. — Hertwig, *Die Krankheiten der Hunde*, 1880. — Fröhner, *Deutsche Zeitschr. f. Thiermed.*, 1882. — Popow, *Archiv. de Saint-Pétersbourg*. — Frick, *Tageblatt der naturforscherversammlung*. 1886. — Schadrin, *Veterinari Westnik de Charkow*, 1886. — Fröhner, *Berlin. Archiv*, 1887. — Uhlich, *Sächs. Jahresber.*, 1887. — Brauer, *Ibid.*

CONSTIPATION CHEZ LE CHIEN.

Étiologie. — Cette affection, qui est très fréquente, consiste essentiellement soit en un obstacle mécanique empêchant la défécation, soit en des mouvements péristaltiques insuffisants. Ses principales causes sont :

1° Les aliments lourds et dépourvus de principes excitants; la nourriture exclusivement composée d'os, de pain, de légumineuses, de bouillie de farine; l'alimentation sèche.

2° L'immobilisation forcée ou l'exercice insuffisant, chez les chiens d'appartement et chez ceux attachés à la chaîne (1).

3° L'âge avancé, qui affaiblit les mouvements péristaltiques par suite de l'atrophie de la muqueuse et de la musculeuse de l'intestin.

4° Le catarrhe intestinal chronique, qui destitue la muqueuse de sa sensibilité en la recouvrant d'un exsudat muqueux et en déterminant son atrophie. Dans cette affection, les mouvements réflexes de l'intestin sont abolis et les sécrétions intestinales diminuées, double condition qui favorise la constipation.

5° Les obstacles mécaniques s'opposant au cheminement du contenu intestinal. Il faut surtout mentionner ici : la coprostase, le rétrécissement de l'intestin par compression (tumeurs, hypertrophie de la prostate, abcès), la dilatation et la paralysie de l'intestin, les nodosités hémorroïdales, la tuméfaction des glandes anales, la compression de l'anus par des poils agglutinés et feutrés qui empêchent la sortie des matières fécales (fausse constipation).

6° La constipation est un symptôme d'une foule de maladies générales fébriles dans lesquelles la sécrétion des sucs intestinaux est entravée; elle accompagne aussi la plupart des affections chroniques ou asthéniques. On la voit souvent compliquer le catarrhe gastro-intestinal aigu, l'ictère — maladie dans laquelle la bile n'exerce plus son action excitante sur les parois intestinales; la péritonite et l'entérite, affections dans le cours desquelles la constipation survient par l'œdème ou la paralysie des parois intestinales; les maladies du diaphragme et des parois abdominales — où elle est produite par la suppression des contractions abdominales. Elle apparaît encore pendant le cours ou à la suite de la paraplégie et des affections cérébrales : alors elle est l'expression des troubles de l'innervation de l'intestin. Elle peut enfin être déterminée par des transpirations abondantes, par la lactation très active et par d'autres causes de même ordre.

Symptômes. — Le symptôme principal est la difficulté, la rareté ou la suppression de la défécation. Les animaux font souvent des efforts expulsifs violents et manifestement douloureux : en général ces efforts sont infructueux; dans certains cas, cependant, il y a expulsion de quelques petites crottes sèches, terreuses, d'odeur pénétrante.

(1) L'immobilisation des animaux dans une *niche* nous a toujours paru être la cause presque nécessaire. Il en est, surtout parmi ceux qui sont habituellement libres une partie de la journée au moins, qui se privent de rejeter leurs excréments et sont ainsi condamnés à l'obstruction du rectum, quels que soient leur âge et le régime auquel ils sont soumis. L. T.

fétide, qui contiennent des fragments d'os non digérés et sont parfois couvertes de mucus et de sang.

Au début, certains malades continuent à manger ; plus tard l'anorexie est complète, et cela pendant des semaines entières. Les mouvements péristaltiques sont beaucoup moins actifs. L'abdomen est tantôt volumineux et dur, tantôt distendu par des gaz ; en l'explorant, on perçoit une sorte de boudin volumineux, tendu et dur, formé par le rectum bourré d'excréments. Cet organe ainsi distendu peut toucher la paroi abdominale inférieure et s'avancer jusqu'au sternum. Toutes les manœuvres effectuées sur le ventre sont très douloureuses pour le malade. Le pourtour de l'anus est le siège d'une tuméfaction inflammatoire et quelquefois il est souillé par des matières fécales jaunâtres ou grisâtres. — Dans la *fausse constipation*, les poils du voisinage de l'anus s'agglutinent dans le ciment formé par les excréments et opposent un obstacle mécanique à la sortie de ceux-ci. — L'exploration rectale, toujours très douloureuse pour les animaux, fait constater l'augmentation de la température, la sécheresse, le gonflement de la muqueuse, et la présence d'excréments durcis ou d'os dans la cavité rectale. Il est des cas où le rectum obstrué et distendu est difficile ou même impossible à percevoir à travers les parois abdominales. Les matières contenues dans les portions antérieures de l'intestin, en avant de la masse durcie, se frayent quelquefois un passage à travers celle-ci et s'échappent sous forme d'un liquide diarrhéique, fétide, plus ou moins mélangé de gaz. De temps à autre, on voit apparaître des symptômes de coliques. Dans l'obstruction complète de l'intestin, on observe souvent du vomissement.

La fièvre n'est jamais intense, mais à une période avancée de l'affection, on peut constater une dépression nerveuse profonde. Les mouvements sont lourds et paresseux ; les mâles urinent sans lever la patte. Enfin la queue est portée droite suivant une direction particulière qui, dans beaucoup de cas, permet de faire le diagnostic *à distance*.

Durée. — La durée de la maladie varie de quelques jours à cinq ou six semaines : elle est, en moyenne, de huit à quatorze jours. Lorsqu'elle se prolonge au delà d'un mois, les excréments irritent la muqueuse, et l'on peut voir apparaître les complications d'entérite, de nécrose de la muqueuse et de péritonite par perforation. La maladie laisse parfois après elle des altérations organiques telles que les rétractions cicatricielles et les diverticules intestinaux, qui peuvent devenir à leur tour cause de constipation.

On peut confondre l'obstruction rectale avec une tumeur abdominale ; mais, étant données la forme particulière de la dilatation, sa consistance, sa direction et la marche de la maladie, un examen minutieux permet toujours de la reconnaître. Quelquefois les personnes étrangères à l'art croient à l'existence de la constipation lorsque la défécation est supprimée par suite d'une abstinence prolongée.

La constipation se termine généralement par la guérison. Son pronostic n'est pas grave ; cependant, au début de la maladie et lorsque celle-ci dure depuis un certain temps déjà, il doit être réservé.

Traitement. — Dans l'immense majorité des cas, le traitement doit être diététique-mécanique ou médicamenteux. Exceptionnellement (abcès, hypertrophie de la prostate, corps étrangers de l'intestin), le traitement chirurgical (ponction, incision, entérotomie) peut être indiqué.

Il faut supprimer les aliments lourds et volumineux (pain, os, pommes de terre, etc.); au début, on peut même soumettre les animaux à une diète absolue et ne leur donner que de l'eau froide. Plus tard, il convient de les soutenir avec du lait, du bouillon de viande très salé et un peu de viande maigre dépourvue d'os. On excitera les mouvements péristaltiques par de fréquentes promenades.

Parmi les moyens mécaniques, on doit mentionner, en première ligne, les lavements d'eau tiède, administrés au moyen d'un tube de caoutchouc. Les lavements d'eau froide sont particulièrement indiqués dans la parésie intestinale. Les injections de glycérine, recommandées chez l'homme (1), sont inefficaces chez le chien. On complète l'action des lavements par le massage du rectum à travers les parois abdominales et par l'exploration rectale fréquente avec extraction des matières fécales accessibles.

Les purgatifs sont généralement avantageux. On administre l'huile de ricin à la dose de 20 à 50 gr. et le calomel à celle de $0^{gr},05$ à $0^{gr},1$, dans le sucre comme excipient; on a préconisé les injections sous-cutanées de sulfate d'ésérine $0^{gr},001$ à $0^{gr},003$; dans les cas rebelles et lorsque l'intestin n'est pas le siège d'une affection inflammatoire, on peut encore recourir à l'huile de croton (huile de ricin 10-20 gr. ; huile de croton 1 à 5 gouttes). Ces purgatifs suffisent parfaitement dans beaucoup de cas, mais il ne faut cependant pas fonder sur eux de trop grandes espérances : les drastiques les plus puissants sont parfois incapables de faire cheminer le cylindre excrémentitiel enclavé (2).

Afin d'éviter le retour de la constipation, les animaux guéris doivent être soumis à un régime spécial. Les mêmes précautions sont à prendre pour les chiens d'appartement et pour ceux atteints d'un diverticulum intestinal.

Bibliographie. — Kampmann. *Magazin*, 1839. — Friedberger. *Münch. Jahresber.*, 1877-78. — Mégnin. *Le chien, Hygiène et maladies*, 1877. — Cadiot, *Applications de l'ésérine*, etc., *Archives d'Alfort*, 1884 (Voy. aussi la Bibliographie de l'article *Corps étrangers de l'intestin des carnassiers*).

(1) Dr Hanson, *Wiener medicin. Zeitung*, 1879.

(2) Très souvent le seul moyen efficace est la vidange mécanique à l'aide d'une curette *ad hoc*, espèce de longue cuiller en fer, large de $0^{m},02$ à $0^{m},03$ seulement. L'opération, exécutée avec soin, est sans danger et toujours immédiatement couronnée de succès. (L. T.)

CORPS ÉTRANGERS DÉGLUTIS PAR LE CHIEN.

Étiologie. — Les accidents provoqués par la déglutition de corps étrangers à l'alimentation sont fréquents chez le chien, beaucoup plus rares chez le chat. Ces accidents méritent une mention spéciale, d'abord parce qu'il est souvent possible d'en faire le diagnostic *intra vitam*, en outre parce que les symptômes qu'ils provoquent ont parfois été confondus avec ceux de la rage. Un certain nombre de ces corps déterminent des hémorragies gastro-intestinales ou des perforations suivies de fistules, tous accidents purement chirurgicaux; d'autres donnent lieu à des phénomènes spéciaux sur lesquels nous reviendrons au chapitre des péritonites de perforation : enfin il en est que l'on peut ranger sous un troisième chef et qui se font remarquer par leur enclavement dans l'intestin, dont la lumière est plus ou moins complètement effacée. Les accidents de cette nature se traduisent par des symptômes gastriques et se compliquent ordinairement d'hémorragie ou de nécrose de la muqueuse. C'est d'eux qu'il va être question dans cet article.

Parmi les corps déglutis par le chien, on rencontre surtout des os, des cailloux, des balles de plomb, de fer, des billes de verre, des pièces de monnaie, des boutons, des bouchons, des châtaignes, des ficelles, etc. Ordinairement les animaux avalent ces objets en jouant ou en *apportant*, plus rarement en prenant leurs aliments. Nous avons observé un chien qui avait avalé un biscaïen mesurant 4 centimètres de diamètre et pesant 250 grammes.

Symptômes. — Tant que le corps étranger nage librement dans l'estomac, sa présence se révèle habituellement par les signes d'une affection gastro-intestinale aiguë ou chronique. Parfois, cependant, il ne provoque aucun phénomène anormal. Nichoux a vu un chien qui, pendant douze ans, porta dans l'estomac une pièce de cinq francs en argent et un gros sou, sans manifester le moindre malaise (1).

Lorsque le corps étranger vient à obstruer la lumière du conduit intestinal, le tableau symptomatique se précise. Au début, il n'y a pas de fièvre, mais on observe une forte dépression nerveuse; les animaux restent couchés, mangent peu ou refusent tout aliment et boivent avec avidité; bientôt ils sont pris de vomissements qui ont surtout lieu après les repas ou après l'ingestion d'eau. Parfois ces vomissements s'effectuent avec une violence extrême, et alors ce sont des matières

(1) Nous avons observé un chien *avaleur de toupies*, qui en conserva deux dans l'estomac pendant 11 mois, sans manifester aucun signe de malaise, mais l'une de ces toupies finit par s'engager dans le duodénum et, en s'y enclavant, détermina des symptômes graves et la mort. A l'autopsie, on trouva l'autre libre dans l'estomac. (N. D. T.)

muqueuses, bilieuses ou excrémentitielles qui reviennent (*miserere*); assez souvent l'ictère apparaît; la défécation est supprimée ou réduite à son minimum. *On peut observer des symptômes rabiformes;* le chien est hargneux, très excitable; parfois il a une tendance à mordre, à détruire les objets qu'il peut saisir; le plus souvent il fuit l'homme. La fièvre apparaît et augmente avec une rapidité variable; l'anorexie est complète et les sujets maigrissent à vue d'œil. Il est des cas où le mal est presque foudroyant: les animaux sont apathiques, restent presque constamment couchés: le regard est anxieux, la fièvre monte vite, le pouls est petit, et la mort se prépare dans une somnolence profonde.

Diagnostic. — La marche de la maladie et les renseignements fournis par la palpation de l'abdomen sont bien plus précieux pour le diagnostic que les symptômes que nous venons de décrire. L'exploration de l'estomac doit être pratiquée sur l'animal maintenu en station bipédale forcée, en appliquant les mains sur la paroi abdominale inférieure, immédiatement au-dessous du sternum. L'exploration de l'intestin se fait sur l'animal debout ou placé en décubitus dorsal, les mains appliquées sur les parois latérales du ventre.

Durée. — La durée de l'affection est extrêmement variable. La mort survient tantôt au bout de quelques jours, tantôt après plusieurs semaines, parfois seulement après des mois; on peut observer des périodes successives d'amélioration et d'aggravation, coïncidant avec les migrations de la masse obturatrice dans le canal intestinal.

Anatomie pathologique. — Le corps étranger peut s'enclaver dans l'ouverture pylorique; alors on trouve la cavité droite de l'estomac dilatée et la musculeuse correspondante d'autant plus hypertrophiée que l'accident est plus ancien (chez un chien de taille moyenne, nous l'avons trouvée épaisse d'un centimètre); l'intestin est presque vide. — Lorsque le corps est arrêté dans l'intestin grêle, la partie de cet organe qui est en amont du point obstrué est fortement dilatée et hypertrophiée; la portion postérieure, au contraire, est rétrécie, atrophiée et vide d'aliments. Au voisinage de l'obstruction, la muqueuse est le siège d'une tuméfaction inflammatoire ou d'une eschare nécrosique présentant l'aspect de l'amadou; souvent la musculeuse et le péritoine lui-même ont participé au processus morbide. Dans la partie de l'intestin qu'il a parcourue, le corps étranger a laissé des traces indubitables : ecchymoses, ulcérations, cicatrices, infiltration pigmentaire; ordinairement son arrêt n'est pas dû au volume exagéré qu'il possède, mais à l'irrégularité de sa surface : la musculeuse se fatigue et finit par être frappée de parésie.

Traitement. — Les vomitifs, les purgatifs, l'ingestion forcée d'une grande quantité d'eau sont autant de moyens préconisés, mais qui n'ont guère de succès à leur actif. Si les animaux continuent à manger, l'alimentation très copieuse et *extensive* (pain, pommes de terre), en dilatant le tube digestif, peut créer un passage plus ample au corps arrêté et déterminer ainsi son évacuation. Toutefois, il ne faut pas trop compter sur un tel résultat, et l'extraction chirurgicale restera toujours le vrai et suprême moyen de traitement. Les résultats avantageux obtenus par Félizet, Siedamgrotzky et autres (laparotomie, incision de l'estomac ou de l'intestin, extraction du corps étranger, suture intestinale, puis suture simple sur la plaie extérieure), doivent encourager les praticiens à entreprendre cette opération (1).

Bibliographie. — Nicholx, *Repertor.*, 1847. — Straub, *Ibid.*, 1861. — Friedberger, *Pütz'sche Zeitschr.*, 1874; *Adam's Wochenschr.*, 1871. — Adam, *Ibid.*, 1871-76. — Demetrio, *Arch. di med. vet. Milano*, 1876. — Félizet, *Revue vét.*, 1877. — Weber, *Bullet. Soc. centr. vét.*, 1877. — Siedamgrotzky, *Sächs. Jahresber.*, 1877-80-82. — Feldmann, *Oesterr. Revue*, 1878. — Trasbot, *Bullet. Soc. centr. vét.*, 1878. — Degive, *Annal. de Bruxelles*, 1878. — Cagny, *Bullet. Soc. centr. vétér.*, 1880. — Bonnigal, Trasbot, *Ibid.* — Haselbach, *Oesterr. Monatsschr.*, 1884. — Zorn, *Thiermed. Rundschau*, 1888. — Semmer, *Oesterr. Monatsschr.*, 1888. — *Bullet. Soc. centr. vét.*, 1890, p. 157.

CATARRHE GASTRO-INTESTINAL DU PORC.

Étiologie. — Le catarrhe gastro-intestinal du porc reconnaît des causes de même ordre que celui du chien. Animal omnivore, le porc reçoit souvent une nourriture de mauvaise qualité, avariée ou mal préparée, qui peut, chez lui comme chez nos autres animaux domestiques, déterminer le catarrhe gastro-intestinal. A certaines époques, la maladie sévit à l'état épidémique : on l'a désignée sous le nom de « gastrite infectieuse ». Décrite par Busch, cette affection est fréquente, pendant les années humides, sur les porcs qui vont aux champs. On l'a attribuée à l'humidité, aux refroidissements, à la négligence que l'on apporte si généralement à l'entretien de ces animaux, à l'ingestion en quantité exagérée de mollusques, de vers, etc.

Symptômes. — Les principaux symptômes sont : l'inappétence, des vomissements, des coliques, de la constipation ou de la diarrhée, une fièvre plus ou moins intense, le refroidissement des extrémités, notamment des oreilles, la sécheresse et la chaleur augmentée du groin, l'injection des muqueuses ; la marche est pénible, la queue pendante. Si les malades sont tenus enfermés, ils restent constamment couchés, recherchent les coins et s'enfouissent dans la litière. — Dans la gastrite infectieuse, les symptômes sont à peu près les mêmes.

L'affection se termine par la résolution ou se prolonge sous la forme chronique. Dans ce dernier cas, elle peut conduire au marasme et à la mort.

Traitement. — Il est le même que chez le chien. Toutefois, on doit

(1) Félizet a pratiqué deux fois avec succès l'extraction d'un corps étranger (bouchon de liège) qui oblitérait l'intestin. (*Revue vétérinaire*, 1877.) (N. D. T.)

employer de préférence certains modes d'administration des médicaments et faire usage de doses plus fortes. Chez le porc, les breuvages sont très dangereux ; ils entraînent souvent une pneumonie par corps étranger. Autant que possible, on doit donner les agents thérapeutiques dans les aliments, ou sous forme d'électuaire, ou en lavements, ou en injections hypodermiques.

Dans le cas de surcharge de l'estomac, il faut, avant tout, provoquer le vomissement. Nous avons souvent eu recours à la vératrine (0gr,03, dissous dans 3 centimètres cubes d'alcool et autant d'eau, en injection hypodermique; le vomissement se produit au bout d'une heure). D'après Feser, le chlorhydrate d'apomorphine n'aurait aucun effet. Il est difficile d'administrer la poudre d'ellébore blanc (0gr,5 à 2 gr.) ou de racine d'ipéca (1 à 3 gr.) ; on pourrait parer à cet inconvénient en donnant des lavements avec la décoction ou l'infusion d'ellébore blanc (2 gram. dans 50 gram. d'eau).

S'il y a constipation, il convient de prescrire le calomel (1 à 4 gram.) et des lavements répétés. La diarrhée peut être combattue par les divers styptiques et par l'opium (1 à 2 gram.).

Enfin on doit mettre les animaux à la diète ou leur donner des aliments liquides et rafraîchissants (lait, gros lait, boissons farineuses, soupes, etc.).

Bibliographie. — Spinola, *Krankheiten der Schweine.* — Grimm, *Sächs. Jahresber.*, 1862. — Weiskopf, *Zeitschr. f. Thiermed.*, 1876. — Bénion, *Traité de l'élevage et des maladies du porc.*

CATARRHE GASTRO-INTESTINAL, CONSTIPATION ET DIARRHÉE DES VOLAILLES.

Pour la description de ces trois états morbides, nous avons largement puisé dans l'ouvrage de Zürn.

1° Le Catarrhe gastro-intestinal simple et la diarrhée des volailles doivent être distingués des maladies infectieuses s'accompagnant de diarrhée, notamment du choléra des poules, de la grégarinose et de la tuberculose intestinale; on ne doit pas non plus les confondre avec certaines inflammations intenses de nature toxique. On les rencontre le plus souvent sur les sujets des races améliorées ou étrangères, au printemps ou pendant la mue des jeunes oiseaux.

Étiologie. — Parmi les causes incriminées nous citerons : la surcharge de l'estomac, l'ingestion d'aliments lourds ou altérés, les locaux froids, humides, l'eau de boisson glacée. La diarrhée est quelquefois symptomatique de l'helminthiase.

Symptômes. — Les principaux symptômes sont : l'inappétence, le hérissement des plumes, l'abattement et la tristesse des sujets, la parésie du jabot qui est volumineux et se vide lentement, l'expulsion d'excréments mous, glaireux, blanchâtres, qui peu à peu deviennent liquides, verdâtres, sont irritants pour le voisinage du cloaque et pour cet organe lui-même dont la muqueuse s'enflamme; les plumes qui l'entourent sont collées et agglutinées; la soif est augmentée, la faiblesse et l'amaigrissement s'accentuent et la diarrhée devient de plus en plus liquide. Bientôt la mort arrive par épuisement ou par hémorragie intestinale.

Autopsie. — On trouve les altérations du catarrhe desquamatif — rougeur, tuméfaction, desquamation épithéliale, — ou celles de l'entérite.

Traitement. — Il est avant tout hygiénique. Les malades doivent être placés dans une volière ou dans une chambre où règne une douce température.

Pour réaliser cette indication, Zürn conseille de recouvrir le plancher du local d'une couche abondante de fumier de cheval. Il est préférable de chauffer le local et de le tenir parfaitement propre. On donnera une nourriture de facile digestion, et de préférence des aliments cuits (millet, riz, etc.). Pour combattre la diarrhée, on peut employer l'orge grillée, l'eau de riz, le biscuit vieux, le chènevis, la semence de pavot, le chocolat (pour les perroquets), le pain trempé dans l'eau-de-vie, le vin rouge (par cuillerées à thé ou à soupe, avec les grains, le biscuit, etc., qu'on y fait macérer), ou les mucilagineux (Zürn recommande les décoctions d'avoine perlée [15 gram. pour un litre d'eau], de graine de lin, de racine de guimauve [10 gram. pour 200 gram. d'eau], à administrer par cuillerées à soupe).

On peut encore donner une eau de boisson additionnée de 1 p. 100 de sulfate de fer, une décoction d'écorce de chêne, l'opium (5 à 10 gouttes de teinture d'opium pour les grands oiseaux, d'après Zürn), le nitrate d'argent (1 à 2 cuillerées à thé d'une solution au 1/100°, d'après le même auteur).

Contre l'indigestion, Zürn recommande l'ail et l'oignon en petits morceaux, quelques grains de poivre en pilules faites avec du beurre, la décoction de menthe poivrée ou de rhizome d'acore (2 : 60), administrée trois fois par jour à la dose d'une cuillerée à soupe pour la poule, et d'une cuillerée à thé pour le pigeon.

2° La CONSTIPATION des volailles peut succéder à la diarrhée ou être le résultat de la présence de vers intestinaux ou de corps étrangers dans l'estomac ou dans l'intestin (cailloux, plumes, corps indigestes en général), de l'accumulation de matières fécales épaissies dans le cloaque, de la faiblesse du canal digestif, etc.

Zürn recommande de combattre la constipation de la poule par les aliments verts, les préparations alimentaires molles, salées, et celle du pigeon par les soupes à l'avoine. Les mucilagineux, les corps gras, les huiles et les lavements d'eau froide administrés à l'aide de la poire en caoutchouc sont aussi des moyens avantageux. Chez les petits oiseaux, on peut introduire dans le rectum la sonde boutonnée préalablement huilée. On recommande encore l'extraction mécanique des matières fécales accumulées dans le rectum et le cloaque. Parmi les agents purgatifs, on choisira de préférence l'huile de ricin (2 cuillerées à soupe pour une forte poule), le séné (1 à 2 gram. de poudre, en une seule fois, ou 4 gram. de feuilles macérées pendant six heures dans 200 cent. cubes d'eau froide, à donner par cuillerées à thé ou à café jusqu'à production de l'effet laxatif), la rhubarbe (0gr,4 à 0gr,6, avec du miel, en pilules).

Pour les petits oiseaux de luxe, on peut donner la teinture de rhubarbe, par gouttes, dans l'eau de boisson.

Bibliographie. — SCHWARZ, *Adam's Wochenschr.*, 1859. — KOBBLER, *Ibid.*, 1860. — SIEDAMGROTZKY, *Sächs. Jahresber.*, 1872. — MÉGNIN, *Maladies des oiseaux*, 1882. — ZÜRN, *Die Krankheiten des Hausgeflügels*, 1882. — BÉNION, *Traité de l'élevage et des maladies des oiseaux de basse-cour*, 1884.

COLIQUES DU CHEVAL

Sous le nom de *coliques* (entéralgie, douleur intestinale), on désigne tout un groupe d'états pathologiques de l'estomac et de l'intestin dans lesquels les mouvements péristaltiques de ces organes diminuent d'activité ou cessent de s'effectuer, et qui s'expriment par un ensemble de symptômes assez uniformes, mais surtout par des souffrances plus ou moins intenses.

Le terme « coliques » ne caractérise pas une affection unique et bien définie; il s'applique au contraire à une foule de processus morbides dont le cachet clinique est la douleur abdominale; c'est une expression générique très compréhensive, analogue aux mots pousse, hydropisie, ictère, et qui ne devrait être usitée que dans le domaine de la pathologie générale. Toutefois, pour éviter des difficultés presque insurmontables et des erreurs qui seraient fréquentes si l'on voulait spécifier les affections de l'estomac et de l'intestin que l'on peut rencontrer, on continue à l'employer dans son acception la plus générale. Dans la pratique, on l'applique même aux affections douloureuses des différents viscères renfermés dans la cavité abdominale, — rein, vessie, foie, utérus, etc. (fausses coliques), et aux souffrances qui surviennent pendant le cours de certaines maladies générales (fièvre pétéchiale, charbon, etc.).

Sans doute cette expression est vague, elle n'a pas la précision désirable, mais néanmoins elle sera conservée longtemps encore dans les traités de pathologie spéciale, et cela pour plusieurs raisons : d'abord, il ne serait pas sans inconvénient de supprimer une dénomination aussi ancienne et universellement admise dans le langage pratique; en outre, elle a l'avantage de désigner toute une catégorie d'affections du cheval qu'on n'observe aussi fréquentes dans aucune autre espèce animale, et dont il est souvent extrêmement difficile, voire impossible de faire le diagnostic différentiel. Dans un grand nombre de cas, en effet, le praticien est obligé de s'en tenir à la constatation des douleurs abdominales, — au diagnostic *coliques* (1).

Historique. — Les premiers auteurs qui ont écrit sur les maladies des animaux mentionnent les coliques du cheval et recommandent différents moyens pour les combattre.

Au premier siècle de notre ère, Columelle décrit déjà trois formes de coliques. Eumèle (IIIe siècle), conseille de traiter les coliques par le sel de nitre. Végèce, Apsyrte, Hiéroclès ont donné, aux quatrième et cinquième siècles, une symptomatologie assez exacte des coliques. Végèce considère les douleurs ventrales, celles de l'iléon, du côlon et de la vessie comme autant de coliques spéciales.

Au treizième siècle, Jordanus Ruffus différencie les coliques gazeuses des coliques par surcharge alimentaire. Trois siècles plus tard, Vegetius Renatus et Joannes Ruellius donnent une description sommaire des coliques.

Le dix-huitième siècle a vu paraître les travaux d'Ehrmann, Sander, Weber, et le commencement du dix-neuvième ceux de Ribbe, Tennecker et Brunswig. Parmi les modernes qui se sont particulièrement occupés des coliques, il faut citer Ullrich, Legrain, Bollinger et Friedberger.

Fréquence. Statistique. — Les coliques sont les plus fréquentes de toutes les maladies internes du cheval. Les statistiques de Bollinger ont montré que sur 100 chevaux atteints de maladies internes 40 sont affectés de coliques (7,549 cas de coliques sur 18,984 malades). Le même auteur estime qu'en Bavière, sur 400,000 sujets composant la population chevaline de cette province, 40,000 chaque année sont atteints de coliques.

La mortalité moyenne, toujours d'après Bollinger, serait de 13 p. 100 (sur 12,857 malades, 1,625 cas de mort). En compulsant 26,253 cas de coliques, signalés pour la plupart dans les divers rapports des cliniques, nous avons trouvé 2,832 cas de mort, soit une mortalité de 10,7 p. 100, proportion peu différente de celle indiquée par Bollinger, avec laquelle elle donne une mortalité moyenne de 12 p. 100.

(1) Nous ne partageons pas cette manière de voir, qu'il faille donner une place à un symptôme dans un Traité de pathologie spéciale. Il nous paraît plus rationnel d'étudier les maladies auxquelles il se rattache, avec des nuances d'ailleurs assez tranchées, suivant qu'il appartient à l'une ou à l'autre. (L. T.)

D'après Bollinger la mortalité causée par les coliques représenterait les $\frac{40}{100}$ de la mortalité générale.

Dans les diverses écoles vétérinaires de l'Allemagne, la mortalité se chiffre ainsi :

Vienne....	sur	16097	chevaux	atteints de coliques	(25 ans)	1643	morts	= 10,2 %.
Hanovre ..	—	1200	—	—	(10 —)	134	—	= 11,1 %.
Munich ...	—	1606	—	—	(10 —)	201	—	= 12,5 %.
Dresde....	—	636	—	—	(6 —)	86	—	= 13,6 %.
Stuttgart..	—	1088	—	—	(19 —)	184	—	= 17,0 %.
Berlin.....	—	1815	—	—	(10 —)	354	—	= 19,0 %.

Dans l'armée prussienne, la mortalité moyenne des années 1880 à 1886 a été de 11,1/4 p. 100.

Causes générales des coliques. — 1° *Prédisposition.* — Elle est surtout inhérente à la disposition anatomique particulière de l'estomac et de l'intestin chez le cheval. Les faibles dimensions de l'estomac, l'insertion oblique de l'œsophage sur ce viscère, la présence des cravates suisses, l'ampleur du sac gauche, toutes ces particularités rendent le vomissement extrêmement difficile chez cet animal ; aussi le contenu de l'estomac, qu'il soit solide ou gazeux, ne peut ordinairement pas être évacué par la voie œsophagienne. La longueur du mésentère, le volume considérable et le peu de fixité des gros réservoirs abdominaux favorisent les changements de rapports de ces organes et les accumulations de matières alimentaires dans leur intérieur ; de fait, ce sont là des accidents extrêmement fréquents.

Il faut signaler aussi la sensibilité exquise des extrémités terminales des nerfs intestinaux et péritonéaux, qui s'exalte facilement sous l'influence d'une foule de causes banales.

Enfin l'anévrysme fréquent de la première artère côlique est encore un facteur étiologique important : en occasionnant des thromboses ou des embolies des artères intestinales, il joue un rôle considérable dans la pathogénie des coliques.

2° *Refroidissement.* — Tantôt l'action du froid se fait sentir sur la surface du corps ; elle est particulièrement à redouter à l'époque de la mue et pendant les journées humides, surtout au moment où les vents de l'ouest et la pluie succèdent à un temps sec qui dure depuis longtemps. Cette action s'exerce directement sur la muqueuse lorsque les animaux ingèrent des boissons trop froides ou des aliments couverts de givre et de gelée. Adam a observé de fréquentes coliques sur des chevaux qui buvaient de l'eau à la température de 5°c ; la même eau à la température de 7° fut très bien supportée.

3° *Surcharge alimentaire.* — Elle survient généralement lorsque les chevaux mangent trop vite, lorsqu'on leur donne coup sur coup les diverses substances alimentaires qui composent la ration, lorsque celle-ci est disproportionnée avec le travail qu'ils fournissent (jours de repos, dimanches, etc.). Elle se produit aussi quand les animaux consomment des matières alimentaires lourdes, difficiles à digérer, telles que les grains (seigle), la paille hachée trop court, le foin nouveau et l'avoine de l'année, les pommes de terre crues, etc., et surtout lorsque la mastication est insuffisante.

Le travail immédiatement après le repas est une cause fréquente de coliques.

4° *Les aliments altérés :* l'herbe et le foin vasés, chargés de sable et de poussière, foulés ou moisis, la paille, l'avoine ou le pain chargés de moisissures, l'eau de boisson trouble contenant en suspension des matières terreuses.

5° *La production abondante de gaz* dans l'estomac, consécutivement à l'ingestion de grains nouvellement récoltés, de fourrages jeunes ou fanés. Signalons particulièrement le trèfle rouge, la luzerne, le sainfoin, le sarrasin, l'herbe et notamment les graminées des prairies humides, les graines de légumineuses qui se gonflent fortement à l'eau, tous les grains nouveaux (1), les navets, les tiges de pommes de terre, etc. La fermentation est accélérée par l'ingestion d'une grande quantité d'eau aussitôt après le repas. — La déglutition de l'air dans le tic avec éructation est encore une cause à signaler ici.

6° La *rétention* et le *durcissement des matières excrémentitielles*, — la *coprostase*. — Abstraction faite des constipations qui sont sous la dépendance du catarrhe intestinal, l'arrêt des matières contenues dans le canal digestif se produit encore à la suite de l'inaction prolongée, de l'alimentation avec la paille entière ou hachée, avec les fourrages durs, ligneux, les aliments pauvres, dépourvus de tout principe excitant, ou trop secs (farine, son, avoine concassée). Les matières alimentaires peuvent également cesser de cheminer dans l'intestin lorsque celui-ci est affaibli, dilaté ou paralysé.

7° Les *calculs* et les *concrétions* qui se forment dans l'estomac ou l'intestin et l'accumulation de sable ou de terre dans celui-ci. Cette dernière cause a été surtout observée sur les chevaux des armées en campagne, mais on peut aussi la constater sur les animaux qui vont au pâturage. — Les calculs riches en phosphate de magnésie s'observent particulièrement sur les chevaux de meunier, qui consomment de grandes quantités de son.

8° Les *vers intestinaux*, surtout lorsqu'ils s'agglomèrent en pelotes.

(1) Vuibert affirme que l'avoine bien mûre et bien récoltée ne joue aucun rôle dans la production des coliques. Si, dans les campagnes, les chevaux sont fréquemment pris de coliques à l'époque où on leur distribue l'avoine nouvelle, c'est parce que, depuis des mois, ils sont privés de cet aliment dont la provision est souvent épuisée dès le mois de juin. En s'appuyant sur une expérience de vingt-cinq années, Vuibert soutient que cet écart de régime est la grande cause des coliques attribuées à l'ingestion de l'avoine qui n'a pas *jeté son feu*. (N. D. T.)

9° Les *rétrécissements* de l'intestin dus à la compression, à la torsion, à l'invagination et à l'étranglement de cet organe.

10° L'*abstinence prolongée*, qui détermine les « coliques d'abstinence » communes sur le cheval de guerre.

11° Les *mouvements insolites*, notamment le roulement sur le dos *lorsque les animaux sont entravés*. Kohne a vu le volvulus se produire sur un cheval abattu pour subir une opération chirurgicale et que l'on avait retourné plusieurs fois. Dans les abattoirs, on observe fréquemment des volvulus sur les porcs et les veaux déchargés brutalement.

Il serait cependant irrationnel de vouloir empêcher un cheval atteint de coliques de se rouler : l'observation enseigne que les chevaux en liberté se roulent impunément, et des volvulus récents peuvent être guéris spontanément par le roulement.

12° Des coliques plus ou moins vives accompagnent les diverses altérations de structure de l'intestin : le catarrhe, l'inflammation simple ou croupale, les intoxications, les ulcérations, etc. (Voy. les chapitres consacrés à ces affections.

L'étiologie des *fausses coliques* sera exposée en faisant l'étude des maladies qui les produisent.

Symptômes. — Toutes les coliques, quelles qu'en soient les causes, s'accusent, au début, par des phénomènes exprimant une douleur survenue brusquement et le plus souvent sans le moindre signe précurseur. Les chevaux *attelés* ou *montés* ralentissent le pas, chancellent du train de derrière, s'arrêtent, sont inquiets, grattent le sol, frappent du pied, s'agitent, fléchissent à demi les membres et se couchent lorsqu'on ne les en empêche pas. Si les sujets sont *à l'écurie*, on peut observer certains prodromes : de l'inquiétude, de la tristesse, l'éloignement de la mangeoire ; puis surviennent l'agitation, les trépignements, les plaintes : les animaux portent brusquement l'un des membres postérieurs contre l'abdomen, regardent le flanc, agitent la queue, fléchissent les membres antérieurs, engagent les membres postérieurs sous le tronc, voussent la colonne vertébrale, allongent la tête et l'encolure, enfin se couchent lentement et avec précaution ; quelquefois, après avoir fléchi les membres pour prendre la position décubitale, ils reprennent immédiatement l'attitude debout ; dans d'autres cas, ils se laissent tomber ou même se jettent sur le sol. Tantôt ils exécutent des mouvements inconscients d'une extrême violence, tantôt ils restent comme plongés dans une somnolence profonde ; parfois ils conservent assez longtemps l'attitude du décubitus dorsal, les membres ramenés vers le tronc. Les douleurs ne sont pas continues ; on peut constater des rémissions pendant lesquelles les animaux se relèvent, sont relativement calmes et cherchent à manger ; mais cette amélioration n'est que passagère.

Si l'on examine attentivement les malades, on note une distribution irrégulière de la température; les oreilles et les extrémités sont froides; souvent on observe à la base des oreilles, sur les côtés de l'encolure, sur les côtes et aux flancs, des poussées de sueur; celle-ci peut tomber en gouttelettes sur le sol; dans certains cas, les régions mouillées sont chaudes, dans d'autres elles sont froides. La pituitaire est généralement plus ou moins colorée, mais l'injection des muqueuses n'est pas constante. La cavité buccale est sèche, sa muqueuse est chaude, injectée ou catarrhale, ou pâle et froide, comme lavée. Souvent l'abdomen est ballonné, quelquefois il est vide et retroussé. Les mouvements péristaltiques sont ordinairement faibles ou même complètement supprimés et les bruits borborygmes ont disparu. il est cependant des cas où l'on perçoit des bruits forts à timbre métallique. Habituellement la défécation est rare et les efforts expulsifs les plus violents sont à peine suivis du rejet de quelques crottins secs, durs, marronnés, couverts de mucus ou d'un enduit sanguinolent; parfois cependant les excréments sont mous, diarrhéiques, d'odeur acide; très souvent des gaz s'échappent par le rectum; exceptionnellement des portions nécrosées de l'intestin peuvent être expulsées avec les matières fécales.

A l'exploration du rectum, on peut trouver celui-ci ou bourré de crottins ou au contraire complètement vide; sa muqueuse est chaude et tuméfiée: les anses intestinales voisines sont distendues par des gaz ou des matières alimentaires, la vessie est affaissée ou remplie d'urine. Il est des cas où la lumière du rectum est augmentée, d'autres fois elle est tellement diminuée que le doigt n'y pénètre qu'avec peine. Chez le cheval entier, l'exploration rectale peut faire reconnaître une hernie inguinale étranglée, et chez tous les animaux elle permet d'établir la présence de pelotes ou d'un calcul intestinal. Lorsque le gros côlon est fortement distendu par des gaz, les bandes charnues longitudinales de ses parois donnent à la main la sensation de cordes tendues et dures.

Les animaux se campent souvent pour uriner; ils sortent la verge du fourreau et expulsent quelques gouttes d'urine claire ou chargée de matières colorantes il faut se garder de confondre cet état avec l'hémoglobinurie; suivant les cas, l'urine est alcaline, neutre ou acide; elle peut contenir de l'albumine. La respiration est ordinairement pénible, quelquefois dyspnéique. Au début, le pouls n'est pas modifié; généralement il s'accélère assez vite, et l'on peut compter 50, 60, 100 pulsations et plus à la minute; il est petit, l'artère est tendue, les bruits du cœur sont forts, tumultueux. Dans les moments qui suivent l'explosion des coliques, la température est normale ou à peu près, mais sa marche est des plus variables, tantôt elle atteint un chiffre très élevé, tantôt la mort se produit sans que l'on ait constaté une réaction fébrile notable.

La sensibilité générale est plus ou moins atténuée et les tics dont les animaux pouvaient être atteints ne s'observent plus.

Dans les coliques très vives, on remarque certains symptômes étranges. Les malades fléchissent les membres antérieurs et se mettent à genoux, le train postérieur restant élevé ; ils se couchent en sphinx ou prennent la position du chien assis ; on observe des nausées, des régurgitations, quelquefois des vomissements ; alors des matières alimentaires sont rejetées par les naseaux. L'intensité des souffrances peut provoquer des accès rabiformes : le cheval se cabre, s'ébroue, gémit, pousse des cris déchirants, entr'ouvre la bouche, grince des dents, mord sa mangeoire ou quelque partie de son corps et parfois se jette sur l'homme ; dans d'autres cas où les douleurs sont moins violentes, il pousse au mur ou exécute des mouvements de manège ; la tête est secouée ou balancée en pendule. Lorsque la terminaison doit être funeste, les malades affaiblis, s'appuient contre les murs, tremblent, éprouvent des mouvements convulsifs ; bientôt ils sont couverts d'une sueur froide et profuse, le pouls est filant, intermittent, imperceptible ; les mouvements du cœur sont précipités, irréguliers, tumultueux ; l'œil est hagard, la pupille dilatée, la lèvre inférieure pendante ; l'anus, béant, laisse écouler un liquide brunâtre. Enfin, à bout de résistance, les animaux chancellent, titubent, tombent et ne tardent guère à mourir. Sur le point de succomber, quelques sujets font encore entendre des hennissements, d'autres prennent volontiers de l'eau froide. Suivant que les souffrances cessent ou qu'elles persistent jusqu'au dernier moment, la mort survient dans le coma ou pendant un accès de vive agitation.

Marche, durée et complications. — La marche des coliques est ordinairement suraiguë. Parfois elles durent à peine quelques minutes ; dans la plupart des cas elles persistent plusieurs heures ; lorsqu'elles se prolongent au delà de vingt-quatre à trente-six heures, elles sont souvent mortelles. — Elles peuvent cependant affecter une marche subaiguë ou même chronique et durer des semaines, en présentant des rémissions : c'est ainsi que se comportent les coliques « de constipation ».

Comme complications des coliques, il faut mentionner les eschares sèches qui se forment sur les points saillants du corps et qui sont produites par la compression de la peau lors du décubitus ; les blessures, les distensions tendineuses et ligamenteuses, les fractures, les lésions internes, etc., déterminées par les mouvements insolites que font les malades. — L'administration défectueuse des breuvages peut avoir pour conséquence une pneumonie par corps étranger. Il est des cas où des matières alimentaires vomies tombent dans la trachée et occasionnent le même accident pneumonique, qui se termine presque toujours par la gangrène et la mort. Les breuvages trop chauds et les médicaments caustiques (huile de croton, émétique) qui ne sont pas donnés en solution assez étendue laissent sur leur passage les lésions de la stomatite et de la pharyngite superficielle ou profonde. On peut également trouver, sur la muqueuse vaginale des juments, des altérations analogues produites par l'application de poivre ou de sel — moyen très en vogue chez les empiriques. Les manœuvres maladroites exécutées dans la cavité rectale peuvent encore déterminer des coliques en provoquant l'inflammation de la muqueuse ou même la déchirure de l'organe.

Pronostic. — Au début, le pronostic doit toujours être réservé, car il est impossible de le formuler d'une façon certaine. Les coliques en apparence les plus bénignes (coliques rhumatismales) peuvent se compliquer d'un volvulus. Et, en thèse générale, la gravité de ces affections peut varier d'un moment à l'autre chez le même individu. On ne doit donc se prononcer qu'en faisant certaines réserves.

L'amélioration se reconnaît à la diminution de la douleur, à la distribution régulière de la température du corps, à l'arrêt des sueurs, au relèvement du pouls et à sa mollesse, à la réapparition des mouvements péristaltiques, à l'émission abondante d'excréments et de gaz, à la diminution de la fièvre, au retour de l'appétit et de la soif.

Parmi les signes fâcheux qui doivent faire craindre la gastro-entérite, la péritonite, la rupture de l'estomac, de l'intestin ou du diaphragme, il faut indiquer : le pouls accéléré, dur, petit, effacé ; l'élévation de la température, l'intensité des douleurs, les sueurs froides ou profuses, le refroidissement des extrémités, l'altération de la physionomie, la persistance de la constipation, la suppression complète des mouvements péristaltiques, le ballonnement, la dyspnée et le vomissement.

Diagnostic différentiel général. — Les coliques doivent être distinguées des affections abdominales ayant leur siège dans des organes autres que l'estomac et l'intestin. Voyons les états morbides avec lesquels on peut les confondre.

1° *L'hémoglobinémie rhumatismale.* — Son apparition soudaine après un refroidissement, l'intensité des douleurs qu'elle provoque, la cessation des mouvements péristaltiques, de la défécation et de la miction, la sudation, la dyspnée, les troubles de l'appareil circulatoire qui l'accompagnent rendent son appareil symptomatique assez semblable à celui des coliques ordinaires. Mais, dans ces dernières, la parésie ou la paralysie de l'arrière-train, si caractéristiques de l'hémoglobinémie rhumatismale, n'existent pas ; on n'observe pas non plus de myosite douloureuse, il n'y a pas d'hémoglobine libre dans le sang et la dissolution de ce liquide n'est pas appréciable. Enfin, dans les coliques, les chevaux se couchent et se relèvent fréquemment, tandis que dans l'hémoglobinémie rhumatismale le relever est presque toujours impossible.

2° Les *douleurs de la parturition* s'expriment par de l'inquiétude, de l'agitation, des trépignements, des plaintes, par des décubitus fréquents et de courte durée, etc., tous symptômes communs aux coliques et au part. Toutefois, l'examen des organes génitaux, des mamelles, de l'abdomen, la marche de ces symptômes, leur périodicité, permettent, dans tous les cas, de faire un diagnostic précis.

3° La *rétention d'urine*, produite par la paralysie de la vessie (Detrusor), par des calculs ou des tumeurs, etc., est souvent prise par le vulgaire pour des coliques vraies. Dans ces dernières, la pression exercée sur la vessie par les intestins distendus provoque des efforts de miction sans que le réservoir urinaire soit rempli de liquide. Le sondage de la vessie ou l'exploration rectale renseignent toujours très exactement. Faisons aussi remarquer que la rétention d'urine est extrêmement rare chez le cheval et que le fonctionnement de l'appareil digestif n'en est nullement influencé.

4° La *cystite*. — Dans cette affection, les modifications de l'urine (présence de cellules épithéliales, de globules de pus, de cristaux phosphatiques), la sensibilité de la vessie à la pression par le rectum, la dysurie, l'intégrité du canal gastro-intestinal constituent des données suffisantes pour établir le diagnostic.

5° La *métrite*. — Les commémoratifs sur le part ou l'avortement, l'écoulement muco-purulent par la vulve, la sensibilité de l'utérus, la persistance de ces symptômes caractérisent suffisamment la métrite.

6° Les *changements de rapports de l'utérus* (torsion, prolapsus, inversion, incarcération). L'examen attentif des malades permet de reconnaître ces accidents. Seul, le renversement incomplet de l'utérus peut être confondu avec les coliques.

7° Les *hernies étranglées* (hernies ventrale, ombilicale, inguinale), donnent toujours lieu à des coliques très violentes. Les deux premières s'expriment par des symptômes objectifs évidents, et il suffit d'explorer comparativement les anneaux inguinaux et les bourses chez les mâles entiers ou châtrés pour reconnaître immédiatement l'étranglement d'une anse intestinale qui a fait irruption dans la gaine vaginale.

8° La *péritonite* est difficile à distinguer des coliques. Comme ces dernières, elle revêt parfois le caractère rhumatismal, et alors le diagnostic est fort embarrassant. Il n'en est pas de même lorsque la péritonite est d'ordre chirurgical (laparotomie, castration, herniotomie) ou quand elle survient consécutivement à la néphrite, à la cystite ou à la métrite. Lorsqu'elle s'ajoute aux coliques, on peut la reconnaître ou tout au moins la soupçonner en tenant compte de l'intensité de la fièvre, des caractères du pouls, qui est toujours très accéléré et petit, de la faiblesse et de la prostration plus accusées des malades.

9° La *néphrite* s'exprime très nettement par la présence, dans l'urine, de cellules épithéliales du rein, de leucocytes et d'hématies, de cylindres rénaux granuleux et hyalins et d'une proportion plus ou moins forte d'albumine. En outre, les coliques de la néphrite sont sourdes, peu intenses; souvent les symptômes se réduisent à une exagération de la sensibilité de la région lombo-rénale et à la raideur de la marche.

10° *L'hépatite aiguë*, extrêmement rare chez le cheval, s'accompagne ordinairement d'une certaine inquiétude et de coliques légères dues sans doute à la phlegmasie du revêtement péritonéal du foie. Le diagnostic de cette affection n'est guère possible que dans les cas où il y a complication d'ictère.

11° Le *catarrhe intestinal, l'entérite et les ulcérations* déterminent des « coliques inflammatoires » qu'il est souvent malaisé de différencier des coliques vraies. — Dans le catarrhe intestinal, les douleurs abdominales ne constituent qu'un phénomène secondaire; le symptôme dominant est la diarrhée. La durée de l'affection et la connaissance de sa cause (ingestion de substances âcres ou toxiques, etc. sont des renseignements utiles pour établir le diagnostic. Souvent l'intensité de la fièvre, l'abondance et la persistance de la diarrhée, qui est parfois sanguinolente, et la rétraction du ventre dispensent de tout commémoratif. — Les ulcérations de l'estomac ou de l'intestin sont très difficiles à reconnaître; elles se distinguent des coliques vraies par leur marche chronique et par les hémorragies répétées qu'elles provoquent.

12° Certaines maladies fébriles s'accompagnant de douleurs sourdes et profondes peuvent, à un examen superficiel, être prises pour des coliques vraies; telles sont : l'encéphalite, la pleurésie, la pneumonie, la fièvre pétéchiale, la fièvre typhoïde, la fourbure, l'arthrite, et plus rarement la thrombose des divisions de l'aorte postérieure. Il suffit de connaître la possibilité de ces erreurs pour n'y pas tomber.

Anatomie pathologique. — Les altérations déterminées par les coliques varient avec la nature des causes qui les ont produites. D'après une statistique de Bollinger, 50 à 60 p. 100 des cas de coliques mortelles sont dus à des changements de rapports ou à des obstacles mécaniques intra-cavitaires, et 40 à 50 p. 100 sont provoqués par des affections inflammatoires de l'intestin ou du péritoine.

Au sujet de la fréquence des volvulus observés sur les diverses portions du canal intestinal, les chiffres indiqués sont loin d'être concordants. D'après les statistiques des écoles de Munich et de Berlin, les changements de rapports du côlon seraient plus fréquents que ceux de l'intestin grêle. Schütze (1) a relaté 62 rotations intestinales effectuées suivant l'axe de l'organe. 56 siégeaient sur le côlon et 13 seulement sur l'intestin grêle (1886-1888). Ordinairement c'est la portion

(1) Schütze. Communication inédite.)

gauche du côlon qui est le siège de la rotation. A l'école de Vienne, on a observé une plus grande fréquence des anomalies de position de l'intestin grêle (27 p. 100 des autopsies de chevaux morts de coliques; statistique portant sur 618 cas). Les changements de rapports du rectum et de l'estomac sont les plus rares. — Les portions tordues ou coudées de l'intestin sont anémiées et leur substance est pâle; mais, au niveau des plis, les parois intestinales sont tuméfiées, infiltrées de sang, la muqueuse est rouge foncé et ramollie; le contenu intestinal est sanguinolent; le mésentère est le siège d'infarctus hémorragiques.

Les accumulations de matières alimentaires, de calculs, de concrétions, accompagnées d'inflammation catarrhale, hémorragique, diphtéritique ou nécrosique de la muqueuse, sont encore des altérations que l'on constate assez communément. On rencontre surtout ces corps irritants, soit à l'union du jéjunum avec le cæcum, soit au point de rencontre du côlon flottant avec le rectum, soit enfin et plus souvent dans le cæcum. Le côlon est quelquefois étranglé par une portion d'intestin grêle; dans certains cas, ce dernier est tordu sur lui-même, enlacé, noué; on l'a trouvé enserré par l'épiploon, par des lipômes ou par des brides mésentériques. Certaines parties de l'intestin peuvent être comprimées par d'autres très distendues. On a observé des étranglements de l'intestin dans le canal inguinal, dans une fissure ancienne du diaphragme, dans l'hiatus de Winslow, dans des déchirures de l'épiploon, du mésentère, du ligament large, ou entre des adhérences péritonéales anciennes. Les invaginations ne sont pas très rares; la plus fréquente est celle de l'intestin grêle dans le cæcum.

Chez un assez grand nombre de sujets, on trouve une rupture de l'estomac, de l'intestin ou du diaphragme. — La rupture de l'estomac a généralement lieu sur la grande courbure; elle mesure souvent les 3/4 de la longueur de celle-ci; presque toujours elle est rectiligne et située au point où la séreuse qui revêt l'estomac s'accole à elle-même pour constituer l'épiploon; les lèvres de la rupture sont tuméfiées, infiltrées de sang, festonnées, irrégulières; la solution de continuité est plus grande sur la séreuse que sur la muqueuse; au niveau de la rupture, les diverses couches des parois gastriques sont séparées par des matières alimentaires. Le contenu de l'estomac est couvert de sang; une partie est tombée dans la cavité péritonéale. — Les ruptures de l'intestin existent en des points variables, mais toujours aux régions où les matières fécales se sont accumulées. Elles peuvent intéresser la muqueuse seulement, alors les matières alimentaires se sont insinuées plus ou moins loin sous cette membrane en la décollant; d'autres fois, la musculeuse est également déchirée au niveau de l'insertion du mésentère et une partie du contenu de l'intestin est engagée entre les lames de son organe de suspension. Les déchirures du diaphragme présentent des lèvres très irrégulièrement déchiquetées, entre lesquelles sont venus se loger un ou plusieurs viscères de la cavité abdominale.

La muqueuse intestinale peut être le siège d'une simple hypérémie ou d'une inflammation catarrhale, croupale, diphtéritique, hémorragique ou nécrosique. Dans un assez grand nombre de cas, on trouve toute la paroi intestinale tuméfiée, molle, friable, le tissu conjonctif sous-séreux et sous-muqueux infiltré de sang et le contenu de l'intestin plus ou moins sanguinolent; sur le péritoine, on constate des altérations inflammatoires d'intensité variable, depuis l'exsudation séro-fibrineuse jusqu'à la phlegmasie purulente ou gangréneuse; le mésentère est parsemé d'infarctus hémorragiques; les ganglions mésentériques sont tuméfiés et infiltrés de sang. La première artère du tronc cœliaque est fréquemment altérée par un anévrysme renfermant les larves du Strongle armé; alors les artères de l'intestin sont obstruées en grand nombre par des thromboses consécutives à des embolies émanant de l'anévrysme.

On constate encore comme altérations accessoires : l'hypérémie des organes de la cavité abdominale et du poumon, l'œdème pulmonaire, la pneumonie hypostatique, les hémorragies de la plèvre et des méninges, la dégénérescence parenchymateuse du cœur, des reins, du foie et de la rate. Le sang est noirâtre, visqueux, semblable au goudron et riche en bactéries.

Traitement général. — Les chevaux atteints de coliques doivent être placés dans un local spacieux et clos, dont le sol est recouvert d'une bonne litière, dans un box aménagé de manière que les malades ne puissent se blesser gravement lors des mouvements insolites qu'ils exécutent. Dans le but de provoquer des réflexes intestinaux et d'obtenir une distribution régulière du sang, toute la surface cutanée sera frictionnée avec des bouchons de paille ou des morceaux de drap. Ces frictions peuvent être rendues plus efficaces par l'action de l'essence de térébenthine ou de l'alcool camphré, projetés à la surface du corps. Lorsque l'état de l'atmosphère le permet, il est indiqué de promener les animaux; c'est un moyen particulièrement recommandable pour les cas de coliques chroniques. Les mouvements très actifs, les allures rapides, le trot ou le galop, sont nuisibles. Dans les coliques violentes, il faut laisser les animaux en liberté dans un box, et ne pas s'obstiner à les faire marcher.

On doit toujours pratiquer l'exploration rectale, soit simplement pour vider l'organe, soit pour acquérir des renseignements dans le but d'asseoir le diagnostic.

Pour ramollir les matières fécales et activer les mouvements péristaltiques, on peut employer les lavements, que l'on administre à l'aide de la seringue ou du clysopompe. Les infusions seront faites au moyen de l'entonnoir à infusion de Hegar modifié par Dammann.

Les injections de glycérine dans le rectum, d'abord recommandées chez l'homme (Dr Oidtmann, Dr Anacker), ont été employées chez les animaux (Schindelka, Kattner, etc.) à la dose de 3 à 5 grammes ; mais leur effet est purement locale, analogue à celle de l'eau de savon : elles sont incapables d'exciter les mouvements péristaltiques des différentes parties de l'intestin.

L'introduction de grandes quantités d'eau dans le canal intestinal est un moyen thérapeutique déjà ancien en vétérinaire (1). L'efficacité de ces lavements *monstres* a été bien exagérée. On a introduit dans l'intestin, par la voie rectale, jusqu'à 30 litres d'eau ; on pensait que ce liquide pouvait pénétrer jusque dans le cæcum ; en réalité, on arrive très rarement à lui faire dépasser la partie antérieure du rectum. Il n'est guère possible d'en introduire utilement plus de 10 litres ; l'excédent est aussitôt rejeté (2).

Dans les coliques aiguës et fébriles, on donnera de préférence des lavements d'eau froide ; l'eau tiède sera employée dans les cas où les troubles intestinaux tendent vers la chronicité. Les compresses froides ou chaudes sur l'abdomen peuvent être employées de concert avec les lavements.

Lorsque les animaux se roulent modérément, les mouvements qu'ils exécutent sont sans danger et quelquefois ils sont avantageux : ils peuvent en effet donner la guérison de certains volvulus. Il n'en est pas de même lorsqu'ils se jettent par terre, éperdument, comme si l'intensité des souffrances qu'ils ressentent leur faisait perdre l'instinct de la conservation ; les mouvements violents peuvent alors amener la rupture de l'estomac ou de l'intestin, si ces organes sont distendus. Dans les cas de ce genre, on peut employer avantageusement une injection sous-cutanée de $0^{gr},3$ à $0^{gr},5$ de chlorhydrate de morphine en solution aqueuse à 5 p. 100. Il serait imprudent de donner des doses plus fortes (1 gramme, par exemple), qui pourraient déterminer une grande excitation, de la tendance aux mouvements en avant et même des accès vertigineux.

Lorsqu'il y a du ballonnement, il faut aussitôt ponctionner l'intestin. La ponction faite suivant les règles de l'art et avec les précautions antiseptiques ordinaires n'entraîne presque jamais de conséquences fâcheuses.

Les absorbants administrés en breuvages (ammoniaque, eau de chaux, foie de soufre, hypochlorite de soude) n'ont qu'une efficacité très contestable.

La saignée est utile dans certains cas, notamment lorsqu'on redoute une congestion cérébrale ou pulmonaire.

Si la défécation est retardée par la suppression des mouvements péristaltiques, on peut recourir aux moyens indiqués pour combattre la constipation qui accompagne le catarrhe intestinal. Le sulfate de

(1) [illegible], *[illegible]*, 1885.
(2) [illegible], *[illegible] Zeitschr.*, 1878.

physostigmine a donné d'excellents résultats; cet agent, recommandé par Dieckerhoff, s'administre en injections sous-cutanées à la dose de $0^{gr},08$ à $0^{gr},12$, dissous dans 5 à 10 centimètres cubes d'eau distillée ou d'une solution de sublimé à 1 p. 1000.

La physostigmine doit être employée avec discernement. Elle est contre-indiquée dans les coliques spasmodiques, à cause de son action tétanisante et convulsivante; dans les coliques par surcharge et dans les constipations opiniâtres, à cause des dangers de rupture de l'estomac ou de l'intestin (Rögener, Klemm, Willhelm, Rust [1]).

L'administration de l'ésérine favorisant la production de l'œdème pulmonaire (Friedberger), il est prudent de n'y pas recourir lorsqu'il existe quelque accident du côté du poumon. Ellenberger a proposé d'associer l'ésérine ($0^{gr},1$) à la pilocarpine ($0^{gr},2$) : cette dernière aurait pour effet d'exciter les sécrétions intestinales et de liquéfier le contenu de l'intestin. Bass recommande ce mélange.

Pour combattre certaines coliques, on emploie également, et depuis fort longtemps, le sulfate de soude (200 à 300 gram.) et l'émétique (4 à 8 gram.), administrés ensemble ou séparément; on a aussi recommandé l'électuaire suivant : — tartre stibié 6 gram.; sulfate de soude 250 gram.; poudre de semence de fenouil et de racine de guimauve Q. S. — L'aloès (30 gram.), en bol, avec du savon vert, le calomel (4 à 8 gram.), l'huile de ricin à forte dose (100 à 500 gram.) et, dans les cas très graves, l'huile de croton (15 à 20 gouttes dans un décocté mucilagineux) : voilà encore autant de médicaments usités couramment dans le traitement des coliques.

Un fait bien connu et relevé à maintes reprises dans les rapports annuels de l'école de Munich, c'est que les coliques guérissent dans un bon nombre de cas, sans aucune intervention. De cette donnée de l'observation, il ne faut cependant pas conclure que la plupart de ces affections doivent être traitées par l'expectation.

Quelques auteurs recommandent certains médicaments à titre de spécifiques et à l'exclusion de tous les autres; Lemke préconise la morphine, Adam vante les irrigations d'eau froide, et Luelfing prône le mélange d'aloès, de sulfate de soude et de fenugrec. Tous les moyens soi-disant spécifiques sont insuffisants. On verra aux chapitres suivants que les diverses variétés de coliques réclament des traitements spéciaux.

Les médicaments employés seront administrés de préférence sous forme d'électuaire ou de bol. Les breuvages sont très dangereux entre les mains des personnes étrangères à l'art (pneumonie par corps étranger). Il est sage d'en user le moins possible et de s'en tenir aux émulsions d'huile de croton.

(1) Nous avons plusieurs fois constaté les effets désastreux du sulfate d'ésérine, administré à la dose de $0^{gr},10$ à $0^{gr},12^{cg}$, dans les cas de coliques par surcharge, accompagnées ou non de ballonnement. Mais cet agent peut rendre des services lorsqu'on l'emploie à doses faibles et répétées ($0^{gr},03$, 4, 5^{cg}), en espaçant les injections d'une, deux ou trois heures, suivant la marche des coliques. (N. D. T.)

Bibliographie. — I. CONSIDÉRATIONS GÉNÉRALES SUR LES COLIQUES. — H. BOULEY, *Recueil vét.*, 1842. — ULLRICH, *Magazin f. Thierheilkde*, 1850. — REYNAL, Art. COLIQUES du *Dict. prat. de méd. et de chir. vét.*, 1858. — HEINRICH, *Die kolik der Pferde*, Nordhausen, 1863. — HAMON, *Recueil vét.*, 1866. — BOLLINGER, *Die kolik der Pferde*, etc., 1870. — FRIEDBERGER, *Die kolik der Pferde*, 1874. — PETERS, *Die kolik bei den Pferden der Armee. Gerlach's Arch.*, 1875. — KUHN, *Magazin*, 1865. — ZÜRN, *Landwirthschaftl. Zeitung f. Thüringen*, 1871. — E. THIERRY, *Recueil vét.*, 1872. — LEGRAIN, *Annal. de Bruxelles*, 1872. — FÉLIZET, *Revue vét.*, 1874-76. — CHÉNIER, *Écho vétér.*, 1880. — KLEMM, *Bad. Mittheil.*, 1883. — *Traités de Pathologie* de HERING, SPINOLA, LAFOSSE, RÖLL, ANACKER, HAUBNER-SIEDAMGROTZKY, PÜTZ, DIECKERHOFF, etc.

II. ÉTIOLOGIE. — PRUDHOMME, *Recueil vétér.*, 1844. — PÉCHOUX, *Journ. de Lyon*, 1861. — KÖHNE, *Magazin*, 1867. — SCHÜTT, *Ibid.*, 1869. — JOHNE u. HAUBNER, *Sächs. Jahresber.*, 1869. — MÉGNIN, *Recueil vétér.*, 1871. — ANACKER, *Thierarzt*, 1877. — ZORN, *Roloff's Archiv*, 1880. — ADAM, *Wochenschr.*, 1880. — GEORGSON u. OBOLENSKI, *Oesterr. Revue*, 1880. — TEREG, *Berlin. Archiv*, 1880. — VUIBERT, *Bull. Soc. vét. prat.*, 1889, et *Recueil vét.*, 1890.

III. SYMPTÔMES PARTICULIERS. — SCHNELL, *Magazin*, 1849. — REYNAL, *Recueil vétér.*, 1851. — BRUCKMÜLLER, *Oesterr. Vierteljahrsschr.*, 1851. — RINGK, *Preuss. Mittheil.*, 1855-56. — SCHAFER, *Magazin*, 1857. — GIERER, *Repertor.*, 1861. — VOGEL, *Ibid.*, 1868. — COMBES, *Journ. de Lyon*, 1866. — BAUWERKER, *Adam's Wochenschr.*, 1867. — JESSEN, *Ibid.*, 1874. — ZUNDEL, *De la thermométrie chez nos animaux domestiques*, 1877. — SIEDAMGROTZKY, *Sachs. Jahresber.*, 1873-87. — LUSTIG, *Hannover'scher Jahresber.*, 1876-77-78; *Berlin. Archiv*, 1887. — FRIEDBERGER, *Münch. Jahresber.*, 1877-78-79-80-83-84-85-86-87. — KOLB, *Adam's Wochenschr.*, 1880-86. — MARTIN, *Münch. Jahresber.*, 1884-85. — MANN, *Repertor.*, 1885. — WÖRZ, *Ibid.*, 1887. — DE CLEENE, *Bullet. belge*, 1886.

IV. THÉRAPEUTIQUE. — SUR LES INFUSIONS D'EAU. — DAMMANN, *Deutsche Zeitschr. f. Thiermed.*, 1875. — BAUWERKER, *Ibid.*, 1876. — WEISKOPF, *Ibid.* — PRÖGER, *Sächs. Jahresber.*, 1876. — JOHNE, *Adam's Wochenschr.*, 1876. — PÜTZ, *Putz'sche Zeitschr.*, 1876. — KONHAUSER, *Oesterr. Vierteljahrsschr.*, 1877. — ADAM, *Adam's Wochenschr.*, 1882. — BRUSASCO, *Ibid.* — SCHADRIN, *Journ. de Charkow*, 1886.

SUR LES INJECTIONS DE MORPHINE. — FEARNLEY, *The Veterinar.*, 1870. — SPENZ, *Thierarzt*, 1870. — SCHAFER, *Preuss. Mittheil.*, 1870-71. — JOHNE, *Sächs. Jahresber.*, 1872. — PETERS, *Adam's Wochenschr.*, 1873. — STEINHOFF, *Ibid.*, 1874. — SCHILLING, *Thierarzt*, 1875. — ANACKER, *Ibid.*, 1877. — LEMKE, *Adam's Wochenschr.*, 1882.

SUR LES INJECTIONS D'ÉSÉRINE. — DIECKERHOFF, *Adam's Wochenschr.*, 1882. — FRIEDBERGER, *Münch. Jahresber.*, 1882-83. — FRÖHNER, *Repertor.*, 1883. — NOCARD, *Bull. Soc. centr. vét.*, 1883. — PETERS, *Adam's Wochenschr.*, 1883. — FELISCH u. RIND, *Ibid.*, 1883. — FESER, *Ibid.*, 1884. — CADIOT, *Archives d'Alfort*, 1884. — PESCHEL, PHILIPPI, HAUBOLD, *Sächs. Jahresber.*, 1884. — PESCHEL, *Ibid.*, 1885. — KLEMM, *Adam's Wochenschr.*, 1885. — GARSIDE, *The Veter. Journ.*, 1885. — RÖGENER, *Thierarzt*, 1886. — WILHELM, *Sächs. Jahresber.*, 1886. — SANTO, *Il medico vet.*, 1886. — GRESSWELL, *The veter. journ.*, 1886. — STORCH, *Oesterr. Monatsschr.*, 1887. — SIEDAMGROTZKY, *Sächs. Jahresber.*, 1887. — CREMER, *Thiermed. Rundschau.*, 1887. — ERNST, *Adam's Wochenschr.*, 1887. — ELLENBERGER, *Berlin. Archiv*, 1887. — BASS, *Thiermed. Rundschau.*, 1888. — DURIEUX, *Annal. de Bruxelles*, 1888. — VICCHI, *Il med. vet.*, 1888.

MÉTHODES GÉNÉRALES DE TRAITEMENT. — VATEL, *Éléments de Pathologie*, 1828. — RENAULT, *Comptes rendus des travaux de l'École d'Alfort*, 1832-1838. — DELAFOND, *Pathologie générale vétérinaire*, 1838. — VILLATE, *Recueil vét.*, 1845. — BAGGE, *Dän. Zeitschr. f. Thierärzte*, 1853. — ANDERSEN, *Ibid.*, 1854. — REINERT, *Adam's Wochenschr.*, 1859. — ROBERT, *Journ. de Lyon*, 1862. — KÖRBER, *Thierarzt*, 1868. — WESTRING, *Journ. vétérin. de Stockholm*, 1869. — MAYDIEU, *Annal. de Bruxelles*, 1869. — STEINHOFF, *Adam's Wochenschr.*, 1870. — ZÖRN, *Thierarzt*, 1871. — LUSTIG, *Hannov. Ber.*, 1875. — UEBELEN, *Repertor.*, 1875. — DAMMANN, *Pütz'sche Zeitschr.*, 1876. — MAYOR, *Revue f. Thierheilkde*, 1848. — LUELFING, *Deutsche Zeitschrift. f. Thiermed.*, 1878. — SIEDAMGROTZKY, *Dresd. Ber.*, 1879. — KONHAUSER, *Oesterr. Monatsschr.*, 1880. — MANN, *Thierarzt*, 1880; *Adam's Wochenschr.*, 1883. — SALMON, *Bullet. belge*, 1885. — GAVARD, *Journ. de Lyon*, 1886. — CAGNY, *Bull. Soc. cent. vét.*, 1886. — LAQUERRIÈRE, *Presse vét.*, 1884-85, et *Répert. vét.*, 1887. — SCHINDELKA, *Adam's Wochenschr.*, 1888. — KATTNER, *Thiermed. Rundschau.*, 1888.

DES COLIQUES EN PARTICULIER.

Aux diverses époques, on s'est efforcé de distinguer dans les coliques un certain nombre de variétés, en prenant pour base, soit les causes qui les déterminent, soit la nature du processus qui les caractérise. Déjà les anciens auteurs décrivaient plusieurs espèces de coliques. Spinola rejette les différentes divisions proposées, sous prétexte qu'elles ne sont pas assez pratiques ; il se borne à faire une étude synthétique des coliques au titre *Constipation*. Mais si la question du diagnostic différentiel de ces affections est encore l'une des plus obscures de la pathologie vétérinaire, il faut reconnaître cependant qu'une bonne classification établie dans ce chaos peut servir de guide au praticien et lui permettre de formuler des indications thérapeutiques plus rationnelles, d'instituer des traitements spéciaux mieux appropriés aux types morbides qu'il peut rencontrer.

Nous laisserons de côté les divisions plus ou moins arbitraires adoptées jusqu'à présent. Pour les coliques d'indigestion, nous renvoyons au chapitre du catarrhe gastro-intestinal ; pour les coliques inflammatoires, à la gastro-entérite, et pour les coliques toxiques, aux intoxications dans le cours desquelles on les observe.

Nous nous sommes arrêtés à la classification suivante (1) :

I. Coliques spasmodiques.
II. Coliques par surcharge.
III. Coliques thrombo-emboliques.
IV. Coliques par occlusion intestinale.
V. Coliques gazeuses.
VI. Coliques vermineuses.

COLIQUES SPASMODIQUES.

COLIQUES SIMPLES, NERVEUSES, RHUMATISMALES ; COLIQUES « A FRIGORE ».

Nature. — Sous la dénomination de *coliques spasmodiques*, on désigne des souffrances abdominales produites par des refroidissements internes ou externes et qui consistent essentiellement en une contraction douloureuse de l'intestin. Le cheval étant très exposé aux refroidissements est particulièrement sujet à ces coliques. Elles sont relativement fréquentes sur les chevaux des races distinguées,

(1) Il nous semble que ce système qui consiste à dénommer certains états pathologique par le nom d'un symptôme devrait être aujourd'hui abandonné : toute dénomination d'une maladie devrait avoir pour base le radical du nom de l'organe atteint avec une terminaison indiquant la qualité du mal, ou inversement. (L. T.)

sur ceux des haras et de l'armée, animaux pour lesquels l'hygiène et l'alimentation ne laissent guère à désirer.

Les altérations intestinales faisant défaut, il faut bien admettre que la douleur est produite par la compression des terminaisons nerveuses lors des contractions de l'intestin ; quelques-uns la considèrent comme étant exclusivement de nature rhumatismale. — Dans les coliques *à frigore*, les douleurs sont très violentes, mais de courte durée ; elles apparaissent subitement, disparaissent avec la même brusquerie et souvent elles reviennent par accès. Ces caractères particuliers des souffrances abdominales rapprochés de la persistance des mouvements péristaltiques et de la défécation permettent de faire, dans la plupart des cas, le diagnostic des coliques nerveuses. Généralement il y a de la diarrhée, on entend de forts et fréquents borborygmes, et les sons métalliques dits « bruits de spasme » sont plus accusés que dans les autres coliques. Ces bruits anormaux, analogues à celui d'une goutte d'eau tombant sur une plaque de métal très mince, sont dus à la tension inégale des gaz dans les diverses parties de l'intestin et à l'équilibration consécutive qui s'effectue d'une façon quasi-explosive.

Marche. — La marche de ces coliques est ordinairement rapide et leur terminaison favorable. Habituellement elles durent quelques heures, parfois seulement un quart d'heure ou une demi-heure. Lorsqu'elles se prolongent au-delà de douze heures, des complications redoutables peuvent survenir. Parmi celles-ci, la plus commune est le volvulus.

Diagnostic différentiel. — Il est quelquefois difficile de distinguer les coliques nerveuses des coliques thrombo-emboliques. Bollinger ne pense pas qu'il soit toujours possible de les en différencier. Cependant le diagnostic peut être basé sur les commémoratifs, sur les renseignements étiologiques, sur l'apparition des coliques à la suite d'un refroidissement.

Traitement. — Il faut recourir aux antispasmodiques. Généralement on emploie la morphine. Cet agent est un véritable spécifique des coliques nerveuses, qui souvent disparaissent peu de temps après son administration : non seulement la morphine fait cesser les contractions douloureuses de l'intestin, mais elle a encore le précieux avantage de conjurer le volvulus. On administre le chlorhydrate de morphine à la dose de 0gr,3 à 0gr,5, en injection sous-cutanée ; on fait ordinairement usage d'une solution à 4 p. 100 ; parfois les coliques cessent presque aussitôt ; il est rarement nécessaire d'avoir recours à une seconde injection.

Les autres anesthésiques ou narcotiques (la belladone, la jusquiame, l'aconit, l'éther, le chloroforme) sont devenus inutiles depuis que l'on a constaté les très heureux effets de la morphine.

Les breuvages chauds préparés avec la camomille, la menthe poivrée, la valériane, le sureau, possèdent une certaine action antispasmodique, grâce aux huiles essentielles que renferment ces végétaux et qui, de même que le camphre et l'asa-fœtida, agissent en s'évaporant dans le canal digestif. Mais tous ces breuvages doivent céder la place à la morphine, dont les effets sont bien plus rapides et l'administration sans aucun danger. L'ésérine est absolument contre-indiquée.

A l'extérieur, on fera des frictions énergiques avec l'essence de térébenthine ou l'alcool camphré (1 : 10 à 20). Les malades seront tenus chaudement. Les compresses froides et les lavements froids ne peuvent qu'augmenter les contractions ; les infusions chaudes au contraire exercent une influence très salutaire par leur action antispasmodique et calmante. Le repos est préférable à la promenade.

Bibliographie. — Gamgee, *The Veterinarian*, 1856. — Parker, *Ibid.*, 1861. Schmidtkuns, *Thierarzt*, 1862. — Benedict, *Sächs. Jahresber.*, 1862. — Benabeb, *Journ. de Lyon*, 1863. — Poulton, *The Veterinarian*, 1870. — Forster, *Gazetta med. vet. Milano*, 1874. — Ackermann, *Sächs. Jahresber.*, 1876 (Voy. *Bibliographie des injections de morphine dans les coliques*).

COLIQUES PAR SURCHARGE.

Symptômes. — On reconnaît la surcharge de l'estomac à la longue durée des coliques, à la fréquence des accès, à l'aggravation rapide et considérable des souffrances. La respiration est laborieuse, l'abdomen gonflé ; les animaux prennent des attitudes bizarres, étranges ; souvent on les trouve dans la position du chien assis, sans doute parce que cette position atténue la pression exercée sur le diaphragme et les poumons par l'estomac distendu. On observe des éructations, des nausées, des régurgitations et même des vomissements ; ce sont là autant de phénomènes qui caractérisent la surcharge. La maladie se termine presque toujours par la rupture de l'estomac ou du diaphragme, accidents qui s'annoncent par la cessation des coliques et par les signes généraux du collapsus.

Diagnostic. — Le diagnostic est parfois difficile. Les commémoratifs sont précieux pour l'établir. On se guidera particulièrement sur l'ingestion d'une quantité considérable d'aliments, car le vomissement, le symptôme le plus important de la surcharge stomacale, peut être provoqué par d'autres états pathologiques de l'estomac ou de l'intestin. Ces considérations s'appliquent également au diagnostic de la rupture de l'estomac ou du diaphragme.

Pronostic. — Il est très grave. Le cheval ne jouit pas de la faculté de vomir, et les mouvements insolites auxquels les malades se livrent peuvent d'un moment à l'autre déterminer la rupture de l'estomac ou de la cloison diaphragmatique.

Traitement. — Les drastiques ne peuvent rien contre la surcharge absolue. L'ésérine détermine bien des contractions des parois gastriques, mais, en l'employant, on risque de provoquer la rupture de celles-ci. La vidange de l'estomac au moyen de la sonde a été étudiée expérimentalement par Dammann : — l'agitation des animaux rend ce moyen impraticable. On en est donc réduit à parer, par des injections de morphine, aux accidents pouvant résulter des mouvements désordonnés, et à faciliter l'évacuation du contenu stomacal à travers le pylore en débarrassant l'intestin au moyen de lavements et d'infusions (1).

Addenda. — Parmi les accidents qui peuvent survenir dans le cours des coliques par surcharge, le vomissement et la rupture de l'estomac ou du diaphragme méritent une mention particulière.

1. **Vomissement.** — Il est dû à la distension considérable des parois gastriques et à la paralysie du cardia. Quand il a lieu, on observe les phénomènes suivants :

Les muscles de l'abdomen et de l'encolure sont le siège de contractions convulsives, la tête fléchie est maintenue rapprochée du poitrail ; en même temps il s'écoule par le nez ou par la bouche un liquide vert jaunâtre, spumeux, d'odeur chymeuse et d'une consistance en rapport avec celle des fourrages ingérés. Sa quantité varie de quelques cuillerées au contenu d'un seau d'écurie et plus. Les animaux suent abondamment, les membres sont rassemblés sous le corps, l'œil est hagard et fixe. Aussitôt après le vomissement, les malades sont très affaiblis ; ils tremblent et chancellent ; il en est qui éprouvent de violentes quintes de toux. Parfois les phénomènes ne vont pas jusqu'au vomissement ; on observe seulement de la salivation, des nausées et des régurgitations.

Autrefois le vomissement était considéré comme un symptôme fatal (2). Mais l'observation rigoureuse des faits enseigne que cette signification pronostique très grave qui lui a été attribuée n'est pas l'expression de la vérité. Dans certains cas, il a une action nettement favorable ; dans d'autres, très nombreux du reste, il n'a aucune conséquence nuisible. Si, néanmoins, il doit être tenu pour un signe pronostique grave, c'est surtout parce que la distension considérable de l'estomac peut toujours déterminer la rupture des parois de cet organe. — Le vomissement est parfois un symptôme d'autres affections du canal gastro-intestinal, telles que les ulcérations, les rétrécissements de l'intestin, ou de la péritonite et même des lésions du diaphragme (3).

(1) Les infusions de thé additionnées de bicarbonate de soude, 5 à 10 gr. administrées à doses petites et répétées, rendent quelques services. (L. T.)

(2) Kolb, *Adam's Wochenschr.*, 1882.

(3) Il en est en effet presque toujours ainsi. On voit il est vrai, de loin en loin, un cheval se rétablir après avoir vomi, mais en dehors de la dilatation de l'œsophage

2. **Rupture de l'estomac.** — Elle peut être le résultat d'une distension extrême survenue lentement, ou d'une secousse brusque (chute) s'exerçant sur l'estomac rempli à l'excès par des aliments; quelquefois aussi elle est due aux contractions spasmodiques des parois gastriques, lorsque les malades font des efforts pour vomir et que le cardia reste fermé (1).

Au sujet du rapport qui existe entre le vomissement et la rupture de l'estomac, des opinions erronées ont eu cours pendant longtemps : on pensait que le vomissement n'était pas la cause, mais bien la conséquence de la rupture. Il est illogique au premier chef d'admettre le passage des matières alimentaires à travers l'orifice cardiaque si étroit, alors qu'une large voie d'échappement vers la cavité abdominale leur est ouverte. La rupture ne peut devenir cause du vomissement que si elle ne porte pas sur toute l'épaisseur des parois gastriques, si elle est limitée à l'une des membranes, à la musculeuse, par exemple, la séreuse étant intacte. Il faut en outre qu'il y ait en même temps paralysie du cardia. Il sera question plus loin de la rupture de l'estomac lors d'ulcération de sa paroi ou de « coliques de constipation ».

Dans la plupart des cas, elle se caractérise par un collapsus apparaissant subitement alors que les coliques sont le plus intenses; la douleur semble avoir disparu, les bruits abdominaux deviennent imperceptibles, le pouls est petit, filiforme, très accéléré; les extrémités sont glacées, le corps est couvert d'une sueur froide et profuse, la température s'abaisse au-dessous de la normale ou monte brusquement, les animaux sont hébétés, tremblants; parfois ils hennissent; ils prennent des positions étranges, rassemblent les membres sous le corps; l'œil est anxieux, hagard; on observe de la dyspnée, la marche est embarrassée, chancelante; souvent un mucus épais, jaune verdâtre s'échappe par la bouche et le nez (Gielen).

Les symptômes de la rupture de l'intestin sont à peu près les mêmes que ceux de la rupture de l'estomac. Ordinairement elle est précédée d'éructations, de régurgitations ou de vomissements.

On voit des chevaux dont l'estomac est déchiré et qui, tout en souffrant, continuent à faire leur service pendant quelques heures encore (Schmolke). La mort arrive parfois assez rapidement; elle peut se faire attendre des jours lorsque la rupture est peu étendue, ou lorsqu'un organe, l'épiploon par exemple, est venu se loger au niveau de la solution de continuité et empêche les matières alimentaires de s'échapper à travers ses lèvres; mais ces derniers cas sont les plus rares.

3. **Rupture du diaphragme.** — Elle reconnait pour cause la pression exercée sur la cloison diaphragmatique par l'estomac forte-

(jabot), ce phénomène annonce presque invariablement une rupture de l'estomac. (L. T.)

(1) Rabe, *Hannov. Jahresber.*, 1875.

ment distendu, pression qui est secondée dans son action par les chutes et les mouvements violents que font les animaux. L'inflammation chronique du diaphragme et les diverses altérations de cette cloison prédisposent à la rupture. On peut trouver engagés dans l'ouverture diaphragmatique : l'estomac, l'intestin grêle, le côlon ou l'épiploon. Lorsque l'affection est déjà ancienne, ces organes sont soudés aux parois de la cavité pectorale ; souvent la portion herniée de l'intestin s'étrangle.

Les symptômes sont toujours très alarmants. On observe une dyspnée intense qui peut aller jusqu'à l'asphyxie. Les animaux présentent des accès de coliques furieuses, font entendre des hennissements de douleur, prennent des positions anormales, notamment celle du chien assis. Ils suent abondamment, la respiration est ronflante, quelquefois on entend une toux légère, avortée. Lorsqu'une portion d'intestin a pénétré dans la cavité pectorale, la percussion du thorax donne souvent un bruit tympanique très net, et à l'auscultation on perçoit des borborygmes remplaçant le murmure respiratoire disparu jusqu'à une certaine hauteur. Ces derniers signes, suffisants pour assurer le diagnostic, font défaut lorsque la déchirure n'a pas été suivie de hernie, ou lorsque celle-ci est peu volumineuse, ou encore lorsqu'elle occupe le plancher de la poitrine.

La marche des phénomènes provoqués par la déchirure du diaphragme est ordinairement très rapide. La mort peut survenir brusquement par asphyxie. Quelques animaux guérissent en apparence, après avoir éprouvé des coliques rémittentes pendant plusieurs semaines ; chez d'autres, les coliques reparaissent par intermittences et à des intervalles plus ou moins rapprochés ; chez d'autres encore, elles sont provoquées par les moindres efforts, surtout par la descente d'une côte : on en voit qui n'osent plus se coucher. Au bout d'un temps variable, la dyspnée devient persistante et les malades tombent dans le marasme.

Bibliographie. — A. Vomissement. — Delaguette, Ollivier, Berthe, *Recueil vét.*, 1825. — Charlot, *Ibid.*, 1827. — Dandrieu, *Ibid.*, 1830-31. — Lichte, *Magazin*, 1835. — Hoppner, *Ibid.*, 1836. — Tausch, *Ibid.*, 1837. — Mignon, *Bull. Soc. cent. vét.*, 1847. — Landel, *Repertor.*, 1847. — Marquardt, *Ibid.*, 1852. — Hering, *Ibid.*, 1853. — Ulrich, *Magazin*, 1850. — Salles, *Recueil vét.*, 1853. — Kanmann, *Preuss. Mittheil.*, 1853-54. — Walter, *Ibid.*, 1855-56. — Albert, *Journ. du Midi*, 1854. — *Ibid.*, 1858. — U. Leblanc, *Recueil vét.*, 1856. — Prietsch, *Sächs. Jahresber.*, 1861. — Gilis, *Journ. du Midi*, 1861. — Davejean, *Ibid.*, 1866. — Simonet, *Recueil vét.*, 1869. — Reuner, *Adam's Wochenschr.*, 1873. — Pessel, *Ibid.*, 1874. — Henry, *Recueil vétér.*, 1873. — Lavocat, *Ibid.*, 1875. — Weber, *Bull. Soc. cent. vét.*, 1873-74. — Dus, Felizet, Hec, *Recueil vét.*, 1875. — Kase, *Preuss. Mittheil.*, 1879. — Carnet, *Presse vétér.*, 1881. — Gavard, *Journ. de Lyon*, 1884. — Langenbacker, *Oesterr. Vereins Monatsschr.*, 1885. — Schroder, *Rundschau auf dem Gebiete der Thiermed.*, 1887 Voy. *Catarrhe stomacal du cheval*.

B. Rupture de l'estomac. — Huguet, *Recueil vét.*, 1828. — Dupuy, *Ibid.*, 1837. — Gielen, *Magazin*, 1846. — Schmolke, *Ibid.*, 1847. — Allmann, *Ibid.*, 1864. — Grote, *Zeitschr. von Nebel*, Bd. XII. — Miles, *The Vétérin.*, 1853. — Serres, *Recueil vét.*, 1859.

– Adam, *Wochenschr.*, 1857. — Guet, *Journ. de Lyon*, 1860. — Salles, *Recueil vétér.*, 1875. Schütt, *Adam's' Wochenschr.*, 1875. — Carette, *Bullet. belge*, 1885. — De Cleene, *Ibid.*, 1886 (Voy. *Ulcères de l'estomac*).
C. Rupture du diaphragme. — Bareyre, *Recueil vétér.*, 1825. — Waltrupp, *Magazin*, 1836. — Fass, *Ibid.*, 1839. — H. Bouley, *Recueil vétér.*, 1842. — Prangé, *Ibid.*, 1843. — Gabriel, *The veterin.*, 1845. — Dyer, *Ibid.* — Lindenberg, *Magazin*, 1846. — Grosskopf, *Ibid.*, 1848. — Fausel, *Repertor.*, 1847. — H. Bouley, *Recueil vétér.*, 1850. — Curdt, *Magazin*, 1851. — Perciwall, *The veterin.*, 1853. — Suth, *Preuss. Mittheil.*, 1853-54. — Massen, *Ibid.* — Fass, *Ibid.* — Serres, *Journ. du Midi*, 1858. — Taylor, *The veterin.*, 1860. — Jeannin, *Journ. de Lyon*, 1863. — Greaves, *Ibid.*, 1866. — Ratke, *Magazin*, 1866. — Cavelorne, *The veterin.*, 1867. — Thierry, *Journ. de Lyon*, 1869. — Vuibert, *Recueil vétér.*, 1871. — Kandler, *Oesterr. Monatsschr.*, 1882. — Rogge, *Adam's Wochenschr.*, 1883.

COLIQUES THROMBO-EMBOLIQUES.

Historique. — Depuis plus d'un demi-siècle, les vétérinaires considèrent l'anévrysme vermineux de la grande mésentérique comme une cause déterminante des coliques. Rigot (1829) et Schutt (1835) signalent cette lésion sur des chevaux morts de coliques; Bruckmüller (1852) accuse très nettement l'anévrysme vermineux de provoquer de nombreuses coliques; Prehr (1855) relate un cas d'oblitération de la première artère mésentérique; H. Bouley (1856) considère les excréments sanguinolents et les coliques intermittentes comme des symptômes pouvant faire soupçonner l'oblitération artérielle; Kohne (1861), dans un cas observé par lui, pense que l'obstruction de la grande mésentérique eut pour conséquence la parésie du gros intestin et notamment du cæcum; Hahn (1862) rapporte à l'anévrysme de la grande mésentérique des coliques intermittentes constatées sur un cheval; Cornevin (1869) décrit un beau cas de coliques provoquées par l'oblitération des artères de l'intestin grêle et du cæcum.

Ce court résumé historique montre que la relation de cause à effet qui existe entre certaines coliques et l'anévrysme du tronc mésentérique a été remarquée et affirmée avant les travaux de Bollinger (1). Mais on ne saurait contester au professeur de Munich le mérite d'avoir établi la fréquence des thromboses intestinales et d'avoir précisé nos connaissances à leur endroit (2).

(1) Bollinger, *Die kolik der Pferde und das Wurmaneurysma der Eingeweidearterien*, 1870.

(2) Les hippiâtres et les auteurs français qui ont écrit sur les coliques dans le courant de ce siècle ont décrit, sous les noms de *coliques rouges*, *tranchées*, *apoplexie intestinale*, *entérorragie*, *entérite suraiguë*, une variété de coliques qui éclatent subitement, sans prodromes, s'accusent par des douleurs intestinales violentes et sont caractérisées à l'autopsie par l'hyperémie intense d'un territoire intestinal plus ou moins étendu. Les saignées faites *largâ manu*, les frictions révulsives, les breuvages calmants (opium, camphre, asa-fœtida) et la promenade au pas sont les moyens généralement préférés pour combattre ces coliques. — On leur a assigné des causes nombreuses et très disparates. Leur pathogénie est encore assez mal connue; mais, dans beaucoup de cas, elles sont certainement provoquées par des oblitérations vasculaires emboliques ou thrombosiques. — (N. D. T.)

Anatomie pathologique de l'anévrysme vermineux de la grande mésentérique. — Les recherches de Hering (1830) démontrent déjà la fréquence de cet anévrysme chez le cheval; les chevaux qui n'en portent point, dit cet auteur, sont plus rares que ceux qui en présentent plusieurs. Les statistiques de Bruckmüller, Röll, Bollinger, etc., établissent que 90 à 94 p. 100 des sujets de l'espèce chevaline sont atteints de cette infirmité, qui est d'autant plus fréquente que les animaux sont plus âgés. Sur 85 sujets d'anatomie autopsiés par Ellenberger, 84 en étaient porteurs (1). On peut trouver l'anévrysme à partir de l'âge de six mois: mais, chez les nouveau-nés et pendant les premiers mois de la vie, il n'existe pas.

Les anévrysmes sont plus communs sur les artères mésentériques antérieures que sur les postérieures; il est exceptionnel d'en constater sur l'aorte postérieure.

Ils constituent des dilatations ordinairement régulières, ovales, fusiformes ou piriformes, quelquefois irrégulières, pouvant atteindre le volume d'une tête d'homme et une longueur de 30 centimètres et plus. A leur niveau, les parois du vaisseau sont épaissies, notamment la couche moyenne et le revêtement péritonéal; la couche interne présente les altérations inflammatoires et dégénératives les plus diverses: tuméfaction, dégénérescence graisseuse, sclérose, calcification, ossification, pertes de substance, etc. Le contenu est représenté par un thrombus stratifié, abondamment pourvu de vaisseaux et adhérent à la paroi; il peut obstruer complètement la lumière de l'anévrysme et s'avancer plus ou moins loin dans les divisions artérielles, même dans l'aorte; parfois il est très mou, friable, puriforme. Au milieu de ce caillot, on trouve les strongles armés (le chiffre moyen des parasites est de 9, d'après Bollinger), qui sont les agents spécifiques de ces graves altérations : l'endartérite traumatique chronique qu'ils déterminent provoque à son tour le thrombus et l'anévrysme.

L'anévrysme vermineux dans ses rapports avec les coliques. — Non seulement l'anévrysme, par les entraves qu'il apporte au cours du sang, détermine des troubles nutritifs dans les parois intestinales et favorise le développement des coliques, mais le cheval qui en est atteint est incessamment exposé à un triple danger. Tantôt le thrombus finit par obstruer la lumière de la grande mésentérique (rare), tantôt il se prolonge plus ou moins loin dans l'une des branches de celle-ci, tantôt enfin une partie du caillot se détache de la masse principale, est charriée par le sang, et va s'arrêter dans une artère intestinale qu'elle oblitère complètement. Dans tous ces cas, lorsque la

(1) L'anévrysme de la grande mésentérique est évidemment très fréquent, mais cependant les statistiques faites sur des chevaux d'anatomie doivent non moins certainement fournir des chiffres exagérés, et qui ne sont plus exacts pour la moyenne des animaux. (L. T.)

circulation collatérale ne s'établit pas à un degré suffisant pour entretenir le cours du sang dans le territoire anémié, on observe bientôt de graves désordres, qui ont été étudiés expérimentalement par Virchow, Cohn, Panum, Cohnheim, Litten, et autres. L'oblitération artérielle détermine la stase et le reflux du sang veineux, qui s'accompagnent vite d'une transsudation séro-sanguinolente dans le tube intestinal et dans l'épaisseur de ses parois (infarctus séro-hémorragique). Cette infiltration de l'intestin provoque immédiatement sa paralysie et celle-ci entraîne à son tour la stagnation du contenu intestinal, lequel fermente et dégage des gaz en abondance. Elle peut aussi occasionner des volvulus et des invaginations, accidents dus à l'activité des mouvements des anses intestinales saines, qui enveloppent, enserrent la portion paralysée ou s'engagent dans son intérieur. Nous avons fréquemment observé la rotation sur son axe de la partie gauche du gros côlon, c'est-à-dire de la portion libre de cet organe. Or, des divers compartiments intestinaux, c'est celui où les embolies et les thromboses se remarquent le plus fréquemment. On doit donc admettre, il nous semble, que l'anémie artérielle, par les troubles auxquels elle donne lieu, par les modifications qu'elle imprime aux mouvements péristaltiques, entraîne des changements de rapports de l'intestin. Toutefois, nous ne pensons pas que la rotation d'une partie du côlon puisse être produite par la seule violence des mouvements qui s'effectuent dans les divisions intestinales voisines.

Parmi les autres complications de la paralysie de l'intestin, il faut encore mentionner les ruptures de cet organe, de l'estomac, du diaphragme et l'entérite. Les mouvements antipéristaltiques partant de la portion intestinale antérieure au segment paralysé remplissent parfois l'estomac jusqu'à le faire éclater; la production abondante de gaz dans l'intestin peut provoquer la déchirure des parois de cet organe ou celle du diaphragme, par l'énorme pression qui s'exerce sur cette cloison.

La constitution anatomique si particulière de la mésentérique antérieure favorise singulièrement la genèse des coliques thrombo-emboliques. Cette artère prend naissance sur l'aorte sous forme d'un puissant tronc, long de 10 à 12 centimètres. Immédiatement après sa naissance, elle émet : 1° en avant, l'artère côlique supérieure; 2° en arrière et juste en regard de la précédente, les dix-sept à vingt divisions de l'intestin grêle. A partir de ce point, le tronc rétréci porte le nom d'artère iléo-cæco-côlique : c'est lui qui est ordinairement le siège de l'anévrysme. L'artère iléo-cæco-côlique se divise en quatre branches; l'antérieure, la plus forte, l'artère côlique inférieure, constitue pour ainsi dire le prolongement du tronc commun; viennent ensuite et successivement : l'artère cæcale supérieure, puis l'inférieure et enfin l'artère iléo-cæcale.

En règle générale, l'artère iléo-cæco-côlique n'est pas complètement obstruée par le thrombus anévrysmal; ses quatre branches terminales distribuent encore assez largement le sang aux tissus dans lesquels elles se ramifient pour qu'aucun trouble sérieux n'apparaisse. Que si, au contraire, l'obstruction est complète, le cæcum ne reçoit absolument plus de sang : il n'en est pas de même pour le côlon, à cause de l'anastomose qui existe entre les artères côliques supérieure (gauche) et inférieure (droite). L'oblitération de l'une de ces dernières artères ne peut donc pas produire de coliques thrombo-emboliques mortelles, et elles ne sont oblitérées toutes deux que dans les cas où l'anévrysme remonte jusqu'à l'origine de la grande mésentérique. Alors on peut également observer des embolies de l'intestin grêle, dont les artères ne sont ordinairement pas comprises dans l'anévrysme. L'oblitération subite d'une seule artère côlique ou cæcale peut déterminer des coliques légères et passagères.

Lorsque des fragments viennent à se détacher du thrombus anévrysmal, les embolies se produisent généralement dans les branches artérielles les plus inférieures, et notamment dans l'artère côlique droite. L'oblitération d'une seule artère cæcale n'est pas mortelle, d'abord à cause de l'anastomose qui existe entre les deux artères cæcales, et aussi parce que le cæcum est encore irrigué par une petite branche artérielle provenant de l'artère côlique inférieure.

Les artères de l'intestin grêle s'anastomosent au voisinage du viscère ; l'embolie d'une seule branche n'est jamais un accident mortel.

Altérations mortelles. — Quand à l'autopsie des sujets morts de coliques on trouve des embolies, des thromboses, une rupture de l'estomac ou de l'intestin, une entérite ou une péritonite, aucun doute ne peut subsister sur la nature de l'affection. Mais on peut observer des coliques emboliques se terminant par la mort après douze, dix-huit, vingt-quatre heures, avant que des altérations gastro-intestinales graves aient eu le temps de se produire : ordinairement alors l'intestin est fortement distendu par des gaz ou obstrué. Dans ces cas, la mort peut être amenée par divers mécanismes :

1° *Par une compression forte et prolongée exercée sur le diaphragme avec œdème du poumon et asphyxie.* — Il est très fréquent d'observer les signes de l'asphyxie.

2° *Par l'élévation de la tension artérielle déterminant l'apoplexie cérébrale ou pulmonaire.* — Cette augmentation de la tension est due à la pression qu'exercent, sur les gros troncs vasculaires, les viscères abdominaux distendus.

3° *Par intoxication carbonique.* — Elle s'opère d'après les lois de la diffusion, dès que le gaz délétère se trouve dans le sang en quantité moindre que dans le contenu des organes digestifs.

4° *Par le passage dans le sang de produits septiques.* — Tantôt ceux-ci sont de nature chimique (intoxication), tantôt ce sont des éléments figurés (infection). Semmer (1) a souvent constaté ces derniers dans les coliques gazeuses. La possibilité de l'infection du sang, lorsqu'une portion de l'intestin grêle est paralysée ou nécrosée, n'est pas discutable. On en a la preuve dans les altérations que présente le foie. Cet

(1) Semmer, *Virchow's Archiv*, 1877.

organe est un véritable filtre où viennent échouer les produits septiques : immédiatement après la mort, c'est-à-dire à un moment où la putréfaction cadavérique n'a pas pu encore s'en emparer, on le trouve déjà dans un état de décomposition septique très avancé. — Les poisons chimiques ne sont pas encore bien connus quant à leur nature : Bollinger accuse principalement le sulfure d'hydrogène (assertion qui a contre elle la fréquence de la rigidité cadavérique) et l'acide butyrique.

5° *Par syncope cardiaque*, — conséquence de la violence des douleurs intestinales ou de l'intoxication par le phénol qui serait produit en plus grande abondance par les fermentations intestinales anormales. Tereg (1) soutient que la production de phénol est plutôt entravée qu'augmentée.

Dans la plupart des cas, la mort survient par infection septique, par l'œdème pulmonaire ou par intoxication carbonique.

Symptômes et marche. — La marche des coliques thrombo-emboliques est loin d'être uniforme. On peut y reconnaître les modalités suivantes :

1° *Marche aiguë se terminant par la guérison.* — Les coliques qui se rangent sous ce premier chef apparaissent et récidivent sans cause extérieure saisissable : elles ont beaucoup d'analogie avec les coliques de nature rhumatismale, car elles sont extrêmement douloureuses. Leur durée est courte. Très probablement elles sont dues à des embolies partielles des artères intestinales (d'une artère colique ou cæcale). Elles disparaissent peu à peu dès que la circulation est rétablie par la voie des anastomoses. Comme il est très difficile de faire le diagnostic différentiel, ces coliques sont souvent confondues avec d'autres affections de l'intestin. Parfois cependant, la réaction de l'urine peut mettre sur la voie : alcaline dans les coliques emboliques aiguës, l'urine est acide dans les coliques dues à l'entérite. Elles ne sont pas la conséquence de l'action du froid, ce qui permet encore, dans certains cas, de les différencier des coliques nerveuses.

2° *Marche aiguë avec terminaison fatale.* — Dans ce groupe rentrent toutes les embolies produisant des changements de rapports et de situation de l'intestin. Les coliques ainsi provoquées apparaissent sans cause extérieure appréciable. Les douleurs sont parfois insignifiantes, contrairement à ce que l'on observe dans la plupart de ces affections (Lustig). Ce fait s'explique par la paralysie subite du compartiment intestinal anémié. Habituellement les symptômes sont semblables à ceux des coliques de constipation produites par des changements de rapports des organes abdominaux. Ils n'ont rien de caractéristique. La mort survient par la déchirure de l'estomac ou de l'intestin ou par infection septique.

(1) Tereg. *Archiv f. Thierheilkde*, 1881.

3° *Marche chronique à terminaison relativement favorable. Catarrhe intestinal embolique chronique.* — Les coliques de cette variété sont produites par l'hypérémie collatérale consécutive à l'oblitération artérielle. Cette congestion peut persister assez longtemps (comme lors de stase sanguine du système porte dans les maladies du foie) et occasionner le catarrhe intestinal chronique (catarrhe intestinal embolique).

La marche de la maladie est ordinairement la suivante : le premier accès terminé, la température et le nombre des pulsations reviennent au chiffre normal; mais les mouvements péristaltiques restent entravés, la défécation est rare, l'appétit diminué, et l'état général laisse à désirer. Après vingt-quatre ou quarante-huit heures, la fièvre reparaît, accompagnée ou non de coliques légères. Cet état peut durer des jours et même des semaines (coliques chroniques); Friedberger l'a vu persister trois semaines. Dans certains cas, le catarrhe intestinal embolique se termine par la guérison, mais souvent il conduit au marasme et à la cachexie, quand la mort ne survient pas par infection septique.

4° *Marche chronique avec production d'une entérite thrombo-embolique hémorragique (Infarctus intestinal hémorragique).* — La pathogénie de cette entérite hémorragique est très simple : l'obstruction embolique de petites artères intestinales détermine, dans des régions circonscrites de la muqueuse, les troubles circulatoires précédemment décrits — anémie artérielle, stase sanguine, infarctus hémorragique, nécrose.

Les symptômes principaux sont la diminution de l'appétit ou l'inappétence complète, l'augmentation de la soif, la rareté de la défécation malgré la persistance des mouvements péristaltiques; les crottins, petits et secs au début, deviennent ensuite mous, pâteux, et plus tard sanguinolents et fétides; l'urine est acide, riche en phosphates et en albumine; la fièvre est intense et persistante (41° et plus, 60 à 100 pulsations), le pouls est petit; la faiblesse générale va croissant; les animaux maigrissent, l'abdomen se retrousse; à certains moments on constate du coma et de la stupéfaction. Après les repas, on remarque souvent une aggravation de l'état général et des coliques. Dans quelques cas, on observe des paroxysmes fébriles remarquables (tremblements musculaires, frissons, refroidissement des extrémités, pâleur des muqueuses, respiration accélérée, pénible, râlante : battements du cœur tumultueux, élévation considérable de la température rectale).

La durée de l'entérite hémorragique proprement dite varie de quelques jours à plusieurs semaines. Sa terminaison la plus commune est la mort, qui survient par infection septique, par une péritonite consécutive à la perforation de l'intestin ou par épuisement. La guérison, d'ailleurs extrêmement rare, peut cependant être obtenue après l'élimination des eschares et par la cicatrisation des pertes de substance. Il est des cas où celles-ci se transforment en ulcères. La convalescence est toujours de longue durée.

L'autopsie révèle des altérations caractéristiques. La muqueuse de l'estomac est gonflée, injectée, ecchymosée, farcie de petits caillots sanguins, noirâtres, attenant à des thromboses des vaisseaux de cette membrane et du tissu conjonctif sous-muqueux. L'intestin grêle renferme un liquide sanguinolent; sa paroi est imbibée des principes colorants du sang, qui lui donnent une teinte rouge sombre. Les mêmes altérations se rencontrent dans le gros intestin, dont la paroi présente une épaisseur triple ou même quadruple de la normale. Elles consistent essentiellement en une infiltration séro-hémorragique, particulièrement accusée au niveau de l'insertion du mésentère. Là où l'infarctus hémorragique est le plus épais, la muqueuse est nécrosée et ne forme plus qu'une eschare de la consistance de l'amadou, au pourtour de laquelle l'infiltration sanguine est souvent énorme. A la base de cette eschare, on trouve ordinairement une artère intestinale thrombosée, et en disséquant celle-ci vers son origine, on aboutit à un anévrysme vermineux. Des infiltrations gélatiniformes se rencontrent dans des points nombreux de la cavité abdominale (notamment aux points d'attache du mésentère), et le sac péritonéal contient une quantité plus ou moins considérable d'un liquide séro-sanguinolent. Souvent on constate toutes les lésions de l'infection septique.

Traitement. — Il faut combattre les symptômes dominants. On doit chercher à prévenir les accidents auxquels expose la paralysie de l'intestin, surtout la coprostase, qui, elle-même, peut provoquer une phlegmasie locale et la gangrène intestinale. Les évacuants sont donc utiles : l'émétique, le calomel, les laxatifs alcalins sont particulièrement avantageux. L'ésérine ne doit pas être employée : les contractions brusques et violentes qu'elle provoquerait dans les portions d'intestin restées saines pourraient déterminer un volvulus ou une invagination. On recommandera les frictions et les promenades. Le rectum sera fréquemment vidé avec la main ou par des infusions d'eau.

Le traitement de la gastro-entérite thrombo-embolique hémorragique se confond avec celui de la gastro-entérite ordinaire. Un bon régime est de la plus haute importance pour les malades et les convalescents. Lors de nécrose de la muqueuse, on administrera le calomel. Pour combattre la fièvre septique, on aura recours aux divers antipyrétiques. Les drastiques violents (émétique, aloès, huile de croton) seront rigoureusement exclus.

La théorie de Bollinger sur les rapports étroits de l'anévrysme vermineux avec les coliques dont il vient d'être question a de nombreux adeptes, mais aussi des adversaires. Gerlach (1) nie absolument toute relation entre l'anévrysme et les coliques. Anacker (2) et Zürn (3) admettent la possibilité des coliques thrombosiques ou emboliques, mais ils sont en désaccord avec Bollinger au sujet de leur fréquence. Röll (4), au contraire, voudrait étendre la pathogénie des coliques défendue par le professeur de Munich à tous les cas où des douleurs abdominales se montrent subitement et sans cause apparente précise, tout en faisant cependant certaines restrictions. Pour nous, l'existence des coliques thrombo-emboliques ne saurait faire l'objet d'un doute; nous croyons même ces accidents assez fréquents, mais nous pensons que Bollinger est allé trop loin en incriminant la thrombose des artères intestinales comme cause de la moitié des cas de coliques mortelles, et en considérant comme de nature thrombo-embolique toute colique apparaissant subitement et sans cause appréciable (5).

Bibliographie. — Rigot, *Recueil vétér.*, 1829. — Schutt, *Magazin*, 1835. — Röhling, *Ibid.*, 1849. — Bruckmüller, *Oesterr. Vierteljahrsschr.*, 1852-71. — Reynal, *Recueil vétér.*, 1853. — Prehr, *Preuss. Mittheil.*, 1855-56. — H. Bouley, *Dictionnaire prat. de méd. et de chir.*, 1856. — Colin, *Recueil vétér.*, 1861. — Köhne, *Magazin*, 1861. — Hahn, *Thierärztl. Mittheil.*, 1862. — Hamon, *Recueil vétér.*, 1866. — Bonnaud et Andrieux, *Journ. du Midi*, 1867. — Cornevin, *Journ. de Lyon*, 1869. — Franck, *Adam's Wochenschr.*, 1871. — Bollinger, *Ibid.*, 1873. — Fiedeler, *Ibid.*, 1881. — Lustig, *Hannov. Bericht.*, 1873-74-75-76-77; *Berliner Archiv*, 1887. — Siedamgrotzky, *Sächs. Jahresber.*, 1874-75. — Guzzoni e Demetrio, *Arch. di med. vet. Milano*, 1876. — Friedberger, *Münch. Jahresber.*, 1875-76-78-79-80-81-82. — Buch, *Rundschau. auf dem Gebiete der Thiermed.*, 1887. — Deffke, *Ibid.*

COLIQUES PAR OCCLUSION INTESTINALE.

Nous rangeons sous ce titre les coliques dues à un obstacle quelconque s'opposant à la circulation des matières intestinales.

Envisagées au point de vue des causes multiples susceptibles de les provoquer, on peut y reconnaître les variétés suivantes :

1° *Coliques dues à l'accumulation et au durcissement des matières alimentaires ou excrémentitielles dans le cæcum, le côlon et le rectum* (*Coprostase*) ;

2° *Coliques provoquées par des calculs gastriques ou intestinaux ;*

3° *Coliques déterminées par des changements de rapports de l'intestin ;*

4° *Coliques d'invagination ;*

5° *Coliques produites par des néoformations qui diminuent le calibre de l'intestin ;*

6° *Coliques dues aux rétrécissements de l'intestin ;*

7° *Coliques provoquées par la dilatation ou la paralysie de l'intestin.*

(1) Gerlach, *Gerichtl. Thierheilkde*, 1872.
(2) Anacker, *Specielle Pathol. u. Therap.*
(3) Zürn, *Thierarzt*, 1871.
(4) Röll, *Handbuch der Pathol. u. Therapie.*
(5) Tous les praticiens penseront en effet, sans doute, qu'il y a ici une conception *a priori* que les faits ne justifient pas. L. T.

1. COLIQUES DUES A L'ACCUMULATION ET AU DURCISSEMENT DES MATIÈRES ALIMENTAIRES OU EXCRÉMENTITIELLES DANS LE CÆCUM, LE COLON ET LE RECTUM (COPROSTASE). — « COLIQUES DE CONSTIPATION ».

Étiologie. — Les causes de ces coliques ont été indiquées à l'article consacré aux coliques en général. Il faut surtout les chercher dans le régime — ingestion en excès de paille hachée trop court (coliques de paille), de quantités exagérées de tiges de pois, de paille de seigle, de trèfle dur et ligneux, de glumes de froment épeautre ou de sarrasin, de tiges de féverolles, et en général d'aliments riches en cellulose, substance que le cheval digère difficilement. — On accuse aussi les aliments trop peu excitants, le passage brusque du régime du vert aux fourrages secs et réciproquement. — D'autre part, l'insuffisance de l'exercice lorsque les animaux reçoivent une nourriture abondante favorise la coprostase. — Les poulains présentent souvent, dans les premiers jours qui suivent leur naissance, des coliques dues à l'accumulation des mucosités fœtales dans l'intestin.

Symptômes. — Les symptômes de ces coliques sont habituellement peu prononcés. Les douleurs sont modérées: les animaux restent ordinairement couchés; à certains moments, ils font entendre des plaintes; la défécation est rare, les crottins sont durs, secs, quelquefois coiffés. A l'exploration rectale, pendant laquelle les malades font de violents efforts expulsifs, on trouve l'intestin rempli de matières stercorales dures. La pression que ces dernières exercent sur la vessie provoque des efforts de miction: les sujets se campent fréquemment pour uriner. L'abdomen est plus ou moins gonflé: les réservoirs intestinaux sont distendus par des gaz. Le vomissement est rare. Chez beaucoup de chevaux, la constipation peut persister plusieurs jours sans provoquer de symptômes de coliques (tout comme chez le chien), mais, lorsqu'elle a duré un certain temps, les douleurs abdominales apparaissent.

Anatomie pathologique. — Les altérations consistent en des modifications du contenu de l'intestin et des parois de cet organe. Tout d'abord les matières alimentaires se dessèchent par suite de la résorption continuelle des liquides et jouent le rôle de corps étranger irritant. La muqueuse est bientôt envahie par une inflammation catarrhale accompagnée d'ecchymoses nombreuses (catarrhe hémorragique): plus tard, le processus inflammatoire peut revêtir les caractères « diphtéritique » et nécrosique. D'après Ernst, l'inflammation diphtéritique de la muqueuse débute par des points ou des taches grisâtres, gris jaunâtre ou blanchâtres. De petits îlots de nuance claire apparaissent sur la muqueuse phlogosée; ils s'observent surtout aux points culminants de cette membrane (diphtérie des replis, des papilles ou des follicules), dont la surface semble être *couverte de* *son*. Ces lésions sont dues à la nécrose de la couche superficielle de la muqueuse; ordinairement elles sont suivies de petites ulcérations qui se cicatrisent plus ou moins rapidement; dans certains cas, elles se compliquent de destruction nécrosique progressive de la musculeuse et aboutissent à la perforation de l'intestin.

Parmi les accidents de l'obstruction intestinale, il faut signaler encore la rupture de l'estomac et de l'intestin. La déchirure du cæcum survient fatalement lorsque la stase des matières fécales ayant lieu dans cet organe, le traitement reste inefficace. Les ruptures du côlon et du rectum sont aussi relativement fréquentes. L'obstruction de la portion terminale de l'intestin grêle est suivie, dans la moitié des cas, de la déchirure de l'estomac : les mouvements antipéristaltiques accumulent le contenu intestinal dans l'estomac jusqu'à déterminer sa rupture, à moins que le vomissement ne vienne suppléer à l'ampleur insuffisante du premier réservoir digestif. — Le voisinage de la valvule iléo-cæcale est la région de prédilection des obstructions intestinales.

Durée. — En général, la durée de ces coliques est assez longue; elle varie de quelques jours à deux, trois, six et sept semaines (coliques chroniques); les rémissions proprement dites, comme il s'en observe dans les coliques thrombo-emboliques, font défaut. Quand la rupture intestinale survient, elle donne lieu à tout l'ensemble symptomatique qui a été indiqué à propos de la déchirure de l'estomac.

Traitement. — Les évacuants, les laxatifs, l'ésérine, les lavements à la fumée de tabac, le massage de l'abdomen, les compresses froides, les infusions rectales abondantes d'eau froide, l'exercice modéré et une diète sévère : tels sont les moyens à mettre en œuvre contre les coliques dues à l'obstruction intestinale (1).

Bibliographie. — Clichy, *Recueil vét.*, 1833. — Lafore, *Journ. du Midi*, 1840. — Robinson, *The veterin.*, 1843. — Eck, *Magazin*, 1848. — Pernaud, *Journ. de Lyon*, 1851. — Körber, *Preuss. Mittheil.*, 1853-54. — *Sächs. Jahresber*, 1862-64. — Knoll, *Journ. du Midi*, 1859. — Bagge, *Tidskrift de Copenhague*, 1859. — Mars, *Repertor.*, 1854. — Dinter, *Sachs. Jahresber.*, 1864. — Glocke, *Preuss. Mittheil.*, 1865-66. — Vorberg, *Ibid.*, 1866-67. — Nielsen, *Tidskrift de Stockholm*, 1868. — Félizet, *Recueil vét.*, 1869. — Fromm, *Thierarzt*, 1870. — Dessart, *Annal. de Bruxelles*, 1871. — Pech, *Bullet. soc. cent. vét.*, 1871. — Marneffe, *Ibid.*, 1872. — Pröger, *Sächs. Jahresber.*, 1876. — Ernst, *Arch. f. Thierheilkde*, 1880. — Mann, *Adam's Wochenschr.*, 1883. — Nettelton, *The veter. Journ.*, 1885. — Lepri, *Clinica veter.*, 1886. — Rögener, *Thierarzt*, 1886. — Lustig, *Berlin. Arch.*, 1887. — Gavard, *Journ. de Lyon*, 1888. — Detroye, *Recueil vét.*, 1890.

(1) Un moyen précieux pour faire résoudre cette *indigestion intestinale chronique* est la purgation obtenue avec : huile d'œillette, 1 litre ; huile de ricin, 100 grammes ; deux ou trois fois à 12 heures d'intervalle. (L. T.)

2. COLIQUES PROVOQUÉES PAR DES CALCULS OU PAR DES CORPS ÉTRANGERS QUI SÉJOURNENT DANS LE CANAL INTESTINAL.

Nature. — La *Bibliographie* de cette variété de coliques est relativement riche. Cela s'explique si l'on réfléchit que tout cas d'affection calculeuse constaté à l'autopsie frappe l'observateur et le décide à l'enregistrer. Mais, en réalité, les coliques calculeuses sont relativement rares. Habituellement on les observe sur les chevaux de meunier ou de boulanger, qui consomment de grandes quantités de son et de recoupes. D'après Gurlt, le son renferme 1 à 2,5 p. 100 de phosphate de magnésie, qui constitue l'élément principal des calculs. Les poussières provenant de la meulière et qui se mélangent au son ne jouent qu'un rôle tout à fait secondaire dans la formation des calculs.

Les « coliques sablonneuses », qui surviennent après l'ingestion de sable et de gravier, lorsque les animaux s'abreuvent dans des ruisseaux peu profonds ou lorsqu'ils sont nourris de fourrages vasés, et celles qu'on observe sur les chevaux de guerre affamés, ainsi que sur les sujets atteints du tic de manger de la terre, se rangent dans le même groupe.

La déglutition des poils au moment de la mue peut donner lieu à des pelotes et à des concrétions (égagropiles) qui provoquent des désordres analogues à ceux occasionnés par les calculs. Les autres corps étrangers déglutis (morceaux de drap, aiguilles, etc.), produisent plus rarement ces accidents.

Les calculs intestinaux proprement dits consistent principalement en un dépôt de phosphate ammoniaco-magnésien (90 p. 100 d'après Fürstenberg) auquel se trouvent associés du phosphate de chaux, du phosphate de magnésie, de la silice, des composés chlorés, des traces de fer et de matières organiques (mucus, épithélium, substances alimentaires). Ils se constituent aux dépens du phosphate de magnésie dont le son est particulièrement chargé et qui s'unit aux composés ammoniacaux du contenu intestinal, lesquels proviennent eux-mêmes de l'atmosphère des locaux et sont introduits dans le tube digestif par l'intermédiaire de l'eau de boisson. Il se forme ainsi dans l'intestin un phosphate basique insoluble. Le point de départ de la précipitation est généralement un corps étranger, un grain de sable ou d'avoine, autour duquel des couches de phosphate basique viennent incessamment se déposer.

Les calculs gastriques sont des calculs intestinaux ramenés dans l'estomac par les mouvements antipéristaltiques. Ils ne sauraient se former dans l'estomac lui-même, à cause de la réaction acide de son contenu et du court séjour qu'y font les matières alimentaires.

Ordinairement les calculs se forment dans le gros intestin, surtout dans la grosse courbure du côlon, plus rarement dans le cæcum.

Colin, sur 900 autopsies, a trouvé 23 fois des calculs dans la grosse courbure du côlon et une seule fois dans le cæcum.

Les altérations locales produites par les diverses concrétions intestinales sont les mêmes que celles qui compliquent l'obstruction par stase alimentaire.

Le diagnostic précis ressort de l'évacuation de ces produits ou de leur constatation directe par l'exploration rectale. Chez les chevaux qui consomment depuis longtemps de grandes quantités de son et qui souffrent fréquemment de coliques (chevaux de meunier), on doit toujours compter avec l'existence probable de calculs, bien que les coliques par surcharge soient communes chez ces animaux.

Symptômes. — Les symptômes des coliques calculeuses sont analogues à ceux de l'obstruction intestinale par stase alimentaire. On rencontre des animaux porteurs de calculs qui n'éprouvent aucun trouble traduisant la présence de ceux-ci, et cela souvent pendant un temps assez long, jusqu'au moment où l'une des concrétions s'enclave dans l'intestin. D'autres fois les calculs provoquent de fréquentes coliques affectant le caractère périodique. Au cours d'un accès on peut observer des intermissions ou des rémissions coïncidant avec les diverses étapes d'un calcul ou avec le passage dans une portion étroite de l'intestin de plusieurs calculs qui se suivent. Ordinairement ces symptômes sont plus intenses que dans les coliques de coprostase. On constate aussi plus souvent que dans ces dernières la rupture de l'estomac ou de l'intestin et le vomissement. Les coliques calculeuses se distinguent encore de celles dues à l'accumulation des matières alimentaires dans l'un des réservoirs intestinaux par leur marche plus rapide — quoique leur durée puisse être assez longue dans certaines circonstances — et par leur pronostic plus grave.

Traitement. — Il est le même que celui de la coprostase. Dans les cas désespérés, on pourrait tenter la laparotomie. Felizet (1) l'a pratiquée avec succès. En incisant le flanc et l'intestin, il a pu extraire un calcul de la grosseur d'une tête d'enfant. Trasbot a proposé de distendre l'intestin et de faciliter le cheminement du calcul, en provoquant un dégagement abondant d'acide carbonique au moyen d'un mélange de bicarbonate de soude et d'acide tartrique administré par le rectum.

Bibliographie. — Clichy, *Recueil vét.*, 1826. — Girard, *Ibid.*, 1828. — Hamont, *Ibid.*, 1837. — Birnbaum, *Magazin*, 1839. — Schade, *Ibid.*, 1841. — Bertram, *Ibid.*, 1844. — Furstenberg, *Ibid.*. Augner, *Ibid.*, 1848. — Ansar, *Recueil vét.*, 1850. — Greening, *Magazin*, 1851. — Lebrc, *Recueil vét.*, 1854. — Ercolani, *Giornal. di veter.*, 1854. — Eletti, *Il med. veterin.*, 1856. — Rossi, *Ibid.*, 1857. — Tombs, *Magazin*, 1856. — Challiner, *Ibid.*, 1857. — Austen, *Ibid.*, 1859. — Mazzini, *Giornal. di veter.*, 1859. — Colin, *Recueil vét.*, 1859. — Köhne, *Magazin*, 1860. — Vittadini, *Il med. veterin.*, 1860. — Macorps, *Annal. de Bruxelles*, 1860. — Schwarz, *Adam's Wochenschr.*, 1860. — Colin, *Bullet. Soc. cent. vét.*, 1863. —

(1) Felizet, *Revue vét.*, 1877.

Trasbot, *Recueil vét.*, 1864. — Jacob, *Sächs. Jahresber.*, 1868. — Peuch, *Journ. de Lyon*, 1869. — Simonet, *Recueil vét.*, 1869. — Félizet, *Ibid.* — Aymaud, *Ibid.*, 1872. — Röhling, *Thierarzt*, 1870. — Gurlt, *Magazin*, 1873. — Landel, *Repertor.*, 1873. — Harz, *Deutsche Zeitschr. f. Thiermed.*, 1875. — *The Veterinarian*, 1875. — Félizet, *Revue vét.*, 1877. — Serafini, *Repertor.*, 1878. — Roster, *Giornal. di Pisa*, 1879. — Jonsson, *Deutsche Zeitschr. f. Thiermed.*, 1879. — Rösser, *Thierarzt*, 1879. — Cruchu, *Bull. Soc. cent. vét.*, 1880. — Roger, *Recueil vét.*, 1880. — Möbius, *Sächs. Jahresber.*, 1882. — Csokor, *Oesterr. Vierteljahrsschr.*, 1883. — Laurent, *Bull. Soc. cent. vét.*, 1884. — Heuberger *Rundschau*, 1885. — Godfrin, *Bullet. Belge*, 1886. Remy, *Annal. de Bruxelles*, 1887. — Jungers, *Thierarzt*, 1887.

3. COLIQUES DUES A DES CHANGEMENTS DE RAPPORTS DE L'INTESTIN. — VOLVULUS.

Les changements de rapports de l'intestin consistent généralement en des *volvulus* (rotation de l'organe sur son axe) qui s'observent le plus souvent sur le côlon et l'intestin grêle. Les changements de rapports du cæcum sont plutôt des inflexions, des coudures par déplacement de la pointe en arrière et en bas, ou de la base en haut et en avant. Les volvulus du rectum sont très rares. — Les *nœuds* se forment lorsque des anses d'intestin grêle enlacent d'autres parties du même viscère, du côlon ou du rectum. L'épiploon peut également entourer et étrangler l'intestin grêle. — Les *incarcérations* se remarquent aux ouvertures naturelles ou accidentelles du sac péritonéal : anneau inguinal (même chez les chevaux hongres), hiatus de Winslow, déchirures anciennes du diaphragme, ruptures de l'épiploon et du mésentère, fentes existant entre des adhérences anciennes ou entre l'uretère détaché et le plafond de la cavité abdominale, etc. Röll, sur 140 chevaux morts de coliques, a trouvé 51 cas de hernie interne, soit une proportion de 36 p. 100.

Étiologie. — Les causes de ces anomalies sont des plus obscures. Il en est qui se rapportent aux processus thrombo-emboliques précédemment décrits; d'autres sont produites par l'inégalité de poids ou de volume du contenu solide, liquide ou gazeux des diverses portions d'intestin; ici, le volvulus s'opérerait suivant les lois de la pesanteur, les anses intestinales les plus lourdes venant prendre une position déclive dans la cavité abdominale. Les contractions péristaltiques fréquentes et énergiques qui accompagnent certaines coliques, peuvent aussi occasionner des changements de rapports de l'intestin.

Enfin, le roulement, les mouvements insolites et violents qu'effectuent les chevaux entravés, exercent encore une certaine influence dans la genèse des volvulus, des nœuds et des incarcérations. — Autrefois, les boissons froides ont été, à tort, fortement incriminées.

Symptômes. — Ils n'ont rien de bien caractéristique. Le début est des plus variables. Tantôt l'occlusion intestinale se révèle avec la brusquerie d'une hernie étranglée, tantôt au contraire ses symptômes évoluent lentement. Quelquefois on observe des vomissements qui persistent pendant plusieurs jours; dans d'autres cas ils font défaut. Les positions anormales, le décubitus dorsal, l'intensité des douleurs, les signes d'une rupture de l'estomac ou de l'intestin, la rareté ou l'impossibilité de la défécation, manifestations que l'on a spécialement rapportées aux étranglements et aux déchirures, se remarquent aussi dans la plupart des coliques par occlusion. Suivant que l'intestin est complètement ou incomplètement obstrué, la durée de l'affection varie; elle peut persister jusqu'à une semaine. Dans l'occlusion complète, la mort se produit généralement au bout de vingt-quatre heures. Parfois ces coliques sont passagères, périodiques; elles disparaissent brusquement, puis reparaissent de même à des intervalles variables. Ces faits s'observent lorsqu'une anse intestinale est incarcérée à certains moments et libre à d'autres; les coliques de courte durée qui font qualifier les de « frappeurs de nuit » animaux atteints se rattachent peut-être à ce groupe (1).

Diagnostic. — On ne peut guère le formuler que lorsqu'on a affaire à une hernie inguinale étranglée ou au volvulus du rectum; cependant les torsions du côlon et du cæcum peuvent quelquefois être reconnues (2). L'insuffisance des moyens employés, notamment des injections de physostigmine, éclaire le diagnostic.

Traitement. — Il est rarement suivi de succès, à moins qu'il ne s'agisse de hernies inguinale, ombilicale ou ventrale étranglées. Ces dernières seront réduites, soit par le taxis, soit par l'opération chirurgicale classique. Par le rectum on pourrait, dans certains cas, détruire des adhérences conjonctives provoquant l'étranglement. On a obtenu des succès en mettant l'animal dans diverses positions plus ou moins insolites, en le roulant, en lui faisant monter ou descendre une côte rapide, etc. Les évacuants et le mercure ont été employés, mais presque toujours infructueusement. La laparotomie et la réduction de l'accident constituent une dernière et suprême ressource pour les cas où le diagnostic a pu être établi avec assez de certitude (3).

Bibliographie. — Bouley jeune, *Nouvelle Biblioth. méd.*, 1823. — [illegible], *Journ. [illegible]*, 1836. — Hering, *Repertor.*, 1851. — Dekker, *Ibid.* — [illegible], *Oesterr. [illegible]*, 1852. — Marcout, *Journ. de Lyon*, 1854. — Markham, *The Veter.*, 1856. — [illegible], *Recueil vét.*, 1857. — Husson, *Annal. de Bruxelles*, 1858. — [illegible], 1858. — [illegible], 1862. — Daviuan, *Journ. du Midi*, 186[illegible]. — [illegible], *The Veterin.*, 186[illegible]. — [illegible], *Recueil vét.*, 1868. — [illegible], *Annal. de Bruxelles*, 1869. — [illegible], *Repertor.*, 1871. — [illegible], *Magazin*, 187[illegible]. — [illegible], *Adam's Wochenschr.*, 1873. — Franck, *Münch. Jahresber.*, 1876-77, 1878-79. — [illegible], *Repertor.*, 1877. — *Berlin. Arch.*, 1877. — [illegible], *Jahresber.*, 1877-78. — Palat, *Bullet. Soc. cent. vét.*, 1879. — [illegible].

(1) Stöhr[illegible], *Repertor.*, 1877.

(2) Les mouvements d'encensoir exécutés par la tête et l'état crispé de la face sont ici très significatifs. L. T.

(3) L'[illegible] avec l'huile d'œillette et l'huile de ricin m'a plusieurs fois [illegible]. L. T.

Ibid., 1880. — Nocard, *Archiv vét.*, 1881. — Böhme, *Preuss. Mittheil.*, 1883. — Degive, *Recueil vét.*, 1883. — Marchal, *Archiv. vét.*, 1884. — Csokor, *Oesterr. Vierteljahresschr.*, Bd. LXIV. — Cravenna, *Il med. vet.*, 1885. — Tatray, *The veter.*, 1885. — E. Thierry, *Bull. Société méd. vétér. pratique*, 1885. — Utz, *Bad. Mittheil.*, 1887.

4. COLIQUES DUES A L'INVAGINATION.

Nature. — L'invagination consiste en la pénétration d'une portion d'intestin dans celle qui lui est immédiatement attenante, en amont ou en aval. Le plus souvent elle est formée par l'intestin grêle invaginé dans le cæcum, et cela sur une étendue considérable, ou par le même organe invaginé dans lui-même, plus rarement par le cæcum tout entier engagé dans le côlon (Leblanc, Caussé, Hermkes, Colin, Cartwright, Bagge, Stohrer, V. Ow, etc.). On rencontre des cas assez nombreux où la pointe du cæcum se trouve engagée dans la portion moyenne de ce réservoir. — L'invagination paraît avoir pour causes la paralysie de la portion périphérique de l'intestin, du segment invaginant, ou des mouvements péristaltiques violents qui produisent l'engagement de la portion centrale, du segment invaginé.

Symptômes. — Ils sont semblables à ceux provoqués par les changements de rapports des organes, mais ordinairement ils persistent pendant un temps plus long, car, dans l'invagination, toute la lumière de l'intestin n'est pas nécessairement obstruée. Dans un cas observé par V. Ow, la diarrhée est survenue le dixième jour, coïncidant avec une amélioration apparente, tandis que la mort n'a eu lieu que le vingt-septième jour. L'invagination du cæcum dans le côlon semble même être compatible avec la vie (1). Dans des cas très rares, la guérison peut se produire par l'élimination de la portion invaginée et la soudure des deux abouts intestinaux en contact (Hartmann).

Le **diagnostic** ne peut être établi avec certitude que dans les cas où l'eschare intestinale cylindrique formée par le segment invaginé frappé de mort est évacuée avec les excréments.

Traitement. — Il doit consister en l'emploi de moyens permettant d'obtenir et d'entretenir la liquéfaction du contenu intestinal, afin de faciliter son cheminement à travers la portion rétrécie de l'intestin. Dans ce but, on peut administrer les purgatifs de toute nature et donner de fréquents et abondants lavements simples ou purgatifs (2).

Bibliographie. — Bouley jeune, *Nouvelle biblioth. méd.*, 1823. — Renault, *Recueil vét.*, 1828. — U. Leblanc, *Journ. théor. et prat.*, 1835. — Dunsford, *The Veterin.*, 1842. — Cartwright, *Ibid.* — Dayus, *Ibid.*, 1864. — Rey, *Recueil vét.*, 1843. — Colin, *Ibid.*, 1850. — Reynal, *Ibid.*, 1851. — U. Leblanc, *Ibid.*, 1856. — Mitaut, *Ibid.*, 1864.

(1) G. Colin, *Recueil vét.*, 1850.

(2) Le dégagement d'acide carbonique dans le rectum, puis le mélange d'huile d'œillette et d'huile de ricin doivent être essayés. (L. T.)

— STOHRER, *Repertor.*, 1846. — FRICKER, *Ibid.*, 1861. — BAGGE, *Ibid.*, 1863. — HARTMANN, *Oesterr. Vierteljahrsschr.*, 1867. — KÖHNE, *Magazin*, 1867. — CAUSSÉ, *Journ. de méd. vét. milit.*, 1867. — HERMKES, *Repertor.*, 1873. — BUGNET, *Recueil vétér.*, 1874. — BORT, *ibid.*, 1879. — OW, *Oesterr. Monatsschr.*, 1881. — POUMAYREN, *Bull. Soc. méd. vét. prat.*, 1882. — BARRIER, *Bull. Soc. cent. vét.*, 1885. — LEE, *The Veterinar.*, 1886.

5. COLIQUES PRODUITES PAR DES NÉOFORMATIONS QUI DIMINUENT LE CALIBRE DE L'INTESTIN.

Les néoformations du canal digestif sont assez rares et elles ne déterminent qu'exceptionnellement des coliques. Leur nature est extrêmement variable. Krieger a observé un polype de l'estomac qui obstruait le duodénum et le dilatait jusqu'à rendre sa rupture imminente. Dans l'intestin grêle, on a rencontré le fibrome (Magri), le myxosarcome (Friedberger), le myome à fibres lisses et le lipome sous-muqueux. Dans le gros intestin, on a surtout trouvé des néoformations sarcomateuses ou cancéreuses (Brusasco). Le mésentère renferme parfois des lipomes pouvant comprimer l'intestin ou occasionner des volvulus (1).

Ordinairement le contenu intestinal s'arrête et s'accumule en avant de la portion rétrécie par la néoformation; il produit alors la dilatation et l'épaississement compensateur des parois abdominales. La surface des tumeurs développées dans celles-ci est souvent ulcérée du côté du conduit intestinal.

Symptômes. — La constipation persistante et des douleurs intermittentes dont l'intensité va en augmentant graduellement constituent les principaux symptômes de ces coliques, qui peuvent durer des années et se terminer par une obstruction intestinale mortelle.

Dans l'immense majorité des cas, le **traitement** est purement palliatif. On se borne à liquéfier le contenu intestinal par l'administration de purgatifs. Lorsque ces néoformations sont accessibles à la main introduite dans le rectum (nous avons observé quelques-uns de ces cas), il est indiqué de vider ce réservoir plusieurs fois par jour. Si elles sont pédiculées, on peut les réséquer, soit par la torsion, soit au moyen de l'écraseur (2).

(1) Nous devons rapprocher de ces coliques celles provoquées par les abcès des parois intestinales ou par les phlegmons qui se développent dans le tissu conjonctif du bassin et compriment le rectum. Martin (de Brienne), Palat, Bringard, Lardet, Le Berre et quelques autres praticiens en ont rapporté des exemples.

(N. D. T.)

(2) Le professeur Mauri a relaté une très intéressante observation de rétrécissement valvulaire du rectum guéri par la résection partielle de la portion rétrécie. Le sujet de cette observation, un cheval anglo-normand âgé de sept ans, éprouvait depuis un mois des coliques intermittentes lorsqu'il fut laissé en traitement à l'École vétérinaire de Toulouse. Il avait conservé l'appétit, mais à certains moments il était triste, se campait fréquemment, rendait de petites quantités d'urine, regardait son

Bibliographie. — THOMMES, *Magazin*, 1836. — KRIEGER, *Ibid.*, 1846. — MAGRI, *Il med. vet.*, 1870. — ANACKER, *Thierarzt*, 1874. — FRIEDBERGER, *Münch. Jahresber.*, 1878-79. — MARTIN, *Gourme erratique sous-lombaire et rectale*. Paris, 1879. — PALAT, *Arch. vét.*, 1879. — LABOGUE, *Ibid.* — STADLER, *Bad. thierärztl. Mittheil.*, 1882. — MOLLEREAU, *Bull. Soc. cent. vét.*, 1883. — DEGIVE, *Recueil vét.*, 1883. — CADÉAC, *Revue vét.*, 1885. — COCHON, *Recueil vét.*, 1886. — UHLICH, *Sächs. Jahresber.*, 1886. — SÖHNGEN, *Berlin. Archiv.* 1887. — BARANSKI, *Ibid.* — LARDET, LE BERRE, *Bullet. Soc. cent. vét.*, 1889. — MAURI, *Revue vét.*, 1890. — JOBELOT, *Recueil vét.*, 1890.

6. COLIQUES DUES AU RÉTRÉCISSEMENT DE L'INTESTIN.

Étiologie. — Chez nos animaux, c'est l'intestin grêle qui est le plus fréquemment le siège des rétrécissements. Ceux-ci sont le résultat de cicatrices consécutives, soit à des pertes de substance de la muqueuse (dans les entérites, dans l'helminthiase, etc.), soit à une incarcération ou à une invagination antérieure. La lumière du canal intestinal peut être réduite au point de permettre à peine l'introduction du doigt. Immédiatement en avant du rétrécissement, on observe une dilatation plus ou moins étendue.

Symptômes. — En thèse générale, les symptômes sont ceux des coliques provoquées par l'obstruction intestinale. Tantôt la mort survient rapidement, tantôt, et c'est le cas le plus commun, le rétrécissement provoque des coliques intermittentes se manifestant à des intervalles qui n'ont rien de régulier. Malgré la conservation de l'appétit, les malades maigrissent et succombent dans le marasme.

Traitement. — On ne peut combattre efficacement que les rétrécissements du rectum accessibles à la main. On doit chercher à en obtenir l'agrandissement par l'introduction fréquente du bras. Les rétrécissements qui siègent sur les autres parties du canal digestif, notamment ceux de l'intestin grêle, ne peuvent être l'objet d'aucune intervention utile.

flanc, se mettait en position pour la défécation, faisait des efforts violents et réitérés qui n'amenaient aucun résultat, grattait le sol, se couchait et paraissait soulagé par le décubitus sterno-costal.

L'exploration rectale fit reconnaître, à 12 centimètres de l'anus, un rétrécissement très manifeste, en avant duquel existait un vaste réservoir formé par le rectum distendu et rempli de crottins tassés dont l'extraction fut difficile. Cette évacuation artificielle opérée, le rectum revint sur lui-même, l'animal éprouva immédiatement un soulagement très manifeste et les coliques cessèrent pendant quelques heures. Mais les mêmes symptômes se reproduisirent par l'accumulation des excréments..... Au moment des efforts, on voyait d'abord l'anus se dilater largement, puis, pendant la contraction des muscles abdominaux, le bol fécal venait butter contre la valvule et la portait fortement en arrière en la soulevant. Malgré les plus grands efforts, aucun crottin ne pouvait être rejeté.

La guérison définitive a été obtenue par la résection de la valvule faite au moyen de l'écraseur. L'examen anatomique et microscopique de cette cloison a montré qu'elle était constituée par des fibres musculaires lisses que recouvrait la muqueuse absolument normale. (N. D. T.)

Bibliographie. — ROGERSON, *Magazin*, 1841. — PERCIVAL, *The Veterin.*, 1844. — SCHMIDT, *Repertor.*, 1863. — *Sächs. Jahresber.*, 1864. — VOIGTLÄNDER, *ibid.*, 1871. — SIKORSKI, *Oesterr. Revue*, 1886. — CHARDIN, DIDION, MAGNIN, *Recueil vét.*, 1886. — KATER, *Berlin. Archiv*, 1887. — SOULA, *Revue vét.*, 1888.

7. COLIQUES DUES A LA DILATATION ET A LA PARÉSIE DE L'INTESTIN.

Étiologie. — Les dilatations de l'intestin sont ordinairement secondaires, produites par des rétrécissements préexistants (néoformations, constriction, coprostase, calculs, invagination, etc.). On les rencontre immédiatement en avant de ces obstacles. Plus rarement la dilatation est due à la parésie de la paroi intestinale, consécutive à sa distension outrée occasionnée par des gaz ou des matières alimentaires ou indirectement par l'obstruction embolique des artères intestinales. — Les dilatations circonscrites du canal intestinal sont généralement la conséquence de ruptures partielles. On ne sait encore rien de précis sur les rapports qui paraissent exister entre certaines dilatations des parois gastro-intestinales et le catarrhe gastro-intestinal chronique ou les troubles nutritifs qui s'y rattachent. — Toujours les parois de la portion intestinale dilatée sont fortement hypertrophiées.

La dilatation de l'estomac peut être due au rétrécissement pylorique, mais aussi à un rétrécissement siégeant plus ou moins loin sur l'intestin : elle se produit passivement par la stase des aliments.

Symptômes. — Les dilatations et les parésies intestinales les plus importantes au point de vue pratique sont celles qui siègent sur le rectum. Elles déterminent des coliques chroniques, intermittentes, tenaces, qui peuvent se terminer par la rupture de l'intestin.

Le rectum est rempli de matières fécales tassées dont l'extraction fait cesser les coliques. Il est des cas où ces matières exercent une compression sur la portion pelvienne de l'urètre, phénomène qui a pour conséquences la rétention de l'urine dans la vessie, la dilatation de cet organe et l'hypertrophie de ses parois (Friedberger).

Lors de dilatation stomacale considérable, la pression exercée par l'estomac sur le diaphragme peut, au cours des coliques, provoquer des symptômes dyspnéiques graves. Leisering a décrit un cas de dilatation de l'estomac dans lequel la grande courbure entre le cardia et le pylore mesurait 1m,30 et la petite 90 centimètres.

Le **traitement** est aussi pauvre que celui des coliques par constriction de l'intestin. Dans les cas de dilatation et de paralysie du rectum, l'indication principale est de vider celui-ci de temps à autre avec la main. La guérison radicale ne peut pas être obtenue.

Bibliographie. — LINDENBERG, *Magazin*, 1846. — BROWN, *The Veterin.*, 1862. — KOHNE, *Magazin*, 1862. — ADAM, *Adam's Wochenschr.*, 1866. — LEISERING, *Sächs. Jahresber.*, 1870-71. — PEUCH, *Journ. de Lyon*, 1870. — LUSTIG, *Hannov. Jahresber.*, 1874. — HAHN, *Archiv f. Thierheilkde*, 1877. — FRIEDBERGER, *Münch. Jahresber.*, 1878-79. — CHOISY, *Bull. Soc. cent. vét.*, 1879. — DEGIVE, *Annal. de Bruxelles*, 1879.

COLIQUES GAZEUSES.

Étiologie. — Les coliques gazeuses reconnaissent ordinairement pour cause l'ingestion des aliments très fermentescibles dont il a été question au sujet des coliques en général. On les observe encore assez fréquemment chez les chevaux atteints de tic avec déglutition d'air. D'après Haubner-Siedamgrotzky, elles se produisent parfois lorsque les animaux sont utilisés à une allure rapide *contre le vent.*

Les gaz qui prédominent dans les réservoirs intestinaux sont les carbures d'hydrogène et l'acide carbonique. Une analyse de Pinner [1] a accusé 49 p. 100 de carbures d'hydrogène, 8 p. 100 d'acide carbonique et 42 p. 100 d'azote : elle a démontré aussi la présence de l'hydrogène, du sulfure et du phosphure d'hydrogène.

Symptômes. — Le ballonnement rapide du ventre constitue le symptôme caractéristique de ces coliques. Les parois abdominales sont tendues ; la percussion du flanc donne un son tympanique très clair, parfois métallique. A l'auscultation, on perçoit de forts borborygmes. En même temps que le ballonnement augmente, il se produit de la dyspnée, de l'anxiété, de l'inquiétude, les muqueuses ont une teinte rouge foncé ou bleuâtre, les jugulaires se gonflent, les battements du cœur deviennent tumultueux, la marche est pénible, souvent les animaux chancellent du train postérieur. La guérison s'annonce par l'expulsion de quantités considérables de gaz intestinaux et par l'affaissement du ventre. La terminaison mortelle peut survenir, soit par la compression pulmonaire excessive ou l'œdème du poumon, soit par l'intoxication carbonique, par l'apoplexie, soit enfin par la rupture de l'estomac ou de l'intestin.

Diagnostic. — Il est très facile. Le ballonnement qu'on observe parfois dans le cours d'autres coliques (coliques thrombo-emboliques, par occlusion, etc.) se distingue de celui des coliques gazeuses par son apparition lente, son développement progressif et sa longue durée.

Traitement. — La ponction du cæcum faite en temps opportun en constitue la principale indication. L'opération se pratique dans le flanc droit, au milieu du triangle formé par l'angle de la hanche, les apophyses transverses des vertèbres lombaires et la dernière côte. On rase la peau, on la désinfecte, ensuite on y fait une boutonnière étroite au moyen de la lancette ou de la flamme, puis la ponction est effectuée en dirigeant la pointe du trocart vers le coude gauche. Les gaz évacués, la plaie cutanée est fermée par du collodion ou un morceau de taffetas. Il peut arriver que le flanc gauche soit plus proémi-

1. Pinner, *Archiv f. Thierheilkde*, Bd. I.

nent que le droit: on peut alors effectuer la ponction du côté gauche.

La ponction à travers le rectum, recommandée il y a longtemps par Chabert, Aubry, etc., et tout récemment encore par Föringer, doit être rejetée, même lorsque le ballonnement paraît localisé à des viscères qu'il est impossible d'atteindre par la ponction cutanée. D'abord, on ne peut faire l'opération à travers le rectum en observant les précautions antiseptiques: en outre, on risque de voir s'établir une fistule côlo-rectale.

Dans les cas de tympanite d'intensité moyenne, le sulfate d'ésérine (0gr,1 dans 5 à 10 grammes d'eau) administré en injection sous-cutanée a donné d'excellents résultats: mais lorsque les viscères sont fortement distendus, cet agent est dangereux; il peut, par ses effets trop violents, provoquer une rupture intestinale.

Les lavements éthérés (15 à 20 grammes d'éther dans 1 litre d'eau), assez communément employés en France, sont encore utiles pour combattre les coliques gazeuses et spasmodiques (Cagny, Heu, Zorn).

Il est toujours avantageux de recourir aux lavements froids ou excitants, aux compresses froides, au massage de l'abdomen, etc., dans le but de provoquer des évacuations gazeuses, mais il est sage de ne pas s'en tenir trop longtemps à ces moyens. Les autres agents préconisés par différents auteurs sont peu efficaces. Les absorbants ne sont pas à conseiller; certains d'entre eux, l'ammoniaque liquide et le foie de soufre, par exemple, augmentent la quantité des gaz, en y ajoutant de l'ammoniaque et de l'acide sulfhydrique; d'autres, comme l'eau de chaux, ne conservent pas leur alcalinité au delà de l'estomac.

Bibliographie. — Barrier et Hérouard, *Indigestion et météorisation*, Paris, 1789. — Bernard, *Recueil vét.*, 1834. — Hausch, *Magazin*, 1847. — *Recueil vét.*, 1853. — Aubry, *Recueil vét.*, 1858. — Brogniez, Rev. an. *la les coliques*, Paris, 1863. — Charlier, *De la ponction dans* ... *vét.*, 1880. — Villorési, *Oesterr. Revue*, 1879. — Serres, *Recueil* ... Münich, *Adam's Wochenschr.*, 1877. — Föringer, *Ibid.*, 1880. — Gavard, *Journ. vét. Lyon*, 1886. — Heu, *Recueil vét.*, 1886. — Cagny, *Ibid.* — Schäfer, *Berlin. Archiv*, 1886. — Zorn, *Thiermed. Rundschau*, 1887. — Cremer, *Rundschau auf dem Geb. der Thiermed.*, 1887.

COLIQUES VERMINEUSES.

Étiologie. — Parmi les parasites intestinaux qui provoquent des coliques, il faut particulièrement mentionner : l'Ascaride mégalocéphale, les Ténias plissé, mamillan, perfolié; le Sclérostome quadrispinulé, les Gastrophiles du cheval et hémorroïdal. Le mode d'action de ces parasites est variable : ou bien ils obstruent la lumière de l'intestin en formant des pelotes ou des nœuds (vers ronds et ténias), ou bien ils déterminent des accidents traumatiques. — l'inflammation, l'ulcération et même la perforation des parois gastriques ou intestinales (larves de Gastrophiles). Toutefois, ces dernières lésions sont généralement limitées à la muqueuse.

Symptômes. — Les coliques vermineuses sont surtout communes sur les jeunes animaux. Leurs symptômes n'offrent rien de bien particulier. Habituellement ils sont peu accusés et se montrent par accès. Chez les juments irritables, le Gastrophile hémorroïdal fixé sur la muqueuse rectale peut déterminer de violentes douleurs accompagnées de manifestations rabiformes (Eletti). Le plus souvent ces coliques affectent une marche chronique; on note des alternatives de simples troubles digestifs et de souffrances plus ou moins vives. Mais si l'estomac est perforé ou si l'obstruction intestinale est complète, les coliques deviennent suraiguës et les sujets succombent rapidement.

En thèse générale, le pronostic des coliques vermineuses n'est pas très grave. Elles ne provoquent la mort qu'exceptionnellement et l'on en obtient facilement la guérison dès qu'on est fixé sur leur nature.

Traitement. — Il consiste en l'administration de préparations vermifuges. L'émétique en solution aqueuse, à la dose de 12 à 15 grammes par jour, l'acide arsénieux (2 à 4 grammes), l'essence de térébenthine (80 à 150 grammes en émulsion huileuse), le semen-contra (100 à 150 grammes), les amers et le sulfate de soude sont les agents les plus recommandables. Les larves de Gastrophiles fixées dans le rectum seront détachées par l'action de la main ou combattues par des lavements d'eau de savon, d'une solution étendue de pétrole, de benzine ou de créosote.

Bibliographie. — Flamm, *Repertor.*, 1845. — Kersten, *Magazin*, 1850. — Schiller, *Ibid.*, 1859. — Golzio, *Giornal. di med. vet.*, 1859. — Eletti, *Ibid.*, 1860 — Cameron, *Annal. de Bruxelles*, 1860. — Dister, *Sächs. Jahresber.*, 1867. — Anacker, *Thierarzt.* 1874. — Molinié, *Revue vét.*, 1877. — Gisell, *Recueil vét.*, 1879. — Stang, *Oesterr. Revue*, 1879. — Mener, *Repertor.*, 1880. — Schiller, *Archiv f. Thierheilkde*, 1881. — Laporte, *Archives d'Alfort*, 1881. — Heck, *Archiv f. Thierheilkde*, 1882. — Zündel, *Jahresber.*, 1882-84. — Vernant, *Recueil vét.*, 1884. — Baus, *Bull. Soc. méd. vétér. pratique*, 1884.

COLIQUES DU BŒUF.

1. COLIQUES DUES A L'INVAGINATION.

Étiologie et symptômes. — Chez le bœuf, l'invagination intestinale est la cause la plus fréquente des coliques. Elle est beaucoup plus commune sur cet animal que chez le cheval. On l'attribue aux refroidissements et aux efforts violents sur des terrains accidentés, efforts qui activeraient les mouvements péristaltiques.

L'invagination est quelquefois silencieuse dans les heures qui suivent sa production; les désordres qu'elle provoque peuvent évoluer lentement, mais les cas de ce genre sont rares. D'ordinaire, ses symptômes sont assez expressifs; les animaux éprouvent subitement, sans indigestion préalable, des coliques plus ou moins violentes qui persistent pendant six à douze heures, puis disparaissent brusquement et complètement, comme si la guérison était survenue. Mais la tristesse, l'abattement, l'inappétence, la cessation de la rumination, la diarrhée ou l'expulsion en petite quantité de matières fécales sèches indiquent la persistance du mal. La constipation devient opiniâtre et ne cède à aucun purgatif. Sous l'action des efforts expulsifs violents que font les animaux, des mucosités épaisses souvent mélangées d'un sang noir s'échappent par l'anus. Les mouvements péristaltiques sont complètement supprimés et l'abdomen se distend peu à peu par l'accumulation, dans l'intestin, des gaz qui s'y forment en abondance. La palpation permet de constater, à certaines régions, une vive sensibilité. Le pouls est petit et accéléré, mais la température est à peine augmentée, quelquefois même elle est inférieure à la normale. Le corps est froid, les malades sont apathiques, plongés dans un état comateux. A l'exploration rectale, on peut reconnaître l'invagination; sur le trajet de l'intestin, la main perçoit un renflement cylindrique plus ou moins étendu et douloureux.

Marche. — Elle est généralement lente. La mort est la terminaison à peu près constante de l'affection. Elle survient dans le calme, sans aucune secousse, ordinairement du sixième au neuvième jour, rarement avant le quatrième ou après le quinzième.

La guérison est exceptionnelle; elle peut se produire cependant par l'élimination du segment invaginé et la soudure péritonéale des abouts. Dans quelques cas, on a constaté l'expulsion par l'anus d'une eschare cylindrique.

Diagnostic. — Les coliques subites suivies d'un calme apparent, la constipation opiniâtre, l'expulsion par l'anus de mucosités sanguinolentes, la cessation des bruits intestinaux, la sensibilité de l'abdomen surtout accusée à droite, l'existence sur le trajet de l'intestin d'une tuméfaction allongée, la durée de la maladie et son aggravation progressive sont des données suffisantes pour établir le diagnostic. Faisons remarquer que le rein gauche occupe une position relativement déclive dans la cavité abdominale. A l'exploration rectale, il faut se garder de le prendre pour une production anormale.

Le **traitement** doit être exclusivement chirurgical. Les purgatifs, la promenade sur un terrain accidenté, etc., sont des moyens très infidèles. Pour aller à la recherche de la lésion, on fera la laparotomie dans le flanc droit. L'invagination, qu'il est souvent difficile de découvrir sur les bêtes en état de gestation, sera réduite par le taxis (Degive). Lorsqu'on ne réussit pas à dégager l'intestin, il faut en pratiquer l'excision, puis réunir les abouts, séreuse contre séreuse, au moyen de la suture intestinale (Meyer, Taccoen) (1).

2. COLIQUES DUES A L'ÉTRANGLEMENT INTESTINAL.

Étiologie. — Chez le bœuf, l'étranglement intestinal peut avoir lieu au niveau d'une perforation de l'épiploon, du mésentère, du diaphragme, du ligament large, etc., mais on le constate surtout comme complication de la *hernie pelvienne*, qui a pour cause la déchirure des cordons testiculaires lors de la castration. En réalité, cette rupture des cordons testiculaires peut être la cause d'étranglements se produisant par un mécanisme variable. Tantôt la traction sur le cordon a pour effet de déchirer le repli péritonéal qui se trouve à l'entrée du bassin, — une anse intestinale s'engage dans la fente ainsi produite et s'y étrangle ; — tantôt l'about central du cordon testiculaire qui vient de se déchirer rentre dans la cavité abdominale et enlace une portion d'intestin qu'il enserre ensuite plus ou moins étroitement; tantôt enfin, l'about central du cordon testiculaire se soude avec la paroi abdominale, et, dans ce cas, l'intestin peut encore s'étrangler dans la fente péritonéo-funiculaire ainsi produite.

Les **symptômes** et la **durée** de la maladie sont à peu près les mêmes que dans l'invagination. La constatation au bord antérieur du bassin d'une tumeur molle, douloureuse, du volume d'une pomme à celui du poing, et celle du cordon testiculaire tendu, constituent des renseignements très précis pour le diagnostic.

Le **traitement** est exclusivement chirurgical. Dans certains cas, on peut réduire la hernie par le taxis rectal. Quand ce dernier est insuffisant, il faut supprimer la cause de l'étranglement en rupturant le cordon avec la main introduite dans le rectum ou à la faveur d'une incision pratiquée dans le flanc.

3. AUTRES COLIQUES DU BŒUF.

On peut encore observer chez le bœuf des coliques par surcharge de l'estomac, par refroidissement, par obstruction intestinale (tumeurs, matières fécales, égagropiles), ou dues à l'ingestion du délivre chez les femelles qui viennent de mettre bas. Mais, ordinairement, ces coliques ne sont pas aussi graves que celles provoquées par l'invagination ou l'étranglement intestinal. Quant au volvulus, il est très rare chez le bœuf.

Suivant la nature et le degré d'intensité des douleurs abdominales,

(1) Le dégagement d'acide carbonique dans le rectum et l'administration du mélange d'huile ordinaire et d'huile de ricin, n'ont pas été essayés. Ils mériteraient de l'être dès le début du mal. (L. T.)

les animaux sont inquiets, trépignent, se frappent le ventre avec les membres postérieurs, remuent la queue, regardent le flanc, etc ; ou ils s'agitent, se roulent, se mettent en décubitus dorsal et poussent des beuglements plaintifs.

Le **traitement** consiste, comme chez le cheval, dans l'emploi de l'ésérine ($0^{gr},1$), des laxatifs (sulfate de soude, 500 à 1,000 grammes; aloès, 45 à 60 grammes; huile de croton, 15 à 25 gouttes) et des lavements. Il sera complété par des frictions sèches faites particulièrement sur la cavité abdominale.

Bibliographie. — COLIQUES EN GÉNÉRAL. — LINDENBERG, *Magazin*, 1847. — U. LEBLANC, *Journal de Lyon*, 1847. — BOSSI, *Giornal. di veterin.*, 1853. — KÖNIG, *Preuss. Mittheil.*, 1855-56. — MARTINI, *Ibid.*, 1857. — ALLEMANI, *Il medico vet.*, 1864. — ARNOLD, *The Veterin.*, 1865. — BENNER, *Magazin*, 1867. — HARMS, *Hannover. Jahresber.*, 1874. — MAYER, *Adam's Wochenschr.*, 1878. — ROST, *Sächs. Jahresber.*, 1883. — PESCHEL, *Ibid.*, 1885. — WAHL, *Bad. Thierarztl. Mittheil.*, 1885. — V. OW, *Ibid.*, 1887. — LORENZUTTI, *Giornal. di medicin. vet.* — DELLA PACE, *Ibid.* — LUCET, *Recueil vét.*, 1887.

INVAGINATIONS. — BRECHT, *Repertor.*, 1847. — MEYER, *Magazin*, 1848. — TOSCO, *Giornal. di veterin.*, 1852. — ROSSI, *Ibid.*, 1855. — ERCOLANI, *Il medico veter.*, 1862. — MEYER, *Magazin*, 1863. — SIEDEL, *Thierarzt*, 1869. — STEBBEL, *Journ. de Lyon*, 1869. — MARTENS, *Magazin*, 1870. — DEGIVE, *Ann. de Bruxelles*, 1870. — ANACKER, *Thierarzt*, 1870. — BIGNEL, *Recueil vétér.*, 1873. — RÖMER, *Preuss. Mittheil.*, 1874-75. — GROBSKI, *Ibid.* — STEBBEL, *Pütz'sche Zeitschr.*, 1876. — SAAKE, *Archiv f. Thierheilk.*, 1877. — GAUTIER, *Tidskrift*, 1880. — TACCOEN, *Annal. de Bruxelles*, 1881. — PRAHAN, *Oesterr. Monatsschr.*, 1883. — HAFNER, *Bad. thierarztl. Mittheil.*, 1887.

HERNIE INTERNE DU BŒUF. — HERING, *Operationslehre*, 1879. — HAFNER, *Bad. thierärztl. Mittheil.*, 1885. — POULSEN, *Tidskrift*, 1886. — *Bull. Soc. cent. vét.*, 1888.

COLIQUES DU CHIEN.

Le chien est assez souvent affecté de douleurs abdominales qui méritent bien le nom de coliques. Elles peuvent être déterminées par les refroidissements (1), par l'accumulation dans quelque partie de l'intestin de matières alimentaires durcies, par des os, des cailloux, des corps étrangers quelconques, par des vers intestinaux, par une invagination, etc. Le Ténia échinocoque provoque assez fréquemment des coliques au cours desquelles Röll a observé des symptômes rabiformes (2).

Les chiens en proie à des coliques s'agitent, courent, se couchent, se rassemblent en boule, poussent des plaintes, etc. Ces symptômes sont souvent peu accusés et il est rare qu'ils persistent longtemps.

Le traitement doit varier avec la cause des coliques. Pour calmer les douleurs, on peut recourir à la poudre de Dower ($0^{gr},5$ à 2 gram.),

(1) Chez le chien, les douleurs provoquées par le rhumatisme musculaire sont souvent prises pour des coliques. (N. D. A.)

(2) Nous en avons aussi observé plusieurs exemples. (L. T.)

à la teinture d'opium (20 à 40 gouttes, dans une potion gommeuse). On donnera des lavements et l'on appliquera des compresses hydrothérapiques sur l'abdomen. Si une invagination est reconnue, il faut pratiquer la laparotomie et réduire l'accident (1).

Bibliographie. — Youatt, *The Veterin.*, 1840. — Mather, *Ibid.*, 1843. — Pillwax, *Oesterr. Vierteljahrsschr.*, 1862. — Adam, *Wochenschr.*, 1866. — Nielsen u. Heizen, *Tidskrift de Stockholm*, 1867. — Umlauf, *Oesterr. Monatsschr.*, 1878. — Biot, *Recueil vét.*, 1879. — Hertwig, *Die Krankheiten der Hunde*, 1880. — Roll, *Lehrbuch der Pathol. u. Therapie*, 1885.

COLIQUES DU PORC.

Étiologie et symptômes. — Les coliques du porc sont ordinairement dues à une surcharge par des aliments lourds, de basse qualité, par du son, des débris fermentescibles, des drèches, etc. Les refroidissements, les vers intestinaux, notamment l'Ascaride lombricoïde et l'Échinorynque géant, peuvent également provoquer des coliques. Les phlegmasies de l'estomac, celles de l'intestin, et les invaginations, qui sont assez fréquentes chez le porc, s'accompagnent aussi de coliques.

Les animaux sont inquiets, agités; ils refusent les aliments, se couchent, font entendre des plaintes et poussent des cris de douleur. Quelquefois, complètement étendus sur le sol, ils éprouvent des convulsions et des accès tétaniques.

Traitement. — Il faut administrer des électuaires évacuants et calmants, donner des lavements et faire des frictions sèches répétées sur l'abdomen. En outre, on doit placer les malades dans un local chaud garni d'une litière abondante.

(1) Biot a relaté une intéressante observation d'invagination traitée avec succès par la laparotomie. L'épagneul qui en a été l'objet était agé de sept à huit mois. Depuis huit jours il éprouvait des coliques : sans cesse il se déplaçait, se couchait pour se relever soudain, sans paraître éprouver un soulagement manifeste; le décubitus sternal était la position qu'il préférait; il la prenait en se laissant tomber brusquement sur le sternum et le ventre, les membres postérieurs allongés sous l'abdomen et les antérieurs étendus en avant. Le huitième jour apparurent des symptômes d'ictère avec vomissements bilieux; en palpant l'abdomen, l'auteur sentit manifestement une tumeur allongée, mesurant 10 à 12 centimètres de long, mobile dans tous les sens et d'une telle sensibilité que l'exploration, même pratiquée avec douceur, provoquait des cris de douleur. Il diagnostiqua une invagination et se décida immédiatement à opérer. Il fit la laparotomie à gauche et avec l'indicateur droit il amena au dehors une invagination de l'intestin grêle dont la circonférence était de 17 centimètres. La réduction ne put être obtenue par une traction mesurée sur la partie invaginée; des adhérences existaient que l'on dut rompre au moyen du bistouri. Il n'y eut qu'une légère hémorragie qui s'arrêta bientôt. L'intestin fut rentré dans l'abdomen et les lèvres de la plaie du flanc furent réunies par une suture à points passés, que l'on recouvrit d'une légère couche emplastique de poix fondue. Dès le troisième jour, la plaie était en excellente voie de cicatrisation; la guérison était complète au bout de quinze jours. (*Recueil vét.*, 1879.) (N. D. T.).

Bibliographie. — Spinola, *Handbuch der spec. Pathol. u. Therapie*, 1863. — Hetzel, *Repertor.*, 1877. — Bénion, *Traité des maladies du porc*. Paris, 1880. — Krause, *Thierarzt*, 1885.

ULCÈRES DE L'ESTOMAC ET DE L'INTESTIN.

Généralités. — Chez nos animaux, les ulcères de l'estomac et de l'intestin constituent rarement des lésions *essentielles*, indépendantes de toute affection aiguë ou diathésique. Le plus souvent ils se développent au cours de certaines maladies (rage, peste bovine, fièvre pétéchiale, dysenterie, gastro-entérite, catarrhe gastro-intestinal); dans quelques cas, ils sont déterminés par des corps étrangers ou par des parasites (larves de Gastrophiles, Spiroptères ensanglantés, etc.); enfin on les observe dans les intoxications par des substances irritantes ou caustiques. — Envisagés au point de vue de leur pathogénie et des troubles qu'ils provoquent, on doit y reconnaître les deux variétés suivantes :

1° Ulcères d'origine inflammatoire (ulcérations catarrhales et érosions hémorragiques);

2° Ulcère « peptique » rond ou perforant de l'estomac ou du duodénum (*peptische geschwür*);

Étiologie et pathogénie. — 1° Les *ulcères d'origine inflammatoire* se développent lorsque l'infiltration phlegmasique est intense ou qu'elle s'est accompagnée d'hémorragies dans la substance de la muqueuse. En même temps que le processus inflammatoire s'atténue, les ulcères apparaissent. Dans l'estomac, on les rencontre en des points variables, tandis que dans l'intestin ils siègent de préférence sur les follicules lymphoïdes (*ulcères folliculaires*). Si la principale condition de leur développement est l'existence d'un catarrhe aigu de la muqueuse, ils peuvent cependant survenir après des blessures ou des nécroses partielles déterminées par des causes banales.

2° L'*ulcère « peptique »* (*ulcus rotundum*) ne se remarque que sur les surfaces baignées par le suc gastrique acide, c'est-à-dire dans l'estomac et le duodénum. Sa genèse est bien différente de celle des ulcères inflammatoires : il se développe par une véritable *autodigestion* gastrique. Les causes de cette gastromalacie circonscrite provoquent des troubles circulatoires locaux qui empêchent la neutralisation constante, par le sang alcalin, du suc gastrique acide, à l'action destructive duquel la muqueuse se trouve alors exposée. Parmi les plus importantes on doit citer : les thromboses et les embolies des artérioles de la muqueuse, les dégénérescences athéromateuse, graisseuse fibreuse et amyloïde des parois musculaires, le spasme vasculaire. Dans certains cas, l'ulcère peptique est la conséquence de l'acidité exagérée du suc gastrique. Livrées à son action, les moindres solutions de continuité de la muqueuse se transforment en ulcères, tandis que dans les conditions ordinaires elles se cicatrisent très rapidement. L'anémie générale et l'hyperémie veineuse de la muqueuse gastrique agissent de la même manière; la membrane affaiblie, insuffisamment irriguée par le sang artériel alcalin, ne peut résister au contact du suc gastrique acide (1). Mais, dans la généralité des cas, un processus complexe préside à la formation de l'ulcère peptique.

Si ces deux variétés d'ulcérations de l'estomac et de l'intestin déterminent parfois des symptômes particuliers qui permettent de les différencier, leur distinction est loin d'être toujours facile, et les observations dont elles ont fait l'objet témoignent qu'on les a souvent confondues. Aussi la nécessité s'impose d'en faire une description anatomique plus précise que celles tracées par les différents auteurs.

A l'abattoir de Berlin, R. Ostertag a trouvé, chez le veau, six cas d'ulcère peptique de la caillette; dans plusieurs, l'estomac était perforé, et dans tous on constatait un catarrhe intense de la muqueuse. L'examen macroscopique et microscopique a permis d'affirmer qu'aucun d'eux n'était d'origine thrombosique. Cependant la forme des ulcères montrait nettement que le processus avait pour point de départ des troubles vasculaires. Ostertag, tout en faisant remarquer que la pathogénie des ulcères de l'estomac est encore peu connue, estime qu'ils sont étroitement liés au catarrhe et aux troubles nutritifs provoqués par celui-ci.

Cohnheim prétend que les anastomoses nombreuses qui existent dans la muqueuse gastrique suffisent pour conjurer les thromboses et l'ulcération. D'après lui, les troubles circulatoires ne sauraient, à eux seuls, provoquer l'ulcère vrai, persistant, car dans les cas où des thromboses locales artificielles produisent des ulcères, ces derniers guérissent très vite.

L'introduction d'une forte proportion d'acide dans l'estomac n'a donné que des résultats négatifs. Chez l'homme, on a constaté que les ulcères de l'estomac coïncident souvent avec une diminution de l'acidité du suc gastrique. Ces quelques données suffisent à faire ressortir le vague de nos connaissances actuelles sur la pathogénie de l'ulcère peptique.

Anatomie pathologique. — Les *ulcérations catarrhales* de l'estomac se développent au niveau des érosions qui accompagnent les hyperémies muqueuses intenses et les phlegmasies compliquées d'hémorragie. Ces érosions se remarquent ordinairement dans le compartiment droit de l'estomac, surtout au voisinage du pylore, elles se présentent sous forme de petites solutions de continuité de la couche superficielle de la muqueuse, sont arrondies, à bords tranchants et lisses, à fond irrégulier et sanguinolent. Dans l'intestin, les *ulcérations catarrhales* se développent de préférence aux dépens des *ulcères folliculaires*; ces derniers eux-mêmes sont le résultat d'une infiltration cellulaire abondante des follicules lymphatiques aboutis-

(1) Cette théorie dans laquelle le suc gastrique est considéré comme le facteur principal de la production de l'ulcère de l'estomac a perdu beaucoup de ses partisans depuis que l'on a relaté, chez l'homme, des faits d'ulcère chronique de l'œsophage. N. D. T.

sant à la gangrène moléculaire du tissu affecté. Au début, elles constituent de petites pertes de substance cratériformes. Dans la suite, elles peuvent acquérir des dimensions variant du diamètre d'une pièce de cinq francs à celui d'une petite soucoupe. Le processus nécrobiotique atteint successivement le tissu conjonctif sous-muqueux, la tunique musculeuse et quelquefois la séreuse. Des hémorragies plus ou moins abondantes se produisent par les vaisseaux détruits, des adhérences péritonéales s'établissent au niveau des ulcérations, et dans certains cas celles-ci aboutissent à la perforation complète de l'intestin.

A côté de lésions dans lesquelles le travail destructeur est très accusé, on peut en trouver d'autres présentant une tendance vers la guérison, d'autres encore en voie de réparation plus ou moins avancée; on peut même constater des cicatrices étoilées provenant d'ulcérations guéries. Les larges pertes de substance ne se réparent jamais complètement, leurs bords s'épaississent et forment un bourrelet de consistance cartilagineuse; le tissu conjonctif sous-muqueux et la musculeuse détruits sont remplacés par une néoformation fibreuse, et la muqueuse voisine présente des plis rayonnés. Enfin on constate toutes les altérations du catarrhe chronique.

Les *ulcères peptiques* ont été rarement observés. On les rencontre exclusivement dans l'estomac et le duodénum, localisation qui suffit déjà à les différencier des ulcérations catarrhales. Leur forme est régulière, arrondie ou elliptique; leurs bords sont lisses, coupés à pic, comme taillés à l'emporte-pièce; leur profondeur est variable. Ils peuvent se réparer en laissant une cicatrice étoilée; souvent ils donnent lieu à des hémorragies et à des adhérences péritonéales; quelquefois ils aboutissent à la perforation des parois gastriques ou intestinales.

Parmi les ulcères dont on trouve la description dans la littérature spéciale, ceux observés par Siedamgrotzky, Grad et Zippelius étaient de nature catarrhale ou hémorragique; Bruckmüller, Roloff et Fröhner ont constaté des ulcères peptiques ronds: les lésions décrites par Gotteswinter et Münich étaient probablement aussi des ulcères peptiques. Dans un cas relaté par Roloff, une artériole oblitérée aboutissait à l'ulcération.

Symptômes. — Cliniquement, il est impossible de différencier les deux variétés d'ulcères dont l'existence est démontrée par l'anatomie pathologique. Souvent d'ailleurs les symptômes qu'ils provoquent sont obscurs et se confondent avec ceux du catarrhe gastro-intestinal chronique. Siedamgrotzky n'a observé que de l'amaigrissement et un affaiblissement progressif. Chez le bœuf, Grad et Zippelius ont constaté les symptômes du catarrhe chronique de la caillette : tympanite chronique, constipation, troubles de la nutrition, cachexie, etc. Parfois cependant on remarque des symptômes particuliers qui permettent de diagnostiquer ou du moins de soupçonner l'ulcère ; ce sont : les vomissements réitérés, les coliques, l'hématémèse et les excréments sanguinolents. Chez le cheval, on observe principalement des troubles nutritifs, de l'amaigrissement, des coliques périodiques se montrant quelque temps après les repas (Siedamgrotzky, Münich) et même des vomissements sanguinolents (Gilis). Chez cet animal, Weiskopf a vu plusieurs fois la perforation de l'estomac causée par des ulcères gastriques. Sur un bœuf, Gotteswinter a reconnu l'ulcère de l'estomac aux signes de l'anémie, à des troubles gastriques et à l'expulsion d'excréments noirs ressemblant au goudron. L'autopsie a confirmé son diagnostic.

La durée de la maladie est assez longue. Bien que la guérison soit possible, le pronostic de l'ulcère gastrique est en général très grave. Sa terminaison de beaucoup la plus commune est la mort, qui survient, ou par hémorragie, ou par péritonite consécutive à la perforation de l'estomac ou de l'intestin, ou par l'affaiblissement et le marasme.

Diagnostic différentiel. — Les symptômes déterminés par les ulcères de l'estomac et de l'intestin sont souvent rapportés au catarrhe gastro-intestinal chronique, erreur bien excusable si l'on songe aux relations étroites qui existent entre ces affections et à l'analogie de leurs manifestations. Chez le bœuf, même lorsque les ulcères de la caillette s'accompagnent d'hémorragies et s'expriment par des vomissements, par l'expulsion d'excréments sanguinolents, il n'est pas toujours possible de les différencier de l'état morbide qui résulte de la fixation d'un corps étranger dans les parois de l'estomac. On peut cependant se guider sur les signes fournis par l'exploration de la région du réseau : la sensibilité de cette partie, augmentée lorsqu'un corps vulnérant est fixé aux parois de l'estomac, est normale dans les cas d'ulcère de la caillette.

Traitement. — Le traitement est essentiellement diététique. Il faut soustraire les ulcérations gastriques et intestinales aux irritations que produiraient des fourrages grossiers et indigestes. Zippelius recommande de nourrir le bœuf d'aliments liquides ou cuits, tout en évitant ceux qui fermentent facilement, les déchets de brasserie, par exemple. Les chevaux seront entretenus avec des barbotages de farine et de son; on donnera au chien du lait, des œufs cuits, de la viande hachée. L'agent thérapeutique qui mérite la préférence est le sel de Carlsbad artificiel : il neutralise en partie l'acidité du suc gastrique, désinfecte l'estomac et active le passage dans l'intestin des matières ingérées. On peut lui donner la composition suivante : sulfate de soude 80 grammes, chlorure de sodium 20 grammes, bicarbonate de soude 5 grammes. Les doses sont : pour le bœuf 100 grammes, pour le cheval 50 grammes, pour le chien 2 à 5 grammes. L'acide chlorhydrique est contre-indiqué. Zippelius fait remarquer que l'ulcère de l'estomac constitue peut-être cette forme grave de l'indigestion dans laquelle l'acide chlorhydrique agit en véritable poison. Dans les cas rebelles, il convient de faire usage du sous-nitrate de bismuth ($0^{gr},1$

[illegible] chez le chien, comme antiseptique, ou de l'azotate d'argent. Aux [illegible] intestinales on opposera les styptiques (tannin, fer, [illegible]) ; chez le chien, les vomissements opiniâtres [illegible] par les narcotiques (opium, hydrate de chloral, [illegible]), par la créosote, la créoline, la teinture d'i[illegible], ou par des injections hypodermiques de [illegible] morphine et de cocaïne associées.

[illegible]

HÉMORRAGIES GASTRIQUE ET INTESTINALE.

[illegible] résultent de processus divers dont il est parfois difficile [illegible] la nature, bien qu'elles soient toujours secondaires [illegible] d'un symptôme d'une autre affection, [illegible] un chapitre spécial.

[illegible] gastrique ou intestinale sont habituellement [illegible] mécaniques ou chimiques de la [illegible] esquilles osseuses, arêtes de poisson, [illegible], etc., les parasites intestinaux [illegible] Échinorynque géant, les [illegible], la commotion de l'estomac par un [illegible], les efforts violents peuvent les [illegible] qu'on l'a vu au chapitre précédent. [illegible] vaisseaux sanguins plus ou moins [illegible] de la muqueuse. On peut les [illegible] dans le cours de la [illegible] aiguë, de la maladie des chiens [illegible], en général, de toutes les maladies infectieuses qui s'accompagnent [illegible] de l'estomac et de l'intestin [illegible], fièvre pétéchiale du cheval, septicémie, [illegible] la vache [illegible].

Les [illegible] sont presque toujours produites par des hémo[illegible], des dilatations diffuses ou variqueuses des veines hémorroïdales [illegible] se rencontrent surtout chez le chien et le porc, rarement chez le cheval et le bœuf. Elles se cons-

[illegible]

tituent lorsque la circulation de retour est gênée (maladies du cœur, du poumon, du foie); les veines hémorroïdales, de toutes les plus éloignées du cœur, cèdent sous la stase sanguine. Chez le porc, il paraît exister une prédisposition héréditaire qui favorise le développement des hémorroïdes. — Spinola accuse aussi l'alimentation trop abondante, trop substantielle ou irritante, l'insuffisance de l'exercice et l'abus des purgatifs drastiques.

Chez le bœuf, on peut observer des hémorragies intestinales pendant l'évolution de la gastro-entérite enzootique. L'affection désignée autrefois sous le nom de *sang de lombes* (*Rücken*, *Lendenblut*) a été attribuée par Rychner à des hémorroïdes, et Spinola s'est rallié à cette opinion. Haubner-Siedamgrotzky l'ont considérée comme une inflammation de la muqueuse rectale déterminée par une nourriture trop excitante ou par des travaux pénibles nécessitant des efforts excessifs. Le sang de lombes ne serait donc qu'une proctite hémorragique.

Vogel a relaté un cas fort curieux d'hémorragie gastrique chez un chien. Un anévrysme de l'aorte abdominale, après s'être soudé avec les parois gastriques, s'était ouvert dans la cavité stomacale et avait provoqué la mort en quelques instants (1).

Symptômes. — Le principal symptôme de l'*hémorragie gastrique* est l'hématémèse. A des intervalles plus ou moins rapprochés, on observe aussi l'expulsion par l'anus d'un mélange de matières fécales et de caillots sanguins. — L'*hémorragie intestinale* s'accuse par des défécations sanguinolentes. Que l'épanchement sanguin ait lieu dans l'estomac ou dans l'intestin, on observe en outre tous les signes des hémorragies internes ou ceux de l'anémie chronique, état qui s'accompagne bientôt d'hydrémie et de transsudations séreuses dans les cavités splanchniques.

Les hémorroïdes du chien se traduisent par des défécations douloureuses et rares et par des hémorragies rectales qui sont ordinairement peu abondantes. Souvent le voisinage de l'anus est le siège d'une affection inflammatoire. En introduisant le doigt dans le rectum — opération très douloureuse pour les animaux — on sent la muqueuse irrégulière ou couverte de végétations pédiculées qui sortent parfois à travers l'anus. Les animaux font de fréquents efforts expulsifs ou se traînent sur leur séant, les membres postérieurs allongés sous le corps; la démarche est raide, pénible; le chien est souvent hargneux; à certains moments on observe de l'excitation génésique et même des symptômes rabiformes. Le prolapsus rectal n'est pas rare; la muqueuse qui

(1) Labat et Cadéac ont relaté un fait de même ordre observé sur une jument qui, pendant les derniers jours de sa vie, avait présenté des symptômes de coliques et rejeté des excréments sanguinolents. A l'autopsie, on trouva un anévrysme de l'aorte ouvert dans le colon flottant. (*Revue vét.*, 1884.) N. D. T.

recouvre la masse herniée est fortement vascularisée, quelquefois déchirée. — Plus tard, les végétations variqueuses peuvent se thromboser, supperer et amener la mort par septicémie ou par pyohémie.

Chez un cheval, Utz a observé des coliques légères se rattachant à des végétations hémorroïdales du volume d'une noix; ces coliques s'accompagnaient d'hémorragies anales et de l'expulsion périodique de caillots sanguins noirâtres. L'anémie et l'hydrémie s'accusèrent peu à peu: enfin on vit apparaître des sueurs sanguinolentes et l'animal succomba rapidement.

Dans le « sang de lombes » (inflammation rectale hémorragique) du bœuf, Haubner-Siedamgrotzky ont noté les symptômes suivants : état fébrile survenant subitement, démarche raide, sensibilité de la région des lombes et de la croupe, mouvements expulsifs fréquents, défécations rares et peu abondantes, excréments secs, mélangés de sang, température élevée; hémorragies anales, tuméfaction de la muqueuse rectale. — La maladie se termine ordinairement par la guérison en trois, quatre ou cinq jours; mais lorsque l'inflammation est très intense, elle peut entraîner la mort.

Diagnostic différentiel. — Il est relativement facile de reconnaître les hémorragies gastro-intestinales dues à la gastro-entérite, à une maladie générale, à l'inflammation rectale ou à une ectasie hémorroïdale; mais quelquefois on est fort embarrassé pour distinguer les hémorragies provoquées par les ulcères, les hyperémies mécaniques de la muqueuse ou par les corps étrangers fixés dans sa trame. Alors les commémoratifs peuvent guider le praticien.

Lorsque du sang liquide ou coagulé est rejeté par la bouche et les naseaux, il importe d'en préciser la source, de savoir si le sang provient du poumon ou de l'estomac. L'hématémèse se reconnaît aux troubles gastriques qui la précèdent, l'accompagnent ou la suivent, aux excréments sanguinolents, aux nausées et aux vomissements, aux caractères du sang rejeté, qui est plus ou moins coagulé, de couleur foncée, noirâtre, marc de café, et dont la réaction est acide. Au contraire, dans l'hémoptysie, le sang est rouge vermeil, spumeux et de réaction alcaline; en outre, il y a toujours des troubles respiratoires et notamment de la toux. — Dans les cas où le sang provenant des poumons est dégluti et rejeté ensuite, et dans ceux où les nausées de l'hématémèse s'accompagnent d'accès de toux par irritation laryngienne, le diagnostic est quelquefois très difficile. Spinola insiste sur la possibilité de confondre, chez le chien, l'hématémèse avec le vomissement du sang ingéré en quantité trop considérable.

Chez le chien, les glandes anales abcédées ont quelquefois été prises pour des hémorroïdes (1).

(1) Eiselen, *Repertoir.*, 1841.

Traitement. — L'eau froide, les boissons glacées, les astringents : alun, tannin, sulfate de fer, solution de perchlorure de fer (3 à 5 gouttes, en pilules, chez le chien), le sel de Saturne, le nitrate d'argent, l'opium et l'ergot de seigle sont les agents le plus habituellement employés. On proscrira les aliments lourds et irritants et l'on préviendra la constipation par l'administration des purgatifs légers, par un travail modéré et régulier. Les hémorragies dues à l'hyperémie intestinale persistante, effet d'une altération chronique grave, résistent à tous les traitements. Celles qui sont produites par des ruptures vasculaires de la muqueuse rectale peuvent être combattues par des lavements et des infusions astringentes. Si elles proviennent de végétations hémorroïdales accessibles à la main, il faut recourir aux moyens chirurgicaux, à la ligature, à la cautérisation, etc... — Les hémorragies rectales du bœuf cèdent ordinairement aux solutions styptiques administrées en lavements.

Bibliographie. — Gielen, *Magazin*, 1846. — May, *Ibid.*, 1854. — Vogel, *Repert.*, 1863. — Spinola, *Handbuch der spec. Pathol. u. Therapie*, 1863. — Schmelz u. Kayser, *Thierarzt*, 1864. — Pflug, *Adam's Wochenschr.*, 1865. — Utz, *Bad. Mittheil.*, 1873. — Eggeling, Haase, *Preuss. Mittheil.*, 1880-81. — Haubner-Siedamgrotzky, *Landwirthsch. Thierheilkde*, 1884. — Labat et Cadéac, *Revue vét.*, 1884. — Bidlot, *Bullet. Belge*, 1886.

GASTRO-ENTÉRITE.

Généralités. — La muqueuse gastro-intestinale peut être le siège de phlegmasies de nature très variée. Ici, il ne sera question que des gastro-entérites *primitives* ou *essentielles*; nous laisserons de côté celles qui se développent secondairement, pendant le cours de nombreuses affections : de la peste bovine, de l'influenza, de la rage, de la fièvre pétéchiale, des changements de rapport de l'intestin, etc. D'après leur localisation, ces inflammations ont reçu diverses dénominations exprimant le compartiment intestinal particulièrement atteint ; c'est ainsi qu'on distingue la *gastrite*, la *duodénite*, l'*iléite*, la *typhlite*, la *colite*, la *proctite*; mais, pratiquement, cette distinction est presque toujours illusoire. Il est préférable de les classer d'après les caractères ou l'intensité de la phlegmasie, et de reconnaître des gastro-entérites *parenchymateuse*, *phlegmoneuse*, *purulente*, *hémorragique*, *croupale*, *diphtéritique*, *caséeuse*, etc. Sous sa forme la plus bénigne, la gastro-entérite se confond avec le catarrhe gastro-intestinal.

La division étiologique serait encore plus rationnelle : on pourrait décrire une gastro-entérite *simple*, produite par des irritations thermo-mécaniques; des gastro-entérites *toxique*, *infectieuse* (dysenterie), *embolique*, *tuberculeuse*, *mycosique* (due à des champignons), etc. La division des gastro-entérites en *diffuse* et *circonscrite*, *sporadique* et *infectieuse*, *aiguë* et *chronique* est beaucoup trop générale.

Au point de vue clinique, le mieux est de s'en tenir à une classification basée à la fois sur le degré d'intensité et sur la nature ou l'étiologie de l'affection. En conséquence, nous adopterons la division suivante :

1° La gastro-entérite *simple* non toxique des divers animaux domestiques ;

2° La gastro-entérite *[illegible]* du bœuf ;

3° La gastro-entérite *microbienne* ou infectieuse ;

4° La gastro-entérite *toxique*.

La gastro-entérite couenneuse du porc sera traitée au chapitre de la [illegible], et la dysenterie trouvera sa place parmi les maladies infectieuses sous le nom d'*entérite infectieuse*. Cette classification nous paraît la plus logique et la plus intéressante scientifiquement aussi bien que pratiquement[1].

GASTRO-ENTÉRITE SIMPLE.

Étiologie. — Les causes de la gastro-entérite simple ordinaire, non toxique, sont identiques à celles du catarrhe gastro-intestinal aigu, seulement elles agissent d'une façon plus intense. Parmi ces causes, il faut surtout indiquer l'action du froid sous toutes ses formes, refroidissement brusque du corps en état de sudation, l'ingestion d'eau très froide, d'aliments couverts de gelée ou de givre, etc. ; les brûlures de l'estomac par des boissons ou des breuvages trop chauds et par le lait trop chaud, chez les veaux (Read) ; les aliments irritants, les corps étrangers, les vers intestinaux (*Spiroptera megastoma* chez le cheval, *Spiroptera sanguinolenta* chez le chien, *Spiroptera strongylina* chez le porc). Les champignons parasites des fourrages ont aussi été accusés par un certain nombre d'auteurs, mais à tort sans doute, car on les rencontre dans presque tous les foins. — La gastro-entérite simple est quelquefois une complication de certaines coliques.

Anatomie pathologique. — Les altérations de la gastro-entérite ne diffèrent de celles du catarrhe gastro-intestinal aigu que par leur intensité plus grande et par le caractère de la phlegmasie qui est *parenchymateuse*. Mais, dans certains cas, l'inflammation catarrhale finit par intéresser la muqueuse dans toute son épaisseur et détermine des lésions qu'il est difficile et arbitraire de rattacher à la gastro-entérite ou au catarrhe gastro-intestinal aigu. Toutefois, de tels cas se rencontrent rarement dans la pratique. En thèse générale, dans la gastro-entérite, on constate une congestion plus accusée allant souvent jusqu'à l'hémorragie ; le processus desquamatif superficiel est remplacé par une infiltration parenchymateuse, phlegmoneuse ou purulente de la muqueuse, ou même par sa mortification.

Dans l'estomac, on trouve une rougeur diffuse ou circonscrite revêtant des nuances diverses depuis le rouge clair jusqu'au rouge sombre ; la muqueuse, fortement tuméfiée et plissée, est farcie d'ecchymoses ou de taches noirâtres plus ou moins larges. Sa surface est tantôt lisse et enduite d'un exsudat muqueux, blanchâtre, grisâtre ou sanguinolent, tantôt parsemée d'ulcérations superficielles, à bords tranchants, réguliers, et dont le fond est quelquefois recouvert d'un caillot sanguin (érosions hémorragiques). On rencontre surtout celles-ci aux plis qui avoisinent le pylore (particulièrement dans l'estomac du chien et dans la caillette du bœuf). Elles sont produites par l'infiltration hémorragique et la nécrose superficielle consécutive de la muqueuse. La surface de cette membrane est aussi parsemée de petites nodosités sphériques formées par les glandes à pepsine tuméfiées et en voie de dégénérescence graisseuse. Le tissu conjonctif sous-muqueux est le siège d'une infiltration gélatineuse ou purulente.

La muqueuse intestinale est fortement hyperémiée ; sa rougeur est diffuse ou disposée en pointillé, en étoiles, en réseau, en taches ou en plaques. Elle est tuméfiée, infiltrée de liquide et ramollie ; parfois elle ne forme plus qu'une bouillie purulente ; dans d'autres cas elle est couverte d'eschares sèches et de mauvais aspect ; ces dernières sont plus ou moins adhérentes suivant la profondeur du sillon disjoncteur creusé à leur périphérie ; leur élimination complète peut déterminer la perforation du viscère. — A certaines régions, l'épithélium de la muqueuse est souvent détaché sur une grande étendue ; les papilles sont hypertrophiées, saillantes ; si la pièce est placée dans l'eau, elles flottent manifestement et donnent à la muqueuse un aspect velouté. Les follicules solitaires et agminés sont tantôt intacts, tantôt gonflés et entourés d'une auréole rouge ; les follicules solitaires proéminent sous forme de petits boutons du volume d'une tête d'épingle ; les follicules agminés constituent des élevures élargies à surface irrégulière. Lorsque ces infiltrations cellulo-purulentes se désagrègent, il se forme à leur place des ulcérations folliculaires, infundibuliformes pour les follicules solitaires, tamisées ou aréolées au niveau des plaques de Peyer. — Le tissu conjonctif sous-muqueux est ordinairement injecté ou œdématié ; quelquefois on y trouve une infiltration gélatineuse ou hémorragique qui fait paraître la muqueuse considérablement épaissie. Dans le cæcum et le côlon du cheval, cette membrane peut avoir acquis l'épaisseur de plusieurs travers de doigt. Dans certains cas, la musculeuse est simplement infiltrée de sérosité, dans d'autres elle est partiellement détruite par les ulcérations. La séreuse est injectée à des degrés divers et elle est recouverte d'un exsudat ou de petites végétations. — Le contenu intestinal a une consistance variable, il peut être aqueux, séreux, muqueux, purulent, transparent, d'aspect laiteux, grisâtre, teinté en rouge, mélangé de flocons épithéliaux, de caillots fibrineux, sanguinolents ou purulents ; parfois il est à peu près exclusivement composé de sang. — Les ganglions mésentériques sont tuméfiés; sur des coupes, leur tissu se présente avec une infiltration marbrée. Le foie et la rate sont plus ou moins fortement hyperémiés.

Symptômes. — Les manifestations de la gastro-entérite sporadique succèdent à celles du catarrhe gastro-intestinal aigu ou se développent d'emblée. Dès que la maladie est bien établie, l'appétit est supprimé : le porc et le chien vomissent fréquemment, le cheval et le bœuf sont pris de nausées. La muqueuse buccale est injectée, sèche et rude : la soif est ardente : chez le chien, l'ingestion de liquides est ordinairement suivie de vomissements. Chez tous les animaux, on constate des coliques persistantes, et quelquefois chez le chien des symptômes rabiformes. La palpation de l'estomac et de l'abdomen est douloureuse : les parois abdominales sont tendues, avec ou sans ballonnement. Les mouvements péristaltiques sont supprimés. Au début, la constipation est opiniâtre : les malades font de fréquents et violents efforts expulsifs : les matières excrémentitielles sont dures, marronnées, couvertes de sang et de mucus; ensuite elles deviennent liquides, parfois elles sont mélangées de sang pur (entérite hémorragique) : exceptionnellement elles renferment des eschares qui répandent une odeur fétide. Dans les cas très graves, peu de temps avant la mort, la constipation est remplacée par une diarrhée abondante, et à la paralysie intestinale s'ajoute celle du sphincter anal. L'urine contient de l'albumine; celle des herbivores est acide (phosphates).

Les phlegmasies gastriques intenses sont accompagnées d'une fièvre vive, qui se traduit par un pouls petit, dur, accéléré, une élévation considérable de la température, l'injection des muqueuses, le refroidissement des extrémités, enfin des sueurs profuses. Chez le cheval, le cœur bat jusqu'à 80 à 100 fois et plus par minute; la température rectale oscille entre 40 et 41°. A l'approche de la mort, la température s'abaisse et peut descendre au chiffre normal. Habituellement la sensibilité générale est diminuée : sur quelques sujets on remarque cependant de l'inquiétude, de l'anxiété, des spasmes et des convulsions; mais à l'excitation succèdent bientôt la stupéfaction et le collapsus : les animaux chancellent, se couchent ou tombent épuisés. Les coliques cessent vers la fin de la vie. La mort survient dans le coma.

Marche. — Chez le cheval, la marche de la gastro-entérite simple est toujours rapide; elle persiste rarement plus de quelques jours. La forme chronique, qui dure plusieurs semaines, est entrecoupée d'accès et se termine par la mort, — forme qui a été décrite par Haubner-Siedamgrotzky — n'est probablement qu'une entérite thrombo-embolique.

Pronostic. — C'est une maladie très grave et mortelle dans la majorité des cas. Les coliques modérées, la fièvre légère, le pouls fort et relativement peu accéléré, l'expulsion facile des excréments sont des signes pronostiques favorables. Une fièvre intense, le pouls petit et filant, la dyspnée, la constipation opiniâtre, la cessation subite des douleurs, le collapsus et la diarrhée profuse sont au contraire des signes pronostiques funestes. — La mort peut être déterminée par des accidents variés, mais elle est ordinairement provoquée par la nécrose intestinale avec infection septique consécutive, par l'œdème pulmonaire, par une hémorragie intestinale ou par la syncope cardiaque.

Diagnostic différentiel. — 1° Pour distinguer la gastro-entérite du catarrhe gastro-intestinal, on doit se baser sur le degré d'intensité des symptômes. On reconnaîtra la première à la fièvre élevée, à la faiblesse du cœur, à l'état général alarmant, aux coliques intenses, à la constipation opiniâtre suivie d'évacuations sanguinolentes.

2° Il est plus difficile de différencier la gastro-entérite suraiguë désignée sous le nom de « coliques d'inflammation » des autres variétés de coliques; parfois le diagnostic est absolument impossible durant la vie. Comme signes particuliers de cette variété de gastro-entérite, on donne : la fièvre élevée, le pouls petit et accéléré, les coliques sans rémissions, l'état général grave, la constipation opiniâtre, la sensibilité de l'abdomen à la palpation. Les commémoratifs peuvent aussi éclairer le praticien. Dans certains cas, on peut arriver à établir le diagnostic par exclusion.

3° Le diagnostic différentiel des diverses formes de gastro-entérites est souvent fort embarrassant. On a, pour se guider : dans la gastro-entérite toxique, les commémoratifs et certains symptômes particuliers; dans l'entérite mycosique, les symptômes cérébraux et la marche très rapide; dans l'entérite croupale, le rejet de membranes fibrineuses et la marche lente; dans la dysenterie, le caractère épizootique de la maladie et les déjections fortement sanguinolentes.

4° Pour distinguer la gastro-entérite essentielle de celle qui accompagne la rage, le charbon, la peste bovine, etc., il suffit presque toujours de faire un examen minutieux des malades; dans les cas douteux, il faut attendre l'évolution du mal. C'est surtout chez le chien que l'on rencontre des difficultés; assez souvent, chez lui, la gastro-entérite débute par des symptômes rabiformes.

Traitement. — La première indication à remplir consiste à régler et à surveiller la diète; on commencera par l'abstinence absolue, ensuite on choisira des aliments de facile digestion. On doit proscrire l'eau de boisson trop froide; chez le chien, l'eau provoquant le vomissement, on n'en donnera que la quantité strictement nécessaire. On excitera la circulation et les fonctions cutanées par des frictions sèches ou animées (alcool camphré, essence de térébenthine, huile de moutarde) et l'on appliquera des compresses hydrothérapiques sur le ventre. A l'intérieur, on prescrira les émollients et les calmants, les décoctions mucilagineuses et les émulsions d'huile : les mucilages de graines de lin, l'huile de lin fraîche, le mucilage d'orge, la solution gommeuse additionnée d'opium, de teinture d'opium, etc. On combattra les coliques violentes par les injections hypodermiques de morphine. Comme purgatifs, on emploiera de préférence les laxatifs, l'huile de ricin, les sulfates de soude et de magnésie, le calomel seul ou associé à l'opium.

Voici des formules recommandables :

Pour le cheval : Opium pulvérisé, 10 grammes; protochlorure de mercure, [illegible] grammes; poudre de guimauve, 100 grammes; eau distillée, q. s. — Électuaire à donner en une fois.

Pour le bœuf : Décoction de graine de lin, 100 grammes dans 750 grammes d'eau ; huile de lin, 250 grammes.

Pour le chien : Teinture d'opium, 2 à 5 grammes; mucilage de gomme arabique, 10 grammes; eau distillée, 100 grammes. — Potion à donner par cuillerée à soupe.

Lorsqu'il y a une grande faiblesse et du collapsus, on peut employer avantageusement le camphre, l'éther, le vin, le café, la caféine ou l'hyoscyamine.

[illegible] 1845. — Hamon, *Recueil vét.*, 1846. — [illegible] *Landwirthschaftl. Centralblatt*, 1874. — [illegible] — Harms, *Deutsche Zeitschr. f. Thiermed.* [illegible] 1879. — Hausner-Sundermann [illegible] *Wochenschr.* [illegible] 1886. — [illegible] *Wochenschr.*, 1887. — [illegible] *Spec. Path.* [illegible]

ENTÉRITE CROUPALE. — CROUP INTESTINAL.

L'entérite croupale est plus fréquente sur les animaux de l'espèce bovine [illegible] semble l'indiquer. Elle est rare chez le cheval, plus rare encore chez les carnivores et tout à fait exceptionnelle sur le mouton. C'est une maladie sporadique. Chez le bœuf, elle a [illegible] chez les autres animaux, on peut l'observer sous les formes aiguë et subaiguë.

Étiologie. — Ses causes sont encore mal connues. On a surtout accusé les refroidissements. La maladie est particulièrement fréquente au printemps et à l'automne. — On a aussi incriminé les aliments irritants ou indigestes, les foins riches en plantes aromatiques, l'ingestion de [illegible] en trop grande quantité, etc. On l'a quelquefois observée à la suite de l'administration de certains agents médicamenteux, des purgatifs drastiques, de l'alcool camphré, chez le bœuf (Schwanefeldt). Chez les animaux de l'espèce bovine, notamment chez les sujets jeunes, bien nourris, et chez les vaches en état de gestation, il semble exister une prédisposition constitutionnelle au croup intestinal, prédisposition qui résulterait de la richesse du sang en albumine et en fibrine (Anacker), et qui s'accuse dans d'autres maladies, notamment dans les phlegmasies pulmonaires, par l'abondance des exsudations plastiques. Peut-être aussi la constitution lymphatique du bœuf a-t-elle une certaine influence étiologique. La constipation, l'accumulation des matières excrémentitielles dans les dernières portions de l'intestin chez le cheval ; les vers rubanés, chez le chien et le chat (Eberth, Bruckmüller), peuvent encore provoquer l'entérite croupale. Mais souvent sa cause reste indéterminée.

Anatomie pathologique. — Chez le bœuf, les altérations siègent dans l'intestin grêle et le côlon ; chez le cheval, on les remarque principalement sur l'intestin grêle. La muqueuse présente des lésions catarrhales ou franchement inflammatoires : elle est recouverte, sur une plus ou moins grande étendue, de membranes croupales qui se laissent facilement détacher et sous lesquelles le tissu de la muqueuse est injecté, mou, friable, infiltré de sang ou de pus. Chez le bœuf, tantôt les membranes croupales sont disposées en lames plus ou moins épaisses, tantôt elles sont tubuliformes ou cylindriques, mélangées ou non d'aliments, tantôt enfin elles sont stratifiées, formées de plusieurs couches superposées ou de tubes emboîtés les uns dans les autres et entre lesquels on trouve des matières alimentaires. Leur longueur et leur calibre sont des plus variables ; il en est qui mesurent jusqu'à 30 pieds. — L'étude microscopique de ces membranes a démontré leur structure amorphe. Elles sont constituées par une substance fondamentale fibrineuse renfermant des cellules épithéliales en voie de dégénérescence graisseuse et de nombreux globules blancs. Le contenu intestinal est formé exclusivement de membranes croupales ou d'un mélange de ces membranes et d'un liquide fétide de mauvais aspect. — Les glandes en tube de la muqueuse sont gorgées d'un exsudat fibrineux.

Symptômes. — Chez le bœuf, les manifestations du croup intestinal sont bien moins prononcées que celles des autres entérites. Le symptôme caractéristique de la maladie — l'expulsion de membranes croupales — n'apparaît qu'à une certaine période. Au début, on observe les signes du catarrhe intestinal ou de l'entérite chronique : des troubles de l'appétit et de la rumination, des coliques légères, de la constipation et une fièvre modérée. Au bout de quelques jours, la diarrhée survient ; les malades expulsent des excréments très liquides, grisâtres, fétides, tenant en suspension des lambeaux fibrineux infiltrés de sang ou de pus. Cette diarrhée amène presque toujours une amélioration et l'on voit la guérison se dessiner peu à peu. La durée ordinaire de l'affection est de six à huit jours. — Festal a observé chez le bœuf une entérite croupale qui débutait par des coliques, une constipation opiniâtre, une fièvre intense et un abattement profond ; puis les douleurs cessaient et des néoformations croupales étaient expulsées alors que la constipation persistait encore. Le sixième ou le septième jour, une diarrhée fétide succédait à la constipation. Dans la plupart des cas, la maladie marchait ensuite vers la résolution; dans d'autres, les symptômes s'aggravaient, la faiblesse devenait extrême et une péritonite suraiguë emportait les sujets. — La durée de cette affection variait de huit à vingt jours.

Chez le cheval, l'entérite croupale s'accuse souvent par les symptômes des coliques chroniques; Prietsch a constaté des phénomènes rabiformes. Parfois les coliques font défaut et la maladie évolue avec toutes les allures d'une affection intestinale fébrile; il y a expulsion de matières fécales molles, fétides, entremêlées de masses croupales fragiles, floconneuses, membraniformes, tubulaires ou cylindriques. Dans les autres espèces, les symptômes du croup intestinal sont les mêmes que ceux de l'entérite simple, seulement ils sont moins accusés.

Le pronostic n'a pas la même gravité dans toutes les espèces animales. Chez le bœuf, il est relativement bénin. Les cas sont tout exceptionnels où l'exsudat croupal arrive à obstruer complètement une anse intestinale. Chez les autres animaux, notamment chez le cheval, le pronostic est plus sérieux, et le praticien ne doit le formuler qu'en faisant certaines réserves. — D'après Grimm, l'entérite croupale se compliquerait souvent de rhumatisme.

Diagnostic différentiel. — Les néoformations croupales — le seul signe caractéristique de l'affection — sont quelquefois prises par le vulgaire pour des *serpents*, des vers rubanés, pour les intestins de petits animaux déglutis, pour des anses intestinales du malade lui-même. La couleur blanc grisâtre de ces productions, leur structure amorphe, leur consistance homogène, l'absence de traces d'insertion du mésentère, etc., permettent de reconnaître immédiatement leur nature et de les différencier, quelle que soit leur forme, d'une anse intestinale.

Chez le cheval, il ne faut pas confondre l'enduit muqueux des crottins (crottins coiffés), qu'on observe fréquemment dans la proctite catarrhale et dans la constipation ordinaire, avec les fausses membranes du croup intestinal. — Chez les carnivores, les excréments contiennent parfois des matières organiques incomplètement digérées qui ont une certaine ressemblance avec l'exsudat croupal.

Traitement. — Il est à peu près le même que celui de l'entérite simple. Cependant les liquéfiants et les dissolvants, notamment les carbonates et les sulfates alcalins, doivent être préférés aux émollients. Chez le chien surtout, ces sels, administrés en lavements (solution à 1 p. 100 de sel marin, ou d'un autre sel de soude ou de potasse), sont très avantageux.

Bibliographie. — Delafond, *Recueil vét.*, 1842. — [illegible], *Ibid.* — Moreau, *Ibid.* — [illegible], *Repertor.*, 1844. — Engesser, *Ibid.*, 1845. — Festal, *Recueil vét.*, 1847. —

Hamon, *Ibid.* — Gurlt, *Magazin*, 1847. — Anacker, *Ibid.*, 1853. — Pruhr, *Preuss. Mittheil.*, 1853-54. — Boccaletti, *Giornal. di veterin.*, 1857. — Bosselino, *Ibid.*, 1858. — Kölling, *Magazin*, 1858. — Eberth, *Repertor.*, 1858. — Clavel, *Journal du Midi*, 1860. — Paetsch, Baer, *Sächs. Jahresber.*, 1860. — Allemani, *Il medico vet.*, 1864. — Schumacher, *Thierarzt.* 1864. — Adam, *Wochenschr.*, 1864. — Delhaye, *Annal. de Bruxelles*, 1865. — Hering, *Repertor.*, 1867. — Lafosse, *Journ. du Midi*, 1869. — Müller, *Sächs. Jahresber.*, 1872. — Bollinger, *Münch. Jahresber.*, 1877. — Anacker, *Spec. Pathol. u. Therapie*, 1879. — Grimm, *Ibid.*, 1881. — Stang, *Zündel's Jahresber.*, 1885. — Schwanefeldt, *Berlin. Archiv*, 1885. — Freiberger, *Münch. Jahresber.*, 1886-87.

GASTRO-ENTÉRITE MYCOSIQUE OU INFECTIEUSE.

GASTRO-ENTÉRITE INFECTIEUSE, SEPTIQUE, SEPTIFORME, TYPHIQUE ; MYCOSE INTESTINALE ; TYPHUS INTESTINAL ; INTOXICATION PAR LES CHAMPIGNONS, PAR LES VIANDES ET LES SAUCISSONS.

Généralités. — Ces différentes dénominations ont été appliquées à des états morbides ayant entre eux assez d'analogie pour que nous ayons cru devoir les réunir sous le titre de gastro-entérite mycosique. Tous ont la même origine, la même pathogénie : ils sont produits par des matières nocives dont l'action se fait d'abord sentir sur le canal digestif et secondairement sur les différents appareils organiques. Les substances qui les déterminent agissent probablement par un double mécanisme : 1° par *infection* ou pullulation des microorganismes qu'elles renferment ; 2° par une *intoxication* septique ou putride, dans laquelle certains composés chimiques engendrés par l'activité microbienne constituent le principal facteur pathogène. Ces derniers ont reçu les noms de « septicines », « ptomaïnes », « alcaloïdes des cadavres ». La gastro-entérite mycosique peut donc être définie : *Une affection intestinale s'accompagnant de troubles généraux, produite par l'invasion de microorganismes pathogènes et par la résorption de ptomaïnes toxiques.* Elle a des traits communs avec les maladies infectieuses et les gastro-entérites d'intoxication, entre lesquelles elle constitue une sorte d'état morbide intermédiaire. On pourrait, en effet, réunir les intoxications par les viandes à la septicémie ou à l'infection putride, c'est-à-dire aux maladies infectieuses, et les intoxications par les champignons aux empoisonnements provoqués par les narcotico-âcres.

Les symptômes cérébraux graves et la rapidité de la marche de la gastro-entérite mycosique l'ont fait désigner sous le nom de « typhus intestinal ». Quelques auteurs l'ont assimilée au typhus abdominal de l'homme, rapprochement absolument arbitraire, car il n'existe aucune analogie entre ces deux maladies.

Nous décrirons successivement la gastro-entérite mycosique produite, chez les carnivores, les omnivores et les volailles, par l'ingestion de viandes décomposées, et celle qui survient chez les herbivores après l'ingestion de plantes couvertes de champignons (moisissures, rouille, charbon).

Généralités sur les ptomaïnes. — On désigne sous le nom de *ptomaïnes* [illegible] bases organiques d'origine microbienne (Brieger). Ces bases [illegible] produisent [illegible] dans le cadavre, il en est qui se forment [illegible] ont reçu la dénomination plus [illegible] *[illegible]maïnes*. Dans la majorité des maladies infectieuses (charbon, [illegible] sont les [illegible], produits de déchet des microbes, qui [illegible] les principaux symptômes de ces maladies.

[illegible] se forment lorsque l'accès de l'oxygène [illegible]. Dans les conditions physiologiques, de tels poisons ne peuvent être produits que dans le tube digestif (indol, scatol). Des recherches [illegible] ont démontré que les ptomaïnes ne diffèrent que peu [illegible] des alcaloïdes végétaux (strychnine, atropine, muscarine, morphine, [illegible]) [illegible] la composition chimique et les effets.

Nous [illegible] donner un court aperçu ou plutôt l'énumération des principales [illegible] la classification de Robert (1).

I. [illegible] de l'ammoniaque : méthylamine, diméthylamine, [illegible]éthylamine (contenues dans la saumure de hareng) ; éthylamine, [illegible], triéthylamine, éthylendiamine, diméthyléthylendiamine (putrescine [illegible]), pentaméthylendiamine (cadavérine). — [illegible] comme l'ammoniaque elle-même.

II. [illegible] type la muscarine et qui comptent parmi leurs produits de décomposition la triméthylamine. Ce sont la muscarine, [illegible], la [illegible] et quelques autres. Une particularité intéressante [illegible] la muscarine [illegible] se rencontre également dans les [illegible] produits de la décomposition cadavérique [illegible].

III. [illegible] type la guanidine [illegible] la créatinine et d'autres produits [illegible] sont donc en [illegible] des leucomaïnes.

IV. [illegible] — [illegible] la ptomaïne du [illegible] la xanthine, l'hypoxanthine, la [illegible] d'autres se rapprochent de l'acide [illegible].

V. [illegible] Acides amidés : glycocolle, leucine, thyrosine, bétaïne, sarcosine.

VI. [illegible] — Bases de pyridine [illegible], picoline, lutidine, collidine [illegible].

VII. [illegible]

VIII. [illegible] Aromatiques [illegible] d'oxygène [illegible] et quelques autres.

IX. [illegible] il comprend la mytilotoxine [illegible] la mydatoxine, extraites des [illegible] du bacille du tétanos traumatique, [illegible] du bacille de la fièvre typhoïde, [illegible] trouvée dans les moules, peut-être aussi la lapinotoxine [illegible] autres.

X. [illegible] — Il renferme quelques-uns des produits de décomposition les

(1) [illegible], *Compendium der praktischen Toxicologie*, 188[illegible].

plus intéressants : 1° la sepsine de Schmiedeberg et Bergmann, ptomaïne des plus communes et agent principal de la gastro-entérite septique ; 2° la ptomatocurarine, alcaloïde cadavérique qui paralyse les plaques motrices terminales, tout comme le curare (fièvre vitulaire paralytique) ; 3° la ptomatoatropine ou atropine du cadavre, qui joue un rôle important dans l'intoxication par les saucissons altérés et produit des phénomènes identiques à ceux qu'on observe dans l'intoxication par l'atropine, y compris la dilatation de la pupille et les troubles de la vision ; 4° la mydaléine, qui possède les propriétés de l'atropine et celles de la muscarine ; 5° la ptomatomorphine, dont les propriétés sont analogues à celles de la morphine (Panum) ; 6° la ptomatodigitaline qui, d'après Selmi, provoque chez les animaux tous les symptômes de l'empoisonnement par la digitale. — Dans ce groupe est encore classé l'alcaloïde du charbon, retiré par Hoffa des cultures de bactéridies. Cette base a été extraite par le procédé de Stas-Otto ; chez les animaux auxquels on l'injecte, elle produit, après une courte période d'excitation, de la somnolence, une diarrhée sanguinolente et la mort. A l'autopsie, on trouve de nombreuses ecchymoses sur le péricarde et le péritoine ; le sang est noir, dépourvu de microbes.

1. GASTRO-ENTÉRITE MYCOSIQUE DES CARNIVORES, DES OMNIVORES ET DES VOLAILLES, PROVOQUÉE PAR L'INGESTION DE VIANDES DÉCOMPOSÉES.

Cette gastro-entérite offre la plus grande analogie avec l'intoxication produite chez l'homme par les viandes altérées. C'est très probablement elle qui a été décrite autrefois sous les noms de « typhus du chien » (Hertwig, Bruckmüller) et de « typhus du porc ».

Étiologie. — Habituellement elle est déterminée par des viandes altérées, en état de décomposition plus ou moins avancée, ou par des saucissons, et quelquefois par la vieille saumure de hareng. Le plus souvent, ce sont les chiens de berger qui en sont atteints ; on l'a également observée sur les volailles, après l'ingestion de viandes putréfiées (Rosenkranz). Les agents spécifiques de la maladie sont les microorganismes contenus dans les viandes en décomposition et les ptomaïnes qu'ils engendrent. — Les commémoratifs sont rarement assez précis pour éclairer le vétérinaire, et, dans la plupart des cas, les accidents observés sont rapportés à une intoxication par des poisons minéraux ou par la mort aux rats.

Symptômes. — Ils sont analogues à ceux de l'intoxication par la saumure. On constate une diarrhée qui apparait brusquement et devient presque toujours sanguinolente ; il y a des vomissements ; la soif est ardente, la fièvre intense (40 à 42° C.), la faiblesse extrême. Bientôt les malades sont profondément stupéfiés. La mort, terminaison à peu près constante de l'affection, survient plus ou moins rapidement, parfois au bout de quelques heures, le plus souvent en moins d'une journée.

Ce sont là exactement les symptômes observés par Panum, chez le chien, à la suite de l'injection intra-veineuse des poisons (0^{gr},012 extraits de la viande décomposée. A l'autopsie de ses animaux d'expérience, il a trouvé les lésions de l'entérite hémorragique et a noté la décomposition très rapide des cadavres (1). La réceptivité des divers carnivores pour le poison mycosique est très inégale. Des résultats expérimentaux relatés par différents auteurs en témoignent. Semmer a fait consommer à des chiens et à des chats de la viande d'un cheval mort de septicémie, sans provoquer aucun trouble chez ces animaux, mais trois porcs succombèrent à la suite de l'ingestion de cette même viande. Colin, dans des expériences analogues, a constaté des diarrhées bénignes. Lemke a produit une diarrhée très grave chez trois jeunes chiens auxquels il donnait des viandes charbonneuses, tandis qu'un chien plus âgé n'éprouva aucun malaise appréciable.

Anatomie pathologique. — Le contenu de l'estomac et de l'intestin est composé de viandes fétides en partie digérées; la muqueuse est enflammée, les follicules solitaires et agminés ainsi que les ganglions mésentériques sont tuméfiés; le contenu intestinal est sanguinolent, de couleur chocolat et de consistance semi-liquide. Le sang est profondément altéré: le foie est engorgé et la décomposition putride s'en empare rapidement; la rate est tuméfiée et farcie de foyers hémorragiques; le myocarde est très friable. Siedamgrotzky a trouvé dans le sang des bâtonnets immobiles (bactéries), qui se différenciaient de la bactéridie par leur diamètre plus fort et par l'absence de spores.

Chez l'homme, on a longtemps considéré les accidents d'intoxication par les viandes et les saucissons comme étant de nature charbonneuse; aussi les termes « mycose intestinale » et « anthrax intestinal » ont été usités indifféremment; mais Bollinger a montré que ces accidents sont des inflammations septiques de la muqueuse intestinale, dues à des poisons mycosiques. Ceux-ci doivent être distingués en poisons *ectogènes* ou formés *post mortem* et en poisons *endogènes* qui, eux, se forment *intra vitam*.

1° Les principaux agents toxiques ectogènes sont les poisons des saucissons, ceux des poissons et une minime partie de ceux de la viande. Ils renferment généralement des bactéries qui ne résistent pas à la cuisson. La pathogénie des troubles qu'ils provoquent consiste donc en une véritable infection. Mais ces bactéries produisent des ptomaïnes contre lesquelles la cuisson ne peut rien (*infection mixte*). Haupt, en étudiant à Chemnitz (1887) des intoxications produites par des viandes altérées, a trouvé un microbe (*Proteus mirabilis*) qu'il a considéré comme l'agent pathogène de ces accidents. — Dans des saucissons toxiques et dans le canal intestinal du porc dont la viande avait servi à leur fabrication, Nauwerk a constaté un bacille de la putréfaction, remarquable par son extrême activité. — Les diverses intoxications sont sans doute produites par des microorganismes spéciaux engendrant des ptomaïnes dont la composition chimique et les effets peuvent être très différents. Celles-ci, d'ailleurs, varient avec l'origine et la composition de la viande, ses modes de préparation et de conservation, la température, le degré de la putréfaction, etc.

Le tableau clinique de l'intoxication par les saucissons (botulisme, allan-

(1) Panum, *Virchow's Archiv*, Bd IX.

tiasis) a un cachet particulier. Aux symptômes de la gastro-entérite septique (diarrhée, vomissements, faiblesse, stupéfaction, collapsus) s'ajoutent des paralysies de certains groupes musculaires : des muscles de l'œil (ptosis ou abaissement de la paupière supérieure), du larynx, du pharynx (dysphagie), de l'intestin (constipation), etc.

Des paralysies analogues s'observent au cours d'un bon nombre de maladies infectieuses (rage, diphtérie, fièvre vitulaire de la vache). On [illegible] les considérer comme des accidents toxiques ; on peut en effet les déterminer expérimentalement par l'injection de certaines ptomaïnes (ptomatocurarine).

2° Les intoxications dues à des poisons endogènes sont provoquées par des viandes provenant d'animaux malades. Bollinger les a désignées, chez l'homme, par l'expression générique de *sepsis intestinal*. La plupart des empoisonnements par les viandes appartiennent à cette catégorie. De même, l'activité pathogène étant fonction des germes et de leurs produits de déchet — des ptomaïnes — la cuisson ne peut enlever à la viande qu'une partie de sa toxicité. Les viandes qui causent le plus souvent ces intoxications proviennent de vaches atteintes de septicémie puerpérale ou de veaux abattus au cours de la polyarthrite pyohémique. Les néphrites suppurées, les maladies septiques du foie et du poumon, les entérites, les péritonites et les mastites communiquent aussi à la viande des propriétés toxiques. Des viandes de belle apparence et dont la saveur est à peu près normale produisent parfois des empoisonnements. Cette particularité peut s'expliquer : ou bien ces viandes proviennent d'animaux qui ont été sacrifiés au début de quelque maladie grave, ou elles ont éprouvé un certain degré d'altération après l'abatage.

Les symptômes provoqués par ces intoxications sont ceux de la gastro-entérite septique. Ils sont les mêmes chez les animaux que chez l'homme : vomissements, diarrhée, coliques, fièvre intense, faiblesse extrême, dépression de la sensibilité, collapsus. Chez l'homme, ils ont parfois une grande ressemblance avec ceux du choléra et du typhus abdominal, ce qui a fait incriminer les poisons des viandes comme l'une des causes de cette dernière affection. S'il est vrai que l'appareil symptomatique du typhus peut être produit par d'autres agents que le bacille de cette maladie, celle-ci constitue cependant une entité morbide spécifique. Tous les essais d'inoculation aux animaux du typhus de l'homme ont échoué, tandis que l'action des poisons des viandes se fait très vite sentir chez eux.

Dans la plupart des épidémies d'intoxications par les viandes altérées observées chez l'homme, on a constaté des accidents de même nature chez les chiens, les chats, les porcs et les volailles (1).

2. GASTRO-ENTÉRITE MYCOSIQUE DES HERBIVORES PRODUITE PAR L'INGESTION DE PLANTES COUVERTES DE CHAMPIGNONS (MOISISSURES, ROUILLE, CHARBON). — EMPOISONNEMENT PAR LES CHAMPIGNONS.

Étiologie. — Sous les noms de *typhus intestinal*, de *gastro-entérite typhique*, etc., on a relaté, sur les herbivores, un groupe d'états morbides qui sont en réalité des intoxications, ou du moins qui sont semblables à ceux que nous venons d'étudier chez les carnassiers. Frauenholz a décrit une épidémie de ce genre observée sur des bœufs nourris avec des betteraves altérées provenant d'une sucrerie ; Schleg

(1) Huber, *Archiv der Heilkunde*, Bd XIX.

a vu des accidents analogues sur la vache, et Rey sur le cheval, à la suite de l'alimentation avec des pommes de terre fermentées ou avariées. L'infection microbienne et ptomaïnique du sang ressort très nettement des symptômes gastriques et cérébraux constatés, ainsi que des complications survenues dans la plupart des cas.

Les publications vétérinaires renferment un grand nombre d'observations d'intoxications dues aux moisissures ou aux champignons des aliments ingérés par nos animaux. Ces parasites peuvent être classés en quatre groupes :

1° Les moisissures. Celles des genres *Mucor*, *Aspergillus* et *Penicillium* nous intéressent particulièrement. Inoffensives par elles-mêmes, elles provoquent la décomposition des matières alimentaires (pain, farine, foin, avoine, paille) et produisent des ptomaïnes.

2° Les rouilles (Urédinées), dont la plus importante est le *Puccinia graminis*. Frank, en expérimentant avec la rouille, sur le lapin, a produit des troubles gastriques, du vertige et des convulsions.

3° Les charbons (Ustilaginées). Au point de vue clinique, le plus important est le *Tilletia Caries* (Albrecht, Adam, Koch, Herele, etc.); viennent ensuite l'*Ustilago Carbo* et l'*Ustilago maydis*. De tous les champignons, ce sont ceux qui provoquent sur la muqueuse intestinale les altérations les plus accusées, sans doute par l'intermédiaire des ptomaïnes formées dans la plante comme produits de déchet de ces parasites. Les recherches de Brefeld ont démontré que les charbons sont des microphytes voisins des levures; ces dernières ne constitueraient que des stades de développement plus avancés, des formes supraphytiques d'un même champignon. C'est ainsi que le charbon du blé se transformerait en levure quand il se trouve sur un terrain humide, dans l'organisme animal, par exemple.

4° Les levures. Ces agents de la fermentation alcoolique (drèches), on vient de le voir, ne constitueraient, d'après Brefeld et autres auteurs, que le dernier stade de développement des moisissures.

Symptômes. — La maladie revêt les apparences d'un état morbide infectieux. Elle se montre subitement et atteint ordinairement plusieurs animaux à la fois. Les sujets frappés refusent les boissons et les aliments, sont tristes, inquiets, abattus, éprouvent des douleurs abdominales qu'ils traduisent par des cris, des beuglements, de véritables plaintes. Les mouvements péristaltiques sont supprimés. Au début, il y a une constipation opiniâtre à laquelle succède une diarrhée profuse, fétide, parfois sanguinolente. Quelques animaux sont légèrement ballonnés; la pression sur l'abdomen provoque des douleurs; la langue et les muscles du pharynx sont paralysés, surtout dans l'intoxication par le *Tilletia Caries*, qui s'accuse encore par du ptyalisme, une mastication continuelle *à vide* et de la toux.

Ces symptômes sont toujours accompagnés d'une fièvre intense, d'une forte accélération de la circulation avec battements cardiaques tumultueux (100 pulsations et plus par minute, chez le bœuf), de frissons, de refroidissement des extrémités, etc. En même temps, on remarque une grande faiblesse: les sujets, plongés dans un état de somnolence et de stupeur, restent continuellement couchés, ou, s'ils sont debout, ne se tiennent qu'avec peine, chancellent et finissent par tomber. On peut observer des phénomènes nerveux, des spasmes, des grincements de dents, des tremblements. Dans certains cas, l'anus béant laisse échapper des excréments liquides: dans d'autres, il y a du ténesme. Quand l'intoxication est produite par les moisissures, on voit encore apparaître des symptômes de néphrite ou de cystite (polyurie du cheval). — L'avortement est une complication fréquente des désordres provoqués par l'*Ustilago maydis*.

La durée de la maladie varie d'une journée à une ou deux semaines. Les apoplexies mortelles ne sont pas rares.

Anatomie pathologique. — La muqueuse de la caillette et de l'intestin est tuméfiée, infiltrée, parsemée d'ecchymoses: quelquefois celle de l'intestin grêle est couleur de suie (peau d'anguille); le contenu de l'intestin est aqueux, muqueux ou sanguinolent; les ganglions lymphatiques sont ramollis et aréolés. Lorsque la maladie a duré plus longtemps, on peut constater des plaques gangreneuses ou des perforations intestinales et une péritonite suppurée. Le sang est noirâtre, poisseux; il colore en rouge foncé les tissus qui subissent son contact. Le foie est hypertrophié; quand la maladie a évolué lentement, on le trouve très mou, frappé de dégénérescence graisseuse; il est vite envahi par la putréfaction. Les poumons, le cœur, les méninges et le cerveau sont hyperémiés et ecchymosés. La viande est aqueuse; après la cuisson elle répand souvent une odeur répugnante et sa saveur est désagréable; la graisse est gélatiniforme.

Diagnostic différentiel. — La gastro-entérite infectieuse peut être confondue avec plusieurs maladies. On a surtout à la différencier :

1° Des *gastro-entérites toxiques* ayant une marche analogue et s'accompagnant d'un état général grave. Le diagnostic ne peut être basé que sur les considérations étiologiques.

2° De la *peste bovine*. Celle-ci se caractérise par un processus inflammatoire intense de toutes les muqueuses (digestive, respiratoire, oculaire, génitale), par des érosions des muqueuses buccale et vulvaire, par son extrême contagiosité, sa marche et son extension rapides, et à l'autopsie par des altérations typiques.

3° Du *charbon*. On reconnaît celui-ci à sa marche rapide et à la constatation de la bactéridie, qui, par opposition aux autres bacilles que l'on peut rencontrer dans la mycose intestinale, est immobile, nettement délimitée aux extrémités, et forme des spores en dehors de l'organisme. Elle se présente sous forme d'un petit bâtonnet articulé, très mince, d'une longueur moyenne de 0mm,007, donnant des cultures très caractéristiques et reproduisant le charbon par l'inoculation.

4° De la *dysenterie*. Cette gastro-entérite infectieuse s'accompagne de diarrhée dès le début ; sa durée est ordinairement assez longue et elle a toutes les allures d'une maladie infectieuse et contagieuse.

5° De l'*encéphalite subaiguë* du cheval et de la *méningite cérébro-spinale* du bœuf. Dans ces deux maladies, les troubles intestinaux font défaut.

6° De la *rage*. Le diagnostic doit être basé sur les commémoratifs et sur la prédominance des symptômes intestinaux dans la gastro-entérite mycosique.

7° De l'*influenza*. On reconnaîtra celle-ci aux symptômes particuliers qu'elle détermine du côté des yeux et à sa contagiosité. Dans les cas isolés, la distinction est quelquefois très difficile.

La gastro-entérite mycosique est plus rare sur le cheval que sur le bœuf et le porc, différence qui tient très probablement au régime alimentaire particulier de ces animaux. Mais son existence chez le cheval n'est pas à mettre en doute ; les maladies fébriles accompagnées de symptômes cérébraux graves et décrites sous le nom de « catarrhe gastro-intestinal infectieux » ne sont que des gastro-entérites mycosiques consécutives à l'ingestion de fourrages avariés.

Gerlach a décrit, chez le cheval, une *gastro-entérite typhique* qui s'accompagnait de coliques, de constipation, d'une accélération considérable de la circulation, de l'affaiblissement du pouls, de grincements de dents, etc., et qui se distinguait des coliques ordinaires, du charbon et de la forme gastro-bilieuse de l'influenza. Il a rattaché cet état morbide à l'ingestion d'avoine nouvelle incomplètement séchée et de paille altérée donnée à la place du foin.

Deracle a relaté plusieurs observations d'une maladie semblable, sporadique, qu'il a désignée sous le nom de « typhus » mais qui n'a rien de commun avec cette affection ni avec la fièvre pétéchiale. Comme cause, il a accusé l'alimentation avec de l'avoine et du foin moisis, poussiéreux. Généralement la maladie frappait plusieurs animaux de la même écurie. Elle avait pour principaux symptômes : la brusquerie de l'invasion, de la parésie, la faiblesse du pouls, la rareté des défécations, puis de la diarrhée, des évacuations glaireuses. La marche était rapide, la mort survenait brusquement. — A l'autopsie, on trouvait des altérations très caractéristiques, qui rappelaient celles du typhus abdominal de l'homme : l'injection de la muqueuse intestinale avec de larges ecchymoses, la tuméfaction et l'infiltration purulente des follicules solitaires et des plaques de Peyer, des ulcères et des eschares pouvant intéresser toute l'épaisseur des parois intestinales ; le contenu de l'intestin était liquide, poisseux, purulent ; les muscles étaient décolorés, le foie était mou, friable, le cœur semblait cuit ; le sang incoagulé renfermait des bacilles ; le volume de la rate n'était pas augmenté ; on ne constatait point de tuméfactions charbonneuses dans le tissu conjonctif sous-cutané et sous-muqueux ; le cadavre se putréfiait rapidement. Toutes les tentatives faites pour inoculer la maladie (même par injection intra-veineuse) restèrent infructueuses.

Par ses caractères anatomo-pathologiques, cette affection ressemble bien au typhus abdominal de l'homme ; mais l'identité de ces deux états morbides ne peut être admise. Aucun fait rigoureux ne l'établit, et tous les essais d'inoculation du typhus (bœuf, veau, porc) tentés par Bollinger, Obermeier, Lebert et autres, sont restés stériles. Le typhus abdominal est inconnu chez nos animaux.

Traitement. — Chez le chien, au début, il faut recourir aux vomitifs. Plus tard, on doit employer les purgatifs, notamment le calomel. C'est aussi à cet agent qu'il faut accorder la préférence pour le cheval, à cause de son action désinfectante (formation de sublimé). — Chez les ruminants on emploiera les purgatifs salins. — Dans le plus grand nombre des cas, la médication tonique, les excitants (vin, alcool, camphre) sont avantageux. — Le traitement général comporte les mêmes indications que celui de la gastro-entérite franche.

Bibliographie. — I. Sur les intoxications par les viandes. Ptomaïnes. — Rosenbaum, *Sächs. Jahresber.*, 1871. — Siedamgrotzky, *Ibid.*, 1877; *Vorträge für Thierärzte*, 1880. — Albrecht, *Adam's Wochenschr.*, 1878. — Bollinger, *Ibid.*, 1878; *Deutsche Zeitschr. f. Thiermed.*, 1879; *Münch. medicin. Wochenschr.*, 1887. — Johne, *Sächs. Jahresber.*, 1879. — Huber, *Deutsches Archiv f. klin. medic.*, Bd. XXV. — Arnold, *Hannov. Jahresber.*, 1884. — Schmidt-Mülheim, *Handbuch der Fleischkunde*, 1884. — Brieger, *Berlin. klin. Wochenschr.*, 1884. — Schuchardt, *Deutsches Archiv f. klin. Medic.*, 1887.

II. Sur les intoxications par les champignons : *a.* Moisissures. — Dekker, *Repertor.*, 1859. — Schreiber, *Sächs. Jahresber.*, 1860-61. — Gerlach, *Ibid.*, 1871. — Schütz, *Thierarzt*, 1872. — Cornevin, *Recueil vét.*, 1872. — Kolbow, *Ibid.*, 1879. — Bonnet, *Repertor.*, 1875. — Göttelmann, *Zundel's Jahresber.*, 1875. — Appenrodt-Schmidt, *Preuss. Mittheil.*, 1876-77. — Fischbach-Esderer, *Ibid.*, 1878-79. — Perrin et Mégnin, *Bulletin Soc. cent. vét.*, 1881. — Cagny, *Ibid.* — Abadie, Ménier et Lecoqué, *Recueil vét.*, 1882. — Van Wallendael, *Etat sanit. Belg.*, 1881, et *Annal. de Bruxelles*, 1888. — Gerlach, *Gerichtl. Thierheilkde*, 1872.

b. Rouille. — Weber, *Sächs. Jahresber.*, 1864. — Fischer, *Annal. de Bruxelles*, 1865. — Franck, *Adam's Wochenschr.*, 1866-67. — Kolbow, *Thierarzt*, 1879. — [illegible], *Ibid.*, 1884. — Bertsche, *Bad. Mittheil.*, 1885. — Allard, *Bullet. belge*, 1886.

c. Charbon. — Albrecht, *Landwirthschaftl. Centralbl. für den Netze-District*, 1869. — Adam jun., *Adam's Wochenschr.*, 1876. — Koch, *Ibid.*, 1877. — [illegible], *Ibid.*, 1878. — Vogel, *Repertor.*, 1879. — Wankmüller, *Adam's Wochenschr.*, 1884. — Mack, *Ibid.*, 1888.

III. Divers. — Gerlach, *Magazin*, 1846. — Rey, *Journ. de Lyon*, 1847. — Müller, *Sächs. Jahresber.*, 1866. — Schleg, *Ibid.*, 1869. — Weber, *Ibid.*, 1877. — Debach, *Annal. de Bruxelles*, 1871. — Fraufenholz, Barth, Ulrich, *Preuss. Mittheil.*, 1880-81. — Wilhelm, *Sächs. Jahresber.*, 1884. — Johne, *Ibid.*, 1887. — Ulrich, *Ibid.* — Grimm, *Ibid.* — Fabricius, *Rundschau auf dem Gebiete der Thiermed.*, 1886. — Göckel, *Berlin. Archiv*, 1887. — Seeling, *Thiermed. Rundschau*, 1888. — Zürn, *Die pflanzl. Parasiten*, 1887. — Schmidt-Mülheim, *Handbuch der Fleischkunde*, 1884. — Bléquet, *Journ. de Lyon*, 1890.

GASTRO-ENTÉRITE TOXIQUE.

La gastro-entérite toxique peut être produite par de nombreux poisons qui se classent en deux groupes :

1° Les poisons âcres ;

2° Les poisons narcotico-âcres.

La connaissance des diverses intoxications est très importante pour le praticien ; aussi, au lieu de tracer une description générale de la gastro-entérite toxique, avons-nous préféré examiner les effets cliniques des principaux poisons. Nous ne pouvons donner ici qu'un aperçu sommaire des différentes intoxications. Pour les détails, nous devons renvoyer aux ouvrages spéciaux, et notamment au *Traité de Médecine vétérinaire judiciaire* de Gerlach.

Les intoxications par les narcotiques ont été ajoutées aux autres pour des raisons d'ordre pratique.

Le diagnostic des intoxications s'accompagnant d'une gastro-entérite est loin d'être toujours facile ; leurs symptômes sont souvent semblables à ceux de la gastro-entérite franche. En thèse générale, il faut surtout tenir compte :

1° Des commémoratifs, qui sont ordinairement fort incomplets ;

2° De l'invasion brusque, de la marche rapide et de la mort subite ;

3° De l'apparition des symptômes au moment des repas ou immédiatement après ;

4° Du caractère enzootique du mal ;

5° Des complications gastriques et nerveuses ;

6° De l'appareil symptomatique spécial de certaines intoxications et des lésions anatomiques ;

7° De l'analyse physique, chimique et physiologique.

I. GASTRO-ENTÉRITE TOXIQUE PRODUITE PAR LES POISONS ÂCRES.

1° INTOXICATION PAR LES ALCALIS CAUSTIQUES (CHAUX VIVE, AMMONIAQUE, LESSIVE).

Symptômes. — Salivation, dysphagie, diarrhée, gémissements, toux (dans l'intoxication par l'ammoniaque), dyspnée, rejet de masses membraneuses d'aspect croupal ; faiblesse musculaire, collapsus.

Anatomie pathologique. — Stomatite croupale et pharyngite, laryngite croupale (lorsqu'il s'agit de l'alcali volatil), trachéite, bronchite, pneumonie ; inflammation intense, coloration noire ou rouge foncé, infiltration gélatineuse et corrosion de la muqueuse gastrique (1).

Traitement. — Acides dilués et surtout vinaigre ; opium et mucilagineux.

Des intoxications par la chaux vive peuvent se produire lors de la désinfection des locaux avec cette substance.

L'ammoniaque provoque des accidents plus ou moins graves lorsqu'elle est administrée trop concentrée dans la tympanite du bœuf, par exemple, lors-

(1) Une altération remarquable consiste en de larges destructions de l'épithélium des muqueuses gastrique et intestinale. (L. T.)

qu'on l'emploie pour animer des sétons, ou lorsqu'elle est appliquée sur la langue du bœuf dans un but thérapeutique (*Steinzunge*). — La lessive est quelquefois lapée par les chiens altérés.

Bibliographie. — GERLACH, *Gerichtl. Thierheilkde*, 1862. — LÖPKE, *Thierarzt*, 1869. — PRIETSCH, *Sächs. Jahresber.*, 1877. — PRÖGER, *Ibid.*, 1881. — MEYER, *Americ. veterin. Rev.*, 1884.

2. EMPOISONNEMENT PAR LES ACIDES CAUSTIQUES (ACIDE SULFURIQUE).

Symptômes. — Ce sont ceux de la stomatite ulcéreuse et de la gastro-entérite suraiguë : lèvres tuméfiées, rouges, cautérisées ; muqueuse buccale fortement enflammée ; coliques violentes, mouvements péristaltiques supprimés ; pouls fréquent, petit ; mort rapide.

Anatomie pathologique. — Cautérisation de la muqueuse digestive depuis la bouche jusqu'à l'estomac, tuméfaction de la langue et des joues, etc.

Traitement. — Alcalins dilués : eau de savon, eau de chaux, lessive de soude ou de potasse, magnésie calcinée. Excitants.

Les empoisonnements par les acides caustiques sont très rares chez nos animaux : dans un cas relaté par Gerlach, l'empoisonnement avait été produit par de la paille d'avoine ayant servi à l'emballage de flacons d'acide sulfurique ; dans un autre, rapporté par Johne, l'acide sulfurique avait été ajouté à des drêches (1). Mais les cautérisations extérieures sont assez fréquentes, surtout chez le chien.

Bibliographie. — GERLACH, *loc. cit.* — ABADIE, *Revue vét.*, 1877. — JOHNE, *Sächs. Jahresber.*, 1888.

3. EMPOISONNEMENTS PAR LE SEL MARIN, LA SAUMURE DE VIANDE, DE HARENG, ETC.

Symptômes. — I. Dans les empoisonnements par le *sel marin*, les symptômes dominants sont ceux de la gastro-entérite accompagnés d'accidents paralytiques : diminution de l'appétit ; bouche sèche, chaude, rouge ; soif vive, vomissements, coliques, diarrhée aqueuse, miction fréquente ; grande faiblesse musculaire, marche chancelante, chutes, paralysies plus ou moins étendues, paraplégie chez le

(1) La *Revue vétérinaire* de l'année 1877 renferme un très intéressant mémoire d'Abadie (de Nantes), relatif à des intoxications d'animaux de l'espèce bovine, produites par l'acide sulfurique. Deux empiriques de l'arrondissement d'Ancenis empoisonnaient avec cet agent les vaches des étables dans lesquelles ils pouvaient pénétrer ; appelés auprès des malades, ils les déclaraient incurables, se les faisaient vendre à vil prix et expédiaient la viande au marché de Nantes. En quelques mois, ils causèrent dans les six communes où ils *opéraient* un dommage de plus de 25,000 francs. (N. D. T.)

cheval (1) : stupéfaction, dilatation de la pupille, cécité, tremblements ; spasmes chez le porc ; faiblesse du cœur, pouls petit, effacé ; dyspnée.

La mort survient de la sixième à la quarante-huitième heure. Quand la maladie dure plus longtemps, elle se complique d'anémie ; chez le bœuf, on observe souvent les symptômes de l'entérite chronique.

II. — Dans les empoisonnements par les *saumures*, on constate en outre tous les signes d'une vive excitation nerveuse et des spasmes : grincements de dents, trismus, convulsions épileptiformes, opisthotonos, pleurosthotonos ; rotation des yeux (nystagmus), clignements convulsifs, dilatation de la pupille, cécité ; secousses étendues, tournoiement, position du chien assis, symptômes d'immobilité, stupéfaction et insensibilité ; chez les vaches, l'avortement et le renversement de la matrice sont des accidents fréquents.

La marche est très rapide ; la mort se produit de la sixième à la douzième heure.

Anatomie pathologique. — Lésions de la gastro-entérite aiguë, particulièrement accusées dans la caillette, chez les ruminants. Le sang est liquide et vermeil ; des ecchymoses se rencontrent dans les divers organes. La muqueuse vésicale est rouge. Des altérations inflammatoires existent dans les différents compartiments intestinaux, surtout lorsque l'empoisonnement est dû à la saumure. On trouve également de l'hypérémie cérébrale ainsi qu'une exsudation séreuse dans les ventricules cérébraux et dans les méninges.

Traitement. — Boissons abondantes : mucilagineux, huileux, excitants (éther en injections sous-cutanées, camphre, vin, etc.) ; narcotiques lorsque l'excitation est très vive. Chez le porc, dans l'empoisonnement par la saumure, Drewien recommande l'hydrate de chloral et l'huile (2 : 60).

Chez nos animaux domestiques, le chlorure de sodium est fréquemment employé comme condiment et comme médicament dans les cas de troubles digestifs : aussi les empoisonnements déterminés par ce sel sont-ils très fréquents. La mort est due à la gastro-entérite et à l'action paralysante du sodium. Dose mortelle : chez le bœuf, 3 à 6 kilogrammes ; chez le cheval, 1 kilogramme à 1k,50 ; chez le porc, 250 grammes ; chez le chien, 3 gr. 7 par kilogramme du poids vif.

Les intoxications par les saumures sont aussi très communes ; on les observe surtout chez les porcs nourris avec toutes sortes de débris salés de cuisine ; elles sont quelquefois déterminées par l'ingestion d'aliments préparés dans des tonneaux qui ont servi à transporter des harengs ou par l'administration de saumure de hareng employée pour combattre une affection gastro-intestinale. Chez les charcutiers, le bouillon de viandes salées ou fumées peut occasionner l'empoisonnement des jeunes chiens et des porcs. La différence

(1) Avant la paralysie, il se produit souvent, chez le cheval et le chien des convulsions épileptiformes.

(L. T.)

d'action qui existe entre le sel marin et la saumure dépend surtout du nitre qu'on ajoute à cette dernière; mais les symptômes cérébraux que provoque la saumure ne peuvent s'expliquer que par l'intervention d'un poison narcotique spécifique agissant sur le cervelet et la moelle allongée, et qui appartient au groupe des ptomaïnes (Voy. *Entérite mycosique*).

Bibliographie. — Reynal, *Recueil vét.*, 1855. — Fischer, *Ibid.*, 1856. — Lepper, *The Veterin.*, 1856. — Walther, *Sächs. Jahresber.*, 1856-57. — Stockfleth, *Repertor.*, 1857. — Degoix, *Recueil vét.*, 1857. — Lapper, *Ibid.*, 1858. — Carpegna, *Giornal. di med. vet.*, 1859. — Kretschmar, *Sächs. Jahresber.*, 1861. — Gerlach, *Gerichtl. Thierheilkde*, 1862. — Rosenkrans, *Ibid.*, 1869. — Albrecht u. Neumeister, *Magazin*, 1864. — Mayr, *Adam's Wochenschr.*, 1869. — Vogelander, *Sächs. Jahresber.*, 1870. — Lehnert, *Ibid.*, 1873. — Fünfstück, *Ibid.*, 1874. — Harms, *Magazin*, 1874. — Maile, *Repertor.*, 1872. — Nagel, *Ibid.*, 1876. — Giesberg, *Thierarzt*, 1877. — Drewien, *Preuss. Mittheil.*, 1877-78. — Schütt, *Repertor.*, 1880. — Schwanghartzky, *Sächs. Jahresber.*, 1882. — Adam, *Adam's Wochenschr.*, 1884. — Jungnickel, *Ibid.*, 1887. — Bormann u. Stern, *Berliner Archiv*, 1885. — Liebener, *Ibid.*, 1886. — Langenkamp, *Ibid.*, 1887. — Wehmars, *Bull. belge*, t. III. — Lamoureux, *Recueil vét.*, 1890.

4. INTOXICATION PAR LE SULFATE DE SOUDE.

Symptômes. — Coliques, soif ardente, diarrhée aqueuse, disparition des mouvements péristaltiques, état paralytique, faiblesse croissante. Mort en quelques jours.

Traitement. — Il est le même que celui de l'empoisonnement par le sel marin.

Le bœuf supporte relativement bien des doses élevées de sulfate de soude; nous avons observé une génisse qui en ingéra impunément 3k,5 dans l'espace de quatre jours. Mais, administré à jeun et en quantité excessive (2k,5 à 3 kilogr.), ce sel peut déterminer la mort.

Bibliographie. — Bauwerker, *Adam's Wochenschr.*, 1868.

5. EMPOISONNEMENT PAR LE NITRE (AZOTATES DE POTASSE ET DE SOUDE).

Symptômes. — Ceux de la gastro-entérite : coliques, diarrhée, météorisation, vomissements, salivation, nausées; abaissement de la température générale; faiblesse, démarche chancelante, chutes, stupéfaction, tremblements; cœur tumultueux et palpitant; polyurie. — Parfois la mort est apoplectiforme, plus rarement on observe des spasmes, de la rotation des yeux, etc.

Marche. — Elle est généralement très rapide; les animaux peuvent succomber au bout de quelques minutes. Habituellement la maladie dure d'une demi-heure à plusieurs heures, exceptionnellement plus de douze heures.

Anatomie pathologique. — Gastro-entérite hémorragique; coloration rouge cerise, pourpre ou rouge brun de la muqueuse de l'estomac (caillette) et de l'intestin grêle; ulcérations superficielles de cette membrane; contenu intestinal liquide, rouge brun; hyperemie des viscères abdominaux ; inflammation et ecchymoses des reins et de la muqueuse vésicale ; sang liquide, vermeil ou de mauvais aspect (1).

Traitement. — Émollients, narcotiques ou stimulants.

Les empoisonnements par le nitre sont ordinairement la conséquence de la confusion de ce médicament avec le sel marin et le sulfate de soude. Mais les animaux peuvent aussi s'empoisonner en léchant les murs couverts de nitre, en buvant dans des récipients qui ont servi au lavage des sacs à nitre, et accidentellement là où le nitre du Chili est employé comme engrais.

Les principaux effets des azotates de potasse et de soude sont dus à l'élément acide azotique ; mais le nitre potassique agit plus vite que le nitre sodique, grâce à l'élément potassium. (Dose mortelle de l'azotate de potasse chez le chien : 0gr,02 par kilogramme de poids vif ; celle de l'azotate de soude chez le lapin et par kilogramme de poids vif est de 3 gr. 9).

La toxicité du nitre du Chili n'est nullement due aux impuretés qu'il peut renfermer. Le nitrate de soude pur agit plus violemment que le nitre impur employé comme engrais chimique (Fröhner). — On a admis que ces deux sels introduits dans l'organisme se réduisent en azotites et que l'oxygène devenu libre exerce une action toxique sur le sang ; mais l'exactitude de cette théorie n'est nullement démontrée.

L'intensité des effets de ces agents est en raison inverse de la plénitude de l'estomac.

Bibliographie. — SAUSSOL, *Recueil vét.*, 1833. — GERLACH, *Gerichtl. Thierheilkde.*

6. EMPOISONNEMENT PAR L'ÉMÉTIQUE.

Symptômes. — Stomatite ulcéreuse, salivation, vomissements, coliques, diarrhée ; vertige, tremblements, spasmes, paralysies ; pouls petit, dur, souvent imperceptible ; respiration accélérée ; pneumonie. Mort rapide.

Anatomie pathologique. — Inflammation et cautérisation de la muqueuse sur toute la longueur du tube digestif et notamment dans l'estomac ; hypérémie pulmonaire, desquamation de l'épithélium des bronches, infarctus hémorragique, pneumonie (2).

Traitement. — Tannin (décoction d'écorce de chêne, encre) ; huileux, mucilagineux, narcotiques, etc. ; pilules de glace chez le chien.

(1) Les lésions de l'empoisonnement par le nitrate de soude sont à peu près semblables à celles de l'intoxication par les drèches : cette similitude a fait supposer que la *maladie de la pulpe* devait être déterminée par les nitrates qui existent en assez grande abondance dans les racines de betteraves (Gassend). Mais c'était là une simple vue de l'esprit, et des expériences dont les résultats sont encore inédits ont démontré que les propriétés nocives de la pulpe ne dépendent pas des sels qu'elle peut renfermer (Arloing). — Il y a une quinzaine d'années, les empoisonnements par le nitrate de soude étaient très fréquents sur les sujets des espèces ovine et bovine : ils étaient déterminés par l'eau de lavage des sacs à engrais : l'ingestion de cette eau provoquait une gastro-entérite presque toujours mortelle. Aujourd'hui, dans les fermes, le lavage s'opère dans des baquets, sur le tas de fumier ; ainsi il n'y a rien de perdu comme engrais et les animaux sont préservés (Rossignol, Note communiquée). (N. D. T.)

(2) J'ai rencontré chez le cheval, dans deux expériences, une large dilatation de l'estomac. Cette altération m'a paru absolument spéciale. (L. T.)

Les empoisonnements par l'émétique sont déterminés, tantôt par l'administration d'une dose excessive de cet agent, tantôt par sa concentration trop forte. Il devrait être de règle de ne donner l'émétique qu'en solution très étendue.

La toxicité de l'émétique tient en partie au potassium (paralysie du cœur), en partie à l'antimoine (infiltration graisseuse des organes). Son antidote principal est le tannin qui, avec l'oxyde d'antimoine, forme un composé insoluble. — Dose mortelle pour le cheval et le bœuf, 25 à 30 grammes ; pour le porc, 6 à 8 grammes ; pour le chien et le chat (à moins qu'il n'y ait vomissement) $0^{gr},2$ à $0^{gr},5$.

Bibliographie. — GERLACH, *loc. cit.* — MAURY, *Recueil vétér.*, 1862. — LIES, *Adam's Wochenschr.*, 1869. — ROSENKRANZ, *Sächs. Jahresber.*, 1874. — PRITSCH, *Ibid.* — FRÖHNER, *Repertor.*, 1880. — SCHWANEFELD, *Berlin. Archiv*, 1887.

7. EMPOISONNEMENT ARSENICAL.

a. Intoxication aiguë.

Symptômes. — Ils sont analogues à ceux de la gastro-entérite : vomissements, salivation, coliques intermittentes, constipation, météorisation (chez le bœuf), diarrhée fétide et excréments sanguinolents.

Chez les ruminants, on observe parfois une tuméfaction douloureuse de la région abdominale inférieure, l'abcédation et la formation d'une fistule de la caillette, et même la hernie de cet organe ; la fistule du réseau (Detroye) est rare. — A ces signes s'ajoutent des troubles nerveux : paralysie, démarche chancelante, tremblements, faiblesse, hébétude, dilatation de la pupille, etc. Le pouls est très accéléré, petit, à peine perceptible, la température du corps est irrégulièrement distribuée ; la respiration est souvent accélérée et pénible. Il y a de l'albuminurie.

Lorsque le poison a pénétré par une plaie extérieure, la région est fortement tuméfiée. Les bains arsenicaux provoquent des dermites d'intensité variable accompagnées des symptômes qui viennent d'être indiqués.

La durée de cette intoxication varie de quelques heures à plusieurs jours.

Anatomie pathologique. — Gastro-entérite corrosive avec rougeur, tuméfaction, ecchymoses, érosions et ulcérations de la muqueuse de l'estomac et notamment de la caillette. Parfois on constate la perforation de la caillette et de la paroi abdominale. Dégénérescence graisseuse des différents organes parenchymateux : foie, reins, cœur, cerveau. Ecchymoses nombreuses sur l'endocarde.

Traitement. — Antidote principal et officinal : liqueur de sulfate de fer, 100 ; eau, 200 ; ajoutez magnésie calcinée et eau, 250 ; l'hydrate d'oxyde de fer (1) forme avec l'arsenic une combinaison insoluble. Pour

(1) On peut encore obtenir cet hydrate de fer de la manière suivante : on dissout 100 grammes de sulfate de fer ordinaire dans 400 grammes d'eau, puis on ajoute

le chien, la dose de cet antidote est d'une cuillerée à soupe tous les quarts d'heure : pour le porc et les petits ruminants de plusieurs cuillerées à soupe ; pour le cheval et le bœuf d'un quart de litre à un litre. Une simple solution aqueuse de magnésie calcinée (1 : 20) détermine aussi une combinaison arsénicale insoluble. Dose à administrer chaque quart d'heure : pour le chien, 6 gram. 5 à 1 gramme ; pour le cheval 5 à 10 grammes, pour le bœuf 10 à 20 grammes. — A défaut de ces préparations, on peut employer les autres ferrugineux : le sulfate de fer, l'eau rouillée, etc., ou encore l'eau de chaux, l'eau sucrée, l'albumine, les mucilagineux. L'huile est contre-indiquée.

Les intoxications arsenicales *aiguës* sont de beaucoup les plus fréquentes ; on les observe sur tous les animaux domestiques. L'arsenic pur, ses minerais, l'orpiment et le réalgar, certaines peintures arsenicales (arséniate de cuivre et vert de Scheele), la liqueur de Fowler, les vapeurs arsenicales qui s'échappent des hauts fourneaux où l'on réduit des minerais chargés d'arsenic, les poisons jetés pour tuer les rats, les bains arsenicaux employés pour traiter la gale du mouton, l'usage de l'acide arsénieux comme caustique : telles en sont les principales causes. L'intensité des effets généraux dépend de l'état de la préparation arsenicale qui a produit l'intoxication. C'est ainsi que l'acide arsénieux dissous produit des effets généraux plutôt que des accidents locaux : le contraire a lieu lorsque cet agent est administré à l'état solide. La perforation de la caillette et de la paroi abdominale chez le bœuf est due à l'accumulation dans l'estomac de l'acide arsénieux administré en poudre ou en grains.

Pour le cheval et les petits ruminants, la dose mortelle est de 10 à 15 grammes ; pour le bœuf de 15 à 30 grammes ; pour le porc de 1 gramme ; pour le chien de 0gr,1 à 0gr,2.

L'acide arsénieux finement pulvérisé jeté sur une plaie extérieure tue le cheval à la dose de 2 grammes, le mouton à celle de 0gr,2, le chien à celle de 0gr,02. Employé en nature, comme caustique, il est bien moins dangereux.

4. Intoxication arsenicale chronique du bœuf (maladie due aux vapeurs des hauts fourneaux).

Symptômes. — Diarrhée chronique, toux ; peau sèche et adhérente, desquamation épidermique ; atrophie musculaire commençant par le train postérieur, faiblesse, parésie, paraplégie ; amaigrissement et cachexie ; arrêt de la sécrétion lactée, avortement, non délivrance, fécondation difficile (Haubner).

Anatomie pathologique. — Émaciation considérable des cadavres, hydrémie ; eschares, ulcérations, cicatrices de la caillette et plus rarement du rumen ; rougeur, ecchymoses, inflammation superficielle, gonflement et ramollissement de la muqueuse gastro-intestinale (Franze) ; ulcérations de la muqueuse respiratoire (Siedam-

30 grammes d'acide sulfurique concentré, on porte le mélange à l'ébullition dans un vase de grès et l'on ajoute de l'acide azotique tant qu'il se dégage des vapeurs rouges. On laisse refroidir la préparation, on l'étend de 30 fois son poids d'eau et l'on précipite par le carbonate de soude. (N. D. T.)

grotzky). Broncho-pneumonie caséeuse ou tuberculeuse comme lésion secondaire (1).

Traitement. — Prophylaxie : éviter les fourrages couverts de poussières arsenicales. Médication symptomatique de la diarrhée, de l'amaigrissement et de la faiblesse.

La maladie provoquée par les vapeurs des hauts fourneaux des environs de Freiberg doit être considérée, d'après la description qu'en a donnée Haubner, comme une intoxication arsenicale chronique.

Les fumées des hauts fourneaux sont surtout constituées par de l'acide sulfhydrique et de l'acide arsénieux, auxquels sont associées de petites quantités de vapeurs de plomb et de zinc et des traces de masses terreuses. Le plomb et le zinc ne peuvent pas jouer ici le rôle d'agents toxiques ; d'autre part, l'acide sulfhydrique n'existe pas dans les poussières qui recouvrent tous les végétaux des environs et déterminent l'empoisonnement. Celui-ci ne peut donc être produit que par l'arsenic : ce corps se retrouve du reste dans tous les organes des animaux qui succombent à l'intoxication. La pneumonie par inhalation de corps étrangers, décrite par Haubner et Siedamgrotzky sous le nom de « pneumonie caséeuse par les fumées des hauts fourneaux », n'est autre chose (2) qu'une broncho-pneumonie tuberculeuse véritable, dans laquelle l'inhalation des poussières des hauts fourneaux agit comme cause prédisposante, en favorisant la pénétration de la muqueuse respiratoire au bacille de Koch.

L'ingestion en quantité considérable des poussières arsenicales peut également produire l'intoxication aiguë.

La « maladie acide » (anémie et ostéomalacie), attribuée par Haubner à l'acide sulfurique renfermé dans les fumées des hauts fourneaux, n'a rien de commun avec l'intoxication arsenicale chronique.

Bibliographie. — Bouley jeune, *Recueil vét.*, 1834. — Renault et Lassaigne, *Ibid.*, 1835. — Dick, *The Veterin.*, 1843. — Aybault, *Recueil vét.*, 1853. — Schwarz, *Adam's Wochenschr.*, 1860. — Gerlach, *Gerichtl. Thierheilkde*, 1862. — Peitzold, *Sachs. Jahresber.*, 1862. — Dinter, *Ibid.*, 1873. — Weigel, *Ibid.*, 1876. — H. Bouley, *Recueil vét.*, 1869-83-84. — Mire, *Ibid.*, 1875. — Tieck, *Preuss. Mittheil.*, 1877-78. — Baumgärtel, *Sächs. Jahresber.*, 1883. — Hunel, *Berlin. Archiv*, 1885. — Detroye, *Journ. de Lyon*, 1886. — Sattler, *Thiermed. Rundschau*, 1886-87. — Gassend, Quentin et Rossignol, *Presse vét.*, 1888.

8. INTOXICATION PAR LE PHOSPHORE.

Symptômes. — Coliques, vomissements, plaintes, ictère, albuminurie, dysphagie, tuméfaction de la langue ; parésie, tremblements : accélération du pouls et de la respiration, fièvre ; hémorragies lorsque la maladie tend à devenir chronique. L'inhalation des vapeurs de

(1) Les lésions diffèrent un peu suivant que l'agent a été ingéré en poudre ou en solution. Dans le premier cas, il y a surtout des exulcérations de la muqueuse digestive ; dans le second, engouement du foie et dégénérescence granuleuse plus ou moins avancée de ses éléments. (Expérience personnelle.) On peut se demander si dans les cas observés par Siedamgrotzky le produit n'était pas tombé dans le larynx. Il est difficile d'expliquer autrement les altérations qu'il a rencontrées dans l'appareil respiratoire. (L. T.)

(2) Johne, *Sächs. Jahresber.*, 1882.

phosphore produit de la toux, de la dyspnée, de l'emphysème sous-cutané à l'encolure, au thorax et de l'emphysème pulmonaire. Chez les volailles, on constate de la faiblesse, une soif vive, de la diarrhée et des mouvements choréiques pendant la progression. — La durée de cet empoisonnement varie de quelques heures à plusieurs jours. Au bout de cinq ou six jours, on remarque souvent une amélioration apparente. Sur un certain nombre de vaches ayant résisté à une intoxication légère, Schindelka a observé le tarissement complet de la sécrétion lactée.

Anatomie pathologique. — Les lésions sont semblables à celles de l'intoxication aiguë : gastro-entérite, parfois stomatite et pharyngite, gastrite glandulaire (dégénérescence des glandes gastriques); dégénérescence graisseuse de la plupart des organes, notamment du foie, du cœur, du rein (épithélium) et des muscles; bronchite dans les cas d'inhalation de vapeurs; ecchymoses et foyers hémorragiques dans les différents viscères; sang noir, incoagulé; phosphorescence du contenu gastrique et intestinal avec développement de vapeurs à odeur alliacée caractéristique.

Traitement. — Proscrire le lait et les aliments graisseux; sulfate de cuivre comme vomitif (formation de phosphate de cuivre insoluble) : essence de térébenthine vieille, riche en oxygène, administrée dans une grande quantité de mucilage (oxydation du phosphore et formation d'acide phosphorique qui n'est pas nuisible); on la donne aux doses suivantes : chez le cheval, 50 à 100 grammes; chez le bœuf, 100 à 200 grammes; chez le porc, 25 à 50 grammes; chez le chien, 5 à 10 grammes; chez la poule, 5 à 10 gouttes. — Excitants. Rejeter l'huile qui dissoudrait le phosphore et le rendrait plus soluble.

L'empoisonnement phosphorique s'observe sur tous les animaux domestiques (y compris les volailles). Il a toujours une forme aiguë. Les empoisonnements chroniques semblables à ceux décrits chez l'homme (nécrose des os, du maxillaire inférieur notamment) n'ont jamais été constatés sur nos animaux domestiques.

Cette intoxication est ordinairement produite par l'ingestion de poisons préparés pour détruire les rats et les souris, ou du phosphore des allumettes, plus rarement par l'inhalation de vapeurs phosphorescentes (1). Il en est de même pour tous les poisons. Les effets du phosphore se manifestent plus rapidement et sont plus accentués lorsque l'estomac est vide. La mort est due à l'ozonisation de l'oxygène du corps par le phosphore et à la décomposition consécutive de l'albumine des parenchymes. — Doses mortelles : cheval et bœuf 0gr,5 à 2 grammes; porc, 0gr,15 à 0gr,3; chien, 0gr,05 à 0gr,1; poule, 0gr,025.

Bibliographie. — Gerlach, *loc. cit.* — Mauny, *Journ. du Midi*, 1862. — Massey, *Recueil de Lyon*, 1861. — Ghass, *Sächs. Jahresber.*, 1868. — Müller, *Ibid.*, 1877. —

(1) La pâte phosphorée est en effet la cause ordinaire de cet empoisonnement parce qu'elle est prise sans répugnance par la plupart des animaux. Cependant le chien, en raison de la facilité avec laquelle il vomit, succombe rarement après l'ingestion de cette substance. (L. T.)

SOBBERS, *Recueil vét.*, 1870. — MERKT, *Adam's Wochenschr.*, 1875. — MOEHLS, *Ibid.*, 1878. — KOPPITZ, *Oesterr. Monatsschr.*, 1878. — HARTENSTEIN, *Ibid.*, 1881. — SCHINDELKA, *Oesterr. Vierteljahrsschr.*, 1885. — KOPKE, *Berlin. Archiv.* 1887.

9. INTOXICATION MERCURIELLE (MERCURIALISME).

Symptômes. — Outre les effets caustiques locaux on observe les manifestations suivantes :

1° Ptyalisme, stomatite ulcéreuse, haleine fétide, ramollissement des gencives, déchaussement des dents chez les ruminants ;

2° Symptômes du catarrhe gastro-intestinal, diarrhée profuse, expulsion d'excréments gris-verdâtre, liquides, sanguinolents, d'odeur putride ou cadavérique ;

3° Toux, écoulement nasal purulent, broncho-blennorrhée, broncho-pneumonie, respiration pénible, dyspnéique, plaintes, quelquefois épistaxis.

4° Eczéma cutané et principalement formes impétigineuse ou squameuse s'accompagnant d'un prurit intense. Les animaux se grattent sans cesse ; le poil tombe, il se développe des dartres humides, suppurant, des croûtes, des vésicules et des pustules semblables à celles de la variole et reproduisant un eczéma vésico-pustuleux par l'inoculation : le derme et le tissu conjonctif sous-cutané s'épaississent. Ces altérations siègent de préférence au voisinage des yeux, du mufle, de l'anus, des mamelles et de la vulve, du fanon et du pli des articulations.

5° Faiblesse, parésie, apathie, stupéfaction, vertige, tremblement mercuriel, paralysie de certains muscles, amaigrissement et mort dans le coma ; les convulsions sont rares.

6° La température est normale ou à peine augmentée ; le pouls est très accéléré et faible ; des hémorragies s'effectuent dans divers organes et surtout aux muqueuses nasale, pulmonaire, intestinale et utérine (avortement). La mort peut survenir par hémorragie interne.

Marche. — Elle est rapide chez les animaux jeunes et lorsque l'estomac et l'intestin ont été attaqués par le poison. L'empoisonnement par le sublimé détermine parfois la mort en quelques heures et sans provoquer les symptômes de l'hydrargyrisme. La durée de l'intoxication mercurielle aiguë varie de 10 à 14 jours. — Elle peut être chronique et se prolonger pendant des semaines et même des mois. Ordinairement son appareil symptomatique est incomplet.

Lésions du mercurialisme généralisé. — La peau et le tissu conjonctif sous-cutané sont anémiés ; ce dernier est le siège d'une infiltration séreuse et de suffusions sanguines au niveau des plaques eczémateuses ; les muscles, pâles, mous et comme cuits, sont farcis d'ecchymoses et infiltrés d'une sérosité gélatineuse. Le sang est noir, boueux, incoagulé. La muqueuse du canal digestif est enflammée ; stomatite ulcéreuse (inconstante), taches ecchymotiques ou rougeur diffuse, érosions hémorragiques, ulcères de l'estomac, de la caillette, notamment au niveau des points saillants de la muqueuse ; on y constate aussi une tuméfaction œdémateuse ; le tissu conjonctif sous-muqueux est infiltré ; le tissu conjonctif sous-péritonéal est œdématié, parsemé d'ecchymoses. Le foie est tuméfié et anémié ; les reins sont infiltrés, anémiés, ecchymosés.

On trouve également les altérations de la rhinite, de la laryngite, de la trachéite, de la bronchite catarrhale, et parfois celles de l'inflammation croupale du larynx et de la trachée. Le poumon hyperémié présente à la coupe des foyers hémorragiques ou des îlots de broncho-pneumonie, ou même des abcès ; les ganglions bronchiques et médiastinaux sont tuméfiés et hyperémiés. On observe des ecchymoses sous-pleurales, la dégénérescence du myocarde, des hémorragies interstitielles dans le muscle cardiaque et sous ses deux séreuses. L'arachnoïde est soulevée çà et là par du sang épanché : la substance cérébrale est ramollie, aqueuse, luisante ; sa couche superficielle renferme de petits points ecchymotiques.

Traitement. — Il faut administrer les sulfureux, qui forment du sulfate de mercure insoluble : fleur de soufre, sulfure de potassium : la limaille de fer et le sulfate de fer, l'iodure de potassium. Médication symptomatique de la gastro-entérite, de la stomatite, de la bronchite, de l'eczéma, etc. (1).

Les principales causes du mercurialisme tiennent à l'emploi imprudent de la pommade mercurielle comme antiphlogistique et antiparasitaire, du calomel comme purgatif, et du sublimé en bains contre la gale, en irrigations utérines, ou administré à l'intérieur. Plus rarement il est produit par la pommade rouge ou des poisons destinés aux rats. On l'observe aussi dans les pays de production du mercure, au voisinage des usines (Idria) ; alors il est dû à l'inhalation de vapeurs mercurielles.

Le *sublimé* provoque surtout une gastro-entérite corrosive, qui peut déterminer la mort avant que le mercurialisme ait eu le temps de se produire. Dose mortelle : Bœuf, 4 à 8 grammes ; cheval, 8 à 10 grammes ; chien, $0^{gr},25$ à $0^{gr},5$.

Le *calomel* à forte dose est un poison violent pour les ruminants. Chez le bœuf, 8 à 10 grammes de calomel provoquent des symptômes graves d'empoisonnement : diarrhée profuse et rebelle, mercurialisme ; pour lui, les fortes doses de calomel ou l'administration de cet agent doivent être évitées. Cette sensibilité des ruminants au calomel s'explique peut-être par le séjour prolongé (3 à 4 jours) de l'agent toxique dans le canal digestif et sa transformation plus abondante en sublimé. C'est sans doute de la même manière qu'agissent les doses moyennes de calomel pour produire des symptômes d'empoisonnement chez les chiens qui souffrent d'une constipation grave (2).

(1) Un bon excipient pour ces médicaments est le blanc d'œuf étendu de trois à quatre parties d'eau. Il agit à la fois comme émollient sur la muqueuse et concourt à rendre le poison insoluble. Plusieurs fois il m'a paru procurer des résultats avantageux.
(L. T.)

(2) Les récentes recherches d'Adam ont démontré que la transformation du calomel en sublimé dans l'organisme est très faible, même en présence des chlorures alcalins.
(N. D. T.)

La *pommade mercurielle* est très dangereuse chez les ruminants ; elle le devient encore davantage lorsqu'elle commence à vieillir et qu'il s'est formé une combinaison d'un acide gras avec un sous-oxyde de mercure, laquelle se résorbe très facilement. Chez le bœuf, l'application de 30 grammes de pommade mercurielle produit des symptômes très accusés d'intoxication : de l'eczéma, de la stomatite, de la diarrhée, des troubles respiratoires, de la faiblesse générale et des hémorragies internes.

Le chien et le cheval sont bien moins sensibles que le bœuf à l'action de la pommade mercurielle (1).

Le mercure pénètre dans les canaux des glandes sébacées à l'état de sel gras de sous-oxyde de mercure et peut être absorbé. Une autre voie d'introduction lui est ouverte dans le poumon, où arrivent les vapeurs mercurielles. Celles-ci produisent d'abord, par action locale sur la muqueuse des organes de la respiration (transformation en sublimé), des symptômes de bronchite et de pneumonie, auxquels s'ajoutent bientôt ceux du mercurialisme généralisé.

Parfois l'intoxication mercurielle se remarque sur un plus ou moins grand nombre d'animaux de la même écurie et revêt ainsi un caractère épidémique.

Bibliographie. — GERLACH, *Gerichtl. Thierheilkde.* — JENNES, *Repertor.*, 1857. — LUATTI, *Il med. veter.*, 1861. — BRUSASCO, *Ibid.*, 1872. — DIETRICH, *Magazin*, 1872. — LEWIS, *Ibid.* — HAUSSMANN, *Repertor.*, 1874. — LIPPUS, *Ibid.*, 1875. — MEYER, *Ibid.* — PETERSEN, *Ibid.*, 1877. — UEBELEN, *Ibid.*, 1878. — ROSSNER, *Sächs. Jahresber.*, 1863. — GRIMM, *Ibid.*, 1871. — SCHLEG, *Ibid.*, 1871-76-80. — DINTER, *Ibid.*, 1872. — FÜNFSTÜCK u. WEISER, *Ibid.*, 1876. — HAUBOLD, *Ibid.*, 1883. — ZUNDEL, *Recueil vét.*, 1873. — JANSEN, *Preuss. Mittheil.*, 1877-78. — LANDVATTER, *Repertor.*, 1885. THUNECKE, *Rundschau*, 1885. — ADAM, *Recueil vét.*, 1890.

10. INTOXICATION PLOMBIQUE (SATURNISME).

I. Symptômes de l'intoxication aiguë. — Ce sont ceux de la gastro-entérite : inquiétude, salivation, vomissements, douleurs intestinales, constipation opiniâtre, météorisme chez les ruminants, diarrhée fétide, arrêt des sécrétions (urine, lait). On observe en outre des troubles nerveux : mouvements convulsifs de la tête et de l'encolure, tremblement saturnin, trismus (mal de « mastication »), attaques épileptiformes, accès vertigineux, délire furieux, convulsions, contractions choréiques ; faiblesse, somnolence, paralysie incomplète ou complète, paraplégie (paralysie saturnine), anesthésie (anesthésie saturnine). Le pouls est dur et filiforme, souvent il est ralenti : la respiration est difficile, dyspnéique.

II. Symptômes de l'intoxication chronique. — Tabes et cachexie saturnine, coliques, troubles de la locomotion (arthralgie saturnine et rhumatisme plombique) ; symptômes cérébraux comme dans l'intoxication aiguë (encéphalopathie saturnine), accès épileptiformes (éclampsie saturnine) ; cornage chez le cheval et stérilité chez la chèvre ; stomatite ulcéreuse (liséré plombé des gencives) et néphrite

(1) Je ne puis partager cette opinion en ce qui concerne le chien. J'ai toujours vu cet animal être extrêmement sensible à l'action de la pommade mercurielle. Maintes fois j'en ai vu mourir sur la peau desquels on n'avait mis qu'une petite quantité de cette substance. (L. T.)

[illegible] élimination de l'urée, dispari[illegible] dans les [illegible] du [illegible]

[illegible] — [illegible] et rétraction de [illegible] intes[illegible] circonscrite, inflammation, eschari[illegible] noir sombre due à la présence [illegible] de cette membrane dans la [illegible] hydrorachis; [illegible]. Dans [illegible] point d'altérations essentielles. [illegible] dégénérescence graisseuse [illegible] des cellules hépatiques et rénales, la néphrite [illegible] particulières des noyaux de l'épithé[illegible] la dégénérescence [illegible] prolifération conjonctive dans [illegible] dégénérescence [illegible]. Les paralysies, [illegible] également des conséquences [illegible] du tissu conjonctif.

[illegible] d'acide sulfurique [illegible] le [illegible] de former du sulfate [illegible] albumine, lait, [illegible] de potassium, [illegible] symptomatique : morphine [illegible] saturnines, [illegible]

[illegible] l'ingestion de grains de plomb [illegible] plombiques, [illegible] saturnés [illegible] le plomb, [illegible] le Bleiberg, [illegible] Province [illegible] plomb, le vinaigre plombique, [illegible] empoisonnement [illegible]. — Les [illegible] sur le système [illegible] très sensibles; les [illegible] qui résistent le mieux sont le chien et le cheval. — Les symptômes [illegible] du [illegible] méningite.

[illegible] *Magaz.* [illegible] *Proc. Med.* [illegible] *Wochenschr.*, 1872. — [illegible] *Thierärzte*, 1853.

[illegible] le blanc d'œuf [illegible] peut être même seul [illegible] J. L. F.

Albrecht, *Deutsche Zeitschrift f. Thiermed.*, 1884. — Salambier, *Ann. d. de Bruxelles*, 1884. — Lesage, *Ibid.*, 1883. — Herz, *Adam's Wochenschr.*, 1882. — Hoferich, *Oester. Monatsschr.*, 1883. — Ellenberger u. Hofmeister, *Archiv f. Thierheilkde*, 1884. — Siedamgrotzky, *Schweizer Archiv*, 1884. — Schneider, *Rundschau*, 1886. — Fischer, *Bad. Mittheil.*, 1885. — Schmidt, *Berlin. Archiv*, 1885. — Kriechels, *Ibid.*, 1886. — Pirl u. Leistikow, *Ibid.* — Guckel, *Ibid.*, 1887. — Liebener, *Ibid.* — Bodon, *Journ. de Lyon*, 1887. — Gilly, *Bull. Soc. centr.*, 1889. — Schmidt, *Berlin. Archiv*, 1889.

II. INTOXICATION CUPRIQUE (CUPRISME).

I. **Intoxication aiguë.**

Symptômes. — Ceux de la gastro-entérite : vomissement de matières verdâtres, inappétence, coliques, diarrhée. Plus tard : faiblesse, tremblements, convulsions, anesthésie ; pouls petit, filant, ralenti ; respiration accélérée.

Autopsie. — Lésions de la gastro-entérite aiguë (1).

Traitement. — Albumine, mucilage, lait, limaille de fer, fer porphyrisé, soufre, magnésie calcinée. Narcotiques.

II. **Intoxication chronique.** — Produite expérimentalement sur le mouton par Ellenberger et Hofmeister.

Symptômes. — Albuminurie, ictère, hémoglobinurie et plus tard hématurie. Grande faiblesse musculaire et amaigrissement. Constipation momentanée, troubles de l'appétit et de la rumination. Diarrhée vers la fin de la vie. Mort dans les convulsions.

Autopsie. — Méthémoglobinémie : sang noir, granulations d'hématine dans les canalicules rénaux, dans le parenchyme du foie et de la rate, etc. Néphrite parenchymateuse hémorragique. Dégénérescence graisseuse et coloration ictérique des cellules hépatiques. Ictère, granulation trouble des muscles à fibres striées et du myocarde ; rate gonflée ; catarrhe intestinal ; œdème pulmonaire.

Assez rares chez nos animaux, ces intoxications se produisent par les aliments humides ayant séjourné dans des vases de cuivre, plus rarement par le sulfate de cuivre, l'alun de cuivre, l'acétate de cuivre (verdet), l'oxyde ou le carbonate de cuivre, l'onguent égyptiac, les peintures à base de cuivre, etc. Jamais elles ne sont provoquées par le cuivre métallique. Les sels de cuivre se déposent et s'accumulent dans les différents organes, surtout dans le foie. L'altération essentielle de l'intoxication chronique est la destruction des globules rouges, comme dans l'intoxication par le chlorure de potassium (Johne, Ellenberger et Hofmeister).

Bibliographie. — Gerlach, *loc. cit.* — Gleitsmann, *Sächs. Jahresber.*, 1856-57. — Faber, *Annal. de Bruxelles*, 1861. — Zundel, *Journ. de Lyon*, 1868. — Trasbot, *Archives vétérinaires*, 1877. — Giraud, *Annal. de Bruxelles*, 1878. — Ellenberger u. Hofmeister, *Archiv f. Thierheilkde*, 1883. — Philippi, *Sächs. Jahresber.*, 1886.

(1) Dans plusieurs expériences faites sur le cheval, j'ai constaté qu'il n'y avait pas d'inflammation sensible de la muqueuse gastro-intestinale, mais une énorme dilatation de l'estomac comme dans les empoisonnements lents produits par les stibiés. (L. T.)

12. INTOXICATION PAR LE ZINC.

Symptômes. — Vomissements, coliques, diarrhée, faiblesse et parésie : plus tard anémie et cachexie.

Autopsie. — Anémie ou atrophie de la muqueuse intestinale, gastro-entérite sous forme de foyers inflammatoires et d'érosions circonscrites.

Traitement. — Albumine, mucilage, eau sucrée, soufre, magnésie calcinée.

Cette intoxication est très rare : elle a cependant été observée, compliquée d'empoisonnement plombique et arsenical, sur le bœuf, le porc et les volailles, dans le voisinage des usines de zinc (Galmeiwasser) et dans la sphère des fumées des hauts fourneaux. Les combinaisons chimiques toxiques sont l'oxyde, le sulfate, le carbonate et le silicate de zinc.

Bibliographie. — GERLACH, *loc. cit.* — ZÜRKEL, *Magazin*, 1850.

13. INTOXICATION PAR L'ACIDE PHÉNIQUE.

Symptômes. — Diminution de l'appétit, salivation, vomissements, diarrhée, coliques légères, dos voussé : urine trouble, sale, vert brunâtre (hydrochinone), albumineuse, exhalant une odeur phéniquée. Parésie et paralysie de l'arrière-train ou du corps entier, chutes subites, tremblements, anxiété, convulsions cloniques et toniques, stupeur, coma, collapsus. Abaissement de la température, accélération du pouls, respiration pénible, irrégulière. Néphrite (présence dans l'urine de globules blancs et rouges, de cylindres rénaux). Cautérisations locales lorsque l'empoisonnement est produit par des solutions concentrées.

Anatomie pathologique. — Gastro-entérite hémorragique, escharifications de la muqueuse ; dégénérescence graisseuse du foie et des reins ; dégénérescence parenchymateuse du cœur ; néphrite parenchymateuse ; sang boueux, incoagulé, noir ; hyperémie pulmonaire et cérébrale, œdème de la pie-mère, exsudation séreuse dans les ventricules cérébraux, odeur phéniquée exhalée par tous les organes.

Traitement. — Sulfates et de préférence sel de Glauber qui transforme l'acide phénique en acide phénylsulfurique ne possédant aucune toxicité.

Lait de chaux. Excitants : éther, camphre, alcool, café, vin.

Les intoxications par l'acide phénique s'observent depuis que cet agent est employé comme antiseptique. Les frictions d'acide phénique, de créosote, de goudron et de vinaigre de bois impur dirigées contre les parasites, les affections cutanées, etc., ainsi que les bains dans lesquels entrent ces agents peuvent déterminer des intoxications, soit par résorption cutanée, soit par ingestion lorsque les animaux se lèchent. Le chat est l'animal le plus sensible à l'action de l'acide phénique; des doses de $0^{gr},5$ à 1 gramme suffisent pour le tuer. La dose mortelle pour le chien est de 2 à 3 grammes. Munk a pu donner à un cheval 100 grammes d'acide phénique en une seule fois et 500 grammes dans l'espace d'une semaine, sans provoquer la mort.

Outre l'action caustique qu'il exerce sur les muqueuses et la peau, l'acide phénique est encore un poison nerveux; les symptômes qu'il détermine chez les animaux en témoignent. Fait remarquable, chez l'homme, les convulsions font presque toujours défaut.

Bibliographie. — SCHMIDT, *Preuss. Mittheil.*, 1866-67. — BRUCKMÜLLER, *Oesterr. Vierteljahrsschr.*, 1870. — DECROIX *Recueil vét.*, 1873. — BECK, *Adam's Wochenschr.*, 1874. — DAMMANN, *Preuss. Mittheil.*, 1874-75. — THOMAS, *Ibid.*, 1877-78. — WIART, *Recueil vét.*, 1877. — ELLENBERGER u. HOFMEISTER, *Sächs. Jahresber.*, 1881. — MUNK, *Arch. f. Thierheilkde*, 1882. — GARROUSTE, *Bullet. Soc. vét. prat.*, 1882. — GÖCKEL, SCHÄFER, *Berlin. Archiv.* 1885. — BORMANN, *Ibid.*, 1887. — WILHELM, *Sächs. Jahresber.*, 1887.

14. INTOXICATION PAR LE VINAIGRE.

Symptômes. — Inappétence, coliques, diarrhée, marche chancelante, stupeur, convulsions, collapsus; accélération de la respiration et de la circulation.

Traitement. — Alcalins, excitants.

Cette intoxication est très rare; elle n'a encore été observée qu'après l'ingestion de drèches très acides (passage de la fermentation alcoolique à la fermentation acétique).

Bibliographie. — GERLACH, *Gerichtl. Thierheilkde.* — ECKHARDT, *Adam's Wochenschrift*, 1881. — WARD, *The Vet. journ.*, t. XXIII.

15. INTOXICATION PAR LES CANTHARIDES.

Symptômes. — Salivation, stomatite, dysphagie, vomissements, coliques, diarrhée sanguinolente, ténesme; miction fréquente et strangurie; sang, albumine et cylindres épithéliaux dans l'urine; excitation génésique, rougeur de la muqueuse vaginale. Faiblesse générale, convulsions, chutes. Pouls accéléré, petit, filiforme, imperceptible. Conjonctivite (dans certains cas seulement).

Autopsie. — Stomatite, pharyngite, laryngite, gastro-entérite aiguë, néphrite, cystite.

Traitement. — Mucilagineux et opium pour combattre la gastro-entérite. Excitants; camphre de préférence à tous les autres. Les préparations huileuses doivent être proscrites.

Les frictions trop étendues ou trop concentrées, les doses trop fortes employées comme aphrodisiaque et l'ingestion des cantharides avec les aliments constituent les principales causes de cette intoxication. Dose mortelle pour le bœuf et le cheval, 25 à 35 grammes; pour le chien, $0^{gr},5$ à 1 gramme. Suivant que l'empoisonnement est consécutif à l'absorption cutanée ou à l'inges-

[illegible] l'intérieur provoquèrent des [illegible]

[illegible]

16. INTOXICATION PAR L'HUILE DE CROTON.

Symptômes. — [illegible] diarrhée [illegible] épuisement, pouls filiforme. Mort en [illegible] trois jours.

Autopsie. — Gastro-entérite corrosive. Parfois stomatite et pharyngite.

Traitement. — Mucilagineux et opium. Plus tard, excitants.

L[illegible] peuvent déterminer des [illegible] et gouttes pour le mouton [illegible]

[illegible] — Kovarsky, *Monatsschr. f.* [illegible]

17. INTOXICATION PAR L'EUPHORBE (*Euphorbia Lathyris*).

Symptômes. — Coliques, constipation, diarrhée [illegible] sanguinolente, hématurie, tympanite, pouls petit, cœur [illegible]. Stupeur [illegible]

Autopsie. — Gastro-entérite aiguë.

Traitement. — Symptomatique.

[illegible] *Recueil* [illegible] 1884.

18. INTOXICATION PAR LES MERCURIALES ANNUELLE ET VIVACE (*Mercurialis annua* et *perennis*).

Symptômes. — Gastro-entérite, hématurie, strangurie, sensibilité de la région des reins ; respiration accélérée, tremblements ; pouls petit, accéléré.

Dans un cas, les symptômes se sont montrés dix minutes après l'ingestion de la plante.

Autopsie. — Lésions de la gastro-entérite et de la néphrite.

Traitement. — Symptomatique.

H. Schulz a fait des expériences consistant à nourrir des porcs et des lapins avec la mercuriale vivace; aucun des animaux n'a succombé. L'urine présentait une coloration rouge, mais qui n'était point due aux matières colorantes du sang. La sécrétion urinaire était considérablement activée, la vessie fortement distendue (paralysie de la vessie) et son col spasmodiquement contracté. Les fonctions intestinales étaient ralenties.

Bibliographie. — *Recueil vét.*, 1834. — Gerlach, *Gerichtl. Thierheilkde*. — Hering, *Repertor.*, 1857. — Harms, *Magazin*, 1871. — Deruche, *Annal. de Bruxelles*, 1877. — Vernant, *Recueil vét.*, 1883. — Jorquan, *Ibid.*, 1885. — H. Schulz, *Archiv f. experiment. Pathol. u. Pharmakol.*, 1885.

19. INTOXICATION PAR LES NARCISSES (*N. poeticus* et *N. pseudo-narcissus*).

Symptômes. — Gastro-entérite intense, diarrhée abondante ; stupeur et faiblesse ; convulsions et spasmes.

Autopsie. — Lésions de la gastro-entérite.

Traitement. — Symptomatique.

La tige et les bulbes sont vénéneux.

Bibliographie. — Gerlach, *loc. cit.* — Johne u. Rosenkranz, *Sächs. Jahresb.*, 1868. — Harms, *Magazin*, 1871. — Ulrich, *Ibid.*, 1872.

20. INTOXICATION PAR LE LAURIER-ROSE (*Nerium oleander*).

Symptômes. — Gastro-entérite, diarrhée abondante, excréments sanguinolents, coliques ; faiblesse, tremblements musculaires ; polyurie ; pouls petit, battements du cœur tumultueux.

Autopsie. — Gastro-entérite aiguë avec coloration brun jaunâtre de la muqueuse.

Traitement. — Symptomatique.

L'oléandrine et la néréine, alcaloïdes extraits du laurier-rose, agissent de la même façon que la digitaline.

Bibliographie. — Haubner, *Gesundheitspflege*, 1872. — Tonnini, *Il veterin.*, 1857. — Generali, *Gazzetta med. vet.*, 1871. — Kotelow, *Adam's Wochenschr.*, 1884. — Esser, *Berlin. Archiv*, 1886.

21. INTOXICATION PAR LES TOURTEAUX DE COLZA RENFERMANT DE L'ESSENCE DE MOUTARDE.

Symptômes. — Entérite chronique, météorisation, constipation, diarrhée, excréments sanguinolents ; tarissement de la sécrétion lactée. Excitation cérébrale : propulsion, tournoiement (Anacker). Avortement.

Autopsie. — Entérite hémorragique.

Traitement. — Symptomatique.

Les empoisonnements par les tourteaux de colza se remarquent parfois sur le bœuf : ils sont dus à une huile irritante, semblable à l'essence de moutarde, qui se forme lorsque les tourteaux sont humides et qui est très dangereuse pour les jeunes animaux. Les tourteaux de colza sont inoffensifs à l'état sec et lorsqu'on les a débarrassés de leur huile par le sulfure de carbone ou la cuisson prolongée.

Bibliographie. — ANACKER, *Thierarzt*, 1870. — HAUBNER, *Gesundheitspflege*, 1872. — STAHL, *Magazin*, 1873.

22. INTOXICATION PAR LE POIVRE.

Symptômes. — Ceux de la gastro-entérite (chez le porc).

Autopsie. — Inflammation de la muqueuse de l'estomac et de l'intestin.

Traitement. — Symptomatique.

Bibliographie. — GERLACH, *loc. cit.*

23. INTOXICATION PAR LE GLAND DE CHÊNE.

Symptômes. — Troubles de la digestion. Dans les cas graves, gastro-entérite avec constipation opiniâtre ; plus tard, diarrhée, ténesme, dysenterie, écoulement de sang par l'anus, extrême faiblesse. D'après Simonds et Brown, les manifestations de l'empoisonnement par le gland de chêne auraient une grande ressemblance avec celles de la peste bovine.

Autopsie. — Gastro-entérite intense, surtout très accusée dans le feuillet : excoriations de la muqueuse buccale.

Traitement. — Symptomatique.

Les intoxications constatées en Angleterre pendant les années 1868 et 1879 s'observaient sur tous les animaux domestiques, le porc excepté. Le gland vert s'est montré particulièrement dangereux.

Bibliographie. — MORTON et SIMONDS, *The Veterin.*, 1868. — TAYLOR, *Ibid.*, 1869. — SIMONDS a. BROWN, *Ibid.*, 1871. — CABELLI, *L'archivio di veter.*, 1870.

24. INTOXICATION PAR L'ALOÈS.

Symptômes. — Coliques et diarrhée aqueuse profuse ; faiblesse, pouls imperceptible. Mort en deux à cinq jours.

Autopsie. — Lésions de la gastro-entérite. Dans les cas où l'intoxication a duré longtemps, on n'observe pas les altérations de l'entérite, mais seulement la vacuité et la pâleur de l'intestin.

Traitement. — Antisécrétoires et émollients.

Les principales causes de cette intoxication sont l'administration de doses excessives ou répétées à des intervalles trop rapprochés, le refroidissement et les efforts violents après l'administration de l'aloès.

Bibliographie. — GERLACH, *loc. cit.*

25. INTOXICATION PAR LE GAROU (*Daphne*).

Symptômes. — Stomatite, salivation, coliques, vomissements, diarrhée, épuisement ; pouls petit et faible.

Autopsie. — Lésions de la gastro-entérite.

Traitement. — Symptomatique. - L'agent toxique est une résine âcre, — la mézéréine.

Bibliographie. — GERLACH, *loc. cit.*

26. INTOXICATION PAR LE RAIFORT SAUVAGE (*Cochlearia armoracia*).

Symptômes. — Coliques violentes.

Autopsie. — Gastro-entérite avec infiltration gélatineuse des parois stomacales.

Traitement. — Symptomatique.

Bibliographie. — JARMER, *Preuss. Mittheil.*, Bd. X.

27. INTOXICATION PAR LE DOMPTE-VENIN (*Asclepias vincetoxicum*).

Symptômes. — Polyurie, strangurie, faiblesse générale et cachexie.

Autopsie. — Lésions de la néphrite et de la cystite.

Bibliographie. — GERLACH, *loc. cit.*

28. INTOXICATION PAR LA FARINE DE SEMENCE DE COTON (*Baumwollsaatmehl*).

Étiologie. — Cette intoxication, décrite dans ces derniers temp par Völker, Stein, Gautier, Werner, Emmerling, Stutzer, Bongartz, etc., semble être le résultat d'un agent chimique plutôt que de champignons spéciaux.

Symptômes. — Ce sont les animaux jeunes qui en sont le plus souvent affectés. On observe de la tympanite, de la diarrhée, de la dysenterie et de l'hématurie. La durée de la maladie est très variable (1).

Autopsie. — Dans la forme aiguë, on constate une gastro-entérite

(1) Rossignol a constaté que les tourteaux de coton, recommandés pour les vaches laitières, sont toxiques pour les jeunes sujets, surtout pour les agneaux de trois à quatre mois. On observe les symptômes de la péritonite et de l'ascite, les animaux s'affaiblissent rapidement et meurent dans un état cachectique avancé.

En Egypte, on a remarqué que ces tourteaux ne provoquent aucun accident lorsqu'ils sont complètement décortiqués. Le principe toxique semble résider dans la pellicule brunâtre qui revêt la graine de coton. (N. D. T.)

hémorragique, de la tuméfaction du foie et des reins, de l'œdème pulmonaire, des exsudations dans les cavités séreuses; l'urine est rouge sombre, la rate n'est pas gonflée. Dans la marche chronique, on trouve de la cachexie et des hydropisies, parfois une néphrite parenchymateuse.

Traitement. — Symptomatique. — Prophylaxie.

23. INTOXICATION PAR LES PLANTES TÉRÉBENTHINÉES (*Gastro-entérite enzootique; mal de forêt, de brou, de bois*).

Étiologie. — Cette intoxication est déterminée par l'ingestion des jeunes pousses des conifères ou des plantes âcres, astringentes ou irritantes (bruyère, airelle, myrtille, genêt, branches d'aune, etc.). Elle consiste donc essentiellement en une intoxication par l'essence de térébenthine.

On l'observe surtout au printemps. C'est la maladie que Chabert (1787) a décrite sous le nom de gastro-entérite enzootique et qu'il a rapportée à l'ingestion des jeunes pousses de saule. C'est parce qu'elle était relativement fréquente autrefois, par rapport aux diverses intoxications, qu'on lui avait donné le nom impropre de gastro-entérite enzootique.

Aujourd'hui les saules deviennent de plus en plus rares dans les bois et la maladie tend à disparaître. A l'exemple de Delafond, nous l'avons rangée dans le groupe des gastro-entérites d'intoxication.

Symptômes. — Gastro-entérite chronique, troubles de l'appétit, coliques, constipation, excréments rares, secs, entourés de mucus et de sang; fièvre plus ou moins vive; puis diarrhée, amaigrissement et faiblesse. Irritation et inflammation des reins et de la vessie : hématurie, ischurie, strangurie, sensibilité de la région des reins. Sa durée est ordinairement de plusieurs semaines.

Autopsie. — Émaciation des cadavres. Altérations inflammatoires de l'estomac (caillette) et de l'intestin; altérations dégénératives des reins; gonflement du foie et de la rate. Lésions de l'asphyxie.

Traitement. — Prophylaxie et traitement de la gastro-entérite simple. Mucilagineux, frictions cutanées, compresses hydrothérapiques, etc. Excitants lorsque la faiblesse augmente. On combattra la néphrite par le tannin et le sucre de saturne (Voy. *Néphrite aiguë*).

La gastro-entérite enzootique est désignée couramment sous le nom de pissement de sang. Aussi serons-nous obligés d'y revenir aux articles « hématurie » et « hémoglobinurie ». — Ici, nous avons voulu seulement signaler la gastro-entérite comme affection consécutive à l'ingestion des plantes résineuses et térébenthinées.

Bibliographie. — CHABERT. *Instructions vétér.*, t. IV. — CRUZEL. *Maladies de l'es-*

[illegible] *bovine*, 1869. — ANACKER, *Magazin*, 1859. — MAYER, *Repertor.*, 1879. — *Die Handbücher* von HERING u. HAUBNER SIEDAMGROTZKY. — REUTER, *Adam's Wochenschr.*, 1888.

II. GASTRO-ENTÉRITE TOXIQUE PRODUITE PAR LES NARCOTICO-ÂCRES (*Acria narcotica*).

1. INTOXICATION PAR LE COLCHIQUE D'AUTOMNE (*Colchicum autumnale*).

Symptômes. — Gastro-entérite aiguë, inappétence, vomissements, coliques, diarrhée violente, parfois sanguinolente ; météorisation, dysphagie (Dentler) ; hématurie, polyurie. Apathie, somnolence plus ou moins profonde, faiblesse surtout accusée dans le train postérieur, tremblements, marche chancelante, chutes, difficulté ou impossibilité de se relever. Pouls petit, imperceptible ; palpitations cardiaques périodiques chez le cheval (Friedberger) ; refroidissement des extrémités, poussées de sueur, coloration livide des muqueuses ; dilatation de la pupille ; accélération de la respiration. Mort au bout d'un à trois jours.

Autopsie. — Gastro-entérite hémorragique ; nombreuses ecchymoses ; sang noir, boueux, incoagulé ; dégénérescence graisseuse du foie (dans un cas).

Traitement. — Tannin ou astringents ; opium ; émollients. Incision du rumen chez le bœuf. Traitement symptomatique de la gastro-entérite et de l'état parétique.

Les intoxications par le colchique sont assez fréquentes chez le cheval, le mouton, le porc ; on les observe au moment de la [illegible] ques.

La colchicine exerce une action phlogistique locale sur l'intestin et une action paralysante sur le système nerveux central.

Bibliographie. — LECOQ, *Journ. pratique*, 1826. — *Revue* [illegible], 1833. — W[illegible], *Repertor.*, 1851. — LANZEL, *Ibid.*, 1853. — [illegible], 1862. — KLEES[illegible], *Sächs. Jahresber.*, 1863. — [illegible], *Annal. de Bruxelles*, 186[illegible]. — BAILLY, *Journ. de Lyon*, 1865. — [illegible], in *Recueil* [illegible], 1866. — FRIEDBERGER, *Adam's Wochenschr.*, 1871. — D[illegible], *Repertor.*, 1872. — KOPETZ, *Oesterr. Monatsschr.*, 1878. — PUSCH, *Sächs. Jahresber.*, 1880. — [illegible], *Oesterr. Vereins Monatsschr.*, 1882. — CORNEVIN, *Revue vétér.*, 1885. — DIECKERHOFF, *Spec. Pathologie*, 1886.

2. INTOXICATION PAR LE TABAC (*Nicotiana*).

Symptômes. — Régurgitations, nausées, vomissements, ptyalisme, coliques, tympanite, diarrhée (ténesme intestinal) ; polyurie. Grande faiblesse musculaire, tremblements, chutes, impossibilité de se relever, paralysie ; contractions cloniques et toniques des muscles striés, opisthotonos, spasmes diaphragmatiques, contractions des muscles de l'œil et saillie du corps clignotant. Stupeur et coma. Battements du cœur accélérés, violents et tumultueux; refroidissement des extrémités; respiration difficile, dyspnéique.

Marche. — Le plus souvent la marche est rapide et les animaux succombent en moins d'une journée. Lorsque le tabac a pénétré par la peau, l'intoxication est suraiguë et la mort peut survenir dans l'espace d'une heure. — La convalescence peut durer de huit à quinze jours.

Autopsie. — Gastro-entérite hémorragique (fait défaut dans l'intoxication endermique); ecchymoses sous-pleurales et sous-péritonéales, etc. Sang noir, incoagulé; hyperémie pulmonaire et cérébrale.

Traitement. — Tannin (précipite la nicotine). Excitants; café noir. Incision du rumen chez le bœuf.

La nicotine, l'alcaloïde narcotico-âcre du tabac, est très dangereuse pour les ruminants. Les intoxications peuvent être produites par les bains nicotianés (chez les moutons galeux), par les lotions à la décoction ou à l'infusion de tabac. Les effets de la nicotine sont surtout intenses lorsque cet agent arrive dans l'organisme par la voie endermique. Doses mortelles de feuilles de tabac : pour le cheval et le bœuf, 300 à 500 grammes; pour la chèvre et le mouton 30 grammes. Les feuilles semi-fanées sont les plus dangereuses.

Bibliographie. — GERLACH, *loc. cit.* — BERGANOT, *Journ. de Lyon*, 1852. — LASSE, *Journ. du Midi*, 1852. — *Ibid.*, 1865. — GOUBT, GRELLIS, *Thèses vét.*, Toulouse. — HAUBOLD, *Sächs. Jahresber.*, 1872. — LECLERCQ, *Annal. de Bruxelles*, 1875. CORNEVIN, *Annal. de Zootechnie*, 1875. — RENÉ, *Recueil vét.*, 1881. — WÖRZ, *Repertor.*, 1887. — OW, *Bad. thierärztl. Mittheil.* 1887. — ROSSIGNOL, *Bull. Soc. vét. prat.*, 1889.

3. INTOXICATION PAR LES FEUILLES DE L'IF (*Taxus baccata*).

Symptômes. — Faiblesse, chancellement, chutes, convulsions; mort apoplectiforme au bout d'un quart d'heure à une heure. Plus rarement la maladie dure plusieurs heures à quelques jours; on observe alors des symptômes de gastro-entérite : nausées, salivation écumeuse, vomissements, tympanite, constipation, polyurie; stupeur, titubations, chutes, tremblements, spasmes : ces derniers sont souvent épileptiformes. Pouls petit, ralenti; extrémités froides.

Autopsie. — Gastro-entérite (inconstante); hypérémie cérébrale et œdème; sang noir, incoagulé.

Traitement. — Purgatifs et traitement symptomatique. Incision du rumen chez le bœuf. — Le plus souvent, la marche foudroyante de l'intoxication rend toute intervention impossible.

La toxicité de l'if, connue depuis longtemps déjà, tient à un narcotique isolé par Marmé, — la taxine. Les effets de cet alcaloïde sont plus prononcés lorsque l'estomac est vide que lorsqu'il est plein; l'organisme paraît s'y accoutumer à la longue; c'est ainsi que s'explique l'immunité dont jouissent certains animaux à l'égard des feuilles de l'if. Dans la pratique, l'intoxication est toujours produite par l'ingestion directe des feuilles.

Doses mortelles : pour le cheval environ 200 grammes de feuilles; pour le porc, 75 grammes; pour les poules, 30 grammes. L'action caustique exercée sur la muqueuse digestive semble tenir à l'acide formique.

Bibliographie. — Gerlach, *loc. cit.* — Chevalier, Duchesne et Reynal, *Annal. d'hygiène et de médecine légale*, t. IV. — Delcroix, *Recueil vét.*, 1854. — Waters, *ibid.*, 1856. — Raulet, *Ibid.*, 1858. — *Thierarzt*, 1862. — Michotte, *Annal. de Bruxelles*, 1865. — Hill, *The Veterin.*, 1870. — Stubbe, *Ibid.*, 1876. — H. Bouley, *Recueil vét.*, 1873. — Cohn, *Ibid.* — Bailliet, *Dict. vét.*, 1874. — Hartenstein, *Archives d'Alfort*, 1877. — Cobbold, *Oesterr. Revue*, 1878. — Schrulle, *Berlin. Archiv*, 1885. — Vuibert, *Presse vét.*, 1888. — Dervez, *Annal. de Bruxelles*, 1888.

4. INTOXICATION PAR LA DIGITALE.

Symptômes. — Salivation, nausées, vomissements, coliques, diarrhée. Mouvements du cœur d'abord ralentis, ensuite accélérés ; palpitations, bruits cardiaques à timbre métallique ; pouls petit, irrégulier, dicrote, imperceptible vers la fin de la vie. Polyurie, albuminurie, strangurie. Excitation vive ; plus tard stupeur, faiblesse, chancellement, paralysie de la lèvre inférieure, rétrécissement de la pupille, spasmes.

Autopsie. — Gastro-entérite, endocardite, myocardite ; cœur en diastole, signes de suffocation (hyperémie et hypostase dans le poumon, ecchymoses, sang liquide).

Traitement. — Il n'existe point d'antidote spécifique. Traitement symptomatique : calmants ou excitants. On pourrait essayer le tannin. Excitant principal : camphre.

Les intoxications par la digitale pourprée sont produites par l'ingestion naturelle de la plante ou par des doses thérapeutiques trop élevées. Le cheval est surtout sensible à son action. Doses mortelles des feuilles sèches : pour le cheval, 25 grammes ; pour le chien 3 grammes. L'extrait officinal de digitale est très inconstant dans ses effets.

Bibliographie. — Gerlach, *loc. cit.* — Degive, *Annal. de Bruxelles*, 1877. — Fröhner, *Repertor.*, 1881.

5. INTOXICATION PAR LE LIN (*Linum usitatissimum*).

Symptômes. — Coliques violentes, météorisation, diarrhée, titubations, tremblements, palpitations cardiaques, mort dans les convulsions.

Autopsie. — Gastro-entérite ; lésions de l'asphyxie.

Traitement. — Tannin ; purgatifs ; traitement symptomatique.

Le lin, qui est ordinairement inoffensif, détermine quelquefois des intoxications chez le porc, le mouton, la vache et les volailles, grâce à un poison narcotico-âcre (linine) contenu dans les capsules des graines ainsi que dans les plantes chétives, étiolées. Gerlach, après avoir jeté du lin dans de petits cours d'eau, a vu des poissons tomber dans le coma et mourir.

Bibliographie. — Gerlach, *loc. cit.* — Semmer, *Zeitschr. f. Thiermedicin*, 1887.

6. INTOXICATION PAR LES FEUILLES DE BUIS (*Buxus sempervirens*).

Symptômes. — Vomissements, coliques, diarrhée ; alternatives de vertige et de coma. La mort survient rapidement dans les convulsions.

Autopsie. — Gastro-entérite, asphyxie.

Traitement. — Symptomatique. Tannin.

Le buis, qui appartient à la famille des Euphorbiacées, contient un alcaloïde identique à la bébeerine et très voisin de la taxine, — la buxine. C'est un narcotique et un paralysant des centres nerveux. Les feuilles déterminent chez le cheval aussi bien que chez le porc une intoxication rapidement mortelle.

Bibliographie. — HÜBSCHER, *Schweizer Archiv*, 1884.

7. INTOXICATION PAR LES ELLÉBORES NOIR, VERT ET FÉTIDE (*Helleborus niger, H. viridis, H. fœtidus*).

Symptômes. — Vomissements, coliques, diarrhée sanguinolente; coma, stupéfaction, faiblesse; mort dans les convulsions.

Autopsie. — Lésions de la gastro-entérite et de l'asphyxie.

Traitement. — Symptomatique. Excitants: camphre.

Les animaux peuvent s'empoisonner en ingérant les ellébores développés à l'état sauvage ou cultivés comme plantes d'ornement. L'intoxication se produit encore par les trochisques à l'ellébore ou par les sétons animés avec la poudre de cette plante. L'ellébore renferme deux glycosides: l'elleboréine et l'elléborine.

Bibliographie. — GERLACH, *loc. cit.* — E. et H. THIERRY, *Recueil cit.*, 1878.

8. INTOXICATION PAR LA VÉRATRINE.

Symptômes. — Ils sont à peu près les mêmes que dans l'intoxication par l'ellébore, sauf cependant l'intensité moindre de la gastro-entérite, qui fait complètement défaut quand l'ellébore est employé pour l'usage externe. Symptômes principaux : nausées, vomissements violents, salivation, coliques; contractions cloniques et toniques, même tétaniques; vive excitation et plus tard paralysie.

Autopsie. — Lésions de l'asphyxie.

Traitement. — Symptomatique.

Les intoxications par la vératrine sont presque toujours la conséquence d'erreurs commises dans l'emploi de cet agent ou des plantes qui le renferment. On peut les observer après des lotions avec une décoction de rhizome de vérâtre. La vératrine est extraite des graines d'une mélanthacée, le *Veratrum sive Sabadilla officinalis*. — Le vérâtre blanc renferme plusieurs principes actifs : 1° la pseudojervine; 2° la jervine; 3° la vératralbine; 4° la vératrine (très peu). — La vératrine officinale est un mélange de divers alcaloïdes mais surtout de cévadine (l'alcaloïde principal), de vératrine et de cévadilline.

Bibliographie. — GERLACH, *loc. cit.* — SCHLEG. *Sächs. Jahresber.*, 1876.

9. INTOXICATION PAR LES RENONCULES (*Ranonculus acris, R. arvensis, R. sceleratus*).

Symptômes. — Nausées, vomissements, salivation, coliques, diarrhée, albuminurie. Titubations, stupéfaction, tremblements, chutes, mort apoplectiforme.

Autopsie. — Gastro-entérite, lésions de l'asphyxie.

Traitement. — Symptomatique. Tannin.

Bibliographie. — DELPLANQUE, *Recueil vét.*, 1854. — FLOWER, *Ibid.*, 1866. — GERLACH, *loc. cit.* — LEITZE, *Repertor.*, 1878. — SCHLEG, *Sächs. Jahresber.*, 1883.

10. INTOXICATION PAR L'ACONIT (*Aconitum napellus*).

Symptômes. — Stomatite, salivation, nausées, vomissements, grincements de dents, diarrhée, coliques violentes, météorisation; faiblesse, paralysie, tremblements; mydriase, perte de connaissance, chutes. Au bout de quelques heures, mort dans les convulsions.

Autopsie. — Gastro-entérite; hyperémie cérébrale.

Traitement. — Symptomatique. Excitants et surtout camphre. Tannin.

Les intoxications par l'aconit s'observent sur la chèvre et sont dues à l'*Aconitum napellus*. Alcaloïde toxique : Aconitine.

Bibliographie. — GERLACH, *Gerichtl. Thierheilkde.*

11. INTOXICATION PAR LA CIGUË VIREUSE (*Cicuta virosa*).

Symptômes. — Gastro-entérite violente; vertige, stupéfaction, marche chancelante ou immobilité, faiblesse, paralysie; spasmes musculaires de nature épileptiforme, battements du cœur tumultueux. Mort dans les convulsions au bout de vingt-quatre à quarante-huit heures.

Autopsie. — Gastro-entérite, asphyxie, œdème cérébral.

Traitement. — Tannin, narcotiques, hydrate de chloral.

Le poison de la cigüë est un alcaloïde obtenu par Böhm et désigné sous le nom de cicutine; c'est un spasmodique très violent.

Bibliographie. — GERLACH, *loc. cit.* — BÖHM, an. in *Archiv für Thierheilkde*, 1876. — HÖHNE, *Ibid.*, 1887.

12. INTOXICATION PAR LA GRANDE CIGUË (*Conium maculatum*).

Symptômes. — Salivation, nausées, stupéfaction, chancellements, paralysie, convulsions, mort rapide.

Autopsie. — Gastro-entérite.

Traitement. — Tannin, excitants, camphre.

Bibliographie. — GERLACH, *loc. cit.* — PHILIPPI, *Sächs. Jahresb.*, 1877. — LUCET, *Recueil vét.*, 1890.

13. INTOXICATION PAR LA PETITE CIGUË (*Æthusa cynapium*).

Symptômes. — Salivation, nausées, stupéfaction, paralysie, convulsions.

Autopsie. — Gastro-entérite.

Traitement. — Mêmes agents que pour la grande ciguë.

Cette plante est bien moins dangereuse chez nos animaux domestiques que les autres ciguës ; Harley suppose que bon nombre d'auteurs l'ont confondue avec la grande ciguë dans les empoisonnements dont ils ont donné la relation.

Bibliographie. — GERLACH, *loc. cit.* — HARLEY, an. in *der Pütz'schen Zeitschr.*, 1876. — MÖBIUS, *Adam's Wochenschr.*, 1877.

14. INTOXICATION PAR LE PAVOT DES CHAMPS (*Papaver Rhœas*).

Symptômes. — Ptyalisme, coliques, constipation, tympanite, diarrhée sanguinolente ; accès rabiformes chez le bœuf : beuglements, grincements de dents, tendance agressive, coups de cornes, morsures ; mouvements violents et désordonnés ; spasmes épileptiformes, chutes, collapsus, somnolence, chancellements, excitation génésique. La durée de ces accès est ordinairement de plusieurs heures. La terminaison est rarement mortelle.

Autopsie. — Gastro-entérite, néphrite, asphyxie.

Traitement. — Tannin, douches froides sur la tête. Combattre l'état de somnolence par les excitants : éther, camphre, etc.

Cette intoxication est produite par un agent narcotico-âcre contenu surtout dans les têtes de pavot vert (en juin et juillet) ; elle n'a donc rien de commun avec l'empoisonnement par l'opium, qui, du reste, est exceptionnel sur nos animaux. L'intoxication par le *Papaver somniferum* (rare) s'exprime à peu près par les mêmes symptômes.

Chez le cheval, Gerlach a observé un empoisonnement chronique déterminé par le *Papaver Rhœas*, après l'ingestion de paille hachée renfermant une grande quantité de pavots. Cet empoisonnement s'exprimait surtout par de l'anesthésie et par les symptômes de l'immobilité.

Bibliographie. — GERLACH, *loc. cit.* — GAULET, *Recueil vét.*, 1829. — WEBER, *Ibid.*, 1858. — AYRAULT, *Ibid.* — ACKERMANN, *Sächs. Jahresber.*, 1866-68. — WEBER, *Ibid.*, 1877. — BARBE, *Recueil vét.*, 1881. — HÜBNER, *Sächs. Jahresber.*, 1884. — TRASBOT, *Recueil vét.*, 1888.

15. INTOXICATION PAR LA NIELLE DES BLÉS (*Agrostemma githago*).

Symptômes. — Coliques, régurgitations, vomissements, salivation, dysphagie, diarrhée; paralysie, tremblements, étourdissement, dyspnée.

Autopsie. — Gastro-entérite intense. Hyperémie de la moelle et du cerveau; ramollissement de la substance des cordons médullaires. Asphyxie.

Traitement. — Changement de régime. Purgatifs et excitants.

Dans ces derniers temps, on a observé des intoxications produites par l'adjonction de semence de nielle à la farine et au son; ces accidents ont été constatés sur le porc, le veau et la vache. Tabourin a décrit des intoxications multiples observées chez des veaux à la mamelle qui avaient reçu de la farine niellée. D'après Malaport, le poison narcotico-âcre de la nielle — la githagine — serait identique à la saponine. — 16 grammes de farine de graine de nielle tuent le chien. — La nielle peut aussi provoquer une intoxication chronique.

Bibliographie. — GERLACH, *loc. cit.* — TABOURIN, *Recueil vét.*, 1876. — DEBACHE, *Annal. de Bruxelles*, 1877. — OSWALD, *Thierarzt*, 1878. — KOPETZ, *Monatsschr. österr. thierärzte*, 1879. — ELOIRE, *Archives d'Alfort*, 1880. — DIECKERHOFF, *Spec. Pathologie*, 1886. — DÉCHET, *Revue vét.*, 1886. — MAURY, *Recueil vét.*, 1887. — VIOLET, *Journ. de Lyon*, 1887. — VANDERVALLE, *Annal. de Bruxelles*, 1888.

16. INTOXICATIONS DIVERSES PAR DES PLANTES NARCOTICO-ÂCRES.

On a observé des troubles gastriques et nerveux provoqués par le rhododendron, la stramoine, la semence de staphysaigre, l'aristoloche clématite (sur la vache) (1), le cerfeuil penché, la belladone (paralysie, dilatation de la pupille, troubles gastriques) et l'ailante glanduleux (2).

17. INTOXICATION PAR L'ERGOT DE SEIGLE (*Ergotisme*).

Symptômes. — a. *Intoxication aiguë.* — Gastro-entérite ayant parfois une certaine analogie avec la peste bovine; salivation, vomissements, coliques, diarrhée; stomatite ulcéreuse semblable à celle de la fièvre aphteuse. Chez les femelles pleines, douleurs de parturition, avortement, prolapsus de la matrice. Vertige, stupéfaction, anesthésie, paralysie, dilatation de la pupille, spasme des fléchisseurs (ergotisme spasmodique).

b. *Intoxication chronique.* — Gangrène des extrémités (ergotisme gangréneux); stérilité; avortement enzootique (Heusinger).

Autopsie. — Gastro-entérite.

Traitement. — Tannin; vaso-dilatateurs et antispasmodiques : hydrate de chloral, morphine.

(1) Schwarz, *Adam's Wochenschr.*, 1887.
(2) Curaven-Cachiu, *Annal. de Bruxelles*, 1885.

L'ergot de seigle, qui constitue le mycélium persistant du *Claviceps purpurea*, renferme, d'après Robert, la cornutine, l'acide sphacélique et l'acide ergotinique (sans effet sur l'utérus).

Les intoxications qu'il provoque, notamment les intoxications chroniques, sont plus rares chez nos animaux que chez l'homme. On les a cependant observées sur le porc, le cheval, le bœuf, le mouton et les volailles.

Bibliographie. — Gerlach, *loc. cit.* — Heusinger, *Deutsche Zeitschr. f. Thiermed.*, 1875. — *Zeitschr. f. Mikroskop. u. Fleischbeschau*, 1884. — Salmon, Law, trad. in *Recueil vét.*, 1886. — Vuibert, *Presse vétér.*, 1886.

18. INTOXICATION PAR L'IODOFORME.

Symptômes. — 1. L'intoxication aiguë s'annonce par de légers troubles gastriques (perte de l'appétit, vomissement, constipation), par de la somnolence, du coma et de la stupéfaction alternant avec des convulsions. Parfois les chiens présentent, dès le début, une vive excitation et des symptômes rabiformes. On observe en outre un abaissement considérable de la température et des troubles circulatoires (pouls accéléré, petit, cœur tumultueux, dyspnée, oligurie, albuminurie).

2. L'intoxication chronique a l'aspect et les allures de l'iodisme chronique : amaigrissement, atrophie des glandes et notamment des mamelles, eczéma iodique, catarrhe des muqueuses et surtout de la pituitaire (coryza iodique), de la conjonctive, de la muqueuse du larynx et des bronches.

Anatomie pathologique. — Dégénérescence graisseuse du foie, des reins, du myocarde, des muscles striés, et dans certains cas néphrite glomérulaire.

Traitement. — Il importe avant tout de faire évacuer le poison par des vomitifs. Il n'existe point d'antidote spécifique; on peut essayer l'amidon à forte dose. Traitement symptomatique. Excitants.

Des faits d'intoxication par l'iodoforme ont été observés sur le chien. Généralement ils sont la conséquence du léchement de plaies recouvertes de poudre d'iodoforme. D'après Poljokow, la dose mortelle chez les animaux à sang chaud est de 0gr,5 à 1gr,5 par kilogramme du poids vif. Lorsque le médicament est absorbé par les plaies, la dose toxique est moindre.

Bibliographie. — Albrecht, *Adam's Wochenschr.*, 1887. — Fröhner, *Lehrbuch der thierärztl. Arzneimittellehre*, 1888.

LUPINOSE DU MOUTON (*Ictère aigu : atrophie jaune aiguë du foie*).

Historique. — Des cas isolés de lupinose ont été constatés, vers 1860, par Wienands, Liebscher et Güttlich. Les premières observations de lupinose sévissant à l'état endémique remontent à 1872. Elles devinrent de plus en plus fréquentes jusqu'en 1875. C'est à cette date que, sur la demande du ministère agricole de Prusse, des recherches furent instituées dans les écoles vétérinaires de Berlin et de Hanovre pour déterminer la nature de la maladie.

Les contrées où la lupinose a fait ses premiers ravages sont celles dont le sol est particulièrement favorable à la culture du lupin : la Poméranie, les provinces de Posen et de Brandebourg, la Prusse occidentale et la Silésie; plus tard elle a gagné le Hanovre et ensuite toute l'Allemagne septentrionale. Dans l'Allemagne méridionale elle est inconnue.

Les pertes que la lupinose occasionne à l'agriculture sont considérables. Souvent la moitié ou les trois quarts des animaux des troupeaux envahis succombent. Dans certains districts de la Poméranie, sa mortalité annuelle est de plusieurs milliers de moutons.

Dans le *Bulletin du collège royal d'économie sociale de Prusse*, du 3 février 1880, de Below-Saleske, pour un district poméranien dont la population ovine est de 240,000 têtes, relate une perte annuelle de plus de 14,000 moutons, et, de ce chef, pour l'élevage, une perte d'environ 13,000 agneaux.

La lupinose peut également atteindre la chèvre, le cheval, le bœuf et le daim. Le chien la contracte expérimentalement. Le lapin y est réfractaire.

Étiologie. — La race, l'âge et les caractères individuels sont à peu près sans influence sur le développement de la lupinose. On a cependant remarqué que les agneaux et les mères lui fournissent un plus fort contingent que les béliers et les mâles châtrés, fait qui s'explique suffisamment par la constitution plus forte de ces derniers. — Parmi les différents lupins, le lupin jaune (*Lupinus luteus*) est le plus toxique.

La nature de l'agent pathogène des lupins a donné lieu à plusieurs hypothèses.

1° Les cultivateurs ont accusé l'épuisement du sol. Celui-ci, affaibli par de trop nombreuses récoltes, ne pourrait plus produire que des plantes chétives, étiolées, dans lesquelles se développerait un principe toxique. Mais l'observation infirme cette théorie : le lupin provenant de terrains vierges peut déterminer la lupinose, et, par contre, celle-ci n'a jamais été constatée dans certaines fermes où l'on cultive le lupin depuis de longues années.

2° On a prétendu que la lupinose était provoquée par des poussières toxiques très fines déposées sur le lupin; mais, dès 1876, Dammann a démontré l'inanité de cette théorie.

3° Les vétérinaires ont supposé que, sous l'influence de l'alimentation exclusive au lupin, il se forme dans le sang un excès de matières albuminoïdes, cause des manifestations de la lupinose. Cette doctrine, comme la précédente, ne résiste pas à l'examen des faits. Il suffit parfois de petites quantités de lupin pour déterminer la maladie, et l'on a remarqué, dans beaucoup de fermes, que certaines parcelles de terrain produisent exclusivement des lupins nuisibles, tandis que ceux récoltés ailleurs sont tout à fait inoffensifs.

4° On a attribué l'action pathogène des lupins à des champignons (Zürn),

Mais cette théorie se trouve encore en opposition avec les faits. Elle a d'abord contre elle l'absence de champignons dans les altérations anatomiques constatées à l'autopsie des animaux qui succombent à la lupinose. En second lieu, l'expérience a démontré que les lupins couverts de moisissures et en partie décomposés restent assez souvent inoffensifs, tandis que des plantes en apparence parfaitement saines produisent la lupinose. En outre, pour les lupins conservés en meule à l'air libre, on a reconnu que les couches superficielles de la meule sont inoffensives, tandis que les couches profondes sont toxiques, — donnée qui ne dépose pas en faveur de la nature cryptogamique de l'affection. Enfin, la transmission de la lupinose par l'inoculation n'a jamais réussi. — La matière nuisible des lupins peut être extraite par l'eau de soude (2 3 p. 100) et l'extrait ainsi obtenu ne renferme point de champignons. Dans les expériences d'Arnold et de Lemke, les lupins toxiques déterminaient encore la lupinose après avoir été en contact avec l'alcool absolu pendant quatre semaines ; l'ingestion de l'extrait alcoolique ne provoquait pas de phénomènes morbides. S'il s'agissait réellement de champignons pathogènes, l'alcool les aurait tués.

3° La théorie qui rattache la lupinose à l'action des alcaloïdes du lupin a contre elle des expériences décisives. Les recherches de Brümmer et Kroeker (1) ont montré que les lupins toxiques renferment souvent bien moins d'alcaloïdes que les lupins inoffensifs. D'autre part, Liebscher a établi que les symptômes et les altérations anatomiques diffèrent essentiellement dans la lupinose et dans les intoxications par les alcaloïdes, lesquels agissent comme des poisons nerveux. Enfin Arnold a produit la lupinose avec des lupins débarrassés de tous leurs alcaloïdes végétaux.

Ces résultats ont fait admettre que l'agent pathogène des lupins doit être un poison chimique non classé. La constatation empirique de l'innocuité des couches superficielles des meules conservées à l'air libre l'indique encore : l'eau de pluie a entraîné le poison. L'intensité de la maladie est généralement en raison directe de la quantité de lupin ingéré ; toutefois, les divers lupins peuvent présenter des toxicités différentes. Expérimentalement, on peut déterminer à volonté une lupinose aiguë ou chronique en faisant varier la dose de l'extrait toxique. Kühn a proposé l'expression d'*ictrogène* pour dénommer l'agent nocif des lupins. Arnold et Schneidemühl le désignent sous le nom de *lupinotoxine*, terme préférable à celui d'ictrogène dont la signification n'est exacte que pour une partie des cas de lupinose.

Propriétés de la lupinotoxine. — Peu soluble dans l'eau (Kühn), la lupinotoxine est très soluble dans l'eau alcaline (Arnold, Roloff). Elle résiste à la chaleur sèche et à une température de 100° prolongée pendant trois heures (Kühn). La vapeur d'eau agissant pendant plusieurs heures sous la pression d'une atmosphère à une atmosphère et demie affaiblit le poison, et à la pression de deux atmosphères le détruit complètement.

Préparation de la lupinotoxine. — La lupinotoxine est surtout abondante dans le fruit, dans la gousse aussi bien que dans le grain.

(1) Brümmer et Kroeker, *Landwirthschaftl. Jahrbüch.*, 1880.

Voici son mode de préparation, d'après Arnold et Schneidemühl. On fait macérer dans une solution de soude (1 1/2 p. 100), à 40-50° C., pendant deux jours, la plante finement pulvérisée. La liqueur filtrée est concentrée au bain-marie (60°); on ajoute de l'acide acétique et l'on filtre de nouveau; on traite alors par la solution d'acétate de plomb; la solution filtrée est ensuite saturée par l'acide sulfhydrique, puis concentrée à une température de 50° et enfin mélangée à quinze fois son volume d'alcool à 98. Au bout de vingt-quatre heures, il s'est formé un précipité (matière résineuse brune) qui est séché et dissous dans l'eau, puis traité à l'acétate de plomb et à l'ammoniaque: le précipité est lavé par l'eau ammoniacale distillée, par l'alcool et l'éther, puis suspendu dans l'eau et décomposé par l'acide sulfhydrique. On filtre, on concentre à 70°, et l'on ajoute dix volumes d'alcool à 98°.

On ne connaît rien de certain sur le mode de formation de la lupinotoxine. On admet généralement que le poison est un produit de transformation, résultat de la pullulation à la surface de la plante, de certains microorganismes, qui deviendraient ainsi la cause indirecte de la lupinose.

Altérations anatomiques. — Inflammation parenchymateuse des organes internes et notamment du foie, des reins, etc.; lésions de l'ictère et d'une « diathèse hémorragique chronique ».

1° Les altérations du foie sont celles de l'hépatite aiguë franche. Suivant que l'organe a déjà subi ou non l'infiltration graisseuse, son volume est augmenté ou normal; les cellules hépatiques sont le siège de granulations et d'une tuméfaction albuminoïde trouble, puis elles sont frappées de dégénérescence graisseuse; leur volume est augmenté et elles présentent, vers leur périphérie, des granulations d'albumine et des corpuscules graisseux. Le degré de l'infiltration graisseuse du foie semble dépendre de l'embonpoint des individus. Schneidemühl admet que, comme dans l'intoxication par le phosphore, la graisse est transportée du tissu conjonctif sous-cutané dans le foie. Celui-ci est flasque et friable. A ce stade de ramollissement, pendant lequel la plupart des animaux succombent, succède la phase atrophique (atrophie jaune aiguë du foie, Schütz), caractérisée par la résorption du contenu liquide des cellules hépatiques. — Le foie se rapetisse considérablement; d'après Schütz, la période atrophique dure une quinzaine de jours. Mais il n'est pas certain, il est même très douteux que cette altération hépatique soit identique à l'atrophie jaune aiguë du foie de l'homme.

Dans la lupinose chronique, les altérations du foie consistent principalement en une hépatite interstitielle chronique avec hypertrophie du tissu conjonctif interlobulaire; le foie est petit, dur, bosselé, très irrégulier à sa surface; on constate alors les lésions consécutives à la stase sanguine dans la veine porte (ascite, tuméfaction œdémateuse de la rate, de la muqueuse intestinale, etc.).

2° L'ictère s'accuse, en premier lieu, sur le foie, qui présente une teinte jaune citron, jaunâtre ou rougeâtre. Il est hépatogène, dû au catarrhe des canaux biliaires ; on remarque parfois la coloration ictérique à certains organes ou tissus plus ou moins éloignés du foie : au tissu conjonctif sous-cutané, à la peau du ventre, à l'épiploon, au mésentère, etc. La vésicule biliaire est souvent fortement distendue par de la bile ; sa muqueuse est rouge et tuméfiée.

3° Les reins présentent des altérations parenchymateuses analogues à celles du foie, mais moins accentuées. On constate de la néphrite parenchymateuse, de la tuméfaction trouble des cellules épithéliales des canalicules rénaux, l'existence d'exsudats cylindriques dans les tubes de Henle, etc. Enfin, dans la vessie, qui est vide ou à peu près, on trouve les altérations de la cystite catarrhale.

4° Dans l'appareil digestif, on note la coloration ictérique de la muqueuse, une gastrite catarrhale ou parenchymateuse (glandulaire) surtout accusée dans la caillette, une rougeur inflammatoire et des hémorragies dans l'intestin grêle, avec des lésions catarrhales du canal intestinal tout entier.

5° Le myocarde est pâle et friable ; le sang renfermé dans le cœur et les grosses veines est noir et épais ; il se coagule à l'air et redevient vermeil. Dans la plupart des organes (intestin, peau, tissu conjonctif sous-cutané, péritoine, utérus, méninges, etc.), il existe des hémorragies capillaires.

6° Les cadavres sont ordinairement émaciés. Les muscles ont une teinte gris jaunâtre ; leurs fibres sont granuleuses, elles ont subi la dégénérescence graisseuse, parfois elles ont perdu leur striation transversale. Les cadavres se décomposent rapidement.

Symptômes. — Le premier symptôme de la lupinose est la diminution de l'appétit. Le mouton, même celui habitué à consommer des lupins, ne prend que difficilement et après hésitation les plantes toxiques ; il se laisse souvent tourmenter par la faim avant d'y toucher : plus tard il refuse tous les aliments. La température du corps s'élève : on peut la trouver de 40°, 41° et plus ; la courbe thermique accuse des rémittences ; parfois l'hyperthermie s'observe déjà le lendemain de l'ingestion de lupin toxique ; peu de temps avant la mort la température s'abaisse considérablement. Le pouls est accéléré ; on compte jusqu'à 130 battements et plus à la minute.

L'ictère apparaît tantôt le deuxième ou le troisième jour, tantôt seulement le cinquième ou le sixième : son invasion est brusque ou au contraire lente, graduelle, et alors c'est toujours à l'œil que la coloration jaunâtre se montre en premier lieu. Dans certains cas, il fait complètement défaut ; il n'est donc pas un symptôme constant de la lupinose.

Au bout de quelques jours, et souvent dès le début de la maladie, on constate de la faiblesse et de la stupéfaction; la marche est raide: les animaux restent longtemps couchés, ne se relèvent qu'avec peine et ne se défendent plus lorsqu'on les touche. Parfois il existe une dépression physique et psychique très accusée: les malades tiennent la tête basse, l'appuient contre les objets environnants ou l'étendent fortement s'ils sont en position décubitale. Ils manifestent de la tendance aux mouvements latéraux, à la propulsion ou au recul. Dans certains cas, ils sont très excitables et s'effrayent au moindre bruit. Ils grincent des dents; les mâchoires sont agitées ou spasmodiquement contractées (Schütz). Sur vingt-deux moutons atteints de lupinose, Kotelmann a observé du trismus dès le troisième jour de l'affection.

Au début, la défécation est rare et les excréments sont durs, entourés d'un mucus jaunâtre, qui devient ensuite poisseux, brun noir, par le sang qui s'y mêle; plus tard il peut survenir de la diarrhée.

Les mictions sont fréquentes et peu abondantes; l'urine est de couleur jaunâtre; elle contient ordinairement les matières colorantes de la bile, des acides biliaires et de l'albumine. On y trouve des cellules épithéliales rénales et vésicales, des cellules rondes et des cylindres rénaux de nature diverse.

La respiration, régulière au début, s'accélère et devient pénible (100 respirations et plus à la minute). Chez quelques moutons on remarque un écoulement nasal muqueux ou spumo-sanguinolent.

La durée moyenne de la maladie est de quatre à cinq jours, mais la mort peut survenir en 24-48 heures; elle est préparée par l'émaciation rapide et l'affaiblissement extrême des malades.

Lorsque l'affection doit se terminer par la guérison, les symptômes s'atténuent et disparaissent plus ou moins vite. Parfois l'amélioration n'est qu'apparente et le mal aboutit à la cachexie.

La lupinose chronique, produite par l'usage prolongé de plantes modérément toxiques, évolue ordinairement sans ictère, avec l'appareil clinique de l'anémie et de la cachexie. Roloff a souvent constaté du catarrhe nasal et de la conjonctivite; dans certains cas, il survient une phlegmasie cutanée et des eschares aux lèvres et aux oreilles. Zürn signale encore une tuméfaction inflammatoire de certaines parties de la tête (paupières, lèvres, oreilles) avec exsudation d'un liquide jaunâtre et formation de croûtes.

Pronostic. — Il est très grave. Dans les cas où la maladie est produite par du lupin dont la toxicité est relativement faible, et lorsque la consommation de cette plante est immédiatement supprimée, on peut espérer la guérison; mais les lupinoses aiguës se terminent presque fatalement par la mort.

Traitement. — Il doit être surtout prophylactique, car il n'existe point d'antidote spécifique.

Lorsqu'il est impossible d'exclure complètement le lupin de l'alimentation, on doit chercher, par l'expérimentation, à reconnaître les champs qui donnent des lupins toxiques. Pour parer aux inconvénients de ceux-ci, on peut :

1° Donner ces plantes mélangés à de bons aliments, dans la proportion de 1 : 6-10, par exemple, et de préférence aux animaux âgés.

2° Mettre le fourrage toxique en petits tas et le laisser exposé à l'action de la pluie, qui entraîne le poison des couches superficielles (Dammann).

3° Faire macérer les lupins toxiques, pendant quarante-huit heures, dans une solution de soude à 1 p. 100, tout en renouvelant de temps à autre le liquide dissolvant ;

4° Soumettre les lupins durant deux heures à l'action de la vapeur d'eau et sous une pression de deux atmosphères au moins (Kühn, Roloff).

Lorsque l'intoxication est déjà réalisée et qu'elle s'exprime par ses symptômes spéciaux, il faut éviter tous les liquides alcalins, et notamment l'eau alcaline. Un moyen très recommandable, c'est d'ajouter à l'eau de boisson une petite quantité d'un acide quelconque afin de rendre la lupinotoxine insoluble. On conseille en outre les évacuants susceptibles de provoquer une expulsion aussi rapide que possible du poison contenu dans le tube digestif; mais, ici encore, le sulfate de soude doit être proscrit; on emploiera les huileux et la levure de bière (Dammann). La viande des animaux malades peut être consommée. Il ne faut rejeter que celle provenant d'animaux parvenus à la dernière période de l'intoxication (Roloff).

Au point de vue anatomique et symptomatologique, la **lupinose du cheval** est identique à celle du mouton. Elle est ordinairement due à la présence de graines de lupin dans l'avoine ou à l'emploi des chaumes de lupin comme litière. Habituellement on constate une gastro-entérite plus intense que chez le mouton. Les animaux refusent les boissons et tous les aliments, même la meilleure avoine et le bon foin de prairie. La sensibilité générale est émoussée; parfois on observe une dépression cérébrale très accusée : la tête est appuyée sur la mangeoire, il y a des grincements de dents : les malades reculent, la tête est portée basse, la démarche est incertaine et chancelante. La fièvre, ordinairement légère, peut devenir très intense (40°,4 c. Butzert), le cœur bat 60 fois et plus à la minute (Kobel a noté — à une période plus avancée sans doute — 32 à 36 pulsations seulement). La respiration est calme ou accélérée; on a compté 36 à 40 respirations à la minute (Butzert); l'ictère est plus ou moins accusé; la défécation est rare; les crottins, petits, souvent couverts de mucus, exhalent une odeur putride. Les mictions sont fréquentes et peu abondantes. — Ces symptômes persistent, sans modification notable, pendant environ une semaine, puis la guérison se produit après 16 à 21 jours. On n'a relaté aucun fait de terminaison mortelle. Comme manifestations accessoires ou inconstantes, il faut mentionner (Butzert) : de légères coliques, un écoulement nasal épais, orangé; des eschares circonscrites (de la largeur d'une pièce de 5 francs) de la muqueuse linguale, la momification (gangrène sèche) de la peau du chanfrein, une inflammation cutanée avec exsudation d'un liquide jaunâtre, formation de croûtes et élimination de l'épiderme, inflammation qui s'observe à la lèvre inférieure ainsi qu'aux paturons et s'accompagne d'une tuméfaction œdémateuse des membres remontant jusqu'au genou et au jarret.

Addenda. — Les symptômes assignés à la lupinose peuvent être provoqués par d'autres maladies très peu connues, mais qui ne sont pas dues à l'ingestion du lupin. Celle de ces affections qui ressemble le plus à la lupinose a été observée, par Haubner, sur des moutons nourris à la drèche de pommes de terre, et décrite par cet auteur sous le nom d' « ictère malin » ou d' « hépatite typhique » (1). La lecture de la monographie du professeur de Dresde donne l'impression d'une identité parfaite de ces deux maladies, et dans la dernière édition du livre d'Haubner, elles sont décrites dans un seul chapitre par Siedamgrotzky. — Le « typhus hépatique » du cheval, étudié par Sander (2), rappelle en tout point la lupinose aiguë, et cependant cette affection est attribuée à l'action nocive des pâturages inondés. Reinemann, Jansen (3) et plusieurs autres praticiens prétendent que les chaumes de pois, de fèves et de vesces déterminent quelquefois un état analogue à la lupinose.

Le tableau clinique de la lupinose chronique rappelle également l' « induration de foie » ou « maladie de Schweinsberg » (voy. *Hépatite chronique*).

Enfin l'état morbide connu sous le nom de « mal de trèfle » a beaucoup d'analogie avec la lupinose : aussi l'avons-nous rapproché de cette dernière affection.

Bibliographie. — *Preuss. Mittheil.*, 1866-67 (WIENANDS : 1875-76-77-78-80-81. BELLISI. an. in *Thierarzt*, 1877. DAMMANN. *Deutsche Zeitschr. f. Thiermed.*, 1877 ; *Gesundheitspflege der Haussäugethiere*, 1883. ZÜRN. *Vorträge f. Thierärzte*, 1879 ; *Wiener landwirthschaftl. Zeitung*, 1885. KÜHN. *Bericht des landwirthschaftl. Instit. der Universit. Halle*, 1880 ; *Deutsche Zeitschr. f. Thiermed.*, 1881 ; *Blätter f. Belehrung u. Unterhaltung Hall*, 1881. — CALSTO, *Journ. d'agricult. prat.*, 1880. LIEBSCHER, *Bericht. d. landwirth. Inst. Halle*, 1880 ; *Archiv f. Thierheilkde*, 1881. — ARNOLD u. LEMKE, *Hannov. Jahresber.*, 1879-80. ARNOLD, *Ibid.*, 1880-82. ARNOLD u. SCHNEIDEMÜHL, *Ibid.*, 1882-83 ; *Deutsche Zeitschr. f. Thiermed.*, 1883. SCHNEIDEMÜHL, *Ibid.*, 1884. — BI u. *Thierarzt*, 1882. — ROLOFF, *Archiv f. Thierheilkde*, 1883. — BARTH. MELZBACH. PIRL. *Ibid.*, 1885. — BAUMGARTEL, *Sächs. Jahresber.*, 1883. — ZUNDEL, *Recueil vét.*, 1883. DIECKERHOFF. *Spec. Pathologie*, 1886. — WEGENER. PIRL, *Berlin. Archiv*, 1886.

LUPINOSE CHEZ LE CHEVAL. — WEGENER, *Preuss. Mittheil.*, 1877-78 ; *Berliner Archiv*, 1886. — HASELBACH, *Monatsschr. des Vereins österr. Thierärzte*, 1884. — KOBELL, *Adam's Wochenschr.*, 1884. — BUTZEL, *Prir. Mittheil. über Lupinose bei 9 Pferden.*

TRIFOLIOSE DU CHEVAL. — MAL DE TRÈFLE (*Kleekrankheit*).

Étiologie. — Les auteurs sont unanimes à reconnaître que le trèfle hybride est le seul nuisible. Les propriétés pathogènes de cette

(1) Haubner. *Landwirthschaftl. Thierheilkde.*

(2) Sander, *Hering's Pathologie*, 1858.

(3) Reinemann et Jansen. *Preuss. Mittheil.*, 1880-81.

plante sont connues depuis longtemps (Delafond). Peut-être sont-elles dues à des moisissures (*Erysiphe communis?*) qui exercent directement leur action irritante sur la muqueuse gastro-intestinale ou qui provoquent la formation d'une substance toxique analogue à celle dont nous avons parlé à propos de la lupinose, et qui agit particulièrement sur le foie et le cerveau.

Symptômes. — Le mal de trèfle s'exprime tantôt par des symptômes localisés à la peau et à la muqueuse buccale, tantôt par des manifestations dénonçant de graves lésions des organes internes. Dans le premier cas, on observe une tuméfaction de la face et une stomatite intense accompagnées d'ulcères sur la peau et la muqueuse des lèvres, d'une desquamation de l'épithélium de la langue, etc. (Lübicke, Hackbarth). Des altérations analogues se rencontrent aux régions du tégument cutané couvertes de poils blancs (en tête, liste, balzanes, etc.). La peau y devient jaunâtre, se couvre de vésicules, acquiert une sensibilité extrême et peu à peu s'escharifie (des processus analogues s'observent dans la lupinose). Parmi les symptômes généraux *lupinosiformes* produits par l'ingestion exclusive du trèfle, signalons particulièrement : la coloration ictérique de la muqueuse buccale et de la conjonctive (Aubry, Uebele (1)), Zipperlen), des accès de coliques, une grande faiblesse, de la somnolence alternant avec une vive excitation nerveuse (convulsions, symptômes rabiformes, attaques épileptiformes), la démarche chancelante, des accidents parétiques tels que l'amaurose, la paralysie du pharynx et l'hémiplégie (Aubry, Uebele).

Cette dernière forme de la maladie, qui se présente souvent à l'état enzootique et qui ressemble beaucoup à l'encéphalite subaiguë, est presque toujours rapidement mortelle.

Le **traitement** est très rarement suivi de succès. Il faut immédiatement cesser l'alimentation au trèfle ; ensuite on doit recourir à une médication symptomatique.

Bibliographie. — AUBRY, *Recueil vét.*, 1858. — DESSART, *Annal. de Bruxelles*, 1870. — HACKBARTH, *Preuss. Mittheil.*, 1870-71-73-74. — WEHENKEL, *Rapport sur l'état sanit. des an. en Belgique*, 1882. — UEBELE, *Repertor.*, 1875-78. — *Wiener Landwirthsch. Zeitung*, 1876. — *Annal. der Landwirthsch.*, 1877. — *Deutsche Landwirthschaft. Presse II Jahrg.* — LÜBICKE, *Thierarzt*, 1877. — FÜHLING'S *Landwirthsch. Zeitung*, 1880. — ZIPPERLEN, *Repertor.*, 1885. — GERBIS, *Berliner Archiv*, 1887.

INTOXICATIONS PUREMENT NARCOTIQUES (NEUROTIQUES).

1. INTOXICATION PAR LA STRYCHNINE.

Symptômes. — Ce sont ceux du tétanos toxique : convulsions tétaniques intenses et généralisées dont la durée varie de quelques

(1) Uebele (Communication inédite).

secondes à plusieurs minutes; encolure, colonne vertébrale, membres et queue tendus et raides; hyperesthésie; dyspnée pendant les attaques; mort par asphyxie, marche très rapide; durée moyenne chez le chien, cinq à sept heures; passé ce temps il n'y a plus de danger de mort; un signe diagnostique très important chez les petits animaux, c'est la résolution de l'accès tétanique dès qu'on les place dans l'attitude debout (Gerlach).

Autopsie. — Lésions de l'asphyxie. Comme dans le tétanos, il n'existe point d'altérations anatomiques essentielles.

Traitement. — Le meilleur antidote est l'hydrate de chloral (2 à 10 grammes chez le chien). Les anesthésies répétées au chloroforme sont également avantageuses.

Les injections de morphine, le bromure de potassium administré à l'intérieur, le tannin donné dans une décoction de café ou de thé sont encore des moyens recommandables. — Au début, on doit prescrire un vomitif. — Enfin, la respiration artificielle peut devenir nécessaire.

Les intoxications par la strychnine s'observent le plus souvent chez le chien après l'ingestion de poisons destinés à détruire les rats, mais on peut les constater chez les sujets de nos diverses espèces domestiques à la suite d'erreurs de doses ou de fautes commises dans l'administration des médicaments. Le plus sensible de tous les animaux est le chien (dose mortelle, 0gr,005 à 0gr,020); viennent ensuite le cheval (dose mortelle 0gr,1 à 0gr,3), le bœuf (dose mortelle 0gr,3 à 0gr,4), le porc (dose mortelle 0gr,05) et enfin les volailles.

Bibliographie. — Gerlach, *Gerichtl. Thierheilkde.* — Koch, *Pfälz'sche Zeitschr.*, 1874. — Labat, *Revue vét.*, 1877. — Konhäuser, *Monatsschr. österr. Thierärzte*, 1879.

2. INTOXICATION PAR LES TOURTEAUX DE FRUITS DE HÊTRE.

Symptômes. — Coliques très violentes (tétanos intestinal); spasmes toniques et cloniques qui rappellent le tétanos strychnique avec des symptômes de paralysie; démarche chancelante, chutes, impossibilité de se relever. — Marche très rapide, mort par asphyxie en quelques heures.

Autopsie. — Lésions de l'asphyxie.

Traitement. — Tannin, hydrate de chloral, morphine.

Ces intoxications, autrefois très fréquentes, sont produites par un poison narcotique médullaire, contenu dans les résidus de pression des fruits du hêtre. L'animal le plus sensible à cet agent est le cheval, chez lequel 3 livres de tourteaux suffisent à déterminer une intoxication mortelle; chez les sujets de nos autres espèces domestiques les intoxications sont plus rares.

Bibliographie. — Gerlach, *loc. cit.* — Magne et Baillet, *Traité d'agricult. pratiq.*, etc., t. III.

3. INTOXICATION PAR LA SOLANINE.

Symptômes. — Chez le bœuf : allure chancelante, vertige, paralysie, respiration ralentie ; parfois chutes brusques et mort en quelques minutes ; dans d'autres cas, la mort se fait attendre plusieurs heures, quelquefois même un à deux jours.

Autopsie. — Les altérations n'ont rien de caractéristique. Les signes de gastro-entérite qui ont été parfois observés ne se rapportent pas à l'intoxication par la solanine, mais à l'action irritante exercée sur la muqueuse intestinale par quelque aliment altéré.

Traitement. — Tannin, excitants.

Les intoxications par la solanine s'observent surtout chez le bœuf et la chèvre après l'usage de pommes de terre en germination, de tiges de pommes de terre ou de leurs fruits.

Bibliographie. — GERLACH, *loc. cit.* — SCHWARZ, *Repertor.*, 1877. — JUNGERS, *Thierarzt*, 1881. — KOPPITZ, *Monatsschr. Oesterr. Thierärzte*, 1883. — AUTGAERDEN, *Etat sanit. Brab.*, 1883. — SCHWANEFELD, *Berliner Archiv*, 1885. — KLEIN, *Ibid.*, 1886. — SCHMELTZ, *Ibid.*, 1887. — *L'Eleveur*, 1886. — COLSON, *Oesterr. Revue*, 1887.

4. INTOXICATION PAR L'ACIDE CYANHYDRIQUE.

Symptômes. — Respiration accélérée et difficile ; inquiétude, anxiété ; démarche chancelante, paralysie, tremblements ; convulsions, contractions épileptiformes, vomissement, coliques, diarrhée, collapsus.

Autopsie. — Dans l'intoxication foudroyante, le sang est rouge clair ; lorsque la maladie dure plus longtemps il est brun noirâtre ; odeur d'amandes amères ; signes de l'asphyxie.

Traitement. — L'hydrate d'oxyde de fer (voy. *Intoxication arsenicale*) est un antidote direct, grâce à la formation du cyanure de fer inoffensif. Saignée, respiration artificielle, excitants.

Les intoxications par l'acide cyanhydrique pur sont inconnues chez nos animaux. Mais on a observé, dans la plupart des espèces, des intoxications par des plantes ou des fruits renfermant l'acide prussique : noyaux de prunes, de pruneaux, de cerises ; feuilles du laurier-cerise (*Prunus lauro-cerasus*), du cerisier à grappes (*Prunus padus*), du pêcher commun (*Persica vulgaris*), par les amandes amères, etc. Les volailles sont très sensibles à l'action de l'acide cyanhydrique. La mort, précédée de convulsions, survient par asphyxie, par paralysie du cerveau et du centre respiratoire.

Bibliographie. — GERLACH, *loc. cit.* — KOPPITZ, *Thierarzt*, 1877. — *Repertor.*, 1877. — *Oesterr. Vereins monatsschr.*, 1884. — RENNER, *Berliner Archiv*, 1885. — *Adam's Wochenschr.*, 1887. — BARTHOLEYNS, *Bullet. belge*, t. III.

5. INTOXICATION PAR L'IVRAIE (*Lolium temulentum*).

Symptômes. — Chez le cheval, coliques et symptômes d'immobilité; chez le bœuf, perte de connaissance et convulsions généralisées.

Autopsie. — Gastro-entérite légère; hyperémie cérébrale et médullaire.

Traitement. — Tannin, excitants.

Les intoxications par l'ivraie sont très rares; on en a observé quelques cas sur le cheval; les symptômes n'apparaissent qu'après l'ingestion de grandes quantités de cette plante.

Bibliographie. — CHEVALIER, *Ann. d'hyg. et de méd. légale*, 1853. — BAILLIET, *Journ. des vét. du midi*, 1863-64; *Dictionn. vét.*, t. X. — GERLACH, *loc. cit.* — MARQUARDT, *Repertor.*, 1875.

6. INTOXICATION PAR L'ALCOOL (*Alcoolisme*).

Symptômes. — Excitation et inquiétude; manifestations rabiformes chez le bœuf; rougeur des muqueuses; battements du cœur tumultueux, pouls plein et accéléré. Plus tard, étourdissement, titubation, perte de connaissance, état parétique, collapsus. Terminaison assez souvent mortelle. Avortement (Möbius) et excitation génésique (Genée).

Autopsie. — Absence d'altérations constantes. Odeur alcoolique des organes. Hyperémie cérébrale et parfois hydropisie ventriculaire.

Traitement. — Excitants : café, éther, camphre, ammoniaque, carbonate d'ammoniaque. Douches froides sur la tête.

Chez nos animaux, les intoxications par l'alcool ordinaire ne s'observent qu'à la suite de l'ingestion de doses trop fortes d'un liquide alcoolique quelconque prescrit comme agent excitant ou antipyrétique. Mais les intoxications par les drèches et les malts alcooliques ne sont pas rares. Le mode d'action de ces substances est complexe : l'alcool, après absorption, agit sur les centres nerveux, et les matières fermentées irritent la muqueuse gastro-intestinale, de sorte qu'on observe des troubles gastriques, de la tympanite, etc. — Chez le porc, l'alcoolisme s'accompagne souvent de convulsions épileptiformes. Spinola a observé un cas d'alcoolisme chronique sur un chien de distillateur.

Bibliographie. — GERLACH, *loc. cit.* — LEHMANN, WEYNEN, *Preuss. Mittheil.*, 1855-58. — DAMMANN, *Thierarzt*, 1867. — GENÉE, *Recueil vét.*, 1868. — DINTER, *Sächs. Jahresber.*, 1868. — MÖBIUS, *Ibid.*, 1883. — DEVIEUSART, *Annal. de Bruxelles*, 1876. — FRIEDBERGER, *Münch. Jahresber.*, 1882-83. — HASELBACH, *Monatsschr. österr. Thierärzte*, 1884. — COURIOUX, *Presse vét.*, 1884. — ANDRÉ, *Bullet. belge*, 1885. — MÖBIUS, *Sächs. Jahresber.*, 1886. — UHLICH, *Ibid.*, 1887.

7. — INTOXICATION PAR LES PRÊLES (*Equisetum palustre*, *E. limosum*, *E. arvense*). — MAL D'ÉBRIÉTÉ.

Symptômes. — Au début, excitation et anxiété sans troubles des fonctions cérébrales; plus tard, incertitude des mouvements, allure chancelante et finalement paralysie de l'arrière-train, chutes, paralysie générale, insensibilité complète aux diverses excitations extérieures, perte de connaissance, coma, accélération du pouls; appétit normal;

troubles de la nutrition et diabète sucré lorsque la maladie dure un certain temps. Évolution tantôt très rapide (mort en quelques heures), ou subaiguë (2 à 8 jours), ou chronique (une à plusieurs semaines).

(Chez le bœuf, une diarrhée opiniâtre et des symptômes de paralysie dominent la scène lorsque les animaux ont ingéré des prêles en grande quantité; mais lorsque l'usage de ces plantes a été très prolongé, la cachexie, l'hydrémie et la faiblesse paralytique surviennent peu à peu.)

Autopsie. — Hyperémie, œdème des centres nerveux et notamment du cervelet (Schmitt). Hydropisie ventriculaire et arachnoïdienne. Hydrémie lorsque la durée de la maladie a été longue. Dans certains cas, altérations inflammatoires de la muqueuse de l'estomac et de l'intestin.

Traitement. — Changement de régime, purgatifs, excitants, camphre; applications dérivatives le long de la colonne vertébrale.

D'après Viborg, le « mal d'*Equisetum* », encore appelé « mal d'ébriété », était déjà considéré par les anciens (Pline) comme une affection très grave. Spinola (1) incrimine l'*Equisetum palustre* comme l'une des causes du vertige. Cette plante renferme un poison narcotique encore inconnu, mais qui rappelle l'alcool par ses effets. Les indications des auteurs sur le degré de toxicité des diverses prêles et sur la susceptibilité des différentes espèces animales (cheval, bœuf, mouton) sont assez contradictoires; néanmoins, il semble en résulter que la toxicité des prêles, de même que celle des lupins, est sous la dépendance du terrain, du climat, du mode de conservation, etc. Certains auteurs affirment que les équisétacées sont inoffensives lorsqu'elles sont mélangées à d'autres aliments, ce qui fait supposer que l'organisme s'y habitue peu à peu et acquiert une sorte d'immunité pour de petites quantités de ces plantes. Ils ont aussi constaté que le foin riche en prêles devient inoffensif six mois après la récolte ou lorsque la pluie l'a lessivé. Schwarz nous a communiqué les curieux renseignements suivants : L'*Equisetum arvense* pousse très abondamment sur les rives de la Vistule et sur les deux plateaux que sépare ce fleuve; il y est considéré comme une herbe dangereuse désignée sous le nom de *Heermoos* et il entre souvent pour moitié dans la composition du foin : dans ces conditions, celui-ci est à rejeter complètement de l'alimentation des vaches; les bêtes bovines, du reste, ne le prennent qu'avec dégoût; lorsqu'elles sont obligées de s'en nourrir, elles maigrissent, il survient du ptyalisme, les dents s'ébranlent (le bord des gencives est le siège d'une inflammation très intense), et si l'usage de ce foin est prolongé, les dents se décollent et tombent. Mais ce qui est fort étrange, c'est que les chevaux mangent ce mauvais foin avec avidité et n'en éprouvent aucun malaise; aussi le réserve-t-on toujours pour le cheval; dans les magasins royaux, il est reçu comme bon fourrage. L'*Equisetum palustre* est regardé comme un excellent aliment de la vache; on le désigne sous le nom de *mousse des vaches* (*Kühmoos*).

Les conditions de la toxicité des prêles sont complètement ignorées; peut-être le poison est-il produit, comme dans la lupinose, par des parasites. La glycérie aquatique (*Glyceria aquatica*) et le roseau commun (*Phragmites communis*) semblent agir de la même façon que les prêles (2).

(1) Spinola, *Handbuch der Spec. Pathologie.*

(2) Morro, Köpke, *Arch. f. wiss. u. prakt. Thierheilkde*, 1855.

Bibliographie. — Viborg, *Instruct. vétér.*, 1818; in *Magazin von Hertwig*, 1867. — Nielsen, *Repertor.*, 1855. — Dominik, Rüffert, Kniebusch, *Preuss. Mittheil.*, 1856-57. — Ruffert, Kniebusch, *Ibid.*, 1858-59; 1867-68. — Dinter, *Sächs. Jahresber.*, 1856-57. — *Revue clinique de Dorpat*, 1862. — Thoms, *Magazin*, 1869. — Renelt, *Ibid.*, 1867; *Oesterr. Revue*, 1880. — Dammann, *Thierarzt*, 1870. — Schmidt, *Adam's Wochenschr.*, 1875. — Pelschimofsky, *Oesterr. Vereinsmonatsschr.*, 1886. — Morro, *Berliner Archiv*, 1886. — Dieckerhoff, *Spec. Pathologie*, 1886.

8. INTOXICATION PAR L'OXYDE DE CARBONE.

Symptômes. — Vertige, stupeur, perte de connaissance, asphyxie.

Autopsie. — Sang rouge vermeil; lésions de l'asphyxie.

Traitement. — Air frais, excitants, douches froides, saignée.

Les intoxications par l'acide carbonique et par le gaz de l'éclairage présentent le même appareil clinique. Les empoisonnements par l'éther et le chloroforme (ce dernier est extrêmement dangereux chez le chat) s'accompagnent de symptômes et de lésions analogues.

Bibliographie. — Gerlach, *loc. cit.* — Ditting, *Repertor.*, 1875. — Rilazer, *Adam's Wochenschr.*, 1886.

9. INTOXICATION PAR LA JAROSSE (*Lathyrus Cicera*). — LATHYRISME.

Symptômes. — Chez le cheval : anxiété et cornage laryngien ; paralysie, faiblesse des lombes, asphyxie.

Autopsie. — Aucune altération caractéristique.

Traitement. — Changement de régime. Trachéotomie.

Bibliographie. — Gerlach, *loc. cit.* — Vuerier, *Recueil vét.*, 1869. — Kopp, *Journ. du Midi*, 1869. — Schrynmakers, *Annal. de Bruxelles*, 1876. — Schuchardt, *Deutsche Archiv f. klin. Med.*, 1887. — Mac Call, *The Veterin.*, t. LIX.

10. INTOXICATION PAR LA MORSURE DE VIPÈRE (*Vipera berus* et *V. aspis*).

Symptômes. — Faiblesse, inquiétude, tremblements, dyspnée, accélération du pouls, qui devient presque imperceptible vers la fin de la vie.

Marche très rapide. Engorgement local (ordinairement aux membres ou à la tête) qui s'étend vers le tronc.

Autopsie. — Inflammation locale. Sang noir, liquide. Les autres altérations ne sont pas constantes.

Traitement. — Cautérisation potentielle ou actuelle de la plaie. Empêcher, si cela est encore possible, l'absorption du poison par l'application d'une ligature élastique. Ammoniaque à l'extérieur et à l'intérieur; injections hypodermiques d'acide phénique (3 p. 100) ou de crésyl. A l'intérieur, excitants, alcool à haute dose, ammoniaque anisée (1).

(1) J'ai obtenu plusieurs succès avec des mouchetures dans l'engorgement; frictions répétées de liniment ammoniacal; ammoniaque à l'intérieur dans du vin. (L. T.)

Clichy (1), Lies (2), Fünfstück (3), Bramstedt (4) et d'autres praticiens ont observé, sur le cheval, des intoxications produites par des piqûres d'abeilles. Les symptômes présentaient une assez grande ressemblance avec ceux provoqués par les morsures de vipères.

Chez nombre de chiens mordus par des vipères, Reindl-Aibling a obtenu d'excellents résultats par les injections sous-cutanées d'acide phénique (5).

Bibliographie. — Gerlach, *loc. cit.* — Förderreuther, *Adam's Wochenschr.*, 1877. — Koppitz, *Oesterr. Monatsschr.*, 1879. — Martin, *Münch. Jahresber.*, 1884-85. — Lammers, *Arch. f. wiss. u. prakt. Thierheilkde.* — Uhlich, *Sächs. Jahresber.*, 1886. — Giovanoli, *Schweizer Archiv f. Thierheilkde*, 1886. — De Cacenda, *Rundschau auf dem Geb. der Thiermed.*, 1887. — Greswell, *The Veterin.*, t. LIV. Kaufmann. *Bullet. de l'Acad. de médecine*, 1888; *Bullet. Soc. cent. vét.*, 1889 et *Recueil vét.*, 1890.

HELMINTHIASE INTESTINALE.

Généralités. — Le canal gastro-intestinal de nos animaux domestiques héberge souvent des vers qui, heureusement, dans l'immense majorité des cas, ne sont pas bien dangereux.

Leur action nocive dépend de leur nombre et de l'espèce à laquelle ils appartiennent. Il en est qui provoquent des symptômes graves par les altérations intestinales qu'ils déterminent et par l'envahissement d'organes dans lesquels on ne les observe pas habituellement (Ascarides dans le canal cholédoque, Röll).

Lorsqu'ils existent en grand nombre, ils peuvent occasionner des troubles par irritation ou traumatisme de la muqueuse (Ténia Échinocoque), par les obstacles qu'ils créent au cheminement des matières alimentaires ou par l'obstruction complète de l'intestin (Ascaride mégalocéphale); d'autre part, l'absorption des matériaux nécessaires à leur nutrition ne laisse pas d'exercer une influence débilitante sur les animaux qui en sont affectés.

Les principaux symptômes observés sur les animaux dont l'intestin recèle des vers intestinaux sont les suivants :

1° Maigreur et troubles de la nutrition (anémie et cachexie);

2° Catarrhe gastro-intestinal plus ou moins intense et hémorragies intestinales;

(1) Clichy, *Recueil vét.*, 1853.
(2) Lies, *Adam's Wochenschr.*, 1875.
(3) Fünfstück, *Sächs. Jahresber.*, 1886.
(4) Bramstedt, *Archiv f. wiss. u. prakt. Thierheilkd.*, 1885.
(5) Kaufmann recommande de combattre les morsures de vipères par des injections hypodermiques de permanganate de potasse (solutions à 1 0/0) et par l'administration interne de lait contenant un peu d'alcool et quelques gouttes d'ammoniaque. N. D. T.

3° Constipation et ses conséquences ; coliques ;

4° Phénomènes nerveux sous les formes et les degrés les plus divers.

Mais ces symptômes n'ont rien de caractéristique : parfois on les observe sans qu'il y ait helminthiase, et chez beaucoup d'animaux ils font défaut alors que l'intestin renferme de nombreux parasites. Toutefois, ils acquièrent une réelle importance lorsqu'ils s'accompagnent de l'expulsion de vers. Dans ce dernier cas, faut-il encore se garder de formuler le diagnostic *helminthiase* avant d'avoir fait l'examen complet du malade, car les phénomènes rationnels constatés peuvent se rapporter à d'autres affections. Des faits extrêmement communs témoignent que les vers intestinaux existent parfois en grand nombre et laissent aux animaux toutes les apparences de la santé.

La marche de l'helminthiase est subordonnée à l'espèce et à la quantité des parasites. Sa terminaison est quelquefois fatale pour les sujets jeunes, chez lesquels elle produit facilement l'anémie et la cachexie.

Jusqu'à présent la prophylaxie n'est possible que pour un nombre très restreint d'Helminthes (*Tænia Echinococcus*, *T. Cœnurus*, *Trichina spiralis*) ; pour la plupart, on ne peut même pas soupçonner la présence des œufs et des larves dans les aliments ni dans l'eau.

Lorsqu'on a quelque raison de croire à l'existence de l'helminthiase, on peut assurer le diagnostic par l'emploi des anthelminthiques. Dès qu'il est nettement établi, il faut instituer un traitement variable suivant l'espèce du parasite et celle de l'animal qui en est atteint.

Bibliographie générale. — DAVAINE, *Traité des entozoaires*, 1859 et 1877. — BAILLET, *Nouveau diction. vét.*, 1866. — ERCOLANI, *Nuovi elementi di medicina veterinaria*, 1859. — COBBOLD, *Parasites*, 1879. — LEUCKART, *Parasiten*, 1881. — PERRONCITO, *Parassiti*, 1882. — ZÜRN, *Die thierischen Parasiten*, etc., 1882 ; u. *Die Krankheiten des Hausgeflügels*, 1882. — RÖLL, *Lehrbuch der Pathol. u. Therap.*, 1885. — RAILLIET, *Éléments de zoologie médicale et agricole*, 1885. — BIRCH-HIRSCHFELD (JOHNE), *Lehrbuch der pathol. Anatom.*, 1886. — SCHÖNE, *Beitrag zur Statistik der Entozoen beim Hunde*, Leipzig, 1886. — KÜCHENMEISTER u. ZÜRN, *Die Parasiten des Menschen*, 1887. — NEUMAN, *Traité des maladies parasitaires non microbiennes des animaux domestiques*, 1888.

I. — PLATHELMINTHES.

Les espèces les plus importantes chez nos divers animaux domestiques sont :

A. CHEZ LE CHIEN : 1° le *Tænia cucumerina*, le plus fréquent ; d'après Melnikow (1), sa larve se trouve dans le Trichodecte du chien ; 2° le *Tænia serrata*, qui provient du Cysticerque pisiforme du lièvre et du

(1) Melnikow, *Archiv für Naturgesch.*, 1869.

lapin (foie, poumon, péritoine); 3° le *Tænia marginata*, qui provient du Cysticerque ténuicol des ruminants et du porc; 4° le *Tænia Cœnurus*, qui provient du Cœnure cérébral des ruminants; 5° le *Tænia Echinococcus*, qui provient de l'Échinocoque polymorphe des herbivores et du porc; 6° les *Bothriocéphales*, très rares, trouvés par Krabbe en Islande et dans le Groenland (1).

B. Chez le mouton : 1° le *Tænia expansa* (qui peut atteindre une longueur de 60 mètres), agent de l'helminthiase épizootique des agneaux, et beaucoup d'autres espèces incomplètement connues.

C. Chez le cheval : 1° le *Tænia perfoliata*, le plus fréquent; 2° le *Tænia plicata*; 3° le *Tænia mamillana*, très rare (assez commun en France) et long de 1 centimètre seulement.

D. Chez le bœuf : 1° le *Tænia expansa*; 2° le *Tænia denticulata*; 3° le *Tænia alba*.

E. Chez la chèvre : le *Tænia expansa*.

F. Chez le chat : 1° le *Tænia crassicollis*; le *Tænia elliptica*; 3° le *Botriocephalus latus*.

G. Chez les volailles : 1° le *Tænia infundibuliformis* (poule et canard); 2° le *Tænia lanceolata* (oie et canard); 3° le *Tænia cuneata*; 4° le *Tænia proglottina*; 5° le *Tænia Cesticillus*; 6° le *Tænia tetragona* (poule); 7° le *Tænia cantaniana* (dindon); 8° le *Tænia crassula* (pigeon); 9° le *Tænia fasciata*; 10° le *Tænia setigera* (oie); 11° le *Tænia trilineata*; 12° le *Tænia coronula*; 13° le *Tænia anatina*; 14° le *Tænia gracilis*; 15° le *Tænia sinuosa*; 16° le *Tænia megalops*; 17° le *Tænia conica*; 18° le *Tænia imbutiformis* (canard); 19° le *Bothriocephalus longicollis* (poule).

Histoire naturelle. — Les Ténias ou Cestodes appartiennent au groupe des Plathelminthes. Ils forment des colonies (*strobila*) dont les divers articles se constituent aux dépens du scolex, qui est la tête de toute la colonie. Les articles mûrs sont désignés sous le nom de proglottis. La tête possède une trompe rétractile (*rostellum*) et elle peut se fixer sur la muqueuse au moyen de ventouses et de crochets.

Chaque segment est constitué par une couche musculeuse externe possédant une cuticule et par une couche intérieure contenant l'appareil génital et les troncs vasculaires. L'appareil génital est hermaphrodite : il est représenté par l'utérus, l'ovaire, le vagin et la vulve, d'une part, et par les testicules, les canaux déférents et le cirre, d'autre part. L'ouverture génitale se trouve presque toujours sur l'un des bords. Les œufs, qui sont très abondants dans l'utérus, possèdent une coque membraneuse très dure (embryophore) enveloppant un embryon globuleux, clair, pourvu de quatre ou de six crochets; ils sont extrêmement résistants, mais la sécheresse les tue. Lorsque ces œufs parviennent dans l'estomac d'un vertébré, il s'en échappe un embryon

(1) La larve du Bothriocéphale large (espèce assez commune dans l'Europe centrale) vit dans divers poissons. (N. D. T.)

qui perfore la paroi gastrique et va se loger dans les organes les plus divers, en s'enkystant et en perdant ses crochets ; il constitue ainsi le « ver vésiculaire » ou Cysticerque. Si celui-ci est introduit par un mécanisme quelconque dans le canal digestif d'un hôte favorable à son développement, son scolex (tête) devient libre par suite de la digestion de la vésicule ; au moyen de ses crochets, il s'attache à la muqueuse intestinale et se développe en produisant une nouvelle colonie.

La connaissance des transformations des vers rubanaires, établissant ce fait capital que les Cysticerques ne constituent qu'un stade préliminaire, agame, des Ténias, est due aux recherches expérimentales de Van Beneden, Küchenmeister, V. Siebold, Leuckart, Haubner et quelques autres.

L'opinion de Mégnin (1), d'après laquelle les Ténias armés ne représenteraient qu'un stade de développement des Ténias inermes, a été combattue par divers auteurs (Moniez et Railliet : Zürn). Mégnin soutient que les Ténias armés et les Ténias inermes proviennent des mêmes larves cystiques. Le *Tænia perfoliata* du cheval, par exemple, ne serait autre chose que le *Tænia Echinococcus* du chien arrivé à sa dernière période évolutive.

Lésions anatomiques de la muqueuse intestinale produites par les vers rubanaires. — Lorsque les vers n'existent qu'en petit nombre, très souvent les altérations sont peu accusées, catarrhales. Dans d'autres cas, au contraire, on trouve des lésions inflammatoires intenses. Sur la muqueuse intestinale du chien, Schieferdecker a constaté de véritables tunnels dans chacun desquels était logé un Ténia cucumérin. Ces canaux étaient formés aux dépens des villosités intestinales hypertrophiées englobant le ver et soudées au-dessus de lui, en constituant une voûte recouverte d'épaisses couches de cellules épithéliales desquamées. A leur voisinage, les glandes de Lieberkühn étaient raccourcies et évasées ; çà et là on observait une hypertrophie du tissu conjonctif intertubulaire. De semblables altérations entraînent forcément des troubles fonctionnels, tant par l'obstacle à l'absorption résultant de l'hypertrophie papillaire que par la diminution des sécrétions intestinales consécutive à l'atrophie des glandes.

Chez le chien, des altérations anatomiques intenses sont parfois produites par le Ténia Échinocoque. Ces parasites, extrêmement petits, se fixent par centaines de mille à la muqueuse ; souvent ils provoquent des hémorragies intestinales et une entérite mortelle. D'autres vers rubanaires obstruent complètement la lumière du conduit intestinal et peuvent occasionner l'invagination.

Chez les volailles, les principales altérations constatées à la muqueuse intestinale sont : l'hyperémie, l'infiltration, le catarrhe desqua-

(1) Mégnin, *Bullet. Soc. cent. vét.*, 1879.

matif avec sécrétion abondante d'un mucus jaune rougeâtre ou purulent.

Chez le cheval, Mégnin a observé la perforation de l'intestin grêle, la formation de diverticules et de kystes produits par le *Tænia perfoliata*.

On doit à Schöne une intéressante statistique sur les entozoaires du chien.

1° La fréquence relative des Ténias et des entozoaires en général, dans les diverses races canines, est établie par les chiffres suivants :

Parmi les CHIENS DE CHASSE examinés, 52,94 p. 100 étaient porteurs d'entozoaires (le *Tænia serrata* était le plus fréquent).

Les CHIENS DE BOUCHER ont donné la proportion de 66,66 p. 100 (entozoaire le plus commun, *Tænia marginata*).

Les CHIENS DE GARDE, 50,14 p. 100 (entozoaire le plus commun, *Tænia cucumerina*).

Les CHIENS D'ATTELAGE, 72,22 p. 100 (l'entozoaire constaté dans presque tous les cas était le *Tænia marginata*).

Les CHIENS DE BERGER, 57,14 p. 100 (ils étaient porteurs des *Tænia marginata*, *T. serrata* et *T. cucumerina* ; ce sont les seuls chez lesquels le *Tænia Cœnurus* ait été constaté (7,14 p. 100).

Les CHIENS DE LUXE, 70,37 p. 100 (36 p. 100 renfermaient les *Tænia marginata* et *T. cucumerina* et 15,74 p. 100 le *Tænia serrata*).

2° L'*Ascaris marginata* a été rencontré le plus souvent (42 p. 100) sur les chiens de luxe.

3° L'*Uncinaria trigonocephala* a été trouvée exclusivement sur les chiens de luxe (5,2 p. 100).

4° L'*Echinococcus polymorphus* exclusivement sur les chiens d'attelage (5,5 p. 100).

5° Le *Cysticercus cellulosæ* exclusivement aussi sur les chiens d'attelage (5,5 p. 100).

6° L'*Hemistoma alatum* exclusivement sur les chiens d'attelage (5,5 p. 100).

7° Le *Pentastoma tænioïdes* (*Linguatula rhinaria*) a été constaté le plus fréquemment sur les chiens de berger (21,42 p. 100).

D'après les recherches de Zschokke, qui ont porté sur 177 chiens, 60, soit 34 p. 100, étaient porteurs de Ténias : 38 renfermaient le *Tænia cucumerina*, 9 le *Tænia marginata*, 7 le *Tænia Echinococcus*, 3 le *Tænia serrata*, et 3 le *Tænia Cœnurus*.

Symptômes. — Dans la grande majorité des cas, les Ténias ne déterminent aucun symptôme appréciable.

Lorsqu'ils provoquent des troubles, ce sont ordinairement ceux du catarrhe intestinal chronique, accompagnés de manifestations particulières, variables suivant les espèces. Les animaux chez lesquels on constate le plus souvent des accidents déterminés par les entozoaires sont le chien, l'agneau et les volailles.

1° Les Ténias sont très fréquents chez le chien, mais les cas où ils produisent des troubles de l'état général sont, en somme, assez rares. C'est sur les chiens de boucher et de berger, les chiens de chasse et les jeunes sujets des diverses races qu'on les remarque le plus habituellement. Les symptômes rationnels provoqués par ces parasites sont ceux du catarrhe intestinal chronique. L'appétit est très capricieux; à certains moments on observe une véritable faim-valle; néanmoins l'embonpoint diminue; les jeunes chiens sont souvent inquiets; ils agitent la queue, courent, happent en portant les dents sur l'abdomen, changent fréquemment de couche, etc.

Chez les chiens très irritables qui hébergent de grandes quantités de Ténias et notamment les *Tænia Echinococcus* et *T. cucumerina*, on constate parfois des symptômes rabiformes qui ont fait croire autrefois à l'existence d'une connexion étroite entre l'helminthiase et la rage. Les manifestations de cette « pseudo-lyssa » sont le vertige, les convulsions, les attaques épileptiformes, la paralysie, la propension à mordre, l'altération de la voix, la paralysie de la mâchoire inférieure, une grande faiblesse et la stupéfaction (Leisering a produit expérimentalement tous ces symptômes chez des chiens en leur faisant ingérer des Échinocoques). La plupart du temps ces accidents rabiformes sont déterminés par le *Tænia Echinococcus*; nous les avons observés aussi avec le *Tænia cucumerina*. Ils sont dus sans doute aux vives douleurs provoquées par l'entérite. En s'accumulant dans certains points, les Ténias peuvent produire l'obstruction complète de l'intestin et la mort.

Lesbre a observé un cas très remarquable et unique d'auto-infection du chien par le *Tænia serrata* (Cysticerques pisiformes ? dans le cerveau); comme symptômes, il a surtout noté des troubles nerveux, des grincements de dents et des mouvements insolites.

La larve du *Tænia cucumerina*, rencontrée par Melnikow dans le Trichodecte du chien, a reçu le nom de *Cryptocystis Trichodectis*. Les chiens s'infesteraient en ingérant des Trichodectes. Mais ce qui est au moins singulier, c'est que les chiens porteurs de Ténias cucumérins ne sont que très exceptionnellement affectés de Trichodectes; nous n'en avons presque jamais rencontré, et nous pensons que le mode ordinaire d'infestation n'est pas celui-là (1).

2° Dans l'espèce ovine, le *Tænia expansa* peut provoquer une helminthiase épizootique (téniasis épizootique des agneaux), fréquente pendant les étés humides et sur les sujets conduits dans des pâturages marécageux. Les moutons très jeunes sont particulièrement prédisposés à contracter le *Tænia expansa*; chez les sujets âgés, son développement est favorisé par les maladies débilitantes et la dysenterie (Spinola). Le *Tænia expansa* est remarquable par sa croissance extrêmement rapide. Sur des agneaux âgés de 4 semaines, Spinola a trouvé des vers longs de 10 mètres; cette constatation a fait admettre, à tort, une infestation intra-utérine.

Les symptômes du téniasis épizootique ne se distinguent en rien de ceux de la cachexie : les malades présentent tous les signes de

(1) En effet, les recherches récentes de Grassi ont montré que le plus souvent c'est la Puce du chien qui joue le rôle d'hôte intermédiaire.

(N. D. T.)

l'anémie; la peau et la conjonctive sont pâles, la laine est claire, dépourvue de suint et s'arrache avec facilité, etc. Plus tard surviennent des troubles digestifs. L'appétit est capricieux et la rumination ne s'effectue plus régulièrement; les jeunes animaux sont maigres et se développent lentement; ils sont faibles, ne cherchent point à s'échapper lorsqu'on veut les prendre et se traînent derrière le troupeau. Il y a ordinairement de la constipation; à certains moments, on observe de l'inquiétude, de l'anxiété; les sujets se couchent pour se relever aussitôt; ils voussent le dos, lèvent la queue, font des efforts de défécation qui n'aboutissent pas; on peut constater un léger ballonnement. Lorsque la cachexie est avancée, la diarrhée survient et bientôt la faiblesse est extrême. Parvenue à cette période, la maladie est absolument incurable et les animaux ne tardent pas à périr dans l'épuisement et le marasme.

3° Chez les *volailles*, qui hébergent parfois un grand nombre d'espèces de Ténias, l'helminthiase s'annonce, soit par des troubles gastriques et une diarrhée muqueuse ou sanguinolente, soit par un simple dépérissement, l'appétit étant conservé. Les sujets sont tristes et abattus; les plumes ternes, hérissées, fourmillent souvent de parasites divers. On peut observer des accès épileptiformes périodiques. Peu à peu l'appétit diminue, puis disparaît complètement, les oiseaux s'affaiblissent, s'émacient et meurent. Le mal affecte parfois le caractère épizootique, ainsi que l'a observé Friedberger sur le faisan.

Les Ténias des autres animaux (chevaux, bœufs, chèvres, chats) déterminent très rarement un état morbide proprement dit. Mégnin a relaté deux cas de péritonite par perforation produite par le *Tænia perfoliata*.

Dans la Forêt-Noire, en 1874, on a observé, sur le chat, une épidémie produite par le *Tænia crassicollis*, et en même temps on a constaté la disparition presque complète de la souris des champs, qui était tuée par le *Cysticercus fasciolaris*. Les chats malades maigrissaient et succombaient rapidement (1).

Comme cause probable de la perforation intestinale chez le chat, Perroncito indique les blessures de la muqueuse déterminées par les crochets de la tête du *Tænia crassicollis*. Chez plusieurs chats qui avaient succombé à une gastrite, Zschokke a rencontré le *Tænia crassicollis* dans l'estomac, alors que, chez les chats sains sacrifiés, il l'a toujours trouvé dans l'intestin grêle et surtout dans le jéjunum. Il a considéré la présence du parasite dans l'estomac comme la cause de la mort.

Diagnostic. — Chez nos animaux domestiques, l'existence des Ténias ne peut être reconnue que par l'expulsion de proglottis ou par

(1) Lydtin, *Mittheil. über das badische Veterinärwesen*, Carlsruhe, 1882.

l'autopsie (cas fréquent chez le mouton). Les parasites sont ordinairement rejetés avec les excréments; chez le chien, on les voit souvent à la surface des crottes: quelquefois ils gagnent la marge de l'anus, cheminent lentement entre les poils des régions voisines et bientôt se dessèchent en formant des cordons jaunâtres ou blanchâtres, plus ou moins aplatis. L'expulsion par le vomissement est plus rare. — Les proglottis irritent parfois la muqueuse rectale et provoquent un prurit que les animaux cherchent à calmer en se frottant l'anus, la queue et le périnée contre les corps durs ou en se traînant sur leur séant (1) : mais ces symptômes existent également dans d'autres maladies. La dilatation anormale de la pupille, considérée par certains auteurs comme un signe pathognomonique de l'helminthiase, n'a aucune valeur séméiologique (2).

Zürn soupçonne la présence de vers intestinaux chez les poules lorsque celles-ci montrent une grande avidité pour l'eau.

Pour ce qui a trait au diagnostic différentiel des divers ténias que peut héberger un même individu et à leur détermination zoologique, nous renvoyons aux *Traités de Parasitologie*. Nous nous bornerons ici à donner les caractères macroscopiques principaux des Ténias les plus communs du chien.

1° *Tænia cucumerina* : souvent pelotonné; anneaux en forme de cucurbitains, c'est-à-dire elliptiques, longs, possédant une ouverture génitale de chaque côté du bord libre : largeur maxima 0m,002 ; longueur 0m,05 à 0m,10 rarement 0m,20 ; assez épais : œufs rougeâtres, en amas ou « cocons ».

2° *Tænia serrata* : anneaux quadrangulaires, réunis par des dentelures (bords en scie), munis d'une ouverture génitale, alternativement à droite et à gauche sur le bord libre ; anneaux très longs jusqu'à 0m,013 et larges jusqu'à 0m,005 ; longueur totale 0m,50 à 1 mètre.

3° *Tænia marginata* : anneaux quadrangulaires à réunions régulières, souvent plus larges que longs, à bords ondulés et à ouverture génitale latérale et alternante. Longueur totale 2 à 5 mètres. C'est le Ténia le plus large et le plus long du chien.

4° *Tænia Cœnurus* : anneaux quadrangulaires blancs ; les derniers sont oblongs, très longs relativement à la largeur. Longueur totale 0m,50 à 1 mètre.

5° *Tænia Echinococcus* : formé par trois ou quatre anneaux et long de 0m,004 à 0m,006 ; le dernier article renferme les œufs. Les anneaux sont blancs, elliptiques, et peuvent être confondus avec les villosités intestinales.

Traitement. — Les médicaments ténifuges sont très nombreux. Pour agir sûrement, ils doivent être donnés à des doses relativement considérables; en outre, il faut compléter leur emploi par l'administration d'un purgatif, à moins que l'anthelminthique ne possède des

(1) Ce prurit de l'anus n'est-il pas plutôt un effet réflexe de l'irritation intestinale? On comprend difficilement comment les proglottis pourraient, en raison de leur forme, irriter la muqueuse. Le prurit d'ailleurs ne se fait pas seulement sentir à l'anus, mais aussi sur le bout du nez. Beaucoup de chiens se frottent le nez sur le sol. (L. T.)

(2) Cette dilatation de la pupille est significative dans certains cas. (L. T.)

propriétés laxatives. Les scolex détachés peuvent parfaitement se fixer à nouveau sur la muqueuse.

Les préparations ténifuges doivent trouver le canal digestif préparé par une abstinence de vingt-quatre heures et par des lavements. Il faut les donner à jeun. Chez le chien, il est toujours prudent de tenir prête une deuxième dose, pour le cas où la première serait vomie.

1° Contre les Ténias du chien, on emploie surtout l'extrait éthéré de fougère mâle (2 à 8 gram., en capsules ou en pilules, avec la poudre de rhizome de fougère ; on peut aussi donner cette dernière, à l'état frais, à la dose de 10 à 25 grammes. L'extrait de fougère est incontestablement l'un de nos meilleurs ténifuges (1). — Le kamala, à la dose de 2 à 12 grammes, est à la fois anthelminthique et purgatif. — On fait encore usage de l'écorce de racine de grenadier (50 à 150 gram., que l'on fait macérer dans un litre d'eau pendant vingt-quatre heures et que l'on réduit par l'ébullition) et des fleurs de kousso (5 à 25 gram., dans du lait), en renouvelant la dose au bout d'une heure (la koussine, à la dose de 5 grammes dans 50 grammes d'huile de ricin, ne nous a pas donné de résultats satisfaisants). La noix d'arec pulvérisée a été recommandée par Hauly, dès 1862; dans ces derniers temps elle a repris quelque faveur : on la donne à la dose de 8 à 20 grammes, incorporée à du beurre frais et administrée en deux fois à 1-2 heures d'intervalle; si, après deux à trois heures, il n'y a pas évacuation, on administre 10 à 30 grammes d'huile de ricin. Les Ténias et les Némathelminthes sont rejetés après deux à six heures. La noix d'arec est vomie plus souvent que la plupart des autres anthelminthiques. — On utilise plus rarement les grains de citrouille (25 à 30 grains) desséchés et pulvérisés, en complétant leur action par l'administration d'un laxatif (Zürn), les fruits de l'*Embelia Ribes* (Harris) et l'oxyde de cuivre noir préconisé par Hager ($0^{gr},05$ trois fois par jour, pendant plusieurs jours de suite). Le chloroforme et le crésyl sont bien plus efficaces que ces derniers agents (2).

2° Dans le cas de téniasis épizootique, il faut tout d'abord éloigner les agneaux des pâturages suspects. D'après Hackbarth, les ténifuges ne deviendraient réellement efficaces qu'au moment où les vers ont atteint un certain développement et lorsque les animaux présentent des troubles sérieux provoqués par les parasites. On peut employer tous les anthelminthiques indiqués pour le chien et aux mêmes doses. Parmi les remèdes modernes, les plus efficaces sont le picrate

(1) On obtient des effets remarquables en le mélangeant à la teinture : 2 à 8 grammes dans 10 à 40 grammes. Mais la préparation étant très irritante pour la muqueuse intestinale doit être mélangée à une assez grande quantité d'un excipient quelconque. (L. T.)

(2) Un agent puissant et d'une innocuité parfaite est la graine de bouleau, donnée pendant quatre à cinq jours, en suspension dans du lait, 10 à 50 grammes par jour suivant l'âge et la taille. (L. T.)

de potasse ($0^{gr},6$ à $1^{gr},25$, en pilules) et la koussine ($0^{gr},12$). Philippi préfère l'extrait de fougère mâle, à la dose de 2 à 4 grammes, ou le kamala (5 à 6 gram.) avec administration d'huile de ricin trois heures après celle de la potion ténifuge (1).

Autrefois, on faisait usage des *gâteaux antivermineux* de Spinola (fougère mâle, absinthe et graisse de voiture ãã 1 kilogramme; sel de cuisine 1/2 kilogramme; farine et eau q. s.) et de l'huile empyreumatique de Chabert, donnée par cuillerée à café, avec $0^{gr},2$ à $0^{gr},3$ d'émétique.

3° Pour les *oiseaux*, Zürn recommande la noix d'arec pulvérisée, à la dose de 2 à 3 grammes, en pilules, et un purgatif. Cet agent paraît être le meilleur anthelminthique pour les diverses espèces aviaires; après son administration, les dindons éprouvent parfois une certaine excitation. Le rhizome de fougère mâle pulvérisé (à la dose de 1 à 4 gram.) est bien inférieur à la noix d'arec.

Chez les autres animaux domestiques, on peut employer les mêmes ténifuges que pour le chien et le mouton.

Chez le cheval, il convient de recourir aux agents indiqués à propos des Némathelminthes (émétique, arsenic, essence de térébenthine, etc.), ou à la noix d'arec, deux cuillerées à bouche (Fuchs) à chaque repas sur les aliments.

Bibliographie. — Lebas, *Recueil vét.*, 1824. — Lemoine-Catel, *Ibid.*, 1833. — Gerlach, *Magazin*, 1854. — Müller, *Preuss. Mittheil.*, 1855-56; u. *Magazin*, 1858. — Ercolani, *Dei Parasiti e dei morbi parassitari*, 1858; *Magazin*, 1871; *Osservazioni elmint. s. dimorfobiosi nei Nematodi*, 1875; *Repertor.*, 1877. — Baillet, *Recueil vét.*, 1859-61. — Hartmann, *Magazin*, 1862. — Pillwax, *Oesterr. Vierteljahrsschr.*, 1862. — Schieferdecker, *Virch. Arch.*, 1862. — Sanson, *Recueil vét.*, 1862. — Hayly, *The Veterinar.*, 1863. — Krabbe, *Repertor.*, 1863. — Hackbarth, *Preuss. Mittheil.*, 1863-64. — Liesering, *Sächs. Jahresber.*, 1864. — Lortet, *Recueil vet.*, 1868. — Schwalenberg, *Magazin*, 1869. — Philippi, *Sächs. Jahresber.*, 1869. — Zürn, *Thierarzt*, 1869. — Mégnin, *Bullet. Soc. cent. vet.*, 1872-79-80-81. — Laboulbène, *Recueil vét.*, 1873. — Blumberg, *Arch. f. wiss. u. prakt. Thierheilkde*, 1877. — Bollinger, *Deutsche Zeitschr. f. Thiermed.*, 1877. — Perroncito, art. in *Pütz'sche Zeitschr.*, 1877. — Friedberger, *Ibid.* — Pröger, *Sächs. Jahresber.*, 1877. — Zürn, *Deutsche Zeitschr. f. Thiermed.*, 1879. — Konhäuser, *Monatsschr. österr. Thierärzte*, 1879. — Krabbe, *Deutsche Zeitschr. f. Thiermed.*, 1880. — Railliet, *Bull. Soc. cent. vét.*, 1880. — Hering, *Repertor.*, 1880. — Lesbre, *Journ. de Lyon*, 1882. — Leuckart, *Koch's Encyclopädie der Thierheilkunde*, 1885. — Semmer, *Deutsche Zeitschr. f. Thiermed.*, 1885. — Perroncito, *Il med. vet.*, 1886. — Zschokke, *Schweizer Archiv f. Thierheilkunde*, 1885-87. — Friedberger, *Münch. Jahresber.*, 1886-87. — Chatin, *Bullet. de l'Acad. de méd.*, 1886. — Mueller, *Rundschau auf d. Geb. der Thiermed.*, 1887. — Fuchs, *Bad. thierärztl. Mittheil.*, 1887. — Pütz, *Thiermed. Rundschau*, 1887. — Harris, *Pharmaceut. Journ. and Transact.*, 1887. — Nessl, *Oesterr. Vereins monatsschr.*, 1887. — Philippi, *Sächs. Jahresber.*, 1887. — Vogel, *Rundschau auf d. Geb. der Thiermed.*, 1888. — Mojkowski, *Oesterr. Monatsschr.* — Labogue, *Recueil vét.*, 1888. — Lucet, *Ibid.*

(1) Les bourgeons du pin maritime, les branches de genévrier, que les animaux mangent volontiers, et les baies mélangées au son, suffisent presque toujours et sont sans le moindre inconvénient. J'en ai maintes fois constaté les bons effets en Sologne. L. T.

II. — Ascarides.

Les principaux ascarides des nos animaux domestiques sont :

a. Chez le CHEVAL et l'ANE : l'*Ascaris megalocephala;*

b. Chez le CHIEN : l'*Ascaris marginata* et l'*Ascaris mystax;*

c. Chez le CHAT : l'*Ascaris mystax;*

d. Chez le BOEUF et le PORC : l'*Ascaris lombricoides* (*vituli* et *suilla*) ;

e. Chez les VOLAILLES : les *Heterakis* (autrefois *Ascaris*) *inflexa* et *vesicularis*, chez la poule, etc.; l'*Heterakis maculosa*, chez le pigeon ; l'*Heterakis dispar*, chez l'oie.

Altérations anatomiques de la muqueuse intestinale produites par les Ascarides. — Les Ascarides existent souvent par milliers dans le canal digestif des animaux. Par leur bouche armée, ils déterminent dans la muqueuse intestinale des blessures plus profondes que les Ténias : parfois, mais rarement, ils perforent la paroi intestinale et provoquent ainsi la péritonite. A l'autopsie des chiens qui succombent aux désordres provoqués par les Ascarides, on trouve la muqueuse tuméfiée et catarrhale : elle présente de nombreux petits points arrondis, noirâtres, dus à l'action spéciale des vers et au niveau desquels on remarque une dépression ulcérative centrale, entourée d'une zone saillante; ailleurs on constate une entérite hémorragique intense; plus rarement il existe des sillons et des cavernes à bords ulcéreux, irréguliers et épaissis, — processus qui s'étend quelquefois à toutes les couches de la paroi intestinale. Les parasites peuvent former des pelotes serrées qui obstruent complètement la lumière du canal intestinal et déterminent parfois une invagination.

Chez le cheval, Zürn a décrit deux cas de perforation intestinale produite par l'Ascaride mégalocéphale : au point d'attache du mésentère, où la paroi intestinale offre le moins de résistance, on constatait de petites ouvertures arrondies, entourées de bords épaissis, cicatriciels. Ces ouvertures aboutissaient à des cavernes creusées entre les deux lames épaissies du mésentère et remplies de pus, de chyme et d'Ascarides; l'ouverture d'un de ces abcès intra-mésentériques avait déterminé une péritonite purulente. — Generali a rencontré un Ascaride dans le canal pancréatique tuméfié et épaissi; la glande elle-même n'était pas altérée.

Chez les volailles, tantôt la muqueuse intestinale est le siège d'une phlegmasie catarrhale, tantôt elle est fortement enflammée, ulcérée, et couverte d'un exsudat épais et purulent.

Symptômes. — Ils ne diffèrent pas essentiellement de ceux produits par les Ténias. On observe des troubles de la digestion et de la nutrition, de la diarrhée ou de la constipation, de la tympanite, etc., un amaigrissement plus ou moins accusé, des manifestations nerveuses, du prurit, des démangeaisons que les animaux cherchent à calmer en se grattant ou en se frottant, etc.

1° Chez le CHEVAL, on remarque des troubles sans signification bien nette : diarrhée et constipation, coliques intermittentes, et lorsque le mal est ancien, amaigrissement plus ou moins accusé. Les vers peuvent déterminer la mort par obstruction ou perforation de l'intestin.

Chez certains sujets, on observe des symptômes tout particuliers. Sur une jument, Fréminet a constaté un état tétanique très net (trismus, attitude particulière du cheval, saillie du corps clignotant) produit par voie réflexe et qui disparut par l'administration des anthelminthiques. — Damitz a observé une affection spinale particulière, paraplégique, qui cédait à l'administration des anthelminthiques.

2° Chez le CHIEN, les symptômes sont identiques à ceux produits par les Ténias. Chez cet animal et chez le chat, les perforations intestinales mortelles sont assez communes : les manifestations qu'elles provoquent sont analogues à celles de certains empoisonnements, et souvent on ne les reconnait qu'à l'autopsie.

3° Les VOLAILLES et les PIGEONS sont souvent infestés épizootiquement par les *Hétérakis*. L'affection se traduit par de la diarrhée, une soif vive, de la faiblesse et de la parésie, l'apathie, l'amaigrissement, l'atrophie des pectoraux, la faiblesse des ailes qui sont tombantes, le hérissement des plumes et leur chute, etc. (Unterberger). Les morts subites ne sont pas rares. On observe parfois, sur le pigeon, de véritables épidémies dues à l'*Heterakis maculosa*. On a trouvé jusqu'à 500 de ces parasites dans l'intestin d'un pigeon. L'*Heterakis inflexa* détermine des symptômes semblables chez la poule (il peut s'égarer dans l'oviducte et pénétrer dans l'œuf).

Dans les autres espèces animales, les Ascarides n'offrent aucun intérêt clinique. — A l'autopsie d'un veau qui avait présenté pendant la vie des symptômes bizarres, du ballonnement et des mouvements cloniques des mâchoires, Descamps a trouvé dans les intestins quinze litres d'Ascarides.

Traitement. — Les anthelminthiques qu'il convient de diriger contre les Némathelminthes en général et les Ascarides en particulier sont les suivants :

1° Chez le CHEVAL : l'émétique à la dose de 15 à 20 grammes dans la boisson ou en électuaire, à administrer avec des amers en trois ou quatre fois et à des intervalles de trois heures; l'acide arsénieux à la dose de 2 à 3 grammes avec des amers et des évacuants, en pilules (acide arsénieux pulv. 2 à 3 gram. ; aloès pulv. 30 gram. ; poudre de tiges d'absinthe 20 gram. ; poudre de guimauve et eau dist. q. s. pour pilules n° 2) ; l'essence de térébenthine à la dose de 100 à 200 grammes en émulsion ; l'huile animale fétide, 20 à 30 grammes; la benzine 50 à

100 grammes; le semen-contra, 100 à 200 grammes avec l'émétique et les alcalins en électuaire: le rhizome de fougère mâle, la tanaisie, l'essence de tanaisie (40 à 50 gouttes), l'absinthe, la gentiane, l'asa fœtida, la créoline (50 à 150 gram.). Autrefois, on employait aussi la poudre de graines de *Strychnos potatorum*, mais cet agent est dangereux. Comme moyen préparatoire au traitement anthelminthique on donne les betteraves à sucre et les navets.

2° Chez le CHIEN, l'agent auquel on doit accorder la préférence est la santonine, à la dose de 0gr,05 à 0gr,2 donnée avec du sucre et après une purgation à l'huile de ricin. Viennent ensuite l'extrait de fougère mâle, le picrate de potasse, la créoline, etc. Remède vulgaire : décoction d'ail dans le lait, *per os* ou *per anum* (1).

3° Chez les VOLAILLES, Zürn recommande la noix d'arec, à la dose de 3 grammes chez la poule, et à celle de 1 gramme chez le pigeon.

Bibliographie. — VÉRET, *Recueil vét.*, 1837. — DAMITZ, *Magazin*, 1845. — ROSSIGNOL, *Recueil vét.*, 1858. — BODDINGTON, *The Veterinar.*, 1859. — FRÉMINET, *Recueil vét.*, 1864. — BUHLER, *Adam's Wochenschr.*, 1864. — ROSENKRANZ, *Sächs. Jahresber.*, 1865. — UNTERBERGER, *Oesterr. Vierteljahrsschr.*, 1868. — ESSER, *Hannov. Jahresber.*, 1871. — GRIMM, *Sächs. Jahresber.*, 1872. — DINTER, *Ibid.*, 1873. — ANACKER, *Thierarzt*, 1875. — GENERALI, *Deutsche Zeitschr. f. Thiermed.*, 1879. — ZORN, *Adam's Wochenschr.*, 1879. — DESCAMPS, *Revue vétérinaire*, 1879. — WEISKOPF, *Adam's Wochenschr.*, 1880. — ZÜRN, *Die Krankheiten des Hausgeflügels*, 1882. — *Zundel's Jahresber.*, 1885. — SCHINDELKA, *Oesterr. Vierteljahrsschr.*, 1885. — CSOKOR, *Oesterr. Vereinsmonatsschr.*, 1886. — COPPOLA, *Fortschritte der Medicin*, 1887. — GOLTZ, *Rundschau auf dem Geb. der Thiermed.*, 1887.

III. — STRONGLES.

Les Strongylidés rencontrés dans l'intestin de nos animaux sont :

a. Chez le CHEVAL : les *Sclerostoma armatum* et *tetracanthum ;*

b. Chez le MOUTON et la CHÈVRE : le *Strongylus contortus* (strongylose de la caillette), le *Sclerostoma hypostomum*, l'*Uncinaria cernua*, le *Strongylus filicollis* et l'*Œsophagostoma venulosum ;*

c. Chez le BŒUF : l'*Uncinaria radiata*, l'*Œsophagostoma inflatum* et le *Strongylus ventricosus ;*

d. Chez le CHIEN : l'*Uncinaria trigonocephala* et l'*U. stenocephala :*

e. Chez le CHAT : l'*Uncinaria trigonocephala ;*

f. Chez le PORC : le *Sclerostoma dentatum ;*

g. Chez les VOLAILLES : les *Strongylus tenuis* et *nodularis* (oie) et le *Strongylus pergracilis* (grouse).

A. — Sclérostomes du cheval.

Histoire naturelle. — 1° Le Strongle armé se présente dans l'organisme du cheval sous deux formes : 1° à l'état de larve, dépourvue

(1) Je recommande encore ici la graine de bouleau, comme il est indiqué d'autre part. (L. T.)

d'organes génitaux (dans l'anévrysme de l'artère mésentérique antérieure; Voy. *Colique thrombo-embolique*); 2° à l'état de ver adulte (dans le cæcum et le côlon). Expulsés avec les excréments, les œufs mûrs se développent dans l'eau ou la vase et donnent des embryons rhabditiformes.

Lorsque ces derniers sont introduits avec les boissons dans l'intestin du cheval, ils pénètrent en partie dans l'artère grande mésentérique et notamment dans son tronc; là ils subissent plusieurs métamorphoses, acquièrent des organes génitaux, puis retournent dans le gros intestin, où ils se fixent au moyen de leur tête en forme de trépan.

Le Sclérostome tétracanthe s'enkyste dans le tissu conjonctif sous-muqueux de l'intestin; arrivé à l'état adulte et pourvu d'organes génitaux, il émigre dans l'intérieur du canal digestif.

Altérations anatomiques de l'intestin. — 1° Le Sclérostome armé produit, à son point d'attache sur la muqueuse, un petit îlot bleu-rougeâtre, qui est souvent pris pour une ecchymose; mais à l'examen microscopique on aperçoit, au centre de cet îlot, un ver rougeâtre long de 1/4 de millimètre à 12 millimètres; en outre, on constate toujours une légère entérite.

2° Les Sclérostomes tétracanthes, qui existent souvent en grand nombre chez le poulain, produisent une entérite hémorragique avec de petits boutons sous-muqueux dont le centre est occupé par un foyer purulent jaunâtre renfermant des larves de Sclérostome; assez souvent, au niveau de ces boutons, la muqueuse reste marquée de petites cicatrices.

Symptômes. — Les Sclérostomes ne provoquent des troubles que lorsqu'ils existent en quantité très considérable dans l'intestin. Généralement ils déterminent un état inflammatoire de la muqueuse du gros intestin et parfois des coliques mortelles. On peut constater des mouvements expulsifs violents et une diarrhée liquide ou même sanguinolente. Si l'on pratique l'exploration rectale, souvent le bras est recouvert d'une grande quantité de petits Sclérostomes. — On a relaté une observation de strongylose avec amaigrissement extrême chez une vieille jument, et une autre avec diarrhée intense chez un poulain. Dans un cas rapporté par Heill, le parasite, en émigrant à la surface du cerveau, avait déterminé une méningite compliquée d'hydrocéphalie, qui s'accusait par les symptômes de l'immobilité; dans d'autres, il avait envahi les organes génitaux et produit la sclérose et l'atrophie des testicules (Railliet). Sur deux chevaux, Kitt a trouvé des Sclérostomes adultes dans le péritoine.

Traitement. — Il comporterait les mêmes indications que pour les Ascarides, si la difficulté du diagnostic ne le rendait pas illusoire dans la majorité des cas. D'après Spooner, les larves enkystées du *Sclerostoma tetracanthum* seraient très difficiles à expulser.

B. — Strongylose de la caillette du mouton (*Strongylus contortus*).

Les vers ronds que l'on rencontre dans la caillette du mouton et de la chèvre, vers qui existent souvent en nombre considérable chez les agneaux et les antenais, déterminent une maladie connue sous les noms de strongylose de la caillette ou de « gastrite vermineuse rouge » (*rothe Magenwurmseuche*). Au printemps et en été, cette maladie se montre à l'état épizootique et son importance économique égale celle du Téniasis épizootique ; elle est fréquente dans les localités où existent des eaux stagnantes, c'est-à-dire là où la bronchite vermineuse exerce aussi ses ravages (*Strongylus Filaria*). Gerlach, qui a constaté dans plusieurs régions la coexistence de ces deux affections, a recherché les rapports étiologiques et pathogéniques qui pouvaient exister entre elles.

Autopsie. — On trouve la muqueuse de la caillette recouverte de Strongles et présentant tous les signes de la gastrite ou du catarrhe chronique. Nous devons faire remarquer ici que les Strongles sont vite détruits, digérés dans le cadavre : aussi est-il difficile de les retrouver un certain temps après la mort, et comme l'autopsie est le seul moyen de préciser le diagnostic, il importe de la pratiquer aussitôt que possible.

Symptômes. — Ils sont analogues à ceux du téniasis. On constate les signes de l'anémie, de la chlorose, de l'anémie pernicieuse avec « poikilocytose » (1) (Wernicke), des accidents gastriques, de la diarrhée, un amaigrissement progressif, enfin une faiblesse extrême et la cachexie.

Traitement. — L'huile empyreumatique de Chabert et le picrate de potasse (Rabe) à la dose de 0^{gr},1 à 0^{gr},3, sont les agents les plus efficaces.

Les autres Strongles n'ont qu'une importance secondaire. Chez le mouton, le *Sclerostoma hypostomum* peut provoquer des troubles de la digestion simulant de légères coliques. A l'autopsie, nous avons trouvé l'intestin grêle rempli de petites hémorragies ponctiformes ; le contenu intestinal était de couleur chocolat. — Chez le chien, l'*Uncinaria trigonocephala* produit parfois une entérite grave. Grassi a décrit, chez le chat, une affection déterminée par ce parasite et se traduisant par une diarrhée intense, des vomissements rebelles, de l'amaigrissement, de la faiblesse, de l'anémie, etc. Chez le porc et les volailles, les symptomes sont à peu près semblables.

(1) Altération du sang caractérisée par le mélange aux hématies de cellules jaune-rougeâtre, isolées les unes des autres, plus grosses que les globules normaux, et dont certaines sont sphériques, d'autres foliacées, scutiformes, pyriformes ou claviformes (Neumann). N. D. T.

Bibliographie. — SUR LES SCLEROSTOMA ARMATUM ET TETRACANTHUM. — COLIN, *Recueil vét.*, 1864. — KRABBE. *Repertor.*, 1866. — SPOONER, *The Veterinar.*, 1869. — ALBRECHT, *Magazin*, 1872. — HEILL, *Thierarzt*, 1874. — COBBOLD, *The Veterinar.*, 1875. — RAILLIET, *Recueil vét.*, 1884. — KITT, *Münch. Jahresber.*, 1885-86. — SLOCOCK, *The Veterin.*, 1886.
SUR LES STRONGYLUS CONTORTUS ET SCLEROSTOMA HYPOSTOMUM. — BAILLET, *Recueil vét.*, 1868. — GERLACH, *Hannov. Jahresber.*, 1869. — RABE, *Preuss. Mittheil.*, 1867-68. — GIPPS, *Ibid.*, 1877-78. — RAILLIET et ROSSIGNOL, *Presse vét.*, 1884. — WERNICKE, *Deutsche Zeitschr. f. Thiermed.*, 1887. — RAILLIET, *Revue génér. des sciences*, 1890.
SUR LE STRONGYLUS PERGRACILIS. — COBBOLD, *The Veterinar.*, 1874.

UNCINARIOSE. — ANÉMIE PERNICIEUSE DES CHIENS DE MEUTE.

Sous les noms d'*Anémie pernicieuse des chiens de meute*, de *Saignement de nez*, d'*Ankylostomasie*, d'*Uncinariose*, on désigne une maladie parasitaire du chien, déterminée par l'Uncinaire ou Dochmie trigonocéphale (*Uncinaria trigonocephala* Rud.), aidée de l'Uncinaire sténocéphale (*Unc. stenocephala* Raill.), et caractérisée par des manifestations qui, jusqu'à ces derniers temps, ont été rapportées à l'anémie essentielle et à la cachexie.

On ne l'observe guère que sur les chiens de chasse; elle est surtout fréquente chez ceux qui vivent en meute. L'âge, la constitution, le tempérament n'ont aucune influence sur son développement. Les animaux la contractent en lapant, dans certaines mares ou dans les rigoles du chenil, de l'eau tenant en suspension les larves des Uncinaires.

Symptômes. — A sa période de début, dont la durée est très variable suivant la force de résistance des sujets et les conditions dans lesquelles ils sont entretenus, l'anémie pernicieuse ne s'accuse que par deux symptômes communs à une foule d'affections : par une faiblesse et un amaigrissement qui s'accentuent peu à peu, malgré la conservation de l'appétit. Les chiens sont tristes, abattus; ils ont *perdu du pied*, sont moins actifs, moins ardents à la chasse. Le poil est piqué, la peau est couverte de squames, souvent elle présente des rougeurs, des plaques érythémateuses; le nez est tuméfié, fendillé, rugueux, excorié; un jetage muco-purulent ou sanguinolent s'écoule par les deux narines. — Quand la maladie est abandonnée à elle-même, d'autres symptômes apparaissent. Les plus frappants sont les épistaxis et l'engorgement des extrémités. Le sang qui s'écoule par les narines est tantôt rouge vif, tantôt clair, rosé, toujours plus ou moins spumeux; les épistaxis sont séparées par des intervalles de quelques jours à plusieurs semaines; elles sont quelquefois assez abondantes; certains chiens perdent à chaque hémorragie un décilitre de sang et plus; pendant ces intervalles, le jetage est muco-purulent ou sanguinolent. L'examen microscopique du sang recueilli à une veine superficielle permet de constater une forte diminution du chiffre des globules rouges et un certain degré de leucocytose; il est des cas où l'anémie se produit rapidement et s'accompagne de phénomènes nerveux se manifestant par accès. L'engorgement des membres est œdémateux et indolent; d'abord intermittent, puis permanent, ses proportions augmentent avec les progrès de l'affection. Souvent les excréments sont à peu près normaux; quelquefois il y a de la diarrhée. A la dernière phase de la maladie, l'appétit devient irrégulier, capricieux, puis disparaît; les sujets, profondément amaigris et anémiés, restent constamment couchés et poussent des plaintes si on les oblige à se relever ou à se déplacer; la peau, partiellement dépilée, est couverte de rougeurs et d'excoriations; celle des membres est parfois le siège d'un suintement séro-sanguinolent; on peut y observer des plaies d'aspect ulcéreux ou des plaques gangreneuses. La diarrhée est persistante et souvent la dysenterie lui fait suite dans les derniers jours.

Réduits pour ainsi dire à l'état squelettique, les malades ne tardent guère à succomber. La mort a ordinairement lieu dans le coma, plus rarement dans une attaque de convulsions.

La **durée** de la maladie varie de quelques mois à une année. Une fois établie dans une meute, l'uncinariose peut y exercer ses ravages pendant de longues années. Presque tous les animaux, sinon tous, sont successivement frappés.

Anatomie pathologique. — A l'autopsie des chiens morts de l'anémie pernicieuse ou sacrifiés à une période avancée de la maladie, on constate, outre les altérations ordinaires de la cachexie, les lésions propres à l'uncinariose. Celles-ci sont ordinairement localisées dans l'intestin grêle et le cæcum. La muqueuse est considérablement épaissie et marbrée de larges taches rougeâtres; les villosités, quintuplées de volume et comme injectées par des hématies arrêtées dans les vaisseaux, sont serrées, tassées les unes contre les autres. Ces altérations de la muqueuse se remarquent d'abord dans le duodénum et s'étendent ensuite au jéjunum et à l'iléon. Dans les parties relativement saines, on voit sur la muqueuse une foule d'îlots hémorragiques ponctiformes, constitués par des gouttelettes de sang à demi coagulé, au centre ou à côté desquelles on trouve un ou plusieurs petits vers filiformes — les Uncinaires — longs de 0m,01 à 0m,015, blanchâtres et marqués d'une ligne noire longitudinale. Le nombre en est d'autant plus considérable que la surface de la muqueuse saine est plus vaste. Tandis que les parasites sont toujours très nombreux chez les chiens récemment atteints, c'est à peine si l'on en rencontre quelques-uns dans l'iléon des sujets malades depuis longtemps. Ils paraissent abandonner successivement les parties de la muqueuse intestinale dans lesquelles l'inflammation s'est développée sous l'action de leurs morsures; ainsi s'explique l'extension progressive des lésions du duodénum à l'iléon (1). — Souvent on trouve en très grand nombre, dans le cæcum, le Trichocéphale déprimé (*T. depressiusculus* Rud.). Ce dernier parasite provoquant une vive inflammation de la muqueuse cæcale, on a supposé qu'il avait une part importante dans le développement de l'anémie des meutes (Mégnin). Les expériences de Railliet n'ont pas confirmé cette hypothèse (2).

Diagnostic. — Lorsque l'uncinariose sévit depuis longtemps dans une meute, son diagnostic n'offre aucune difficulté, mais quand elle fait son apparition et qu'on n'est pas habitué à l'observer, elle peut être prise pour de l'anémie essentielle. Toutefois, celle-ci est beaucoup plus rare que la première et elle frappe simultanément le plus grand nombre des animaux de la meute. Dans les cas douteux, le diagnostic peut être établi par le traitement. L'administration de certains anthelminthiques, en effet, efficace dans l'anémie parasitaire, ne donne aucun résultat dans l'autre. L'autopsie de l'un des premiers sujets qui succombent permet d'établir nettement la nature de la maladie. — On ne saurait la confondre avec l'état morbide provoqué par les Pentastomes ou Linguatules. Si ces parasites occasionnent parfois des épistaxis, l'état général des animaux conservé excellent permet d'exclure l'anémie parasitaire.

Traitement. — Dès que la maladie a fait son apparition dans une meute, le traitement doit être prophylactique et curatif. La prophylaxie comporte les moyens suivants : entretenir le chenil dans un état de propreté parfaite et y faire de fréquents lavages à grande eau pour entraîner au loin les œufs du parasite, qui existent en grand nombre dans les excréments des chiens affectés; empêcher les animaux de se désaltérer en lapant l'eau des rigoles du

(1) Mégnin, *Bullet. Soc. cent. vét.*, 1882.
(2) Railliet, *ibid.*, 1884.

chenil ou des mares voisines; leur donner de l'eau préalablement bouillie, ou tout au moins de l'eau provenant d'une source à l'abri des matières rejetées par les malades; enfin distribuer la nourriture dans des baquets ou des augets *ad hoc* et bien se garder de la projeter sur le sol, où elle pourrait être souillée par les déjections. — L'isolement des malades est une excellente mesure; on doit toujours l'appliquer lorsque la disposition des locaux le permet.

Le traitement curatif consiste à administrer des agents anthelminthiques assez puissants pour tuer les Uncinaires. Mégnin a conseillé le kamala à la dose de 3 à 4 grammes; il est avantageux d'associer à ce médicament le calomel (0gr,5) et l'acide arsénieux (0gr,005 à 0gr,01). L'extrait aqueux de fougère mâle, qui a donné de nombreux succès dans le traitement de l'anémie des mineurs (Perroncito), est aussi un agent recommandable. On peut le donner à la dose de 3 à 6 grammes (1). Enfin il faut prescrire un régime tonique : une alimentation alibile, surtout composée de viande, de pâtées à la viande, de préparations lactées; l'huile de foie de morue, le vin de gentiane et les préparations ferrugineuses. (Voy. *Anémie pernicieuse.*)

Bibliographie. — Parona e Grassi, *Rend. del Istit. Lomb.*, 1877. — Grassi, *Gazz. med. Ital. Lomb.*, 1878. — Brenon, *Revue méd. de la Suisse rom.*, 1881. — Perroncito, *I Parassiti*, Milan, 1882. — Mégnin, Railliet, Trasbot, *Bull. Soc. cent. vét.*, 1882. — Railliet, *Ibid.*, 1884. — Mégnin, *Recueil vét.*, 1883.

IV. — Oxyures.

Parmi les Oxyures de nos animaux, il faut citer :

a. Chez le cheval : l'*Oxyuris curvula* et l'*Oxyuris mastigodes*.

b. Chez le chien : l'*Oxyuris vermicularis*.

Les Oxyures sont des commensaux, mais en quittant le gros intestin ils se fixent à la muqueuse rectale, l'irritent et déterminent la proctite. Le prurit occasionné par cette dernière est une cause de frottements continuels; beaucoup de chevaux tourmentés par ces parasites ont la *queue de rat*. Le diagnostic est établi soit par la présence des vers dans les excréments ou sur le bras explorateur, soit par la constatation des œufs dans les croûtes du voisinage de la queue ou dans la cavité anale.

Tout récemment, Friedberger a constaté sur plusieurs chevaux l'*Oxyuris mastigodes*, espèce qui avait été rencontrée aussi par Nitzsch sur un cheval qui, depuis un certain temps, consommait du pissenlit (*Leontodon taraxacum*).

Cet Oxyure, qui n'est sans doute pas très rare, se distingue de l'*Oxyuris curvula* par ses dimensions plus fortes, par la longueur de la queue, qui est très mince (la femelle mesure 43 centimètres, a

(1) J'ai déjà maintes fois expérimenté avec succès le traitement suivant :

Extrait éthéré de fougère mâle	....	4 à 8 grammes
Teinture —	....	20 à 40 —

donnés en deux fois, dans un excipient, pendant 4 jours; purger avec huile de ricin; laisser les malades tranquilles pendant le même laps de temps; recommencer une seconde fois. (L. T.)

une queue d'une longueur de 10 centimètres et demi), et par les œufs qui sont très glutineux (1).

On combat les Oxyures par des lavements de vinaigre, de solutions faibles de sublimé (0,5 à 1 p. 100) ou d'eau de savon. L'administration de vermifuges n'est pas nécessaire.

Bibliographie. — Probstmayr, *Adam's Wochenschr.*, 1865. — Nitzsch, *Zeitschr. f. d. Ges. Naturwissensch.*, 1866. — Pflug, *Oesterr. Revue*, 1881. — Friedberger, *Münch. Jahresber.*, 1882-83.

V. — Échinorynque géant du porc.

D'après les recherches de Schneider, il faut admettre que les larves de l'Échinorynque sont ingérées par le porc avec les vers blancs et peut-être aussi avec les hannetons. Ce dernier mode d'infestation a été signalé pour l'homme.

Autopsie. — Les altérations anatomiques de la muqueuse de l'intestin grêle sont considérables. L'Échinorynque, à l'aide de sa trompe armée, s'engage profondément dans la muqueuse et cause des altérations inflammatoires graves, quelquefois la perforation de l'intestin et une péritonite consécutive. — L'intestin a sa surface séreuse perlée ; ses parois renferment des foyers purulents du volume d'un grain de chènevis, entourés d'une zone rouge. A l'incision, on trouve, au niveau de ces points, des îlots inflammatoires circonscrits ayant la tête de l'Échinorynque comme centre ; à leur périphérie, la muqueuse est rouge et épaissie. Parfois le processus inflammatoire aboutit à une destruction ulcérative et la perte de substance s'étend jusqu'à la séreuse. Ailleurs, la muqueuse est gris ardoisé, épaissie et couverte d'exsudat (Kocoureck).

Symptômes. — Perte de l'appétit, constipation, inquiétude ; les animaux grattent, fouillent, portent le groin ou les dents contre l'abdomen ; l'amaigrissement va croissant : il y a des convulsions, des spasmes épileptiformes ; chez les porcelets, la mort peut survenir en trois ou quatre jours. Assez souvent la maladie affecte le caractère épizootique.

Traitement. — Prophylaxie : destruction des hannetons ou stabulation permanente des porcs. Le traitement interne consiste en l'administration des divers anthelminthiques. Kocoureck a obtenu de bons résultats de l'emploi de l'essence de térébenthine (par cuillerées à café) suivi d'un purgatif (sulfate de magnésie, 10 gram. ; aloès, 5 gram.).

Bibliographie. — Walch, *Zeitschr. von Nebel und Vir*, 1811. — Schneider, *Sitzungsber. der Oberhess. Gesellschaft für Natur. u. Heilkunde*, 1871. — Kocoureck, *Thierarzt*, 1877.

(1) D'après Railliet, l'*Oxyuris mastigodes* n'est qu'une forme de l'*Oxyuris curvula*. (N. D. T.)

VI. — DIVERS AUTRES PARASITES INTESTINAUX.

A. TRÉMATODES : *Amphistoma conicum* : dans le rumen du bœuf, du mouton et de la chèvre. Généralement il est inoffensif. Cependant, en Australie, il cause, dit-on, de grandes pertes dans les troupeaux.

Hemistoma alatum : dans l'intestin grêle du chien.

Gastrodiscus polymastos : dans le gros intestin du cheval, du mulet et de l'âne, en Égypte (Sonsino), au Sénégal (Sarciron) et à la Guadeloupe (Couzin).

Distoma echinatum (canard, oie), *oxycephalum*, *ovatum* (poule, oie), *lineare*, *dilatatum*, *pellucidum*, *armatum*, *commutatum* (poule), *cuneatum* (paon).

Monostoma mutabile (oie), *attenuatum* (oie), *verrucosum* (poule, oie, canard).

Chez les volailles, les Trématodes produisent des symptômes semblables à ceux des vers ronds et des Ténias. Le traitement est le même que pour ces derniers.

B. SPIROPTÈRES : *Spiroptera megastoma* et *microstoma*, dans l'estomac du cheval. Le Spiroptère mégastome produit, dans la portion cardiaque de l'estomac, des tumeurs du volume d'un haricot à celui d'une noix, pourvues d'une ouverture et pouvant déterminer la gastrite, des coliques, etc.

Spiroptera sanguinolenta, dans l'estomac du chien, où il provoque des îlots inflammatoires et la gastrite.

Spiroptera strongylina, dans l'estomac du porc.

Spiroptera scutata, sous la muqueuse œsophagienne du bœuf, du mouton et du porc.

C. GNATHOSTOME : *Gnathostoma hispidum*, dans l'estomac du porc.

D. TRICHOSOME : *Trichosoma tenuissimum*, dans l'intestin du pigeon, où on le rencontre souvent en quantité considérable (jusqu'à 1830 individus) ; il détermine un catarrhe intense, une entérite chronique hémorragique, l'amaigrissement, l'anémie, etc.

E. TRICHOCÉPHALES : *Trichocephalus affinis*, chez le bœuf, le mouton et la chèvre ; *T. depressiusculus* chez le chien ; *T. crenatus* chez le porc. Tous sont inoffensifs.

Pour les symptômes provoqués par les larves des Gastrophiles, voy. *Coliques vermineuses du cheval*.

Bibliographie. — SUR L'AMPHISTOMA CONICUM. — BLUMBERG, *Thierarzt*, 1872 ; *Ibid.*, 1879. — SONSINO, *The Veterin.*, 1877.

SUR LE SPIROPTERA SCUTATA. — MULLER, *Oesterr. Vierteljahrsschr.*, 1869 ; *Ibid.*, 1877. — HARMS, *Preuss. Mittheil.*, 1875-76. — KORZIL, *Oesterr. Vierteljahrsschr.*, 1878.

SUR LE GNATHOSTOMA HISPIDUM. — CSOKOR, *Oesterr. Vierteljahrsschr.*, 1882.

SUR LE TRICHOSOMA TENUISSIMUM. — HELLER, *Die Schmarotzer*, 1880.

SUR LE GASTRODISCUS POLYMASTOS. — SONSINO, an. in *Recueil vét.*, 1887. — SARCIRON, *Ibid.* — COUZIN, *Revue vét.*, 1885.

SUR LE SPIROPTERA MEGASTOMA. — ARGUS, *The Veterinar.*, 1864.

MALADIES DU FOIE

ICTÈRE. — JAUNISSE.

Généralités. — L'ictère ne constitue pas une entité morbide spéciale ; il n'est qu'un symptôme commun à divers états pathologiques. Depuis longtemps on distingue :

1° *L'ictère catarrhal*, dû au catarrhe des canaux biliaires ;

2° *L'ictère hépatogène*, qui apparaît comme épiphénomène des maladies du foie (congestion, hépatite parenchymateuse ou interstitielle ; atrophie, dégénérescence amyloïde, dégénérescence graisseuse, carcinome, distomatose, échinococcose du foie ; thrombose de la veine porte, etc.).

3° *L'ictère hématogène*, qui est une troisième forme bien différente des deux précédentes. Tous les cas rentrant dans celles-ci, envisagés au point de vue de leur pathogénie, peuvent être distingués en « ictère par stase », « ictère de résorption », « ictère de rétention », « ictère mécanique », mais tous, sans exception, se rapportent à une affection du foie ou à un obstacle entravant l'écoulement de la bile, tandis que l'ictère hématogène est dû à une décomposition du sang se produisant pendant le cours des maladies infectieuses ou septiques (septicémie, pneumonie contagieuse du cheval, fièvre typhoïde, charbon, etc.).

L'ictère catarrhal est le seul qui doive être envisagé comme une maladie spéciale — l'intoxication biliaire en constitue le phénomène principal. Dans les deux autres, le symptôme ictère est chose accessoire et peut même faire défaut.

Étiologie de l'ictère catarrhal. — L'ictère catarrhal, rare chez le cheval, est surtout fréquent chez le chien. Dans la plupart des cas, il n'est qu'une complication du catarrhe duodénal ou gastro-duodénal, déterminée par l'obstruction inflammatoire du canal cholédoque : la bile ne pouvant plus s'échapper dans l'intestin pénètre dans le système lymphatique du foie et de là passe dans le sang.

Les causes de l'ictère catarrhal se confondent avec celles du catarrhe gastro-duodénal. Les plus communes sont : les irrégularités des repas, la surcharge alimentaire, l'ingestion d'aliments altérés, les irritations de nature mécanique, thermique, chimique ou infectieuse de la muqueuse de l'intestin grêle et la stase sanguine consécutive aux maladies du cœur.

Altérations anatomiques. — Les altérations catarrhales proprement dites sont circonscrites à la portion intestinale du canal cholédoque et plus spécialement marquées vers son embouchure, qui est souvent obstruée par le gonflement inflammatoire (1). Les canaux biliaires sont très dilatés (chez le chien, ils peuvent présenter le volume du doigt) : la vésicule est fortement distendue par la bile et ne se vide que difficilement par la pression ; quelquefois la bile épaissie forme une masse grumeleuse, friable ; les canalicules hépatiques les plus fins sont le siège d'une injection bilieuse nettement accusée et le conduit cholédoque peut être oblitéré dans une bonne partie de sa longueur par un exsudat. Le foie est volumineux, fortement imprégné de bile et anémié ; les cellules hépatiques sont pigmentées (2) ou atrophiées (cirrhose) suivant que la maladie a duré plus ou moins longtemps.

Tous les organes, à l'exception des cartilages (3), des nerfs périphériques, de la substance blanche du cerveau, de la moelle épinière et du tissu cornéen sont plus ou moins colorés en jaune.

Le cadavre est anémié. Le nombre des globules blancs est augmenté ; le volume des globules rouges est très variable (Siedamgrotzky). On trouve constamment une dégénérescence graisseuse du myocarde ; les reins sont anémiés, l'épithélium des canalicules urinifères est le siège d'une dégénérescence graisseuse avec granulations pigmentaires brun jaunâtre (Siedamgrotzky). Enfin on rencontre des hémorragies dans les divers organes et notamment sur les muqueuses.

Symptômes. — Au début, les symptômes du catarrhe gastro-duodénal constituent le fond du tableau clinique de l'ictère catarrhal. Celui-ci est précédé de troubles de l'appétit, de vomissements et souvent de diarrhée : la langue est chargée, la soif vive, etc. (4). Bientôt le signe caractéristique de l'ictère apparaît. Tout d'abord, ce sont la sclérotique, la conjonctive et les paupières qui présentent la teinte jaune avec des nuances assez différentes suivant l'intensité de l'affection, teinte qui se dessine ensuite aux autres muqueuses visibles et notamment à celle de la bouche, à la peau (chien et mouton), enfin à l'urine, à la sueur, au lait, etc. Suivant les cas, l'urine a une cou-

(1) L'inflammation, très intense, occupe presque toujours l'estomac, le duodénum et une grande étendue de l'intestin grêle. Jamais elle n'est limitée à l'ouverture du canal cholédoque. (L. T.)

(2) Les cellules du foie sont imbibées des matières colorantes biliaires comme les autres tissus. (L. T.)

(3) Les cartilages sont également jaunes, au moins à la surface. (L. T.)

(4) A cette première période il y a souvent des excréments sanguinolents. Ce qui doit être surtout noté, c'est une fièvre assez forte, avec élévation de la température, qui contraste avec l'abaissement accompagnant l'intoxication biliaire. (L. T.)

leur jaune citron, jaune foncé, jaune brunâtre ou jaune verdâtre, due aux matières colorantes de la bile; ces matières adhèrent au papier à filtre plongé dans l'urine; on peut les extraire en agitant celle-ci avec du chloroforme. Leur constatation se fait ordinairement suivant le procédé de Gmelin, au moyen de l'acide azotique dilué, qu'on ajoute peu à peu à l'urine: la teinte verte du mélange disparaît pour faire place au bleu, au violet, puis au rouge. On peut aussi faire usage de la méthode de Fleischel: l'urine est mélangée à une solution concentrée de nitre du Chili, ensuite on ajoute l'acide sulfurique concentré, qui opère les mêmes changements de couleur que dans le cas précédent. Outre les matières colorantes de la bile, l'urine contient de l'albumine (très souvent en petite quantité), des granulations pigmentaires, des gouttelettes de graisse, des cellules épithéliales colorées en jaune, de courts cylindres rénaux fortement pigmentés et des acides biliaires. Chez le chien, des matières biliaires peuvent exister dans l'urine sans que les muqueuses soient colorées en jaune: nous avons signalé ce fait à propos du catarrhe gastro-duodénal. Chez le cheval, au contraire, dans de nombreux cas d'ictère, l'urine ne paraît pas contenir les matières colorantes de la bile.

D'après Latschenberger, la méthode de Gmelin serait insuffisante à démontrer la présence des matières colorantes de la bile dans l'urine du cheval: il se formerait une zone brun noirâtre masquant les modifications de couleur caractéristiques. Latschenberger dilue fortement l'urine, ajoute une solution de baryte, laisse reposer pendant 12 à 24 heures, décante le liquide trouble qui recouvre le précipité et soumet celui-ci à l'épreuve de Gmelin. Souvent, en procédant ainsi, la réaction chromoscopique est encore peu accusée.

Tandis que l'introduction des matières colorantes de la bile dans le sang détermine la teinte jaunâtre des organes, la résorption des acides biliaires provoque des symptômes graves. Tout d'abord ces acides ralentissent l'activité cardiaque et abaissent la température de plusieurs degrés (à 36, 35 et 32° C.); par leur influence sur les centres nerveux, ils produisent une grande faiblesse, de la stupéfaction, et chez le cheval des signes très prononcés d'immobilité. La cessation de l'arrivée de la bile dans l'intestin entraîne une autre série de troubles. Il survient de la constipation due au défaut d'excitation de la muqueuse intestinale par la bile et à la sécrétion diminuée des liquides intestinaux. Les excréments ont une teinte plus claire et exhalent souvent une odeur insupportable; chez les chiens nourris de viande, ils deviennent gris ou couleur de terre glaise, modification due à ce que la graisse du contenu intestinal n'est plus, comme à l'état normal, saponifiée par la bile. — L'augmentation de volume du foie ne s'observe que très rarement sur le cheval.

La **marche** de l'ictère catarrhal est très variable suivant les espèces (1).

(1) Il est tout à fait bénin chez le cheval.] (L. T.)

Habituellement sa durée est de quelques semaines. Chez le chien, il détermine souvent la mort par obstruction complète du canal cholédoque : dans certains cas (ictère grave, cholémie), il se complique d'une « diathèse hémorragique ».

Traitement. — Il se confond avec celui du catarrhe gastro-duodénal. Il faut prescrire un régime diététique rigoureux (viande chez le chien : fourrages verts, navets, etc., chez le cheval) et l'administration des salins, parmi lesquels le plus recommandable est le sel de Carlsbad artificiel (voy. p. 67). Chez le chien, on emploie avantageusement la préparation suivante : sel de Carlsbad artificiel, 10 grammes ; eau distillée, 150 grammes ; dose : 3 cuillerées à soupe par jour.

On peut également faire usage du calomel, de l'huile de ricin, de la teinture de rhubarbe : il faut éviter les drastiques, qui augmentent la tuméfaction de la muqueuse duodénale. On a cherché à diminuer cette dernière en donnant des astringents (tannin dans du vin rouge) ; mais l'efficacité de ces agents est au moins fort douteuse (1).

Certaines manipulations mécaniques ont procuré d'assez nombreuses guérisons. Parmi ces manipulations, il faut signaler : les pressions exercées sur les parois abdominales afin de chasser la bile accumulée dans la vésicule, les lavements d'eau froide et la faradisation du foie à travers les parois abdominales, moyen employé avec succès par Siedamgrotzky. Contre la faiblesse, la somnolence et le coma qui surviennent dans les cas graves et doivent faire craindre une terminaison mortelle, on dirige les excitants (camphre, café, éther, etc.) (2).

L'ictère des nouveau-nés ne semble pas être très rare chez nos animaux. Hartmann a vu, en Babolna, des poulains naître ictériques ou le devenir après cinq ou six jours ; il rapporte cette affection à la phlébite du cordon accompagnée d'altérations du foie. Mais la constipation passagère, la non-élimination des mucosités fœtales et la pression sanguine insuffisante peuvent produire

(1) La dérivation à l'aide d'un sinapisme placé sous le ventre est très avantageuse ; la saignée est souvent utile au début ; avec la révulsion, le calomel à petites doses (0gr,25 à 0gr,30 matin et soir) et l'eau de riz, coupée de lait, m'ont procuré plus de guérisons que tous autres moyens. (L. T.)

(2) Rancilla, partant de cette idée que l'ictère du chien est presque toujours produit par une obstruction intestinale, et dans les quatre cinquièmes des cas par une invagination, préconise le traitement suivant : 1° Faire ingérer au malade trois balles de plomb d'un calibre variable suivant sa taille (du calibre 16 Lefaucheux pour un chien de taille moyenne ; du calibre 12 pour un chien de grande taille) et administrer, après la déglutition de chaque balle, une petite dose d'huile de ricin ; 2° promener ensuite l'animal, ou, s'il est trop faible, le prendre de temps en temps par les pattes de devant et le secouer légèrement ou lui faire « exécuter quelques pas de *polka* » ; 3° pendant un ou deux jours donner exclusivement comme boisson une décoction légère de graine de lin (5 grammes pour un litre d'eau).

Malgré la publication de quelques résultats heureux obtenus par l'emploi de ce traitement, on continue généralement à combattre l'ictère du chien par les moyens classiques et notamment par le calomel administré à petites doses jusqu'à purgation. (N. D. T.)

l'ictère chez les nouveau-nés. D'après Hartmann, le pronostic est très grave; la plupart des malades sont emportés en quelques jours par une diarrhée épuisante. Cet auteur recommande l'emploi des alcalins ou de la rhubarbe. — Dans les abattoirs, on a souvent l'occasion de constater l'ictère du veau.

L'ictère grave (cholémie), très fréquent sur le chien, est ordinairement dû à l'obstruction complète du canal cholédoque par un bouchon muqueux ou à une invagination du duodénum, plus rarement à la pression exercée sur le canal biliaire par la rate tuméfiée (De Jong) ou par des néoformations du pancréas (Friedberger). Mais quelquefois il est la conséquence d'une intoxication par les moisissures, le phosphore ou le sel marin (viande altérée, saumure de hareng, etc.). Sa marche est extrêmement rapide. La mort est précédée d'un collapsus profond et de l'abaissement de la température. La jaunisse est très accusée; l'urine est colorée en jaune citron foncé; la peau de la paroi abdominale inférieure prend également une teinte jaunâtre. A une période avancée, on peut observer des hémorragies aux principales muqueuses.

Bibliographie. — Charlot, *Recueil vét.*, 1831; *Ibid.*, 1833. — Hering, *Repertor.*, 1852. — Reynal, *Diction. prat. de méd. et chir. vét.*, 1862. — Weber, *Recueil vét.*, 1869. — Leisering, *Sachs. Jahresber.*, 1869. — Siedamgrotzky, *Ibid.*, 1871. — H. Bouley, *Recueil vét.*, 1872. — Trasbot, *Archives d'Alfort*, 1876. — Cagny, *Bullet. Soc. cent. vét.*, 1879. — Hartmann, *Oesterr. Vierteljahrsschr.*, 1880. — Konhauser, *Monatsschr. der Ver. oesterr. Thierarzte*, 1881. — Vandewalle, *Bullet. belge*, 1885. — Ranchlea, *Recueil vét.*, 1886. — De Jong, *Gazette Hollandaise*, 1886. — Friedberger, *Münch. Jahresber.*, 1886-87. — Latschenberger, *Oesterr. Zeitschr. f. wissenschaftl. Veterinärkde*, 1887. — Bailly, *Recueil vét.*, 1888.

HYPERÉMIE DU FOIE.

Etiologie. — La congestion du foie est active ou passive. Ses causes sont très nombreuses. L'hyperémie active se produit normalement lors de la digestion et anormalement dans les divers troubles de cette fonction, à la suite de l'ingestion d'une quantité excessive d'aliments, surtout chez les sujets qui n'ont pas suffisamment d'exercice (chiens gras); après l'administration de fourrages altérés, irritants, couverts de moisissures et au début des hépatites. Elle peut être déterminée par des commotions, des efforts violents (1), par les grandes chaleurs de l'été; elle est fréquente dans les contrées chaudes, humides et marécageuses. On a accusé, mais sans preuves suffisantes, les écuries basses et mal aérées. La congestion passive est souvent provoquée par une insuffisance des valvules cardiaques (mitrale), par des affections chroniques du poumon (emphysème pulmonaire, altérations interstitielles chroniques, compression du poumon dans l'hydrothorax, etc.). Dans d'autres cas, on l'observe comme phénomène

(1) Les efforts violents et un peu prolongés immédiatement après un repas copieux en sont la cause occasionnelle ordinaire, je dirais même nécessaire dans la majorité des cas. J'ai vu la maladie se manifester dans plusieurs circonstances semblables chez le cheval, avec une netteté telle qu'il n'était pas permis de conserver un doute.
L. T.

secondaire des infections, des affections inflammatoires du canal intestinal, des états cachectiques et des maladies parasitaires du foie.

Anatomie pathologique. — Le foie congestionné est tuméfié; sa coloration est noirâtre; ses granulations plus grossières ont une consistance relativement ferme (1); le centre des lobules est foncé, la périphérie a une teinte claire. Lorsque l'hyperémie persiste un certain temps, l'altération particulière désignée par l'expression de « foie muscade » est créée: des parties sombres alternent avec des portions grisâtres et donnent au foie un aspect bronzé, analogue à celui de la muscade; histologiquement, cette lésion est produite par la dilatation des veines hépatiques centrales (sus-hépatiques), déterminant consécutivement la compression, la dégénérescence graisseuse, la pigmentation et finalement l'atrophie des cellules hépatiques (congestion passive). Dans le cours des hyperémies chroniques du foie, des hémorragies s'effectuent parfois dans le parenchyme hépatique et lui donnent une pigmentation particulière (Anacker). D'après cet auteur, c'est ainsi que se forme la pigmentation du foie que l'on trouve assez communément sur les animaux de boucherie; pour d'autres, elle serait une particularité de race ou une sorte de mélanémie.

Symptômes. — Ils sont très vagues; aussi la maladie n'est-elle reconnue que dans la minorité des cas; presque toujours on la confond avec quelque autre affection et surtout avec le catarrhe gastro-intestinal. Comme signes diagnostiques — qui font d'ailleurs souvent défaut — on donne, chez le chien, la sensibilité de la région du foie (hypocondres gauche et droit) et un ictère léger dû à la compression des canaux biliaires par les veines hépatiques distendues (2). Les hyperémies graves peuvent se compliquer de déchirure du foie et d'hémorragie rapidement mortelle.

Traitement. — Régler la diète, promener les malades au pas ou les laisser en liberté dans un box, administrer des laxatifs et le sel de Carlsbad artificiel de préférence à tous les autres : telles sont ses principales indications (3).

(1) Je l'ai toujours vu plus friable. Il contient même des foyers hémorragiques. Ce qu'il convient de nommer foie muscade ou cardiaque est celui dont les veines centrales sont dilatées à la suite d'affections du cœur. Cette dilatation des veines s'accompagne d'un léger épaississement du tissu conjonctif périphérique, et alors le tissu hépatique est plutôt plus tenace. Mais cela est absolument différent de la congestion active. (L. T.)

(2) Il n'y a jamais d'ictère avec la congestion du foie. D'ailleurs les phénomènes marchent si vite que le fait n'aurait pas le temps de se produire. L'immobilité des malades, la voussure des reins, quelques sourdes douleurs abdominales, la pâleur des muqueuses et l'affaiblissement du pouls, aidés de renseignements précis sur la cause de la maladie, permettent de la reconnaître chez le cheval. (L. T.)

(3) La première indication est de saigner pour prévenir les hémorragies interstitielles; la révulsion doit la suivre; les autres moyens n'ont qu'une influence secondaire. (L. T.)

Chez nos animaux le diagnostic des maladies du foie est extrêmement difficile pendant la vie ; le plus souvent il n'est fait qu'à la table d'autopsie. Les nombreuses erreurs commises s'expliquent aisément si l'on réfléchit que les symptômes sont habituellement très vagues et communs à d'autres affections, que la palpation de l'organe souffrant est à peu près impossible et que sa percussion est impraticable en raison de l'attitude quadrupédale des animaux.

Bibliographie. — Reynal, *Dict. de méd., et de chir. vét.*, 1862. — Anacker, *Thierarzt*, 1877. — Brun. *Bulet. Soc. méd. vét. prat.*, 1888.

RUPTURE DU FOIE. — APOPLEXIE HÉPATIQUE.

Etiologie. — La déchirure du foie avec destruction partielle du parenchyme hépatique et hémorragie dans le péritoine est ordinairement l'effet d'une action mécanique intense. Ses principales causes sont : les chutes, les mouvements désordonnés qu'effectuent les animaux atteints de coliques, les contusions de la région de l'hypocondre et les efforts violents (Friend) (1).

Dans l'immense majorité des cas, ces influences mécaniques ne déterminent la rupture du foie que quand celui-ci y est prédisposé par certaines altérations de son parenchyme ou de ses vaisseaux. Parmi ces altérations, il faut citer, en premier lieu, la dégénérescence amyloïde. Dans ces derniers temps, divers auteurs (Caparini, Johne, Rabe) ont insisté sur la relation qui existe entre la dégénérescence amyloïde et la rupture du foie ; celle-ci serait préparée par une plus grande friabilité du tissu de l'organe et une résistance moindre de ses vaisseaux. La dégénérescence graisseuse (Siedamgrotzky et autres) et les affections inflammatoires ou hypérémiques (Zündel, Julien) agissent absolument de la même façon. D'après La Notte, l'alimentation trop substantielle donnerait également lieu à une altération graisseuse du foie et le prédisposerait ainsi aux ruptures. Parfois les hémorragies hépatiques surviennent à la suite d'embolies de l'artère hépatique (Wright) ou d'obstruction des veines hépatiques (infarctus hémorragique), et pendant le cours des maladies infectieuses graves ou des intoxications (charbon, intoxication phosphorique), qui entraînent une hépatite parenchymateuse. Enfin, elles peuvent se rattacher à certaines néoformations du foie : au tubercule, au mélanome ou au carcinome (Bruckmüller).

Anatomie pathologique. — Habituellement les altérations sont fort simples. Dans les hémorragies superficielles, le tissu hépatique est ramolli et transformé en une masse boueuse, rouge noirâtre. La séreuse forme souvent à la surface du foie des élevures molles d'apparence vésiculeuse et contenant du sang. Chez le cheval, dans le cas

(1) J'en ai vu deux exemples se produire chez des chevaux de trait par suite d'un violent effort. (L. T.)

d'hémorragie abdominale, la fissure par laquelle le sang s'est épanché dans la cavité péritonéale existe presque toujours sur la face convexe et près du bord inférieur du foie : ses bords sont recouverts de sang coagulé. On peut trouver le parenchyme hépatique farci de nombreux petits foyers hémorragiques dont le contenu est formé d'un mélange de sang et de tissu hépatique détruit. Lors d'infarctus hémorragiques, il se forme des infiltrations cunéiformes bien délimitées. L'examen microscopique décèle toutes les altérations dégénératives indiquées au chapitre précédent. Des hémorragies limitées du parenchyme hépatique peuvent être le point de départ d'abcès du foie.

Symptômes. — Tantôt ils apparaissent subitement, sans prodrômes, tantôt ils sont précédés des manifestations de l'affection hépatique prédisposante, — d'ictère, de constipation, de douleur à la palpation des hypocondres, etc. En général, on observe tous les signes des hémorragies internes. On note surtout la pâleur très accusée des muqueuses, des poussées de sueur, le refroidissement des extrémités ; le pouls et les battements du cœur sont faibles, presque imperceptibles ; les animaux chancellent et se couchent ou tombent épuisés ; l'œil pirouette, la pupille est dilatée ; il y a de l'amaurose, de la cécité subite, etc. Presque toujours la mort survient très rapidement, au plus tard après quelques heures. Les petites hémorragies peuvent se résorber lorsqu'elles ne se compliquent pas d'une péritonite mortelle.

Chez un cheval qui avait reçu un coup de pied sur la région de l'hypocondre, Benjamin constata, le troisième jour, de la polyurie qui persista jusqu'au moment de la mort. A l'autopsie, il trouva le lobe gauche épaissi, friable et renfermant un abcès.

Traitement. — Quels que soient les moyens employés, le traitement est presque toujours inefficace. On doit prescrire le repos absolu et l'administration des astringents : ergot de seigle, sucre de Saturne. Si la faiblesse est très prononcée, il faut recourir aux excitants (camphre, éther, alcool, etc.).

Bibliographie. — Vatel, *Journ. théor. et prat.*, 1828. — Dupuy et Prince, *Ibid.*, 1830. — U. Leblanc, *Journ. pratiq.*, 1830. — Gurlt, *Magazin*, 1835. — La Notte, *Ibid.*, 1841. — Lindenberg, *Ibid.*, 1845. — Friend, *The Veterinar.*, 1843. — Wright, *Ibid.*, 1846. — Paradis, *Ibid.*, 1852. — Palat, *Recueil vét.*, 1855. — C. Leblanc, *Ibid.*, 1859-60. — Mistre, *Journ. de Lyon*, 1855. — Ercolani, *Giorn. di med. vet. Torino*, 1856. — Hering, *Repertor.*, 1857. — Husson, *Annal. de Bruxelles*, 1858. — Kohne, *Magazin*, 1861. — Schmidt, *Ibid.*, 1862. — Saubre et Robert, *Journ. de méd. vét. milit.*, 1866. — Bruckmüller, *Lehrb. d. path. Zool.*, 1869. — Adam, *Wochenschr.*, 1871. — Zündel, *Pütz'sche Zeitschr.*, 1873. — Julien, *Journ. de méd. vét. milit.*, 1873. — Petzold, *Sächs. Jahresber.*, 1869. — Siedamgrotzky, *Ibid.*, 1872-73-75. — Johne, *Ibid.*, 1878. — Caparini, *Bollet. vet. Napoli*, 1880. — Rabe, *Hannov. Jahresber.*, 1882-83-84. — Mathis, *Journ. de Lyon*, 1884. — Benjamin, *Bull. Soc. cent. vét.*, 1886. — Chassaing, *Recueil vét.*, 1885. — Hupfst, *Sächs. Jahresber.*, 1886. — Lorge, *Annal. de Bruxelles*, 1888. — Storch, *Koch's Monatsschr.*, 1889. Voy. *Bibliographie de la dégénérescence amyloïde du foie.*

HÉPATITE PARENCHYMATEUSE.

L'hépatite parenchymateuse — l'inflammation des cellules hépatiques — a été observée sur le cheval, le bœuf, le porc, le chien et le mouton. On n'en a relaté que de rares exemples, sans doute parce que l'affection est très difficile à diagnostiquer *intra vitam*.

Étiologie. — Ses causes sont les mêmes que celles de la congestion du foie (ingestion d'aliments altérés, lésions mécaniques, température excessive, maladies infectieuses).

Anatomie pathologique. — Ses principales altérations sont : l'augmentation du volume du foie, l'effacement de ses bords, sa consistance molle et friable, sa coloration jaune pâle, d'aspect argileux, la périhépatite, la soudure des lobes hépatiques entre eux et celle du foie avec le diaphragme, l'augmentation de volume des lobules et l'aspect granuleux de la surface de rupture ; la tuméfaction trouble, la dégénérescence granuleuse et graisseuse avec infiltration pigmentaire des cellules hépatiques et l'hyperémie du tissu conjonctif interlobulaire. Dans certains cas, on constate de nombreux petits foyers hémorragiques dans le parenchyme hépatique et sous la séreuse; parfois on trouve des collections sanguines assez vastes avec imminence de rupture de l'organe.

Symptômes. — Les symptômes de l'hépatite parenchymateuse ne se distinguent de ceux de la congestion hépatique que par leur intensité. Habituellement ils sont très obscurs. Avec l'ictère et les signes d'une maladie gastro-intestinale fébrile, on a observé, chez le cheval, des douleurs au moment de la défécation (Leisering), douleurs dues très probablement à la compression du foie par le diaphragme et les parois abdominales. La palpation de la région du foie, chez les petits animaux, détermine également des souffrances plus ou moins vives.

Traitement. — Administration des antiphlogistiques, des salins; régime diététique.

L'*atrophie jaune aiguë* du foie n'est qu'une hépatite parenchymateuse à marche très rapide. On l'observe le plus souvent dans la lupinose, dont elle constitue une altération constante (Voy. *Lupinose*). — Le *typhus hépatique*, décrit par Haubner, Franzen et autres, consiste également en une atrophie jaune aiguë, produite par l'alimentation avec les drèches et par les herbes des pâturages inondés. Dans la septicémie, l'intoxication phosphorique et dans beaucoup de maladies infectieuses, l'hépatite parenchymateuse se transforme fréquemment en atrophie aiguë; le foie a diminué de volume, il est ramolli, son parenchyme est coloré en jaune; les cellules hépatiques ne forment plus qu'un détritus granulo-graisseux. En outre, on trouve un ictère intense du foie (atrophie « jaune » aiguë); à certains endroits cependant, il existe une hyperémie prononcée (atrophie « rouge » aiguë). Dans les autres organes, on constate presque toujours des hémorragies. — Les symptômes sont ceux de la lupinose (troubles gastriques, ictère, symptômes cérébraux[2]). Chez le cheval, au début, Adam a observé de l'anorexie, un ictère bénin, la coloration rouge brunâtre de l'urine ; plus tard, de la faiblesse, l'incertitude des mouvements, la démarche chancelante, des tremblements, le ralentissement du pouls, enfin un ictère intense avec des symptômes d'immobilité et accélération du pouls, — tout cela dans l'espace de vingt-quatre à quarante-huit heures.

Hépatite suppurée (Abcès du foie). — Les abcès du foie ne sont pas très rares chez nos animaux domestiques. L'hépatite suppurée n'est qu'une forme de l'hépatite parenchymateuse. Elle reconnait différentes causes : 1° des embolies des veines sous-hépatiques ou des branches de l'artère hépatique (pyohémie, maladies infectieuses aiguës) ; 2° la thrombose des ramifications du système porte ou de la veine ombilicale (omphalophlébite) ; 3° l'action irritante directement exercée sur le foie par des corps étrangers (aliments, sable, parasites) provenant de l'estomac, de l'intestin ou du sang (1) ; 4° les lésions mécaniques, les calculs hépatiques, la propagation au foie d'une phlegmasie d'abord localisée à l'intestin, etc. — Parfois les abcès existent en grand nombre dans le parenchyme hépatique (pyohémie) ; le plus souvent ils sont isolés, très rarement confluents ; tous sont entourés d'une zone de tissu hépatique densifié, de coloration brun noirâtre. Presque toujours on trouve des infarctus hémorragiques cunéiformes à ramollissement central. — Chez le bœuf, on peut rencontrer des Échinocoques en suppuration.

Les principaux symptômes des abcès métastatiques hépatiques sont une fièvre intense, persistante et irrégulière, des frissons, des troubles digestifs et l'ictère.

Bibliographie. — Zundel, *Journ. de Lyon*, 1858. — Leisering, *Sächs. Jahresber.*, 1865. — Bruckmüller, *Lehrbuch der pathol. Zootom.*, 1869. — Semmer, *Journ. vét. de Charkow*, 1882. — Sickert, *Berlin. Archiv*, 1887.

Sur l'atrophie aiguë du foie. — Adam, *Wochenschr.*, 1857. — Erdt, *Preuss. Mittheil.*, 1856-57. — Franzen, *Sächs. Jahresber.*, 1862. — Hafner, *Landwirthsch. Thierheilkde*, 1863. — Bruckmüller, *loc. cit.*

Sur les abcès du foie. — Angenheister, *Magazin*, 1859. — Bruckmüller, *loc. cit.*, Mégnin, *Bullet. Soc. cent. vét.*, 1875. — Carette, *Etat sanit. Brab.*, 1883. — Bartholeyns, *Bullet. belge*, 1885.

(1) Mégnin a relaté une intéressante observation d'hémorragie hépatique mortelle déterminée par la pénétration dans le foie de barbes d'orge plate ou à deux rangs (*H. distichon*). Le cheval sujet de cette observation succomba en dix minutes, en présentant tous les signes d'une hémorragie interne. — A l'autopsie, on trouva dans l'abdomen un épanchement sanguin de 8 à 10 litres ; la face postérieure du foie présentait une cavité anfractueuse, juste au point d'introduction de la veine-porte ; cette cavité était bordée d'une zone large de 3 à 4 centimètres dans laquelle le tissu hépatique était rouge brun et très ramolli ; dans la région qui entourait cette zone, on remarquait un grand nombre de taches rouge brunâtre ayant l'apparence de foyers hémorragiques et au centre de chacune desquelles existait un petit corps étranger, filiforme, rigide et dur. Dans les anfractuosités de la rupture, on trouvait une grande quantité de ces corps qui, par leur introduction dans le foie, étaient devenus la cause de son ramollissement et de sa déchirure. Le territoire hépatique où on les constatait correspondait au cul-de-sac gauche de l'estomac. L'auteur admet qu'ils ont pénétré dans la muqueuse gastrique, puis, grâce aux contractions péristaltiques de l'estomac, dans la musculeuse et la séreuse, enfin dans le foie, où ils se sont arrêtés, aucune cause de progression ne s'exerçant plus sur eux. Il fait remarquer que si ces corps étrangers étaient parvenus dans le foie par le canal cholédoque ou la veine-porte, on les aurait trouvés disséminés dans toute la masse du parenchyme hépatique. (*Bullet. Soc. cent. vét.*, 1875.) (N. D. T.)

HÉPATITE CHRONIQUE INTERSTITIELLE. — CIRRHOSE DU FOIE.

INDURATION CHRONIQUE DU FOIE. — MALADIE DE SCHWEINSBERG.

L'hépatite interstitielle chronique consiste essentiellement en l'inflammation lente du tissu conjonctif du foie avec compression et atrophie consécutive des cellules hépatiques. On l'observe le plus souvent sur le chien. Chez le cheval, on la connait sous le nom de *Maladie de Schweinsberg*. On la rencontre aussi, mais plus rarement, chez le bœuf et le porc.

Étiologie. — Ses causes sont encore ignorées. Chez le cheval, on accuse les contrées marécageuses et les plantes irritantes (on pense que ces dernières agissent sur le foie des animaux de la même façon que l'alcool sur le foie de l'homme). Bruckmüller l'a constatée sur un cheval atteint d'emphysème pulmonaire très accusé. Chez le chien, la cirrhose du foie, qui est assez fréquente, coexiste presque toujours avec les insuffisances valvulaires du cœur (foie cardiaque) (1).

Anatomie pathologique. — Suivant la phase du processus morbide, on trouve le foie hyperplasié, augmenté de volume (cirrhose hypertrophique) ou rapetissé (cirrhose atrophique). Sa consistance est ferme; souvent il a acquis la résistance du cuir ou du cartilage; il crie sous l'instrument tranchant. Lorsque la cirrhose est ancienne, la surface du foie est granulée, irrégulière, parfois recouverte de néomembranes; la séreuse est épaissie, blanchâtre, opaque. Au début, la couleur du foie est brun muscade; plus tard elle devient jaune clair et l'organe est anémié. A la coupe, on constate un réseau fibreux formé par l'hyperplasie conjonctive, réseau dont les travées principales circonscrivent des champs plus ou moins vastes de parenchyme hépatique atrophié et dont les ramifications séparent les divers lobules hépatiques. — Au point de vue histologique, on observe, au début du processus, une infiltration cellulaire dans le tissu conjonctif des espaces portes; plus tard commence la prolifération du tissu conjonctif intra- et extra-lobulaire (2). — Avec ces altérations du foie, on trouve encore

(1) La cirrhose véritable n'est pas identique au foie cardiaque ou muscade. Elle parait être chez le chien la conséquence fréquente d'une alimentation trop riche, longtemps continuée. Lereboullet a constaté que chez les oies et les canards engraissés, le foie, d'abord simplement imprégné de graisse, devient cirrheux si les animaux sont conservés dans le même état. (L. T.)

(2) Chez nos animaux domestiques, mais surtout chez le chien, on peut rencontrer les diverses variétés de cirrhose constatées chez l'homme : 1° la *cirrhose atrophique* de Laennec, *annulaire, multilobulaire* et *extra-lobulaire*, d'origine veineuse, qui débute par une phlébite des petits vaisseaux portes, et dans laquelle le foie est

de l'hyperémie passive et un catarrhe chronique de l'estomac et de l'intestin, de l'ascite, de l'anasarque, de la congestion des méninges, des hémorragies dans différents organes. Dans la maladie de Schweinsberg, il existe une dilatation gastrique manifeste.

Symptômes. — Ils apparaissent très lentement. Dans la plupart des cas, la maladie débute insensiblement par des troubles chroniques de la digestion : la constipation alterne avec la diarrhée ; l'amaigrissement s'accuse peu à peu. A ces symptômes s'ajoutent un ictère léger, la sensibilité de la région du foie à la palpation et, chez le chien, de l'ascite et de l'anasarque. Chez le cheval, on observe en outre des troubles spéciaux de la sensibilité, de la faiblesse, des coliques périodiques et des symptômes d'immobilité. Les causes des troubles cérébraux sont obscures : on peut rattacher ceux-ci, soit à la rétention dans le sang des matières biligènes (acholie), soit à une complication de pachyméningite chronique. Au début, l'affection est apyrétique ; plus tard il survient une réaction fébrile plus ou moins accusée (39° à 39°,5 C.). Sa durée varie de quelques mois à plusieurs années.

Traitement. — Le traitement de l'hépatite chronique est purement palliatif. Il consiste dans l'emploi des alcalins (sel de Carlsbad) et des diurétiques. En outre, il faut régler l'alimentation et donner surtout des fourrages verts.

La maladie dite de Schweinsberg est une forme particulière de l'hépatite chronique interstitielle, analogue à celle que l'on observe dans la lupinose. On l'a constatée tout d'abord à Schweinsberg, dans la vallée d'Ohm (Hesse), et plus tard dans les vallées de Glon et de Zusam (Bavière), ainsi que dans plusieurs autres régions. Elle paraît due à des conditions telluriques, à la constitution particulière et aux propriétés des plantes que consomment les animaux. Elle se montre sous forme d'enzootie locale persistante dans les districts exposés à de fréquentes inondations et dans les pays à sol tourbeux et marécageux. Elle est inconnue sur les plateaux élevés et dans les fermes situées à une certaine altitude. — On admet qu'elle est produite par des substances irritantes qui agissent lentement mais d'une façon continue sur le foie (comme l'alcool et la lupinotoxine). Ses causes intimes sont mal connues. Dans la vallée de Glon, on considère généralement l'alimentation au trèfle comme la condition principale de son développement. On a prétendu qu'elle frappait de préférence les chevaux âgés de huit à dix ans, mais des observations plus récentes semblent infirmer cette assertion. A Schweinsberg, la maladie a fait périr tous les chevaux de plusieurs écuries. — Au début, les symptômes sont très vagues, souvent ils passent inaperçus ; dans d'autres cas, on les confond avec ceux du catarrhe gastro-intestinal chronique. L'appétit est capricieux ; les animaux bâillent fréquemment, sont tristes, abattus.

atrophié, déformé, granuleux, et les cellules hépatiques altérées ou détruites ; 2° la *cirrhose hypertrophique* (Hanot), *insulaire, monolobulaire, extra et intra-lobulaire*, qui débute par une angiocholite des petits canaux biliaires, et dans laquelle le foie est très volumineux et les cellules hépatiques intactes ou hypertrophiées ; 3° des *cirrhoses mixtes ou intermédiaires* (Dieulafoy), dans lesquelles on trouve associées certaines lésions élémentaires appartenant à la cirrhose atrophique et à la cirrhose hypertrophique. S. D. T.

ou tourmentés par des douleurs abdominales. Ces manifestations peuvent persister sans modification notable pendant un temps qui varie de plusieurs semaines à quelques mois. Ensuite, dans la plupart des cas, on voit apparaître l'ictère et les signes de l'immobilité (démarche chancelante, appui de la tête sur la mangeoire, titubations, etc.), auxquels s'ajoutent des accès de coliques, de la constipation et de la fièvre. Souvent il y a anorexie absolue. L'amaigrissement augmente avec la persistance de la maladie. De temps à autre on peut observer une amélioration passagère; mais bientôt les symptômes s'aggravent, les membres s'œdématient et la mort survient par épuisement. On a relaté quelques cas où la terminaison mortelle s'est produite en trois ou quatre jours: ordinairement la durée de l'affection varie de quelques semaines à neuf mois. Parfois la mort a lieu brusquement, au cours des coliques, par rupture de l'estomac (Friedberger).

A l'autopsie, on trouve dans le foie des altérations qui consistent surtout en une hyperplasie inflammatoire du tissu conjonctif interstitiel et interlobulaire (Bonnet) avec des foyers où les cellules hépatiques sont frappées de dégénérescence graisseuse. En outre, on peut constater une dilatation gastrique considérable et les lésions du catarrhe (coloration ardoisée et hypertrophie de la muqueuse gastro-intestinale). — Tous les traitements dirigés contre la maladie de Schweinsberg n'ont donné que des insuccès. Dans les pays où elle sévit, les propriétaires de chevaux connaissent parfaitement sa marche fatale. Aussi se débarrassent-ils de leurs animaux dès le début de l'affection, alors que ceux-ci sont encore en bon état et ont conservé assez de vigueur pour être exposés en vente.

Bibliographie. — Leisering, *Sächs. Jahresber.*, 1863. — Zundel, *Recueil vét.*, 1865. — Rivolta, *Il med. veter.*, 1866. — Anacker, *Thierarzt*, 1868 69-82. — Nocard, *Archives d'Alfort*, 1877. — Siedamgrotzky, *Sächs. Jahresber.*, 1877. — Barrier, *Bull. Soc. cent. vét.*, 1884. — Wolff, *Berliner Archiv*, 1885. — Varnelli, *Il medico veter.*, 1886.

Sur la maladie de Schweinsberg. — Nicklas, *Kreutzer's Archiv*, II. — Docter-Roloff, *Magazin*, 1868. — Adam, *Wochenschr.*, 1861. — Weinmann, *Ibid.*, 1860. — Stamm, *Ibid.*, 1875. — Putscher, *Ibid.*, 1881. — Friedberger, *Münch. Jahresber.*, 1880-81.

DÉGÉNÉRESCENCE AMYLOIDE DU FOIE.

La dégénérescence amyloïde du foie a été rencontrée seule ou coexistant avec la dégénérescence des reins, de la rate et de l'intestin. On l'a constatée chez le cheval, le chien, le bœuf, le mouton, le lapin et les volailles.

Étiologie. — Chez nos animaux domestiques, les principales causes de cette affection sont les états cachectiques, les inflammations chroniques et les suppurations de longue durée. Dans 50 p. 100 des cas de dégénérescence amyloïde du foie observés par Babe, chez le cheval, l'altération était sous la dépendance de la pleurésie, de la péricardite ou de la péritonite chroniques. Cet auteur l'a encore constatée dans des cas d'hydrothorax et de suppuration musculaire. Caparini l'a rencontrée dans la pleurésie exsudative, l'orchite, la phlébite et la cachexie. Bruckmüller l'a trouvée chez des bœufs atteints de néphrite chronique. Elle peut enfin tenir au régime alimentaire ou aux conditions dans lesquelles les animaux sont entretenus : c'est ainsi que Bruckmüller l'a observée sur des animaux qui consommaient des drèches, et Werner chez des agneaux fortement nourris à l'avoine et entassés dans des locaux étroits.

De ces données il résulte que la dégénérescence amyloïde reconnait les mêmes causes chez l'homme et les animaux. Chez l'homme, on incrimine surtout les causes suivantes : phtisie pulmonaire chronique, tuberculose intestinale, suppurations de longue durée, syphilis, bronchectasie, ulcérations intestinales dysentériques, pyélite, fistules, carcinome ulcéré.

Anatomie pathologique. — Le foie qui a subi la dégénérescence amyloïde est hypertrophié, ses bords sont épais et arrondis ; chez le cheval, contrairement à ce qui existe chez l'homme, sa consistance est molle, pâteuse ; sa substance est très friable ; il est anémié, de couleur gris brunâtre ; quelquefois la séreuse qui le tapisse est recouverte d'exsudats membraneux.

Les foyers amyloïdes peuvent être distribués régulièrement ou irrégulièrement : chez la poule, on les rencontre sous forme de petits îlots disséminés (Leisering). L'examen microscopique montre que les parois des capillaires hépatiques et notamment des vaisseaux intra-lobulaires sont épaissies, homogènes et transparentes. Les cellules hépatiques ne participent qu'exceptionnellement à la dégénérescence amyloïde (Johne) ; par contre, on les trouve toujours atrophiées et infiltrées de graisse. En dehors du foie, on rencontre souvent la dégénérescence amyloïde dans la rate, les reins et l'intestin (Bruckmüller, Rivolta, Rabe). — La dégénérescence amyloïde peut être décelée par des procédés chimiques ; la solution iodée de Lugol colore la substance hépatique en rouge brun ou rouge acajou ; en faisant agir ensuite l'acide sulfurique dilué, on obtient une teinte variant du bleu gris au bleu violet ; le violet de méthyle (encre bleue de salon) donne une couleur rouge d'aniline.

Symptômes. — Ils sont très vagues. On peut soupçonner l'affection lorsque l'on constate la tuméfaction du foie, l'albuminurie (rein amyloïde) et les symptômes de la cachexie. L'ictère est loin d'être constant. — La rupture du foie s'accompagnant des signes d'une hémorragie interne est une complication assez commune.

Traitement. — Il est presque toujours insuffisant. On doit l'instituer d'après les causes qui ont déterminé la lésion hépatique. Dans des cas où la dégénérescence amyloïde était la conséquence d'un régime irrationnel, Werner dit avoir obtenu de bons résultats en faisant modifier l'alimentation.

Bibliographie. — LEISERING, *Sächs. Jahresber.*, 1865. — BRUCKMÜLLER, *Lehrbuch der* *pathol. Zootom.*, 1869. — WERNER, *Preuss. Mittheil.*, 1875. — JOHNE, *Sächs. Jahresber.*, 1878. — PIANA, *Giornale di Anat. Fisiol. et Patol.*, 1879 ; *La Veterinaria*, Parme, 1860. RIVOLTA, *Giornale di Anat.*, etc., 1879. — CAPARINI, *Bollet. veter. Napoli*, 1880. — RABE, *Hannov. Bericht.*, 1883-84. — BENJAMIN, *Bullet. Soc. cent. vét.*, 1886.

CARCINOME DU FOIE.

Anatomie pathologique. — Le carcinome du foie est primitif ou secondaire. On le rencontre assez souvent sur les chiens vieux et gras; il est plus rare sur le cheval et les autres animaux domestiques. Le foie est hypertrophié ; sa surface est bosselée, irrégulière : l'organe est farci de nodules miliaires ou de néoformations plus volumineuses, atteignant parfois le volume du poing, tantôt isolées, tantôt confluentes ou rangées en séries, de consistance ordinairement molle et de couleur jaune clair. Souvent ces néoplasies sont richement vascularisées; leur centre est ramolli ou calcifié. — Quand le carcinome du foie est secondaire, on trouve des tumeurs dans le système porte, dans la rate, les reins, le pancréas, l'épiploon, le poumon, etc.

Symptômes. — Chez le chien et le chat, on peut soupçonner l'existence du carcinome hépatique lorsque la palpation de la région du foie permet de constater à ce dernier une surface irrégulière et bosselée, ou lorsqu'il existe des tumeurs externes (surtout communes à la mamelle). Parmi les phénomènes morbides qui peuvent les accompagner, il faut mentionner : chez le chien, l'ascite due à une péritonite carcinomateuse ou à la cirrhose ; chez le cheval, les coliques déterminées également par la péritonite (Röll). On peut encore observer les signes d'une hémorragie interne consécutive au ramollissement et à la rupture des tumeurs carcinomateuses, qui renferment souvent des foyers hémorragiques (1).

Bibliographie. — H. BOULEY, *Recueil vét.*, 1844. — LEISERING, *Sächs. Jahresber.*, 1865. — BRUCKMÜLLER, *Lehrbuch der pathol. Zootom.*, 1869. — CALVETTO, *Gazz. med. vet.*, 1876. — PERRONCITO, *Pütz'sche Zeitschr.*, 1877. — MARTIN, *Münch. Jahresber.*, 1882-83. — KITT, *Ibid.*, 1884-85.

CALCULS BILIAIRES. — LITHIASE BILIAIRE.

Les calculs biliaires de nos animaux domestiques ne déterminent que très exceptionnellement des troubles sérieux (coliques calculeuses), contrairement à ce qu'on observe sur l'homme, chez lequel, du reste,

(1) Un caractère qui ne fait jamais défaut et précède tous les autres, c'est, avec l'amaigrissement, l'émaciation musculaire. Sur les crotaphites et les massétors, le fait est si accusé qu'il donne au malade une physionomie tout-à-fait spéciale, qu'on peut qualifier de facies cancéreux. L. T.

ces calculs sont infiniment plus fréquents que chez les animaux. C'est chez le bœuf et le chien qu'on les rencontre le plus souvent. On les a aussi quelquefois trouvés sur le cheval, le porc et le chat.

Étiologie. — La pénétration de particules alimentaires dans les canaux biliaires ; le catarrhe de ces canaux ; certaines maladies du foie influençant la sécrétion de la bile ; la stagnation, la condensation, la décomposition de la bile et la précipitation de ses éléments solubles (cholestérine, calcaire de bilirubine) : telles sont les principales causes capables de provoquer la formation des calculs biliaires. On peut les trouver dans la vésicule ou dans les canaux biliaires. Les plus petits ont des dimensions variant du volume d'une graine de pavot à celui d'un pois ; habituellement ils ont une forme arrondie, ovalaire ou cylindrique ; quelquefois leurs faces sont usées par frottement réciproque. Birbaum en a trouvé jusqu'à 400 chez un cheval. Les plus grands peuvent avoir 10 centimètres de longueur et 4 de diamètre ; ceux contenus dans la vésicule biliaire sont pyriformes ; ceux des canaux sont cylindriques ; ils dilatent parfois considérablement le conduit qui les renferme.

Symptômes. — Les calculs biliaires déterminent des coliques qui apparaissent brusquement et persistent pendant quelques jours en s'accompagnant d'ictère, de diarrhée ou de constipation (Birnbaum). Ils provoquent aussi des troubles fréquents de la digestion (1).

Diagnostic. — On peut le formuler en se basant sur la coexistence des coliques et de l'ictère.

Traitement. — Il faut administrer le sel de Carlsbad ou les alcalins, régler la diète et exercer modérément les malades.

Bibliographie. — Birnbaum, *Magaz. u.*, 1853. — Bruckmüller, *Lehrbuch d. pathol. Zootom.*, 1869. — Leisering, *Sächs. Jahresber.*, 1870. — Bonnet, *Münch. Jahresber.*, 1880-81. — Bournois, *Journ. de Lyon*, 1882. — Chassaing et Cagny, *Bullet. Soc. cent. vét.*, 1885.

MALADIES PARASITAIRES DU FOIE.

I. — DISTOMATOSE.

Maladie fréquente sur le mouton, assez commune encore sur le porc, beaucoup plus rare sur le bœuf, la distomatose est produite par

1. Chassaing a constaté un cas de déchirure de la vésicule biliaire déterminée par un calcul arrêté dans le canal cholédoque. Le bœuf sujet de cette observation avait présenté les symptômes d'une indigestion : coliques et météorisation, 70 pulsations et 50 respirations, bouche sèche et chaude, extrémités froides. — A l'autopsie, on trouva une péritonite aiguë consécutive à la déchirure de la vésicule biliaire, et, à l'embouchure du canal cholédoque, un calcul enclavé, empêchant absolument l'écoulement de la bile. N. D. T.

deux espèces parasitaires qui se rencontrent, tantôt isolément, tantôt simultanément dans les canaux et la vésicule biliaire :

1° Le Distome hépatique (*Distoma hepaticum*) ou grande Douve, long de 1 centimètre 1/2 à 4 centimètres, large de 1/2 centimètre à 1 centimètre, ovale ou oblong, se rencontre chez le mouton, le bœuf, la chèvre et le porc, et plus rarement chez le cheval, l'âne et le chat.

2° Le Distome lancéolé (*Distoma lanceolatum* ou petite Douve, plus petit, long de 1/2 centimètre à 1 centimètre, large de 1 à 3 millimètres, lancéolé ou linguiforme, s'observe particulièrement chez le mouton et le bœuf, mais aussi sur la chèvre et le porc.

Histoire naturelle. — Les Distomes sont des Plathelminthes du groupe des Trématodes, qui, pour arriver à l'état de complet développement, subissent des métamorphoses très compliquées. Leuckart et Thomas ont fait connaître celles du Distome hépatique.

Les *œufs*, munis d'un opercule, sont expulsés avec les excréments ; lorsque la température et l'humidité sont favorables, il s'en échappe, au bout de 4 à 6 semaines, un *embryon à cuticule ciliée* et pourvu d'un aiguillon à son pôle antérieur. Cet embryon cilié pénètre dans les cavités respiratoires de certains mollusques et notamment des *Limnæa peregra* et *L. truncatula* (Leuckart). D'après Thomas, c'est surtout cette dernière limnée qui héberge les embryons de la Douve ; longue de 1/2 centimètre environ, très commune, très résistante, pourvue d'une coquille spiralée, vivant plutôt sur la terre que dans l'eau, elle se prêterait beaucoup mieux à la pénétration de l'embryon que la *Limnæa peregra*. Cet auteur croit que les larves ciliées ne pénètrent pas directement dans les cavités respiratoires, mais qu'elles arrivent dans le corps du mollusque en perforant la paroi du corps et l'intestin ou par ingestion.

Au bout de quatorze jours en été, de trois à quatre semaines en hiver, l'embryon se transforme en un *sporocyste* pourvu de cellules germinatives qui se développent en longueur pour constituer les *rédies* (sacs cercarigères) : ces dernières, en subissant une nouvelle métamorphose, donnent naissance — directement d'après Leuckart, indirectement d'après Thomas, qui décrit des rédies filles — aux *cercaires*, petits êtres microscopiques pourvus d'une queue, qui vivent en liberté dans l'eau. Un seul œuf de Distome donne naissance à environ 1000 cercaires.

Selon Leuckart, le mouton ingérerait les cercaires, soit en avalant les limnées avec les aliments, soit en buvant de l'eau dans laquelle elles sont en suspension, soit par l'intermédiaire d'un nouvel hôte (mollusque, ver, écrevisse, etc.), dans le corps duquel les cercaires à queue pénétreraient et où elles pourraient se conserver pendant plus de deux années. Tout récemment, Thomas a démontré, d'une façon péremptoire, que les cercaires quittent le corps de leur hôte rédie et mollusque pour nager dans l'eau et se fixer enfin aux plantes aquatiques ou à l'herbe des prairies humides. Elles perdent alors leur queue, se disposent en boule et s'enveloppent d'une masse gommeuse qui leur constitue un kyste de 2 à 3 millimètres de diamètre et « d'une blancheur de neige »; elles conservent leur vitalité pendant plusieurs semaines. Le mouton les ingère en broutant l'herbe à laquelle elles sont fixées. Spinola avait déjà établi expérimentalement que les moutons sains contractent la distomatose lorsqu'on leur fait ingérer des limnées à cercaires recueillies dans des pâturages infestés.

Généralités sur la distribution de la distomatose. — Cette maladie est connue depuis un temps immémorial. Elle figure déjà dans l'ancien droit germanique comme « vice rédhibitoire ». Gentilis Arnulphus l'a décrite cliniquement vers le milieu du XVIe siècle.

Elle fait de nombreuses victimes pendant les années humides, particulièrement favorables aux Distomes et aux limnées qui les hébergent (*années à limaces*) : alors on observe la distomatose à l'état enzootique ou même panzootique; elle est rare pendant les années sèches. Cette donnée de l'observation rend bien compte du caractère endémique de l'affection dans les régions inondées périodiquement (la Narenta en Dalmatie), ainsi que dans les plaines de l'Allemagne du Nord, dont les prairies sont humides et marécageuses. Dans le Holstein, il n'est pour ainsi dire pas d'animal abattu qui ne renferme des Douves (Leuckart).

Parmi les années à Douves les plus remarquables, on cite 1753, 1816, 1817 et 1854. A ces dates, la maladie a ravagé des provinces entières. En Allemagne, la période décennale 1850-1860 a été particulièrement néfaste. Pour la France, Davaine signale neuf années à Douves dans la première moitié de ce siècle. En 1812, la distomatose a fait périr 300.000 moutons dans les environs d'Arles; en 1873, elle a enlevé un tiers de la population ovine d'Alsace-Lorraine, occasionnant ainsi, d'après Zundel, une perte de 1.150,000 francs; en 1862, elle a sévi avec violence en Irlande, où les moutons ont succombé dans la proportion de 60 p. 100 (1). On estime à un million le chiffre des victimes qu'elle fait annuellement en Angleterre. Pendant l'année 1876, la Slavonie a perdu 40 p. 100 de ses bêtes à cornes par la distomatose. Au Brésil, dans le seul district de Toudil, elle a causé la mort de 100.000 moutons dans l'espace de huit mois.

D'après Krabbe, la Douve hépatique n'existe pas en Islande, tandis qu'elle est très commune aux îles Fœroe, fait qui est évidemment en relation étroite avec la nature des mollusques de ces pays.

Ordinairement les moutons s'infestent lorsqu'ils sont conduits dans

(1) Les troupeaux du Berry et de la Sologne étaient autrefois ravagés par cette maladie. L. T.

des pâturages humides, marécageux, inondés, tourbeux, etc. Les flaques d'eau qui y existent sont dangereuses. — Autrefois, les bergers incriminaient une plante, le *Lysimachia Nummularia* (herbe à Douves), qui certainement n'exerce aucune influence sur le développement de la distomatose. Les agneaux, les antenais et en général les animaux d'une constitution faible, comme les mérinos à laine fine, sont les sujets les plus exposés à la contracter : c'est sur eux qu'elle fait le plus grand nombre de victimes ; mais il n'est pas absolument nécessaire que les animaux aillent au pâturage pour en être frappés : l'infestation a quelquefois lieu à la bergerie, soit par la consommation de fourrage vert, soit par l'ingestion d'eau renfermant des cercaires. La maladie peut être contractée très rapidement. Souvent on a vu des animaux laissés à la bergerie pour une indisposition ou une affection quelconque, ou portés par le berger parce qu'ils boitaient fortement (Hahn), être préservés de la distomatose, tandis que tout le reste du troupeau s'infestait.

De temps à autre, on l'observe sur le lièvre, le cerf et notamment sur le daim ; ces animaux maigrissent, arrivent à l'état squelettique et périssent dans le marasme.

Ingestion et émigration des Douves hépatiques. — L'infestation des troupeaux se produit pendant l'été et l'automne, jusqu'au moment des premières gelées (Gerlach) ; la chaleur de l'été est très favorable au développement des œufs ; mais les gelées nocturnes ne détruisent pas les larves de Distome (Friedberger), et les animaux peuvent contracter la maladie pendant les derniers mois de l'année, même en décembre.

Ainsi que nous l'avons dit déjà, cette infestation peut avoir lieu très rapidement : quelquefois il suffit d'un séjour d'un quart d'heure ou d'une demi-heure dans une prairie envahie par les parasites. Parfois on observe des invasions successives sur les mêmes animaux ou des bouffées se manifestant sur des groupes d'animaux d'un même troupeau.

Au sujet du mode d'introduction des Douves dans le foie, trois théories sont en présence :

1° Les Douves arriveraient dans le foie par le système porte. D'après Heller, c'est en effet par cette voie que se produirait l'invasion du foie par les embryons d'Échinocoques. Mais, pour la distomatose, cette opinion ne s'appuie sur aucun fait.

2° Les embryons devenus libres par la digestion de leur membrane d'enveloppe traverseraient l'estomac et l'intestin, pénétreraient dans le foie à travers son revêtement péritonéal et arriveraient enfin dans les canaux biliaires (Gerlach, Sponda, May). Friedberger fait remarquer que l'existence fréquente de la périhépatite est loin d'être une preuve certaine de l'exactitude de cette hypothèse ; l'inflammation de la séreuse qui enveloppe le foie peut être produite tout aussi bien par une émigration centrifuge des Douves, par leur reptation sous-péritonéale et par la perforation de la séreuse de dedans en dehors. Il n'est pas rare de trouver des Douves dont la tête est saillante à la surface du foie.

3° Les Douves passent directement du duodénum dans le canal cholédoque (Leuckart). Cette hypothèse a pour elle la plus grande somme de probabilités. D'après Leuckart, le cheminement des Douves hépatiques dans le foie s'effectue de la façon suivante : la ventouse orale sert d'appareil dilatateur pour les canaux biliaires les plus étroits : le fonctionnement alternatif des ventouses orale et ventrale produit successivement l'allongement et le raccourcissement de la partie antérieure du corps et détermine la progression du parasite, pendant que les appendices écailleux de la cuticule l'empêchent de reculer. — La Douve lancéolée ne porte point de piquants à la surface de la cuticule, mais sa progression est favorisée par sa ténuité et sa minceur.

Si la plupart des Douves qui ont envahi le foie restent dans les canaux biliaires, il en est qui perforent les parois de ces canaux et pénètrent dans le parenchyme hépatique, le détruisent, le creusent, traversent la capsule de Glisson ainsi que la séreuse qui la recouvre et provoquent une périhépatite ou une péritonite ; d'autres parviennent dans les branches du système porte, où les Douves déterminent des endophlébites, des thromboses et des embolies ; d'autres enfin pénètrent dans les veines sus-hépatiques et de là dans les parties les plus éloignées du corps. Après avoir franchi le cœur droit, les parasites arrivent tout d'abord dans le poumon, où ils produisent des foyers hémorragiques, des cavernes à contenu sanguinolent et des pseudo-tubercules (Gurlt, Rivolta, Hedley, Mégnin, Schell, etc.). — C'est chez le bœuf surtout qu'on rencontre des kystes ou des tubercules pulmonaires du volume d'une noisette, d'une châtaigne ou d'un œuf de poule, à parois épaissies, calcifiées renfermant le parasite qui nage dans un liquide brunâtre, visqueux. A l'abattoir de Troyes, Morot les a trouvés, chez les animaux de l'espèce bovine, dans la proportion de 4 p. 100 ; ils renfermaient une ou deux Douves. — De ces kystes, les parasites passent dans les veines pulmonaires (Friedberger) et sont entraînés par le torrent circulatoire dans les organes les plus divers ; c'est ainsi que, chez une vache, Drosse (1) en a rencontré dans la peau du ventre, et Morro dans les muscles intercostaux ; chez le porc, Hertwig en a trouvé dans le diaphragme et les muscles pharyngiens. — Chez l'homme, on a constaté des *abcès* périphériques *à Douves* : à la plante du pied (Giesker), à la nuque (Harris), derrière l'oreille (Fox) et dans la région

(1) Drosse, *Preuss. Mitteil.*, 1855-56.

de l'hypocondre droit (Dionis). L'opinion de Leuckart, d'après laquelle les Douves seraient arrivées là en partant des veines caves, n'est pas admissible.) — Au premier stade de la distomatose, on observe parfois des morts apoplectiques, dues sans doute à des embolies cérébrales provoquées par de jeunes Douves qui ont pénétré dans la circulation artérielle (Gerlach).

Les Douves commencent à quitter le foie au moment où elles sont arrivées à leur maturité génésique, laquelle, d'après Leuckart, aurait lieu au bout d'environ trois semaines. Gerlach admettait que l'émigration ne se produit que neuf à douze mois après l'ingestion, c'est-à-dire vers les mois de juin ou juillet. Pech et Friedberger ont rencontré, en automne et en hiver, de nombreuses Douves dans la vésicule biliaire et dans le duodénum (dans le gros intestin elles sont très vite digérées; aussi ne les constate-t-on jamais dans cet organe). D'après Thomas, la durée de la vie des Douves varierait d'une à plusieurs années (6 ans dans un cas).

Anatomie pathologique. — C'est dans le foie que l'on rencontre les altérations essentielles; elles diffèrent notablement suivant la période à laquelle on les observe. Dans la plupart des cas, le lobe gauche est le premier envahi (Falk). Le foie est plus ou moins hypertrophié; son poids peut avoir doublé ou triplé, ses bords sont arrondis et sa coloration a changé; parfois cette dernière rappelle le porphyre : sur un fond jaune, gris ou jaune brun sale, on observe des taches rouge noir ou rouge brun sombre, rondes, linéaires ou ramifiées et distribuées irrégulièrement. La surface du foie est rugueuse, irrégulière, recouverte de néoformations filiformes ou membraneuses qui parfois soudent très intimement le foie au diaphragme (périhépatite). Assez souvent on remarque, dans la capsule, des ouvertures du diamètre d'une tête d'épingle ou d'un grain de mil, par lesquelles s'écoule une matière sanguinolente, sale, ou qui laissent passer une tête de Douve. Lorsqu'on incise le foie à leur niveau, on trouve souvent, immédiatement au-dessous de la capsule, une quantité plus ou moins considérable de jeunes Douves logées dans des cavernes ou dans des galeries sinueuses. Les ganglions lymphatiques qui existent au hile du foie sont tuméfiés et œdématiés.

Sur la coupe, on observe des altérations variables des canaux biliaires et du parenchyme hépatique : il existe de nombreux espaces lacunaires, cloisonnés, de forme très irrégulière et remplis d'une matière pâteuse, sanguinolente, rouge brunâtre ou grisâtre, formée d'hématies et de leucocytes, de cellules hépatiques ayant subi la dégénérescence graisseuse, de détritus divers et de Douves imparfaitement développées. Les canaux biliaires ont ordinairement triplé ou quadruplé de volume ; chez le bœuf, ils peuvent atteindre le diamètre du pouce, ce qui donne au foie un aspect « vésiculeux » ou kystique.

Dans les canaux biliaires dilatés, on trouve, avec une bile rougeâtre, muqueuse, des Douves et leurs œufs en plus ou moins grande quantité: dans le foie de mouton, le nombre des parasites peut s'élever jusqu'à mille. — La muqueuse des canaux, continuellement irritée par la cuticule à piquants des grandes Douves, devient le siège d'un catarrhe hémorragique, muqueux ou purulent : plus tard, elle s'épaissit considérablement par une néoformation conjonctive : elle peut s'incruster de calcaire (phosphate de chaux) ; les canaux biliaires sont alors transformés en colonnes dures, très visibles à l'œil nu, souvent proéminentes à la surface du foie. En même temps, le parenchyme hépatique s'atrophie de plus en plus : le foie devient dur, il crie sous l'instrument tranchant et sa surface est irrégulièrement bosselée (atrophie du foie, cirrhose). Dans les branches du système porte, on peut trouver des thromboses provoquées par des Douves en liberté dans l'intérieur des vaisseaux. La vésicule biliaire renferme habituellement de la bile trouble et sale, des Douves isolées et des œufs en quantité considérable.

A une phase plus avancée de la maladie, on rencontre presque constamment de l'ascite avec des Douves isolées dans le péritoine, ainsi qu'un épanchement dans la plèvre et le péricarde. Les cadavres sont très maigres, la graisse a complètement disparu, les muscles sont pâles et flasques ; le sang est liquide et aqueux ; le tissu conjonctif est infiltré d'œdème (anémie et hydrémie) (1).

Symptômes. — Les symptômes de la distomatose n'ont rien de caractéristique ; au début, et souvent pendant plusieurs semaines, il n'existe aucune manifestation morbide ; après un ou deux mois, lorsque le mal a acquis une certaine gravité, on observe des signes de cachexie, des troubles profonds de la nutrition et l'hydrémie (la « pourriture » du mouton) ; mais tous ces phénomènes sont communs à d'autres maladies. Les animaux maigrissent rapidement ; les muqueuses sont pâles, comme lavées ; la laine est sèche, terne et tombe facilement ; les paupières, le larynx et le ventre s'œdématient. Chez le bœuf, le poil est terne et piqué, la peau est sèche et collée. A ces signes s'ajoutent des troubles gastriques. L'appétit est capricieux ou nul, la rumination est suspendue, la constipation alterne avec la diarrhée, l'urine devient acide. Les moutons malades sont très faibles, restent en arrière du troupeau et se laissent prendre sans réagir (2) ; les culs-de-sac de la conjonctive s'emplissent de chassie ; la température présente des oscillations brusques : l'obstacle à la cir-

(1) Il peut exister de la graisse en certaine quantité, mais celle-ci a pris un aspect tout particulier. Dans une masse molle et presque transparente, on aperçoit comme des paillettes opaques. (L. T.)

(2) La faiblesse musculaire précède tous les autres symptômes. Elle peut être très manifeste chez des moutons encore très gras, et elle suffit à un homme exercé pour lui faire diagnostiquer la maladie. (L. T.)

culation de retour produit de l'ascite, du catarrhe bronchique, etc. — Chez le bœuf, les symptômes inquiétants n'apparaissent que très tard, et la maladie se termine rarement par la mort. A l'abatage, on peut constater des lésions hépatiques considérables sans que leur existence se soit manifestée pendant la vie par aucun symptôme. C'est là un fait établi par un grand nombre d'observations (important pour l'avis à donner en cas d'expertise). Par contre, d'après Weigel, la distomatose du bœuf se terminerait assez souvent par la mort.

Autrefois, l'hypertrophie hépatique, constatée à travers les parois abdominales, et la coloration ictérique des muqueuses et de la peau étaient considérées comme des manifestations très importantes au point de vue du diagnostic : mais ces deux signes font plus souvent défaut qu'ils n'existent. Pas plus que Gerlach, nous n'avons jamais observé l'ictère (1). Quant à la sensibilité du foie et à la tuméfaction de cet organe, qui s'avancerait en arrière du bord postérieur de la dernière côte, ce sont deux phénomènes qu'on ne peut percevoir qu'au premier stade de la maladie : lorsque celle-ci est avancée, on ne les constate plus. Une donnée qui assure le diagnostic, c'est la présence d'œufs de Douve dans les excréments (œufs de forme ovale, à opercule) ; mais, dans la grande majorité des cas, l'existence de la distomatose n'est rigoureusement établie que par l'autopsie.

Il n'est pas très rare de trouver des Douves en petit nombre chez des animaux parfaitement sains en apparence.

La **marche** de la distomatose est essentiellement chronique. La mort par apoplexie cérébrale (embolies cérébrales?) est exceptionnelle.

Avec Gerlach, on peut reconnaître à la maladie quatre phases successives : 1° l'*invasion*, bientôt suivie d'*hépatite traumatique*, de tuméfaction inflammatoire du foie ; elle survient pendant l'arrière-saison ; presque toujours elle reste méconnue pendant la vie ; 2° l'*anémie*, qui apparaît un mois et demi à trois mois après la mise au pâturage ; elle se remarque surtout du mois de septembre au mois de novembre ; 3° la *cachexie*, qui débute trois mois après l'ingestion des œufs de Douves ; c'est le degré ultime de la maladie ; le foie s'atrophie et des œdèmes se forment ; cette période commence vers le mois de janvier ; 4° l'*émigration* des Douves, qui s'opère, d'après Gerlach, dans les mois de mai et juin, mais qui peut débuter bien plus tôt, dès le moment où les parasites sont arrivés à leur maturité génésique, c'est-à-dire trois semaines environ après l'ingestion des œufs.

Lorsque les Distomes envahissent le foie en quantité considérable, la maladie affecte souvent une marche plus rapide. — Chez les animaux adultes et bien nourris, les signes de l'anémie et de la cachexie peuvent disparaître avec le temps, même après des années, et la gué-

(1) J'ai vu souvent l'ictère être cause de mort rapide pour des moutons encore gras et prêts à être livrés à la boucherie. L. T.

rison *apparente* n'est pas chose rare : mais il persiste toujours des lésions du foie. En thèse générale, le pronostic de la distomatose avancée est très défavorable. L'hiver et le commencement du printemps sont les époques de l'année où le mal acquiert son maximum de gravité.

Cadéac a relaté un cas de distomatose hépatique chez une ânesse. Les canaux biliaires étaient dilatés en ampoules. L'animal présentait un amaigrissement notable et une pâleur très prononcée des muqueuses. — A l'autopsie, on a trouvé, outre les altérations du foie, des hydropisies dans le péritoine, la plèvre et le péricarde.

Traitement. — Il doit être avant tout prophylactique. Éviter de conduire les moutons dans les pâturages infestés et détruire les œufs de Douves : telles sont ses deux principales indications. La première est l'affaire du berger, qui doit éloigner le troupeau des pâturages douteux dès que l'humidité y apparaît, et d'une façon générale, suivant une règle bien connue, surtout après la Saint-Jean. Cette précaution est particulièrement importante pour les agneaux et les antenais. En outre, on donnera aux animaux une alimentation leur permettant de s'entretenir dans un état d'embonpoint satisfaisant. L'observation a enseigné qu'ils échappent d'autant plus facilement à l'infestation qu'ils sont plus résistants.

Pour détruire les œufs de Douves et empêcher leur dissémination, on a conseillé différents moyens. Thomas a recommandé d'abattre les sujets malades à un moment où leur viande peut encore être utilisée pour la consommation, de détruire le foie ou de le donner au chien après cuisson préalable, de conduire les animaux malades dans des pâturages secs, où leurs excréments seront également transportés, enfin de drainer les pâturages humides et d'y répandre du sel ou de la chaux.

Afin de tuer les cercaires contenues dans l'estomac et l'intestin, du sel gemme sera mis à la disposition du troupeau. Cet agent, que les animaux vont constamment lécher, peut remplacer les amers, les aromatiques et les astringents employés autrefois (1).

Lorsque dans un rayon plus ou moins étendu, il est impossible d'enrayer le mal, il faut y abandonner l'élevage du mouton. La distomatose pouvant être importée par des moutons malades dans des pays où on ne l'a jamais observée, Leuckart conseille, dans l'intérêt de l'ache-

(1) Les branches de chêne, orme, charme, etc., coupées au mois de juillet ou d'août et séchées avec leurs feuilles (feuillards), données à la bergerie avant la sortie des moutons pour le pâturage, constituent un excellent moyen préventif. Celles de genévrier et de tous les arbres aromatiques sont également utiles. Les bourgeons de pin maritime séchés et mélangés au son sont réellement curatifs. J'ai obtenu maintes fois, en Sologne, des avantages remarquables de ces divers traitements.

L. T.

teur, de faire l'examen microscopique des excréments et de voir s'ils ne renferment pas d'œufs de Douve. Thomas admet la possibilité de l'infestation des pâturages par le lièvre et le cerf.

Le délai pour intenter l'action rédhibitoire est de 14 jours en Bavière, dans le grand-duché de Bade, dans le Hohenzollern et le Würtemberg (où l'affection est connue sous les noms de pourriture, hydropisie) : de 28 jours en Hesse, de 30 en Saxe, de 2 mois en Autriche, de 15 jours à Bâle, de 31 jours à Schaffhouse, de 42 jours à Francfort-sur-le-Mein.

ADDENDUM. — DISTOMATOSE DE L'ÉCREVISSE COMMUNE (DISTOMATOSIS ASTACINA).

La « peste de l'écrevisse », qui règne depuis quelques années dans les cours d'eau de l'Europe centrale, a été principalement attribuée (1) à l'ingestion de la larve du *Distoma cirrigerum*. Comme symptômes, on note la marche élevée et raide, l'impuissance des malades à se défendre, la tuméfaction de l'ouverture anale, la perte de la sensibilité et de l'irritabilité, les convulsions et la paralysie. A l'autopsie, on trouve de nombreuses larves enkystées dans les muscles.

Il ne faut pas confondre cette distomatose avec d'autres épidémies régnant sur l'écrevisse (*Intoxications*, ***Mycosis astacina***, déterminée par des Saprolégniées).

Bibliographie. — HERING, *Spec. Pathol. u. Therapie*, 1858 (Voy. cet ouvrage pour l'ancienne bibliographie, depuis 1542). — SCHILLER, *Repertor.*, 1844. — HERING, *Repertor.*, 1852. — RICHTER, *Preuss. Mittheil.*, 1853-54. — GERLACH, *Ibid.*; *Magazin* 1854; *Gerichtl. Thierheilkde*, 1872. — ROCHARD, *Journ. de Lyon*, 1854. — SCHELL, *Preuss. Mittheil.*, 1855-56. — ULRICH, *Ibid.* — HUSSON, *Annal. de Bruxelles*, 1857. — RAYNAUD, *Journ. du Midi*, 1860. — HELLER, *Magazin*, 1861. — MAY, *Die Krankheit. der Schaf.*, 1868. — PERRONCITO, *Annal. Acad. Torino*, 1873; *Il medico veterin.*, 1885. — PECH, *Thierarzt*, 1873. — ERCOLANI, *Gazz. med. veter. Milano*, 1875. — SOMMER, *Deutsche medic. Wochenschr.*, 1876. — FRIEDBERGER, *Deutsche Zeitschr. f. Thiermed.*, 1878. — ADAM, *Adam's Wochenschr.*, 1879. — MAYER, *Repertor.*, 1880. — KRAZL, *Oesterr. Monatsschr.*, 1880. — ZUNDEL, *La distomatose ou cachexie aqueuse du mouton*, Strasbourg, 1880. — CHÉDHOMME, *Mémoires Soc. centr. vét.*, 1882. — LEUCKART, *Archiv für Naturgesch.*, 1882. — THOMAS, *The Veterinar.*, 1883. — CADÉAC, *Revue vétérinaire*, 1885. — BUNS, *Jahresber. über die Fortschr. der vet. Medic.*, 1886. — WERNICKE, *Deutsche Zeitschr. f. Thiermed.*, 1886. — WEIGEL, *Sachs. Jahresber.*, 1887. — MOROT, *Recueil vét.*, 1886. — RAILLIET, *Bullet. Soc. zool. de France*, 1890; *Journ. de l'Agr.*, 1890.

SUR LES DISTOMES DU POUMON DU BŒUF. — GURLT, *Lehrbuch d. path. Anat.* (Nachtrag), 1849. — RIVOLTA, *Il medico veterinar.*, 1868. — HEDLEY, *The Veterin.*, 1881. — MÉGNIN, *Comptes rendus de la Soc. de biologie*, 1882. — MURRAY, *Americ. veter. Review*, t. VI. — SCHELL, *loc. cit.* — RAILLIET, *Bull. de la Soc. cent. vét.*, 1885. — BURKE, *The Veterin.*, 1886. — KRIWONOGOW, *Archives vétér. de Saint-Pétersbourg*, 1886. — SCHMIDT, *Berliner Archiv*, 1887. — MOROT, *Bullet. Soc. cent.*, 1887-89. — COPE, *The Veterin.*, 1887. — COOPER-CURTICE, *Americ. vet. Review*, 1887.

SUR LES DISTOMES DU PORC. — HERTWIG, *Bericht. über die städt. Fleischbesch. in Berlin*, 1885-86. — FALK, *Rundschau auf dem Geb. der Thiermed.*, 1886.

SUR LES DISTOMES DU CHEVAL ET DE L'ANE. — CADÉAC, *Revue vétér.*, 1885. — FALK, *loc. cit.*

SUR LES DISTOMES DU CHIEN ET DU CHAT. — RIVOLTA, *Giornal die Anatom. Fisiol. et Patol.*, t. XVI. — VAN TRIGHT, an. in *Thierarzt*, 1885. — DE JONG, *Gazette Holland.*, t. XIV. — ZWAARDEMAKER, an. in *Recueil*, 1890. — SONSINO, *ibid.*, 1890.

SUR LA DISTOMATOSE DU LAPIN. — RAILLIET, *Bullet. Soc. cent. vét.*, 1887.

(1) Harz, *Zeitschr. f. Thiermed.*, Bd VII.

II. — ECHINOCOCCOSE.

Généralités. — Cette maladie est produite par l'ingestion de l'*Echinococcus polymorphus* (autrefois *Ech. veterinorum*), larve du *Tænia Echinococcus* du chien. Elle est particulièrement fréquente sur le bœuf, moins commune sur le mouton, la chèvre et le porc, beaucoup plus rare sur le cheval. On la rencontre aussi chez l'homme, les ruminants sauvages (cerf, chamois, antilope), le singe, les félins, le dindon, etc. Les Échinocoques ont été trouvés dans presque tous les organes; s'ils se cantonnent de préférence dans le foie et le poumon, ils n'épargnent cependant pas le cœur, la rate, les reins, la musculeuse de l'œsophage, le réseau, l'épiploon, le tissu conjonctif sous-séreux, l'œil, le cerveau, les muscles ni même les os.

L'échinococcose est assez répandue. D'après Bollinger, dans l'Allemagne méridionale, elle est la maladie infectieuse la plus commune chez les ruminants, après la tuberculose et la distomatose. Schmidt estime qu'elle cause annuellement à l'Allemagne une perte d'environ 200.000 francs. Sa distribution géographique est en rapport avec celle du chien. Dans l'Inde, où cet animal est très répandu, 70 p. 100 des animaux de l'espèce bovine sont porteurs d'Échinocoques.

Histoire naturelle. — L'Échinocoque ou hydatide se développe après l'ingestion des œufs du Ténia mélangés aux aliments ou à l'eau de boisson, etc. La vésicule peut se présenter sous les quatre formes suivantes : 1° Échinocoque simple, fertile, consistant en une capsule remplie d'un liquide aqueux et contenant un plus ou moins grand nombre de têtes renfermées dans des vésicules proligères ; c'est le plus fréquent; 2° Échinocoque composé, constitué par une vésicule mère renfermant des vésicules filles (secondaires), ou même des vésicules petites-filles (tertiaires), développées, soit en dedans (endogènes), soit en dehors (exogènes), de la vésicule mère ; il est aussi relativement fréquent ; 3° Échinocoque multiloculaire, néoformation analogue objectivement au cancer ou à une agglomération de tubercules : sur la coupe, il présente des espaces lacunaires et paraît produit par le développement exagéré d'un Échinocoque dépourvu de capsule ou ayant perforé cette membrane ; on le rencontre dans les canaux du foie; parfois il acquiert la dureté de la pierre ; il est très rare : 4° Acéphalocyste, qui n'est qu'une vésicule sans têtes et par conséquent stérile. Cette dernière forme est assez commune.

Les embryons arrivent dans le foie par les canaux biliaires ou par la veine porte. Leur développement est lent : après quatre semaines, la vésicule est longue de 1^{mm} ; au bout de deux mois, elle a $1^{mm},5$; vers le cinquième mois, elle atteint le volume d'une noix. La paroi de la vésicule est de consistance gélatineuse et se compose d'une double membrane ; une cuticule externe, très épaisse et de structure lamellaire (*membrane hydatique*), et une interne, relativement mince (*parenchyme* ou *membrane germinale*). Cette vésicule est enfermée dans un kyste qui appartient en propre à l'hôte et se montre formé de tissu conjonctif, de fibres musculaires rares et de vaisseaux ; ses dimensions varient du volume d'un pois à celui d'une tête d'homme ; elle est remplie d'un liquide séreux, transparent, ne contenant point d'albumine ; on en trouve qui renferment jusqu'à 5 kilogrammes de ce liquide. Les scolex ou jeunes Ténias se forment aux dépens de vésicules proligères nées de la membrane germinale ; chaque vésicule peut renfermer jusqu'à trente-quatre scolex, de sorte qu'un seul Échinocoque peut en contenir jusqu'à 1000.

Anatomie pathologique. — Le foie est ordinairement hypertrophié : son volume peut être quintuplé, même décuplé. Il présente une surface bosselée, dont les saillies répondent aux Échinocoques (on en a compté plus d'un millier dans un seul foie). Son poids est augmenté proportionnellement à son volume. Chez le bœuf, Perroncito a trouvé un foie atteint d'échinococcose qui pesait 158 livres, alors qu'à l'état normal le poids de cet organe est d'environ 10 livres. Chez le porc le foie peut peser 50 livres (Perroncito en a rencontré un du poids énorme de 110 livres) ; le poids moyen du foie de cet animal est de 4 livres. La séreuse qui revêt l'organe est souvent épaissie et soudée aux organes voisins, au diaphragme, à l'intestin (périhépatite). A la coupe, le foie se montre farci d'une quantité de cavernes, entre lesquelles le parenchyme persiste sous forme d'îlots ou de bandes de dimensions variables. Lorsque les Échinocoques viennent à mourir, leur contenu se transforme en une matière jaune, graisseuse, pâteuse, qui parfois semble être composée exclusivement de chaux : on peut y trouver du pus, plus rarement du sang. Quand ils sont parvenus à cet état, on peut encore en reconnaître la nature par l'examen microscopique : on constate des crochets dans le contenu des vésicules.

Dans le poumon, les Échinocoques ont un volume variant de celui d'un pois à celui du poing de l'homme ; la surface des lobes est bosselée, le parenchyme est comprimé ; souvent il garde son aspect normal dans certains points, tandis qu'ailleurs il est très dur au toucher. Ulse compare le poumon envahi par les Échinocoques à un « sac rempli de pommes de terre ». Le poumon du bœuf peut acquérir un poids de 50 livres ; son poids normal est d'environ 6 livres. Lorsque les hydatides meurent, elles se remplissent d'un détritus qui leur donne l'aspect de tubercules caséeux.

Dans la plupart des cas, le cœur ne renferme qu'une seule vésicule, qui siège de préférence à l'extrémité inférieure du septum médian.

près de la pointe; elle peut bourgeonner, soit du côté des ventricules, soit du côté du péricarde.

Dans les os, notamment au maxillaire inférieur, les Échinocoques produisent parfois des tumeurs exubérantes : on en a rencontré dans la cavité médullaire du tibia et du fémur (Perrin, Morot).

Chez le porc, les Échinocoques ne sont pas rares dans les muscles; Lemke en a trouvé 18 dans une livre de viande.

Symptômes. — Ils diffèrent suivant les organes atteints, mais habituellement ils n'ont rien de caractéristique.

1° Parmi les signes principaux de l'échinococcose hépatique, on doit signaler les troubles de la digestion, l'amaigrissement progressif et le marasme. A la percussion, on trouve une augmentation plus ou moins accusée du volume du foie (matité normale : à droite, au niveau des trois ou quatre dernières côtes); la région de l'hypocondre est douloureuse à la palpation; l'exploration rectale permet quelquefois de constater des bosselures ou même des tumeurs fluctuantes à la surface du foie. Mais lorsque les Échinocoques sont peu nombreux, ils ne s'accusent par aucune manifestation grave; il existe même des observations dans lesquelles les parasites avaient déterminé une augmentation considérable du volume du foie sans provoquer aucun symptôme fonctionnel.

Ordinairement le thermomètre n'accuse pas la moindre fièvre : celle-ci n'apparaît qu'avec les complications ou à la dernière période de la maladie. L'ouverture des vésicules superficielles dans le péritoine peut être suivie d'une péritonite mortelle.

2° L'échinococcose pulmonaire détermine, comme la tuberculose, les symptômes de la phtisie : la cachexie, la disparition du tissu conjonctif sous-cutané (peau collée aux os), etc.; la respiration devient de plus en plus pénible; la dyspnée apparaît parfois brusquement lorsque les Échinocoques existent en grand nombre dans les deux lobes pulmonaires; l'inspiration est alors saccadée et une toux faible et rude se fait entendre. A la percussion, on trouve de la matité, un son tympanique ou un bruit de pot fêlé. A l'auscultation, le murmure vésiculaire a disparu aux régions où ces modifications de la résonnance sont constatées; il est remplacé par des bruits étranges, bourdonnants, et, d'après Harms, par un bruit de gargouillement (*quarksen*) (qui se produit également lorsqu'on comprime un poumon renfermant des Échinocoques, et auquel cet auteur attribue une signification pathognomonique); Schmidt indique en outre un bruit métallique particulier. Si l'on percute un peu violemment la poitrine, les animaux cherchent à s'y soustraire et poussent des plaintes, manifestation de douleur qui s'accentue lorsqu'on exerce une pression sur les dernières côtes. Dans la plupart des cas, il n'y a pas de fièvre et l'appétit ainsi que la sécrétion lactée se maintiennent pendant longtemps. L'ouverture d'une vésicule dans la cavité pectorale peut entraîner une pleurésie mortelle.

3° Les Échinocoques du cœur provoquent quelquefois, par leur rupture, des morts apoplectiformes (Harms, Haussmann, Rivolta et autres).

4° Les Échinocoques des muscles occasionnent habituellement des boiteries; Johne a trouvé une vésicule dans l'un des psoas du cheval.

Pronostic. — Il est grave lorsqu'un organe important contient un grand nombre d'Échinocoques; en pareil cas, ils peuvent déterminer la mort. La présence d'un seul Échinocoque dans le cœur est une lésion fort dangereuse. Il est possible que les kystes se calcifient ou se caséifient, et l'on a vu que la présence de nombreux Échinocoques dans le foie et le poumon est parfaitement compatible avec toutes les apparences de la santé. Néanmoins, lorsqu'on est parvenu à établir un diagnostic certain ou à peu près, le parti le plus avantageux, le plus pratique, est l'abatage des malades.

Diagnostic différentiel. — L'augmentation du volume du foie se traduisant par une matité anormale, la sensibilité de l'hypocondre droit et la constatation des bosselures hépatiques par la voie rectale sont des symptômes suffisants pour établir le diagnostic. En ne tenant compte que des deux premiers, on peut confondre l'échinococcose du foie avec l'état de gestation, l'hydrométrie, la pyométrie, les tumeurs utérines, ovariques, la gestation abdominale, etc., mais ces états morbides divers sont facilement reconnus par l'exploration rectale. Quant à l'ascite, les signes tirés de la percussion et les modifications qui surviennent dans les symptômes locaux par le seul fait du décubitus dorsal la caractérisent suffisamment. Le diagnostic avec les tumeurs cancéreuses du foie et l'hydronéphrose très développée est plus embarrassant : mais ces affections sont rares.

L'échinococcose du poumon doit être différenciée de la tuberculose. D'après Harms, les signes diagnostiques seraient les suivants : 1° dans l'échinococcose, la toux fait souvent défaut ou elle est très faible, tandis que dans la tuberculose elle ne manque jamais et elle est habituellement forte : 2° le bruit de gargouillement est pathognomonique de la présence des Échinocoques dans le poumon ; 3° dans l'échinococcose, la respiration est plus fréquente, plus pénible : la dyspnée augmente plus rapidement, elle est disproportionnée à l'état général des sujets, qui souvent est encore excellent ; 4° les bruits de frottement manquent toujours dans l'échinococcose, tandis qu'on les entend fréquemment dans la tuberculose ; 5° dans l'échinococcose, il est parfois possible de constater une augmentation du volume du foie. Enfin, dans la tuberculose pulmonaire, très généralement les ganglions lymphatiques participent au processus morbide et parfois il existe une mammite tuberculeuse.

Traitement. — Il est absolument illusoire. On pourrait, il est vrai, essayer, comme chez l'homme, la ponction des vésicules : mais il est bien préférable de sacrifier les malades.

La prophylaxie est de la plus haute importance : détruire les organes envahis par les Échinocoques (mesure qui devrait être obligatoire) ; débarrasser les chiens du *Tænia Echinococcus* ; diminuer le nombre des chiens par un impôt plus élevé : tels sont les principaux moyens auxquels il conviendrait de recourir.

Addendum. — L'échinococcose n'est pas très rare chez l'homme. Dans l'Allemagne centrale, elle cause une mortalité assez forte : sur 1,000 décès, 5 sont son œuvre. En Islande, elle fait périr 5 à 10 p. 100 de la population. — Ses symptômes se développent très lentement. L'échinococcose hépatique s'accuse par une tumeur fluctuante, molle, irrégulière, avec sensation de pression et de tension à l'hypocondre droit ; on observe en outre de la dyspnée, du catarrhe bronchique, de l'ictère et quelquefois l'abcédation du foie. Lorsque le poumon est envahi, les vésicules peuvent être rejetées avec les expectorations, donnée précieuse pour établir le diagnostic. Dans les cas où le rein est atteint, on le trouve tuméfié et douloureux, et souvent l'urine renferme des crochets isolés. Parfois les Échinocoques se développent dans le cerveau et provoquent des symptômes nerveux spéciaux. — La maladie se termine par la mort ; sa durée moyenne est d'environ cinq ans.

Bibliographie. — Dupuy, *Journ. de méd. de Sédillot*, 1825. — Hering, *Repertor.*, 1849. — Cartwright, *The Veterin.*, 1849. — Laubréaux, *Recueil vét.*, 1855. — Haubner, *Magazin*, 1855. — Leisering, *Sächs. Jahresber.*, 1859. — Prietsch, *Ibid.*, 1861. — Schmidt, *Magazin*, 1861. — Taylor, *The Veterin.*, 1865. — May, *Schafkrankheiten*, 1868. — Rivolta, *Il medico vet.*, 1868. — Harms, *Adam's Wochenschr.*, 1869 ; *Die Echinokokkenkrankheit des Rindes*, 1870 ; *Hannor. Jahresber.*, 1872. — Ebert, *Preuss. Mittheil.*, 1869-70. — Oemler, *Ibid.*, 1872-73. — Perroncito, *Il medico vet.*, 1871 ; *Gli echinococci ecc.*, Torino, 1879. — Siedamgrotzky, *Sächs. Jahresber.*, 1874. — Broquet et Mégnin, *Bull. Soc. cent. vét.*, 1874. — Findeisen, *Repertor.*, 1875. — Bollinger, *Deutsche Zeitschr. f. Thiermed.*, 1876. — Anacker, *Thierarzt*, 1877. — Haussmann, *Repertor.*, 1877. — Mari, *Clinica vet.*, 1879-86. — Schmidt, *Adam's Wochenschr.*, 1883. — Adam, *Ibid.* — Johne, *Sächs. Jahresber.*, 1879. — Mégnin, *Comptes rendus Soc. de biologie*, 1881. — Lemke, *Adam's Wochenschr.*, 1883. — Vachetta, *Clinica vet.*, 1882. — Palat, *Bullet. Soc. cent. vét.*, 1883. — Zündel, *Der Gesundheitszustand der Hausthiere in Elsass-Lothringen*, 1883-85. — Perrin, *Recueil vét.*, 1884. — Reimann, *Deutsche Zeitschr.*, 1885. — Morot, *Bullet. Soc. cent. vét.*, 1885-86-87-89. — Madelung, *Deutsche Zeitschr. f. Thiermed.*, 1885. — Sahlmann, Metelmann, *Adam's Wochenschr.*, 1886. — Grimm, *Sächs. Jahresber.*, 1886. — Ulse, *Berlin. Archiv.* 1886. — Pirl, *Ibid.* — Model, *Repertor.*, 1886. — Brusaferro, *Giornale di med. vet.*, 1886. — Railliet, Blanchard, Lourdel, *Recueil vét.*, 1886. — Hertwig, *Resultate der Städt Fleischbesch. in Berlin*, 1886-87. — Hartenstein, *Bull. Soc. cent. vét.*, 1888. — Adam, *Wochenschr.*, 1888. — Railliet, *Bull. Soc. cent. vét.*, 1887. — Railliet, Leclainche, *Bull. Soc. cent. vét.*, 1889.

III. — COCCIDIOSE (PSOROSPERMOSE).

Les Coccidies provoquent chez le lapin de véritables enzooties. Elles ont été aussi rencontrées chez le chien, le veau, le porc, le mouton, les oiseaux, les Amphibiens les Arthropodes et les Mollusques. Chez les volailles, il n'est pas rare de les constater sur les muqueuses de la région céphalique. Nous reviendrons sur ce point à propos de la stomatite diphtéritique (voy. *Maladies infectieuses*).

Histoire naturelle. — Les Psorospermies oviformes du foie du lapin ont été découvertes par Hake en 1839 et rapprochées des Grégarines par Lieberkühn en 1856. Ce sont des Protozoaires parasites vivant en colonies (d'où le nom de Grégarines : *grex*, *gregis*, troupeau), et constitués essentiellement par du protoplasma renfermant un nucléus, le tout destiné à s'enkyster.

D'après Leuckart, l'expression de *Psorospermies* est impropre pour dénommer ces organismes, qui appartiennent au groupe de Sporozoaires; cette appellation s'entend en effet de toute la Grégarine mère, dans l'intérieur de laquelle les Psorospermies proprement dites, c'est-à-dire les spores, ne se développent que plus tard. Leuckart désigne les Sporozoaires en question sous le nom de *Coccidies*. On y reconnaît une espèce principale, le *Coccidium oviforme*, qui vit dans le foie, et une espèce secondaire, le *Coccidium perforans*, qui habite l'intestin.

Ces Coccidies, d'après Leuckart, représentent, dans leur jeune âge, des parasites (sans enveloppe) des cellules épithéliales (canaux biliaires, intestin); arrivés à l'état adulte, ces êtres s'entourent d'une coque solide, puis ils quittent l'intérieur de leur hôte, arrivent à l'air libre, et s'ils sont déposés dans un milieu humide et obscur (écuries, étables, etc.), ils se développent lentement. Leur contenu globuleux se transforme en quatre spores de forme ovale représentant chacune un petit bâtonnet hyalin, en forme de C; la concavité de chaque bâtonnet renfermant un reliquat de la masse granuleuse de la spore, les quatre éléments (corpuscules falciformes) remplissent l'intérieur de la coccidie (1). Dans l'estomac d'un nouvel hôte, où ils arrivent avec les aliments, ils deviennent libres et chaque bâtonnet se transforme en une cellule amiboïde nue, du volume d'un globule blanc (Grégarine nue) qui s'introduit, soit dans l'épithélium intestinal (*Coccidium perforans*), soit dans l'épithélium hépatique, par la voie des canaux biliaires (*Coccidium oviforme*). Une fois dans l'intérieur de la cellule épithéliale, la Grégarine nue s'entoure d'une cuticule et acquiert le double de son volume primitif; elle est alors oviforme avec une ouverture micropylaire à son extrémité pointue, ce qui la rend semblable à certains œufs d'entozoaires avec lesquels on l'a quelquefois confondue.

Anatomie pathologique. — Dans la coccidiose du lapin, le foie

(1) D'après Balbiani, chacun de ces quatre corpuscules falciformes est en réalité composé de deux corpuscules accolés l'un à l'autre et disposés tête-bêche.
(N. D. T.)

est plus ou moins augmenté de volume; parfois il est bosselé à sa surface. Son parenchyme est farci de kystes blanc jaunâtre, du volume d'un grain de mil, d'un haricot ou d'une noisette, que l'on rencontre parfois en si grand nombre que le tissu hépatique interposé se trouve complètement atrophié. Ces kystes, tout à fait semblables à des tubercules ou à de petites tumeurs, renferment une masse jaune, épaisse, crémeuse, grumeleuse ou caséeuse, qui, à l'examen microscopique, se montre constituée par des Coccidies oviformes enkystées, des cellules épithéliales ayant subi la dégénérescence graisseuse, des noyaux libres, des gouttelettes graisseuses, etc.; ils sont séparés du parenchyme hépatique par une coque conjonctive épaisse, composée de nombreux noyaux et de fibres à disposition concentrique; ils se développent aux dépens de plusieurs canaux biliaires parallèles; de fait, ce sont bien des canaux biliaires dilatés et confluents (Leuckart).

Les Coccidies du canal intestinal ont été constatées chez le lapin, le chien, le mouton, le porc, le chat, la poule, etc.; elles sont emprisonnées dans les cellules épithéliales; on les trouve tantôt isolées, tantôt disposées par groupes constituant de petites taches blanchâtres, en relief sur la muqueuse; quelquefois elles recouvrent celle-ci sur une certaine étendue, à la façon d'une pseudo-membrane. C'est dans les villosités intestinales qu'on en rencontre le plus grand nombre; on les y trouve sous forme de petits points blancs; elles envahissent aussi les glandes de Lieberkühn. La présence de la Coccidie détermine la destruction de l'épithélium, l'infiltration de la muqueuse, même son ulcération et l'inflammation du tissu conjonctif sous-muqueux.

Symptômes. — La coccidiose du lapin, qui fait quelquefois périr des garennes tout entières, se traduit habituellement, d'après Roloff, par une diminution de l'appétit, par de l'ictère, de la faiblesse, de l'amaigrissement, une diarrhée épuisante, de la tympanite, la marche chancelante et incertaine, etc. La mort survient dans les convulsions. Assez souvent cependant, on n'observe point de symptômes appréciables, bien que les Coccidies existent en très grand nombre; néanmoins, dans ces cas, les transformations moléculaires organiques semblent être profondément altérées, car, d'après Cohnheim, la piqûre du quatrième ventricule ne rendrait plus diabétique le lapin atteint de coccidiose.

Sur les veaux qui viennent d'être sevrés, on peut observer une dysenterie mortelle produite par des Coccidies intestinales (Pröger). Rivolta a constaté sur le chien des accès rabiformes déterminés par l'envahissement de la muqueuse intestinale par des Coccidies (?).

Diagnostic différentiel. — Hake, qui a découvert ces parasites les prenait pour des globules de pus; Lang les considérait comme des néoformations. Le plus souvent on confond les Coccidies enkystées avec des œufs de Linguatules, de Ténias, de Nématodes. On ne les a pas toujours distinguées des utricules de Miescher (Sarcosporidies); nous reviendrons sur ce sujet au chapitre des *Maladies des muscles*. Nous examinerons également plus loin la psorospermose laryngienne de la chèvre, observée par von Niederhäusern, Dammann et autres.

Traitement. — Pour la Coccidiose, comme pour les maladies précédentes, il faut faire avant tout de la prophylaxie : séparer les animaux sains des malades et désinfecter les locaux. A l'intérieur, on pourrait essayer les mercuriaux comme antiseptiques; le calomel donnerait peut-être des résultats avantageux.

Quelques auteurs (Zschokke (1), Semmer (2), etc.), ont trouvé dans le foie du porc des Cysticerques du *Tænia marginata* (3).

Bibliographie. — HAKE, *On carcinoma of the hepatic ducts*, etc., London, 1839. — KÖLLIKER, *Müller's Archiv f. Anat. u. Physiol.*, 1843. — NASSE, *Ibid.* — VULPIAN, *Gaz. méd. de Paris*, 1859. — KLEBS, *Virch. Archiv*, 1859. — LEISERING, *Sächs. Jahresber.*, 1862. — STIEDA, *Virch. Archiv*, 1865. — WALDENBURG, *Ibid.*, 1867. — LANG, *Ibid.*, 1868. — ROLOFF, *Ibid.* — VIRCHOW, *Ibid.* — EIMER, *Ueber die ei-oder kugelförmigen psorospermien der Wirbelthiere*. Würzburg, 1870. — LEUCKART, *Die Parasiten des Menschen.* — RIVOLTA, *Il medico veter.*, et *Journal des vét. du Midi*, 1869; *Dei parassiti vegetali*. Torino, 1873. — SCHMIDT, *Deutsche Zeitschr. f. Thiermed.*, 1876. — PERRONCITO, *Pütz'sche Zeitschr.*, 1877. — PRÖGER, *Sächs. Jahresber.*, — ZÜRN, *Vorträge f. Thierärzte*, 1878. — BARANSKI, *Oesterr. Vierteljahrsschr.*, 1879. — NICATI et RICHAUD, *Archives de physiologie*, 1880. — JOHNE, *Sächs. Jahresber.*, 1881. — BALBIANI, *Leçons sur les Sporozoaires*. Paris, 1884. — RAILLIET et LUCET, *Bull. Soc. cent. vét.*, 1888. — RIECK, *Deutsche Zeitschr. f. Thiermed.*, 1888.

MALADIES DU PANCRÉAS.

Les maladies du pancréas sont extrêmement rares chez nos animaux et généralement elles ne sont reconnues qu'à l'autopsie. Elles demeurent inaperçues parce qu'elles ne s'accompagnent habituellement ni de signes physiques, ni de phénomènes rationnels. Cette évolution silencieuse des états morbides du pancréas se conçoit aisément si l'on se représente la situation profonde de cet organe, protégé par la voûte sous-lombaire et la masse des viscères abdominaux, et si l'on se rappelle sa fonction physiologique partagée avec d'autres glandes annexes du tube digestif : ils peuvent cependant donner lieu à

(1) Zschokke, *Schweizer Archiv*, 1857.

(2) Semmer, *Deutsche Zeitschr. f. Thiermed.*, 1885.

(3) Mégnin a observé, chez le cheval, un cas d'hépatite chronique déterminée par le *Sclerostoma armatum*. Le lobe moyen du foie était transformé en une véritable « tumeur fibro-plastique » dans laquelle le tissu hépatique avait complètement disparu : il était parsemé de petits kystes sanguins, contenant tous un helminthe, et de nodosités renfermant des embryons du même ver, plus ou moins développés. On trouvait aussi le parasite dans les petits vaisseaux. (Lourdel et Mégnin, *Bull. Soc. cent. vét.*, 1884.) (N. D. T.)

des troubles sérieux lorsqu'ils intéressent en même temps des organes voisins, surtout lorsqu'ils se compliquent d'altérations du foie.

PANCRÉATITE.

L'inflammation du pancréas est aiguë ou chronique. — Les principaux symptômes qu'on lui assigne sont : l'abattement, un état fébrile plus ou moins accusé, l'amaigrissement général et l'expulsion de matières excrémentitielles graisseuses. Chez le bœuf, le porc, le chien et le chat, le canal pancréatique s'abouchant dans l'intestin en un point assez éloigné du canal cholédoque, la complication d'ictère ne s'observe pas, tandis qu'elle doit être la règle sur le cheval, le mouton et la chèvre, animaux chez lesquels les canaux cholédoque et pancréatique se jettent dans l'intestin à l'ampoule de Vater. Chez ces derniers, le canal pancréatique enflammé, dilaté, peut comprimer le canal cholédoque, effacer sa lumière et s'opposer à l'écoulement de la bile.

Le cheval dont Mégnin et Nocard ont relaté l'histoire était nonchalant, se fatiguait vite et mangeait paresseusement depuis quelques semaines lorsqu'il leur fut présenté. La mollesse, la faiblesse, la diminution de l'appétit, la constipation, et la coloration jaunâtre des membranes tégumentaires s'accentuant avec l'amaigrissement du malade firent supposer l'existence d'un calcul biliaire.

L'animal succomba environ deux mois après le début de la maladie. A l'autopsie, on trouva, comme lésions essentielles : une énorme dilatation des canaux pancréatiques avec épaississement de leurs parois, l'orifice du canal pancréatique obstrué par un bouchon blanchâtre, grumeleux, albumineux, qui comprimait à distance le canal cholédoque et s'opposait à l'écoulement de la bile, enfin une légère induration de la glande dont le parenchyme était plus blanc, plus ferme, plus résistant qu'à l'état normal, et dont les canaux excréteurs présentaient les lésions de l'inflammation catarrhale.

Les NÉOPLASIES du pancréas sont quelquefois primitives, mais le plus souvent elles sont secondaires. Nocard a décrit un cas de tumeur épithéliale primitive de la tête du pancréas chez un chien. L'animal, souffrant depuis six semaines lorsqu'il fut amené à la clinique d'Alfort, était très faible et dans un état de maigreur extrême : tous les téguments étaient fortement colorés en jaune : la conjonctive, la sclérotique, les muqueuses buccale, anale et vulvaire avaient une teinte jaune safran très accusée ; l'urine était épaisse, filante, jaune foncé ; il y avait en outre un épanchement abdominal assez abondant. On formula le diagnostic *ictère* produit par des tumeurs gênant la circulation abdominale et oblitérant le canal cholédoque. Le malade mourut environ deux mois après l'apparition des premiers symptômes. — A l'autopsie, on trouva à la voûte sous-lombaire une tumeur blanchâtre, du volume du poing, irrégulièrement arrondie, bosselée, fortement fixée aux organes environnants, englobant dans sa masse la tête du pancréas, la veine porte, l'extrémité supérieure du canal cholédoque et le duodénum. Dans le foie, il existait une foule de petites tumeurs blanchâtres, du volume d'un grain de mil à celui d'une cerise, qui faisaient corps avec le tissu hépatique. L'examen microscopique de la néoplasie principale et des tumeurs du foie montra qu'il s'agissait d'épithéliomes lobulés.

Plusieurs observations analogues ont été relatées par des auteurs étrangers, notamment par Friedberger.

Bibliographie. — NOCARD, *Archives d'Alfort*, 1877. — MÉGNIN et NOCARD, *Ibid.*, 1878. — FRIEDBERGER, *Munch. Jahresber.*, 1886-87.

MALADIES DE LA RATE.

Les maladies de la rate ne sont pas plus fréquentes chez nos animaux que chez l'homme. La plupart des traités de pathologie n'en font même pas mention. Les obscures fonctions de cet organe et sa situation profonde, qui le dérobe à l'action des agents extérieurs, rendent bien compte de l'extrême rareté de ses affections propres. Les altérations que l'on y rencontre sont presque toujours sous la dépendance d'un état morbide général, diathésique ou infectieux. On trouve cependant dans les publications vétérinaires quelques observations relatives à la *congestion*, à l'*inflammation* et à la *rupture* de la rate.

I. — CONGESTIONS SPLÉNIQUES.

Elles sont *actives* ou *passives*. On a observé des congestions actives de la rate chez tous nos animaux, mais particulièrement sur le bœuf, le mouton, et le chien. Leur étiologie est fort mal connue. On leur a surtout assigné comme causes : la pléthore subite résultant d'une alimentation très substantielle, lorsque les animaux habitués à être maigrement nourris sont mis brusquement à un régime intensif ou placés dans des herbages abondants et aqueux; l'alimentation à la pulpe, la surcharge du rumen, l'excès de travail et la chaleur humide.

Les congestions passives, qui ont pour cause quelque obstacle à la circulation de la veine splénique, de la veine porte ou de la veine cave postérieure, sont d'autant plus intenses que la gêne de la circulation est plus localisée et que l'obstacle au cours du sang siège plus près de la rate.

Les signes cliniques de ces congestions sont toujours très vagues. Généralement on ne constate que des coliques plus ou moins intenses. Dans quelques cas cependant, la tuméfaction de la rate peut être reconnue par la palpation et la percussion de l'hypocondre gauche; parfois même il y a un certain gonflement de cette région et du flanc, sans météorisme marqué (Gellé).

A l'*autopsie*, on trouve une augmentation de volume de la rate; ordinairement ses dimensions et son poids ont doublé ou triplé; dans un cas observé par Gurlt sur un animal de l'espèce bovine, elle pesait 17 kilogrammes. Le tissu splénique est rouge foncé ou marbré; on peut y rencontrer des foyers apoplectiques; sa consistance est d'autant plus affaiblie que la congestion est plus intense.

La durée ordinaire de la maladie est de six à douze heures. Elle se termine par la *résolution* ou la *déchirure* de l'organe. Cette dernière, qui est exceptionnelle, s'accuse par la violence des douleurs abdominales, l'effacement du pouls, la décoloration des muqueuses, par des sueurs froides et des tremblements; la mort survient rapidement.

Il faut se garder de prendre pour une maladie propre de la rate la congestion splénique qui accompagne certaines maladies infectieuses, notamment les affections charbonneuses, septiques et typhoïdes.

La saignée, les applications réfrigérantes sur l'hypocondre et les frictions révulsives sur les extrémités sont les principaux moyens auxquels on doit recourir.

II. — SPLÉNITES.

Les phlegmasies de la rate occupent l'atmosphère périsplénique ou le parenchyme splénique lui-même.

La PÉRISPLÉNITE est tout à fait assimilable à la périhépatite. Tantôt elle est limitée à la séreuse péritonéale, tantôt elle intéresse à la fois celle-ci et la membrane capsulaire. Tout processus pathologique siégeant au voisinage de la rate finit par atteindre ces membranes. Elle est la conséquence soit d'une affection splénique, soit d'une phlegmasie d'un organe voisin, soit d'une simple compression anormale prolongée exercée sur la rate. Dans tous les cas, elle détermine l'épaississement du feuillet péritonéal et de la capsule sous-jacente : souvent aussi elle a pour résultat l'établissement d'adhérences, de soudures entre les feuillets péritonéaux en contact. C'est ainsi que se produisent les fixations de la rate à la paroi abdominale, à l'intestin ou au foie.

La SPLÉNITE est d'origine interne ou traumatique. Cruzel déclare l'avoir observée assez fréquemment chez le bœuf, sous les formes *aiguë*, *suraiguë* et *chronique*.

Elle peut être provoquée par des causes directes, par des contusions ou des plaies pénétrantes de l'hypocondre gauche ; parfois elle est sous la dépendance d'une maladie générale : Cruzel accuse surtout le tempérament essentiellement sanguin des bœufs appartenant aux races de travail, les efforts excessifs, le surmenage, les temps froids et humides et l'usage longtemps continué de fourrages très nutritifs. Dans certains cas, sa cause déterminante échappe à toute investigation.

Ses symptômes, toujours obscurs, peuvent se résumer ainsi : tuméfaction de la rate, sensibilité anormale et quelquefois soulèvement de l'hypocondre gauche, douleur vive provoquée en percutant cette région : inappétence, constipation, nausées, vomissements, fièvre de réaction légère ou intense, enfin lésions traumatiques variées — contusion, plaie contuse, plaie pénétrante — quand la maladie est d'origine externe.

Voici les signes donnés par Cruzel comme pathognomoniques de la splénite du bœuf : Frissons plus ou moins prononcés au début de la maladie, gêne de la respiration : tension, *soulèvement* du flanc gauche, qui diffère du gonflement de la météorisation ordinaire en ce qu'il paraît être déterminé par le refoulement de la rate en arrière. Le son rendu par la percussion est mat, comme celui qui résulterait de chocs sur un corps mou offrant une certaine résistance. Cruzel déclare ne s'être jamais trompé depuis que son attention s'est portée sur la nature de ce soulèvement du flanc.

La *résolution* est la terminaison la plus commune de la splénite. Même lorsque celle-ci a été déterminée par un traumatisme, la guérison est la règle quand la péritonite ne s'ajoute pas à l'affection primitive. Mais dans les cas où la rate a été directement intéressée par un corps vulnérant, une hémorragie s'effectue dans le péritoine et la mort peut survenir promptement. — La splénite peut aussi se terminer par *suppuration* ou par *gangrène*. Les signes de ces complications, masqués par ceux d'une fièvre intense, sont difficiles à saisir. On constate des paroxysmes alternant avec des rémissions d'une durée variable et la percussion dénote une vive sensibilité de l'hypocondre gauche. Les abcès spléniques s'ouvrent le plus souvent dans le péritoine en déterminant des accidents mortels ; ils peuvent aussi s'ouvrir dans l'intestin, l'estomac, ou même à l'extérieur ; il est rare qu'ils s'enkystent dans le parenchyme splénique.

Si les *altérations anatomiques* de la splénite ont été négligées jusqu'à présent, l'étude des infarctus pyohémiques de la rate, à leurs différents stades d'évolution, a permis de reconnaître que l'inflammation suivait, dans cet organe, la même marche que dans les autres viscères. Elle s'y accuse par de l'hyperémie et par le ramollissement du tissu, par une sorte d'hépatisation due à l'hypergénèse des éléments de la pulpe splénique, et à l'épaississement, l'induration ou le ramollissement des trabécules fibreuses qui constituent la charpente de l'organe. Quand la splénite s'est terminée par suppuration, les coupes présentent de nombreux petits foyers purulents ou des abcès plus ou moins volumineux. On peut constater des désordres produits par l'ouverture d'abcès dans le péritoine. Il est rare que l'on rencontre des lésions de splénite ancienne ou des îlots cicatriciels accusant la disparition des abcès et la résorption du pus.

On conseille d'opposer à la splénite les émissions sanguines, les réfrigérants, les révulsifs ou les vésicants appliqués sur l'hypocondre gauche. Cruzel recommande de combattre la splénite aiguë ou suraiguë du bœuf par les moyens suivants : saignée abondante, réitérée quand il y a indication, c'est-à-dire si la résolution ne se fait pas assez promptement; affusions froides sur l'hypocondre gauche; boissons et lavements adoucissants.

III. — RUPTURE DE LA RATE.

La rupture de la rate est ordinairement le résultat d'un traumatisme pénétrant ou d'une violence extérieure dont l'action se fait sentir sur l'hypocondre gauche. Dans certains cas, surtout chez le bœuf, elle semble pouvoir être produite par une congestion subite et intense de l'organe; le parenchyme et la capsule qui l'enveloppe céderaient sous la pression du sang et celui-ci s'épancherait dans la cavité péritonéale (Cruzel, Lafosse). Mais presque toujours les ruptures de la rate sont de nature traumatique et coexistent avec d'autres lésions de même ordre intéressant certains organes abdominaux, notamment le foie.

Les ruptures peuvent se produire en n'importe quel point de la rate; uniques ou multiples, superficielles ou profondes, complètes ou incomplètes, elles sont très variables dans leur forme et leur étendue. Quelquefois la capsule splénique résiste et forme des bosselures dues au sang extravasé dans le tissu propre de la rate. — Lorsque les déchirures complètes sont récentes, on les trouve recouvertes d'un caillot sanguin et leurs lèvres sont infiltrées de sang; plus tard, si la mort n'en a pas été la conséquence, ces lèvres se cicatrisent et s'indurent. Sur les vieux chevaux, il n'est pas très rare de rencontrer des marques de déchirures anciennes et limitées de la rate.

Les symptômes des ruptures de la rate sont ceux des hémorragies internes. Il est des cas presque foudroyants; les animaux présentent tous les signes d'une angoisse extrême et succombent en quelques minutes. Plus souvent la mort ne survient qu'au bout de plusieurs heures et l'on peut constater de la douleur locale, la décoloration graduelle des muqueuses, le refroidissement des extrémités et tous les signes des hémorragies profondes. — Quand l'accident est consécutif à un traumatisme, il y a en outre, ou des traces de contusion, ou une plaie pénétrante de la région splénique.

Placer le malade dans l'immobilité absolue et à l'abri des diverses causes d'excitation, faire des applications réfrigérantes sur l'hypocondre gauche, administrer à l'intérieur des boissons additionnées de perchlorure de fer ou d'eau de Rabel, faire des injections hypodermiques de morphine si les souffrances sont vives : tels sont les moyens qu'il convient de mettre en œuvre pour arrêter les hémorragies spléniques. — Les lésions traumatiques qui peuvent exister doivent être traitées par les antiseptiques.

Les ALTÉRATIONS TUBERCULEUSES de la rate sont assez communes dans toutes les espèces, mais surtout sur les oiseaux, où la rate envahie par les tubercules peut acquérir un volume considérable (voyez *Tuberculose*).

Les TUMEURS de la rate sont rarement primitives. On y rencontre surtout le cancer, le lymphadénome, le sarcome mélanique (chez les chevaux blancs), les kystes séreux et hydatiques.

Les PARASITES de la rate ne provoquent généralement pas de troubles sérieux. Les plus communs sont les Échinocoques (chez les bêtes bovines), les Cysticerques (chez le porc) et les Linguatules (chez le chien).

Bibliographie. — RODET, *Recueil vétér.*, 1824. — CRUZEL, *Journ. théor. et prat.*, 1832. — U. LEBLANC, *Ibid.*, 1834 et *Journ. prat.*, 1832. — RISS, *Recueil vét.*, 1833. — MILLOT, *Ibid. Comptes rendus des travaux de l'école d'Alfort*, *Recueil vétér.*, 1834. — STEVENS, *Annal. de Bruxelles*, 1842. — H. BOULEY, *Recueil vét.*, 1844. — HECKMEYER, an. in *Ibid.*, 1846. — MOTTET, *Recueil vétér.*, 1857. — PERRINS, GIBB, *The Veterin.*, 1863. — SAUVAGE, *Journ. de Lyon*, 1865. — *Recueil vét.*, 1873. — ZUNDEL, *Recueil vét.*, 1874. — HAHN, *Annal. de Bruxelles*, 1874. — ALIX, *Recueil vét.*, 1883. — DE MEESTERE, *Annal. de Bruxelles*, 1887. — BOURGES, *Revue vét.*, 1890.

MALADIES DU PÉRITOINE.

PÉRITONITE AIGUË.

Division. — Suivant le point de vue sous lequel on envisage la péritonite, on peut y reconnaître de nombreuses variétés très différentes. Cliniquement, elle présente les formes *aiguë* et *chronique*, *circonscrite* ou *diffuse*; d'après son origine, elle est *primitive*, *idiopathique* ou *secondaire*, *traumatique*, *tuberculeuse*, *sarcomateuse*, *carcinomateuse*, *pyohémique*, *métastatique*, *septique*, etc; anatomiquement, on distingue des péritonites *sèche*, *exsudative*, *séreuse*, *séro-fibrineuse*, *purulente*, *hémorragique*, *ichoreuse*, etc. Considérée sous le rapport de sa pathogénie, la péritonite est presque toujours *secondaire*, provoquée par des blessures de la séreuse ou par des processus pathologiques qui évoluent dans un organe voisin et finissent par atteindre cette membrane. L'existence de la péritonite *primitive*, *a frigore*, ne peut être mise en doute (péritonite rhumatismale), mais elle est extrêmement rare sur le cheval, animal chez lequel les coliques rhumatismales sont cependant assez fréquentes.

Animaux atteints. — La péritonite aiguë s'observe sur tous les animaux, y compris les volailles. Les femelles en sont plus souvent atteintes que les mâles, différence due sans doute aux rapports plus étendus et plus intimes qui existent, chez les premières, entre les organes génitaux et le péritoine. Elle est plus fréquente sur la vache que sur la jument, d'abord à cause de l'état de gestation, du puerpérisme et de ses accidents, phénomènes plus souvent répétés sur la première, mais aussi parce que la distomatose hépatique et la tuberculose, affections fréquentes dans l'espèce bovine, se compliquent souvent de péritonite. La sensibilité du péritoine varie considérablement suivant les diverses espèces animales. Le cheval est l'animal dont le péritoine est doué de la plus vive sensibilité; viennent ensuite les ruminants (mouton, chèvre, bœuf), puis les carnivores (chien, chat), les omnivores (porc) et enfin les oiseaux.

Étiologie. — Les causes de la péritonite aiguë sont :

1° Les plaies pénétrantes de l'abdomen, les solutions de continuité accidentelles et les traumatismes opératoires; les laparotomies faites en pratiquant diverses opérations (herniotomie, ponction de l'intestin ou du péritoine, incision du rumen, entérotomie, castration des femelles, etc.). Dans tous ces cas, la cause déterminante de l'inflammation est la pénétration dans le péritoine de germes irritants en suspension dans l'atmosphère, ou l'emploi d'instruments malpropres, souillés de matières phlogogènes, septiques ou putrides. La simple entrée de l'air à travers le canal inguinal lors de la castration du cheval entier peut provoquer, dans certaines conditions, une péritonite mortelle (Hering) (1).

2° Les ruptures ou perforations des organes recouverts par le péritoine et l'irruption de corps irritants dans sa cavité. Ici, il faut particulièrement mentionner les ruptures de l'estomac, de l'intestin, de la vessie, du foie, de la rate, etc.; la perforation des parois gastriques ou intestinales par des ulcérations, des corps étrangers, des matières stercorales tassées ou par des Helminthes; la déchirure de la matrice au moment du part, la perforation de la capsule du foie par des Douves, l'ouverture d'abcès ou d'Échinocoques dans le péritoine, la perforation de l'intestin consécutive à l'infarctus hémorragique ou à la nécrose déterminés par la thrombose vasculaire, la déchirure du rectum en pratiquant brutalement l'exploration. (Duvieusart a observé cet accident « avec les apparences d'un caractère enzootique » dans le rayon d'activité d'un empirique.)

(1) J'ai vu plusieurs cas se produire autrefois à la suite de la castration par torsion, et quelques-uns aussi après l'opération de la hernie étranglée.

(L. T.)

3° La propagation par contiguïté de tissus d'une phlegmasie localisée à l'un des organes contenus dans l'abdomen ou aux parois de cette cavité : contusion de l'abdomen, affections de l'estomac ou de l'intestin, inflammation violente de la muqueuse gastro-intestinale, ulcérations ou déchirures partielles, etc.; changements de rapports de l'intestin (volvulus, invagination, incarcération, hernie étranglée), maladies inflammatoires du foie, des reins, de la vessie, de l'utérus (métrite, paramétrite, périmétrite), des ovaires, des testicules, du cordon testiculaire. Dans des cas plus rares, la péritonite peut éclater comme complication d'une pleurésie (1).

La péritonite métastatique se produisant au cours de la pyohémie et de quelques autres maladies générales est peu connue chez nos animaux.

Anatomie pathologique. — Dans la péritonite diffuse aiguë récente, on trouve le péritoine hyperémié et farci de petites ecchymoses. La rougeur est plus ou moins intense, tantôt à peu près uniforme, tantôt disposée en traînées ramifiées; elle varie du rose au rouge brique ou au rouge scarlatineux; plus tard, ces colorations font place à une teinte rouge gris. Généralement le processus inflammatoire n'est pas également avancé dans toute l'étendue de la séreuse et le point de départ de la phlegmasie peut être facilement reconnu. Parfois le péritoine est recouvert d'un exsudat qui masque ces lésions.

Dès le début, la séreuse perd sa transparence, elle devient terne, prend un aspect velouté et se laisse facilement déchirer ou détacher des organes qu'elle recouvre. Au bout de quelques jours, on y constate des vaisseaux néoformés et elle se charge d'un exsudat très variable dans ses caractères et son abondance; suivant les cas, celui-ci consiste en une mince couche de fibrine coagulée formant une membrane transparente que la plus légère traction détache de la séreuse, ou il constitue une couche épaisse, jaune clair ou jaune foncé, analogue aux membranes croupales; quelquefois il établit des adhérences entre les deux feuillets du péritoine et entre les organes qu'il recouvre (péritonite fibrineuse ou sèche). Dans la péritonite séreuse ou séro-fibrineuse, la cavité abdominale renferme une quantité plus ou moins considérable (jusqu'à 40 litres chez le cheval et le bœuf) d'un liquide

(1) Les refroidissements extérieurs ajoutent souvent leur action à celle de toutes les causes qui viennent d'être indiquées. Ils suffisent parfois même seuls à provoquer le développement de la maladie; les observations de Roche-Lubin, qui ne laissent pas de doutes à cet égard, ont été confirmées depuis par un grand nombre de praticiens. Les refroidissements intérieurs par l'ingestion d'eau glacée, de neige, de givre peuvent produire le même effet. Chez deux chevaux auxquels j'avais injecté dans le rectum environ dix litres d'eau froide pour combattre une obstruction du colon, j'ai vu survenir une péritonite. Ces faits étaient aussi simples et nets qu'une démonstration expérimentale. (L. T.)

trouble, jaunâtre, jaune rougeâtre ou jaune verdâtre. Cet exsudat liquide est essentiellement constitué de sérum, de flocons fibrineux ou purulents et de cellules en voie de destruction: lorsqu'il renferme une proportion notable de globules rouges, ces derniers lui communiquent leur coloration ; l'exsudat rouge est fréquent chez le cheval (péritonite séro-fibrineuse compliquée d'hémorragie). S'il s'agit d'une péritonite de perforation consécutive à une affection du canal digestif, l'exsudat a l'aspect ichoreux, répand une odeur fétide (péritonite ichoreuse), et ordinairement il est mélangé de matières alimentaires; dans la péritonite déterminée par la rupture de la vessie, il exhale une forte odeur urineuse. Chez le chien et le chat, il est souvent purulent (péritonite purulente) et forme sur le péritoine une mince couche crémeuse ou se collecte dans la cavité abdominale sous forme d'un liquide jaune trouble, floconneux et d'odeur fétide (notamment après l'ouverture d'abcès).

Quand la péritonite suit son cours, les exsudats peuvent se résorber partiellement ou totalement, mais leur disparition nécessite un temps assez long, les éléments cellulaires et la fibrine devant tout d'abord subir la dégénérescence graisseuse et se désagréger en un fin détritus. Après cette résorption, il persiste souvent des soudures entre les deux feuillets du péritoine (péritonite adhésive); des néo-membranes conjonctives et des brides se forment qui, en subissant la rétraction cicatricielle, provoquent parfois des rétrécissements, des dilatations ou l'atrophie des organes de la cavité abdominale. Lorsque la résorption de l'exsudat est incomplète et que l'émigration des leucocytes continue, le liquide prend un aspect purulent ou mucopurulent. Dans des cas plus rares, lorsque des soudures partielles et des cloisonnements s'établissent, des portions plus ou moins considérables de l'exsudat peuvent se trouver enfermées, elles se condensent peu à peu, se caséifient et subissent ultérieurement l'infiltration calcaire.

Dans les péritonites de longue durée, l'intestin participe au processus morbide: ses parois s'œdématient, s'épaississent et deviennent très friables; elles sont frappées de paralysie; celle-ci donne lieu à une constipation persistante, à l'accumulation de gaz dans les gros réservoirs intestinaux et aux désordres qui en sont la conséquence. Avec le temps, l'inflammation catarrhale s'établit dans la muqueuse intestinale.

Enfin l'exsudat péritonéal, par son abondance, peut provoquer des troubles inquiétants, soit en agissant mécaniquement par pression sur le diaphragme et les viscères abdominaux, soit en produisant l'infiltration et le ramollissement de ces organes. L'infiltration séreuse du diaphragme détermine la paralysie de ce muscle et entraîne ainsi la dyspnée.

La péritonite aiguë *circonscrite* s'accompagne des mêmes altérations essentielles, mais elles sont localisées à certaines régions du territoire péritonéal (intestin, foie, utérus, ovaires). Les péritonites locales se développent à la suite des blessures étroites qui intéressent la séreuse (ponction) et dans les cas d'inflammation des organes recouverts par cette membrane (périmétrite, périhépatite, etc.). La phlegmasie reste circonscrite lorsque les produits irritants sont isolés d'assez bonne heure, soit par soudure des feuillets enflammés, soit par enkystement. Ces formes bénignes de la péritonite fibrineuse circonscrite sont assez fréquentes chez nos animaux, notamment chez le cheval : il n'est pas rare en effet de rencontrer, dans les autopsies, des débris d'anciens exsudats.

Symptômes de la péritonite aiguë diffuse envisagés particulièrement chez le cheval. — Le tableau clinique de la péritonite n'a rien de bien expressif, ni surtout rien de typique ; les variations nombreuses que l'on y observe sont dues à ce que très souvent elle est secondaire : les symptômes de l'état morbide préexistant dominent la scène. Dans les cas où l'explosion de la péritonite suit de près le développement de l'affection primitive, il est très difficile, dans la suite, de distinguer les manifestations qui appartiennent à celle-ci et à l'inflammation de la séreuse abdominale : habituellement la maladie primitive (les changements de rapports de l'intestin, par exemple) provoque des troubles d'une extrême intensité qui obscurcissent singulièrement les signes de la phlegmasie péritonéale. Et la marche des différentes péritonites est loin d'être uniforme ; les unes évoluent lentement, les autres s'accompagnent dès leur début de phénomènes très alarmants, il en est qui entraînent la mort dans un délai tellement court qu'il est impossible de reconnaître leurs symptômes particuliers. C'est ainsi que dans les péritonites par perforation, le sang se chargeant très rapidement de produits infectieux, les manifestations de l'infection septique masquent absolument celles de l'inflammation péritonéale.

Les symptômes les plus importants de la péritonite sont :

1° Des *douleurs aiguës*, qui s'expriment par des coliques plus ou moins vives. Souvent elles sont intenses et continues au début de l'affection : plus tard elles sont rémittentes ou intermittentes. On voit fréquemment la péritonite traumatique partant du cordon testiculaire (péritonite de castration) donner lieu à des coliques qui apparaissent d'emblée violentes et se traduisent par des grincements de dents, des gémissements, des extensions convulsives des extrémités et le décubitus costo-dorsal (1) ; les animaux, très abattus,

(1) Les douleurs sans doute doivent être parfois assez intenses, mais elles ne sont jamais exprimées d'une manière tumultueuse. Les malades restent debout, les reins voussés et raides, piétinant et grattant le sol, sans se rouler avec violence. Certaines

la tête plongée dans la litière, n'exécutent aucun mouvement; des poussées de sueur se montrent à diverses régions ou sur toute la surface du corps, etc. Si la maladie parcourt ses diverses phases, ces manifestations de douleur diminuent d'intensité ou présentent une série de rémissions passagères et d'exacerbations. — Dans d'autres cas, les souffrances sont relativement bénignes pendant toute la durée de l'affection: elles ne provoquent que des décubitus fréquents, des plaintes et une certaine agitation; les animaux grattent le sol, regardent le flanc, secouent la queue, etc. — Dans certains cas enfin, la douleur semble faire complètement défaut.

2° La *fièvre*, qui est généralement vive. Dans les péritonites diffuses, nous avons presque constamment observé une température de 41 à 42° C. Dans les péritonites par perforation, la fièvre débute par des frissons et elle peut devenir rapidement intense. Mais, en thèse générale, la courbe thermique de la péritonite est très accidentée; la fièvre a une marche irrégulière, elle est intermittente ou rémittente. Dans les péritonites septiques, la température est parfois à peu près normale.

La circulation est toujours notablement accélérée et le nombre des pulsations n'est nullement en rapport avec la température: on peut en compter de 80 à 130 à la minute. Dès le début, le pouls est petit et dur; à mesure que la maladie progresse, il s'affaiblit graduellement et chez certains malades il est presque imperceptible: l'artère est filiforme, contractée; parallèlement à ces modifications du pouls, les battements du cœur deviennent de plus en plus forts et tumultueux; les muqueuses sont rouges ou cyanosées; la température de la surface du corps est inégalement distribuée, les extrémités sont froides (1).

3° La *rétraction* et la *sensibilité* de l'abdomen. Dès le début, le ventre est souvent retroussé; il est sensible à la pression de la main, exploration que les animaux cherchent à éviter et qui provoque des plaintes. Quelquefois l'hyperesthésie des parois abdominales est d'abord localisée; elle s'étend et se généralise avec la diffusion de la phlegmasie péritonéale; dans les péritonites graves, elle disparaît à un stade plus ou moins avancé. Chez les chevaux dont l'abdomen a un volume excessif, la palpation est difficile et l'augmentation de la sensibilité peu accusée. Par contre, il est des sujets très irritables et chatouilleux qui ne se laissent que difficilement toucher

douleurs très vives, qui suivent assez souvent l'opération de la castration, n'a rien de commun avec le développement de la péritonite et résultent exclusivement de la surexcitation du plexus nerveux génito-urinaire. L. T.

(1) L'effacement du pouls est un signe des plus caractéristiques, ici comme au début des inflammations aiguës des séreuses en général. Les muqueuses apparentes sont plutôt pâles qu'injectées. L. T.

les parois abdominales, même lorsque le péritoine est absolument sain.

Dans des cas assez nombreux, on constate à une certaine période de l'affection, parfois peu après le début, une augmentation subite du volume de l'abdomen. Les flancs sont soulevés par des gaz qui distendent les intestins frappés de parésie; cette météorisation devient quelquefois inquiétante. — Chez les petits animaux, l'augmentation de volume de l'abdomen est surtout marquée en bas et en arrière; à ces régions, la percussion et l'auscultation révèlent les signes de l'ascite.

Les mouvements péristaltiques de l'intestin, perceptibles encore au début de la maladie, sont complètement supprimés plus tard (paralysie de l'intestin due à l'infiltration œdémateuse de sa musculeuse); par suite, la défécation est douloureuse, retardée, rare ou même abolie, malgré les efforts expulsifs violents et répétés que font les animaux. Le rectum est distendu par des crottins petits, secs et coiffés (1). Vers la fin de la maladie, il survient parfois une diarrhée abondante et persistante.

La miction présente des troubles constants. Habituellement on observe de fréquents besoins d'uriner; les animaux se campent et font de légers efforts pour expulser de l'urine. Lorsqu'il existe de la péricystite, il peut y avoir rétention de l'urine pendant plusieurs jours (parésie de la vessie); en outre, la miction, comme la défécation, est rendue douloureuse par la contraction des muscles abdominaux. L'urine est ordinairement émise en petite quantité; l'inappétence prolongée la rend acide, son poids spécifique augmente et elle renferme de l'albumine (nous y avons trouvé une fois, à l'approche de la mort, des bacilles en très grand nombre).

4° L'*anorexie*. Elle peut être absolue d'emblée ou être précédée pendant quelques jours d'une simple diminution de l'appétit; plus tard il y a toujours anorexie complète. Chez le cheval, comme chez l'homme, on a observé des éructations et du vomissement (Röll), phénomènes qui doivent être rapportés à une affection de la séreuse gastrique et à la paralysie du muscle constricteur du cardia.

5° *L'accélération de la respiration*. Tantôt les respirations sont courtes et superficielles, tantôt profondes et pénibles; on en compte de 20 à 70 et plus à la minute; il n'est pas rare de constater une dyspnée grave dont les causes sont : la parésie du diaphragme due à l'inflammation de son revêtement péritonéal, la compression de la cavité pectorale par l'exsudat et à certains moments par le tympanisme, la contraction douloureuse du diaphragme et des parois abdominales, enfin les troubles circulatoires consécutifs à la diminution de

(1) La constipation ne fait pour ainsi dire jamais défaut pendant les premiers jours. (L. T.)

l'activité cardiaque. La respiration peut être exclusivement pectorale. à cause de la sensibilité du diaphragme et des parois abdominales (élévation et abaissement considérables des côtes, activité des muscles intercostaux). Lorsque le diaphragme participe à l'inflammation. on observe une sorte de hoquet douloureux (*singultus*), qui imprime des mouvements respiratoires saccadés ou des secousses à la totalité du corps, et, le long de l'insertion de ce muscle, une sensibilité anormale facile à mettre en évidence par la palpation (Anacker).

6° *L'état général*, qui est ordinairement inquiétant. Dès que les coliques ont disparu, on constate une profonde apathie, de la somnolence et une grande faiblesse. Les malades paraissent redouter les moindres mouvements et portent la tête basse ou appuyée contre les parois de la stalle; ils sont absolument inattentifs à ce qui se passe autour d'eux. Très faibles, chancelants, ils éprouvent des tremblements partiels et des convulsions: néanmoins, ils conservent généralement l'attitude debout (nous avons observé un cheval qui est resté debout jusqu'au moment de la mort), se tiennent raides, immobiles, et il est difficile de les déplacer: parfois ils hennissent encore peu de temps avant de succomber. Quand, épuisés, ils s'affaissent sur le sol, la terminaison fatale ne se fait plus longtemps attendre.

Marche. — Dans la majorité des cas, la péritonite aiguë se termine par la mort: celle-ci est produite, tantôt par l'infection septique ou par la faiblesse du cœur et sa paralysie, quelquefois par l'asphyxie. Il est des péritonites par perforation qui emportent les malades en douze heures, mais le plus souvent au bout de vingt à trente heures. La maladie peut suivre une marche plus lente et durer de huit à quatorze jours, ou même s'atténuer graduellement et passer à l'état chronique.

Diagnostic. — Le diagnostic de la péritonite aiguë est souvent très difficile et quelquefois impossible chez nos grands animaux (1). Les douleurs abdominales plus ou moins violentes sont communes à la péritonite et à la plupart des affections intéressant les organes digestifs, notamment aux coliques et à l'entérite: seule, la constatation de l'exsudat péritonéal permet au praticien de se prononcer avec certitude. — L'accélération de la respiration et de la circulation peut faire croire à l'existence d'une pneumonie, d'une pleurésie ou d'une endocardite; mais l'exploration des organes contenus dans la cavité thoracique suffit pour éliminer ces affections. — La distinction entre l'exsudat péritonéal et les autres productions morbides qui se développent dans la cavité abdominale sera faite au chapitre du diagnostic différentiel de l'ascite.

(1) Dès le début, l'attitude des animaux, les douleurs sourdes, l'effacement du pouls, et le peu d'étendue des mouvements respiratoires, sans hyperesthésie de la région costale, constituent un ensemble bien caractéristique. (L. T.)

Péritonite aiguë du bœuf. — La péritonite aiguë du bœuf se traduit par des symptômes tellement vagues qu'il est presque toujours extrêmement difficile de la reconnaître. Tous les auteurs sont unanimes à cet égard. La constatation de l'exsudat séreux dans la cavité abdominale ne peut être faite que dans la minorité des cas et la palpation provoque rarement des manifestations de douleur. Les caractères du pouls n'ont pas, comme chez le cheval, une réelle valeur diagnostique, car, même à l'état normal, le pouls du bœuf est sujet à de nombreuses variations. Il en est de même de la tympanite, manifestation commune à une foule d'affections. — En général, ses principaux symptômes sont : l'augmentation de volume du ventre, les signes accusant des douleurs sourdes, de légers tremblements des parois abdominales, des frissons, la difficulté des mouvements, la constipation alternant avec une diarrhée modérée et la tympanite. Elle dure de quelques jours à plusieurs semaines ; souvent elle se termine par la mort. D'après Bagge et autres, la mortalité est de 50 p. 100 environ.

Péritonite aiguë du chien. — Chez les petits animaux et chez le chien en particulier, la possibilité de pratiquer l'exploration complète de l'abdomen permet de reconnaître aisément la péritonite. La maladie s'exprime par des manifestations douloureuses (gémissements, hurlements), sensibilité de l'abdomen à la palpation, existence d'un exsudat dans la cavité abdominale, constipation, météorisation, raideur de l'arrière-main, plaintes au moment de la défécation, dyspnée, fièvre, etc. — Chez le chat, on observe parfois une tympanite très forte.

Péritonite aiguë des oiseaux. — Elle peut être déterminée par la perforation de l'estomac ou de l'intestin (corps étrangers, ulcérations), par la rupture de l'oviducte, par les parasites de la cavité abdominale (Échinorynques, Acariens), ou par certaines opérations pratiquées sur l'abdomen (chaponnage). D'après Zürn, ses symptômes principaux sont la faiblesse, la fièvre, l'inappétence, de la douleur et des plaintes provoquées par les efforts que nécessite la défécation et par les pressions exercées sur les parois abdominales.

Traitement. — Le traitement de la péritonite aiguë comprend des moyens locaux et une médication interne. Chez les petits animaux, l'inflammation péritonéale peut être combattue par l'application de compresses froides ou de glace sur les parois abdominales (1). La pommade mercurielle, très en vogue depuis longtemps chez l'homme, est d'un emploi dangereux, à cause des accidents possibles d'intoxication ; on ne doit en faire usage que pour le cheval, et peut-être pourrait-on la remplacer avantageusement par l'essence de térébenthine (2). Lorsqu'un exsudat liquide est accumulé en forte proportion dans le sac péritonéal, il est indiqué de lui donner écoulement par la ponction. Dans la péritonite suppurée, il faut pratiquer la laparotomie, enlever

(1) N'est-ce pas là un moyen plus propre à exagérer l'inflammation qu'à la combattre ? La dérivation, à l'aide des rubéfiants, est sûrement plus avantageuse. (L. T.)

(2) Dès les premiers moments, la saignée produit une dérivation puissante. L'administration à l'intérieur du calomel à petite dose, 2 à 4 grammes pour le cheval, l'application de pommade mercurielle à la face interne des cuisses, 50 à 60 grammes durant 3 ou 4 jours, m'ont presque toujours fait obtenir la résolution rapide de la maladie. (L. T.)

l'exsudat, puis procéder à un lavage soigné de la séreuse avec une solution faible de sublimé, d'acide phénique, d'acide salicylique, d'acide borique ou de crésyl (1 p. 400). La faible toxicité de ce dernier doit lui faire accorder la préférence. Ultérieurement il convient d'employer la solution iodée de Lugol en injections; nous ne l'avons jamais vu produire d'accidents inquiétants.

Le traitement interne consistait autrefois en l'administration des antiphlogistiques et des purgatifs (émétique, nitre, sulfate de soude). Mais ces derniers sont plus nuisibles qu'utiles; ils activent les mouvements péristaltiques de l'intestin, qui répandent sur toute l'étendue de la séreuse l'exsudat phlogogène; aussi doit-on suivre l'exemple des médecins et abandonner ces remèdes internes. Cependant le calomel peut être employé comme désinfectant du canal digestif. Aujourd'hui, on donne généralement l'opium à des doses relativement élevées (opium en poudre : cheval, 10 grammes; bœuf, 15 grammes, chien, 0 gr. 1 à 0 gr. 5), soit pour atténuer les souffrances, soit pour ralentir les mouvements péristaltiques. Si cet agent détermine de la constipation, on combat celle-ci par des lavements tièdes. Lorsque la quantité du liquide péritonéal est considérable, on peut essayer les diurétiques (digitale, scille, inée (*strophanthus*), caféine, baies de genièvre, essence de térébenthine, solution d'acétate de potasse, etc.) ou les sialagogues (pilocarpine).

Dans les cas où la péritonite est secondaire, il faut attaquer l'affection primitive dont l'inflammation péritonéale ne constitue qu'un épiphénomène (désinfection de l'utérus dans la métrite, de la vessie dans la cystite, etc.; herniotomie dans la hernie étranglée; ponction des abcès développés dans l'épaisseur des parois abdominales, etc.). — Lorsque la faiblesse est excessive, il est indiqué de recourir aux injections sous-cutanées de camphre.

Bibliographie. — PREVOST, *Journ. prat. de méd. vét.*, 1826. — TEXIER, *Journ. de méd. vét. théor. et prat.*, 1838. — OLIVIER, *Journ. des vét. du Midi*, 1839. — YOUATT, *The Veterin.*, 1840. — LACOSTE, *Journ. des vét. du Midi*, 1851. — SACCHERO, *Giornal di med. vet. Torino*, 1857. — HERING, *Repertor.*, 1858. — GOUBAUX, *Bull. Soc. cent. vét.*, 1858. — BAGGE, *Repertor.*, 1860. — FABRY, *Annal. de Bruxelles*, 1861. — SCHLEGELETH, *Ibid.*, 1862. — GÖRING, *Adam's Wochenschr.*, 1864. — SCHAEFER, *Ibid.*, 1865. — DEVILLESART, *Annal. de Bruxelles*, 1865. — SAINT-CYR, *Journ. de Lyon*, 1867. — EBERSBACH, *Sachs. Jahresber.*, 1868. — ROSSBERG, *Ibid.*, 1870. — RIVOLTA, *Recueil.*, 1870. — FERGUSSON, *The Veterin.*, 1870. — BARREAU, *Bull. Soc. cent. vét.*, 1873. — HAHN, *Adam's Wochenschr.*, 1874. — LARCHER, *Pathol. comparée*, 1875. — PÜTZ, *Pütz's Zeitschr.*, 1876. — LUSTIG, *Hannov. Jahresber.*, 1876-77-78. — WILHELM, *Sächs. Jahresber.*, 1884. — HELOT, *Ibid.*, 1885. — VANDENABEELE, *État sanit. Belg.*, 1885. — SALMON, *Bullet. belge*, 1885. — ICHLEFFIN, *Ibid.*, 1886. — GODBILLE, *Ibid.* — SCHINDELKA, *Oesterr. Vierteljahresschr.*, 1885. — LAUGERON, *Revue vétér.*, 1886. — SOLLEN, *Ibid.*, 1888. — BRETT, *The Veterin.*, 1889. (Voy. la Bibliographie de la *Rupture de l'estomac*).

PÉRITONITE CHRONIQUE.

Étiologie. — La péritonite chronique généralisée est beaucoup moins fréquente que la péritonite aiguë; on l'observe le plus souvent sur le bœuf. Tantôt elle succède à la péritonite aiguë, tantôt elle survient d'emblée. Les causes de cette dernière variété sont assez obscures. — Chez le bœuf, l'inflammation chronique du péritoine est presque toujours déterminée par des corps étrangers de l'estomac; chez le chien, elle est ordinairement la conséquence de ponctions répétées faites pour combattre l'ascite; chez tous les animaux, elle peut compliquer les processus phlegmasiques qui évoluent dans les divers organes recouverts par le péritoine (utérus, rein, foie, etc.). Enfin elle est quelquefois un simple accident d'une maladie infectieuse ou diathésique; c'est ainsi qu'on rencontre des péritonites chroniques *sarcomateuse*, *carcinomateuse* (la première chez le bœuf et le porc, la seconde chez le cheval). Il en sera traité à propos de ces différentes affections.

Anatomie pathologique. — Dans la plupart des cas, les altérations anatomiques de la péritonite chronique sont localisées à une partie de la séreuse (périhépatite, périmétrite, etc.); elles consistent essentiellement en une hyperplasie de la trame conjonctive péritonéale, produisant souvent des végétations, des épaississements considérables de cette membrane ou de véritables sacs fibreux emprisonnant certains organes; parfois ces néoformations constituent des lames tendineuses ou des plaques calleuses, cartilagineuses et même osseuses. Avec ces lésions, on constate la soudure des organes entre eux ou avec les parois abdominales, altération s'accompagnant de tractions, de compressions ou d'étranglements.

Dans cette péritonite « déformatrice », qui est la plus typique, et dans les péritonites tuberculeuse et infectieuse (entérite caséeuse du porc), les anses intestinales soudées forment des pelotons dont les interstices sont ordinairement remplis d'une masse purulente, gélatineuse, huileuse, exsudat qui, plus tard, subit la transformation caséeuse et l'infiltration calcaire (1). La péritonite chronique à exsudat liquide abondant est rare. Friedberger a cependant rencontré un exsudat liquide abondant dans la péritonite sarcomateuse du cheval.

Symptômes. — En général, ils sont analogues à ceux de la péritonite aiguë, mais leur intensité est beaucoup moindre; aussi le diagnostic de la péritonite chronique est-il extrêmement difficile, à moins qu'elle ne fasse suite à la forme aiguë. Sa marche est lente et son évolution obscure. Chez le bœuf, les coliques et la

(1) Steiner, *Magazin*, 1836 (*Observation sur le bœuf*).

sensibilité des parois abdominales font défaut : le seul symptôme caractéristique est l'augmentation progressive et considérable du volume de l'abdomen, alors que l'appétit diminue de jour en jour et que la diarrhée est continue. Plus tard, la paroi abdominale inférieure peut être le siège d'une infiltration œdémateuse. Sur le cheval, Friedberger a observé des symptômes identiques, auxquels s'ajoutaient des coliques intermittentes et de courte durée, une certaine sensibilité du flanc, l'accélération et la faiblesse du pouls, et une fièvre de moyenne intensité. — Chez le chien, il n'est pas toujours possible de distinguer la péritonite chronique de l'ascite (Voy. *Ascite*).

Traitement. — Il est le même que celui de l'ascite. Il faut administrer des diurétiques, des laxatifs, et pratiquer la paracentèse. Au début, lorsque l'exsudat est encore relativement « sec », on peut avantageusement utiliser les compresses chaudes appliquées sur l'abdomen (compresses de Priessnitz) : à l'intérieur, on donnera les iodurés (iodure de potassium, iodure de fer) (1). La ponction de l'abdomen doit être complétée par un lavage du péritoine. A cet effet, nous employons généralement la préparation suivante :

℞		
Iode	1	gramme.
Iodure de potassium	5	—
Eau distillée	500	—

Bibliographie. — RENAULT, *Recueil vét.*, 1835. — CANU, *Mém. de la Soc. du Calvados*, t. II. — STEINER, *Magazin*, 1836. — WÖRZ, *Repertor.*, 1839-42. — OLIVIER, *Recueil vét.*, 1840. — RÖLL, *Oesterr. Vierteljahrsschr.*, 1853. — GOUBAUX, *Recueil vét.*, 1858. — WERNER, *Preuss. Mittheil.*, 1869-70. — OW, *Bad. thierärztl. Mittheil.*, 1869. — LARCHER, *Pathol. comparée*, 1875, — FRIEDBERGER, *Münch. Jahresber.*, 1877-78. — DE BRUIN, *Gazette Hollandaise*, 1885.

ASCITE. — HYDROPISIE ABDOMINALE.

Généralités. — L'ascite est l'hydropisie du péritoine. C'est une exsudation liquide non inflammatoire, qu'on peut observer sur tous nos animaux domestiques, y compris les oiseaux de basse-cour.

L'ascite très prononcée se rencontre le plus souvent sur le chien et particulièrement sur les individus jeunes ou très âgés ; mais elle se remarque aussi sur les moutons, le bœuf et la chèvre, et plus rarement sur le cheval, où Woodger ne l'a constatée qu'une seule fois en vingt-deux ans. Nous-mêmes ne l'avons observée que très exceptionnellement sur le cheval. Dans cette espèce, la rareté de l'ascite doit être sans doute attribuée aux conditions de vie des ani-

(1) La dérivation prolongée et énergique à l'aide des vésicants, et la digitale comme diurétique, méritent d'être essayées et donnent souvent de bons résultats. Les frictions répétées sur toute la surface du ventre avec le vinaigre scillitique à 1/10, ou le vinaigre colchicique à 1/5, produisant à la fois de la révulsion et de la diurèse, peuvent aussi être utilisés. L. T.

maux, à leur mode d'utilisation qui nécessite des efforts musculaires énergiques, à l'alimentation rationnelle et réglée, circonstances peu favorables à la production des stases sanguines et aux transsudations qui en sont la conséquence.

Étiologie et pathogénie. — L'ascite n'est pas une entité pathologique : elle ne constitue qu'un symptôme commun à de nombreuses affections. Envisagée au point de vue de sa genèse, on peut lui reconnaître les causes suivantes :

I. — Les *maladies chroniques* du cœur, du poumon, des reins, du système porte et des ganglions mésentériques, déterminant tantôt des troubles circulatoires généraux (cœur, poumon, rein), tantôt des troubles circulatoires locaux (foie, veine porte, ganglions mésentériques) : c'est le sang veineux et la lymphe notamment qui, gênés dans leur cours, déterminent les transsudations (ascite passive) :

1° Parmi les maladies du cœur, il faut surtout mentionner ici : les insuffisances valvulaires anciennes, la péricardite chronique et l'épicardite avec exsudation séreuse abondante ou soudure des deux feuillets péricardiques (symphyse cardiaque) : l'hydropéricarde ;

2° Parmi les maladies du poumon : l'emphysème, les processus interstitiels avec sclérose et atrophie consécutive (tuberculose).

3° Parmi les maladies des reins : la néphrite interstitielle (mal de Bright) et les processus dégénératifs ;

4° Parmi les maladies du foie : l'hépatite interstitielle aboutissant à la cirrhose (dans la distomatose et l'échinococcose) et les néoplasies (adénomes, carcinomes, etc.) ;

5° Parmi les affections du système porte ; la compression de la veine porte par des tumeurs et la thrombose ;

6° Parmi les altérations des ganglions lymphatiques : la dégénérescence caséeuse et l'atrophie (entérite infectieuse du poulain).

Dans tous ces cas, que l'écoulement du sang dans les capillaires et les veines soit entravé ou qu'un obstacle quelconque s'oppose à la circulation de la lymphe, il se produit d'abord une stase avec augmentation de la pression intra-vasculaire, à laquelle s'ajoute bientôt une plus grande perméabilité des parois vasculaires due à une modification de l'endothélium. Ces conditions suffisent pour expliquer le passage du sang à travers les parois vasculaires. Lorsque l'obstacle qui entrave la circulation réside dans le système porte, les capillaires et les veines du péritoine ainsi que les racines de la veine porte sont particulièrement congestionnés.

II. — *L'hydrémie*, c'est-à-dire la prédominance, dans le sang, du sérum et notamment de l'albumine (ascite hydrémique ou cachectique). L'hydrémie est idiopathique ou symptomatique : elle peut se développer sans aucune attache morbide ou apparaître consécutivement aux affections chroniques, aux maladies d'épuisement (cachexie aqueuse et vermineuse chez le mouton et le bœuf. La transsudation est ici l'effet d'une altération des parois vasculaires : l'ascite n'existe jamais seule : avec elle, on trouve des hydropisies de la plèvre, du péricarde et des œdèmes sous-cutanés.

III. — Les *tumeurs* carcinomateuses, sarcomateuses ou tuberculeuses du péritoine et les *péritonites guéries* sont également incriminées comme des causes de l'ascite. Mais, dans ces cas, il s'agit d'exsudation véritable plutôt que de transsudation, de péritonite chronique plutôt que d'ascite. Néanmoins, le développement de l'ascite vraie sous l'influence de ces états pathologiques n'est pas à mettre en doute. Dans la tuberculose avancée de la vache, nous avons plusieurs fois constaté une ascite très prononcée, certainement produite par les néoformations tuberculeuses, car il n'existait pas trace d'altérations inflammatoires sur le péritoine. Par contre, nous avons observé, sur un chien de dix ans, une carcinomatose péritonéale généralisée et intéressant tous les organes abdominaux, sans aucune trace d'ascite.

Anatomie pathologique. — La cavité abdominale renferme souvent une quantité considérable de liquide. Chez le cheval, on peut en trouver jusqu'à 150 litres ; Brusasco en a extrait **107** litres en une seule fois. Chez le chien, Hordt a pu en retirer 18 litres. Le liquide de l'ascite est plus ou moins semblable au sérum sanguin : tantôt il est clair et teinté en jaune, ou opalescent, légèrement trouble ; tantôt il a une teinte jaune verdâtre due à des débris épithéliaux en voie de dégénérescence granulo-graisseuse ; dans quelques cas il est coloré en rouge par des hématies, dans d'autres on trouve de petits flocons fibrineux en suspension dans sa masse. Son poids spécifique est relativement peu élevé (1012 chez l'homme) ; nous avons observé la même densité chez un cheval. L'albumine n'y existe ordinairement qu'en faible proportion : chez le chien nous en avons trouvé 3gr,5 p. 100.

Les altérations de la séreuse péritonéale varient avec le degré d'ancienneté de l'affection ; quelquefois cette membrane est à peine infiltrée ; plus souvent elle est tuméfiée, épaissie, blanchâtre, desquamée, et son endothélium a subi la dégénérescence graisseuse. D'après Ziegler, une irritation formative se développe dans sa trame, qui s'infiltre peu à peu de cellules. Quand le processus a duré très longtemps, il s'accompagne de néoformations conjonctives, d'un épaississement considérable de la séreuse et parfois de soudures partielles des feuillets péritonéaux.

Sous l'influence de l'accumulation prolongée du transsudat, les divers organes de la cavité abdominale deviennent pâles, anémiés et s'atrophient : souvent l'intestin est rétracté, le diaphragme est ramolli et fortement repoussé en avant ; la capacité de la cavité pectorale est diminuée et le poumon comprimé. Enfin on trouve d'autres altérations accessoires, cause ou effets de l'ascite (altérations du cœur, des poumons, du foie, etc.; anémie, hydrémie, cachexie).

Symptômes. — Le symptôme principal de l'ascite est l'augmentation de volume du ventre qui s'accuse d'ordinaire peu à peu, mais se produit parfois rapidement : elle se manifeste surtout dans les régions déclives de l'abdomen : les flancs se creusent, les apophyses épineuses se dessinent davantage et le dos paraît ensellé. Chez les petits animaux, souvent la région ombilicale est fortement en relief. Chez le bœuf, le mouton (récemment tondu), le chien et le chat, l'abdomen forme un bourrelet saillant en arrière de l'hypocondre. Le développement du ventre, le dos ensellé, les flancs creusés et l'amaigrissement général constituent un ensemble symptomatique assez caractéristique.

Les parois abdominales sont flasques en haut, plus ou moins tendues en bas; à la palpation, on perçoit de la fluctuation. Lorsqu'on applique une main sur un des côtés de l'abdomen et que de l'autre main on donne de légères secousses sur le côté opposé ou qu'on fait pratiquer cette manœuvre par un aide, on perçoit des mouvements de ballottement ou d'ondulation. La même sensation est donnée par l'exploration de l'abdomen à travers les parois rectales. Spinola conseille de tenir la main en position verticale à la manière d'une rame et de faire exercer des pressions sur le côté opposé par un aide. En appliquant l'oreille sur un côté du ventre pendant qu'un aide frappe de petits coups sur la région opposée, on perçoit un bruit de clapotement produit par des ondes liquides qui viennent se briser contre la paroi abdominale. D'après Spinola, ce même bruit pourrait être déterminé, chez les petits animaux, en imprimant au corps des secousses brusques. Il faut se garder de prendre pour de l'ascite la réplétion de l'estomac ou du gros intestin par de l'eau ingérée en excès.

Dans les régions où la sérosité ascitique se trouve accumulée, la percussion donne un son mat, à moins qu'elle ne soit effectuée avec trop de force, que la couche liquide ne soit trop mince ou que la pression excessive exercée sur la cuvette plessimétrique ne chasse le liquide péritonéal. La matité constatée dans les régions inférieures de l'abdomen est limitée en haut suivant une ligne horizontale, au-dessus de laquelle on constate une résonnance tympanique. Le déplacement de la matité suivant les diverses attitudes imposées au malade est un signe très important. Lorsqu'on tient les petits animaux en attitude bipédale postérieure, on est frappé de la proéminence de l'abdomen immédiatement au-dessus de la symphyse; au niveau de cette proéminence, la percussion dénote de la matité qui se délimite encore en haut suivant une ligne horizontale. Lorsqu'on les met dans l'attitude bipédale antérieure, la sérosité s'accumule au-dessus du diaphragme et la matité commence à l'appendice xiphoïde; la pression exercée par le liquide sur le diaphragme influence la respiration, qui peut devenir rapidement dyspnéique ; les sujets sont inquiets, s'agitent et cherchent à reprendre l'attitude quadrupédale.

La respiration est accélérée et pénible, phénomènes dus au refoulement du diaphragme en avant et à la mobilité moindre de parois abdominales, qui sont plus ou moins tendues ; les muscles accessoires de la respiration et les dentelés notamment entrent très activement en jeu ; quelquefois on observe de la dyspnée, la respiration devient « pompante » et s'accompagne de mouvements convulsifs des ailes du nez.

On ne constate pas la moindre fièvre, à moins que celle-ci ne soit provoquée par quelque complication. Le pouls est presque constamment accéléré et petit, vers la fin de la vie il est souvent filiforme ; le cœur est très excitable et ses mouvements sont tumultueux. Les muqueuses pâlissent de plus en plus ; chez le mouton, la conjonctive est infiltrée de liquide et la peau est très pâle. Le poil est terne et piqué, les extrémités sont froides. Les chiens se tiennent de préférence sur leur séant, les membres antérieurs écartés ; leurs mouvements sont lents et ne semblent exécutés qu'à regret. Ils se fatiguent très vite et finissent par rester continuellement couchés. La parésie du sphincter vésical entraîne l'incontinence d'urine.

Si la maladie suit son cours, l'appétit diminue peu à peu, puis disparaît. Chez le bœuf, la rumination et les mouvements péristaltiques n'ont plus lieu que très irrégulièrement. Chez le chien, l'appétit se conserve assez longtemps, mais il est capricieux ; les animaux vomissent de temps à autre, il y a des alternatives de constipation et de diarrhée, parfois de la météorisation ; la quantité d'urine émise est souvent augmentée au début, ensuite elle diminue notablement. La sécrétion lactée se ralentit et les signes d'un trouble grave de la digestion vont en se précisant.

Marche. — La marche de l'ascite est essentiellement chronique. La consomption organique progresse lentement ; des œdèmes se montrent au fourreau, au pis, à la partie déclive du ventre, aux membres, etc., autant par l'effet de la pression qu'exerce sur les gros troncs veineux de l'abdomen le liquide ascitique que par l'hydrémie qui se développe peu à peu. Les animaux deviennent de plus en plus faibles et misérables ; un moment arrive où ils sont incapables de se relever ; les orbites se creusent, la dyspnée augmente (chez le bœuf, d'après Eberhardt, on remarque des nausées et du vomissement) ; une diarrhée profuse apparaît et la mort survient à la suite de la paralysie pulmonaire ou cardiaque ou par les progrès du marasme.

Diagnostic. — Le diagnostic ressort des renseignements fournis par l'inspection, la palpation, la percussion et l'auscultation de l'abdomen. Chez le chien, pour l'assurer, on peut faire une ponction exploratrice; celle-ci est précieuse dans les cas où le liquide est peu abondant et où l'affection ne se traduit par aucun symptôme bien marqué. La possibilité de pratiquer l'examen complet des petits animaux rend le diagnostic beaucoup plus simple chez eux que sur les sujets de nos grandes espèces domestiques.

Reconnaître la cause de l'ascite est une question souvent fort difficile à résoudre, mais très importante au point de vue du pronostic. L'hydrémie avec tendance aux hydropisies peut être affirmée lorsqu'il existe des œdèmes cutanés et des transsudations dans d'autres séreuses que le péritoine. — Les maladies du cœur et du poumon ainsi que l'hépatite chronique interstitielle, causes fréquentes de l'ascite, restent parfois méconnues; leur diagnostic est assez délicat. — Lorsque l'ascite est symptomatique de la cirrhose atrophique, habituellement deux signes de celle-ci font défaut : ce sont l'impossibilité de constater la diminution du volume du foie et l'absence d'ictère. — Dans les affections du foie s'accompagnant d'une augmentation du volume de cet organe ou d'altérations intéressant sa surface et appréciables à l'exploration (échinococcose, tumeurs, etc.), l'ascite peut être rapportée à sa véritable cause. Lors d'ascite hépatique, l'urine renferme généralement les matières colorantes de la bile; mais ce signe n'a pas grande valeur. Chez le chien, un simple catarrhe gastro-intestinal provoque cette anomalie urinaire, et les cas ne sont pas rares où des altérations énormes du foie existent (dans la distomatose, par exemple, sans que les matières colorantes de la bile apparaissent dans l'urine. Chez cet animal, le diagnostic de la cause de l'ascite est encore rendu plus embarrassant par la fréquence de la dualité de cette cause; il n'est pas rare, en effet, de trouver chez lui la coexistence d'une insuffisance valvulaire et de la cirrhose hépatique. Quant aux tumeurs péritonéales, il est exceptionnel qu'elles soient reconnues par la palpation.

Parmi les maladies ou les états particuliers de l'organisme qui peuvent être confondus avec l'ascite, on doit particulièrement signaler :

1° La *péritonite*. — Cette affection s'accompagne de fièvre, de troubles profonds de l'état général, de manifestations de douleur, de sensibilité anormale à la palpation, et le poids spécifique du liquide péritonéal obtenu par la ponction exploratrice est plus élevé que dans l'ascite.

2° L'*état de gestation*. — L'exploration manuelle permet de le reconnaître; en outre, l'état général, malgré le grand développement du ventre, n'est pas sensiblement altéré, et l'abdomen est plutôt dilaté d'un seul côté.

3° L'*obésité*. — Les chiens âgés porteurs d'une altération valvulaire ont généralement la respiration très courte; chez eux, l'obésité peut donner le change au praticien. Le diagnostic différentiel doit être établi par l'auscultation du cœur et la ponction exploratrice (l'inspection et la palpation du ventre ne donnent que des renseignements insuffisants).

4° L'*hydrométrie*, la *pyométrie*, l'*hydropisie des membranes fœtales* (chez la vache notamment), les *kystes de l'ovaire*, les *tumeurs de l'abdomen* (chez un poulain de deux ans, Cunningham a rencontré une tumeur pesant 236 livres), les *kystes rénaux*, etc. Toutes ces productions morbides peuvent être reconnues, soit par l'exploration rectale ou vaginale, soit par la ponction exploratrice, soit par leur stabilité à la palpation et à la percussion pratiquées dans des positions différentes de l'animal. Tandis que dans l'ascite les signes tirés de la percussion diffèrent suivant l'attitude imposée au malade, ils ne varient nullement dans les kystes abdominaux, ovariens, etc. Le diagnostic entre l'ascite et la coprostase est toujours des plus simples.

5° La *paralysie de la vessie* et sa distension anormale. La palpation fait reconnaître, dans la région vésicale, une tumeur sphérique, ballottante ; la percussion n'accuse aucun déplacement de la matité, quelle que soit l'attitude donnée au malade. Les caractères de la miction et les signes fournis par le cathétérisme laissent rarement le praticien dans le doute, et la ponction exploratrice assure absolument le diagnostic.

6° La *rupture de la vessie* avec accumulation de l'urine dans la cavité abdominale. Cet accident s'observe assez fréquemment sur le bœuf, animal chez lequel il est produit par des calculs uréthraux ; il se traduit par des coliques, par la cessation de la miction, la vacuité de la vessie, la transpiration urineuse, une réaction fébrile plus ou moins vive et le collapsus.

Pronostic. — Le pronostic de l'ascite est presque toujours très grave. Généralement les animaux ne sont présentés au vétérinaire qu'à une époque où l'affection causale ne peut plus être efficacement combattue et où il existe déjà des altérations du sang (hydrémie). Toutefois, nos observations personnelles établissent que l'ascite n'est pas également rebelle à tous les âges de la vie ; chez les jeunes sujets, on peut, dans certains cas, en obtenir la guérison, et chez les jeunes chiens, elle disparaît parfois spontanément. — Le pronostic de la péritonite chronique, affection avec laquelle on a dû souvent confondre l'ascite, notamment chez le cheval, est moins grave que celui de cette dernière maladie.

Traitement. — Il comporte des indications subordonnées à la nature de l'affection qui a déterminé l'hydropisie abdominale (maladie du cœur, des poumons, du foie, etc.). Mais ces états morbides, quand on peut les reconnaître, résistent souvent aux agents dirigés contre eux, et l'on en est réduit à des moyens palliatifs. Il faut donner aux malades une alimentation riche en albumine et chercher à arrêter la transsudation péritonéale par l'emploi des drastiques et des diurétiques; on peut également essayer les sialagogues et les diaphorétiques.

Parmi les diurétiques, on recommande surtout la digitale associée aux baies de genièvre et à l'acétate de potasse. Pour le chien, on peut prescrire :

♃ Infusion de feuilles de digitale......		150 grammes.
Liqueur d'acétate de potasse[1]......	ãã	10 —
Baies de genièvre......................		

Une à deux cuillerées à bouche par jour :

On administre encore la scille et le sulfate de soude, la caféine, sous forme de caféine sodo-benzoïque chez le chien, à la dose de 0gr,5 à 2 grammes; chez le cheval à celle de 5 à 10 grammes, la teinture d'inée (*strophanthus*), (chien 10 à 25 gouttes: cheval 10 à 25 grammes). Les drastiques sont moins avantageux que les diurétiques; quand on en prolonge l'usage, ils ont l'inconvénient d'affaiblir l'organisme: cependant, pour le chien, on a souvent employé la gomme-gutte, l'huile de croton et le jalap. Chez tous les animaux, on pourrait essayer la pilocarpine en injections sous-cutanées: on la donne à petites doses (de grandes précautions sont surtout nécessaires dans les cas de maladie du cœur): 0gr,20 chez le cheval; 0gr,30 chez le bœuf: 0gr,01 chez le chien. L'administration de sublimé 0gr,1 à 1 gramme ½, autrefois en vogue chez le chien, est absolument inefficace et dangereuse.

L'intervention chirurgicale — la ponction de l'abdomen — doit être réservée pour les cas où le liquide devenu très abondant refoule le diaphragme au point de déterminer de la dyspnée et l'imminence d'asphyxie. Dans toutes les autres circonstances, la paracentèse n'a aucun effet utile : l'obstacle à la circulation persistant, l'abdomen se remplit à nouveau très rapidement, et le sang, qui fait tous les frais de cette nouvelle transsudation, s'appauvrit, surtout en albumine. Elle n'est pas, du reste, sans exposer à quelque danger; inoffensive par elle-même dans l'immense majorité des cas, elle peut cependant entrainer la mort lorsque les animaux s'agitent violemment pendant l'opération et cherchent à s'y soustraire, et quand l'abdomen se vide trop rapidement, la vie peut encore s'éteindre subitement par syncope ou paralysie cérébrale.

Chez les jeunes chiens, la paracentèse donne d'assez nombreux succès; nous avons plusieurs fois obtenu la guérison après une seule ponction.

L'injection de la solution iodée de Lugol, comme complément de l'opération, ne saurait être utile que dans les cas où l'ascite est symptomatique d'une altération dégénérative du péritoine.

1. Cette liqueur, qui existe dans les pharmacopées allemande et russe, est une solution aqueuse d'acétate de potasse pesant 1.18. N. D. T.

Bibliographie. — Clichy, *Journ. prat. de méd. vét.*, 1827. — Landel, *Repertor.*, 1841. — Hoerdt, *Ibid.*, 1843. — Curdt, *Magazin*, 1845. — Cartwright, *The Veterin.*, 1846. — Woodger, *Ibid.* — Field, *Ibid.* — Eberhardt, *Magazin*, 1849. — *Annal. de Bruxelles*, 1849. — Mecke, *Preuss. Mittheil.*, 1853-54. — Saccherò, *Giornal. di veterin.*, 1857. — Saint-Cyr, *Journ. de Lyon*, 1863-66. — Suis, *Journ. des vét. du Midi*, 1866. — Kohne, *Magazin*, 1870. — Alemany, *Journ. des vét. du Midi*, 1867. — Cunningham, *The Veterin.*, 1872. — Siedamgrotzky, *Sächs. Jahresber.*, 1872. — Friedberger, *Münch. Jahresber.*, 1877. — *Bullet. veter. Napoli*, 1880. — Jensen, *Repertor.*, 1880. — Delvos, *Adam's Wochenschr.*, 1881. — Pilwax, *Oesterr. Vierteljahrsschr.*, 1860-62. — Semmer, *Deutsche Zeitschr. f. Thiermed.*, 1885. — Brusasco, *Il medico veter.*, 1886. — Zahn, *Bad. thierærztl. Mittheil.*, 1887. — Cornevin, *Journ. de Lyon*, 1887. — Brunet, *Annal. de Bruxelles*, 1890.

Hémorragie du péritoine. — L'hémorragie péritonéale n'est jamais primitive. Elle est déterminée, soit par une lésion traumatique des parois abdominales ou de l'un de organes contenus dans l'abdomen, soit par une affection générale (charbon, peste bovine, *purpura hæmorragica*). — Sous le titre d'*Irritation hémorragique du péritoine, du foie et de la rate*, Roche-Lubin (1) a décrit une affection qu'il a observée à l'état enzootique sur les agneaux, dans l'Aveyron, et que Labat considère comme une enzootie de *purpura hæmorragica*.

Néoplasies. — Les tumeurs du péritoine sont primitives (fibromes, lipomes, kystes, kystes dermoïdes) ou secondaires (tubercules, cancers, mélanomes). Elles se développent sur la séreuse proprement dite ou sur les appendices qu'elle constitue (mésentère, épiploon). Solitaires ou multiples, isolées ou confluentes, elles sont très variables dans leurs caractères physiques. — Sous le nom de *corps étrangers du péritoine*, on a désigné des néoformations arrondies ou ovoïdes, libres dans la cavité péritonéale (Arloing) ou fixées à la séreuse par des brides fibreuses ou par un pédicule qui peut mesurer jusqu'à 30 centimètres (Goubaux). La plupart se développent sous le péritoine ; elles repoussent cette membrane, qui leur forme bientôt une enveloppe complète puis s'allonge en pédicule ; lorsque celui-ci s'use par les frottements qu'il subit au contact de l'intestin, le corps qu'il soutenait devient libre dans l'abdomen (Delafond). Ces néoplasies sont constituées par une enveloppe extérieure conjonctive ou fibreuse et par une masse centrale adipeuse, fibreuse, caséeuse ou calcaire. Celles qui sont longuement pédiculisées peuvent s'enrouler autour de l'intestin et l'étrangler.

Parasites. — Les parasites rencontrés dans le péritoine appartiennent à la classe des Helminthes ; ce sont :

1° Chez les solipèdes : le *Cysticercus fistularis*, le *Filaria equina* ou *F. papillosa* et le *Sclerostoma equinum*.

2° Chez les ruminants : le *Cysticercus tenuicollis*, le *Filaria cervina* ou *F. Labiato-papillosa* ou encore *F. terebra*.

3° Chez le porc : le *Cysticercus cellulosæ*, le *Cysticercus tenuicollis*, le *Stephanurus dentatus* ou *Sclerostoma Pinguicola*.

4° Chez le chien et le chat : le *Cysticercus Bailleti* et l'*Echinococcus veterinorum* ou *E. polymorphus*.

5° Chez le lapin : le *Cysticercus pisiformis*.

Bibliographie. — Rogers, *Journ. théor. et prat.*, 1830. — Saint-Cyr, *Journ. de Lyon*, 1851. — Goubaux, *Bull. Soc. cent. vét.*, 1859. — Arloing, *Journ. de Lyon*, 1868. — Trasbot, *Recueil vét.*, 1869. — Labat, *Dictionn. vét.*, t. XVI.

(1) Roche-Lubin, *Recueil vét.*, 1848.

MALADIES DE L'APPAREIL URINAIRE.

CONSIDÉRATIONS GÉNÉRALES SUR L'IMPORTANCE DE L'EXAMEN DE L'URINE DANS LES MALADIES ET EN PARTICULIER DANS LES AFFECTIONS DES REINS.

L'examen de l'urine dans les divers états pathologiques des reins fournit des renseignements tout aussi précis que l'auscultation et la percussion dans les maladies du poumon et du cœur (1). *Sans l'analyse des urines, la diagnose de la plupart des affections du système uropoétique est impossible.* L'étude de la pathologie et de la thérapeutique spéciales des affections rénales doit donc être précédée d'une courte description des matières anormales de l'urine qui sont particulièrement importantes au point de vue du diagnostic de ces maladies. Nous envisagerons avec quelques détails l'albuminurie, l'hématurie, l'hémoglobinurie, la présence dans l'urine de cylindres rénaux, de cellules épithéliales, de globules blancs, de graisse, de microcoques, etc. Nous profiterons de cette circonstance pour exposer méthodiquement et le plus brièvement possible les intéressantes données que l'on peut tirer de l'analyse des urines dans un grand nombre de maladies.

On trouve des indications très complètes sur cette question dans le *Manuel du Diagnostic microscopique et chimique des maladies des animaux domestiques* de Siedamgrotzky et Hofmeister (2), et dans le traité *L'étude de l'urine* de Salkowski et Leube (1882).

(1) L'analyse des urines ne pourra jamais, dans la pratique vétérinaire, rendre les services signalés par les auteurs. En effet, pour donner des indications ayant quelque valeur, et pour être comparables entre elles, les analyses doivent porter sur un échantillon puisé dans le mélange des urines rendues pendant les vingt-quatre heures, et être rapportées à la quantité de ce liquide fourni pendant ce laps de temps. Or, tout le monde sait combien, dans les conditions ordinaires, il est difficile de recueillir l'urine des animaux. (Viguardon.)

(2) Traduction française de Wehenkel et de Ch. Siegen. Bruxelles, 1881; 2e édit. 1884.

Historique de l'analyse des urines. — Effectuée dans le but d'établir le diagnostic des maladies, l'analyse des urines est très ancienne. Déjà les médecins de l'Inde connaissaient le diabète sucré et plusieurs anomalies de l'urine humaine. Hippocrate (400 ans av. J.-C.) signale la coloration ictérique de l'urine. Celse (contemporain du Christ) mentionne de nombreux sédiments urinaires et leur attribue des signes pronostiques. Théophile (600 ap. J.-C.) écrit un traité sur l'analyse des urines et Jean Actuarius (XIIIe siècle) a laissé sur le même sujet un ouvrage en sept livres. A la fin du siècle dernier, il existait plus de 200 grands ouvrages sur l'examen de l'urine.

Livrée au charlatanisme pendant la période obscure du moyen âge, l'uroscopie, sous l'influence de l'école de Paracelse, prit un nouvel essor au XVIIIe siècle, à la suite des grands progrès de la chimie. En 1726, Dekkers découvrit l'albumine; en 1776, Cotugno démontra par l'ébullition la présence de cette substance dans l'urine; les autres matières que l'on y constate accidentellement furent ensuite découvertes successivement. Après l'application du microscope aux études médicales, vers le milieu du siècle actuel, le diagnostic des maladies du rein a atteint une grande précision.

En médecine vétérinaire, Haubner fut le premier qui s'occupa de l'examen des urines. Chez nos animaux domestiques, cette étude est bien plus compliquée que chez l'homme, à cause des différences qui existent entre les urines des diverses espèces animales et notamment entre les urines des herbivores et celles des carnivores.

A. Analyse chimique de l'urine.

Elle s'occupe de la recherche, par des procédés chimiques, des matières contenues dans l'urine; telles sont : l'albumine sous ses diverses formes, l'hémoglobine, les matières colorantes de la bile, le sucre, la leucine, la cystine, la tyrosine, etc. Mais les matières contenues normalement dans l'urine peuvent s'y trouver en quantité anormale (augmentation ou diminution); telles sont : l'eau, l'urée, l'acide urique, l'acide hippurique, les acides biliaires, le phénol, l'indican, la créatine, la xanthine, la catéchine, les acides sulfoniques, les matières colorantes de l'urine, le mucus et enfin les sels, — les chlorures de sodium, de potassium et d'ammonium, les phosphates de chaux, de magnésie, de soude, de potasse et de fer, les sulfates, les carbonates (de chaux), les oxalates, etc.

Nous ne traiterons que des matières dont la constatation est importante au point de vue pratique.

I. Albuminurie. — **Théories anciennes sur la pathogénie de l'albuminurie.** — Jusqu'à ces dernières années, l'élévation de la pression sanguine dans le rein a été considérée par un grand nombre d'auteurs comme la cause nécessaire de l'albuminurie. On pensait que l'albumine, — substance colloïde, par opposition aux cristalloïdes (sels, sucre, etc.), — ne pouvait traverser les tissus animaux que par une augmentation de la pression de filtration (glomérules de Malpighi). Mais cette doctrine a contre elle ce fait physiologique que les membranes animales se laissent pénétrer par l'albumine aussi facilement que par beaucoup d'autres corps. Le processus de la nutrition serait rendu impossible si cette propriété de l'albumine venait à faire défaut.

En 1879, Runeberg, se fondant sur des expériences de physique (filtration de solutions albumineuses à travers des membranes animales mortes), crée une nouvelle théorie sur la pathogénie de l'albuminurie. Il considère l'*abaissement de la pression normale dans les glomérules* comme la cause de l'albuminurie. On a objecté à la théorie de Runeberg que les membranes animales mortes et les membranes de l'organisme vivant peuvent se comporter différemment devant les solutions albuminoïdes, et que certains phénomènes chimiques, tels que l'apparition de l'ascite par l'augmentation de la pression dans la veine porte, ou l'épanchement de sérosité albumineuse dans les alvéoles pulmonaires par l'augmentation de la pression sanguine dans le poumon (œdème pulmonaire), déposent absolument contre elle (Senator). — Ribbert et Cohnheim exposent ensuite deux théories différentes, aussi insoutenables l'une que l'autre; dans la première, les capillaires des glomérules, dans la seconde, l'épithélium de ces capillaires, jouiraient, à l'état normal, de la propriété de retenir l'albumine, alors que tous les autres capillaires et épithéliums seraient traversés par cette substance. — Heidenhain attribue aux cellules épithéliales des glomérules des propriétés sécrétoires; il en fait de véritables cellules glandulaires ayant pour fonction de sécréter l'urine, tandis qu'elles retiendraient l'albumine; d'après la théorie sécrétoire de Heidenhain, l'albuminurie se produirait quand l'épithélium des glomérules est altéré ou détruit.

Généralement admise jusqu'à ce jour, cette théorie a été combattue victorieusement par Senator (1). Cet auteur fait remarquer que les cellules épithéliales des glomérules, cellules plates, pauvres en protoplasma, possèdent tous les caractères des cellules endothéliales des membranes séreuses et qu'il est téméraire de leur attribuer des propriétés sécrétoires; que chez le fœtus et le nouveau-né, dont les cellules épithéliales glomérulaires de forme cubique sont plus riches en protoplasma et assez semblables aux cellules glandulaires, l'urine est normalement albumineuse; enfin qu'un nombre fort respectable de faits cliniques et expérimentaux sont tout à fait en contradiction avec la théorie de Heidenhain.

Pathogénie de l'albuminurie d'après Senator. — Contrairement à l'opinion généralement admise et à celle de la majorité des physiologistes, de Wittich, Henle et Küss soutenaient déjà que le produit de la filtration dans les glomérules est albumineux. Senator (2) donne des raisons d'ordre purement physique pour expliquer l'absence de l'albumine dans l'urine normale : dans les capillaires des glomérules, dit-il, la pression de filtration est plus forte que dans n'importe quelle autre partie du corps; à travers leurs parois, il passe donc relativement beaucoup de liquide et peu d'albumine; le produit de filtration est ici plus pauvre en albumine que les autres produits de transsudation, que le liquide céphalo-spinal, par exemple, qui, lui, n'en renferme cependant que des traces; d'autre part, la sécrétion de l'épithélium des canalicules rénaux vient encore diluer la quantité d'albumine, contenue dans le liquide sorti des glomérules. L'ensemble de ces circonstances fait que la proportion d'albumine renfermée dans l'urine est tellement faible que nous ne saurions la mettre en évidence par nos réactifs.

Mais cette solution albumineuse peut se concentrer, ou, en d'autres termes, l'albuminurie peut se produire lorsqu'un ou plusieurs des quatre facteurs entrant en jeu dans la filtration viennent à agir, savoir : la *pression de filtration*, la *constitution de la membrane*, la *composition du sang* et la *température*.

1° *Modifications de la pression de filtration*. — L'augmentation de la pression artérielle, à elle seule, diminue la proportion relative et augmente la quantité absolue de l'albumine dans le produit de filtration; mais lorsque l'urine devient moins aqueuse (efforts musculaires violents, transpiration, etc.), la quantité relative d'albumine doit nécessairement augmenter : il y a un certain degré d'albuminurie. Les effets de la stase veineuse sont à peu près les

(1) Senator, *Berliner klin. Wochenschr.*, 1885.
(2) Senator, *Die Albuminurie im gesunden und kranken Zustande*, 1882.

mêmes que ceux de l'augmentation de la pression artérielle : les veines distendues compriment les canalicules urinifères, déterminent de la stase urinaire et un œdème rénal s'accompagnant d'une transsudation albumineuse à travers les capillaires interstitiels et d'une diminution de la pression de filtration dans les glomérules. Il est probable qu'il intervient en outre, ici, des troubles de la nutrition et des fonctions physiologiques des membranes. — La diminution de la pression artérielle affaiblit la transsudation dans les glomérules et augmente par conséquent la quantité relative d'albumine. — La stase de l'urine provoque un œdème plus accusé que la stase veineuse et elle détermine, comme celle-ci, une diminution de la pression de filtration; la quantité d'albumine augmente par conséquent, et il y a encore albuminurie.

2° *Altérations de la membrane du filtre.* — Les lésions inflammatoires, la dégénérescence graisseuse, la tuméfaction trouble, la dégénérescence amyloïde : telles sont les altérations principales dont peuvent être frappés les parois des glomérules et leur revêtement épithélial. Tous ces processus morbides favorisent également le passage de l'albumine dans l'urine. A celle-ci s'ajoute une petite proportion d'albumine provenant des cellules altérées ou détruites et qui est dissoute en grande partie.

3° *Altérations du sang.* — L'albuminurie apparaît dès que la proportion de l'albumine augmente dans le sang (régénération trop active, métamorphoses organiques accélérées, pertes d'eau considérables par la sudation ou la diarrhée, infusions de blanc d'œuf, mise en liberté de l'albumine des globules sanguins, etc.).

4° *L'élévation de la température* (fièvre) provoque l'albuminurie en augmentant la quantité relative d'albumine filtrée et en altérant la membrane du filtre.

Importance clinique et constatation de l'albuminurie. — L'albuminurie était considérée autrefois comme une entité pathologique, mais les considérations qui précèdent montrent qu'elle ne constitue, en somme, qu'un symptôme commun aux maladies les plus différentes. Parmi celles-ci on doit particulièrement mentionner :

1° Les *maladies des reins :* néphrite aiguë et chronique, dégénérescence graisseuse et amyloïde. L'albuminurie ne fait jamais défaut dans ces affections; elle est le résultat de la plus grande perméabilité des tissus enflammés.

2° Les *maladies infectieuses fébriles et aiguës* (influenza, pneumonie, pneumonie contagieuse, etc.). Causes : altérations du tissu rénal, troubles circulatoires dans les reins, composition anormale du sang, élévation de la température ; ces influences agissent concurremment.

3° L'*hyperémie passive des reins :* lésions valvulaires du cœur, emphysème et induration pulmonaires (pousse), obstacles à la circulation dans la veine cave postérieure. Causes : diminution de la pression de filtration dans les reins, diminution de la pression artérielle (faiblesse cardiaque), altérations de la membrane du filtre.

4° *Certaines maladies du sang :* anémie, leucémie, diabète, etc. Cause : altération ou décomposition du sang.

5° Les *affections nerveuses :* épilepsie, tétanos, maladies de la moelle épinière. Cause : troubles circulatoires dans les reins.

L'albuminurie dite physiologique a été constatée chez l'homme dans 10 à 20 p. 100 des cas examinés ; on la rapporte aux efforts musculaires violents, au refroidissement, aux aliments très riches en albumine, aux émotions, etc. Il n'a pas été fait jusqu'alors d'études spéciales sur ce sujet chez nos animaux domestiques. Il faut signaler cependant une statistique de Fröhner, d'après laquelle, sur cinquante chevaux sains examinés, deux seulement avaient l'urine légèrement albumineuse.

L'albuminurie de la grossesse, assez fréquente dans l'espèce humaine, a été observée par Franck, sur des vaches, à une période avancée de la gestation. Nous nous sommes efforcés en vain de déceler la présence de l'albumine dans les urines de vaches, de juments et de chiennes pleines. Pflug et Gross n'ont pas été plus heureux que nous (1).

L'albuminurie des nouveau-nés, apparaissant dans les premiers jours qui suivent la naissance, n'a été constatée que chez l'enfant; rien de semblable n'a été observé sur nos jeunes animaux. Senator l'attribue à l'augmentation *post partum* de la pression sanguine, à la destruction d'un nombre considérable de globules sanguins et à la déperdition d'eau qui se fait par la peau et les poumons.

Recherche de l'albumine dans l'urine. — L'urine peut renfermer plusieurs des variétés d'albumine contenues dans le sang; dans la majorité des cas, on y trouve l'albumine du sérum et la globuline du sérum; plus rarement la propeptone (hémialbuminose) et la peptone. Nous n'avons pas à considérer ici l'albumine contenue dans l'urine lorsque celle-ci est plus ou moins chargée de sang ou de pus. — Parmi les nombreuses méthodes qui permettent de constater la présence de l'albumine dans l'urine, on doit recommander les suivantes :

1° Ajouter de l'acide azotique à de l'urine froide; lorsque celle-ci renferme de l'albumine, il se produit, suivant les cas, un précipité ou un simple trouble du liquide. Le précipité d'azotate d'urée qui se forme parfois lorsque l'urine renferme beaucoup d'urée se redissout rapidement par l'action de la chaleur.

2° Ajouter à l'urine acidulée par l'acide acétique un volume égal d'une solution saturée de sulfate de soude ou de magnésie et faire bouillir (réaction de Hoppe-Seyler). Le précipité ou le trouble qui se forme peut renfermer, outre l'albumine, du sulfate de chaux, (grâce à la richesse en chaux de l'urine de cheval), des alcaloïdes administrés, la quinine, par exemple, etc. L'examen microscopique permettra toujours de reconnaître facilement ces substances.

3° Ajouter à l'urine légèrement acidulée par l'acide acétique une solution concentrée de ferrocyanure de potassium. Lorsque l'urine est par trop concentrée, il faut préalablement la diluer avec de l'eau distillée. Le précipité qui se forme autour des gouttes du réactif tombant dans l'urine indique la présence de l'albumine.

4° Faire bouillir l'urine acide ou très légèrement acidulée au moyen de l'acide acétique quand elle est alcaline. Si le précipité qui se forme ne se dissout pas dans l'acide azotique, il est constitué par de l'albumine. En agissant ainsi, on peut reconnaître l'albumine du sérum et la globuline, mais non la propeptone, qui ne se coagule pas.

Dans les cas douteux, on doit examiner l'urine en employant successivement plusieurs de ces procédés.

Parmi les autres réactifs de l'urine, il faut encore indiquer l'acide métaphosphorique (Hindenlang), l'acide picrique (Johnson) l'iodure de potassium mercurique (l'urine est préalablement rendue acide au moyen de l'acide citrique; papier à réaction de Geissler), les tablettes à l'acide citrique et au ferrocyanure de potassium (Pavy), l'eau phéniquée (Méhu), la solution de tannin (Almén), l'acide trichloroacétique (Raabe), les chlorures de mercure et de sodium (Fürbringer), le formo-chlorure d'or (Axenfeld).

Traitement de l'albuminurie. — Généralement le symptôme albuminurie n'est pas traité comme tel; exception doit être faite cependant pour les cas où la perte d'albumine devient considérable et met la vie en danger.

(1) Pflug et Gross (*Communication inédite*).

L'indication la plus importante est de régler la diète. D'après Penzoldt (1), sur un chien albuminurique, le régime de la viande augmentait la quantité d'albumine; celle-ci diminuait avec les féculents, notamment avec le pain. La diète de l'albuminurie consisterait donc à donner des aliments non azotés (graisses, hydrate de carbone, gélatine). Cependant, il résulte des observations d'Oertel (2), que la nourriture exclusivement azotée ne provoque pas l'élimination de l'albumine à travers le rein. Dans l'état actuel de la science, il est indiqué d'instituer un régime qui augmente la quantité de l'albumine du sang, et, en conséquence, de faire ingérer beaucoup d'albuminoïdes. Les effets des médicaments qui pourraient être essayés sont peu connus. Chez le cheval, Fröhner a vu l'albumine diminuer sous l'influence de la digitale et de la teinture d'inée; cet effet s'explique par le relèvement de la pression artérielle et la déplétion des reins hyperémiés.

II. **Hémoglobinurie.** — L'apparition dans l'urine de l'hémoglobine libre (presque toujours la méthémoglobine, plus rarement l'hémoglobine ou l'oxyhémoglobine) peut accompagner les diverses affections dans lesquelles le phénomène morbide principal est l'hémoglobinémie (méthémoglobinémie), c'est-à-dire l'addition au sang d'hémoglobine dissoute. Mais, comme l'hémoglobine a une double source dans l'organisme — les globules rouges du sang, d'une part, — et les muscles striés (matière colorante des muscles), d'autre part, on doit distinguer deux groupes principaux de maladies qui s'accompagnent d'hémoglobinémie et d'hémoglobinurie :

a. Altérations du sang : hémoglobinémie toxémique ou hématogène et hémoglobinurie (Bollinger).

b. Altérations musculaires : hémoglobinémie rhumatismale ou myogène et hémoglobinurie (Fröhner).

Hémoglobinémie toxémique et hémoglobinurie. — La dissolution des globules rouges et la mise en liberté de l'hémoglobine sont produites, tantôt par des poisons chimiques véritables (hémoglobinémie toxémique proprement dite), tantôt par des matières infectieuses (hémoglobinémie infectieuse), et très probablement par des microorganismes.

α. Parmi les agents chimiques qui produisent l'hémoglobinémie lorsqu'ils sont introduits dans le sang, il faut citer : l'eau distillée, la glycérine, les gallates, l'acide sulfurique, l'acide chlorhydrique, l'arséniure d'hydrogène, l'iode, le nitrobenzol, le nitrite d'amyle, le nitrate de soude, l'acide pyrogallique, la paraldéhyde, le chlorate de potasse, le cuivre, les champignons comestibles, etc. La transfusion du sang provenant d'un animal d'une autre espèce, les brûlures étendues (faits observés par H. Bouley et d'autres sur les animaux), les embolies graisseuses, etc., agissent de la même façon.

β. Il faut bien admettre l'intervention d'un agent spécifique pour expliquer l'hémoglobinurie qui accompagne certaines maladies infectieuses graves, telles que l'influenza, la septicémie, etc. Une bonne part des cas d'hématurie du bœuf doit être rangée sans doute dans ce groupe (influences miasmatiques, comme dans la malaria de l'homme?), qui doit aussi comprendre une certaine partie des cas d'hématurie du cheval (*Schwarze Harnwinde*: auto-infection ?)

Hémoglobinémie rhumatismale et hémoglobinurie. — Lorsque les muscles striés sont exposés à des irritations vives, il se produit dans leur substance des phénomènes de décomposition au cours desquels la matière colorante du muscle, qui est identique à l'hémoglobine, devient libre et passe dans le sang. Parmi ces irritations, le refroidissement extérieur, qui augmente par

(1) Penzoldt, *Verhandlungen des Congress f. inn. Medic.*, Wiesbaden, 1883.
(2) Oertel, *Handb. der allgemein. Therap. der Kreislaufsstörungen*, 1885.

voie réflexe les transformations organiques, joue le principal rôle (Fröhner). La très grande majorité des cas d'hémoglobinurie du cheval ne reconnait pas d'autre cause; dans la *pisse rouge* du bœuf, le refroidissement semble également exercer un rôle pathogène prédominant. Chez l'homme, les exercices violents et la marche rapide peuvent déterminer l'hémoglobinurie.

La constatation de l'hémoglobine réduite ou de la méthémoglobine dans l'urine se fait par l'examen spectroscopique une seule raie d'absorption entre D et E et quelquefois une autre entre C et D ; en outre, l'urine est brune, comme vernissée; elle contient beaucoup d'albumine et les globules rouges font défaut.

Nous devons aussi mentionner l'examen avec la teinture de gaïac et l'essence de térébenthine (Almén).

III. **Matières colorantes de la bile dans l'urine.** — La présence de la bilirubine et de la biliverdine dans l'urine constitue toujours un phénomène pathologique; contrairement à ce que l'on prétendait autrefois, ce liquide ne renferme pas les matières colorantes de la bile chez les animaux sains de nos diverses espèces, mais on les y trouve dans les états morbides suivants :

1° Ictère catarrhal hépatogène ou mécanique, ictère par résorption ou ictère passif. La cause de cet ictère est la stase de la bile dans le foie et son passage dans le sang, grâce à l'obstruction des canaux biliaires ou à leur tuméfaction inflammatoire.

2° Affections aiguës du foie (plus rarement affections chroniques de cet organe, dans lesquelles la sécrétion biliaire est complètement tarie).

3° Maladies qui s'accompagnent d'une diminution de la pression vasculaire dans le foie (affections chroniques du cœur avec abaissement de la pression artérielle). L'activité de la sécrétion biliaire étant réglée par la *vis a tergo* du sang artériel, lorsque la pression sanguine s'abaisse (dans l'agonie par exemple), la bile subit une véritable résorption et passe dans le sang.

4° Catarrhes intestinaux du chien. Cette cause explique la fréquence de l'apparition dans l'urine du chien des matières colorantes de la bile. Ici, la pathogénie de l'hémoglobinurie est complexe. Parfois il existe une obstruction inflammatoire du canal cholédoque; dans les autres cas, la diarrhée ne laisse pas aux matières colorantes de la bile le temps de se décomposer comme à l'état normal; elles peuvent donc passer telles quelles de l'intestin dans le sang, pour être éliminées avec l'urine. Normalement elles se transforment en hydrobilirubine ou urobiline et sont éliminées sous forme de matières colorantes de l'urine.

5° Certaines altérations du sang, qui semblent pouvoir engendrer les matières colorantes de la bile aux dépens de l'hémoglobine (ictère hématogène).

Les acides biliaires, contrairement aux matières colorantes, constituent des éléments de la composition normale de l'urine; on les y trouve en assez grande quantité dans la cholémie et la cholurie; ce sont des poisons cardiaques (ralentissement du pouls dans l'ictère). — Toute urine donne une réaction faible d'acide gallique (épreuve de Pettenkofer), c'est-à-dire une coloration pourprée lorsqu'on la traite par le sucre de canne et l'acide sulfurique concentré.

Recherche des matières colorantes de la bile dans l'urine. — 1° Au moyen de la réaction de Gmelin : l'acide azotique fumant dilué donne successivement les couleurs caractéristiques verte, jaune, rouge, violette, bleue. 2° D'après Brücke, le même jeu de couleurs est obtenu en ajoutant de l'acide azotique pur et de l'acide sulfurique. 3° En ajoutant une solution concentrée de nitre du Chili, on constate encore les mêmes transformations de couleur (Fleischl). Selon Latschenberger, les matières colorantes de la bile sont difficiles à mettre en évidence dans l'urine du cheval. Cet auteur conseille de diluer l'urine avec de l'eau, d'ajouter ensuite une solution de baryte, de laisser reposer pendant douze à vingt-quatre heures, de décanter et enfin de soumettre le précipité à l'épreuve de Gmelin.

IV. **Sucre de raisin.** — L'existence passagère de ce sucre dans l'urine est appelée *glycosurie* ou *mellitu rie*, tandis que cet état persistant, chronique, porte le nom de *diabète sucré* (*diabetes mellitus*). La démonstration du sucre dans l'urine peut se faire de différentes façons :

1° Par quatre épreuves de réduction : *a*. L'épreuve de Trommer : au moyen de lessive de potasse et d'une solution de sulfate de cuivre (liqueur de Fehling) ; en chauffant, il se produit une coloration rouge due à la formation de peroxyde de cuivre. *b*. La méthode de Böttger : faire bouillir l'urine sodée (lessive de soude ou sel de Seignette d'après Almén) en ajoutant une pincée de sous-nitrate de bismuth blanc; on obtient une coloration noire due au bismuth métallique réduit. *c*. La méthode de Salkowski : Chauffer l'urine avec une solution ammoniacale de chlorure d'argent; on obtient un précipité noir d'argent réduit. *d*. L'épreuve à l'indigo : chauffer l'urine avec de la soude et du bleu d'indigo carmin, il se produit une coloration jaune par suite de la réduction du bleu d'indigo en jaune d'indigo.

Comme réactifs du sucre de raisin, il faut encore citer :

1° L'acide picrique, l'acide sulfodiazobenzolique (Penzoldt), le sucre de saturne (Rubner), l'acétate de plomb, la phénylhydrazine et l'acétate de soude (de Jaksch).

2° L'épreuve de la fermentation : l'urine qui renferme du sucre de raisin donne de l'acide carbonique et de l'alcool quand on y ajoute de la levûre; la quantité respective de ces deux produits permet d'arriver facilement au dosage du sucre.

3° La méthode optique ou polarisation : le sucre de raisin fait dévier à droite le rayon de polarisation.

4° L'épreuve de Moor : l'urine brunit quand on la fait bouillir avec de la lessive de potasse (formation de caramel aux dépens du sucre de raisin).

V. **Indican.** — L'indican (indoxylosulfate de potasse) provient de l'indol formé dans l'intestin grêle par la digestion pancréatique; en faible proportion, il constitue un principe normal de l'urine. L'excrétion d'indican par les urines est augmentée dans toutes les affections qui s'accompagnent de parésie de l'intestin, de fermentations anormales, et dans les états de consomption et d'inanition. La quantité normale d'indican de l'urine du cheval est de 0gr,15 par litre; dans l'urine du chien nourri de viande, on en trouve environ 0gr,01 ; sur un chien dont l'intestin grêle était ligaturé, Jaffé a trouvé 0gr,043 d'indican par litre d'urine.

La présence de l'indican est décelée par la méthode de Jaffé (l'opération est facile pour l'urine du cheval) ; on ajoute à l'urine un volume égal d'acide chlorhydrique du commerce renfermant quelques gouttes d'une solution d'hypochlorite de chaux : l'indican se transforme en bleu d'indigo (coloration bleue); le bleu d'indigo peut être extrait au moyen du chloroforme : on en détermine la quantité par la méthode colorimétrique ou au moyen de la balance.

VI. **Chlorures.** — L'urine normale renferme des chlorures dont la quantité diminue dans certaines maladies : dans les affections fébriles et les inflammations exsudatives des organes internes, particulièrement dans celles des séreuses; la proportion de ces sels diminue encore dans les hydropisies des grandes cavités splanchniques (les chlorures passent alors dans les produits de transsudation et sont moins abondants dans l'urine). L'augmentation des chlorures de l'urine constitue donc un signe pronostique favorable dans ces différents états morbides (résorption des liquides pathologiques et élimination par les urines).

L'analyse quantitative est pratiquée en faisant agir le nitrate d'argent sur l'urine froide, dépourvue d'albumine et acidulée avec l'acide azotique. La simple comparaison des précipités (chlorure d'argent) obtenus pendant plusieurs jours successifs permet de conclure à l'augmentation ou à la diminution des chlorures.

B. EXAMEN PHYSIQUE DE L'URINE.

I. **Couleur.** — A l'état normal, l'urine présente des teintes variées, dues à des causes diverses et banales. Elle est très pâle dans la polyurie, le diabète sucré et le diabète insipide, la néphrite chronique, pendant la convalescence des maladies fébriles, etc.; elle est au contraire très foncée lorsque sa quantité vient à diminuer notamment dans la fièvre (« urine chargée ») ; elle est d'un jaune intense dans l'ictère et les maladies du foie ; elle est rouge dans l'hémoglobinurie et l'hématurie, après l'ingestion de rhubarbe, de séné, de mercuriale vivace, de semen-contra, etc.; elle est vert foncé dans les intoxications par le goudron et l'acide phénique, après l'administration de thallin, etc.; enfin elle est grisâtre, de mauvais aspect, dans les maladies septiques.

II. **Quantité.** — Elle diminue dans la diarrhée, dans les maladies accompagnées d'exsudations plus ou moins abondantes, d'une fièvre intense ou d'abaissement de la pression sanguine par faiblesse du cœur, dans la néphrite aiguë, etc.; elle augmente dans la polyurie, le diabète sucré et le diabète insipide, l'hyperémie rénale, la néphrite chronique interstitielle, pendant la convalescence des maladies, dans les crises fébriles, après la résorption des exsudats et des transsudats, après l'administration des diurétiques.

III. **Poids spécifique.** — Le poids spécifique de l'urine normale chez la plupart de nos animaux domestiques est de 1,040. Il s'élève dans le diabète sucré et la fièvre; il diminue dans la polyurie, la néphrite interstitielle, les crises fébriles et le diabète insipide.

IV. **Réaction.** — A l'état normal, l'urine est alcaline chez les herbivores (carbonate de chaux) ; elle est acide chez les carnassiers (phosphates acides).

L'urine des herbivores devient acide (urine phosphatée) :

1° Lorsque l'herbivore devient carnivore (abstinence, alimentation avec de la poudre de viande, régime lacté des nouveau-nés) ;

2° Dans les maladies de l'appareil digestif, notamment dans le catarrhe intestinal (voy. cette affection). — La fièvre n'influence nullement la réaction de l'urine.

L'urine des carnivores devient alcaline :

1° Lorsque la nourriture est exclusivement composée de substances végétales;

2° Immédiatement après le repas;

3° Par l'administration prolongée des alcalins;

4° Dans le catarrhe de la vessie (fermentation ammoniacale de l'urine).

V. **Examen microscopique.** — Il permet d'y reconnaître la présence de globules rouges et de leucocytes, de cylindres urinaires, d'épithéliums rénal et vésical, de cristaux de formes anormales, de gouttelettes de graisse, de bactéries, etc.

1° HÉMATURIE. — L'hématurie ou pissement de sang vrai, qui consiste dans le passage du sang dans l'urine, doit être nettement séparée de l'hémoglobinurie, affection dans laquelle l'urine est colorée en rouge par l'hémoglobine du sang ou des muscles. Ces deux états morbides ont été confondus pendant longtemps, et naguère encore une profonde obscurité cachait la nature des affections du cheval et du bœuf qui se traduisent par la « pisse rouge ». (Voy. *Hémoglobinémie du bœuf*.) Cette confusion est d'autant plus regrettable que la distinction entre l'hématurie et l'hémoglobinurie est rendue très facile par la recherche microscopique des globules rouges.

L'hématurie, comme l'albuminurie, ne constitue pas une entité pathologique, mais seulement un symptôme commun aux affections les plus diverses des organes du système uropoétique : le diagnostic « hématurie » ne signifie donc absolument rien. Parmi ses causes, il faut mentionner :

a. Les *blessures des reins*, déterminées par une contusion de la région lombaire ou une chute grave, par l'écrasement (chez le chien), par les efforts excessifs, par la pénétration dans les reins de corps étrangers ingérés, etc.

b. La *néphrite hémorragique*. Les néphrites aiguës s'accompagnent assez fréquemment, à leur période initiale, d'une légère hématurie; il en est de même des phlegmasies rénales produites par des principes âcres, animaux ou végétaux (jeunes pousses de conifères, cantharides, méloé de mai, mercuriale, bryone blanche, diurétiques âcres, etc.), par certains champignons (rouille, charbon, moisissures, ergot de seigle), par des poisons métalliques (mercure, phosphore, etc.) — La plus importante de ces hématuries est celle qui survient assez fréquemment chez le bœuf à la suite de l'ingestion de plantes âcres (Voy. *Intoxication par les plantes térébenthinées*, p. 206).

c. L'*hyperémie rénale* active ou passive. C'est vraisemblablement à cette cause qu'il faut attribuer toutes les hématuries de gestation observées chez la vache (Hering), notamment dans la race Durham pure, et qui surviennent immédiatement avant ou après le part. L'ingestion d'eau trop froide (Rychner), l'alimentation à l'avoine ou au seigle verts (Hering), le passage trop brusque d'une alimentation pauvre à une nourriture riche et intensive (constaté en Auvergne, par Hurtrel d'Arboval, sur presque tous les animaux achetés maigres ; en Normandie, en Angleterre et dans l'Allemagne du nord, par d'autres observateurs), sont autant de causes susceptibles de provoquer l'hyperémie rénale. Albert a vu l'hématurie comme symptôme de la pneumonie par corps étranger; ici, l'urine rouge était sans doute l'expression de l'infection septique ou de la pyohémie.

d. La *pyélite*, particulièrement la forme suppurée de cette affection, et la présence de l'Eustrongle géant dans le bassinet rénal.

e. La *cystite* : l'inflammation aiguë et hémorragique de la muqueuse vésicale et la cystite chronique déterminant des dilatations vasculaires peuvent s'accompagner d'hématurie.

f. Les *calculs* vésicaux, les *blessures*, les *tumeurs* vésicales (cancer, polypes, infiltrations tuberculeuses ou morveuses), les *ulcères* de la muqueuse.

g. L'*urétrite*, les *ulcères*, les *tumeurs* et les *calculs* de l'urètre.

h. La *prostatite* et les *concrétions* de la prostate.

i. Les *maladies infectieuses aiguës* au cours desquelles il se développe une « diathèse hémorragique » (charbon, pyohémie, septicémie, pneumonie contagieuse du cheval, variole, maladie des chiens, fièvre pétéchiale, etc.).

k. Les *maladies constitutionnelles*, et en première ligne l'hémophilie, la leucémie, l'anémie pernicieuse, etc.

l. Les *Filaires du sang* (Lange), qui produisent des lésions vasculaires dans le rein.

Les caractères les plus saillants de l'hématurie sont la coloration rouge ou rouge brun de l'urine, le précipité rouge qui s'y forme et la constatation microscopique des globules rouges; la coexistence de ces trois signes est nécessaire pour porter le diagnostic *hématurie*. Nous avons vu déjà comment on peut distinguer l'hématurie de l'hémoglobinurie; nous devons ajouter que la présence dans l'urine de quelques rares hématies, insuffisantes pour donner à ce liquide la teinte rouge, ne doit pas, dans le langage pratique, être qualifiée d'hématurie.

Une question très délicate et souvent fort difficile à résoudre est celle-ci : d'où vient le sang? Émane-t-il des reins, de la vessie ou de l'urètre? On a bien établi une série de symptômes servant de points de repère pour le diagnostic différentiel ; mais, à l'exemple d'Hering, il est permis de douter de la valeur pratique de ces symptômes. En général, il faut tenir compte des données suivantes :

Les cylindres de sang coagulé sont caractéristiques de l'hémorragie rénale, car ils ne peuvent se former que dans les canalicules rénaux. Lorsque l'hémorragie provient des reins, l'urine et le sang sont intimement mélangés, la couleur du liquide varie du brun rouge au brun noir, le volume des hématies est faible et les caillots fibrineux sont colorés en rouge ces deux derniers caractères font assez souvent défaut . — Les symptômes de la néphrite, la présence dans l'urine de l'épithélium du rein ou de cylindres albumineux, etc., permettent encore de conclure à l'origine rénale de l'hémorragie.

Dans les hémorragies vésicales, le sang est éliminé sous forme de caillots plus ou moins volumineux; les animaux éprouvent de fréquents besoins d'uriner (pollakiurie). La couleur du sang est claire; les hématies sont bien conservées, les caillots fibrineux sont colorés en rouge. L'abondance de l'épithélium vésical est un signe précieux pour établir le diagnostic.

Dans l'hémorragie urétrale, le sang s'écoule goutte à goutte pendant les intervalles de la miction.

Il faut se garder de confondre l'hématurie avec les hémorragies de menstruation, la métrorragie, et avec les colorations anormales de l'urine dues à des agents médicamenteux (rhubarbe, séné, goudron) ou aux matières colorantes de la bile, etc.

On a prétendu qu'il est parfois impossible de faire la distinction entre l'hématurie et l'hémoglobinurie, car, disait-on, les globules rouges peuvent abandonner leurs matières colorantes à l'urine qui les baigne; cette assertion est infirmée par les observations de Franck (1). Cet auteur a constaté l'intégrité des globules dans l'urine alcaline et dans l'urine acide, huit jours après la miction; ce n'est qu'au moment où l'urine devient ammoniacale par suite de la fermentation putride que les globules rouges se détruisent. Dans l'urine très concentrée, les globules deviennent étoilés.

Le pronostic et le traitement de l'hématurie varient avec la maladie dont elle est l'expression. (Voy. *Néphrite*, *Cystite*, *Hémorragie vésicale*, etc.

2° Cylindres urinaires. — Ce sont généralement des productions tubuliformes, plus rarement des cylindres pleins, formés par une substance albuminoïde (cylindres albumineux) ou par du carbonate de chaux avec du mucus comme substance fondamentale (cylindres calcaires). Ils proviennent des canalicules rénaux.

Les cylindres albumineux sont tantôt hyalins, à substance fondamentale transparente et homogène, tantôt granuleux (graisse, etc.). Dans certains cas, ce sont des cylindres appelés « épithéliaux », formés par l'épithélium desquamé des canalicules rénaux ou par des bouchons d'exsudat recouverts de cellules épithéliales; dans d'autres, les cylindres ont un aspect cireux et sont constitués par une masse colloïde, fortement réfringente. Les cylindres albumineux, notamment les cylindres granuleux et épithéliaux, indiquent la plupart du temps une néphrite; chez le cheval, dans le cours de l'hémoglobinémie, on en rencontre qui méritent bien le nom de cylindres d'hémoglobine. Les cylindres hyalins isolés s'observent dans l'albuminurie, les maladies fébriles et la congestion passive du rein.

3° Cellules épithéliales. — Les cellules courtes, cylindriques, pigmen-

(1) Franck, *Adam's Wochenschr.* 1873.

tées ou non de jaune, et les cellules rondes, riches en protoplasma (épithélium rénal), indiquent une affection du rein; les cellules épithéliales pavimenteuses dénoncent le catarrhe vésical, urétral ou vaginal; mais ces éléments n'ont de valeur diagnostique que lorsqu'on les trouve en grand nombre.

4° LEUCOCYTES. — Les globules de pus que l'on rencontre dans l'urine peuvent provenir d'une néphrite, d'une pyélite, d'une cystite ou d'une urétrite. Il faut donc surtout se guider sur les autres symptômes, et particulièrement sur la présence de cylindres urinaires, d'épithélium cylindrique ou pavimenteux, etc.

5° BACTÉRIES, GOUTTELETTES DE GRAISSE, CRISTAUX DE PHOSPHATE BASIQUE, etc. — Tous ces corps sont des éléments anormaux ou accessoires de l'urine. Les bactéries indiquent une infection septique générale, l'abcédation des reins, le catarrhe vésical ou une décomposition putride de l'urine; les gouttelettes de graisse se rencontrent parfois chez le chien à l'état normal, dans d'autres cas elles indiquent la dégénérescence graisseuse de l'épithélium rénal. Friedberger a trouvé des cristaux de cholestérine chez un chien souffrant d'un catarrhe vésical déterminé par une tumeur ayant subi la dégénérescence athéromateuse: l'apparition dans l'urine fraîche de cristaux de phosphates basiques (en forme de couvercle de cercueil) indique la cystite.

CONGESTION DES REINS.

La congestion ou hyperémie des reins est *active* ou *passive*. Parfois elle ne constitue qu'un phénomène passager, symptomatique de diverses maladies; alors elle ne doit pas être considérée comme un état pathologique réel.

Étiologie. — En général, les causes de la congestion active sont celles de la néphrite aiguë, laquelle, à sa première phase, est surtout caractérisée par une forte hyperémie du tissu rénal. Elle se développe par l'action qu'exercent sur le rein les aliments âcres (anémones, adonis, asclépiadées, avoine et foin humides, moisis) : cette influence étiologique explique pourquoi, au printemps, l'hyperémie rénale active avec son symptôme principal, la polyurie, apparaît souvent à l'état enzootique. Elle est quelquefois déterminée par l'eau de boisson malpropre, souillée, altérée, provenant de marais, de flaques, etc. Toute hyperémie abdominale peut entraîner une congestion du rein aboutissant dans certaines conditions à l'hématurie (voy. *Hématurie*). Elle est encore un épiphénomène de la plupart des maladies infectieuses (influenza, pneumonie contagieuse, rage, etc.).

La congestion passive accompagne les stases sanguines générales liées aux maladies du cœur et des poumons (altérations valvulaires, emphysème pulmonaire, induration des poumons, exsudats pleuraux); elle se développe aussi lorsque le cours du sang dans la veine cave postérieure est gêné par la présence d'anévrysmes, de thromboses, de tumeurs, ou par l'accumulation anormale d'aliments et de gaz dans le canal intestinal. Quelquefois elle est provoquée par la thrombose ou la compression de l'artère ou de la veine rénales (extension d'un thrombus partant d'un anévrysme de la grande mésentérique).

Anatomie pathologique. — Dans les deux formes de la congestion du rein, celui-ci est tuméfié, ramolli et fortement coloré en rouge.

Dans la congestion active surtout, le rein est infiltré et très mou (œdème parenchymateux); la surface de l'organe est parfois cyanosée; une légère traction exercée sur la capsule suffit pour décoller celle-ci. L'hyperémie active détermine surtout l'accumulation du sang dans les vaisseaux de la substance corticale, et la congestion passive dans les veines de la substance médullaire.

Lorsque la congestion passive persiste longtemps, l'organe prend une coloration rouge bleu foncé, et la prolifération du tissu conjonctif interstitiel lui donne une consistance plus ferme, dure (induration cyanosée); en même temps l'épithélium des canalicules urinaires subit des altérations régressives; il est frappé de dégénérescence graisseuse. Ces lésions peuvent entraîner des hémorragies et la néphrite.

Symptômes. — 1° Dans l'hyperémie rénale active, on observe de la polyurie (1); l'urine est claire, transparente; son poids spécifique est diminué; sa quantité peut monter de 5 litres (chiffre quotidien normal, chez le cheval) à 25 litres et plus; son poids spécifique, qui est de 1,040, peut s'abaisser jusqu'à 1,005 à 1,001 (polyurie, forme du diabète insipide). Les animaux tiennent le dos légèrement voussé, la démarche est raide; on ne constate pas de réaction fébrile notable.

2° Dans la congestion passive, la quantité d'urine est diminuée et il y a de l'albuminurie, souvent même de l'hématurie; on trouve parfois dans l'urine des cylindres hyalins. On peut observer une certaine faiblesse du train postérieur. L'affection est chronique et apyrétique.

Traitement. — Il faut combattre la congestion active par une forte dérivation sur l'intestin (2).

Le traitement de la congestion passive se confond avec celui de la maladie causale. C'est contre cette dernière que doivent être dirigés les moyens mis en œuvre.

NÉPHRITE.

Généralités. — Le chapitre de la néphrite est le plus incomplet de toute la pathologie vétérinaire. Ce point faible de notre médecine tient à deux causes principales : à la date toute récente où l'on s'est enfin décidé à faire l'analyse des urines de nos animaux et à l'insuf-

(1) Au préalable il y a toujours diminution de la sécrétion. C'est seulement quand la résolution commence que la polyurie apparait. (L. T.)

(2) La saignée est presque toujours fort utile au début. (L. T.)

fisance des études anatomo-pathologiques et microscopiques relatives aux maladies du rein, études qui n'ont pas été menées de front avec celles effectuées dans la médecine de l'homme, où des acquisitions importantes sur la néphrite ont été faites dans ces derniers temps (Ribbert, Friedländer, Fürbringer, Aufrecht, Ziegler, Nauwerk). Tant que des recherches spéciales ne viendront pas compléter la lacune que nous signalons, la pathologie vétérinaire devra se guider sur les découvertes faites chez l'homme. Pour exposer l'anatomie pathologique de la néphrite, nous avons dû mettre à contribution l'ouvrage de Ziegler (1).

La division qu'il convient d'établir dans la néphrite est l'une des plus délicates de l'histoire de cette maladie. En prenant l'étiologie ou les caractères anatomiques pour base d'une classification, on peut reconnaître dans l'inflammation du rein de nombreuses variétés, mais qui ne répondent pas aux besoins de la pratique. — Au point de vue étiologique, on pourrait considérer des néphrites *infectieuse*, *bactérienne*, *mycosique*, *toxique*, *traumatique*, *rhumatismale*, *métastatique*, *embolique*, etc. — Suivant la région anatomique du rein qui est la première atteinte, on distinguait autrefois une néphrite *parenchymateuse* (affection de l'épithélium rénal) et une néphrite *interstitielle* (inflammation de l'appareil vasculaire et du tissu conjonctif interstitiel), formes auxquelles les auteurs modernes ont ajouté la néphrite *glomérulaire*, c'est-à-dire une localisation de la phlegmasie sur les glomérules de Malpighi. — On peut encore diviser la néphrite en *aiguë* et *chronique*, *diffuse* et *circonscrite*.

Si l'on prend dans ces nombreuses formes de la néphrite celles qui répondent à l'état actuel de la pathologie vétérinaire, on arrive à la division clinique suivante :

1° La néphrite *aiguë*, le « mal de Bright aigu » d'autrefois. Elle peut être de nature infectieuse, rhumatismale, toxique ou traumatique; tantôt elle affecte principalement les glomérules, d'autres fois elle se montre sous forme de néphrite diffuse aiguë.

2° La néphrite *chronique* le « mal de Bright chronique » des anciens. Elle comprend les néphrites chroniques parenchymateuse, interstitielle, et la période terminale de cette dernière, c'est-à-dire l'atrophie du rein (petit rein granuleux).

3° La néphrite *purulente*, conséquence de la pyohémie ou de la pyélite suppurée qui s'est propagée au parenchyme rénal.

FORMES CLINIQUES PRINCIPALES DE LA NÉPHRITE DE L'HOMME (Signification du terme « mal de Bright »). — Chez l'homme, en dehors de la néphrite suppurée, on distingue trois formes principales de néphrite :

1° La néphrite *aigue*, qui se rattache généralement à une maladie infec-

(1) Ziegler, *Lehrbuch der pathol. Anatomie.*

tieuse et se termine d'ordinaire par la guérison ou la mort, très rarement par le passage à l'état chronique. Symptômes principaux : polyurie, albuminurie légère, poids spécifique très élevé de l'urine, cylindres hyalins, épithélium rénal, globules blancs et rouges dans l'urine.

2° La néphrite *chronique parenchymateuse*, qui entraîne souvent la mort ou se termine par l'atrophie du rein. Son évolution est très lente. Symptômes principaux : oligurie, albuminurie, augmentation du poids spécifique de l'urine ; cylindres, globules blancs, cellules épithéliales en voie de dégénérescence graisseuse, détritus divers, plus rarement globules rouges dans l'urine ; tendance aux hydropisies. — Caractérisée anatomiquement par une desquamation épithéliale très accusée.

3° L'*induration rénale, rein granulé, rein atrophié, rein sclérosé*. — Elle se développe parfois aux dépens de la néphrite chronique parenchymateuse, son évolution est lente et obscure. Symptômes principaux : polyurie, albuminurie légère, poids spécifique de l'urine diminué, rareté des éléments figurés, absence d'hydropisie, hypertrophie du cœur. — Caractérisée anatomiquement par une prolifération conjonctive interstitielle.

On désigne généralement par l'expression de « mal de Bright » (du nom de l'illustre pathologiste du rein, R. Bright) (1) l'ensemble des affections rénales s'accompagnant d'albuminurie (Bright, Leyden, etc.) ; quelques auteurs donnent cette appellation aux néphrites proprement dites en y ajoutant la dégénérescence amyloïde du rein (Virchow, Aufrecht, Wagner, etc.) ; Krebs la réserve à la néphrite interstitielle primitive. En présence de cette divergence d'opinions, il nous semble que l'on devrait abandonner complètement ce vieux mot et le remplacer par des dénominations anatomiques. En pathologie vétérinaire, au sujet de l'hémoglobinurie du cheval, il a donné lieu à des confusions regrettables (2).

NÉPHRITE AIGUË.

Étiologie. — La néphrite aiguë s'observe chez les sujets de nos diverses espèces domestiques, mais particulièrement sur le cheval, le bœuf et le chien, animaux chez lesquels elle est produite par les causes les plus diverses (3). Elle peut succéder à la congestion du rein ou être

(1) Bright, *Reports of med. cases*, London, 1827.

(2) Le mal de Bright correspond à un état parfaitement défini au point de vue clinique — état caractérisé par une albuminurie persistante, des hydropisies et une lésion des reins — mais les progrès de l'histologie pathologique ont établi la pluralité de ses variétés anatomiques. Actuellement, on y reconnaît les formes suivantes : 1° La *néphrite chronique parenchymateuse, diffuse* ou *épithéliale*, déterminant l'état du rein, connu sous le nom de *gros rein blanc* ; 2° la *néphrite chronique interstitielle* ou *scléreuse*, qui intéresse particulièrement le tissu conjonctif et les vaisseaux, et qui aboutit au *petit rein contracté rouge* ou *atrophie du rein* ; 3° la *néphrite mixte*, dans laquelle les épithéliums, le tissu conjonctif et les vaisseaux sont envahis simultanément. (N. D. T.)

(3) La néphrite parenchymateuse a été constatée chez les oiseaux par Larcher. Dans certains cas, le rein enflammé est lisse, sa capsule mince est facile à détacher, et le tissu sous-jacent, dont la teinte est jaune foncé, est parsemé de petites taches sanguines ; dans d'autres, la surface de l'organe est bosselée, irrégulière, rugueuse sous le doigt, et la capsule opaque et épaissie adhère fortement au tissu sous-jacent, dont la teinte est jaune pâle et la consistance plus ferme que dans l'état normal. (N. D. T.)

déterminée par des influences traumatiques, telles que les coups et les heurts sur le dos (Reboul), les chutes, les efforts violents pendant le tirage, les voltes trop brusques effectuées par les chevaux de selle pendant les allures rapides, etc. Elle est quelquefois provoquée par l'action du froid : la connexion physiologique intime qui existe entre la peau et les reins et les effets funestes de la suppression des fonctions cutanées expliquent suffisamment la genèse de la néphrite *a frigore* (1).

Elle survient encore fréquemment au cours des maladies infectieuses : elle est alors le résultat de l'élimination par la voie rénale de produits irritants. La néphrite infectieuse bénigne n'entraine que la tuméfaction trouble et la dégénérescence graisseuse de l'épithélium rénal. Les processus septiques et pyohémiques, tels que la septicémie puerpérale de la vache, la fièvre typhoïde du cheval et aussi, mais plus rarement, la pneumonie contagieuse, engendrent souvent la néphrite infectieuse aiguë. Nous avons vu un cheval convalescent d'une pneumonie contagieuse mourir d'une double néphrite aiguë intense (2). Dans un cas d'angine grave du cheval, Friedberger a vu survenir la néphrite aiguë et l'infection septique ; Siedamgrotzky a observé une néphrite suraiguë mortelle comme complication d'une bronchite ; Rivolta a décrit un cas de néphrite bacillaire subaiguë. (Pour les néphrites morveuse et tuberculeuse, voy. *Morve* et *Tuberculose*.)

Cette pathogénie est aussi celle des néphrites toxiques (poisons métalliques et organiques), qui sont ordinairement produites par l'usage interne ou l'application externe trop étendue des cantharides, de l'essence de térébenthine, de l'huile de croton, de la scille, etc. De nombreux faits cliniques rentrant dans ce groupe ont été décrits sous le nom d' « hématurie » du bœuf. Possèdent également une action phlogogène sur les reins : le goudron, l'acide phénique, l'iodoforme, le phosphore, l'arsenic, le plomb, le mercure, etc. ; les moisissures, les champignons de la rouille, du charbon ; certains insectes tels que les chenilles, les pucerons des choux (Neubert) ; les pommes de terre crues (altérées?) ingérées en excès (Schick) et certaines variétés de farine de semence de coton.

La néphrite *secondaire* peut survenir par propagation de l'inflammation, lors de cystite, de pyélite, etc. Nous devons encore mentionner spécialement la néphrite produite par des infarctus d'hémoglobine, qui apparaît au cours de l'hémoglobinémie (« urine noire ») du cheval. Autrefois, elle a été considérée à tort comme l'affection primaire.

Anatomie pathologique. — Les altérations macroscopiques va-

(1) J'ai recueilli plusieurs observations prouvant que les refroidissements sont surtout effectifs quand ils agissent en même temps qu'une excitation, comme celle qui résulte de la trépidation du chemin de fer. L. T.

(2) De mon côté, j'ai observé plusieurs cas de néphrite infectieuse à la suite de la pneumonie d'écurie et un après une bronchite. L. T.

rient avec la forme anatomique de la maladie. Tantôt un seul rein est malade, tantôt les deux sont frappés. L'augmentation de volume peut aller jusqu'au double ou au triple des dimensions normales. Le tissu rénal est mou, parfois comme réduit en bouillie (œdème inflammatoire, infarctus d'hémoglobine) ; sa teinte est jaunâtre, marquée de taches rouges, ou d'un rouge diffus uniforme; on peut y constater des infiltrations hémorragiques ; lorsque la substance du rein est en voie de dégénérescence graisseuse, elle est plus pâle, grise ou même blanchâtre; parfois ces colorations anormales coexistent et donnent à l'organe un aspect marbré particulier. A la coupe, il s'écoule souvent un liquide épais, crémeux ; les glomérules sont fortement proéminents; la capsule rénale se laisse ordinairement détacher avec la plus grande facilité. Dans le bassinet, on trouve une urine épaisse, gélatiniforme ou sanguinolente. — Il est des cas (néphrite des glomérules, néphrite circonscrite) où la surface du rein ne présente rien d'anormal.

Les altérations microscopiques diffèrent considérablement suivant la localisation du processus. En médecine humaine, on distingue les formes anatomiques suivantes :

1° *Néphrite aiguë des glomérules.* — L'épithélium des glomérules et des capsules est tuméfié, desquamé ; les capsules sont remplies d'un liquide inflammatoire, albumineux, qui se coagule par l'ébullition, l'action de l'alcool, etc., et forme une zone en faucille entourant le glomérule; les parois des capillaires sont hyalines, tuméfiées; ces canaux peuvent être thrombosés par des globules blancs ou par des noyaux de cellules épithéliales en voie de prolifération. Les autres parties du rein ne sont que peu ou point altérées.

2° *Néphrite aiguë diffuse.* — Avec l'infiltration et l'épaississement du tissu conjonctif interstitiel par un exsudat fibrineux liquide, on constate la compression des vaisseaux, la tuméfaction, le ramollissement, la dégénérescence graisseuse, la desquamation de l'épithélium des canalicules urinaires et l'apparition dans leur intérieur de cylindres hyalins. Les glomérules sont intacts.

3° *Néphrite circonscrite en petits foyers.* — Elle est caractérisée par l'infiltration cellulaire circonscrite de la substance corticale et du voisinage des veines ; l'épithélium des glomérules et des canalicules urinifères est généralement intact, mais dans l'intérieur de ceux-ci on peut trouver des cylindres hyalins. Cette forme de la néphrite, la plus fréquente, s'accompagne parfois d'indurations circonscrites, d'abcès, des cavernes et d'îlots cicatriciels.

4° *Néphrite purulente en foyers.* — Conséquence d'une infiltration cellulaire intense dans le voisinage des veines ou dans les capsules des glomérules, elle se traduit par la présence de foyers purulents arrondis ou allongés en bandes, entourés d'une zone rouge. Elle se développe à la suite de la pénétration de micro organismes dans les anses glomérulaires; ces dernières s'obstruent et se nécrosent; l'inflammation s'allume à leur périphérie et les épithéliums voisins se desquament. — Sous le nom de « néphrite embolique » Friedberger a décrit un cas de ce genre observé chez le cheval. Parfois des globules blancs et des microcoques pénètrent en très grand nombre dans l'intérieur des canalicules urinifères et les obstruent complètement (voy. le cas de néphrite bactérienne du bœuf, relaté par Dammann). Les petits abcès ainsi formés peuvent devenir confluents, constituer un large foyer purulent et même transformer le rein en un véritable sac rempli de pus, altération que l'on observe assez fréquemment sur le bœuf (voy. *Néphrite purulente*). Chez l'homme, dans les cas de diphtérie, on rencontre des accumulations de microcoques dans les canalicules urinifères (Letzerich).

La dégénérescence dite « parenchymateuse » du rein est souvent liée à l'inflammation. Elle se développe, comme celle-ci, sous l'influence de principes infectieux ou toxiques exerçant leur action sur l'épithélium rénal. Suivant son stade, on distingue : 1° la tuméfaction trouble (trouble granuleux) ; 2° la dégénérescence graisseuse ; 3° la dégénérescence « hydropique » ; 4° la nécrose de l'épithélium rénal.

Symptômes. — Les plus importantes et souvent les seules manifestations de la néphrite (au cours des maladies infectieuses, par exemple) sont fournies par l'urine. Sa quantité est diminuée; elle est épaisse, très albumineuse (de 0,3 à 1 p. 100 d'albumine chez l'homme) ; son poids spécifique est augmenté; souvent elle est trouble et de couleur anormale; parfois on observe de l'hématurie.

Au microscope, on constate dans l'urine un plus ou moins grand nombre de *cylindres* recouverts partiellement ou totalement de cellules, de leucocytes et d'hématies; on y découvre en outre de nombreuses cellules épithéliales, des globules blancs ou rouges, suivant que la néphrite revêt le caractère desquamatif, interstitiel ou hémorragique. — La miction est douloureuse; souvent l'urine ne s'écoule que goutte à goutte, malgré de violents efforts faits par les malades (strangurie, dysurie). Dans les cas graves, la sécrétion urinaire peut être complètement supprimée : Funk, chez une vache, a observé une anurie de cinq jours, et Friedberger, chez le cheval, une anurie de sept jours. Ce dernier symptôme est dû à l'obstruction des canalicules urinifères par des cylindres fibrineux et à la diminution de l'excrétion aqueuse dans l'organe malade. La région lombaire est très sensible à la pression de la main. A l'exploration rectale, on trouve constamment la vessie vide; les reins semblent avoir augmenté de volume; ils sont sensibles à la pression. Au début de la maladie, on observe souvent des coliques rénales; le dos est voussé, la démarche est raide ou chancelante, le lever est très pénible; les animaux se tiennent presque constamment debout, les membres écartés ou rassemblés sous le corps. Lors de néphrite unilatérale, le membre du côté malade est parfois traîné pendant la marche, ou il entame moins de terrain que son congénère. Chez les mâles, l'un des testicules est souvent relevé (Röll).

Dès le début, l'appétit peut être supprimé; chez le chien, le vomissement n'est pas rare et habituellement il survient de la constipation; plus tard, celle-ci alterne avec la diarrhée. L'élévation de la température est modérée tant qu'il n'existe pas d'accidents urémiques: le pouls, fort et dur au début, devient ensuite fréquent et faible. L'hypertrophie cardiaque se produisant quelques semaines après le début de la néphrite — épiphénomène assez fréquent dans l'espèce humaine — est inconnue chez nos animaux. On n'y a pas observé non plus les maladies du poumon (bronchite, pneumonie), du péricarde (péricardite), etc., qui surviennent chez l'homme au cours de la néphrite. Mais on peut constater une tuméfaction œdémateuse du tissu conjonctif sous-cutané — à la tête, au poitrail, au ventre, au scrotum, aux articulations (De Cesare) — et des hydropisies des grandes cavités splanchniques.

Lorsque la néphrite doit se terminer par la mort, et dans tous les cas très graves, au tableau clinique qui vient d'être esquissé s'ajoutent les symptômes de l'urémie, notamment du vertige, des spasmes et de la dyspnée. Sur une vache atteinte de néphrite double, Pflug a constaté, quelques heures avant la mort, des attaques éclamptiques violentes, de l'opisthotonos, et un coma profond pendant l'intervalle des accès. Chez un cheval à néphrite diffuse aiguë bilatérale, nous avons nous-mêmes observé, douze heures avant la mort, une profonde altération de la sensibilité générale, une grande faiblesse, de la titubation, une sudation abondante, des contractions musculaires et une élévation considérable de la température (environ 42° C.).

L'*urémie* véritable est très rare dans nos diverses espèces domestiques, excepté chez le chien. Chez cet animal, dans les cas de calculs urinaires, de rétrécissement urétral et de paralysie de la vessie, on observe assez fréquemment des vomissements, de la faiblesse parétique, du coma, un abaissement de la température et même des attaques épileptiformes; ce sont là des symptômes urémiques. Chez le mouton, Dammann a vu alterner des contractions épileptiformes avec l'état soporeux.

Pour ce qui a trait à la nature de l'urémie, nous devons renvoyer aux *Traités de Pathologie générale*. Nous dirons seulement qu'elle consiste en l'accumulation, dans le sang et les tissus, des principes de l'urine, surtout de l'urée et des sels de potasse. La théorie de Traube, d'après laquelle l'urémie serait la conséquence d'un œdème cérébral, et celle de Frerichs, qui considère comme cause de l'urémie la transformation, dans le sang, de l'urée en carbonate d'ammoniaque, n'ont pas été confirmées par des expériences décisives.

Les principaux symptômes de l'urémie de l'homme sont: la céphalalgie, la somnolence, l'inquiétude, le délire, les nausées, les vomissements, l'anxiété, les convulsions légères et les attaques éclamptiques graves (habitus de l'épilepsie), phénomènes souvent suivis d'amaurose ou de surdité urémiques (troubles centraux). En outre, on observe du hoquet, de la diarrhée, l'élimination de l'urée par la surface cutanée, du prurit, le ralentissement et plus tard l'accélération du pouls, une température inférieure ou supérieure à la normale, de la dypsnée, etc.

Marche. — La terminaison de la néphrite aiguë se dessine du premier au deuxième septénaire. Il est rare que les animaux succombent au bout de quelques jours.

Pronostic. — Le nombre des cas mortels égale à peu près celui des guérisons. L'apparition des symptômes urémiques aggrave considérablement le pronostic; généralement la mort est amenée par l'œdème cérébral ou pulmonaire. Le passage à l'état chronique est l'exception.

Diagnostic différentiel. — La néphrite aiguë est souvent confondue avec les états inflammatoires d'autres organes de la cavité abdominale : avec la péritonite, les coliques, l'entérite, la cystite, la métrite, etc. Ces erreurs ne sont possibles que lorsqu'on néglige de faire l'examen de l'urine, lequel permet, dans tous les cas, d'affirmer le diagnostic *néphrite*. En outre, les signes fournis par l'exploration de la vessie, de l'utérus, etc., peuvent guider le praticien.

Traitement. — On prescrira le repos absolu et l'on évitera tous les aliments ou médicaments irritants (frictions d'essence de térébenthine ou d'onguent cantharidé sur le dos!); pour le chien, on recommandera le régime lacté qui a suffisamment fait ses preuves dans la médecine de l'homme. On facilitera la déplétion des reins par les diaphorétiques, les laxatifs, les diurétiques et les dérivatifs locaux sous forme de compresses humides et tièdes.

Chez les grands animaux, on doit provoquer une action sudorifique par des frottements réitérés et énergiques effectués sur toute la surface du corps, par les couvertures chaudes, les compresses humides et tièdes (de Priessnitz) appliquées sur le tronc, etc.; on peut aussi recourir à la médication sialagogue : aux injections sous-cutanées de chlorhydrate de pilocarpine (cheval, $0^{gr},20$; bœuf, $0^{gr},50$; chien, $0^{gr},005$ à $0^{gr},02$); chez les petits animaux (chien et porc), on active parfois la transpiration cutanée par des bains chauds dont la température est graduellement portée à celle du corps; on peut également employer les compresses chaudes.

Parmi les purgatifs, ce sont les drastiques dont l'action est la plus favorable parce qu'ils soutirent une grande quantité d'eau à l'organisme (calomel, aloès, gomme-gutte, infusion de séné chez le chien); il faut éviter ceux qui irritent le rein. La même indication doit être donnée pour les diurétiques, parmi lesquels on n'emploiera que les alcalins, notamment l'acétate de soude. Lorsque la faiblesse du cœur devient inquiétante, on doit recourir à la digitale, à la caféine, etc.

Les attaques éclamptiques seront combattues par le bromure de potassium, l'hydrate de chloral et les inhalations de chloroforme.

Quant aux astringents ou styptiques (tannin, sucre de saturne, sulfate de fer, etc.), très en vogue autrefois contre la néphrite aiguë, si l'on peut toujours leur attribuer théoriquement une action constrictive sur les vaisseaux et conséquemment un effet antiphlogistique, leur utilité pratique reste encore à démontrer. Nous avons souvent employé l'écorce de quinquina (comme astringent et antifébrile) et nous en avons obtenu des résultats encourageants.

Bibliographie. — Clichy, *Recueil vét.*, 1836. — Berger, *ibid.*, 1840. — Chouard, *ibid.*, 1854. Hering, *Spec. Pathol. u. Therapie*, 1859. — Jost, *Preuss. Mittheil.*, 1857. — Gross-Claude, *Ibid.* — Neubert, *Sächs. Jahresber.*, 1861. — Funk, *Ibid.*, 1869. — Guilmot, *Ann. de Bruxelles*, 1861. — Zundel, *Recueil vét.*, 1862. — Dibbé, *Journ. de méd. vét. milit.*, 1861. — Reboul, *Journ. des vét. du Midi*, 1866. — De Cesare, *Il medico vet.*, 1873. — Pflug, *Krankheiten des uropoël. Systems unser. Hausthiere*, 1876. — Friedberger, *Pütz'sche Zeitschr.*, 1876. — Dammann, *Deutsche Zeitschr. f. Thiermed.* — Siedamgrotzky, *Sächs. Jahresber.*, 1877. — Laquerrière, *Recueil vét.*, 1878 — Schick. an., in *Adam's Wochenschr.*, 1886. — Schindelka, *Oesterr. Vierteljahrsschr.*, Bd. LXIII. — Csokor, *Ibid.*, Bd. LXIV. — Williams, *The Vet. Journ.*, 1886. — Bongartz, *Berlin. Archiv.* 1888. — Rivolta, *Di una nefrite bacillare nei bovini*, 1888.

NÉPHRITE CHRONIQUE.

Étiologie. — Tantôt la néphrite chronique se développe d'emblée, tantôt, mais plus rarement, elle succède à la néphrite aiguë (1). Ses causes sont encore moins connues chez nos animaux que chez l'homme. Elles paraissent surtout consister en des irritations de nature chimique ou parasitaire qui s'exercent directement sur le tissu rénal. — Parmi les irritants chimiques, il faut particulièrement citer les sels de cuivre et de plomb, qui, d'après les recherches expérimentales d'Ellenberger et Hofmeister, déterminent à la longue des altérations inflammatoires spéciales du tissu du rein (l'alcool et l'acide urique agissent d'une façon analogue chez l'homme). — Comme agents nocifs de nature parasitaire, on doit mentionner, en premier lieu, le bacille de la morve, puis certains microbes qui, après avoir pénétré dans les vaisseaux sanguins, sont éliminés avec l'urine : en traversant les reins, ils y allument une phlegmasie chronique. C'est ainsi qu'on peut s'expliquer la fréquence de la maladie chez la vache (2), dont les reins, à la suite de parts fréquents, se trouvent exposés à l'action des substances septiques provenant de l'utérus. Chez le che-

(1) Le fait ne doit pas être rare ; pour ma part je l'ai vu plusieurs fois. Les refroidissements réitérés chez les chiens qu'on transporte en chemin de fer durant l'hiver, une ou deux fois par semaine pour les conduire à la chasse, peuvent la déterminer. (L. T.).

(2) Dans ce cas ce sont plutôt les produits solubles qui agissent. (L. T.).

val, les ulcérations intestinales, laryngiennes, etc. (Lustig), les catarrhes bronchiques accompagnés de bronchectasie et l'emphysème (Fröhner) constituent autant de portes d'entrée pour les agents phlogogènes. Chez l'homme, on observe souvent la néphrite chronique au cours des maladies infectieuses à évolution lente, de l'endocardite chronique, etc. — La néphrite chronique du cheval est parfois de nature embolique; elle se rattache alors à un anévrysme avec thrombose de l'artère mésentérique antérieure et des artères rénales (Lustig). — Chez les vieux animaux, comme chez l'homme âgé, les altérations vasculaires séniles (dégénérescence parenchymateuse) paraissent exercer une réelle influence sur la genèse de certains processus inflammatoires chroniques du rein. Il n'est pas démontré que les refroidissements répétés puissent déterminer la néphrite chronique.

Anatomie pathologique. — Autrefois on reconnaissait à la néphrite chronique deux formes principales absolument distinctes : la *néphrite parenchymateuse* et la *néphrite interstitielle*; mais les recherches modernes ont établi l'unité du processus inflammatoire; elles ont montré que, dans la néphrite chronique, le parenchyme rénal proprement dit (les cellules épithéliales) et les tissus interstitiels sont enflammés en même temps, bien qu'à des degrés divers. Et si, dans la pathologie de l'homme, on conserve encore la division en néphrite parenchymateuse chronique et en néphrite interstitielle ou atrophie rénale, c'est parce que cette distinction a une raison d'être au point de vue clinique. — On admet généralement que l'atrophie représente le dernier stade de la néphrite parenchymateuse chronique. Chez nos animaux, on ne sait rien sur l'existence d'une atrophie rénale non inflammatoire; aussi, continuerons-nous à considérer la néphrite chronique parenchymateuse et la néphrite chronique interstitielle indurative ou atrophique comme deux degrés successifs de la phlegmasie rénale. Si ces deux états morbides offrent certains caractères anatomiques et cliniques spéciaux, ils ne représentent cependant que des stades de développement d'un seul et même processus, la néphrite scléreuse constituant l'état ultime de la néphrite parenchymateuse.

1. Stade de la néphrite chronique parenchymateuse. — Les altérations histologiques varient notablement suivant le degré d'intensité de l'inflammation et l'abondance, la localisation ou la diffusion des altérations épithéliales et de l'œdème inflammatoire. Dans certains cas, on trouve l'épithélium des glomérules tuméfié, en voie de dégénérescence graisseuse ou desquamé dans l'intérieur des capsules; l'épithélium des canalicules urinifères est tuméfié, trouble, dégénéré, nécrosé, desquamé, et ces canaux sont remplis de cylindres épithéliaux. Dans l'œdème inflammatoire du rein, au contraire, on remarque une infiltration cellulaire surtout accusée au voisinage des veines; les canalicules

urinifères et les capsules de Bowman sont remplis de globules blancs et d'un exsudat inflammatoire (cylindres d'exsudat ou hyalins); on peut également y constater des globules rouges en plus ou moins grand nombre. Dans un cas, nous avons trouvé une infiltration gélatineuse du tissu conjonctif entourant les bras du bassinet et les orifices des canalicules urinifères (1).

A l'examen macroscopique, le rein se montre peu ou point altéré dans beaucoup de cas; mais souvent aussi, les altérations de structure lui impriment des modifications de forme ou de coloration. On désigne sous les noms de « gros rein blanc, gros rein graisseux, rein inflammatoire gras », l'état de tuméfaction moyenne de l'organe avec dégénérescence graisseuse peu accusée de l'épithélium; la substance corticale est alors gris pâle, farcie de raies ou de taches blanches (adiposité) et de consistance très molle; chez le veau, nous avons trouvé ces points avec un aspect lardacé. Lorsque l'œdème inflammatoire est prédominant et masque les caractères de la dégénérescence graisseuse de l'épithélium, on a ce qu'on appelle le « gros rein bigarré »; ici l'organe est fortement tuméfié; sur la coupe, l'épaisseur de la substance corticale apparait considérablement augmentée: elle est ramollie, infiltrée, de couleur gris rougeâtre. Lorsque les glomérules sont principalement atteints et que la migration des hématies est abondante, on dit qu'il y a *néphrite chronique des glomérules* ou *néphrite hémorragique chronique.*

2. Stade de la néphrite scléreuse, interstitielle, indurative. — Il est caractérisé par l'hyperplasie, l'induration conjonctive, et l'atrophie du parenchyme glandulaire proprement dit. Le processus inflammatoire s'accuse, au début, par une infiltration cellulaire du tissu conjonctif interstitiel, et plus tard par l'hypertrophie de ce tissu, la compression des capillaires qui y sont logés et leur oblitération. Les altérations épithéliales sont très peu marquées; les glomérules sont isolés, soit par épaississement capsulaire, soit par tuméfaction des parois vasculaires qui subissent souvent la dégénérescence hyaline: ils ne sont pas reconnaissables à l'œil nu. L'atrophie des glomérules entraîne ultérieurement celle des canalicules urinifères.

A une période plus avancée, après des mois, des années, il se forme, dans la trame du rein, des foyers cicatriciels qui rétractent la surface de l'organe (rein contracté, rein granuleux, atrophie granuleuse) (2). Le rein se rapetisse de plus en plus (rein atrophié,

(1) L'infiltration œdémateuse semble en effet plutôt extérieure qu'intérieure au rein: dans plusieurs exemples de néphrite chronique qu'il m'a été donné d'observer, je n'ai pas trouvé le parenchyme œdématié. L. T. a.

(2) Trois théories principales ont été émises sur la pathogénie du petit rein granuleux. D'après la première, les altérations de l'épithélium rénal constitueraient le fait primitif du processus, et la lésion conjonctive interstitielle le fait consécutif. — D'après la seconde (Traube), c'est dans le tissu conjonctif interstitiel que débuterait

induré); les points proéminents, qui ne sont pas indurés, prennent une coloration grisâtre (dégénérescence graisseuse); la capsule ne se laisse plus détacher de la substance corticale, à laquelle elle est intimement unie par des cordons fibreux. A la suite de l'atrophie, la surface du rein est quelquefois lobulée. Le tissu rénal lui-même est dur et crie sous l'instrument tranchant; la substance corticale a notablement diminué d'épaisseur; elle est sillonnée de travées fibreuses emprisonnant des glomérules atrophiés et des canalicules urinifères, travées entre lesquelles existent des îlots de tissu rénal à peu près normal. Le rein peut ainsi se réduire à la moitié de son volume primitif. Chez le bœuf, nous avons constamment trouvé les deux reins à peu près également affectés.

Symptômes. — Dans la plupart des cas, la néphrite chronique se développe très lentement et sans donner lieu à des symptômes bien manifestes; aussi, généralement les animaux ne sont-ils présentés au vétérinaire qu'à une période avancée de la maladie.

Elle s'exprime d'abord par la diminution de l'appétit et un affaiblissement graduel; mais ces phénomènes, communs à une foule d'états morbides, sont bien insuffisants pour faire reconnaître une affection organique déterminée. Plus tard, des œdèmes se forment aux membres, aux régions pectorale et abdominale inférieure, etc. *Cette tendance aux hydropisies caractérise la forme parenchymateuse*; elle doit décider le praticien à faire l'examen de l'urine, qui, seul, peut donner des renseignements précis sur la nature de la maladie : ce liquide est émis en moins grande quantité; son poids spécifique est augmenté; il est très albumineux, renferme des cylindres, des cellules épithéliales, des granulations graisseuses et parfois aussi des globules rouges. A l'examen de l'appareil circulatoire, on trouve l'artère tendue, le pouls dur, le choc cardiaque violent, souvent perceptible des deux côtés, les bruits du cœur plus forts et quelquefois la zone de matité cardiaque plus étendue; ce sont là autant de symptômes de l'hypertrophie du cœur. L'élévation de la température rectale est modérée ou moyenne; ordinairement la soif est vive. A cette période, si l'intensité de la maladie augmente rapidement, l'urémie éclate et la mort peut survenir en peu de jours.

Lorsque la *néphrite scléreuse interstitielle* est prédominante, le tableau clinique se modifie. On observe un abaissement considérable

le processus scléreux déterminant secondairement les modifications de l'épithélium glandulaire et enfin l'atrophie du rein. — D'après la troisième (Peter, Lancereaux, Gull et Sutton), les lésions du rein ne seraient qu'une localisation de l'*artério-sclérose* généralisée, affection caractérisée par des altérations inflammatoires des petits vaisseaux, souvent aussi par l'athérome des vaisseaux plus volumineux, altérations qui détermineraient de la sclérose et des hémorragies dans les organes parenchymateux; dans le rein, elles constitueraient le fait primitif de la néphrite interstitielle (Dieulafoy). (N. D. T.)

du poids spécifique de l'urine qui tombe à 1,025, parfois 1,015 (chez le cheval); dans l'atrophie avancée, ce poids descend à 1,010 et même 1,001; l'urine, très aqueuse, est émise en grande quantité (polyurie), elle ne contient que très peu d'albumine, de cylindres et de cellules épithéliales. Souvent les œdèmes diminuent peu à peu, puis disparaissent. Les modifications de l'urine et la résorption des transsudats sont des conséquences de l'activité augmentée du cœur et du relèvement de la pression artérielle.

Tant que l'activité cardiaque compense l'altération rénale, l'affection reste stationnaire; cet état peut durer des années; mais tôt ou tard arrive la période de fatigue, d'atonie du cœur. Le pouls devient plus faible et irrégulier; des stases sanguines se produisent : on voit apparaître des catarrhes bronchique, gastro-intestinal, des œdèmes étendus, les symptômes de la pousse, des palpitations cardiaques, du vertige, des pneumonies, des pleurésies, des péricardites et des hémorragies; l'urine diminue de quantité, son poids spécifique augmente et elle est albumineuse. La mort survient par urémie aiguë ou chronique.

Traitement. — Le traitement de la néphrite chronique est à peu près le même que celui de la néphrite aiguë; mais les chances de succès sont encore moindres que pour cette dernière (1). Dans la néphrite chronique, on doit chercher à activer la nutrition générale, à combattre l'anémie, et à relever la pression vasculaire lorsqu'il y a insuffisance cardiaque. Il faut avant tout administrer des toniques du cœur et des diurétiques : la digitale, la caféine, la teinture d'inée, etc. S'il existe des œdèmes et des hydropisies, on peut employer avantageusement la pilocarpine.

Plusieurs hypothèses ont été émises sur la pathogénie de l'hypertrophie cardiaque apparaissant pendant le cours de la néphrite (2). 1° D'après Traube, la pression sanguine serait augmentée par la rétention d'une certaine quantité d'eau dans le système vasculaire, lorsque l'urine est éliminée en petite

(1) Il conviendrait d'essayer : les mercuriaux, dont l'action sur les indurations conjonctives est puissante; l'iodure de potassium, pour la même raison; l'acide arsénieux, qui diminue la tension artérielle; enfin les diurétiques chauds et surtout l'essence de térébenthine à petites doses longtemps continuées. (L. T.)

(2) La pathogénie de l'hypertrophie cardiaque survenant au cours de la néphrite interstitielle de l'homme est diversement interprétée par les auteurs. Pour les uns, l'hypertrophie du cœur est tributaire de la lésion rénale; pour les autres, les lésions cardiaque et rénale sont indépendantes et relèvent d'une cause commune (Dieulafoy). Dans la première hypothèse, on explique l'hypertrophie cardiaque, soit par un excès de la tension artérielle (Bright, Potain, Senator), soit à la fois par cette influence et les altérations vasculaires du rein (Traube). Dans la seconde, on admet que les lésions cardiaque et rénale sont produites simultanément par l'*artério-sclérose*. L'épaississement scléreux des parois d'un grand nombre de petits vaisseaux des parenchymes entraverait la circulation générale, élèverait ainsi la tension artérielle, et provoquerait l'hypertrophie du cœur en nécessitant un fonctionnement plus actif de celui-ci. (N. D. T.)

quantité, et par les troubles circulatoires que déterminent les altérations rénales; cette élévation de la pression sanguine entraînerait l'hypertrophie cardiaque compensatrice. 2° A cette théorie mécanique, Senator oppose la théorie chimique, d'après laquelle l'augmentation de la pression vasculaire serait due à la rétention dans le sang des principes de l'urine et surtout de l'urée. — Malgré les nombreuses discussions qui ont eu lieu à ce sujet, ces deux hypothèses sont encore en présence et il est bien difficile de dire laquelle est l'expression de la vérité.

Bibliographie. — VERHEYEN, *Journ. vét. et agric. de Belgique*, 1843. — BRUCKMÜLLER, *Oesterr. Vierteljahresschr.*, 1866. — LUSTIG, *Deutsche Zeitschr. f. Thiermed.*, 1875-80; *Hannov. Jahresber.*, 1879. — BEMABEI, *Gazz. medico veter.*, 1876. — HABLE, *Oesterr. Vierteljahresschr.*, 1877. — RABE, *Hannov. Jahresber.*, 1882-83. — FRÖHNER, *Hering's Repertor.*, 1883. — ELLENBERGER u. HOFMEISTER, *Archiv f. Thierheilkde*, 1884. MATHIS, *Journ. de Lyon*, 1884; *Lyon médical*, 1885. — CSOKOR, *Oesterr. Vierteljahresschr.*, Bd. LXIV. — CADÉAC, *Journ. de Lyon*, 1888. — SEUFFERT, *Bullet. Soc. cent. vét.*, 1890.

NÉPHRITE PURULENTE.

Étiologie. — Les agents pathogènes de la néphrite purulente peuvent arriver au rein par deux voies : tantôt ils y sont apportés par le sang, tantôt ils y parviennent en remontant l'uretère. 1° Au cours de la septicémie, de la pyohémie, de l'endocardite, de la gangrène pulmonaire, de la pneumonie, des pharyngites graves, etc., le sang peut produire, dans le tissu du rein, des embolies infectieuses provoquant des foyers inflammatoires circonscrits, purulents ou ichoreux. (Les embolies non infectieuses, celles provenant d'un anévrysme vermineux, par exemple, n'occasionnent pas de phlegmasie purulente, mais une néphrite chronique ordinaire avec infarctus et foyers cicatriciels). Chez le bœuf, la néphrite purulente revêt le plus fréquemment la forme d'abcès rénal. Les néphrites infectieuses, septiques, sont des complications assez communes de la non-délivrance. 2° Les phlegmasies d'abord limitées à la vessie peuvent, par continuité de tissus, se propager au bassinet rénal et de là au rein. (Pyélo-néphrite.)

Anatomie pathologique. — Dans la néphrite purulente métastatique, on trouve le parenchyme rénal parsemé de taches gris jaunâtre, de la grosseur d'une tête d'épingle à celle d'un pois, qui représentent des abcès emboliques constitués par des globules blancs, du tissu ramolli et des microcoques particulièrement abondants au centre de la lésion. Ces abcès, qui acquièrent rarement de grandes dimensions, sont déterminés par des embolies microbiennes provoquant une infiltration cellulaire abondante du parenchyme rénal, quelquefois une nécrose locale et toujours une vive réaction inflammatoire à leur voisinage.

Les abcès pyélo-néphritiques se développent aux dépens de traînées purulentes disposées parallèlement aux canaux excréteurs de l'urine. Leurs dimensions varient depuis celles d'une noisette jusqu'à celles d'une pomme : quelquefois ils deviennent confluents et peuvent même transformer le rein en sac purulent (Pyonéphrose); le tissu rénal est complètement détruit et la capsule de l'organe, épaissie, constitue une sorte de membrane kystique. On a trouvé de ces kystes purulents pesant 35 livres et plus. Parfois le pus est collecté en couche plus ou moins épaisse sous la capsule du rein (Bruckmüller); il peut se frayer un chemin dans le tissu conjonctif péri-rénal (abcès paranéphritique).

Symptômes. — Non seulement les symptômes de la néphrite purulente n'ont rien de caractéristique, mais toujours ils sont masqués par ceux de l'affection primitive (pyohémie, pyélite, etc.). Très souvent on ne remarque que des phénomènes rationnels ou généraux : amaigrissement, troubles de l'appétit, augmentation de la soif, faiblesse, poil terne, etc. Dans certains cas cependant, l'urine présente des caractères qui éclairent le diagnostic : elle est fétide, épaisse, gélatineuse, mélangée de pus et de cylindres : on y a également trouvé du sang et du tissu rénal mortifié (Leisering) : chez la vache, la queue serait souvent souillée de pus ou de mucus (Buhler). Plus tard on peut observer des hémorragies, des pneumonies emboliques (Voigtländer), la pyohémie, etc. ; mais habituellement la marche est lente, et les altérations rénales ne sont reconnues qu'à l'autopsie. Chez le bœuf, en palpant le rein par la voie rectale, on peut quelquefois constater de la fluctuation et reconnaître un kyste purulent de cet organe.

Traitement. — Le traitement de la néphrite purulente est essentiellement chirurgical. Il consiste en la ponction de l'abcès à travers le flanc ou en l'extirpation du rein par la laparotomie. Munich a tenté cette dernière opération sur une vache. Bien qu'elle n'ait pas été suivie de succès, on doit néanmoins la recommander, car le bœuf est très peu sensible aux manœuvres opératoires effectuées dans la cavité abdominale, et l'abatage est une dernière ressource à laquelle on peut recourir s'il survient un accident laissant trop peu d'espoir de guérison (1).

Bibliographie. — CHOLARD, *Recueil vét.*, 1823. — RODET, *Ibid.*, 1826. — CLICHY, *Ibid.*, 1836. — BUHLER, *Adam's Wochenschr.*, 1860. — LAURENT, *Recueil vét.*, 1867. — TOURNAYE, *Annal. de Bruxelles*, 1868. — BRUCKMÜLLER, *Lehrbuch der pathol. Zootom.*, 1869. — LEISERING-VOIGTLÄNDER, *Sächs. Jahresber.*, 1872. — ANACKER, *Thierarzt*, 1874. — SIEDAMGROTZKY, *Sächs. Jahresber.*, 1875. — JOHNE, *Ibid.* — MÜNICH, *Adam's Wochenschr.*, 1878. — PRIESER, *Oesterr. Monatsschr.*, 1882. — SCHINDELKA, *Oesterr. Vierteljahrsschr.*, 1884. — MOULÉ, *Bullet. Soc. cent.*, 1887.

(1) La ponction pratiquée avec un appareil aspirateur parfaitement propre serait sans danger chez tous les animaux, et permettrait de faire dans la cavité des lavages antiseptiques d'une réelle utilité. Le moyen doit être essayé. (L. T.

DÉGÉNÉRESCENCE AMYLOIDE DU REIN.

La dégénérescence amyloïde du rein existant comme affection essentielle, *isolée*, n'a été observée que très rarement. La plupart du temps cette dégénérescence intéresse plusieurs organes à la fois. Rabe l'a cependant constatée sur trois chiens, et Gerlach (1865) sur un bœuf.

Chez le chien, les **altérations anatomiques** du rein sont : la consistance cireuse, la pâleur, la sécheresse et l'anémie du parenchyme cortical, l'augmentation de volume et la tuméfaction hyaline des glomérules, enfin la présence, dans les anses des canalicules urinifères, de cylindres homogènes, à reflets mats et peu réfringents. Soumis à l'épreuve du violet de méthyle, le tissu affecté se colore en pourpre intense ; traité par la solution iodo-iodurée aqueuse, il devient rouge acajou ; cette dernière coloration se transforme en bleu d'acier sous l'influence de l'acide sulfurique.

Les **symptômes** observés par Rabe étaient des œdèmes sous-cutanés surtout accusés aux membres, de l'ascite, de l'albuminurie et des accidents urémiques : vomissements, faiblesse paralytique, coma, abaissement de la température générale. L'hypertrophie cardiaque n'a pas été constatée.

Quant au **traitement** du rein amyloïdique, il est le même que celui de la néphrite chronique, avec laquelle il est toujours confondu pendant la vie.

Les TUMEURS du rein sont rares. Chez le chien et le chat, elles peuvent être reconnues par la palpation abdominale. On a rencontré dans le rein : le carcinome, le sarcome, le mélanome, l'adénomyome, le sarcomyome, le rhabdomyome. Dans la majorité des cas, le diagnostic n'est fait qu'à l'autopsie ; pendant la vie, on observe seulement de l'hématurie, de la sensibilité de la région rénale et des troubles de la sécrétion urinaire. — Le traitement consisterait à extirper le rein malade.

Bibliographie. — RABE, *Hannov. Jahresber.*, 1882-83.

ADDENDA AUX MALADIES DES REINS.

HÉMOGLOBINÉMIE DU CHEVAL.

STRANGURIE NOIRE, HÉMOGLOBINURIE, CONGESTION DE LA MOELLE.

L'hémoglobinémie, comme l'indique du reste cette expression n'est pas une maladie du rein. Sous l'influence de causes diverses, une néphrite *secondaire* peut l'accompagner, mais ce fait n'autorise nullement à la rapprocher des affections rénales. Elle devrait être décrite au chapitre des *Maladies des muscles*. Si nous l'étudions ici, c'est parce que le praticien est habitué à chercher la « strangurie noire » parmi les *Maladies des reins*, et parce qu'un de ses symptômes importants — l'*hémoglobinurie* — se rattache à ce groupe ; de plus, nous avons tenu à ne pas séparer cette affection du cheval de l'« hématurie » du bœuf, qui peut reconnaître pour cause l'hémoglobinémie aussi bien que la néphrite.

Historique. — L'hémoglobinémie est une des plus anciennes maladies signalées chez le cheval : elle a été désignée sous les noms de : *strangurie noire, typhus spinal, typhus lombaire, typhus rénal, congestion spino-rénale, paraplégie épizootique, syncope nerveuse, mal de Bright aigu, neuropathie brachiale et lombaire, lumbago* (*Kreüzverschlag, Windrehe*), etc. Dans le premier tiers de ce siècle, après l'apparition des journaux vétérinaires, l'hémoglobinémie était encore décrite sous des noms très différents. Là où apparemment elle n'existait pas, on la confondait avec d'autres affections. En Autriche et en Danemark, cette confusion a persisté jusqu'à l'époque moderne. Elle a été étudiée d'abord en Bavière par Hofer, Adam, Frick, Kolb, Franzissi, Gierer, Ableitner, etc., puis dans le Wurtemberg, l'Allemagne du Nord, en France et en Hollande.

Les opinions les plus divergentes ont été soutenues au sujet de sa nature. On l'a considérée comme l'expression de l'un des processus pathologiques suivants :

1° *Néphrite*, d'où le nom de mal de Bright aigu (Hofer, Hering, Bruckmüller, Pflug, Zündel) ;

2° *Myélite* ou *congestion de la moelle* (Haubner, Friedberger, Csokor, Trasbot) ;

3° *Décomposition du sang*, provoquée par des matières septiques et infectieuses provenant d'aliments altérés (Kolb, Spinola, Vogel, Bollinger et autres). Bollinger pense que l'hémoglobinémie du cheval consiste en une auto-intoxication, dans laquelle un agent nocif (ferment, produits de déchet) se forme sous l'influence de la marche ou du froid ; cet agent toxique agirait sur les globules, les détruirait, et produirait ainsi l'hémoglobinémie ;

4° *Dissolution des globules rouges* par les produits de la métamorphose régressive augmentée dans les muscles, notamment par l'urée et les matières extractives qui l'accompagnent (Siedamgrotzky et Hofmeister) ;

5° *Affection rhumatismale des muscles de la croupe et des lombes*, avec inflammation, œdème, dégénérescence, etc. (Weinmann, Lechleuthner, vétérinaires de l'Allemagne du Nord et autres).

Étiologie et Pathogénie. — On doit considérer la strangurie noire du cheval comme une myosite de l'arrière-main provoquée par le refroidissement, affection dans laquelle la matière colorante du muscle, identique à l'hémoglobine, est dissoute et passe dans le sang. L'expression d'« *hémoglobinémie rhumatismale* » s'applique parfaitement à la presque totalité des cas que l'on rencontre dans la pratique. Nous n'allons pas jusqu'à nier l'existence d'une hémoglobinémie « infectieuse » ou « toxémique » chez le cheval, mais il est indiscutable que les exemples en sont des plus rares et des moins importants.

La cause principale de l'hémoglobinémie du cheval est l'action du froid. Ce facteur étiologique est admis par la grande majorité des observateurs. D'après Göring, la maladie peut être produite expérimentalement par le refroidissement. Une sensibilité anormale à l'action du froid est acquise à l'organisme par un repos de plusieurs jours dans une écurie chaude, mal aérée et humide, et les animaux sont tout spécialement prédisposés à la maladie si, pendant le temps qu'a duré l'immobilisation, la ration a été distribuée entière. L'hémoglobinémie apparaît surtout après les jours fériés « (maladie des lundis, maladie de Pâques, maladie de Pentecôte) ». La prédisposition s'acquiert encore par le repos forcé pour cause de boiterie. La température élevée des écuries agit en rendant l'organisme moins résistant au froid. L'observation enseigne qu'elle frappe plus fréquemment les chevaux bien abrités dans des locaux chaudes que ceux qui habitent les écuries défectueuses des propriétaires pauvres. Dans la plupart des cas, l'apparition de la maladie peut être expliquée par les conditions hygiéniques des locaux. Les chevaux de gros trait sont tout particulièrement exposés à ses coups.

L'hémoglobinémie est d'origine *myogène* et non *hématogène*. Le mode d'action du froid et la mise en liberté de l'hémoglobine seront exposés brièvement. La physiologie enseigne que les métamorphoses nutritives augmentent dans les muscles lorsque les nerfs sensitifs de la peau sont irrités. Toutes les fois que des impressions vives se font sentir sur le tégument, les mutations organiques s'activent dans le système musculaire; il peut en résulter une décomposition de l'albumine organique, c'est-à-dire de la substance musculaire elle-même. Consécutivement à ces altérations dégénératives des muscles, les produits de transformation, notamment la matière colorante de la fibre musculaire, identique à l'hémoglobine, passent dans le sang. Les effets de l'irritation cutanée sont surtout intenses après un séjour prolongé dans une atmosphère chaude. Le train de derrière étant la partie du corps la moins couverte, la moins protégée, et les muscles de la croupe et des lombes fonctionnant plus activement que tous les autres, on comprend que ces effets se fassent sentir plus fortement sur l'arrière-main que sur n'importe quelle autre région.

Il est des cas où l'influence du froid semble faire défaut; on les considère généralement comme des faits établissant l'existence d'une « hémoglobinémie infectieuse »: mais cette manière de voir ne repose sur aucune base sérieuse; elle est purement hypothétique (développement de ferments, miasmes d'écurie, etc). D'ailleurs, le cheval peut éprouver un refroidissement à l'écurie (1).

Nous avons fondé notre théorie sur les données suivantes : 1° L'action du froid est considérée comme la cause principale de la maladie par la presque unanimité des auteurs. Il est évident qu'il ne s'agit pas ici d'un refroidissement déterminant la dissolution des globules rouges comme cela se produit lorsqu'on soumet le sang à la congélation expérimentale. 2° Il résulte des expériences de Lassar et de Nassaroff (2), faites sur des animaux, que le refroidissement brusque détermine des dégénérescences parenchymateuses des muscles et leur décoloration. 3° On observe chez l'homme une maladie *à frigore* bien connue, « l'hémoglobinurie paroxystique ou d'hiver », qui, d'après Rosenbach, pourrait être produite expérimentalement par un bain de pieds froid, et dont les symptômes sont assez exactement ceux de l'hémoglobinémie du cheval, 4° Schindelka a montré tout récemment, par la méthode hémométrique, que le sang des sujets atteints d'hémoglobinémie rhumatismale est plus riche en hémoglobine que celui du cheval sain. Pour expliquer cette constatation singulière, il admet qu'il s'ajoute au sang un principe colorant identique à l'hémoglobine et provenant du dehors; ce principe ne peut être que la matière colorante des muscles. 5° Quant aux autres théories émises sur la nature de la strangurie noire, il n'en est aucune qui résiste à l'argumentation : — *a.* La *néphrite* ne constitue qu'un symptôme qui fait souvent défaut, même à l'autopsie ; — *b.* la *myélite* n'a jamais été constatée à l'autopsie, et les symptômes observés ne sont pas ceux de cette affection ; — *c.* la théorie de l'*infection* et de la *décomposition du sang*, à part quelques cas isolés et très obscurs, n'a pour elle aucun point de repère positif ; la maladie apparait sur des animaux nourris d'aliments de qualité irréprochable ; ses symptômes, surtout l'absence d'hyperthermie, indiquent qu'il ne s'agit pas d'un état morbide infectieux : l'examen du sang et l'inoculation ont constamment donné un résultat négatif ; enfin la contagion certaine, authentique, n'a jamais été constatée ; — *d. l'augmentation de l'urée et des matières extractives du sang* s'observe dans l'urémie, sans déterminer cependant l'hémoglobinémie ; d'ailleurs, dans plusieurs cas nous avons trouvé une diminution de l'urée dans l'urine ; Schindelka a fait la même remarque sur trois chevaux.

L'opinion autrefois admise que la maladie n'atteint pas les chevaux nourris de racines mérite à peine d'être réfutée ; nous en dirons autant de sa prétendue localisation géographique. A l'heure actuelle, elle est connue dans tous les pays de l'Europe.

L'hypothèse obscure formulée par Dieckerhoff rappelle certaines idées anciennes et ne repose sur aucune donnée scientifique ; d'apres cet auteur, chez le cheval fortement nourri et laissé quelques jours au repos, les matières nutritives s'accumuleraient dans le sang et les substances albuminoïdes s'y décomposeraient en engendrant un principe nocif possédant des propriétés toxiques spécifiques.

Comme nous, Winkler reconnait à la strangurie noire deux formes distinctes : une forme « rhumatismale » et une forme « toxémique » ; mais nous doutons que le diagnostic différentiel de ces deux états morbides soit aussi facile que l'indique cet auteur.

(1) Toute cette étiologie se rapporte assez exactement à la congestion de la moelle épinière, dont les auteurs ne paraissent pas se préoccuper. (L. T.).

(2) Lassar et Nassaroff, *Virchow Archiv*, Bd XXIC et XXC.

Anatomie pathologique. — Les altérations principales se rencontrent dans les muscles et le sang.

1. Les muscles de la croupe sont particulièrement atteints : ils sont pâles, tuméfiés, œdémateux. Le microscope y montre un trouble granuleux, une segmentation irrégulière, d'aspect hyalin, et la perte de la striation transversale — lésions dégénératives dues à l'inflammation des fibres musculaires. Parfois on trouve entre celles-ci de petits foyers hémorragiques. Ces altérations, plus ou moins accusées suivant les cas, existent souvent dans un grand nombre de muscles ; au point de vue de leur fréquence, Siedamgrotzky range ceux-ci dans l'ordre suivant : 1° psoas, long adducteur et partie postérieure des autres adducteurs de la cuisse, ilio-spinal, pectoraux ; 2° droit antérieur de la cuisse ; 3° abducteurs et portion antérieure des adducteurs de la cuisse, grand dorsal.

2. Le sang paraît profondément altéré ; sa couleur est plus foncée ; il est incoagulé, goudronneux, comme vernissé. Pris sur l'animal vivant, il donne, après coagulation, un sérum rougeâtre (dû à l'hémoglobine dissoute) ; cette altération n'est pas constante, ce qui tient peut-être à l'élimination de l'hémoglobine. D'après les recherches de Siedamgrotzky et Hofmeister, le sang est très riche en urée et en matières extractives, c'est-à-dire en produits de déchet des combustions intramusculaires activées. Enfin, à l'examen microscopique, on y trouve çà et là une quantité considérable de cristaux d'hématoïdine. On peut observer des hémorragies à divers organes (rate, reins, etc.) (1).

En dehors de ces altérations essentielles, constantes, il en existe d'autres intéressant certains organes internes. Lorsque l'hémoglobine musculaire arrive dans le sang, l'organisme la détruit ou l'élimine par les émonctoires dont il dispose. La rate, qui a recueilli les *scories* des globules rouges, est engorgée (tuméfaction « spodogène », Ponfick) ; le foie, lui aussi, est plus ou moins tuméfié : la moelle rouge des os est infiltrée et colorée en noir. Ces lésions de la moelle, observées aux os longs (fémur, humérus, radius, tibia), ne doivent pas être considérées, contrairement à l'opinion de Dieckerhoff, comme des signes d'ostéomyélite ; cet auteur les rapporte à « l'influence irritante du sérum hémoglobinique », mais l'injection d'une quantité assez forte de ce sérum (provenant de 8 litres de sang) n'a déterminé aucun trouble sur un cheval d'expérience (Dieckerhoff). Rattacher les douleurs qu'on observe au cours de la maladie à cette ostéomyélite constitue une hypothèse fantaisiste, car souvent les altérations de la moelle osseuse font complètement défaut. D'après Ponfick, l'hémoglobinurie ne commence à se produire que lorsque la quantité d'hémoglobine libre circulant dans le

(1) Tout cela se rencontre chez les animaux forcés, et ceux qui meurent à la suite d'une congestion de la moelle sont dans ce cas. L. T.

sang dépasse 1/60 de la masse de l'hémoglobine du corps. Lorsque cette condition est réalisée, il se forme dans le rein des infarctus d'hémoglobine, bientôt accompagnés d'une néphrite parenchymateuse aiguë.

Symptômes. — Ils consistent en des *troubles de la locomotion* qui apparaissent au bout d'un quart d'heure à une demi-heure d'exercice, généralement, nous l'avons dit plus haut, sur des chevaux laissés au repos pendant plusieurs jours dans un local dont la ventilation a été négligée, et qui ont reçu la ration de travail. Dans les cas bénins, on croirait que l'animal vient d'être atteint subitement de rhumatisme : l'arrière-main est raide et tendue, parfois il y a boiterie d'un membre antérieur ou postérieur; en même temps on observe des sueurs à certaines régions. Dans les cas plus graves, les animaux chancellent de l'arrière-train ou n'entament que difficilement le terrain, la démarche est incertaine et pénible : tantôt les angles articulaires restent ouverts, les membres paraissent contracturés et la pince est traînée sur le sol : tantôt on observe des flexions comme spasmodiques du boulet, les animaux tremblent, suent, se tiennent difficilement sur les membres postérieurs et même s'affaissent sans pouvoir se relever d'eux-mêmes; souvent l'agitation et l'anxiété sont très prononcées, il y a de la dyspnée, le corps est couvert de sueur. Les animaux s'efforcent en vain de reprendre l'attitude debout et ne peuvent être ramenés à l'écurie qu'au moyen d'un véhicule.

A la palpation de l'arrière-main paralysée, on trouve les muscles, notamment ceux de la croupe, durs, tendus et quelquefois douloureux; la peau est plus chaude et elle a perdu sa souplesse (infiltration œdémateuse du tissu conjonctif sous-cutané et du derme). La sensibilité, explorée par le toucher, les piqûres d'épingle, le courant électrique, est diminuée ou abolie.

Parfois il existe des paralysies dans d'autres parties du corps : à l'avant-main, à un membre antérieur, aux muscles de l'épaule, aux muscles supérieurs de l'encolure, etc.; mais les faits de ce genre sont assez rares. Sur dix chevaux observés par H. Bouley, le membre postérieur gauche fut toujours paralysé le premier. Lippold a constaté une extension extrême des membres postérieurs : l'ergot venait toucher le sol, la pince du pied était fortement relevée et le fer visible en avant lors de l'appui. Dans quelques cas, la queue est relevée et raide. Nous avons plusieurs fois remarqué aux parois musculaires de l'abdomen des contractions qui provoquaient des cris de douleur.

Le deuxième symptôme important est l'*hémoglobinurie*. Autrefois on considérait celle-ci comme constante et pathognomonique; mais de nombreuses observations établissent que l'urine ne renferme pas d'hémoglobine dans les cas bénins ni dans ceux où la maladie avorte; il en résulte que la dénomination ancienne d' « hémoglobinurie » est impropre. L'urine qui contient de l'hémoglobine ou de la méthémoglobine a une couleur rouge sombre, rouge rubine, brun sale ou noir d'encre, nuances dues à l'hémoglobine; plus tard, s'il y a complication de néphrite, l'urine devient albumineuse, elle renferme des cylindres, des leucocytes, quelques rares globules rouges et parfois d'abondants débris d'épithélium rénal desquamé; souvent elle est riche en urée et en matières extractives voisines de celle-ci par leur composition, mais pauvre en acide hippurique. Quant à sa réaction, contrairement à ce qui a été avancé ailleurs, elle reste alcaline dans les cas bénins et même dans la forme grave; sur 25 cas très minutieusement observés, dont 5 furent mortels, et qui tous méritaient le nom de graves, nous n'avons trouvé qu'une seule fois l'urine acide (4 p. 100); cette réaction tenait à une forte proportion de phosphates. Son poids spécifique n'éprouve généralement aucune modification. Ajoutons que les caractères de l'urine sont loin d'avoir toujours une réelle valeur diagnostique.

La température augmente rarement, même dans la forme grave. Elle est irrégulièrement distribuée et les extrémités sont froides. Sur 25 malades, nous l'avons trouvée normale 20 fois (80 p. 100); 4 fois elle s'élevait au delà de 39°; dans un cas elle était de 40°. Engel a également constaté l'absence de fièvre dans 4 cas. Le pouls est généralement accéléré; dans les 25 cas précités, 4 fois (16 p. 100) nous avons trouvé le pouls normal; dans 5 cas (20 p. 100), nous avons compté 50 à 60 pulsations, et dans les 16 autres (64 p. 100), un chiffre encore plus élevé. Assez souvent le nombre des pulsations est de 70, 80 et plus; le pouls est dur et rapide. Les muqueuses visibles sont rouges et ternes (signe de dissolution du sang). Lorsque les animaux restent couchés un certain temps, le sang est bientôt fortement altéré.

Du côté de l'appareil digestif, on note habituellement la diminution ou la suppression complète des mouvements péristaltiques, mais il est rare d'observer d'autres signes inquiétants; l'appétit est ordinairement conservé. La cessation des contractions péristaltiques explique la rétention de l'urine dans la vessie; celle-ci se distend fortement; on peut la vider par la pression rectale. Les troubles respiratoires qu'on remarque parfois au cours de la maladie ont été décrits précédemment.

L'état psychique reste normal, excepté lorsqu'il y a complication de néphrite. Nous avons observé une fois des symptômes urémiques qui se traduisaient par une dépression de la sensibilité générale et par des crampes épileptiformes. Les troubles cérébraux et les symptômes d'immobilité qui ont été constatés s'expliquent peut-être de cette façon. Tous ces phénomènes ne sont que des manifestions secondaires et accessoires de l'affection.

Marche et durée. — En thèse générale, l'hémoglobinémie a une évolution aiguë, même suraiguë. Lorsqu'elle se termine par la guérison, celle-ci peut avoir lieu au bout de quelques heures (cas bénins, abortifs) ou en quelques jours, la plupart du temps elle se produit du troisième au quatrième jour; souvent elle est complète et les diverses fonctions reviennent absolument à leur état antérieur, les symptômes paralytiques et la coloration rouge de l'urine disparaissent, l'animal se relève et récupère toute la liberté de ses mouvements. Les récidives ne sont pas précisément rares; le même cheval peut être frappé plusieurs fois la même année, voire les mêmes jours pendant plusieurs années. Une première atteinte semble créer une prédisposition à la maladie bien plutôt que l'immunité. (L'hémoglobinémie paroxystique de l'homme se comporte de la même manière, ce qui lui a fait donner le nom d'hémoglobinémie périodique ou intermittente).

Lorsque l'hémoglobinémie grave se termine par la guérison, il persiste parfois un état paralytique des extrémités. Tantôt c'est une parésie bilatérale de l'arrière-main, qui dure des semaines, des mois ou même des années (retard des membres postérieurs pendant la marche, démarche chancelante, incertaine), tantôt c'est une paralysie unilatérale localisée à certains groupes musculaires dans lesquels survient une atrophie progressive. A la suite de l'hémoglobinémie, nous avons observé un cas de méningite spinale chronique avec parésie de l'arrière-main, de la vessie et de l'intestin; à l'autopsie, nous avons trouvé une inflammation des méninges de la queue de cheval.

Si la maladie doit avoir une terminaison fatale, les phénomènes parétiques s'accentuent de plus en plus; bientôt il y a paralysie complète; l'inquiétude de l'animal augmente, la respiration est dyspnéique; des eschares apparaissent, produites par le décubitus; peu à peu les sens s'émoussent, et la terminaison mortelle survient par intoxication carbonique (hypostase pulmonaire), syncope cardiaque ou urémie.

Pronostic. — Il varie suivant le degré d'intensité de l'affection; mais, en raison de la fréquence des exacerbations, on ne doit le formuler qu'avec réserve.

Si les animaux ne sont plus capables de se relever, et surtout lorsqu'il est impossible de les maintenir debout au moyen d'un appareil de suspension (paralysie complète), il reste peu d'espoir de guérison.

La mortalité varie suivant la race, le climat, la disposition individuelle, le degré d'acuité de l'affection, etc.; tantôt presque tous les malades guérissent, tantôt on a une longue suite ininterrompue de revers. Aussi les statistiques établies par différents auteurs sont loin d'être concordantes. Bay accuse une proportion d'insuccès de 70 p. 100 (368 cas observés); Stockfleth de 50 p. 100; H. Bouley de 60 p. 100; Grimm de 40 p. 100. A la clinique de Stuttgart nous l'avons trouvée de 40 p. 100 et à celle de Munich 20 p. 100 seulement. En somme, la mortalité est de 20 à 40 p. 100, et pour les cas de paralysie confirmée, de 50 à 70 p. 100.

Diagnostic différentiel. — L'hémoglobinémie peut être confondue avec toute une série de maladies dont les plus importantes sont :

1° *Les coliques*, et spécialement les coliques rhumatismales, produites par le refroidissement. Elles se traduisent par des douleurs vives, la suppression des mouvements péristaltiques et des décubitus fréquents. Les commémoratifs, notamment le séjour prolongé à l'écurie, mettent le praticien sur la voie ; l'examen des muscles de la croupe, la composition de l'urine, l'incapacité des animaux de se relever, etc., permettent de différencier l'hémoglobinémie des coliques rhumatismales (Voy. *Diagnostic différentiel des coliques*).

2° *Le rhumatisme musculaire.* — Dans l'hémoglobinémie, les muscles atteints sont le siège de graves altérations et leur matière colorante passe dans le sang, phénomènes qui font toujours défaut dans le rhumatisme. Lorsque les caractères de l'hémoglobinémie ne sont pas nettement accusés, si plusieurs animaux de la même écurie sont atteints à la fois, on peut encore formuler le diagnostic « strangurie noire » déterminée par une affection rhumatismale de l'arrière-main. Les commémoratifs, l'hémoglobinurie, l'apparition subite de la parésie ou de la paralysie suffisent pour établir le diagnostic dans presque tous les cas. Du reste, le rhumatisme musculaire étendu, sans hémoglobinémie, est extrêmement rare chez le cheval.

3° La *thrombose de l'aorte postérieure* et de ses branches terminales (artères iliaques, artères du bassin, artères crurales). — Elle détermine parfois des manifestations semblables à celles de la « strangurie noire », avec laquelle la distinction peut être difficile au premier abord. Mais l'exploration rectale renseigne aussitôt sur la nature de l'affection ; en outre, dans l'oblitération de l'aorte, les symptômes se dissipent très vite pour faire place à un rétablissement complet momentané, et ils reparaissent tout aussi brusquement sans cause occasionnelle apparente; enfin on peut les provoquer artificiellement par les mouvements forcés.

4° L'*apoplexie spinale.* — Les paralysies spinales et les parésies de l'arrière-main, de nature traumatique ou inflammatoire, peuvent être confondues avec l'hémoglobinémie. L'origine traumatique et le développement lent dans la méningite spinale, l'existence possible d'un foyer morbide primaire pour les embolies dans les cas d'apoplexie, sont des points de repère importants pour établir le diagnostic. La composition de l'urine donne presque toujours des renseignements très précis.

5° Le *tétanos.* — Il peut être confondu avec l'hémoglobinémie à cause de la dureté et de la tension des muscles de la croupe ; mais la comparaison des symptômes des deux maladies rend toujours leur distinction facile, même dans les cas où l'hémoglobinémie s'accompagne de trismus.

La *néphrite, le charbon bactéridien et la fièvre pétéchiale*. — L'examen attentif des animaux permet encore de différencier l'hémoglobinémie de ces affections.

Traitement. — On doit surtout mettre en œuvre les moyens prophylactiques. Lorsque le cheval est laissé au repos pendant vingt-quatre, quarante-huit heures ou plus longtemps, il faut diminuer la ration alimentaire et lui donner tous les jours un peu d'exercice au grand air; l'organisme reste ainsi habitué à l'action de la température extérieure. On assurera la ventilation de l'écurie sans créer de courants d'air, et l'on veillera à ce que la température y reste modérée. En observant ces indications, on peut conjurer à peu près sûrement l'hémoglobinémie.

Lorsque la maladie a éclaté, il importe, avant tout, de laisser le sujet au repos et de le placer en position quadrupédale, en le soutenant, s'il est nécessaire, dans un appareil de suspension; le décubitus permanent s'accompagne d'hypostase pulmonaire et entraîne rapidement la mort. Mais l'animal *suspendu* doit être attentivement surveillé; si ses membres sont inertes, il peut s'asphyxier en quelques instants. Toutes les fois que la dissolution du sang détermine une forte dyspnée et une accélération considérable du cœur, il est avantageux, d'après nos observations, de faire une saignée copieuse, et lorsque le sang est très épais, qu'il s'écoule difficilement, la saignée bilatérale est indiquée. Il arrive souvent que la parésie de la vessie produit une rétention d'urine; il faut alors essayer de la vider par la pression de la main appliquée à plat dans le rectum ou au moyen du cathéter.

Dans le but d'activer l'élimination de l'hémoglobine à travers les reins, on doit faire ingérer la plus grande quantité d'eau possible et exciter les fonctions cutanées par des frictions sèches ou animées avec l'alcool camphré ou l'essence de térébenthine, etc. Les mouvements péristaltiques supprimés seront rétablis par les évacuants, les laxatifs et même par les drastiques. Le sulfate de physostigmine est ici très recommandable à cause de son administration facile, de la promptitude et de la sûreté de ses effets; on l'injecte (dissous dans l'eau ou dans une solution de sublimé à 1 p. 1000), à la dose de $0^{gr},08$ à $0^{gr},12$ centigrammes, sous la peau de l'encolure ou de l'épaule.

Le traitement diététique consiste en l'administration de boissons farineuses, de barbotages clairs, de carottes, de fourrages verts ou de bon foin. Il faut éviter les aliments intensifs, surtout l'avoine. Les animaux convalescents doivent être remis graduellement en service (1).

(1) Les auteurs me paraissent avoir décrit ici la congestion de la moelle. Tout ce qu'ils indiquent sur l'étiologie, l'anatomie pathologique et la symptomatologie, se rapporte à peu près exactement à cette maladie. Quant au traitement il serait, on le comprend, fort à modifier. (L. T.).

Utz a décrit une forme subaiguë de l'hémoglobinémie. Les symptômes, au lieu d'être apoplectiformes, évolueraient lentement, de sorte que les animaux ne paraîtraient malades qu'au bout de trois ou quatre jours. Cet auteur signale en outre une tuméfaction des masséters s'accompagnant de difficulté de la mastication (trismus). Dans un cas, Friedberger a également observé du trismus très prononcé.

L'*hémoglobinémie infectieuse*, décrite par quelques auteurs, s'exprime par des symptômes semblables à ceux de l'entérite mycosique ou de certaines intoxications. Elle nous paraît devoir être rapprochée de ces dernières affections.

Bibliographie. — Gergerès, *Gaz. méd.*, 1838. — Stohrer, *Hering's Repertor.*, 1840. — Berger, *Recueil vét.*, 1840. — Verheyen, *Gurlt u. Hertwig's Magazin für Thierheilkde*, 1844, Bd V. — Grimm, *Repertor.*, 1846. — Zipperlen, *Ibid.*, 1846. — Defer, *Compt. rend. et mém. de la Soc. de biologie*, 1849. — Frey, *Gurlt u. Hertwig's Magazin für Thierheilkde*, 1849, Bd X. — Hofer, *Oesterr. Vierteljahrsschr.*, 1852, Bd II. — Frick, *Thierarztl. Wochenbl.*, 1854. — Landel, *Repertor.*, 1854. — Adam, *Kreuzer's Centralztg.*, 1854. — Dressler, *Virch. Archiv*, 1854. — Stockfleth, *Tidskrift de Copenhague;* an in *Hering's Repertor.*, Bd XVI, 1854-55. — Kolb, *Thierärztl. Wochenbl.*, 1855. — Gierer, *Ibid.*, 1850. — Franziszi, *ibid.*, 1856. — Adam, *Ibid.*, 1856. — Gierer, *Oesterr. Vierteljahrsschr.*, 1856, Bd. XII. — Früss, *Tidskrift de Copenhague :* an. in *Hering's Repertor.*, 1856, Bd. XVIII. — Hofer, *Jahresber. der Münch. Thierarzneischule*, 1857. — Kühne, *Virch. Archiv*, 1858. — Ableitner, *Adam's Wochenschr.*, 1858, Bd II. — Hermann, *De effectu sang. dilut. in secret. urin. Diss. inaug.* Berlin, 1859. — Adam, *Adam's Wochenschr.*, 1860. — Weinmann, *Ibid.*, 1860. — Karalsky, *Magazin*, 1860. — Dubois et André, an in *Hering's Repert.*, Bd XXII, 1860. — Göring, *Adam's Wochenschr.*, 1861. — Werner, *Ibid.*, 1861. — Königer, *Ibid.*, 1862. — Ableitner, *Ibid.*, 1862. — Zundel, *Journ. de Lyon*, 1862. — Lausch u. Lowak, an. in *Cannst. Jahresber.*, 1862. — Sanson et Bernardin, *Recueil vét.*, 1863. — Johne, *Sächs. Jahresber.*, 1863. — Landel, *Repert.*, 1863. — Bamberger, *Wiener medic. Halle*, 1864. — Varnell, an. in *Hering's Repert.*, 1864. — Adenot, *Journ. de Lyon*, 1864. — H. Bouley, *Recueil vét.* et *Bull. Soc. cent. vét.*, 1865. — Genée, *Recueil vét.*, 1865. — Pavy, *On paroxysmal hæmaturia*, *Lancet*, t. II, 1865. — Arloing, *Journ. de Lyon*, 1866. — Husted, an in *Hering's Repertor.*, 1866. — Meyer, *Gurlt u. Hertwig's Magazin*, 1866. — Bunck, *Oesterr. Vierteljahrsschr.*, 1866. — Franck, *Adam's Wochenschr.*, 1866. — Anacker, *Thierarzt*, 1867. — Lechleutner, *Adam's Wochenschr.*, 1868. — Naunyn, *Arch. f. Anat. u. Physiol.*, 1868. — *Mitthei lungen aus der thierärztlichen Prax. preuss. Staate*, 1868-69-70-71-72-73-76-77-78. — Schwartz, *Adam's Wochenschr.*, 1869. — Vogel, *Hering's Repertor.*, 1870. — Bay, an in *Hering's Repertor.*, 1871. — Utz, *Bad. thierärztl. Mittheil.*, 1871. — Prietsch, *Sächs. Ber.*, 1871. — Adam, *Wochenschr.*, 1871. — *Mittheilungen aus den Jahresber. des würtemberg Oberamtsthierärzte* in *Hering's Repertor.*, 1872-74-75-77-78. — Mussgnug, *Adam's Wochenschr.*, 1872. — Franck, *Adam's Wochenschr.*, 1872. — Neubauer u. Vogel, *Anleitung zur quantitat u. qualitat Harn analyse*, 1872. — Lecci, *Berliner klin. Wochenschr.*, 1872. — Franck, *Adam's Wochenschr.*, 1873. — Lameris, *Repertor.*, 1873. — Vogel, *Hering's Repertor.*, 1873. — Friedberger, *Pütz'sche Zeitschr. f. prakt. Veterinarmedicin*, 1873. — Mazière, an in *Hering's Repert.*, 1873. — Jost, *Gurlt u. Hertwig's Magazin*, 1873. — Wicham Legg, *St. Barthol. Hosp. Rep.*, 1874, Bd. X. — Socoloff, *Berliner klin. Wochenschr.*, 1874. — Siedamgrotzky, *Sächs. Jahresber.*, 1874. — Bamberger, *Centralbl. für die medic. Wissenschaften*, 1874. — Luchsinger, *Inaug. Diss.* Zürich, 1875. — Saur, *Hering's Repertor.*, 1875. — Siedamgrotzky, *Sächs. Jahresber.*, 1875. — Ponfick, *Virch. Arch.*, 1875. — *Berliner klin. Wochenschr.*, 1876. — Bamberger, *Oesterr. Vierteljahrsschr.*, 1876. — Siedamgrotzky u. Hofmeister, *Sächs. Jahresber.*, 1876. — Weiskopf, *Adam's Wochenschr.*, 1876. — Pflug, *Krankheiten des uropoët. Systems der Hausthiere*, 1876. — Ponfick, *Berliner klin. Wochenschr.*, 1877 ; *Virch. Arch.*, Bd. LXXXVIII, 1877. — Franz, *Inaug. Diss. Breslau*, 1877. — Robert u. Küssner, *Berliner klin. Wochenschr.*, 1877. — Van Rossem, *Diss. Amsterdam*, 1877. — Mégnin, *Recueil vét.*, 1877. — Albert, *Adam's Wochenschr.*, 1877. — Friedberger, *München Jahresber.*, 1877. — Zucker, *Hering's Repertor.*, 1877. — Bollinger, *Deutsche Zeitschr. für Thiermed. u. vergleich Pathol.*, 1877. — Rodloff, *Preuss. Mittheil.*, 1877-78. — Friedberger,

München Jahresber., 1877-78. — ENGEL, *Adam's Wochenschr.*, 1878. — PAVLAT, *Oesterr. Vierteljahrsschr.*, 1878. — KOKOURECK, *Oesterr. Vereinsmonatsschr.*, 1878. — LICHTHEIM, *Volkmann's Sammlung klin. Vorträge*, 1878. — WERNER, *Deutsche Zeitschr. f. Thiermed. u. vergleich. Pathol.*, 1878, Bd IV. — UTZ, *Bad. thierärztl. Mittheil.*, 1878. — SIEDAMGROTZKY u. HOFMEISTER, *Sächs. Jahresber.*, 1878. — WEISKOPF, *Adam's Wochenschr.* — KÜSSNER, *Deutsche med. Wochenschr.*, 1879. — BIRCH-HIRSCHFELD, *Ibid.*, 1879. — WINKEL, *Ibid.*, 1879. — ANDRÉ, *Annal. de Bruxelles*, 1879. — TRASBOT, *Archives d'Alfort*, 1879, et *Dictionnaire vét.*, t. XII. — *Mittheilungen aus den Jahresber., des württemberg Oberamtsthierärzte* in *Hering's Repertor.*, 1879-80. — SIEDAMGROTZKY, *Sächs. Jahresber.*, 1879. — *Ibid.*, 1880. — DUVIEUSART, *Annal. de Bruxelles*, 1880. — NEISSER, *Zeitschr. f. klin., Medic.*, 1880. — FRÄNTZEL, *Berlin. klin. Wochenschr.*, 1880. — RIEDEL, *Deutsche Zeitschr. f. Chirurgie*, 1880. — LESSER, *Virch. Arch.*, Bd. LXXIV, 1880. — MARCHAND, *Ibid.*, LXXVII, 1880. — LÖSCH, *Bad. Mittheil.*, 1880. — BERTSCHE. *Ibid.* — HARTLMEYER, *Adam's Wochenschr.*, 1880. — KONHAÜSER, *Oesterr. Vierteljahrsschr.*, 1880. — RIBBERT, *Nephritis u. Albuminurie.* Bonn, 1881. — EICHBAUM, *Inaug. Diss.* Berlin, 1881. — MURI, *Pricist. clinic. di Bologna*, 1881. — FREISSLER, *Oesterr. Monatsschr.*, 1881. — SIEDAMGROTZY, *Sächs. Jahresber.*, 1881. — CSOKOR, *Oesterr. Vierteljahrsschr.*, 1882. — KONHAÜSER, *Ibid.*, 1882. — MASIUS, *Inaug. Diss.* Breslau, 1882. — LEBEDEFF, *Virch. Arch.*, XCI, 1882. — LASSAR, *Ibid.*, LXXIX, 1882. — NASAROFF, *Ibid.*, XC, 1882. — ROSENBACH, *Berlin. klin. Wochenschr.*, 1882. — SALKOWSKI u. LEUBE, *Die Lehre von Harn.*, 1882. — POLANSKY, *Oesterr. Vierteljahrsschr.*, 1883. — PONFICK, *Berliner klin. Wochenschr.*, 1883. — ELLENBERGER u. HOFMEISTER, *Archiv f. wissenschaftl. u. prakt. Thierheilkde*, 1883, Bd IX. — LIPPOLD, *Sächs. Jahresber.*, 1883. — KOSTALSKY, *Oesterr. Vereinsmonatsschr.*, 1883. — *Die thierärztl. Lehrbücher von* Bruckmüller, Hering, Spinola, Haubner, Röll, Anacker, Pütz, Dieckerhoff. — FRÖHNER, *Arch. f. wissensch. u. prakt. Thierheilkde*, 1884. — SCHINDELKA, *Oesterr. Vierteljahrsschr.*, 1884. — BONGARTZ, *Arch. f. wiss. u. prakt. Thierheilkde*, 1885. JUNGERS, *Thierarzt*, 1885. — HINK, *Tageblatt der Naturforscherversamlung*, 1885. — ADAM, *Wochenschr.*, 1885. — BOLLINGER, *München ärztl. Intelligenzbl.*, 1885. — ROGERS, *Am. vet. rec.*, 1885. — LIPPOLD, *Sächs. Jahresber.*, 1885. — ZITTA, *Centralbl. für klin. Medicin.*, 1885. — BRAZZOLA, *Clin. vétér.*, 1886. — CSOKOR, *Oesterr. Vierteljahrsschr.*, Bd LXIV, 1886. — WINKLER, *Deutsche Zeitschr. f. Thiermed.* 1886. — MARION, *Recueil vét.*, 1886. — LÉTARD, *Ibid.*, 1886. — MOUBIS, *Gazette Holland.*, 1886. — FRIEDBERGER, *Münch. Jahresber.*, 1886-87. — BOUBET et DRUILLE, *Recueil vét.*, 1887. — WINSLOW, *The Vet. Journ.*, Bd XXI, 1887. — BURKE, *Ibid.*, 1887. — STICKER, *Berlin. Arch.*, 1887. — KUNTZEN, *Münch. medic. Wochenschr.*, 1888. — SCHINDELKA, *Oesterr. Vierteljahrsschr.*, 1888. — AUBRY, *Recueil vét.*, 1888. — LUCET, *Ibid.*, 1889.

HÉMOGLOBINÉMIE DU BŒUF ET DES AUTRES RUMINANTS.

HÉMATURIE, PISSE ROUGE, PISSE DE SANG

Terminologie. — La maladie du bœuf décrite sous les noms d'*hématurie*, d'*eau rouge*, d'*urine rouge*, de *pissement de sang*, de *maladie de mai*, de *maladie de pâturage*, de *maladie rouge*, etc., est l'une des plus obscures de la pathologie vétérinaire. Les indications données par les auteurs sur ses causes et ses manifestations diffèrent considérablement, sont même contradictoires. Nous nous sommes efforcés d'en faire une étude clinique et anatomique aussi exacte que possible. Il faut tout d'abord séparer du terme collectif « *hématurie* », la *gastro-entérite enzootique* et sa complication, la *néphrite hémorragique* accompagnée d'hématurie. Nous en avons parlé au chapitre des intoxications. Nous nous sommes décidés à employer le terme « hémoglobinémie » en nous basant sur un examen approfondi de la *Bibliographie spéciale* et sur nos observations personnelles ; nous y avons trouvé la preuve certaine que le *pissement de sang*, n'est pas de l'*hématurie*, mais bien de l'*hémoglobinurie*. L'hémoglobinurie du bœuf doit donc être rapprochée de l'hémoglobinémie du cheval : d'autres données confirment encore l'analogie qui existe entre elles. Nous pensons que cet état morbide est complexe et qu'il consiste essentiellement, soit en une décomposition du sang produite par des agents toxiques et infectieux (hémoglobinémie toxique et infectieuse), soit en une hémoglobinémie myogène, c'est-à-dire rhumatismale.

Animaux atteints. — L'hémoglobuminurie s'observe le plus souvent à l'état épizootique chez les bœufs qui vivent en liberté dans les pâturages, plus rarement à l'état sporadique chez les animaux entretenus à l'étable. Le mouton et la chèvre en sont également atteints. Déjà connue des Grecs et des Romains, on l'a constatée dans les diverses contrées de l'Europe; mais, avec les progrès de l'agriculture, elle est devenue beaucoup moins fréquente; elle tend à disparaître. Aujourd'hui on ne la rencontre guère que dans les troupeaux des régions alpestres ou d'autres pays montagneux et dans ceux des plaines du Nord. Comme la maladie du *lécher*, elle sévit en permanence dans certaines localités ; on connaît des « fermes à pissement de sang » ; généralement elles sont situées dans des vallées entourées de forêts à aulnes.

Elle est particulièrement commune sur les femelles, les vaches laitières et les jeunes sujets; les mâles n'en sont qu'exceptionnellement atteints; les bêtes indigènes sont bien plus résistantes que les animaux importés; une prédisposition individuelle est incontestable : il n'est pas rare de voir certaines vaches atteintes deux fois dans la même année, au printemps et en automne; d'autres sont frappées plusieurs fois dans la même saison. Maladie surtout printanière, elle peut faire de sérieux ravages sur les troupeaux qui, pendant l'hiver, tenus renfermés dans des locaux encombrés, et nourris chétivement, sont conduits aux pâturages alors que le temps est encore froid et la végétation à peine commencée. Elle est comme endémique dans les pâturages froids, agités par le vent, exposés au Nord, maigres, marécageux ou tourbeux ; ordinairement elle éclate vers la fin de la première ou au commencement de la seconde semaine de la mise au pâturage; lorsque celle-ci a lieu trop tôt, il est assez commun de voir la maladie apparaître presque immédiatement et se prolonger jusqu'au milieu de l'été. D'après Gerlach, on peut encore la constater huit à dix jours après la cessation du régime des pâturages. Ajoutons qu'elle ne se remarque pas exclusivement au printemps; on l'observe parfois en plein été, à la suite d'une période froide et pluvieuse. Dans les Alpes, elle ne sévirait que dans les localités à terrain schisteux; celles dont le sol est calcaire en seraient préservées (Lechner).

Étiologie. — La majorité des auteurs considère le pissement de sang du bœuf comme une conséquence de la décomposition du sang (Stockfleth, Gerlach, Spinola, May, Cauvet, Wieners, Pichon, Friedberger, etc.). Tout récemment, Lechner l'a attribué à une affection toxique du rein. Nous avons séparé l'hématurie rénale de l'hémoglobinurie et nous nous rangeons à la première doctrine. — L'altération du sang dans cette maladie paraît être l'hémoglobinémie; la présence des hématies dans l'urine n'a été établie par aucune observation authentique. Bien qu'on ne connaisse pas les causes véritables de cette hémoglobinémie, il résulte cependant de l'examen des observations relatées, qu'il faut accuser deux facteurs étiologiques principaux : soit des produits toxiques ou infectieux ingérés avec les aliments et décomposant les globules rouges du sang; soit le refroidissement, qui agit sans doute ici comme nous l'avons indiqué au sujet de la genèse de l'hémoglobinémie du cheval.

1° Les influences étiologiques d'ordre toxique ou infectieux consisteraient, d'après Stockfleth, Gerlach, Spinola et autres, en une constitution particulière ou anormale du sol et dans la composition défectueuse de la faune fourragère. Spinola incrimine les acides végétaux en excès, et Stockfleth un poison analogue au sulfure d'hydrogène. Hypothèses toutes deux, ces opinions ont cependant pour elles ce fait que la maladie est souvent étroitement liée à certains pâturages dans lesquels les animaux sont conduits; en outre, on a constaté que l'herbe ou le foin provenant de ces pâturages et donnés à l'étable provoquent le pissement de sang. Ces substances alimentaires produisent tout d'abord de la diarrhée, une gastro-entérite hémorragique, et plus tard, après l'introduction de leurs principes dans le sang, la décomposition de celui-ci.

Chez le bœuf, divers auteurs, et parmi eux Stockfleth, ont vu apparaître le pissement de sang après l'ingestion d'aliments corrompus (betteraves ou leurs feuilles, drèches, fourrages moisis); les faits qu'ils ont observés tendent à établir l'origine mycosique de l'hémoglobinémie. Enfin la fréquence de la maladie dans les régions marécageuses et tourbeuses, constatée par bon nombre de praticiens, autorise à admettre qu'elle est produite par un agent paludéen, sans doute par un microbe (1).

(1) Babes a établi la nature parasitaire et la transmissibilité de l'hémoglobinémie qui sévit sur l'espèce bovine en Roumanie. On l'observe surtout dans les régions basses et marécageuses. Elle éclate chaque été et se propage dans un rayon plus ou moins étendu, où elle fait souvent des ravages considérables. Elle occasionne annuellement une mortalité moyenne de 30 à 35 000 animaux. — Ses principaux symptômes sont : la prostration, la suppression de l'appétit, la difficulté de la marche, une fièvre intense, la coloration rouge de l'urine (qui renferme généralement de l'albumine et de l'hémoglobine), de la constipation ou de la diarrhée avec ténesme. Vers la fin de la maladie, les animaux restent continuellement couchés, la fièvre devient intense et l'urine est rouge foncé ou noirâtre; on constate en outre du larmoiement,

Les plantes vénéneuses dites « plantes à urine sanguinolente », produisent l'hématurie plutôt que l'hémoglobinurie ; parmi elles on doit surtout mentionner : les bourgeons des conifères, les renoncules, le genêt, le poivre d'eau, les mercuriales, les euphorbiacées, les ciguës, etc. Plusieurs observations établissent très nettement l'influence pathogène de l'aulne (*Alnus alpina, A. viridis, A. incana, A. alnobetula*). Il est douteux que les carex, les scirpes, les joncées, les équisétacées, accusés par Spinola, puissent déterminer l'hématurie.

2° La nature rhumatismale (hémoglobinémie rhumatismale ou myogène) de l'affection compte de nombreux partisans. Parmi les faits invoqués en sa faveur, il faut citer d'abord la fréquence de la maladie au printemps, lorsque les bêtes bovines entretenues en stabulation sont conduites dans des pâturages froids, humides, et sa rareté lorsque la mise au pré est tardive. A l'écurie, le pissement de sang peut être produit par l'ingestion d'eau de fontaine glacée (Rychner). Il apparaît parfois lorsque les animaux s'abreuvent dans des sources montagneuses très froides (Zundel). En Galicie, d'après Röll, il règne surtout dans les contrées froides et montagneuses. Dotter se prononce nettement pour la nature rhumatismale de la maladie. Utz (1), qui l'a observée à l'écurie, accuse surtout le refroidissement pendant les grands froids. D'après Hink, le « rouge de pâturage », très commun dans la Forêt Noire, est une hémoglobinurie analogue à la strangurie noire du cheval; fréquent sur les jeunes sujets, au moment où ils vont au pâturage pour la première fois, il serait occasionné par le refroidissement, par l'ingestion rapide de fourrages froids ou humides, par les efforts violents et inaccoutumés. Dans un « établissement de cure par le lait », Saur (2) a vu une vache laitière fort bien nourrie être prise de rhumatisme général avec pissement de sang, à la suite d'un simple refroidissement. Toutes ces données et l'analogie de certains symptômes cliniques observés dans l'hémoglobinémie du bœuf et celle du cheval

des tremblements musculaires et de l'œdème sous-cutané. — A l'autopsie des sujets morts d'hémoglobinémie, l'auteur a trouvé, dans le sang et les tissus, des microorganismes arrondis, brillants, formant souvent des *Diplococci* : dans le sang, ils sont libres ou fixés aux globules rouges ou même contenus dans l'intérieur de ceux-ci. — En inoculant des lapins, dans le tissu conjonctif sous-cutané ou dans une veine, avec le sang d'un animal mort d'hémoglobinurie ou avec des cultures du microbe de cette maladie, on provoque chez ces animaux un état morbide spécial dont les manifestations apparaissent ordinairement du huitième au onzième jour, et qui tue en un ou deux jours. A l'autopsie de ces lapins, on constate dans le sang, surtout dans celui des reins, les microbes de l'hémoglobinurie du bœuf.

Les inoculations faites sur les animaux de l'espèce bovine donnent des résultats variables suivant les doses de sang ou de culture injectées. Avec de petites doses, on ne détermine qu'un état fébrile passager sans hémoglobinurie : mais en employant des doses plus fortes, on peut provoquer l'hémoglobinurie avec tout son cortège symptomatique ordinaire et quelquefois la mort. (N. D. T.)

(1) Utz, *Bad. Mittheil.*, 1884.

(2) Saur (*Note communiquée*).

(raideur de l'arrière-main, sensibilité à la pression de la région lombaire) indiquent, à notre avis, une très étroite parenté entre ces deux maladies.

Symptômes. — La plupart des auteurs modernes ont confondu les symptômes de l'hématurie rénale avec ceux de l'hémoglobinurie proprement dite. Nous avons dû nous guider sur les descriptions des auteurs anciens (Spinola, Stockfleth, Gerlach), bien différentes de celles que l'on trouve dans certaines publications modernes.

D'après ces pathologistes, les symptômes consistent principalement dans la raideur de l'arrière-train, la sensibilité de la région lombaire à la pression de la main, et l'excrétion d'une urine plus ou moins colorée en rouge mais ne renfermant point d'hématies. La maladie débute ordinairement par la diarrhée, qui est parfois sanguinolente; l'appétit est souvent conservé ou à peine altéré; on observe une faiblesse générale et une augmentation légère de la température. L'urine, après six à douze heures, prend une couleur rouge pâle, qui devient ensuite de plus en plus foncée, jusqu'à présenter l'aspect du goudron. Elle est riche en albumine et en hémoglobine; la miction la rend mousseuse et l'ébullition la transforme en une masse brunâtre gélatineuse ou pâteuse. Elle dépose fréquemment un sédiment trouble qui, parfois, chez le mouton, colore en rouge la laine du voisinage de l'orifice excréteur de l'urine (taches de pisse). D'après Reuter, la réaction de l'urine est acide dans les trois ou cinq premiers jours; plus tard elle devient alcaline (odeur ammoniacale de l'urine). Il est assez singulier que la maladie puisse évoluer sans que l'urine soit colorée en rouge (Stockfleth); mais ce fait vient compléter la similitude de la maladie avec l'hémoglobinémie du cheval. La quantité de l'urine ainsi modifiée est augmentée au début; la miction est fréquente (pollakiurie) et douloureuse (strangurie); vers le troisième jour, la diarrhée fait place à une constipation opiniâtre qui s'accompagne souvent de météorisation. La température monte à 41°,8 et même au delà (Reuter).

A ces symptômes s'ajoutent bientôt les troubles moteurs de l'arrière-main : démarche raide, lourde, douleurs lorsque les animaux se couchent ou se relèvent, dos voussé, sensibilité très accusée de la croupe et des lombes; on peut observer des convulsions; des spasmes des membres postérieurs et, lors de la miction, des mouvements vermiformes du périnée tout le long de l'urètre. La faiblesse de l'arrière-train augmente graduellement; bientôt les malades se trouvent dans l'impossibilité de se relever. Parfois, à la dernière période de l'affection, il survient des tuméfactions œdémateuses à la tête, à l'encolure, au poitrail, etc. (Reuter); les muqueuses sont injectées ou colorées en jaune rouge; cet ictère peut se généraliser (Gerlach). La mort s'annonce par l'accélération croissante et la faiblesse du pouls, par l'abattement des sujets et l'abaissement de la température; elle survient par épuisement à un moment où souvent l'urine a récupéré sa couleur normale. D'après Stockfleth, elle serait quelquefois déterminée par une pneumonie secondaire.

Marche. — L'affection revêt les formes aiguë et suraiguë; dans cette dernière (forme apoplectique), les animaux peuvent périr en quelques heures (Reuter). Lorsque ses causes ne se font sentir que pendant un court laps de temps, elle est généralement bénigne. Dans la plupart des cas, elle se termine par la guérison, mais, en thèse générale, elle est fort capricieuse. Sa durée moyenne est de dix à quatorze jours. Sur 79 malades observés par Stockfleth, 23 sont morts; sur 330, Krabbe en a perdu 38, soit 8 p. 100. Une première atteinte ne confère pas l'immunité. Reuter a vu les mêmes vaches affectées trois fois en une seule saison. Selon cet auteur, dans certaines communes où la maladie frappe 30 à 40 p. 100 des sujets de l'espèce bovine, on a été obligé de réduire le plus possible l'élevage de ces animaux (1).

Anatomie pathologique. — Les altérations anatomiques sont souvent insignifiantes. La plupart des cadavres sont anémiés; le sang est très liquide, de couleur rouge cerise ou noir d'encre; d'après Gerlach, le sérum éliminé après coagulation du sang est coloré en rouge et riche en hémoglobine. Parfois on trouve de l'ictère généralisé. Les lésions organiques font défaut, sauf celles du catarrhe intestinal aigu et de l'entérite hémorragique, qui existent presque constamment; ordinairement le rein est normal; quelquefois le volume de la rate est notablement augmenté. Selon Spinola, les muscles sont pâles et flasques; la même constatation a été faite par Hink. Reuter aussi a trouvé les muscles pâles, comme cuits; à certains endroits, notamment à l'encolure, à l'épaule, aux membres postérieurs, il existait des infiltrations séro-sanguinolentes ou gélatineuses. La ressemblance est frappante entre ces altérations et celles de l'hémoglobinémie rhumatismale du cheval.

Diagnostic différentiel. — L'hémoglobinurie du bœuf peut être confondue soit avec l'entérite enzootique, soit avec plusieurs affections intéressant les reins ou la vessie et s'accompagnant d'hématurie. Pour préciser le diagnostic, il suffit de faire l'examen de l'urine. — Le charbon

(1) D'après Éloire, l'hématurie observée sur les vaches mises à l'engraissement dans les pâturages de la Thiérache s'exprime par les symptômes suivants :

Au début, gêne dans les mouvements, raideur des reins, décubitus prolongé, difficulté de se relever, miction fréquente avec épreintes, urine mousseuse et légèrement rouillée. A cette première période, l'appétit est conservé, le poil est luisant, les malades prennent encore de l'embonpoint. Peu à peu les symptômes s'exagèrent; l'urine devient sanguinolente, parfois il y a expulsion d'un sang rouge vif, analogue au sang artériel; les reins sont fortement voussés, les membres rapprochés; souvent il y a des coliques avec décubitus prolongé; l'appétit est capricieux, le poil se pique, la peau est sale; les muqueuses pâlissent, la conjonctive finit par devenir absolument exsangue. Généralement la mort survient par épuisement. (N. D. T.)

peut également s'accompagner d'hématurie et d'hémoglobinurie, mais la marche générale de la maladie, l'examen du sang, etc., permettent au praticien de se prononcer avec certitude. Dans les états morbides du foie et l'ictère hématogène, si la coloration jaune brun foncé de l'urine peut faire croire à la présence de l'hémoglobine dans ce liquide, la constatation des matières colorantes de la bile dénonce ces affections (1).

Traitement. — La prophylaxie est d'une importance capitale. Il faut se garder de conduire les animaux aux pâturages avant l'époque favorable, éviter l'encombrement des étables et donner tous les jours des fourrages secs avant la sortie du bétail. Les améliorations agricoles, la tendance à créer des races indigènes et résistantes sont encore des moyens qui peuvent diminuer notablement la fréquence de l'hémoglobinurie.

Dès que la maladie a fait son apparition, on doit retenir le troupeau à l'étable. Le mal lui-même est fort difficile à atteindre ; il faut se borner à faire de la médecine de symptômes, combattre la constipation du début par les laxatifs, et la diarrhée par les styptiques (sulfate de fer 15 à 25 gr ; alun 15 à 25 gr. ; tannin 15 à 25 gr. ; sucre de saturne 2 à 5 gr. ; opium 10 à 20 gr., etc.) ; on peut également essayer le fer pulvérisé (2 à 5 gr.). La saignée doit être proscrite, surtout lorsque la maladie existe depuis quelque temps et que l'anémie est bien accusée (Stockfleth, Gerlach). Dans les cas graves, on pourrait tenter la transfusion du sang (Stockfleth).

Hémoglobinémie des autres animaux. — L'hémoglobinémie a été observée chez les petits ruminants, sur le mulet (Arloing), sur le chien à la suite d'un refroidissement (Saur), sur le zèbre (Johne) et le porc. — Chez un porc transporté à une distance de 8 kilomètres par une température de 25 à 27° au-dessous de zéro, l'urine devint albumineuse et foncée ; à l'abatage le lard présenta une teinte jaune (2).

Le refroidissement semble aussi jouer un rôle important dans le développement de l'hémoglobinurie des sujets de nos autres espèces domestiques.

Bibliographie. — Taiche, *Recueil vét.*, 1834. — Rychner, *Bujatrik*, 1835. — Favre, Drocard, *Recueil vét.*, 1837. — Pottier, *Ibid.*, 1841. — Mayersburg, *Repertor.*, 1842. Junginger, *Ibid.*, 1843. — Kuers, *Ibid.*, 1844. — Gregory, *The Veterin.*, 1845. — Vigney, *Recueil vét.*, 1846. — Dubois, *Annal. de Bruxelles*, 1847. — Landel, *Repertor.*, 1848. — Mathieu, *Recueil vét.*, 1851. — Hering, *Cannstatt's Jahresber.*, 1853 ; *Spec. Pathologie*, 1858. — Salomé, *Recueil vét.*, 1853. — Gerlach, *Magazin*, 1854. — Wieners, *Repertor.*, 1854. — Sauberg, *Preuss. Mittheil.*, 1853-54. — Degoix,

(1) Les marchands qui soupçonnent l'existence de l'hématurie sur les sujets exposés en vente, reconnaissent la maladie de la manière suivante : Avec la face dorsale du doigt indicateur, ils frottent successivement de bas en haut et de haut en bas la partie du périnée qui touche à la vulve. Sous l'influence de cette sorte de masturbation, qui doit agir sur le clitoris, la bête se campe et urine. Par la couleur du liquide expulsé, ils jugent tout de suite si la vache examinée est atteinte d'hématurie (Éloire). (N. D. T.)

(2) Utz, *Bad. Mittheil.*, 1884.

Recueil vét., 1854. — BELL, *Repertor.*, 1855. — GILLET, *Recueil vét.*, 1857. — SCHWANEFELDT, *Magazin*, 1857. — BÖSSL, *Adam's Wochenschr.*, 1859. — ALBERT, *Magazin*, 1862. — WEIGENTHALER, *Adam's Wochenschr.*, 1862. — WEINMANN, *Ibid.*, 1865. — GILLET, *Mémoires de la Soc. vét. de l'Ouest*, 1862. — SPINOLA, *Spec. Pathol. u. Therap.*, 1863. — PICHON et SINOIR, *Recueil vét.*, 1863-64 et *Journ. des Vét. du Midi*, 1864-65. — GODFRIN, *Annal. de Bruxelles* 1865. — CAUVET, *Journ. du Midi*, 1865-68. — LEISERING, *Sächs. Jahresber.*, 1868. — FÜRSTENBERG, *Preuss. Mittheil.*, 1868-69. — LINDQUIST, *Tidskrift de Stockholm*, 1870. — HARMS, *Hannov. Jahresber.*, 1874. — STOCKFLETH, *Tidskrift de Copenhague*, 1873; *Deutsche Zeitschr. f. Thiermed.*, 1875. — LEYTZE, *Repertor.*, 1875. — ZÜNDEL, *Pütz'sche Zeitschr.*, 1875. — BOLLINGER, *Deutsche Zeitschr. f. Thiermed.*, 1878. — FRIEDBERGER, *Münch. Jahresber.*, 1877-78. — ROBIN, *Recueil vét.*, 1878. — MAY, *Krankheiten der Schafes*, 1878. — HENNINGER, *Bad. Mittheil.*, 1878. — DOTTER, *Ibid.* — POLLET, *Annal. de Bruxelles*, 1879. — KRABBE, *Repertor.*, 1880. — CHICOLI, *Oesterr. Vierteljahrsschr.*, 1880. — GÖTTELMANN, *Zundel's Jahresber.*, 1883. — LECHNER, *Oesterr. Vierteljahrsschr.*, 1883. — KREBS, *Archiv f. Thierheilkde*, 1883. — RÖLL, *Oesterr. Jahresber.*, 1883-84. — HINK, *Bad. thierärztl. Mittheil.*, 1886-87-88; *Adam's Wochenschr.*, 1888. — LOUHIEUE, *Bullet. belge*, 1886. — GAUTIER, *Deutsche Zeitschr. f. Thiermed.*, 1886. — REUTER, *Adam's Wochenschr.*, 1888. — BABES, *Compt. rend. de l'Acad. des sciences*, 1888 et 1889 et *Recueil vét.*, 1889 et 1890.

INFLAMMATION DU BASSINET. — PYÉLITE.

La pyélite présente bien plus d'intérêt pour l'anatomo-pathologiste que pour le clinicien. Elle est presque toujours secondaire, consécutive à une autre maladie des voies urinaires (néphrite, cystite, etc.); en outre, son diagnostic *intra vitam* n'est possible que dans la minorité des cas. Aussi nous nous bornerons à en donner une description succincte.

Étiologie. — L'inflammation du bassinet rénal survient ordinairement par l'extension de la néphrite ou de la cystite à la muqueuse du bassinet (pyélo-cystite et pyélo-néphrite). Elle se produit assez fréquemment au cours des maladies infectieuses et des intoxications, lorsque les matières infectieuses ou toxiques éliminées par le rein exercent une action phlogogène sur la muqueuse du bassinet (morve, tuberculose, diurétiques âcres). Les corps étrangers, les calculs rénaux ou le dépôt de sable et de sédiment (lithiase rénale), occasionnent parfois une inflammation plus ou moins intense de la muqueuse du bassinet (pyélite calculeuse); selon Bruckmüller, le sédiment particulier qui existe dans l'urine normale de certains chevaux peut agir de la même manière (1). La présence de l'Eustrongle géant dans le bassinet (chien, cheval et bœuf), la stase de l'urine due à une rétention mécanique ou dynamique et sa décomposition consécutive, sont encore des causes de la pyélite. Lorsque la stase urinaire se prolonge, le rein s'atrophie et sa substance subit la « raréfaction kystique » (hydronéphrose).

(1) Les dépôts urinaires ne sont pas rares chez les oiseaux. On peut en rencontrer dans le cloaque, les uretères et les reins; dans ces derniers organes, ils se présentent sous forme de concrétions ou de stries blanchâtres (Dr Larcher, *Mélanges de Pathologie comparée*. Paris, 1878). (N. D. T.)

Anatomie pathologique. — Suivant les causes, le degré et la durée de l'inflammation, on peut distinguer des pyélites *simple*, *aiguë* ou *chronique*, *purulente*, *croupale*, *diphtéritique*, *calculeuse*. Dans la pyélite aiguë simple, la muqueuse est tuméfiée, rouge, parfois ecchymosée et couverte d'un exsudat muqueux, riche en cellules épithéliales desquamées ; dans la forme suppurée, cet exsudat est composé presque exclusivement de globules blancs. Les calculs rénaux produisent sur la muqueuse des foyers inflammatoires circonscrits, qui se nécrosent et se transforment en ulcères recouverts d'un exsudat croupal, ou s'incrustent de sédiments qui rendent la membrane très rigide (« catarrhe incrustant »). D'après Bruckmüller, le catarrhe chronique, assez fréquent chez le cheval, se traduit par la coloration brunâtre, la pigmentation, l'épaississement et l'ulcération de la muqueuse, par l'infiltration du tissu conjonctif sous-muqueux et la dilatation du bassinet. Bientôt la néphrite et la cystite s'ajoutent à la pyélite ; la forme purulente surtout se complique facilement de néphrite suppurée et de pyonéphrose.

Symptômes. — La pyélite étant presque toujours accompagnée de néphrite et de cystite, ses symptômes sont nécessairement très vagues ; on ne saurait poser le diagnostic avec certitude que dans les cas où l'examen microscopique de l'urine montre l'épithélium cylindrique caractéristique des bas-fonds du bassinet rénal (cellules à dentelures semblables aux éminences des dents molaires).

Chez le bœuf, il est parfois possible, à l'exploration rectale, de constater la distension du bassinet. Suivant la nature et la forme de la pyélite, on rencontre dans l'urine des globules de pus, des caillots sanguins ou fibrineux, du tissu muqueux nécrosé, des masses terreuses ou sédimenteuses, et même des œufs de Strongle (Adacco), lorsque le bassinet renferme l'Eustrongle géant. — Les autres symptômes varient avec la nature de l'affection primitive ; c'est ainsi que les calculs rénaux produisent des coliques et de la dysurie (coliques rénales). — La rétention prolongée de l'urine se complique toujours d'urémie.

Traitement. — Le traitement se confond avec celui de l'affection qui a engendré la pyélite ; on peut employer les alcalins, les antiseptiques et les astringents : l'acide borique, l'acide salicylique, la créoline et les diverses substances renfermant de l'acide gallique.

Bibliographie. — Guilmot, *Annal. de Bruxelles*, 1865. — Pillwax, *Oesterr. Vierteljahrsschr.*, 1867. — Bruckmüller, *Pathol. Zootomie*, 1869. — Siedamgrotzky, *Sachs. Jahresber.*, 1871-75. — Pflug, *Krankheiten des uropoët. systems*, 1876. — Kaiser, *Tageblatt der 60. Naturforscher versammlung*, 1887. — Gillot, *Recueil vét.*, 1888.

Calculs du bassinet. — Lautour, *Recueil vét.*, 1828. — S. Bouley, *ibid.*, 1845, — Riquet, *ibid.*, 1849. — Röll, *Oesterr. Vierteljahrsschr.*, 1852. — Bruckmüller, *Ibid.*, 1857-58 ; *Pathol. Zootomie*, 1869. — Guillon, *Arch. d'Alfort*, 1876. — Degive et Lorge, *ibid.*, 1877. — Mégnin, *Recueil vét.*, 1881. — Söhngen, *Berlin. Archiv*, 1885. — Capelletti, *Clinica veter.*, 1886.

Parasites du bassinet. — Leblanc, *Recueil vét.*, 1862. — Della Rovere, *Il med. vet.*,

1863. — LEISERING, *Sächs. Jahresber.*, 1867. — RIVOLTA, *Il med. vet.*, 1870. — BALBIANI, *Recueil vét.*, 1870. — MARTEMUCCI, an. in *Repertor.*, 1872. — WIRTZ, *Ibid.*, 1873. — PFLUG, *loc. cit.* — ADACCO, *Riforma med.*, 1888. — SILVESTRINI, an. in *Recueil vét.*, 1889.

RÉTENTION D'URINE.

La rétention d'urine, appelée encore *anurie, dysurie, colique urineuse*, etc., consiste en l'accumulation de l'urine dans la vessie, les uretères et le bassinet rénal. Elle s'accompagne de distension, puis d'inflammation de ces organes, et peut déterminer l'atrophie mécanique de la substance rénale, l'hydronéphrose, l'urémie et la péritonite par rupture de la vessie. Elle ne constitue pas à proprement parler une maladie, mais seulement un symptôme d'affections diverses. On l'observe assez fréquemment sur le bœuf, le chien, le cheval et le mouton; dans toutes les espèces, elle est beaucoup plus commune sur les mâles entiers ou castrés que chez les femelles.

Étiologie. — Les causes de la rétention d'urine sont les suivantes :

1° Corps étrangers de la vessie et de l'urètre empêchant la miction : calculs urétraux et vésicaux, sédiments de l'S pénienne chez le bœuf et le bélier, fragment de cathéter brisé; caillots sanguins ou fibrineux, membranes croupales ou diphtéritiques détachées de la muqueuse vésicale, tumeurs polypeuses produisant l'occlusion du canal de l'urètre, etc.; corps étrangers introduits intentionnellement dans ce conduit : brin de paille, brindille de balai, etc.

2° Compression et obturation de l'urètre ou du col de la vessie par des néoformations développées dans les organes voisins (prostate, utérus, ovaires, vessie elle-même — liomyomes de Gurlt), par l'accumulation des excréments dans le rectum, les déplacements de l'utérus, la gestation; — rétrécissements de l'urètre par des constrictions, l'inflammation ou la tuméfaction des parois du canal, par la fracture du pénis ou de l'os pénien, le paraphimosis (étranglement du gland par le prépuce tuméfié) ou le phimosis (étroitesse anormale ou déplacement de l'ouverture du prépuce).

3° Parésie ou paralysie de la vessie à la suite de la cystite croupale, diphtéritique ou phlegmoneuse, de la péricystite, des affections de la moelle épinière (traumatismes, méningite spinale, apoplexie, etc.); — de la faiblesse générale, de la rareté de la défécation (chez les chevaux souffrant d'une affection cérébrale ou chez ceux qui ont fait une marche prolongée); — de la paralysie réflexe de la musculeuse vésicale survenant soit pendant les coliques, soit au cours de l'hémoglobinémie rhumatismale du cheval ou de certains états morbides généraux graves (fièvre vitulaire, etc.).

4° Tétanisation du sphincter vésical déterminée par l'action du froid ou par la cystite, par les corps étrangers de la vessie ; tétanisation réflexe dans les coliques, le tétanos, etc.

Les causes énumérées dans les deux premiers groupes que nous venons d'établir produisent la rétention *mécanique* de l'urine, et les autres la rétention *dynamique*. Cette dernière seule rentre dans le domaine de la médecine interne.

Les calculs urinaires, importants surtout au point de vue chirurgical, ont une triple origine : tantôt ils sont formés par la précipitation des sels de l'urine autour de corps étrangers mélangés à ce liquide (caillots, sperme, etc.) ; tantôt ils sont dus à l'excès des matières salines dans l'urine, phénomène se produisant sous l'influence d'une eau de boisson calcaire, ou d'aliments trop riches en sels de chaux et de magnésie (son), ou en protéine (formation d'acide urique, etc.) ; quelquefois enfin ils sont le résultat de la formation de phosphate ammoniaco-magnésien insoluble (phosphate tribasique) lors de stase urinaire accompagnée de décomposition de l'urine dans la vessie (rétention de l'urine, cystite).

D'après leur composition chimique, les calculs urinaires des herbivores sont généralement des carbonates (plus rarement des oxalates et des silicates) ; chez les carnivores, on observe principalement les urates (quelquefois les oxalates et les calculs de cystine) ; chez les omnivores, on trouve des oxalates et des carbonates. Enfin, chez tous les animaux, on peut rencontrer des calculs phosphatiques (phosphate ammoniaco-magnésien) lorsque l'urine est retenue dans la vessie et s'y décompose.

Symptômes. — La rétention d'urine se traduit soit par la suppression absolue de la miction (ischurie, anurie), soit par des mictions incomplètes et douloureuses ou par l'écoulement de l'urine goutte à goutte (dysurie, oligurie et strangurie). Chez les animaux très sensibles (cheval et chien), l'accumulation de l'urine dans la vessie produit vite des symptômes d'inquiétude et de douleur, tandis que chez « les indolents ruminants », notamment chez le bœuf, des jours peuvent s'écouler avant l'apparition de phénomènes quelque peu caractéristiques. Le cheval et le chien présentent tout d'abord des signes de coliques (coliques urineuses) : ils se campent fréquemment comme pour effectuer la miction, les membres postérieurs sont écartés, le pénis sort du fourreau, etc. Chez le bœuf et le mouton, ces coliques font presque toujours défaut ou passent inaperçues; mais on observe des mouvements péristaltiques le long du périnée; la litière est moins humide que d'habitude et les poils qui garnissent l'ouverture du fourreau sont secs. La palpation abdominale ou rectale permet de constater la plénitude de la vessie, à moins que celle-ci ne soit déjà rupturée; en outre, on peut reconnaître l'obstacle qui empêche l'écoulement de l'urine (calcul, néoformation, etc.) : l'examen minutieux du canal de l'urètre et le cathétérisme de la vessie fournissent parfois des renseignements très précis. — Les animaux sont tristes et apathiques, l'appétit a disparu, le pouls est accéléré ; à certains moments, il y a d'abondantes poussées de sueur.

Lorsqu'à cette période l'obstacle à l'écoulement de l'urine n'est pas levé, les symptômes s'aggravent : ou bien la vessie se rupture, l'urine s'écoule dans la cavité abdominale et détermine une péritonite ; ou bien une cystite se développe qui s'accompagne de néphrite ou d'hydronéphrose et d'urémie (1).

Dans le premier cas, les douleurs cessent subitement. A l'exploration rectale on trouve la vessie complètement vide. L'irruption de l'urine dans la cavité abdominale s'accuse bientôt par des symptômes très expressifs : l'excrétion urinaire est supprimée, la circulation s'accélère, la température augmente, l'état général devient plus grave, il y a des frissons et des tremblements musculaires généraux, l'air expiré et la transpiration cutanée exhalent une odeur urineuse, la cavité abdominale se remplit de plus en plus. Les animaux sont emportés par une péritonite diffuse compliquée d'urémie. La mort survient très vite chez le cheval et le chien ; préparée par une ischurie d'un à trois jours, elle a souvent lieu quelques heures après la déchirure de la vessie. Chez le bœuf, au contraire, elle ne se produit parfois qu'au bout de huit, quatorze, dix-huit jours même (Haubner-Siedamgrotzky) ; d'après Stor, Cruzel et autres, les malades peuvent survivre quatre à cinq semaines à cette rupture. Quelques praticiens, Jacobi et Huth entre autres, prétendent avoir observé, chez le bœuf, des guérisons après la rupture confirmée de la vessie ; mais ces assertions nous paraissent plus que douteuses).

Dans le second cas, la mort est précédée des symptômes de la cystite gangréneuse, de la néphrite aiguë et de l'urémie ; cette terminaison est la plus rare.

Diagnostic différentiel. — La rétention de l'urine peut être confondue avec les coliques ordinaires. Dans ces affections, la miction est quelquefois suspendue et à l'exploration rectale on constate une distension de la vessie ; cependant le diagnostic peut être fait par l'examen attentif des malades. Tandis que les coliques vraies s'accusent surtout par les symptômes d'une affection intestinale, la rétention d'urine s'accompagne de manifestations indiquant une altération vésicale : besoin continuel d'uriner, camper, sortie du pénis, agitation vive de la queue, etc., ischurie ou strangurie persistantes, sensibilité à la pression de la vessie, etc. — L'hémoglobinémie rhumatismale du cheval, la cystite simple, la néphrite, la péritonite, les douleurs de la parturition

(1) A l'autopsie d'une vache qu'Éloire croyait atteinte d'« hématurie », nous avons trouvé un remarquable exemple d'*hydronéphrose double* provoquée par des polypes ou fongus de la vessie. Ces tumeurs, développées au niveau des ouvertures terminales des uretères, produisaient l'occlusion incomplète de ces orifices. En s'opposant à l'écoulement de l'urine, elles avaient déterminé peu à peu une énorme dilatation des uretères et des reins. Les uretères avaient acquis une circonférence de 16 à 20 centimètres suivant les points. Les reins mesuraient 30 centimètres de longueur, 15 de largeur et 10 d'épaisseur ; le bassinet, considérablement agrandi, était rempli d'urine purulente. (N. D. T.)

ne peuvent guère embarrasser le praticien : dans toutes ces circonstances, les troubles de la miction ne sont pas durables et la vessie n'est pas distendue.

Traitement. — Le traitement de la rétention mécanique est purement chirurgical (urétrotomie, cystotomie, ponction, circoncision, etc.).

Lors de rétention dite dynamique, qui est généralement produite par une paralysie de la vessie, il faut chercher à vider celle-ci par la pression rectale ou abdominale ou par le sondage. On peut également essayer de provoquer la miction par voie réflexe en excitant l'entrée du canal de l'urètre ou en exerçant des frottements le long du périnée. — La paralysie est bien plus fréquente que le spasme.

Dans le cas de spasme du sphincter, il est indiqué de faire, sur le périnée, des frictions répétées d'essence de térébenthine, d'huile d'anis, de cumin, de fenouil, de camomille : à l'intérieur, on peut également administrer ces agents ou la morphine, la belladone, l'hydrate de chloral, etc. La paralysie confirmée de la vessie doit être combattue par la strychnine, la physostigmine et l'électricité.

L'incontinence d'urine, affection opposée à la rétention, n'est qu'un épiphénomène commun à diverses maladies, notamment aux états morbides de la moelle épinière. Elle est presque toujours due à la paralysie du sphincter vésical, exceptionnellement au spasme de la musculeuse de la vessie (dans la cystite). Elle peut encore avoir pour causes la faiblesse du sphincter (animaux très âgés), sa parésie (cystite), sa section (cystotomie) ou sa destruction (tumeurs), la distension de la vessie par des calculs ou du bulbe urétral par des polypes, etc. Quelquefois elle fait suite à la rétention prolongée de l'urine. Son traitement varie avec la nature de l'affection causale. — Il faut combattre la paralysie du sphincter vésical par la strychnine, l'électricité, les injections froides dans la vessie et le relèvement de la constitution.

Bibliographie. — Rousseau, *Recueil vét.*, 1825. — Gurlt, *Magazin*, 1837. — Vaes, *Repertor.*, 1844. — Röttger, *Magazin*, 1845. — *Recueil vét.*, 1845. — Rabe, *Magazin*, 1848. — Heth, *Ibid.*, 1849. — Jacobi, *Ibid.*, 1852. — Laforce, *Annal. de Bruxelles*, 1853. — Hering, *Repertor.*, 1853. — Rüffert, *Preuss. Mittheil.*, 1855-56. — Cruzel, *Recueil vét.*, 1858. — Forster, *Oesterr. Vierteljahrsschr.*, 1859. — Köhne, *Magazin*, 1860. — Ringuet, *Recueil vét.*, 1861. — Vogt, *Journ. de Lyon*, 1865. — May, *Oesterr. Vierteljahrsschr.*, 1867. — Pillwax, *Ibid.* — Prudhomme, an. in *Thierarzt*, 1867. — Sickert, *Preuss. Mittheil.*, 1879. — Guillebeau, *Schweizer Archiv*, 1881. — Siedamgrotzky-Haubner, *Landwirtschaftl. Thierheilkde*, 1884. — Emmerich, *Berliner Archiv*, 1886.

Sur les calculs du rein. — Lactouche, Plasse, *Recueil vét.*, 1828. — Girard, *Ibid.*, 1830. — Prinz, *Magazin*, 1838. — Leclercq, Hering, *Repertor.*, 1846. — Riquet, *Recueil vét.*, 1849. — Portal, *Journ. de Lyon*, 1851. — U. Leblanc, *Recueil vét.*, 1856. — Hollmann, *Magazin*, 1857. — Bruckmüller, *Oesterr. Vierteljahrsschr.*, 1857 ; *Pathol. Zootomie*, 1869. — Caussé, *Journ. du Midi*, 1861. — Colin, *Recueil vét.*, 1867. — Funfstück, *Sachs. Jahresber.*, 1870. — Vachetta, *Gazetta med. vet. Milano*, 1872. — Mégnin, *Bullet. Soc. cent. vét.*, 1875. — Hofmann, *Deutsche Zeitschr. f. Thiermed.*, 1875. — Zörn, *Ibid.* — Scott, *The Veterinar.*, 1876. — Olver, *Ibid.* — Kubosczuk, *Oesterr. Monatsschr.*, 1877. — Mégnin, *Recueil vét.*, 1881. — Louis, *Zundel's Jahresber.*, 1882-84. — Bidlot, *Bulletin belge*, 1885. — Cravenna, *Il medico veter.*, 1885.

Hafner, *Bad. thierärztl. Mittheil.*, 1885. — Csokor, *Oesterr. Vierteljahrsschr.*, Bd LXIV. — Wortley Axe, *The Veterinar.*, 1887.

Sur l'incontinence d'urine. — Reynolds, *The Veter.*, 1871. — Scott, *Ibid.*, 1876. — Schindelka, *Oesterr. Vierteljahrsschr.*, Bd LXIII. — Cravenna, *Il med. vet.*, 1885. Siedamgrotzky, *Sächs. Jahresber.*, 1887.

CATARRHE, INFLAMMATION DE LA VESSIE. — CYSTITE.

Le catarrhe et l'inflammation de la vessie, comme les autres affections de cet organe, font partie du domaine de la chirurgie. Cependant elles sont en relation étroite avec les maladies des reins : leurs symptômes sont assez semblables à ceux de ces dernières, leur traitement réclame surtout une médication interne, et la rétention de l'urine, pour peu qu'elle se prolonge, entraîne toujours la cystite. Aussi avons-nous cru devoir les décrire brièvement ici.

Étiologie. — La cystite reconnait surtout pour cause l'irritation de la muqueuse vésicale par des matières toxiques ou infectieuses provenant du sang et éliminées avec les urines (cantharides, essence de térébenthine, champignons). Celle qui se produit au cours des maladies infectieuses graves rentre dans ce groupe. Elle peut aussi être déterminée par un simple refroidissement, par une inflammation de voisinage (néphrite, pyélite, urétrite, vaginite, péritonite, métrite, etc.) qui se propage à la vessie par contiguité ou continuité de tissus, par des causes d'ordre traumatique (blessures et contusions de la muqueuse, calculs vésicaux, cathétérisme) ou par une infection locale (sonde malpropre). La rétention de l'urine dans la vessie (fréquente chez les chiens d'appartement) (1), la compression de l'urètre, les constrictions, les rétrécissements (paralysie de la musculeuse), le spasme du canal, etc., produisent facilement une cystite catarrhale ou nécrosique par suite de la décomposition de l'urine et de l'action des matières septiques sur la muqueuse vésicale.

Anatomie pathologique. — Les altérations varient avec le degré de l'inflammation. La cystite peut revêtir les formes *catarrhale*, *purulente*, *croupale*, *diphtéritique*, *nécrosique*, *hémorragique*, *chronique*, *hyperplasique* avec dilatation variqueuse des vaisseaux, *phlegmoneuse* avec abcès sous-muqueux ou péricystique ou même perforation de la vessie, enfin elle peut être *incrustante*, — les sels de l'urine s'étant déposés dans la muqueuse. Dans la forme catarrhale simple, on trouve la muqueuse tuméfiée, rouge, couverte d'un exsudat composé de mucus, de cellules épithéliales plates et de globules blancs isolés; dans la forme purulente, cet exsudat est exclusivement constitué par

(1) La maladie résulte souvent des influences combinées de la rétention d'urine et du refroidissement cutané, chez les animaux, chiens surtout, qu'on fait voyager en voiture ou en chemin de fer par les temps froids, et qui n'urinent pas tant qu'ils sont renfermés. (L. T.)

des globules blancs. — La cystite chronique est caractérisée par l'épaississement de la muqueuse, par des végétations verruqueuses de cette membrane, la distension variqueuse de ses vaisseaux ou l'incrustation calcaire (fréquente chez la jument et le bœuf). — Dans les formes croupale et diphtéritique, la muqueuse est tantôt recouverte d'un exsudat membraneux nécrosique, tantôt parsemée d'ulcérations produites par l'élimination des eschares.

Symptômes. — On observe des mictions fréquentes, peu abondantes et douloureuses; quelquefois l'urine s'écoule goutte à goutte; chez le cheval, les testicules sont relevés et le pénis est dans un état de demi-érection presque continuel : les femelles font des efforts expulsifs, les lèvres de la vulve s'écartent et se rapprochent sans cesse, le clitoris est turgescent. A ces symptômes s'ajoutent de légères coliques. La palpation de la vessie à travers les parois abdominales (chez les petits animaux) ou par la voie rectale est douloureuse. Suivant le degré de la phlegmasie, on constate une fièvre plus ou moins intense; l'appétit est diminué ou complètement supprimé. L'urine a éprouvé des modifications importantes; elle renferme des éléments anormaux provenant de la muqueuse enflammée : épithélium pavimenteux desquamé, globules blancs, mucus, albumine, cristaux de phosphate ammoniaco-magnésien lorsqu'elle a subi une certaine décomposition. Chez les carnivores, sa réaction devient neutre ou alcaline. Dans la cystite purulente, elle laisse déposer un sédiment plus ou moins épais, muqueux ou floconneux, parfois simplement purulent, auquel s'ajoutent des eschares nécrosiques dans la forme « croupo-diphtéritique », et des globules rouges dans la forme hémorragique. Les cystites chroniques passent souvent inaperçues, surtout chez le bœuf; l'examen de l'urine, ici encore, est donc de la plus grande importance.

Traitement. — Il consiste à administrer à l'intérieur des agents susceptibles de modifier avantageusement l'état de la muqueuse : l'acide borique, l'acide salicylique, le chlorate de potasse ou le crésyl. — Chez le chien de taille moyenne, on donne ce dernier médicament à la dose de $0^{gr},15$ par jour, en trois pilules. Dans la cystite chronique, il faut recourir aux résineux, à la térébenthine, l'aloès, etc. (1). Mais le traitement de la cystite comporte aussi des indications d'ordre chirurgical. On doit pratiquer des détersions de la vessie au moyen des antiseptiques : solutions de crésyl à 1/2 p. 100, d'acide phénique, d'acide borique, de chlorure de zinc, de chlorate de potasse à 1-3 p. 100, de sublimé à 1-5 p. 1000, de nitrate d'argent à 1/2-2 p. 100.

Bibliographie. — Rinquet, *Recueil vét.*, 1857. — Haselbach, *Magazin*, 1860. — Tannenhauer, *Ibid.*, 1864. — Saint-Cyr, *Journ. de Lyon*, 1867. — Friedberger,

(1) Deux agents d'une grande utilité à associer aux précédents sont le bromure de potassium ou le bromure de camphre, qui rendent l'urine sédative pour la muqueuse vésicale et constituent ainsi une véritable médication topique. (L. T.)

Münch. Jahresber., 1877-78-79. — ANACKER, *Thierarzt*, 1879. — EMMERICH, *Berlin. Archiv*, 1886. — SIEDAMGROTZKY, *Dresden. Jahresber.*, 1887. — VOGEL, *Adam's Wochenschr.*, 1888. — PETERLEIN, *Sächs. Jahresber.*, 1884. — VAES, WALLENDAEL, *Annal. de Bruxelles*, 1885. — GODFRIN, *Bulletin belge*, 1886. — JOHNE, *Sächs. Jahresber.*, 1887 (Voy. la *Bibliographie de la rétention d'urine*).

HÉMATURIE VÉSICALE.

Étiologie. — Les causes de cette affection sont : les blessures de la muqueuse vésicale par les calculs ; les contusions et les meurtrissures de la vessie déterminées par une chute ou par une fracture du bassin, etc. ; la cystite hémorragique produite par l'ingestion d'agents irritants, les cystites chroniques avec dilatation variqueuse des veines, enfin les néoformations très vasculaires en voie de destruction purulente ou putride (les papillomes télangiectasiques et les sarcomes, plus rarement les carcinomes).

Symptômes. — Le symptôme principal est l'addition à l'urine d'une proportion variable de sang (hématurie), qui la colore en rouge clair ou en rouge sombre et forme un sédiment rougeâtre, composé d'hématies et de caillots fibrineux. Dans certains cas, la quantité de sang augmente avec l'exercice ; le liquide excrété peut être du sang presque pur. La décomposition de ce liquide dans la vessie entraîne à la longue une cystite catarrhale avec son cortège symptomatique ordinaire. L'anémie et la faiblesse générale s'accusent peu à peu. Parfois la maladie se termine par une hémorragie mortelle.

Le **traitement** doit être surtout chirurgical : lavages de la vessie avec des solutions de perchlorure de fer, de crésyl, d'alun, de tannin, etc. A l'intérieur, il faut administrer l'ergot de seigle, le tannin ou le sucre de saturne. On recommande aussi de parer à la décomposition du sang dans la vessie par l'administration d'acide borique, d'acide salicylique, de chlorate de potasse, etc., et par des injections urétrales antiseptiques.

Les tumeurs de la vessie, notamment les néoplasies épithéliales, peuvent parfois être reconnues à la palpation, quand l'attention est attirée par les troubles de la miction, l'hématurie et les symptômes de la cystite. Contre de telles altérations, toute intervention serait illusoire (1).

Bibliographie. — RACONNAT, *Journ. de Lyon*, 1847. — SHORTEN, *The Veter.*, 1855. — FRAUENHOLTZ, *Preuss. Mittheil.*, 1877-78. — HINK, *Bad. Mittheil.*, 1888. — CADIOT et ELOIRE, *Bull. Soc. cent. vét.*, 1889. — MOLLEREAU, *Bullet. Soc. cent. vét.*, 1890.

(1) Chez une vache qui présentait depuis quelques jours des symptômes de néphrite et de rétention d'urine : coliques, fréquents efforts de miction, dysurie et hématurie, Mollereau trouva la vessie presque vide et ne put en pratiquer le cathétérisme ; la sonde était arrêtée par une tumeur paraissant développée sur le col. — A l'autopsie, il reconnut que la néoplasie siégeait sur le trigone vésical ; du volume d'un œuf de poule, elle était ferme et dure à sa base, molle et friable vers sa surface. L'examen microscopique montra qu'elle était constituée par des lobules de cellules épithéliales pavimenteuses et du tissu conjonctif (*Bullet. Soc. centr. vét.*, 1890). (N. D. T.)

MALADIES DES ORGANES GÉNITAUX

FIÈVRE DU PART. — FIÈVRE PUERPÉRALE, FIÈVRE VITULAIRE, SEPTICÉMIE ET ÉCLAMPSIE PUERPÉRALES.

Théories anciennes et modernes sur la nature de la fièvre vitulaire. — Les maladies aiguës *post partum* que l'on observe chez nos femelles domestiques et surtout chez la vache ont, de tout temps, attiré l'attention des vétérinaires. On les a désignées par des expressions aussi nombreuses que variées : *fièvre vitulaire*, *fièvre de lait*, *fièvre du part*, *fièvre puerpérale; formes inflammatoire*, *septicémique*, *nerveuse*, *paralytique*, *typhique de la fièvre vitulaire; septicémie*, *éclampsie puerpérales*, etc. Mais les symptômes relatés par les divers auteurs sont loin d'être uniformes : l'appareil symptomatique assigné à la fièvre vitulaire est au contraire fort complexe et polymorphe : tantôt la scène morbide est surtout caractérisée par une fièvre intense, tantôt par la paralysie générale, et il n'est pas rare d'observer des cas dans lesquels ces phénomènes dominants sont associés. Déjà Hering insiste sur ce point : les monographies données par les auteurs, dit-il, « semblent se rapporter à autant de maladies différentes. » Aussi des opinions très divergentes ont été émises sur la nature et la signification des phénomènes provoqués par ces affections. La plupart des auteurs reconnaissent plusieurs variétés de fièvre vitulaire (*formes inflammatoire*, *septicémique*, *nerveuse* ou *paralytique*). Les autres, et parmi eux Spinola, décrivent une forme principale caractérisée par la paralysie; quant aux affections désignées sous le nom collectif de « formes inflammatoires de la fièvre vitulaire », elles seraient à séparer nettement de la *fièvre vitulaire vraie* et à ranger parmi les *Maladies de l'utérus*.

Dans ces derniers temps, on s'est généralement rattaché à la théorie de Franck. On tend à admettre dans la fièvre du part deux formes différentes par leur nature, leurs altérations anatomiques et leurs symptômes :

1° La *fièvre puerpérale*, *septicémie puerpérale*, ou forme inflammatoire de la fièvre vitulaire des anciens, considérée encore comme une métrite phlegmoneuse ou « diphtéritique », une gangrène de l'utérus, ou une métro-péritonite. Produite par des matières septiques, elle est surtout caractérisée par l'inflammation aiguë du vagin et de l'utérus, et elle entraîne l'infection septique générale.

2° *L'éclampsie puerpérale*, la *forme nerveuse* ou *paralytique* (1) des anciens, encore désignée assez improprement par les expressions de « fièvre vitulaire, fièvre du part, fièvre de lait, etc. ». D'après Franck, elle consisterait essentiellement en une congestion cérébrale accompagnée d'œdème et d'anémie encéphaliques, serait déterminée par la rétraction trop brusque de l'utérus, et se traduirait par une dépression nerveuse profonde, des symptômes paralytiques généraux et plus rarement par des convulsions.

La théorie de Franck sur la pathogénie de la forme paralytique de la fièvre du part a été combattue par Schmidt-Mühlheim.

Ces derniers auteurs considèrent la fièvre vitulaire paralytique comme le résultat d'une intoxication provoquée par la résorption d'un *agent analogue au poison des saucissons ou des viandes;* cet agent serait le produit d'une décomposition particulière (différente de la décomposition putride) des lochies, séparées de l'air par l'occlusion rapide du col de l'utérus: la fièvre vitulaire paralytique serait donc un accident analogue à ceux connus en hygiène sous le nom de *botulisme*.

Les symptômes toxiques consisteraient essentiellement en la paralysie ou la parésie des muscles à fibres striées des extrémités, du tronc, de la langue, du voile du palais, de l'œsophage, du larynx, de la paupière supérieure (ptosis), etc., et des musculeuses à fibres lisses de l'intestin et des vaisseaux, alors que toute altération anatomique macroscopique ferait défaut.

Les autres théories ou hypothèses émises sur la nature de la fièvre vitulaire n'ont qu'un intérêt historique.

1° La théorie ancienne (Beutele, Born, Allemanni et autres) considérait la *fièvre de lait* comme une métastase lactée. Certains auteurs croyaient avoir observé celle-ci dans les reins (urine laiteuse), dans la cavité abdominale (contenu péritonéal laiteux), dans le poumon (écoulement nasal lactiforme), etc. Mais ces lésions et ces symptômes appartiennent évidemment à la néphrite métastatique, à la péritonite ou à la pneumonie survenant au cours de la pyohémie.

L'expression « fièvre de lait » a singulièrement contribué à embrouiller la terminologie de la fièvre du part. Les uns croyaient devoir désigner ainsi la forme inflammatoire de l'affection, les autres la forme paralytique, d'autres enfin une maladie particulière différente des deux premières.

(1) L'éclampsie puerpérale qui se voit chez la chienne est une affection différente de la paralysie lombaire, fréquente chez la vache et possible chez la jument. (L. T.)

Tout récemment, Flusser s'est encore attaché à distinguer la fièvre de lait simple des autres formes de la fièvre vitulaire. Mais cette fièvre de lait n'est certainement pas autre chose qu'une affection inflammatoire des mamelles s'accompagnant de symptômes fébriles; elle n'a donc aucune relation avec la fièvre du part. Dans le part normal, du reste, au moment du travail, la température augmente de 1,2 à 1°; chez la chienne nous l'avons trouvée de 39,5°. Le terme fièvre de lait devrait donc être complètement abandonné.

2° La théorie de Harms, d'après laquelle la fièvre vitulaire serait le résultat de l'introduction d'air dans les vaisseaux sanguins (aérémie), au moment du part, et de l'anémie cérébrale consécutive, est trop hypothétique et trop invraisemblable pour être acceptée. Les bulles gazeuses rencontrées dans les vaisseaux cérébraux sont le résultat de la décomposition du sang; lorsque l'autopsie des sujets qui succombent à la fièvre vitulaire est faite aussitôt apres la mort, il n'est pas rare qu'elles fassent défaut; la forme paralytique de la fièvre vitulaire, d'ailleurs, s'observe justement apres les parts relativement faciles, quand l'utérus revient vite sur lui-même et que son col se ferme rapidement; enfin les veines de la muqueuse utérine sont le siège d'une pression *positive* et non d'une tension *négative* (force absorbante). Et puis comment expliquer les cas de fièvre vitulaire *ante partum*, ainsi que ceux dans lesquels l'affection ne se produit que douze heures et plus après le part?

3° Les auteurs qui ont localisé la maladie dans la moelle lombaire (Friend, Garreau) l'ont évidemment confondue avec la paraplégie ou la faiblesse parétique du train postérieur (*Festliegen*). L'assimilation de la fièvre vitulaire aux maladies typhiques (Kühne) ne mérite même pas d'être réfutée.

Critique de la théorie de Franck sur la pathogénie de la fièvre vitulaire paralytique. — La division de la fièvre vitulaire en *septicémique* et *paralytique* doit être considérée comme un grand progrès réalisé dans le domaine des processus pathologiques puerpéraux. Nous nous rattachons complètement à cette conception. Mais la pathogénie de Franck sur la paralysie du part ne résiste pas à une argumentation serrée; cette maladie complexe ne peut en effet s'expliquer par de simples troubles circulatoires. Tout d'abord, le terme *éclampsie* adopté par Franck ne convient pas. L'éclampsie est une forme de spasme; elle consiste essentiellement en des convulsions ou des attaques épileptiformes véritables; à un certain point de vue, elle pourrait être considérée comme une épilepsie aiguë. En vétérinaire, on ne l'observe que chez les chiennes nourrices, et, cliniquement, elle constitue un état morbide qui est tout à fait l'opposé de la fièvre vitulaire paralytique de la vache (voy. *Éclampsie de la chienne* au chapitre des *Maladies nerveuses*). L'éclampsie puerpérale de la femme se traduit également par des attaques convulsives qui durent quelques minutes et sont séparées par des intervalles comateux. Ces attaques se montrent de préférence chez les primipares, immédiatement après l'accouchement; parfois elles sont sous la dépendance de l'urémie (néphrite). Par contre, la fièvre vitulaire paralytique consiste essentiellement en une paralysie dont la durée est souvent assez longue, qui survient d'ordinaire quelques jours après la mise-bas et atteint de préférence les vaches qui ont déjà eu plusieurs parts. (D'après Haycock, la prédisposition à la maladie serait le plus accusée au cinquième vêlage.)

La pathogénie de la fièvre du part, telle qu'elle est exposée par Franck, ne nous paraît pas soutenable. Non seulement l'anémie et l'œdème encéphaliques se traduisent par des symptômes différents de ceux de la fièvre de parturition, mais ces états morbides entraînent rapidement la mort. Si l'on admet que la fièvre vitulaire est sous la dépendance de l'œdème cérébral, on ne peut expliquer la résolution soudaine qu'on observe assez fréquemment dans cette affection, ni les cas qui surviennent *ante partum*. Mais cette théorie est surtout infirmée par ce fait qu'un intervalle de plusieurs jours existe parfois entre le part et l'explosion de la maladie : les troubles circulatoires, s'il s'en produisait, devraient apparaître immédiatement après la mise-bas.

L'insuffisance de la doctrine de Franck nous a porté à chercher une autre explication de la fièvre vitulaire paralytique. Nous nous sommes inspirés de la théorie de Schmidt-Mühlheim, dont nous avons accepté le principe, et qui a été exposée dans la première édition de cet ouvrage. Si notre opinion nous a valu maintes critiques, on ne nous a cependant opposé que des faits négatifs, et elle vaut autant, sinon mieux, que les diverses conceptions proposées pour la remplacer. Aujourd'hui encore, nous ne croyons pas devoir la modifier: nous ferons remarquer que des découvertes récentes ainsi que certains travaux spéciaux (Baas, Stubbe) l'affermissent et en confirment la justesse. Les intoxications expérimentales par les ptomaïnes déterminent des symptômes d'une ressemblance frappante avec ceux de la fièvre vitulaire paralytique, donnée favorable à la théorie de l'auto-intoxication par les ptomaïnes considérée comme cause essentielle de la fièvre vitulaire paralytique. Dans le botulisme et l'allantiasis (voy. *Entérite mycosique*), on observe à certains groupes musculaires, notamment au pharynx et à l'œil, des paralysies caractéristiques (dysphagie, ptosis), qui rappellent en tout les symptômes de la fièvre vitulaire paralytique. Elles sont déterminées par des alcaloïdes cadavériques : — la ptomatoatropine, trouvée récemment dans les aliments toxiques (saucisson, poisson, jambon, bœuf salé (*corned beef*)) ; — la ptomatocurarine, alcaloïde des plus communs, dont les effets sur l'organisme sont absolument les mêmes que ceux du curare et qui détermine également la paralysie de certains groupes musculaires; — la mytilotoxine, etc. — Tous ces alcaloïdes ne se forment qu'à l'abri de l'air (Hoppe-Seyler); l'utérus constitue donc l'un des milieux les plus favorables à leur développement, mais celui-ci n'est pas également rapide dans tous les cas, et l'on conçoit que la fièvre du part apparaisse parfois plusieurs jours seulement après la mise-bas. L'objection que les intoxications par les ptomaïnes se développent plus rapidement que la paralysie du part est sans valeur, car, dans cette dernière affection, la production des ptomaïnes nécessite un certain laps de temps. L'intervalle qui s'écoule entre le moment de la parturition et l'apparition de la maladie représente en quelque sorte la période d'incubation de celle-ci. La disparition brusque des symptômes paralytiques, observée quelquefois, s'explique naturellement par l'élimination rapide des poisons. Quant aux cas de fièvre vitulaire *ante partum*, ils reconnaîtraient pour cause la formation de ptomaïnes dans l'utérus, avant l'époque du part, grâce à un relâchement anticipé du col, phénomène qui doit être distingué de la dilatation qui se produit pendant la première période du travail. L'explication de ce point délicat est impossible dans la théorie de Franck.

Division de la fièvre vitulaire. — La division de cette affection en *septicémie puerpérale* et en *parésie de parturition* est insuffisante pour classer tous les faits que l'on rencontre dans la pratique. Ces deux formes peuvent se présenter indépendamment l'une de l'autre, mais parfois elles sont associées; les cas complexes ou mixtes sont loin d'être rares. Aussi avons-nous cru devoir établir dans la fièvre vitulaire les trois types morbides suivants :

1° *Septicémie puerpérale;*

2° *Parésie du part intoxication par les ptomaïnes ;*

3° *Septicémie puerpérale compliquée de parésie.*

Pour justifier cette division, nous devons entrer dans les considérations physiologiques et étiologiques suivantes :

1° La muqueuse utérine saine est favorablement disposée, anatomiquement et physiologiquement, pour l'absorption des principes chimiques dissous, et par conséquent des substances toxiques (Ellenberger); elle possède les mêmes propriétés à un degré plus accusé lorsque, modifiée par l'état puerpéral, elle est irriguée par un plus grand nombre de vaisseaux sanguins et lymphatiques. Chez les herbivores, contrairement à ce qui existe chez les carnivores, la muqueuse utérine ne présente aucune blessure *post partum;* souvent elle n'offre aucune porte d'entrée aux éléments corpusculaires, mycosiques ou bacillaires, mais elle peut absorber les produits nocifs dissous. Chez ces animaux, *une intoxication ptomaïnique peut avoir lieu par la muqueuse utérine intacte.*

2° Les blessures de l'utérus et du vagin produites accidentellement pendant le part, ou normalement par l'élimination de la membrane caduque, du placenta maternel, chez les carnivores et les omnivores, sont des portes d'entrée pour les matières toxiques et les éléments figurés (Bactéries). *L'intoxication et l'infection septiques peuvent survenir ainsi isolément ou simultanément.*

3° L'utérus et le vagin représentent des chambres de culture naturelles pour les microorganismes qui y sont apportés par l'air, par les mains ou les instruments de l'accoucheur, ou qui proviennent soit des parois du local, soit d'animaux malades du voisinage. La muqueuse utéro-vaginale couverte de lochies et de débris placentaires constitue un terrain de culture très favorable pour ces agents nocifs, et lorsque l'air a accès dans l'utérus, ils provoquent facilement l'infection septique, l'intoxication putride et la pyohémie. Les phénomènes de décomposition qui s'effectuent à l'abri de l'air ont pour résultat la production de ptomaïnes ou de leucomaïnes.

4° Les microorganismes qui entrent ici en jeu et les poisons qu'ils engendrent n'ont rien de bien particulier quant à leur rôle pathogène et aux manifestations qu'ils provoquent. Les mêmes agents, en effet, sont les facteurs étiologiques d'une foule de maladies infectieuses (œdème malin, phlegmon, érysipèle, septicémie, intoxication putride, botulisme et allantiasis, entérite mycosique). La fièvre vitulaire ne diffère de ces dernières affections que par la localisation du processus; elle consiste en une *infection* ou une *intoxication partant de l'utérus et se rattachant au part*, tandis que les états morbides précédents ont leur point de départ dans d'autres organes : peau, tissu conjonctif sous-cutané, muqueuse digestive, etc.

5° Dans les diverses maladies générales consécutives à la résorption de substances toxiques solubles, on peut trouver l'utérus absolument intact, comme c'est le cas, du reste, dans la parésie de parturition. Même dans la septicémie aiguë ayant pour point de départ des blessures de la muqueuse utérine, la maladie peut évoluer avec une rapidité telle que les tissus de la matrice sont trouvés presque indemnes à l'autopsie.

Dans la majorité des cas cependant, les matières septiques déterminent, à leur porte d'entrée, une inflammation phlegmoneuse ou nécrosique qui, parfois, s'étend à la totalité de la matrice et aux organes voisins. Parmi les blessures de la vulve, du vagin et de la matrice, les plus dangereuses sont celles qui siègent sur le plancher de ces organes et sont en contact permanent avec les liquides infectieux; très souvent on les trouve recouvertes d'eschares nécrosiques ou « diphtéritiques » et accompagnées des lésions de la métrite phlegmoneuse, de la périmétrite, de la paramétrite ou de la péritonite.

Lorsque ces ulcérations siègent sur les lèvres de la vulve, elles peuvent se compliquer en quelques heures d'une tuméfaction œdémateuse énorme, qui se propage au tégument cutané et simule l'œdème malin. La grande analogie qui existe objectivement entre ce dernier et le charbon symptomatique (1) a fait croire, à tort, à l'identité de la fièvre vitulaire septique et du charbon (Himmelstoss).

6° On ne doit faire rentrer dans la forme septique de la fièvre vi-

(1) Kitt, *Münch. Jahresber.*, 1883-84.

tulaire que les métrites aiguës d'origine septique se rattachant immédiatement au part : telles les formes phlegmoneuse, « diphtéritique » et nécrosique de la métrite. Toutes les autres variétés de cette affection (endométrites *a frigore* aiguë et chronique, etc.), rentrent dans le groupe des maladies organiques proprement dites de l'utérus. Elles sont décrites dans les *Traités de chirurgie* et *d'obstétrique*.

I. — Septicémie puerpérale (forme septique ou pyohémique de la fièvre vitulaire).

Animaux atteints. — La septicémie puerpérale s'observe sur toutes les femelles domestiques. Fréquente chez les carnivores, rare chez la vache, elle reconnaît pour cause, tantôt l'inoculation de matières septiques provenant de débris du délivre en voie de décomposition putride, de fœtus morts et décomposés, etc. (auto-infection), ou importés par les mains de l'accoucheur, les instruments, les lacs, etc., tantôt une infection par les animaux voisins frappés de fièvre vitulaire, de non-délivrance ou d'avortement. Les portes d'entrée des agents infectieux sont les blessures de la muqueuse résultant d'une intervention brutale dans le part difficile ou compliqué (dystocies fœtales, embryotomie, désengrènement mécanique violent et anticipé des enveloppes fœtales).

Le processus infectieux demande un certain temps pour s'accomplir : ordinairement la maladie apparaît le troisième jour qui suit le part.

Anatomie pathologique. — Abstraction faite des rares cas à évolution suraiguë dans lesquels aucune altération inflammatoire locale n'a eu le temps de se produire, on trouve sur la muqueuse du vagin, du col et de la matrice, des ulcérations dites *puerpérales* : elles occupent la place des blessures primitives et sont encore recouvertes d'un exsudat nécrosique ou « diphtéritique » de mauvais aspect, ou de granulations. Ces ulcérations sont entourées d'une tuméfaction œdémateuse, qui parfois s'étend au vagin et à la face interne des cuisses. Les autres régions de la muqueuse utéro-vaginale sont envahies par une inflammation phlegmoneuse, qui, chez les carnivores, se termine souvent par l'escharification « diphtéritique » (colpite ou vaginite *kolpitis* et endométrite phlegmoneuse ou croupale) ; dans cette variété, la muqueuse est de couleur brun sale ou vert noirâtre, farcie d'ulcérations et enduite d'un muco-pus ichoreux et fétide ; à certains endroits elle est transformée en une matière pultacée, nécrosique, recouvrant immédiatement la musculeuse, laquelle est mise à nu par l'élimination des plaques gangrenées.

L'utérus n'est pas rétracté ; ses parois sont friables, ramollies, infiltrées d'un liquide séreux ou purulent; les vaisseaux lymphatiques sont remplis de pus et les veines thrombosées. Au microscope, on trouve les interstices lymphatiques des muscles remplis de colonies de microcoques (Letzerich) : les fibres musculaires sont frappées de tuméfaction trouble ou de dégénérescence graisseuse. Parfois il s'est formé des abcès dans la musculeuse (métrite phlegmoneuse). Le tissu conjonctif est également œdématié, infiltré de pus, farci de petits abcès (paramétrite phlegmoneuse).

Plus tard le revêtement péritonéal de l'utérus, du bassin, et quelquefois le péritoine tout entier, présentent les lésions de l'inflammation séreuse, purulente ou putride (périmétrite, pelvi-métrite, péritonite diffuse).

Lorsque le processus est aussi avancé, on rencontre généralement les altérations de la septicémie et de la pyohémie : pleurésie purulente, péricardite, endocardite ulcéreuse, méningite, arthrite, gastro-entérite hémorragique, pneumonie et néphrite métastatiques, abcès du médiastin (Stohrer, Viborg), du tissu conjonctif sous-cutané et intermusculaire, des parties molles intra-ongulées; tuméfaction et dégénérescence de la rate, du foie, du myocarde, des ganglions mésentériques et des ganglions lymphatiques en général; thromboses des vaisseaux du poumon, du foie, des reins; ecchymoses dans tous les organes et notamment sous l'endocarde; sang mal coagulé, gluant, goudronneux, imbibant les tissus; globules rouges détruits; décomposition rapide des cadavres avec production considérable de gaz.

Symptômes. — Les cas d'infection septique générale à évolution aiguë ou suraiguë sont rares. La maladie débute habituellement par des phénomènes inflammatoires des voies génitales. La muqueuse de la vulve et du vagin est rouge, tuméfiée, chaude, couverte d'ulcérations croupales et d'exsudats putrides; ces ulcérations sont ordinairement groupées autour du méat urinaire; parfois la tuméfaction œdémateuse de la vulve s'étend sur la face interne des cuisses; à la palpation abdominale effectuée à droite ou à l'exploration rectale, l'utérus se montre tuméfié et sensible.

Les animaux paraissent ressentir de vives douleurs : ils sont inquiets, agitent la queue, voussent le dos, regardent le flanc, trépignent, se couchent, contractent les parois abdominales, font des efforts expulsifs violents qui n'aboutissent qu'à l'expulsion d'un liquide fétide, ichoreux, de mauvais aspect; ils se campent souvent comme pour effectuer la miction; celle-ci est douloureuse et l'urine s'écoule goutte à goutte.

La fièvre, toujours vive, s'exprime par des frissons et une élévation de température, laquelle, prise dans le rectum, est de 40, 41 et même 42°; le pouls bat 80, 100, jusqu'à 120 fois à la minute, il est petit, filiforme, souvent imperceptible; le mufle est sec, les extrémités (membres, cornes, oreilles sont tantôt chaudes, tantôt froides.

Les malades refusent les aliments et les boissons; la sécrétion lactée est tarie; on observe de la constipation et une légère météorisation. La sensibilité générale est émoussée, la faiblesse augmente, les mouvements de l'arrière-main sont difficiles: bientôt les animaux s'étendent sur le sol; ils restent continuellement couchés et l'on voit apparaître les altérations qu'entraîne le décubitus persistant. A cette période, la faiblesse, l'insensibilité et la stupéfaction donnent à l'affection une grande analogie avec la parésie de parturition, dont elle ne se distingue que par la température élevée, les altérations inflammatoires locales et l'absence des paralysies oculaire, œsophagienne, laryngienne, etc.

La maladie peut affecter trois marches différentes : 1° les symptômes précédents augmentent d'intensité, et la mort, annoncée par une diarrhée abondante, se produit d'ordinaire le troisième ou le quatrième jour, quelquefois seulement le cinquième ou le sixième; plus rarement elle est apoplectiforme et survient en vingt-quatre à quarante-huit heures: 2° les phénomènes inflammatoires ainsi que la fièvre disparaissent et la guérison complète a lieu du huitième au quatorzième jour; 3° l'affection passe à l'état chronique. — Lorsque cette dernière terminaison a lieu, on voit peu à peu s'accentuer l'amaigrissement, l'épuisement, la cachexie, le marasme et la fièvre hectique. L'endométrite chronique s'accompagne d'un écoulement purulent et entraîne la stérilité, ou se complique de métastases dans le poumon, les articulations etc., et de néphrites chroniques avec leur cortège symptomatique habituel. Si les animaux résistent, ces inflammations métastatiques peuvent se produire plusieurs fois; elles *récidivent* à des intervalles variables. Lorsque la maladie a duré longtemps, la « diathèse hémorragique » apparaît et se traduit par l'hématurie, l'hémoptysie, l'entérorragie, etc. Nous avons plusieurs fois constaté sur la pituitaire une quantité considérable d'ecchymoses, comme il en existe dans la fièvre pétéchiale du cheval. Contamine a relaté des observations analogues.

La mortalité de la septicémie puerpérale est de 50 à 70 p. 100.

Symptômes de la fièvre de parturition chez la truie. — Chez cette femelle, les symptômes observés se rapportent plutôt à la forme paralytique de la fièvre de parturition de la vache qu'à la septicémie puerpérale. La maladie consiste probablement en une intoxication compliquée d'infection septique, mais elle est généralement bénigne. On la rencontre le plus fréquemment dans les races de demi-sang anglais et sur les individus en bon état de nutrition. Habituellement elle apparaît après une parturition qui a eu lieu facilement et lorsque les membranes fœtales sont éliminées depuis déjà plusieurs jours. D'après Harz, elle s'accuse par les symptômes suivants : l'appétit diminue, la sécrétion lactée se tarit; la démarche est incertaine, chancelante, les animaux se couchent fréquemment, font entendre des grognements sourds, évitent tout mouvement de la tête et des extrémités, ce qui donne l'impression d'une paralysie; ils sont apathiques, le regard est morne et triste, les paupières sont à demi closes, parfois il y a des pirouettements de l'œil. La température est irrégulièrement distribuée; dans le rectum elle est de 40 à 41°,5, le pouls bat jusqu'à 140 fois à la minute, les soies sont hérissées, la peau est dure et sèche, en arrière des oreilles et aux membres elle a une teinte rouge plus ou moins foncée, on remarque des tremblements à certains groupes musculaires. La vulve et la muqueuse vaginale sont rouge sombre et légèrement tuméfiées, il existe un écoulement vaginal blanchâtre, muqueux, épais et peu abondant. Les respirations, au nombre de 20 à 40 par minute, s'accompagnent d'une légère plainte. Les mouvements péristaltiques sont supprimés et il y a de la constipation.

La marche est rapide. La guérison se produit assez régulièrement après un ou deux jours, plus rarement vers le cinquième jour seulement. Dans quelques cas, la maladie se complique de faiblesse ou de parésie du train postérieur et de mastite interstitielle.

Symptômes de la fièvre de parturition chez la brebis et la chèvre Les malades sont tristes, tiennent la tête basse et refusent les aliments; le ventre se ballonne et devient sensible, le dos est voussé: on observe des coliques analogues aux douleurs de la parturition et des efforts expulsifs violents (Sturm). Les muqueuses sont rouges, la température s'élève à 41°; plus tard il survient une grande faiblesse et de la stupéfaction. Les organes génitaux externes sont plus ou moins tuméfiés; la muqueuse vaginale présente des vergetures rouge foncé et des ulcérations. La durée de l'affection varie de quelques heures à une journée au plus; ordinairement tous les animaux atteints périssent (Deigendesch, Schleg). Très probablement la plupart des affections désignées chez la brebis sous le nom de *gangrène de la matrice* ne sont que des variétés de la fièvre du part.

Symptômes de la fièvre de parturition chez la chienne. — Chez la chienne, la maladie se traduit par les signes de la métrite septique : tuméfaction des parties génitales, écoulement vaginal fétide, de mauvais aspect, fièvre élevée (41° et plus), inappétence, décubitus permanent, état soporeux et comateux. La marche est rapide; au bout de douze à vingt-quatre heures, amélioration ou terminaison mortelle avec abaissement considérable de la température. Lorsque la guérison a lieu, assez souvent il persiste, comme chez la vache, une endométrite chronique.

Symptômes de la fièvre de parturition chez la jument. — Chez cette femelle, les principales manifestations de la maladie rentrent encore dans le cadre de la septicémie. On constate surtout l'élévation et la distribution irrégulière de la température, l'accélération et l'irrégularité du pouls, des frissons, l'inappétence et l'abolition des mouvements péristaltiques, des coliques, de la stupéfaction, enfin des altérations inflammatoires des organes génitaux. La marche est toujours rapide.

Traitement. — L'indication principale est de pratiquer la désinfection de l'utérus et du vagin. L'eau phéniquée (1 à 5 p. 100), très usitée autrefois, peut être avantageusement remplacée par le crésyl à 1/2 ou 1 p. 100. Ce dernier agent n'est pas toxique, il est plus efficace que l'acide phénique et fait disparaître presque instantanément l'odeur putride qui se dégage des organes génitaux. L'acide phénique incomplètement dissous peut exercer une action corrosive sur la muqueuse utéro-vaginale. Les injections de sublimé (1 p. 1000) ne conviennent que pour les carnivores; chez les herbivores, chez la vache notamment, elles sont dangereuses, quoi qu'on en ait dit, et elles déterminent des mouvements expulsifs violents par l'irritation qu'elles produisent. L'iodoforme, toxique et insoluble dans l'eau, n'est pas recommandable.

En administrant de l'ergot de seigle, on peut provoquer des contractions des parois utérines et diminuer la résorption des matières septiques. Les purgatifs laxatifs sont indiqués dans le but de favoriser l'élimination des produits infectieux par la muqueuse intestinale. Les frictions cutanées agissent de la même manière. On combattra la fièvre et la faiblesse par les antipyrétiques et les excitants.

Les mesures prophylactiques sont de la plus haute importance. Elles comportent : une asepsie rigoureuse de l'accoucheur (mains, instruments) : l'isolement des femelles pleines prêtes à mettre bas, ou leur éloignement des autres bêtes en état de gestation moins avancée, surtout de celles qui ont avorté depuis peu ou qui sont affectées d'écoulement vaginal chronique, d'affections de la peau accompagnées de suppuration, etc.; les précautions nécessaires pour empêcher la transmission accidentelle par les hommes chargés de soigner les malades, par les ustensiles, les aliments, les boissons, les éponges, etc. : la désinfection des écuries, étables, etc., par le chlorure de chaux, le crésyl, l'acide phénique ou les autres désinfectants : enfin une ventilation réglée des locaux.

La question de la consommation des viandes provenant d'animaux tués au cours de la fièvre de parturition est importante, et elle n'est pas toujours facile à résoudre. La viande doit être rejetée lorsqu'elle provient d'animaux atteints d'une affection septique de l'utérus qui s'est généralisée ; elle pourrait provoquer, chez l'homme, l'entérite mycosique, septique, ou une intoxication par les poisons qu'elle renferme (botulisme). Il faut agir de même dans tous les cas où la parésie de parturition s'est compliquée d'infection septique. Dans les formes simples de la fièvre de parturition paralytique, la viande est moins dangereuse ; toutefois, la fréquence des altérations graves qui les accompagnent et l'analogie des symptômes parétiques observés chez l'homme, dans les cas de botulisme, avec ceux de la fièvre de parturition sont des faits qui, à notre avis, commandent la plus grande réserve au sujet de l'usage, pour l'alimentation de l'homme, des viandes d'animaux atteints de cette dernière affection. Jusqu'à présent, il n'est pas démontré qu'elles aient provoqué des accidents d'intoxication, mais, néanmoins, on devrait les rejeter de la consommation.

II. — Parésie de parturition (forme toxique ou paralytique de la fièvre de parturition).

Animaux atteints. — La parésie de parturition s'observe particulièrement chez la vache; l'absence de placenta maternel, de plaie utérine naturelle après le part, constitue la cause évidente de la fréquence de cette maladie dans l'espèce bovine : la muqueuse utérine généralement intacte ne laisse pénétrer que des matières toxiques dissoutes. Il en est de même pour la chèvre, qui est atteinte assez souvent de cette forme de la fièvre de parturition. On la rencontre également chez la truie. — Les vaches bonnes laitières, bien nourries, grosses mangeuses, grasses, soumises à un régime intensif avant le part et tenues en stabulation permanente, sont fort exposées à l'affection : cette prédisposition ressort très nettement de la fréquence de la maladie dans les bonnes races (hollandaises, animaux de plaines) et de sa rareté sur les bêtes entretenues aux pâturages, ainsi que chez celles des contrées où l'on produit peu de lait. Il est remarquable que la parésie de parturition s'observe le plus souvent après les vêlages rapides et faciles; elle est très rare sur les primipares; chez elles, la mise-bas est toujours laborieuse et l'utérus se rétracte plus vite et plus fortement que dans les accouchements ultérieurs. Elle frappe généralement la vache au moment du troisième, du quatrième ou du cinquième vêlage (Haycock; statistique des vétérinaires bavarois) (1). Les cas les plus nombreux coïncident avec les grandes chaleurs de l'été et les changements brusques de la température. Le rôle étiologique que quelques auteurs ont fait jouer au refroidissement n'est pas démontré par les faits. — Ordinairement la maladie éclate vingt-quatre à quarante-huit heures après le part, très rarement passé le troisième jour, plus rarement encore au moment même de la mise-bas; il existe cependant des observations isolées de fièvre de parturition *ante partum*. Jamais on ne l'a constatée avant l'établissement de la sécrétion lactée (Müller, Söhngen, Albrecht, Brüller). Nous devons faire remarquer que, dans la parturition naturelle, il s'écoule toujours un assez long intervalle entre le relâchement du col et l'expulsion du fœtus, et que les cas de fièvre vitulaire *ante partum* sont sans doute postérieurs à la période de relâchement du col; ce dernier phénomène est important au point de vue pathogénique, car il explique comment certains processus de décomposition peuvent s'accomplir dans l'utérus, alors que le fœtus y est encore renfermé.

Franck admet qu'il existe chez le bœuf une affection identique à la fièvre de parturition de la vache; mais on doit se demander si les auteurs qui en ont rapporté des exemples n'ont pas eu affaire à d'autres maladies, notamment à des affections de la moelle épinière, du cerveau, ou à des intoxications (2).

(1) Elle atteint à peu près exclusivement les vaches pléthoriques, abondamment nourries en stabulation permanente. (L. T.)

(2) Ce que l'on continue à appeler fièvre vitulaire paralytique, n'est pas autre chose qu'une congestion de la moelle et quelquefois aussi de l'encéphale. Le froid a une influence incontestable sur son développement : ce sont d'ordinaire les bêtes expo-

Anatomie pathologique. — Elle ne présente rien ou presque rien de caractéristique. Ordinairement l'utérus est fortement rétracté, sans qu'il existe aucune blessure ni altération inflammatoire de la muqueuse. Ce qui frappe surtout, c'est la distribution irrégulière du sang dans l'organisme; les viscères abdominaux sont le siège d'une hyperémie beaucoup plus intense que les autres organes. Dans des cas nombreux, le cerveau n'offre rien d'anormal (1); parfois cependant les méninges sont congestionnées et farcies d'ecchymoses; on peut également constater de l'hydrocéphalie interne ou externe par transsudation d'un liquide légèrement jaunâtre; souvent enfin on trouve le cerveau fortement anémié, œdématié, friable, comme gélatineux, et sa substance corticale colorée en jaune.

Les cavités buccale, nasale et pharyngienne sont ordinairement bourrées de matières alimentaires; la dessiccation du contenu du feuillet, considérée autrefois comme caractéristique de l'affection, se rencontre dans la plupart des maladies qui s'accompagnent d'anorexie et d'adipsie; elle n'est donc qu'une altération tout à fait accessoire. Habituellement les autres organes sont normaux: l'hyperémie du sympathique, indiquée par Binz, et la présence de l'air dans les vaisseaux sanguins (Harms), sont des lésions sans aucune importance.

Symptômes. — L'affection débute presque toujours par une légère inquiétude : les animaux trépignent, font des efforts expulsifs, se frappent le ventre avec les membres postérieurs. Plus rarement elle s'annonce par des symptômes d'irritation cérébrale : les malades beuglent, montent dans la mangeoire, présentent tous les signes d'une agitation plus ou moins vive; on peut observer des convulsions épileptiformes, des contractions convulsives des muscles de la face, de l'encolure, et des grincements de dents.

Après cette période initiale, qui souvent passe inaperçue, les manifestations paralytiques caractéristiques se succèdent rapidement. Les membres postérieurs fléchissent; la faiblesse générale augmente; les animaux paraissent à bout de forces, ils chancellent, tombent sur le sol et souvent cherchent à se relever en faisant des efforts qui n'aboutissent pas; dès que la parésie de l'arrière-main a envahi le corps tout entier, ils s'étendent sur la litière, épuisés, les membres à demi fléchis ou en état d'extension, droits et raides.

C'est généralement dans cet état que le vétérinaire trouve les malades; outre la somnolence, l'apathie et le décubitus, d'autres symptômes le frappent : la tête est inclinée latéralement, souvent elle repose sur la paroi costale et lorsqu'on essaie de la redresser, elle re-

sées à des courants d'air qui sont atteintes. La théorie des décompositions dans l'utérus me paraît imaginaire, car l'absence de fièvre au début de la maladie est constante. (L. T.)

(1) Mais la moelle est toujours congestionnée. (L. T.)

tombe inerte dans sa position première. La paupière supérieure recouvre le globe oculaire (ptosis); la cornée, terne, quelquefois trouble comme chez l'animal à l'agonie, est sèche, insensible, et dans quelques cas plissée ou fissurée; la pupille est dilatée comme dans l'amaurose; le sac lacrymal est rempli d'humeur, l'œil est rentré dans l'orbite. La langue, paralysée, est flasque et pendante; tant que la sécrétion salivaire continue à s'effectuer, son produit s'écoule en longs filaments sur le sol, — la paralysie du pharynx et de l'œsophage n'en permettant plus la déglutition. La respiration est pénible, râlante et quelquefois sifflante (paralysie des muscles du larynx); les naseaux sont fortement dilatés.

A l'examen de l'appareil digestif, on note d'abord de la dysphagie, et plus tard l'impossibilité complète de la déglutition, la cessation des mouvements péristaltiques, de la constipation et de la météorisation, phénomènes provoqués par la parésie de la musculeuse de l'intestin, parésie qui résiste aux purgatifs les plus énergiques, même à la physostigmine. — La miction est suspendue (paralysie de la vessie); l'urine est albumineuse; Nocard y a constamment rencontré du sucre, parfois dans la proportion de 40 grammes par litre. — La sécrétion lactée est tarie; le pis est flasque et ridé.

Du côté de l'appareil circulatoire, un premier symptôme constant, c'est la distribution irrégulière de la température; les cornes, les oreilles et les pieds sont froids. Le pouls est faible, souvent imperceptible; le nombre des pulsations est de 50 à 70 à la minute, plus tard on peut en compter jusqu'à 120. Au sujet de l'hyperthermie, les auteurs donnent des indications contradictoires : la plupart, avec Franck, considèrent comme un signe caractéristique de la forme septique de la fièvre de parturition l'abaissement régulier de la température du corps, qui peut descendre à 35° et même audessous. Dans les premiers jours, nous avons presque constamment trouvé une température de 39 à 40° C. Sur huit cas très rigoureusement observés au point de vue thermométrique, Engel-Weingarten (1) a constaté sept fois une température de 39,1 à 40°; dans trois de ces cas, la maladie était à son premier jour, dans trois autres elle datait de quarante-huit heures, dans le dernier elle était à son quatrième jour. Il semble que dans la parésie de parturition, on observe les mêmes particularités thermométriques que dans la forme nerveuse de la maladie des chiens (*Staupe*) : la température, élevée au début, s'abaisse ensuite au-dessous de la normale; ce dernier phénomène se rattache à la déperdition d'une plus grande quantité de chaleur (paralysie vasculaire) et à la diminution de la calorification dans les muscles paralysés. La parésie du part ne s'accompagne jamais

(1) Engel-Weingarten (*Note communiquée*).

d'hyperthermie considérable; lorsque la température monte au delà de 40 à 41°, elle indique une complication d'infection septique.

La **marche** de la maladie est ordinairement rapide; sa terminaison se dessine parfois au bout de douze à dix-huit heures. Lorsque la guérison doit se produire, l'amélioration est déjà très notable le deuxième ou le troisième jour : les animaux s'agitent, quelquefois ils parviennent à reprendre l'attitude debout; l'appétit, la défécation, la miction et la sécrétion lactée reparaissent successivement, la température se relève et elle est régulièrement distribuée. Le rétablissement est complet au bout de deux à cinq jours; il est rare qu'il persiste une parésie durable de l'arrière-main.

Lorsque la terminaison doit être funeste, on observe les signes de la paralysie du cœur et du cerveau, de l'inquiétude, de l'agitation, des convulsions, et la mort se produit au bout d'un à trois jours. Quelquefois elle est immédiatement précédée d'une abondante diarrhée. On peut constater des morts apoplectiformes se produisant peu après le début de l'affection. Assez souvent enfin celle-ci se complique d'une pneumonie par corps étranger (aliments ou agents thérapeutiques qui ont fait fausse route). Cette pneumonie, dont la durée est de quatre à six jours, se termine invariablement par la mort.

La forme toxique ou paralytique de la fièvre vitulaire détermine une mortalité moyenne de 40 à 50 p. 100; mais les chiffres indiqués par les auteurs sont assez différents (Hering et Franck ont trouvé 40 p. 100; Köhne 25 à 50 p. 100; Saint-Cyr 45 p. 100; Stockfleth 50 p. 100; la statistique des vétérinaires bavarois donne 48 p. 100). Les animaux convalescents succombent dans la proportion de 10 p. 100 à la pneumonie par corps étranger. — La maladie récidive assez fréquemment.

Diagnostic différentiel. — La parésie de parturition étant étroitement liée à l'accouchement ne saurait être confondue qu'avec quelques états morbides se rattachant à la gestation ou au part. On doit la différencier de « la faiblesse paraplégique » *ante* ou *post partum* (*festliegen*). Cette maladie, qui complique parfois la première, consiste en une faiblesse lombaire survenant d'ordinaire quelques semaines avant le part; elle résiste à tous les traitements, pour disparaître d'elle-même dès que le *puerperium* est terminé. On se gardera de prendre pour la paralysie du part les symptômes paraplégiques passagers consécutifs aux froissements et aux tiraillements du plexus lombaire et des nerfs qui en partent. Dans ces affections, du reste, l'état général n'est nullement troublé, la température est normale, l'appétit persiste et la paralysie est toujours localisée.

Les symptômes de dépression cérébrale qu'on observe généralement dans la septicémie puerpérale, quelque temps avant la mort, peuvent être aisément distingués, dans la plupart des cas du moins, de la parésie de parturition.

Traitement. — Les indications prophylactiques ne doivent pas être négligées. On recommande particulièrement les promenades quotidiennes, la diminution de la ration, les laxatifs légers (sulfate de soude) quelque temps avant le part, l'entretien du local dans d'excellentes conditions de température et d'aération (1). On évitera toutes les causes de refroidissement. Pour les bêtes des écuries où la maladie s'observe fréquemment, Schmidt-Mühlheim conseille de faire, après la parturition, des lavages de l'utérus avec des solutions phéniquées ou boriquées; il faut y recourir, même quand l'accouchement s'est effectué normalement, sans aucune intervention; ces lavages antiseptiques doivent être suivis de l'introduction dans la matrice d'une petite quantité de poudre d'iodoforme: pour cela, on se sert d'un tube de verre adapté à un soufflet en caoutchouc (appareil très simple construit *ad hoc*). Selon quelques auteurs, l'iodoforme s'opposerait à la formation des agents toxiques spécifiques. La solution de crésyl à 1/2 ou 1 p. 100 nous paraît préférable à l'eau phéniquée.

Lorsque la maladie existe, le traitement doit surtout consister à combattre les symptômes les plus inquiétants : la paralysie des muscles rouges, celle des muscles à fibres lisses et la dépression cérébrale. Il serait illusoire de vouloir s'attaquer à la cause. Il faut éviter autant que possible de donner des agents médicamenteux par la voie buccale, à cause des dangers de la fausse route et de la pneumonie par corps étranger. L'administration par la voie hypodermique est bien préférable.

1° A la paralysie générale et à la dépression nerveuse on opposera les excitants, administrés de préférence en injections sous-cutanées : vératrine (0gr,1 à 0gr,2), caféine (5 gr.), alcool camphré (une injection de 5 à 10 gr. toutes les heures), éther (2 à 5 gr. par heure), nitrate de strychnine (0gr,02 à 0gr,05 par dose), sulfate d'ésérine qui excite en même temps les mouvements péristaltiques intestinaux (0gr,1 à 0gr,3 par dose, dissous dans 2 à 5 gr. d'eau ordinaire ou d'une solution de sublimé à 1 p. 100). Mais l'ésérine, comme les autres médicaments, est souvent absolument inefficace.

Les principaux excitants administrés à l'intérieur sont : le vin (qui est aussi un analeptique précieux), l'essence de térébenthine, le carbonate d'ammoniaque, l'acétate d'ammoniaque, l'eau-de-vie et l'alcool dilué, que plusieurs praticiens emploient à doses suffisantes pour provoquer l'ivresse. Au lieu de donner ces médicaments en breuvages, il est préférable de les administrer sous forme de lavements. — Les

(1) La saignée 4 à 5 jours avant le part est un moyen préventif d'une efficacité absolue. C'est aussi le moyen curatif par excellence dès le début de la maladie. Tous les excitants de la moelle sont plus nuisibles qu'avantageux. (L. T.)

excitants externes les plus usités sont les frictions cutanées animées avec l'essence de térébenthine, l'alcool camphré, l'essence de moutarde, l'huile de croton, l'ammoniaque diluée, etc.; les frictions de pommade stibiée (1 : 4), les compresses froides et chaudes, les douches froides sur la tête, l'application du marteau de Mayor le long de l'épine dorsale, en ayant soin de recouvrir la peau d'une couverture de laine, etc. Quelques vétérinaires ont employé avantageusement l'électricité. La saignée s'est montrée utile dans certains cas, inefficace dans d'autres.

2° Contre la cessation des mouvements péristaltiques de l'intestin, on dirigera les drastiques, qui opèrent en outre une dérivation sur le canal digestif; tels sont l'ésérine, l'émétique (10 à 15 gr. par dose), l'huile de croton (1) (20 à 25 gouttes dans une décoction mucilagineuse), l'aloès (40 à 50 gr.), le sulfate de soude (500 à 1000 gr.), etc. — Les lavements ou l'exploration rectale fréquemment répétés et l'extraction manuelle des matières fécales ont une action analogue à celle de ces agents.

3° Les spasmes et l'excitation générale seront combattus par les injections de morphine, les lavements d'hydrate de chloral, les inhalations de chloroforme, etc. Les breuvages antispasmodiques (décoction de camomille, de valériane, de fenouil, d'anis, de cumin, etc.), doivent être proscrits à cause des dangers que présente leur administration.

III. — Septicémie puerpérale compliquée de paralysie.

A une période avancée de la forme septique de la fièvre du part, il est assez commun de voir la maladie se compliquer d'intoxication. La littérature spéciale renferme bon nombre de ces cas, qui ont contribué à fausser les opinions émises sur la nature de la fièvre de parturition. Mais la duplicité de l'affection finale a été reconnue de très bonne heure. En terminant la description de la fièvre vitulaire « inflammatoire » dans son *Traité de pathologie*, Hering dit : « Puis surviennent une grande faiblesse et de la paralysie affectant principalement le train postérieur; cet état représente alors la *forme paralytique de la fièvre vitulaire!* »

Cet ensemble de phénomènes pathologiques, quelque compliqué qu'il paraisse, s'explique néanmoins par la dualité de nature des matières infectieuses utérines; les unes, purement toxiques, sont absorbées seules lorsque l'utérus est intact; les autres, septiques, atteignent l'organisme en pénétrant les tissus au niveau des blessures utérines.

(1) L'émétique et l'huile de croton peuvent rendre la viande impropre à la consommation. (N. D. A.)

Suivant que l'absorption des unes ou des autres prédomine, les manifestations sont très différentes. — Il est des cas dans lesquels on constate les symptômes de la parésie de parturition et les altérations anatomiques de l'inflammation septique de la muqueuse utérine. Nous pourrions, par une étude synthétique, démontrer cette assertion et appuyer notre façon de voir quant à la simultanéité possible des formes septique et paralytique de la maladie; mais nous préférons rapporter ici une de nos observations, très précieuse pour trancher la question pendante. Il s'agit d'un fait clinique dans lequel, pendant la vie, il fallait s'arrêter au diagnostic *fièvre vitulaire paralytique*, tandis que l'autopsie a montré les altérations de l'*endométrite septique phlegmoneuse*.

Au commencement de l'année 1878, le laitier Z... à M... possédait depuis quelques mois une vache qui avait pris rapidement de l'embonpoint grâce à une alimentation intensive. Le 20 janvier, cette vache mit au monde un veau de dimensions extraordinaires; le part s'effectua pourtant très vite, sans aucune intervention obstétricale, et la plus grande partie de l'arrière-faix fut éliminée au bout de quelques heures. Le propriétaire n'admettait point la possibilité d'un refroidissement.

Le 21 janvier, vingt-quatre heures après le part, on constata les premiers symptômes de la maladie : refus des aliments, inquiétude, agitation, décubitus; bientôt le train de derrière fut comme paralysé; la bête effectuait en vain, avec ses membres antérieurs, des mouvements incessants pour reprendre l'attitude debout. La tête était violemment portée d'un côté et de l'autre, à certains moments on observait des accès convulsifs séparés par des périodes de coma. La défécation et la miction étaient supprimées; la sécrétion lactée persistait.

Le 22 janvier, la vache était couchée, les membres, l'encolure et la tête étendus; de temps à autre cependant, celle-ci était portée sur la paroi costale gauche; lorsqu'on essayait de la redresser, elle revenait immédiatement à sa position première; les mouvements de l'encolure étaient élastiques, semblables à ceux d'un ressort. Les oreilles, la base des cornes et les membres étaient froids, la peau du tronc était sèche et d'une température modérée. Le mufle était humide et frais; le cœur battait 104 fois à la minute, le pouls était irrégulier, petit, filant; la température rectale de 39°,5. Tantôt la respiration (20 par minute) était bruyante et ronflante; à d'autres moments elle était très faible et silencieuse, au point qu'en l'examinant seule, on aurait pu douter de la persistance de la vie. Une salive spumeuse s'écoulait de la bouche; la lèvre inférieure était pendante; les mouvements péristaltiques étaient supprimés, l'abdomen était vide et creux; le rectum était rempli de petites masses excrémentitielles du volume d'une châtaigne, de couleur vert brunâtre, et de fausses membranes jaune grisâtre les rendant très lisses et luisantes; la vessie était pleine; le pis, normal, donnait du lait par chaque trayon; une fois la traite commencée, le lait s'écoulait de lui-même. Un lambeau du délivre sortait de la vulve; la muqueuse génitale visible était couverte d'ecchymoses, sans être notablement tuméfiée. La vache était tranquille; à de longs intervalles, elle cherchait à se relever et effectuait des mouvements répétés de la tête et des membres antérieurs; les membres postérieurs restaient inertes. La conjonctive était légèrement injectée, le regard sans expression, comme glacé, la cornée avait perdu son brillant;

la pupille n'a pu être examinée. — Cette même journée, dans l'après-midi, on sacrifia la bête par effusion de sang. L'autopsie fut faite dix-huit heures après l'abatage. Comme lésions viscérales, on nota la friabilité et la couleur blanc grisâtre des reins frappés de dégénérescence graisseuse, ainsi que la pâleur et la flaccidité du muscle cardiaque. Le sang, coagulé, n'offrait aucune altération. La consistance de la substance cérébrale était normale; la substance médullaire était colorée en jaune gris sale (altération cadavérique). La plupart des vaisseaux sanguins étaient vides; à certains endroits ils renfermaient des gaz.

Dans le vagin, on trouva un peu de matière semi-liquide de couleur chocolat et à la vulve des ecchymoses sous-muqueuses. Les plis du col étaient le siège d'une tuméfaction œdémateuse; au voisinage de son orifice interne, il existait une perte de substance de la largeur d'une pièce de 5 francs; la muqueuse utérine en présentait plusieurs autres de dimensions moindres; le fond de ces érosions était grisâtre et de mauvais aspect. L'utérus renfermait encore un tiers du délivre, adhérent à six cotylédons, et un liquide analogue à celui trouvé dans le vagin, mais nullement fétide. La muqueuse utérine et le tissu conjonctif sous-jacent étaient le siège d'une tuméfaction œdémateuse et d'une infiltration gélatineuse jaunâtre; à certains endroits, cette tuméfaction atteignait l'épaisseur d'un centimètre et demi.

Bibliographie. — A. Fièvre du part chez la vache. — Friend, *The Veterin.*, 1839. — Breulet, *Journ. vét. et agric. de Belgique*, 1843. — Haycock, *The Veterin.*, 1850. — Noquet, *Recueil vét.*, 1853. — Landel, *Repertor.*, 1853. — Müller, *Magazin*, 1857. — Hering, *Spec. Pathologie*, 1858. — Spinola, *Ibid.*, 1863, Bd. I. — Aygault, *Recueil vét.*, 1866. — Félizet, *Recueil vét.*, 1866-73, et *Bullet. Soc. cent. vét.*, 1886. — Santy, *The Veterin.*, 1870. — Viborg, an. in *Magazin*, 1872. — Prümers, *Magazin*, 1872. — Maris, *Annal. de bruxelles*, 1873. — Duvieusart, *Ibid.*, 1873. — Abadie, *Recueil vét.*, 1873-74. — Jouet, *Ibid.*, 1873. — Essel, *Thèse vét.* Lyon, 1873. — Harms, *Hannover Jahresber.*, 1874. — Zundel, *Adam's Wochenschr.*, 1874. — Avril, *Ibid.*, 1875. — Friedberger, *Ibid.*, 1875. — Söhngen, *Preuss. Mittheil.*, 1875-76. — Ableitner, *Repertor.*, 1876. — Engel, *Adam's Wochenschr.*, 1876. — Franck, *Thierarzt. Geburtshülfe*, 1876. — Renner, *Ibid.*, 1877. — Friedberger, *Deutsche Zeitschr. f. Thiermed.*, 1877. — Sager, *Ibid.*, 1877. — Harms, *Das Milchfieber des Rindes*, 1878. — Bormann, *Deutsche Zeitschr. f. Thiermed.*, 1878. — Lutz, *Repertor.*, 1878. — Mollereau, *Archiv. d'Alfort*, 1878. — Bizot, *Ibid.* — Hartenstein, *Ibid.*, 1879. — Ellenberger, *Archiv f. Thierheilkde*, 1879. — Albrecht, *Adam's Wochenschr.*, 1880. — Turnivall, *The Veterin.*, 1880. — Holder, *Ibid.*, 1880. — Schmidt, *Vorträge f. Thierärzte*, 1880. — Anacker, *Thierarzt*, 1881. — Harms, *Jahresber.*, 1880-82. — Hora, *Oesterr. Vereinsmonatsschr.*, 1882. — Haselbach, *Ibid.*, 1882. — Bolle, *Adam's Wochenschr.*, 1883. — Lefébure, Parois, *Annal. de Bruxelles*, 1883, 1885. — Arloing, *Journ. de Lyon*, 1884. — Fonte, *Archiv. vét.*, 1884. — Hartenstein, *ibid.* — Braun, *Bad. Mittheil.*, 1884. — Mathé, *Recueil vét.*, 1884. — Rost, *Sächs. Jahresber.*, 1884. — Wilhelm, *Ibid.*, 1884. — Fürthmaier, *Oesterr. Monatsschr.*, 1884. — Violet, *Journ. de Lyon*, 1880-85-86-87; *Bullet. soc. cent. vét.*, 1885. — Trasbot, *Dict. vét.*, t. XIII. — H. Bouley, *Recueil vét.*, 1885. — Barrey, Repiquet, Nocard, Biot, Hartenstein, *Ibid.*, 1885. — Courtoy, *Bulletin belge*, 1885. — Hendricks, *Ibid.* — Himmelstoss, *Adam's Wochenschr.*, 1885. — Hinck, *Bad. Mittheil.*, 1885. — Flusser, *Oesterr. Monatsschr.*, 1885. — Reinhardt, *Adam's Wochenschr.*, 1885. — Schmidt-Mülheim, *Deutsche Zeitschr. f. Thiermed.*, 1885. — Stusse, *Annal. de Bruxelles*, 1885. — Eloire, *Recueil vét.*, 1885. — Prudhomme et Lafon, *Ibid.*, 1885. — Biot, Harteinstein, Mathé, Berrain, Collin, Favreau, Labagüe, Haas, *Ibid.*, 1886. — Laurent, *Ibid.* et *Bull. Soc. cent. vét.*, 1886. — Félizet, *Ibid.* — Van den Maegdenberg, *Bulletin belge*, 1886. — Kober, *Repertor.*, 1886. — Strebel, *Schweizer Arch. f. Thierheilkde* 1885. — Blome, *Adam's Wochenschr.*, 1886. — Ruthe, *Berlin. Archiv*, 1886. — Beresow, *Journ. vét. de Charkow*, 1886. — Adam, *Wochenschr.*, 1886. — Favereau, *Recueil vét.*, 1887. — Schleg, *Sächs. Jahresber.*, 1887. — Von Ow, *Bad.*

Thierärztl. Mittheil., 1887. — MENSCHMIED, *Oesterr. Vereinsmonatsschr.*, 1887. — SEUFFERT, *Recueil vét.*, 1887. — FLUSSER, *Oesterr. Monatsschr.*, 1887. — HANNEL, *Oesterr. Vereinsmonatsschr.*, 1887. — DIECKERHOFF, *Spec. Pathologie*, 1888. — BASS, *Thiermed. Rundschau*, 1888. — UTZ, *Bad. Mittheil.*, 1888. — GEORGE, *Recueil vét.*, 1888. — REVEL, *Revue vét.*, 1890.

B. FIÈVRE DU PART CHEZ LA BREBIS. — DEIGENDESCH, *Repertor.*, 1880. — SCHLEG, *Sächs. Jahresber.*, 1883. — STURM, *Arch. f. Thierheilkde*, 1885.

C. FIÈVRE DU PART CHEZ LA TRUIE. — SPINOLA, *Krankheiten der Schweine*. — WAGUENFELD-KÜHNERT, *Vieharzneibuch*, 1879. — UEBELEN, *Repertor.*, 1880. — HERZ, *Archiv f. Thierheilkd.*, 1882. — HETZEL, *Repertor.*, 1885.

D. FIÈVRE DU PART CHEZ LA CHIENNE. — LETZERICH, *Monatsschr. des Vereins. österr. Thierärzte*, 1879.

E. FIÈVRE DU PART CHEZ LA JUMENT. — TAETZ, *Adam's Wochenschr.*, 1885.

EXALTATION DE L'INSTINCT GÉNÉSIQUE. — NYMPHOMANIE. SATYRIASIS.

Animaux atteints. — L'exaltation morbide des fonctions génitales est désignée chez nos animaux domestiques par les expressions de *lasciveté*, *mal de beuglement*, *chaleurs mensuelles*, *tic ovarique* (*Mutterkoller*), *tic testiculaire* (*Samenkoller*), etc., et sous le nom impropre d'*hystérie*. Les vaches qui en sont affectées sont dites *taurelières*. La dénomination de *satyriasis* est plus spécialement employée pour les mâles et celle de *nymphomanie* pour les femelles.

On l'observe le plus souvent chez la vache, la jument, la brebis et le chien mâle; les autres mâles — l'étalon, le taureau, le bouc — n'en sont que très rarement atteints: elle est exceptionnelle chez le porc. Les causes de la fréquence de la nymphomanie chez la vache sont la stabulation et le régime artificiel auxquels cette femelle est généralement soumise, l'habitude qu'elle a de concevoir à des époques déterminées, et les maladies des organes génitaux produites par les parturitions répétées, la tuberculose, etc. — Le terme « exagération de l'instinct génésique » implique déjà un premier degré de cette anomalie. Aucune démarcation précise ne peut d'ailleurs être fixée entre l'instinct génésique normal et son exagération morbide.

Étiologie. — L'exaltation de l'instinct génésique ne constitue pas un état pathologique dans le sens vrai du mot, mais seulement un symptôme qui peut dépendre de causes variées.

1° Elle est plus fréquente sur les vaches âgées que sur les jeunes. Les bêtes soumises à l'engraissement (Uebelen) et celles qui, vers l'âge de quatre à cinq ans, sont tenues dans un état d'embonpoint trop accusé (Rychner) y sont particulièrement exposées (1).

(1) Beaucoup de praticiens ont remarqué que la nymphomanie est particulièrement commune sur les vaches de certaines races. Dans les départements de l'Est, on a constaté qu'un grand nombre de vaches dites « montbéliardes » deviennent taurelières après avoir été bonnes laitières pendant une, deux ou trois années (Guilbert, *Note communiquée*). (N. D. T.)

2° Dans toutes les espèces, on accuse l'alimentation intensive, le seigle, l'orge et les légumineuses, qui sont désignés pour cela même sous le nom d'*aliments échauffants;* le travail insuffisant et la stabulation quasi-permanente.

3° La nymphomanie de la vache est habituellement sous la dépendance d'altérations des organes génitaux, telles que l'inflammation, la dégénérescence kystoïde, l'hypertrophie, l'hydropisie, les tumeurs cancéreuse, sarcomateuse et tuberculeuse des ovaires. La fréquence de l'exaltation du sens génésique dans la tuberculose (pommelière) a fait désigner ce vice sous les noms de *maladie française (sic!)*, chaleurs mensuelles, « maladie lascive », etc. Mais la tuberculose ne produit la *lasciveté* que lorsque les organes génitaux et les ovaires notamment sont atteints. Schmidt a autopsié dix vaches taurelières sans trouver aucune lésion expliquant la nymphomanie. Les maladies de la matrice qui empêchent la conception (vaginite chronique, endométrite chronique, obstruction du col, tumeurs, changements de rapports, atrophie et hypertrophie de l'utérus) peuvent la déterminer.

4° Dans l'espèce chevaline, les monorchides et les cryptorchides sont généralement affectés de satyriasis.

5° L'excitation génitale répétée chez le cheval entier (séjour dans le voisinage de juments en chaleur), l'excitation continuelle des jeunes juments par l'étalon et l'onanisme chez ce dernier, produisent parfois le satyriasis ou la nymphomanie durables.

6° L'exagération du sens génésique s'observe encore dans l'affection vésiculeuse des organes génitaux du cheval (mal de coït bénin, horsepox), dans la dourine, dans la rage du chien. Enfin elle peut être une manifestation des affections médullaires, de certains états gastriques et de la pléthore abdominale (Haubner-Siedamgrotzky).

L'identité admise autrefois entre la nymphomanie de la vache et l'hystérie de la femme n'est nullement fondée. L'hystérie est une névrose générale, surtout cérébrale, qui souvent n'a aucune relation avec les troubles des organes génitaux ; et même lorsqu'elle est due à des altérations organiques de l'utérus (catarrhe, changement de rapports, tumeurs, etc.), elle s'accompagne très rarement d'hyperexcitation génésique. Les principaux symptômes de l'hystérie sont : la mélancolie, les hallucinations, les hyperesthésies, les convulsions, les anesthésies, les paralysies, etc.

Symptômes. — A. CHEZ LA VACHE. — Chez cette femelle, la nymphomanie débute par des chaleurs qui reviennent régulièrement toutes les trois semaines, et par le défaut de conception, malgré des copulations répétées. Les malades, inquiètes, tourmentées, agitées, éprouvent un irrésistible besoin de satisfaire leurs ardeurs génésiques. Elles cherchent à s'approcher des autres vaches, montent sur elles et même sur les taureaux (vaches taurelières). Le degré d'intensité du vice varie avec les individus : chez quelques vaches, les symptômes sont très peu prononcés (taurelières muettes); chez d'autres, bien plus accentués, violents, ils caractérisent l'état morbide qu'on a désigné sous le nom de *mal de beuglement*. Cette dernière anomalie semble être bien plus fréquente dans certaines contrées que dans d'autres; d'après Schmidt-Kettwig, elle s'exprime par les phénomènes suivants :

Les vaches manifestent une vive inquiétude, le regard est fixe et l'œil brillant; elles sont anxieuses, agitées, cherchent à monter sur les autres bêtes, se frottent les cornes contre les poteaux de l'étable et la mangeoire; tantôt elles éparpillent la litière, creusent le sol ou se mettent à genoux, etc.; tantôt elles grattent violemment le plancher de la salle avec les pieds de devant. En même temps elles poussent des beuglements à timbre particulier analogue à celui du taureau, beuglements sourds au début, ensuite très forts et prolongés, fréquents, qui s'entendent la nuit et le jour, mais surtout le matin ou lorsque des personnes étrangères entrent dans l'étable. Souvent les malades ont des allures vraiment sauvages : lorsqu'on les approche, elles entrent en fureur, brisent leurs chaînes en exécutant des mouvements désordonnés; parfois elles attaquent l'homme. Parmi les autres symptômes relatés, il faut encore citer : la diminution de la sécrétion lactée, la coagulation du lait lorsqu'on le fait bouillir, la dépression qui se creuse de chaque côté de la base de la queue, comme dans l'état de gestation avancée, et qui est due au relâchement des ligaments ischiatiques. Peu à peu la vache contracte l'habitude extérieure du taureau, les muscles de l'encolure augmentent notablement d'épaisseur (Vorberg); enfin surviennent l'amaigrissement, la faiblesse et quelquefois la cachexie (1).

B. Chez la jument. — Chez elle encore, on observe, au début, des chaleurs insolites, remarquables par leur fréquence et les manifestations bruyantes qui les expriment. On note une inquiétude inaccoutumée, l'anxiété de la physionomie, la vivacité de l'œil; la jument hennit fréquemment, se campe et fait des efforts de miction; les lèvres de la vulve s'écartent et se rapprochent successivement; le clitoris est turgescent; l'urine, rejetée en petite quantité, est mélangée de mucosités qui la rendent visqueuse et lui donnent un aspect blanc jaunâtre. La conception ne s'opère que rarement malgré des accouplements répétés, et lorsque par hasard elle a lieu, l'avortement ne tarde pas à se produire.

Les juments nymphomanes sont chatouilleuses et excitables; lorsque la main, les guides, les traits, la jambe ou l'éperon viennent à

(1) Dans un mémoire adressé récemment à la Société centrale de médecine vétérinaire, Champagne, vétérinaire à Montmirail, a appelé l'attention sur les caractères extérieurs des vaches taurelières et particulièrement : 1° sur la diposition du bord postérieur du ligament sacro-sciatique, qui est *concave*, *dur* et *tendu*; 2° sur la *profondeur* et l'*inégalité* des dépressions qui existent à la partie postérieure du bassin, de chaque côté de la base de la queue. (N. D. T.).

toucher une région de l'arrière-train, on voit apparaître le cortège de signes qui leur a valu le nom de « juments *pisseuses* » : cris aigus, saillie du clitoris, émission de quelques gouttes d'urine, agitation de la queue, réaction contre la jambe du cavalier, abaissement de la croupe, ruades, propension à mordre ; ces bêtes deviennent souvent très dangereuses (Voy. *Immobilité*). Bientôt on observe des troubles de l'appétit, l'amaigrissement, des accès convulsifs et l'excitation maniaque. Sur une jument atteinte de nymphomanie, Eletti a observé des symptômes rabiformes, des accès tétaniques, des grincements de dents, de la dysphagie, des contractions des muscles abdominaux, des palpitations cardiaques, etc. (ce cas, tout exceptionnel, présente une certaine analogie avec l'hystérie de la femme). — Quand la maladie existe depuis longtemps, la sensibilité générale se déprime, un état analogue à l'immobilité (« tic ovarique ») apparaît ; parfois il y a des exacerbations périodiques qui correspondent aux périodes des chaleurs. Bien que, dans certains cas, les symptômes décrits disparaissent momentanément après les copulations, ils entraînent néanmoins à la longue des troubles graves de l'état général, dus à l'excitation permanente des animaux.

C. Chez les animaux mâles. — Le satyriasis se traduit par des érections fréquentes, presque permanentes chez certains sujets (priapisme, *corda venerea*), par l'inquiétude et l'excitation, par des hennissements ou des beuglements continuels, par des mouvements insolites à la vue des femelles, et par les efforts violents que font les animaux pour exécuter l'acte de la copulation. Parfois, lorsque cette ardeur génésique n'est pas satisfaite, l'excitation s'exagère et peut devenir rabiforme ; le taureau et le cheval poursuivraient même l'homme et surtout les femmes (Spinola). Plus tard, les animaux deviennent tristes, refusent les aliments, maigrissent de plus en plus : quelques observateurs ont noté des accidents d'origine médullaire caractérisés par l'incertitude des mouvements et des chancellements. L'affection peut se terminer par une cachexie mortelle. — Chez le cheval entier, on a constaté un état analogue à l'immobilité et désigné sous le nom de « tic testiculaire ». D'après Röll, cet état s'observerait surtout chez les vieux étalons réformés. (L'expression de « tic testiculaire » a servi à désigner plusieurs états morbides différents : certains auteurs l'ont appliquée aux symptômes rabiformes qui se montrent parfois au cours du satyriasis ; d'autres, à une dépression cérébrale permanente qu'il faut assimiler, au point de vue judiciaire, à l'immobilité ; quelques-uns enfin paraissent l'avoir employée pour exprimer la méchanceté accompagnant le satyriasis.)

Le satyriasis provoque encore des tentatives de masturbation : le cheval et l'âne se frappent le pénis en érection contre la paroi abdominale; le taureau, le chien et le bélier se frottent cet organe contre le ventre ou entre les membres antérieurs rapprochés ; souvent le chien cherche à éjaculer en montant sur d'autres animaux ou en embrassant de ses membres antérieurs la jambe de l'homme.

Indépendamment du satyriasis, l'onanisme des animaux mâles n'est pas excessivement rare : on l'observe jusqu'à un certain point comme *vitium animi*, au même titre que chez l'homme. Ce qui démontre bien qu'il n'a aucune relation avec l'exaltation morbide de l'instinct génésique, c'est que beaucoup de chevaux entiers et des taureaux sur lesquels on l'a constaté n'éprouvaient aucune excitation auprès des femelles (Prangé, Spinola). Le chien et le bélier sont les animaux qui se masturbent le plus souvent ; mais cette aberration s'observe également chez l'étalon et le taureau. Ses conséquences varient considérablement suivant le degré du vice. Parfois on observe des troubles à peine perceptibles ; dans d'autres cas, les animaux deviennent de plus en plus paresseux ; ils maigrissent, transpirent facilement et se fatiguent au moindre effort ; la sensibilité générale s'émousse ; ensuite surviennent des symptômes paralytiques produits par une altération de la moelle épinière, la diminution de la virilité, enfin l'impotence, la cachexie et des accès apoplectiformes. Spinola a trouvé la moelle lombaire ramollie sur une étendue de cinq pouces. — Les corrections, un travail fatigant, une nourriture modérée et le coït sont les principaux moyens auxquels on peut recourir. S'ils restent inefficaces, il faut pratiquer la castration. Prangé a guéri un cheval entier en le faisant complètement immerger dans l'eau froide courante, deux heures par jour, pendant une dizaine de jours (1).

Traitement. — Les cas pour lesquels on a le plus de chances de guérison sont ceux où la maladie est le résultat d'une alimentation intensive ou de l'insuffisance de l'exercice. On soumettra les sujets à un régime débilitant (vert) et on les fatiguera par un travail pénible ou prolongé ; les mâles seront séparés des femelles ou utilisés pour la reproduction. On peut aussi recourir à la saignée ou provoquer une dérivation sur la muqueuse digestive par les purgatifs (sulfate de soude chez le bœuf, aloès et émétique chez le cheval). Les lotions froides et les bains sont encore des moyens efficaces.

Pour atténuer l'ardeur génésique, on emploiera l'hydrate de chloral (cheval et bœuf 20 à 50 gr., dans des boissons), les bromures de potassium et de sodium ou les injections sous-cutanées de morphine ($0^{gr}.2$ à $0^{gr}.5$ chez le bœuf et le cheval).

Le procédé préconisé par Éloire, qui consiste à introduire un corps étranger dans la matrice — une balle de plomb, par exemple, — doit être essayé. Mais, généralement, le seul traitement efficace est la castration. Chez les animaux mâles et chez la vache, les suites de cette

(1) J'ai suivi depuis huit ans un cheval qui, à l'âge de cinq ans, prit l'habitude de de se masturber et devint épileptique. Les accès, d'abord rares, devinrent presque journaliers. Je l'ai châtré il y a sept ans. Il eut un accès environ six semaines après l'opération ; un second, très atténué, environ six mois plus tard. Depuis il n'a plus rien manifesté d'anormal. Je le vois de temps à autre. (L. T.)

opération sont presque toujours des plus simples : chez la jument, une péritonite mortelle est à redouter, et on ne doit la tenter que lorsque tous les autres moyens ont échoué (1).

Chez la jument et la vache atteintes de kystes ovariens, on a recommandé l'écrasement de ceux-ci à l'aide de la main et à travers les parois rectales (Zangger, Utz, etc). Utz dit avoir guéri de cette façon 90 p. 100 de ses malades. — Après la castration ou l'écrasement des kystes, l'inquiétude et l'excitation peuvent persister, lorsqu'il existe une affection utérine (tuberculose de la matrice, etc.). Alors on doit se décider au plus vite à sacrifier les animaux qui se trouvent dans un état d'embonpoint permettant la consommation de leur viande. Pour la vache, on ne doit pas attendre trop longtemps les effets des différents traitements qui viennent d'être indiqués. Il n'y a guère à compter sur ceux de la médication interne (2).

Bibliographie. — Rudloff, *Magazin*, 1839. — Gerlach, *Ibid.*, 1843. — Essmann, *Ibid.*, 1848. — Blanc, *Journ. des vét. du Midi*, 1852. — Reboul, *ibid.*, 1853. — Vorberg, *Ibid.*, 1853. — Schmidt-Ketiwig, *Ibid.*, 1855-56. — Rychner, *Bujatrik*, 1851. — Prangé, *Recueil vét.*, 1855. — Eletti, *Il veterinar.* Milano, 1855. — Hering, *Spec. Pathologie*, 1858. — Schwahn, *Preuss. Mittheil.*, 1862. — Spinola, *Spec. Pathol.*, 1863. — Cauvet, *Journ. des vét. du Midi* et *Recueil vét.*, 1868. — Utz, *Bad. thierarztl. Mittheil.*, 1870. — Zundel, *Recueil vét.*, 1873. — Siedamgrotzky, *Sächs. Jahresber.*, 1874. — Ritz, *Berliner Archiv*, 1876. — Uebelen, *Repertor.*, 1877. — Anacker, *Spec. Pathol.*, 1879. — Hauebner-Siedamgrotzky, *Landwirthsch. Thierheilkde*, 1884. — Schmalholz, *Zündel's Gesundheitsber.*, 1885. — Dejonghe, *Bullet. belge*, 1885. — André, *Etat sanit. des animaux domest. de Belgique*, 1885. — Benjamin, *Recueil vét.*, 1886. — Detroye, *Journ. de Lyon*, 1886. — Goubaux, *Archiv. d'Obstétrique et de Gynécologie*, 1889; an. in *Recueil vét.*, 1890. — Mathieu et Champagne, *Bullet. Soc. cent. vét.*, 1890.

(1) La castration de la jument par le vagin, effectuée en s'entourant de précautions antiseptiques, n'est pas aussi dangereuse qu'on l'a généralement admis jusqu'à présent. Dans ces trois dernières années, nous avons châtré neuf juments : aucune n'a succombé ; une seule a présenté, du sixième au douzième jour, des symptômes assez graves que nous avons rapportés à une péritonite locale ; sur les huit autres, on n'a constaté aucune réaction fébrile notable.

Nous pratiquons l'opération en procédant de la manière suivante :

La bête placée au travail est assoupie par le chlorhydrate de morphine et l'éther; le rectum est vidé, puis la base de la queue, l'anus, le périnée, le vagin, la vulve et les fesses sont désinfectés avec une solution de sublimé au 1/1000e; nous nous lavons les mains et les bras avec une eau savonneuse, ensuite avec la solution de sublimé. Nous n'employons que deux instruments : un bistouri à lame cachée et l'écraseur; ils sont immergés dans une solution antiseptique. Avec le bistouri, nous faisons, à la partie supérieure du vagin, au-dessus du col, une simple ponction. Le bistouri retiré et le bras engagé à nouveau dans le vagin, nous introduisons l'index dans la plaie, puis successivement le médius et le pouce, et, en écartant les doigts autant que possible suivant l'axe du vagin, nous déchirons la paroi de celui-ci, jusqu'à ce que la main puisse pénétrer dans la cavité abdominale. Nous pratiquons ensuite l'ablation des ovaires, très facile à exécuter à l'aide d'un long écraseur de Chassaignac. — Les seuls soins consécutifs consistent en des lavages antiseptiques de la vulve et de la partie postérieure du vagin, quand cela est possible. (N. D. T.)

(2) Le vrai traitement chez la jument et la vache est la castration. Cette opération ne présente plus aujourd'hui les mêmes dangers qu'autrefois et donne des résultats absolument satisfaisants. (L. T.)

AFFAIBLISSEMENT DE L'INSTINCT GÉNÉSIQUE.

Animaux atteints. — La diminution de l'instinct génésique, en tant que phénomène pathologique, s'observe surtout chez les femelles, particulièrement chez la vache et la génisse; elle est rare sur les mâles. Cette anomalie, qui a une certaine importance au point de vue zootechnique, existe à un degré variable : dans la plupart des cas, le besoin de l'accouplement se fait rarement sentir, ou il est très peu prononcé, ou il ne dure qu'un temps très court, etc. Mais on peut constater l'abolition complète du sens génésique; habituellement celle-ci est passagère, caractère qui la distingue de la stérilité.

Étiologie. — Elle comprend des causes variées, parmi lesquelles il faut particulièrement citer :

1° Les maladies des organes génitaux : catarrhe du vagin ou de l'utérus (flux blanc), non délivrance, hydrométrie, dégénérescences des ovaires ou des testicules, développement incomplet ou autres anomalies du testicule.

2° La faiblesse de l'appareil génital, conséquence de l'emploi prématuré des jeunes animaux pour la reproduction, de gestations trop rapprochées et trop nombreuses, de l'abus des stimulants, de l'onanisme.

3° La torpeur de la vie génitale tenant à un tempérament phlegmatique, à une tendance à l'obésité ou à ces deux causes à la fois. Chez la vache, l'alimentation intensive trop prolongée et la stabulation permanente agissent dans le même sens.

4° La faiblesse générale due à une alimentation insuffisante et de mauvaise qualité, aux travaux exagérés, à la convalescence, aux maladies spinales, etc.; aux affections fébriles de longue durée et aux états morbides constitutionnels.

5° Le « dégoût psychique » qu'éprouvent quelques mâles pour des femelles dont la robe les impressionne désagréablement (Haubner-Siedamgrotzky); la paresse des mâles; les caprices de certains étalons, qui se montrent très ardents auprès des juments vierges et refusent de saillir les poulinières.

Traitement. — Il doit varier avec la cause. Mais toujours il convient de régler la diète : les sujets faibles recevront des aliments riches en protéine (avoine, légumineuses, seigle, pain, œufs crus, etc.); les animaux obèses seront soumis à une diète sévère et on leur donnera le plus d'exercice possible. L'étalon sera monté ou attelé à de lourdes charges; le taureau peut également être attelé (s'il y a été habitué dans son jeune âge), après lui avoir appliqué l'anneau nasal, ou être mis en liberté dans un parc clôturé. On réglera en outre l'activité génitale, en évitant les saillies trop fréquentes chez les jeunes mâles, en conduisant souvent à l'étalon les femelles phlegmatiques, etc.

On a quelquefois recours aux aphrodisiaques, notamment à la poudre de cantharides, dont les effets sont surtout remarquables à l'époque du rut, lorsque les chaleurs sont faibles, mal caractérisées. Aux vaches de grande taille, on donne quotidiennement, plusieurs jours de suite, 5 à 6 grammes de poudre de cantharides dans du vin ou entre deux tranches de pain; pour le cheval, la dose est de 1 à 2 grammes. Les doses de teinture de cantharides sont : pour la vache, 20 grammes; pour le cheval, 10 grammes; pour le chien, 0gr,5 à 1 gramme. Dans le groupe des aphrodisiaques rentrent tous les condiments, les balsamiques, les résineux, les huiles essentielles, les alcooliques (poivre 10 à 15 gr., chez la vache: gingembre, cumin, vin (Beaufils), semence de moutarde noire, baies de myrtille, aloès (Houdmont et Zündel), sommités fleuries de sabine, eau-de-vie, lait de poule à la bière, alcool, etc.]. Tous ces médicaments produisent l'hyperémie des viscères abdominaux, la turgescence des ovaires et des testicules : ils peuvent réveiller l'activité génitale. Mais lorsque la cause de l'anomalie réside dans des altérations organiques, ces moyens sont absolument inefficaces.

Bibliographie. — Houdmont et Zundel, *Journ. de Lyon*, 1864. — Paulsen, *Repertor.*, 1867. — May, *Adam's Wochenschr.*, 1863. — Beaufils, *Revue vét.*, 1877. — Schleg. *Sachs. Jahresb.*, 1879. — Haubner-Siedamgrotzky, *Landwirthsch. Thierheilkde*, 1884.

IMPUISSANCE ET STÉRILITÉ.

Par l'expression d'*impuissance*, on désigne l'inaptitude du mâle à la reproduction, et par celle de *stérilité*, la même anomalie chez la femelle.

I. Impuissance du male. — Elle se présente sous deux formes bien différentes : tantôt elle est caractérisée par l'impossibilité mécanique de la copulation (impuissance proprement dite) : tantôt elle est due au défaut de sécrétion du sperme (stérilité du mâle). Pour la clarté de la description nous distinguerons ces deux formes sous les noms d' « *impuissance de copulation* » et « d' « *impuissance séminale* ».

a. **L'impuissance de copulation** pourrait encore porter le nom d'*impuissance relative*, car il est possible d'en obtenir la guérison. Elle est le résultat de troubles fonctionnels ou d'altérations qui empêchent le coït. L'instinct génésique peut être très ardent et le sperme fécond.

Ses causes consistent en des anomalies externes très diverses. Les principales sont :

1° La *faiblesse de l'appareil génital* (voy. *Étiologie de la diminution du sens génésique*) provenant d'affections cérébrales ou médullaires chroniques. Le terme « impuissance » s'applique tout spécialement à cette faiblesse. Dans certains cas, l'érection du pénis est faible et son intromission dans le vagin impossible; dans d'autres, l'éjaculation a lieu trop tôt, lorsque l'érection est encore incomplète ou avant que le membre soit introduit dans le vagin.

2° *Certains états pathologiques du pénis :* fracture, phimosis, paraphimosis, tumeurs, anomalies de volume de la verge, etc.

3° Les *troubles de la locomotion* qui rendent la monte impossible ou difficile : affections articulaires douloureuses (éparvin, jarde) ou faiblesse de l'arrière-main (paraplégie).

Le TRAITEMENT de cette anomalie doit varier avec sa cause. Les principaux moyens auxquels on peut recourir sont : 1° l'alimentation intensive et l'emploi de l'électricité; 2° le soulagement mécanique des animaux lors de l'accouplement; 3° l'intervention chirurgicale (voy. *Traitement de l'affaiblissement du sens génésique*).

b. **L'impuissance séminale** consiste soit en *aspermie*, ou défaut de production de sperme, soit en *azoospermie* ou absence de spermatozoïdes dans le liquide éjaculé.

Ses causes les plus communes sont l'absence complète des testicules, leur atrophie survenant consécutivement à des processus inflammatoires, dégénératifs ou néoplasiques (carcinome, aplasie, hyperplasie des testicules, etc.). On peut constater l'impuissance séminale chez des mâles dont les testicules et les autres organes génitaux ont des apparences parfaitement normales, et chez lesquels l'éjaculation s'opère comme s'ils étaient féconds; mais les spermatozoïdes font défaut. Cette anomalie spermatique s'observe chez quelques étalons âgés ou très jeunes. L'examen microscopique du sperme renseigne sur la présence ou l'absence des spermatozoïdes. Il est des cas où ce liquide renferme des spermatozoïdes, mais ceux-ci sont morts ou immobiles, phénomènes dus très probablement à des états inflammatoires chroniques ou dégénératifs des canalicules séminifères (utricules glandulaires) ou à leur aplasie congénitale. — L'impuissance séminale est incurable.

II. STÉRILITÉ, INFÉCONDITÉ DE LA FEMELLE. — Elle peut être *passagère* (curable) ou *persistante* (incurable). Ses causes les plus communes sont : la nymphomanie, la diminution de l'instinct génésique, l'obstruction du col par des processus inflammatoires chroniques ou par des rétractions cicatricielles, — altération constatée chez la vache et la chèvre (Franck, Harms), les rétrécissements du vagin (soudures de la vulve, changements de rapports et de direction de l'organe), les déplacements de l'utérus (rétroversion, torsion, inversion, prolapsus), les néoformations utérines, les processus inflammatoires chroniques de la muqueuse du vagin, de l'utérus, des trompes de Fallope. — Le traitement de ces accidents est essentiellement chirurgical.

La stérilité *incurable* se rattache généralement à l'absence des ovaires ou à des altérations de ces organes : aplasie, hyperplasie, atrophie, dégénérescence kystique ou carcinomateuse; obstruction de la fosse d'ovulation par une péritonite circonscrite (chez la jument) ; néoformations membraneuses qui recouvrent l'ovaire et empêchent la sortie des ovules; absence ou ablation partielle de l'utérus, aplasie et atrophie utérines; hermaphrodisme dans les gestations gémellaires, hybridité, etc.

Chez la vache, Éloire a produit la stérilité artificielle en introduisant un corps étranger (balle de plomb, caillou) dans l'utérus.

Bibliographie. — *Journ. de Lyon*, 1845. — *Journ. agric. et vét. de Belgique*, 1845. — Magne, *Recueil vét.*, 1853. — Fuchs, *Oesterr. Vierteljahrsschr.*, 1855. — Éléouet, Colin, *Recueil vét.*, 1867. — André, *Annal. de Bruxelles*, 1867. — Defays, *Ibid.*, 1868. — Dupont, *Recueil vét.*, 1868. — May, *Innere u. äussere Krankheiten des Schafes*, 1868. — Beaufils et L. Lafosse, *Revue vét.*, 1877. — Collin, *Recueil vét.*, 1877. — Anacker, *Spec. Pathol. u. Therapie*, 1879. — Repiquet et Mathis, *Journ. de Lyon*, 1880. — Sanson, *Bull. Soc. centr. vét.*, 1880-81. — Éloire, *Ibid.* — Biot, *Archives vét.*, 1882. — Haubner-Siedamgrotzky, *Landwirthsch. Thierheilkde*, 1884. — *Traités d'obstétrique* de Franck, Harms, Rueff, Saint-Cyr, etc.

ANOMALIES DE LA LACTATION ET ALTÉRATIONS DU LAIT.

Généralités. — Les altérations du lait sont très fréquentes chez la vache. Le vétérinaire est aussi souvent consulté à leur sujet que pour les maladies les plus communes de l'espèce bovine. Nos connaissances actuelles sur cette question sont particulièrement dues aux recherches de Fuchs, Haubner et Fürstenberg.

Leurs principales causes sont :

1° L'alimentation irrationnelle, excessive ou insuffisante ; une nourriture de mauvaise qualité ou avariée. C'est surtout chez la vache que les conditions d'alimentation diffèrent considérablement du régime naturel.

2° Le catarrhe gastro-intestinal, les états morbides généraux, la cachexie.

3° Les maladies des mamelles.

4° Les influences d'ordre infectieux (microorganismes), thermique, chimique, électrique.

Parmi ces altérations, il en est qui intéressent l'hygiène publique et la police sanitaire, parce qu'elles peuvent déterminer des accidents graves chez l'homme et les animaux de nos diverses espèces domestiques.

Suivant le point de vue auquel on se place, on peut y établir une division variable. Nous avons adopté la suivante :

1° Anomalies de sécrétion : agalactie, lait aqueux, lait gras.

2° Altérations dues à des influences extérieures, notamment à l'action de certains microorganismes : lait caillé, lait qui ne donne pas de beurre, lait muqueux, putride, bleu, rouge, jaune.

3° Altérations produites par des matières étrangères : substances amères, rances, colorantes, poisons et médicaments, produits pathologiques, sang, etc.

Bibliographie. — FUCHS, *Magazin*, 1841. — HAUBNER, *Ibid.*, 1852. — FÜRSTENBERG, *Ibid.*, 1855. — DUPONT, *Recueil vet.*, 1871. — ABLEITNER, *Oesterr. Vierteljahrsschr.*, 1877. — FESER, *Vorträge f. Thierärzte*, 1878. — ZORN, *Die Anomalien der Milch*, *Ibid.*, 1881. — HAUBNER-SIEDAMGROTZKY, *Landwirthsch. Thierheilkde*, 1884. — MÖBIUS, *Die Milchfehler*, Plauen, 1886. — VOLPE, *Centralblatt für allg. Gesund*, 1885. — BRAUER, *Sächs. Jahresber.*, 1886. — KIRCHNER, *Milchzeitg.*, 1886. — LÖFFLER, *Berliner klin. Wochenschr.*, 1877. — *Traités de Pathologie* de HERING, SPINOLA, ANACKER, RÖLL, etc.

1° AGALACTIE, TARISSEMENT DE LA SÉCRÉTION LACTÉE.

Étiologie. — L'agalactie ou agalaxie constitue l'un des premiers symptômes de la plupart des maladies internes et surtout des affections gastriques ou intestinales. Mais elle peut être produite par une nourriture de mauvaise qualité, l'abstinence prolongée, le travail fatigant, la mastite, le développement incomplet et la dégénérescence graisseuse des mamelles et la congestion de ces organes à l'époque des chaleurs. Certains phénomènes d'ordre psychique tels que l'enlèvement du jeune ou le changement d'étable, la peur au moment de la traite faite par une personne étrangère, etc., peuvent également influencer la sécrétion lactée.

L'agalactie, assez commune chez les primipares, est plus fréquente chez la jument que chez nos autres femelles domestiques (on ne doit pas faire rentrer dans l'agalactie, le vice de l' « autosuccion », non plus que celui de la succion par des animaux voisins). — Dans certains cas, elle survient sans que l'on puisse en saisir la cause. — Parmi les médicaments antigalactopoétiques, il faut citer : l'*Atropa belladona*, l'*Hyoscyamus niger*, le *Datura stramonium*, le *Colchicum autumnale*, le *Conium maculatum* et les préparations iodées.

Traitement. — Si la cause de l'agalactie peut être reconnue, il faut d'abord la supprimer; on doit ensuite donner une bonne nourriture et de préférence des aliments liquides (soupes, drèches) : enfin on peut recourir aux médicaments galactopoétiques parmi lesquels on préconise surtout les stibiés (sulfure d'antimoine noir et doré), le soufre, le fenouil, les baies de genièvre, les fruits de cumin, d'anis, d'aneth, la pilocarpine, etc. Ces agents sont donnés isolés ou associés.

La poudre galactophore que nous employons est ainsi composée :

℞ Sulfure d'antimoine noir	100	grammes.
Soufre	50	—
Poudre de fruits de fenouil		
— — de carvi	ãã 150	—
— de baies de genièvre		
Chlorure de sodium	500	—

Une cuillerée à soupe à chaque repas pour la vache; une cuillerée à thé pour la chèvre.

On peut observer chez les femelles de nos diverses espèces une anomalie opposée à l'agalactie et qui consiste en l'apparition insolite de la sécrétion lactée, « phénomène dû peut-être à ce que les femelles s'imaginent être pleines ou sur le point d'accoucher ». Eberhardt (1) relate le cas d'une chienne d'arrêt de race distinguée qui avait l'habitude de mettre bas tous les ans au mois de juin ; une année où elle n'avait pas été couverte, elle présenta certains signes de gestation et donna du lait, etc. ; Friedberger (2) a observé des phénomènes analogues sur une chienne et une jument. Delafond (3), Buffon (4), Bassi (5), Hering et autres ont fait des constatations semblables. Cette anomalie, bien connue chez la femme, n'est pas rare chez les femelles de nos diverses espèces. Chez la chienne, on a souvent l'occasion d'observer une lactation passagère indépendante de la gestation et de la mise-bas.

L' « *agalactie enzootique* », constatée chez la brebis et la chèvre, par Oreste, Brusasco et plusieurs autres auteurs, agalactie qui s'accompagnait de boiterie, de cécité, etc., rentre évidemment dans le domaine des intoxications ou des infections.

Bibliographie. — Bauwerker, *Adam's Wochenschr.*, 1868. — Oreste, *Gazetta med. veter.*, 1871. — Brusasco, *Il medico vet.*, 1871. — Delvos, *Adam's Wochenschr.*, 1880.

2° LAIT AQUEUX.

Le lait aqueux est caractérisé par une proportion trop faible de graisse et de caséine relativement à celle de l'eau : sa coloration est bleuâtre et son poids spécifique plus élevé (le poids spécifique du lait écrémé est supérieur à celui du lait frais (6).

Étiologie. — Les causes de cette anomalie sont : une nourriture trop aqueuse ou de mauvaise qualité, l'alimentation exclusive avec les drèches, soupes, betteraves, feuilles de betterave, etc. ; les maladies de l'estomac et de l'intestin, les états cachectiques et hydrémiques. Parfois le lait aqueux est une particularité de race.

Traitement. — Le traitement doit varier suivant les cas. Ses principales indications sont : le changement de régime, l'alimentation avec des fourrages secs et l'administration des stomachiques. Voici une formule recommandable :

℞ Chlorure de sodium	200 grammes.
Poudre de fruits de carvi	ãa 50 —
— de gentiane	
— d'acore odorant	

Une cuillerée à soupe à chaque repas.

S'il existe quelque affection du canal intestinal, du sang, etc., il faut la combattre par un traitement approprié.

1) Eberhardt, *Magazin*, 1859.
2) Friedberger, *Münch. Jahresber.*, 1873-74.
3) Delafond, *Recueil vét.*, 1857.
4) Buffon, *Histoire naturelle.*
5) Bassi, *Il med. vet.*, 1860.
6) Feser, *Vortr. f. Thierärzte*, 1re série.

3° LAIT GRAS.

Cette anomalie s'observe sur les brebis soumises à un régime intensif ou qui reçoivent une alimentation riche en légumineuses; elle peut également apparaître à l'époque des chaleurs.

Chez les agneaux, l'ingestion du lait gras provoque le catarrhe gastro-intestinal, la diarrhée, etc. On remédie à l'accident en soumettant les mères à un régime rafraîchissant et en leur donnant le plus possible d'exercice. On doit surtout éviter pour elles les aliments trop azotés.

4° LAIT CAILLÉ.

La coagulation trop rapide du lait, encore appelée caséification, constitue l'une des altérations les plus fréquentes du lait de la vache; on l'observe également chez la chèvre.

Étiologie. — Ses principales causes sont : les maladies de l'appareil digestif, les aliments acides (drèches), les affections des mamelles et particulièrement la mastite, l'hyperémie et la tuméfaction de ces organes dans la gestation avancée, la nymphomanie, l'échauffement du corps par le travail. Parfois elle est le résultat d'influences extérieures : grandes chaleurs, tension électrique très forte de l'atmosphère par les temps orageux, étables humides, malpropreté des crèches.

D'après Fleischmann, elle serait quelquefois déterminée par la consommation du blé rouillé.

Caractères. — Le lait peut commencer à se prendre quelques heures après la traite, mais la coagulation se produit surtout lorsqu'on le fait bouillir. Le lait provenant de la traite du soir a plus de tendance à se cailler que celui tiré le matin. Son acidité est très peu accusée (d'où le nom de lait caillé doux). La crème ne forme qu'une couche très faible et il est difficile d'en faire du beurre. Dans la mastite, le lait renferme des caillots floconneux en sortant du pis.

Traitement. — Il est subordonné à la cause. La ventilation réglée, la température douce et uniforme de l'étable sont absolument nécessaires; on doit aussi veiller à la propreté absolue des ustensiles de la laiterie. Il faut recommander les appareils réfrigérants, additionner le lait d'un agent alcalin (une pincée de bicarbonate de soude ou 0gr.25 d'acide salicylique par litre de lait). L'administration interne des alcalins, de la soude notamment, est très utile; nous ne saurions en dire autant des acides, cependant recommandés par divers auteurs. Harms préconise le mélange de fenouil et de soufre d'antimoine : ãã 400 grammes; en six doses, à donner matin et soir. Les affections de l'appareil digestif, des mamelles, etc., devront être l'objet d'un traitement spécial.

La cause de la coagulation du lait a été découverte en 1857 par Pasteur; c'est le ferment lactique, qui transforme le sucre de lait en acide lactique, lequel détermine l'acidité du lait et sa coagulation. Lister, qui a donné à cet organisme le nom de *Bacterium lactis*, a constaté qu'une foule d'autres microorganismes produisent l'acidité du lait; d'après des recherches récentes, ce sont : le *Coccus* de l'ostéomyélite, les *Staphylococcus albus*, *S. citreus*, *S. cereus albus*, *S. cereus flavus*, le *Streptococcus pyogenes*, le *Bacillus pyogenes fœtidus*, le *Streptococcus* de l'érysipèle, le *Bacterium lactis acidi*, les *Micrococcus* et *Sphærococcus lactis acidi*, le *Bacterium lactis aerogenes*, le *Micrococcus ovalis* et le *Streptococcus coligracilis*.

Bibliographie. — Harms, *Hannor. Jahresber.*, 1871-72. — Fleischmann, *Fühling's landwirthsch. Zeitung*, 1877. — Marsemann, Passet, *Fortschr. der Medicin*, 1885.

5° LAIT QUI NE DONNE PAS DE BEURRE.

Étiologie. — En dehors des fautes qui peuvent être commises dans la préparation du beurre, les principales causes de cette anomalie sont : les maladies des organes digestifs et certains états morbides généraux, la nourriture composée d'aliments pauvres ou de mauvaise qualité (feuilles de betterave), les affections des mamelles (dans la gestation très avancée), les grandes chaleurs, le froid et diverses altérations du lait (lait caillé, rance, putride).

Caractères. — Le lait se caille peu de temps après la traite ou seulement lorsqu'on le fait bouillir; la couche de crème est faible; la préparation du beurre est difficile ou impossible. Dans la baratte, la crème mousse et se caillebotte, mais la graisse ne se prend pas en masse. Lorsque la crème commence à vieillir, il se forme à sa surface de petites taches jaunes (Harms); alors elle est onctueuse, collante; le beurre qu'elle donne est granuleux et devient rapidement rance.

Traitement. — Outre les divers galactopoétiques (fenouil, antimoine, cumin, etc.), Haubner-Siedamgrotzky recommandent les acides chlorhydrique et acétique. On a aussi préconisé l'alun (à la dose de 8 gr., 3 fois par jour) et la craie (à la dose de 50 à 100 grammes, 3 fois par jour — Harms). Lorsque le lait est amer, il faut ajouter à ces médicaments une dose quotidienne de 15 grammes de chlorure de chaux.

Bibliographie. — Deneubourg, *Annal. de Bruxelles*, 1858. — Lehmann, *Thierarzt*, 1872. — Harms, *Hannor. Jahresber.*, 1872. — Contamine, *Bullet. belge*, 1885.

6° LAIT PUTRIDE.

Étiologie. — Cette altération, assez rare, est occasionnée par l'introduction dans le lait des agents de la fermentation putride. Elle a généralement pour cause la malpropreté des locaux, des ustensiles employés dans l'étable ou des vases dans lesquels le lait est recueilli. Mais elle peut encore tenir à des processus de décomposition s'accomplissant dans l'appareil digestif après l'ingestion d'aliments altérés, de poudre d'os rance, etc. (Haubner-Siedamgrotzky). Les principaux microbes qui déterminent cette altération sont les *Bacterium termo* et *B. lineola*.

Caractères. — Trois ou quatre jours après la traite, des bulles gazeuses (acide sulfhydrique, carbures d'hydrogène, etc.), apparaissent à la surface de la mince couche de crème formée dans les vases où le lait a été déposé; elles ne tardent pas à s'ouvrir en laissant à leur place de petites cavités au niveau desquelles la crème a disparu (crème qui se mange). Peu à peu celle-ci prend une coloration jaune sale et des gouttelettes d'huile apparaissent dans sa substance; elle contracte une saveur amère, rance ou putride (acides gras libres, acides butyrique, valérianique, capronique, caprinique, caprylique) et ne donne point de beurre.

Traitement. — La prophylaxie consiste en la désinfection et la propreté des étables, de la laiterie et des vases destinés à recevoir le lait. Lorsque cette altération est due à une affection gastro-intestinale, il faut administrer à l'intérieur les stomachiques et les antiputrides. On peut essayer les alcalins, le sel marin, l'hyposulfite de soude et l'hyposulfite de chaux.

7° LAIT MUQUEUX, LONG, VISQUEUX, FILAMENTEUX.

Étiologie. — Le lait filamenteux est le résultat d'une invasion microbienne. A l'examen microscopique, on y trouve des corpuscules mobiles, arrondis, réfringents, dont le diamètre est d'environ 1 μ et qui se présentent sous forme de microcoques isolés ou de streptocoques (Schmidt-Mühlheim). La matière fermentescible est fournie par le sucre de lait : les solutions d'albumine ou de caséine ne sont nullement influencées par ces microorganismes, qui provoquent au contraire une fermentation très active lorsqu'ils sont déposés dans une solution de sucre de lait à 1 p. 100. La substance mucilagineuse retirée du lait filamenteux par l'action de l'alcool présente exactement les réactions du mucilage végétal (gélatine de coings); sa production et la disparition du sucre de lait sont deux phénomènes corrélatifs.

Cette altération s'observe fréquemment en été, lorsque l'étable et la laiterie sont malpropres et chaudes; parfois elle est due à une affection de l'appareil digestif ou à l'usage d'aliments décomposés ou moisis; d'après Müller, elle pourrait être déterminée par l'ingestion de grassette (*Pinguicula*), plante qui est employée en Suède pour la provoquer artificiellement.

Le lait filamenteux contamine rapidement la totalité de la traite.

Caractères. — Deux jours après sa sortie du pis, le lait devient épais, visqueux, filamenteux; sa coagulation est incomplète : la crème n'est déposée qu'en très mince couche et il est difficile d'en obtenir du beurre. Celui-ci possède une consistance visqueuse et un goût fade ou désagréable. Souvent le lait se prend en une masse blanche, homogène, tellement épaisse qu'elle ne s'écoule pas lorsqu'on renverse le vase dans lequel elle s'est formée. A l'examen microscopique, on trouve, outre les microbes décrits, des plaques rondes de caséine éliminée (sphérocristaux).

Traitement. — On doit pratiquer la désinfection complète de la laiterie par l'acide sulfureux, la vapeur d'eau surchauffée, etc., et veiller à la propreté des vases destinés à recevoir le lait. D'après Schmidt-Muhlheim, une température de 65° détruit les microorganismes du lait filamenteux. — Dans les cas de troubles de la digestion, il faut recourir aux agents des médications stomachique et anticatarrhale. Siedamgrotzky-Haubner recommandent les feuilles de chanvre (dose quotidienne, 15 gram.).

Bibliographie. — MÜLLER, *Thierarzt*, 1871. — SCHMIDT-MÜHLHEIM, *Landwirthsch. Versuchsstation*, 1882.

8° LAIT BLEU.

Généralités. — Cette altération, particulièrement commune pendant l'été, au printemps, et en général par les temps chauds ou orageux, se rencontre le plus souvent dans les laiteries humides, où elle peut persister des années (Steinhoff l'a constatée dans le même local pendant une période de 10 ans). Habituellement elle disparaît au moment de la saison froide, c'est-à-dire en automne et en hiver, et parfois aussi lorsque l'air vient d'être purifié par des orages ou par la pluie. On a remarqué que les animaux malades y sont prédisposés.

Étiologie. — La coloration bleue est donnée au lait par une bactériacée chromogène particulière, le *Bacterium syncyanum* (Schröter). Fuchs, qui a décrit ce microorganisme dès 1841, lui a donné le nom de *Vibrio cyanogenus*, et Ehrenberg celui de *Vibrio syncyanus*. Fürstenberg l'a constaté sur les murs des laiteries infectées. D'après les récentes recherches de Hueppe, il se présente sous forme de bâtonnets incolores, très mobiles, longs de 2 à 4 μ, qui se multiplient par segmentation ou sporulation. Dans le lait stérilisé (suppression de la vitalité du ferment lactique), il produit une coloration gris ardoisé ou bleu mat; dans le bouillon, la gélatine peptone, etc., il détermine des colorations vertes, qui deviennent ensuite brunâtres et qui bleuissent par l'action des agents oxydants. Cultivé sur la pomme de terre, il donne une coloration gris bleuâtre. Il décompose l'albumine et donne naissance à une matière colorante analogue au bleu d'aniline. La pénétration de ce bacille dans les mamelles et l'altération du lait avant sa sortie de ces organes sont encore à démontrer. La contamination semble s'opérer par l'intermédiaire de l'air et par les mouches.

Le lait très albumineux, dû à une alimentation riche en protéine, ou très alcalin, et celui dont la coagulation est faible, lente ou nulle, sont prédisposés à cette altération, contrairement à ce qu'on observe pour le lait acide. — D'après Haubner-Siedamgrotzky, elle apparaîtrait souvent sous l'influence d'un changement de nourriture, du passage brusque de certains aliments à d'autres, de la nourriture sèche au régime du vert, surtout lorsque les pâturages ont été plâtrés; elle disparaîtrait au contraire lorsque les animaux sont conduits dans des pâturages maigres. — Hueppe pense que certains régimes, les maladies des mamelles, etc., en retardant l'acidification du lait, peuvent avoir une certaine influence sur sa production.

Caractères. — Les phénomènes qui annoncent cette anomalie si particulière ont été bien décrits par Fuchs; un ou deux jours après la traite, en même temps que le lait commence à se prendre et à s'acidifier, on voit apparaître, à la surface de la couche de crème, de petites taches irrégulières ayant à peine les dimensions d'une tête d'épingle et de couleur bleu clair, qui prennent peu à peu les nuances indigo ou bleu de ciel; elles s'étendent en largeur et en profondeur, envahissent toute la couche de crème, même le lait coagulé dont la masse est parfois colorée en bleu. Quelques jours plus tard, le lait bleu se transforme en *lait putride* par le développement de microbes de la putréfaction et de moisissures; alors il a une teinte gris sale. — Les altérations de l'albumine et de la graisse lui donnent une consistance anormale, la caséine se ramollit, le beurre qu'il produit ressemble à du suif, devient rance et présente bientôt des taches ou bandes bleues souvent entourées d'une zone à reflets verdâtres.

La consommation du lait bleu est dangereuse pour les animaux et aussi pour l'homme; Mosler a relaté des accidents provoqués chez l'homme par son usage; Steinhoff a observé des faits analogues sur des porcs.

Traitement. — On peut éviter cette altération par l'aération, la propreté et la désinfection des étables, de la laiterie, des ustensiles dont on fait usage. Les vapeurs d'acide sulfureux conviennent parfaitement pour opérer cette désinfection. D'après Haubner, l'addition de petit lait acide peut remplacer tous les autres moyens préventifs. Dans certains cas, un changement de régime est indiqué. D'après Zürn, le lavage du pis avec une solution antiseptique, en détruisant les microorganismes qui existent à sa surface (ou dans son intérieur ?), suffirait souvent pour conjurer cette anomalie.

Le lait *rouge*, assez rare, semble n'être qu'une modification du lait bleu; les différents microbes chromogènes paraissent d'ailleurs se transformer facilement l'un en l'autre (1); en ensemençant du lait rouge, Schröter a obtenu

(1) Le *Bulletin de la Société centrale de médecine vétérinaire* de l'année 1877 ren-

des cultures bleuâtres et d'autres jaunâtres. Il est quelquefois déterminé par le *Micrococcus prodigiosus* (Cohn) ou *Bacteridium prodigiosum* (Schröter), bactérie elliptique, incolore, mobile, qui produit une matière colorante analogue à la fuchsine, de consistance muqueuse, rose au début et plus tard rouge sang ; la pullulation de cette bactérie marche de pair avec la coagulation et l'acidification du lait. Parfois les taches rouges de la surface sont entremêlées de taches bleues ou jaunes, isolées ou agminées. La production du lait *rouge* est annoncée par les mêmes modifications que celles du lait bleu.

Le lait *jaune* est également une altération très voisine du lait bleu. Il est déterminé par un microorganisme incolore et mobile, le *Bacterium synxanthum* (Schröter), qui produit une matière colorante variant du jaune d'œuf au jaune citron et analogue au jaune d'aniline. Assez souvent cette coloration apparaît en même temps que le vert et le bleu ; on l'observe plus fréquemment sur le lait bouilli que sur le lait cru. — Au bout de quarante-huit heures, les taches jaunes commencent à apparaître à la surface du lait bouilli et coagulé ; en même temps celui-ci devient alcalin, la quantité de petit lait augmente et le caillot se désagrège en flocons ; au bout de six jours, il est liquide, aqueux, très pauvre en flocons caséeux, et d'une coloration jaune citron. — L'acide lactique entrave le développement de cette bactérie (1).

Bibliographie. — Hermbstadt, *Erdmann's Journ. f. techn. u. ökonom. Chemie*, 1833. — Steinhoff, *Mecklemb. landwirthsch. Annal.*, 1838. — Delafond, *Bullet. Soc. cent. vét.*, 1846. — Drouard et Leclerc, *Recueil vét.*, 1846. — Mathieu, *Ibid.*, 1851-62-66. — Delafond, *Pathologie générale*, etc., 1855. — Fischer, *Recueil vét.*, 1856. — Magne, *Choix des vaches laitières*. — Rhode, *Landwirthsch. Centralbl. f. Deutsche*, 1864. — Tisserant, *Guide dans l'entretien des vaches laitières*. Lyon, 1865. — Mosler,

ferme un important mémoire du Dr Larcher, sur le *lait rouge* (Voy. ce mémoire pour la *Bibliographie*). Cette anomalie, qui est généralement due à l'action de microorganismes chromogènes, peut cependant être produite dans certains cas par les hématies qui y sont mélangés (Voy. p. 397). (N. D. T.)

(1) Le Dr Adametz, privat-docent de l'École d'agriculture de Vienne, vient de publier un important travail dans lequel sont exposées les acquisitions les plus récentes faites dans l'étude des altérations du lait.

La coloration *rouge* peut être produite par le *Bacillus prodigiosus* ou *Monas prodigiosa* (Ehrenberg) et par le *Bacterium lactis erythrogenes* (Hueppe). — Le *Bacillus prodigiosus* détermine, à la surface du lait, la formation d'une pellicule rougeâtre dont la nuance est variable, mais le principe colorant qu'il engendre ne peut être élaboré qu'en présence de l'oxygène ; les couches profondes conservent leur couleur normale. — Le *Bacterium lactis erythrogenes* colore en rouge uniforme toute la masse du lait. Ce microorganisme se présente sous l'aspect de petits bâtonnets très courts et immobiles ; ensemencé dans du lait frais, il précipite la caséine et colore le sérum ; au bout de deux à trois semaines, toute la masse est d'un rouge sanguin foncé. La lumière entrave l'action de ce parasite.

La coloration *bleue* est provoquée par le *Bacillus cyanogenus* ou *Vibrio syncyanus* d'Ehrenberg, bacille à extrémités sporulées et animé de mouvements très rapides. Elle n'apparaît que dans le lait possédant un certain degré d'acidité. On voit d'abord se former sur la couche de crème de petits points bleus qui s'élargissent, s'étendent peu à peu en profondeur et envahissent toute la masse.

La coloration *jaune* est déterminée par le *Bacillus synxanthus*, bacille de petites dimensions, doué de mouvements propres.

Ces principes colorants sont tout différents des couleurs d'aniline et ne paraissent pas nuisibles à la santé.

Le lait constitue un excellent milieu de culture pour un grand nombre de microorganismes. Les bacilles *typhique*, *tuberculeux*, *morveux*, *diphtéritique*, *charbonneux*, *cholérique* et les pneumocoques s'y multiplient très activement (Adametz, trad. de Guénot, in *Recueil vét.*, 1890). (N. D. T.)

Virchow's Archiv. Bd XLIII. — SCHRÖTER, *Beiträge zur Biologie der Pflanzen, von Cohn*, 1872. — ZÜRN, *Die pflanzl. Parasiten*, 1874-87. — COLLIN, *Recueil vét.*, 1875. — H. BOULEY, *Ibid.*, 1876. — LARCHER, BENJAMIN, *Bullet. Soc. cent. vét.*, 1877-78. — KARSTEN, *Deutsche Zeitschr. f. Thiermed.*, 1879. — SIMONIN, *Recueil vét.*, 1879. — ZIMMERMANN, *Thierarzt*, 1881. — HUEPPE, *Mittheil. des deutschen Reichsgesundheitsamts*, 1884. — HAUBNER, *Magazin*, 1852. — REISET, *Recueil vét.*, 1883. — BOURGUELOT, *Recueil vét.*, 1885. — NEELSEN, *Ibid.* — ADAMETZ, an. in *Recueil vét.*, 1890.

9° PRODUITS ÉTRANGERS DANS LE LAIT.

Parmi les produits étrangers du lait qui présentent le plus d'intérêt il faut citer : les substances sapides anormales, les matières odorantes et colorantes, les médicaments et les poisons, les produits pathologiques, le pus, le sang, puis les divers microorganismes dont il a déjà été question.

1° *Substances sapides anormales.* — Le plus souvent elles proviennent d'aliments en voie de décomposition : tourteaux rances, pommes de terre et betteraves pourries ou gelées, drèches acides : feuilles et racines de betteraves, qui renferment une huile essentielle (Schumacher) ; fourrages de mauvaise qualité, glanés çà et là ; feuilles d'arbres, châtaignes, tiges de topinambour, pissenlit, absinthe, fougère mâle, ail, artichauts, chardons, tourteaux de colza et de lin, paille d'avoine et chaumes de pois en trop grande quantité (Haubner, etc.). Les anomalies de sapidité peuvent également être dues à des vases ou ustensiles malpropres : dans tous ces cas, le lait contracte un goût désagréable, rance et amer. Celles qui sont communiquées au lait par les huiles essentielles des plantes aromatiques (anis, cumin, fenouil, etc.) sont beaucoup mieux supportées. Le traitement consiste à changer le régime des animaux et à tenir les vases de laiterie parfaitement propres.

2° *Matières odorantes.* — Elles parviennent dans le lait après l'ingestion de plantes du genre *Allium :* de l'ail jaunâtre (*Allium ochroleucum* ou *suaveolens*, Jacq.), de la civette (*A. Schœnoprasum*, L.), etc., ou de médicaments très odorants : asa fœtida, camphre, essence de térébenthine, etc. Elles peuvent aussi provenir de l'atmosphère (désinfection de l'étable ou de la laiterie par l'acide phénique, etc.). Du lait placé dans un local désinfecté par l'acide phénique a produit chez un chien des phénomènes d'intoxication phéniquée (Zorn). Les recherches expérimentales de Lawson Tait ont donné des résultats semblables.

3° *Matières colorantes jaunes, rouges* et *bleues.* — Les matières colorantes *jaunes* et *rouges* proviennent, les unes, de certains végétaux : carotte, rhubarbe, garance, safran, gaillet rougeâtre, vert et boréal, etc. ; les autres, de produits organiques normaux ou pathologiques : bile (ictère), sang, pus, etc. Dans divers affections des mamelles, on trouve un colostrum jaune d'œuf. Abstraction faite du lait bleu d'origine microbienne, cette coloration peut encore être communiquée au lait par quelques plantes : Buglosse (*Anchusa officinalis*), Prêle des champs (*Equisetum arvense*), Mercuriale annuelle (*Mercurialis annua*), Renouée des petits oiseaux (*Polygonum aviculare*), Sarrasin (*P. fagopyrum*), Muscari à toupet (*Muscari comosum*), Butome en ombelle (*Butomus umbellatus*), Mélampyre des champs (*Melampyrum arvense*), plantes à indigo, etc. (Hermbstadt).

4° *Substances médicamenteuses.* — Les suivantes peuvent passer dans le lait : camphre, éther, essence de térébenthine, asa fœtida, chloroforme, émétique (Günther, Harms), aloès, arsenic (Hertwig, Spinola, Gerlach, etc.) : ellébore, belladone, atropine, jusquiame, stramoine, colchique (Ratti a observé une épidémie cholériforme après l'usage de lait de chèvre renfermant de la colchicine); ciguë, morphine (Scherer, Gorup-Besanez); nous n'avons jamais réussi à démontrer la présence de la morphine dans le lait, même après l'administration de doses assez fortes de cet agent]; strychnine, séné, acide salicylique, acide phénique: divers sels (sulfates de soude, de magnésie, borax, etc.); combinaisons de bismuth; sels de plomb (Gerlach), de cuivre (Grognier, Gerlach), de zinc et de fer: composés mercuriels (Klink) et iode (d'après Lusansky, la simple administration de composés iodurés à la vache donnerait un lait iodé, qui pourrait être utilisé avantageusement en thérapeutique, dans la syphilis, par exemple).

5° Le lait peut servir de véhicule à des *agents pathogènes* susceptibles de provoquer de graves désordres chez l'homme et les animaux. A cet égard, la maladie qui offre le plus d'importance est la tuberculose : il est des observations authentiques de transmission de celle-ci à l'homme, et de nombreuses expériences faites avec du lait de vache tuberculeuse ont établi que la puissance infectieuse de ce dernier est considérable (1) (Voy. *Tuberculose*). D'après Lehmann, le lait des vaches tuberculeuses est très pauvre en graisse et en albumine.

Dans la péripneumonie, le lait est épais, semblable au colostrum ; il a une odeur particulière et se décompose très vite (Fraas) : son ingestion peut provoquer des vomissements chez l'homme (Haukold). Dans la fièvre aphteuse, Herberger a trouvé le lait incomplètement coagulé, visqueux, muqueux, semblable au colostrum, d'odeur et de goût désagréables, pauvre en sucre, en caséine, et renfermant parfois du carbonate d'ammoniaque. Dans la peste bovine, il est sécrété en petite quantité et sa teneur en sucre est presque nulle (Monin).

6° Lait renfermant des *hématies* ou de l'*hémoglobine*. Cette altération peut tenir à différentes causes, notamment à la mastite, aux contusions des mamelles, aux manœuvres brutales effectuées pendant la traite, aux coups de tête donnés par le veau, etc. (dans ce dernier cas, il n'y a généralement qu'un seul trayon qui donne du lait rouge), à la

(1) Wesener, *Krit. u. exper. Beiträge zur Lehre von der Fütterungstuberkulose*, Freiburg, 1885.

congestion des mamelles au moment des chaleurs, à l'irritation de ces organes par des substances térébenthinées (voy. *Gastro-entérite enzootique*), à l'hémoglobinémie, au passage brusque d'une nourriture peu abondante à un régime intensif, azoté (pâturages de trèfle Haubner-Siedamgrotzky), etc. — Ses caractères sont la coloration rouge uniforme (hématurie) ou striée (mastite) du lait, la formation d'un précipité floconneux rouge, etc. Le traitement doit être local et général. Pour plus de détails sur le lait sanguinolent, voy. les *Traités d'obstetrique*.

Il faudrait encore indiquer les diverses bactériens rencontrés dans le lait, bien qu'ils ne puissent pas précisément figurer comme éléments étrangers. En dehors du *Bacterium lactis* de Lister, l'agent producteur de l'acide lactique et dont il a déjà été question, Warpmann a trouvé dans le lait un *Bacterium lactis acidi*, un *Sphærococcus lactis acidi*, un *Micrococcus lactis acidi* et un *Bacterium limbatum lactis acidi*. Les microorganismes qui n'engendrent point d'acides seraient d'après Löffler : le bacille des pommes de terre (*Bacillus mesentericus vulgatus*) qui est le plus fréquent, le bacille de la gomme (*Bacillus lacteus inermos*), un bacille de l'acide butyrique, un bacille blanc, enfin des Mucédinées (*Oïdium lactis*, *Penicillium glaucum*, différentes sortes d'*Aspergillus*) (1).

Bibliographie. — GROGNIER, *Recueil vét.*, 1828. — HERBERGER, *Pharm. Cent. Bl.*, 1840. — FRANS, *Münch. Jahresber.* — HERTWIG, *Magazin*, 1856 ; *Handbuch der Arzneimittellehre*, 1872. — LAWSON TAIT, an. in *Thierarzt*, 1871. — GERLACH, *Gerichtl. Thierheilkde*, 1872. — HAUBOLD, *Preuss. Mittheil.*, 1873-74. — HARMS, *Hannov. Jahresber.*, 1873. — BEGEMANN, *Ibid.*, 1876. — MONIN, *Medic. Centralbl.*, 1876. SATTI, *Deutsche Zeitschr. f. Thiermed.*, 1876. — LARCHER, *Bull. Soc. cent. vét.*, 1877. — KLINK, *Ibid.* — LAZANSKY, *Ibid.*, 1879. — GORUP-BESANEZ, *Lehrbuch der physiol. Chemie*, 1878. — STUMPF, *Thierarzt*, 1882. — ALBRECHT, *Adam's Wochenschr.*, 1887. — LÖFFLER, *Berlin. klin. Wochenschr.* 1887. — FRÖHNER, *Arzneimittellehre*, 1888.

(1) Des recherches sur la teneur du lait en bactéries ont été faites par Miquel, de Freudenreich et Cnopf. Dans du lait provenant d'une ferme très proprement tenue, de Freudenreich a trouvé, deux heures après la traite, 9,000 bactéries par centimètre cube, et au bout de 25 heures, à la température de 15°, 5,600,000. Un autre échantillon lui a donné, au bout de 25 heures et à la température de 35°, 63,500,000 bactéries. — Cnopf, de Munich, a obtenu des chiffres encore plus élevés : 60 à 100,000 germes par centimètre cube presque immédiatement après la traite, et au bout de 5 à 6 heures, c'est à dire à l'état où le lait est livré au consommateur, 200,000 à 6,000,000. (*Annales de micrographie*, 1890 et *Centralblatt für Bakter.* 1890. N. D. T.

MALADIES DU CŒUR ET DES GROS VAISSEAUX

CONSIDÉRATIONS ANATOMIQUES ET PHYSIOLOGIQUES GÉNÉRALES SUR LES MALADIES DU CŒUR. DIAGNOSTIC PHYSIQUE.

Le diagnostic des maladies du cœur exige une connaissance parfaite de la disposition anatomique de cet organe et des phénomènes physiologiques qui s'y accomplissent normalement et à l'état pathologique. Chez nos animaux domestiques, il est bien plus difficile que chez l'homme — l'examen physique du cœur étant entravé par diverses circonstances. Chez les quadrupèdes, en effet, le cœur est plus ou moins complètement caché par les rayons supérieurs des membres antérieurs, sa percussion ne peut être pratiquée que du côté gauche, et sur les chevaux de trait fortement musclés ainsi que sur le porc gras elle est absolument impossible. Chez les petits animaux, son volume varie considérablement suivant la race et les individus : il est difficile d'en établir les dimensions, même approximativement ; de plus, le nombre des battements ne permet pas d'en préciser les caractères. — Avant d'étudier les affections cardiaques en particulier, nous allons exposer les principales données sur lesquelles repose leur diagnostic.

I. Les **rapports du cœur** varient suivant les espèces. Chez le cheval *seul*, la plus grande partie du ventricule gauche, celle qui répond à l'échancrure semi-lunaire du poumon, est en rapport direct avec la paroi costale, au niveau de l'espace compris entre la troisième et la sixième côte ; chez lui, la percussion directe du cœur est donc possible. La matité cardiaque perceptible au-delà et en arrière de la septième côte (8 à 9 centimètres en arrière du bord postérieur de l'épaule) est anormale ; chez les animaux de taille moyenne, sa hauteur s'étend à environ 12 centimètres au-dessus du plancher de la cavité pectorale ; mais nous devons faire remarquer que la matité cardiaque ne commence qu'à trois travers de doigt du bord inférieur du sternum (grand pectoral). — Chez le bœuf, où le cœur est recouvert par une portion de poumon, la percussion forte dénote cependant de la matité localisée entre les quatrième et sixième côtes. — Chez les autres animaux, la matité cardiaque, lorsqu'elle est perceptible, ne donne que des renseignements vagues, à cause des dimensions très réduites du cœur. — La submatité peut être due à l'augmentation de volume du poumon (emphysème), à la dextrocardie, au pneumothorax ou au pneumo-péricarde : la matité augmentée est produite par l'hypertrophie cardiaque, la dilatation du cœur, la péricardite exsudative, l'hydropéricarde, l'atrophie ou la rétraction du lobe pulmonaire gauche (tuberculose, morve); la dextrocardie peut être la conséquence d'un exsudat pleurétique, de l'hydrothorax et de l'hépatisation pulmonaire; l'antéversion du cœur est l'effet de la tympanite; son déplacement en arrière est déterminé par les adhérences du péricarde au diaphragme, au poumon, etc.

II. Le **poids du cœur**, chez les animaux d'une même espèce, varie suivant la taille, la race, la constitution, l'âge, le service, etc. L'augmentation et la diminution faibles ou moyennes de ce poids sont difficiles à reconnaître. Comme point de repère, il convient de prendre le rapport qui existe entre le poids du corps et celui du cœur. Chez le cheval, ce rapport est de 1 p. 100 (0,7 à 1,1 p. 100, d'après Frank); le poids absolu du cœur varie entre 2 et 7 kilos; en règle générale, lorsque cet organe pèse plus de 4 kilos et demi (à moins que le cheval ne soit de taille extraordinaire ou de race distinguée), il doit être considéré comme hypertrophié. Le rapport entre l'épaisseur des parois cardiaques droite et gauche est comme 1 : 2,5 (Chez le cheval, cette épaisseur est de 2 centimètres à droite, de 3 centimètres et demi à gauche.)

Chez le bœuf et le mouton, le poids du cœur est à celui du corps comme 1 : 220 (Colin); ce rapport est à peu près le même chez le porc: chez le chien il est comme 1 : 90 (Colin, Negrini), et, suivant Raabe, de 1,4 p. 100 en moyenne.

III. Chez tous les animaux domestiques, le **choc cardiaque** ou **précordial** est perceptible normalement au niveau de la cinquième côte. — Chez les carnivores sains, on le sent des deux côtés de la poitrine, parce que le cœur est situé plus près de la ligne médiane et du diaphragme. — Le choc cardiaque normal est très faible chez le cheval, où il n'est perceptible qu'à gauche; chez les chevaux très fortement musclés il est inappréciable. Le nombre des battements est en moyenne de 28 par minute chez le cheval entier (1), de 33 à 39 chez le cheval hongre, de 34 à 40 chez la jument, de 40 à 60 chez le bœuf, de 70 à 80 chez le mouton, la chèvre et les chiens de grande taille, de 80 à 120 chez les petits animaux. Il diminue dans certaines affections cérébrales (encéphalite subaiguë, immobilité, affections du bulbe, des centres du nerf vague); il augmente dans la fièvre, les affections douloureuses, les maladies du cœur, l'anémie, les hémorragies. — A l'état normal, sous l'influence de l'exercice, de l'excitation, etc., le choc cardiaque devient plus ample et plus fort (ce phénomène s'observe chez la plupart des chevaux et des chiens lors d'un premier examen); il est violent dans les palpitations, les altérations valvulaires, l'hypertrophie, dans l'endocardite et la péricardite récente, dans l'hépatisation ou les indurations pulmonaires siégeant sur la partie antérieure des lobes, et au cours des états fébriles graves; dans ces derniers, son intensité contraste avec la faiblesse du pouls; le choc violent est ici l'expression de la détresse du myocarde. — La diminution de la force du choc est due à l'atonie du cœur (innervation insuffisante, affaiblissement par des températures très élevées, dégénérescence graisseuse et altérations inflammatoires du muscle cardiaque), à son éloignement des parois pectorales par un exsudat pleurétique ou péricarditique, par l'hydrothorax ou l'hydropéricarde, le pneumothorax ou le pneumopéricarde (rare), l'emphysème pulmonaire, à des adhérences avec le péricarde épaissi, etc. Chez le cheval, le choc précordial est perceptible à droite dans la dextrocardie, dans l'hypertrophie cardiaque droite, dans les maladies fébriles (fréquent); souvent aussi, lorsque la poitrine est étroite, on le sent fai-

(1) Ce chiffre est un peu au-dessous de la moyenne. (L. T.)

blement à droite. Dans la péricardite et l'endocardite, on perçoit, outre le choc cardiaque, des bruits de frottement ou des vibrations; ces dernières sont propres aux altérations valvulaires.

IV. Les **tons du cœur**, perçus normalement par l'ouïe et ainsi appelés par opposition aux bruits du cœur, qui sont pathologiques, doivent être distingués en *premier* et *second;* le premier est sourd, long, systolique (il coïncide avec la systole ventriculaire): le second est court, clair, diastolique (il coïncide avec le début de la diastole). L'intervalle entre le premier et le second ton est court (*petit silence*), entre le second et le premier il est long (*grand silence*). Les deux tons ne se reconnaissent sûrement qu'à ce seul caractère. Le *premier* est produit par la tension et la vibration des valvules auriculo-ventriculaires; peut-être est-il renforcé par le bruit musculaire du myocarde lors de sa contraction, par la circulation du sang sous une forte pression dans les ventricules et par l'ébranlement des parois pectorales sous l'impulsion cardiaque; le *second* est dû exclusivement à l'affrontement et au claquement des valvules semi-lunaires. La précision et la netteté des tons du cœur indiquent le fonctionnement intégral de ses appareils valvulaires.

V. Les **bruits du cœur** sont *endocardiques* (*intra-cardiaques*) ou *péricardiques* (*extra-cardiaques*).

1° Les *bruits endocardiques* sont distingués en *organiques* (dus à un obstacle à la circulation) et en *anorganiques* ou *accidentels* (produits par des ondulations irrégulières des valvules, sans qu'il existe un obstacle circulatoire proprement dit); l'importance de ces derniers est toute secondaire. Les bruits organiques sont provoqués par des altérations des valvules occasionnant l'insuffisance ou le rétrécissement. Dans les rétrécissements, le bruit de liquide est dû aux vibrations du torrent sanguin poussé à travers un orifice trop étroit; dans les insuffisances, il est produit par le retour du sang dans le compartiment cardiaque situé en amont de la valvule malade. Les bruits *systoliques* sont soufflants et bourdonnants; les bruits *diastoliques* au contraire sont frémissants et sifflants (1). Les premiers sont généralement déterminés par une insuffisance des valvules auriculo-ventriculaires, notamment de la mitrale, quelquefois par le rétrécissement des orifices aortique et pulmonaire. Les bruits diastoliques indiquent un rétrécissement des orifices auriculo-ventriculaires, surtout de l'orifice mitral, ou une insuffisance des valvules aortiques. Ces altérations sont bien plus rares dans le cœur droit.

2° Les *bruits péricardiques* sont des bruits de frottement; ils se distinguent des bruits endocardiques en ce qu'ils ne sont pas intimement liés à l'acte de la systole ou de la diastole.

Chez le cheval, on rencontre assez fréquemment un *dédoublement* des tons du cœur. Le plus souvent c'est le premier qui présente cette anomalie; on peut l'observer sur des sujets d'ailleurs parfaitement sains; elle doit compter parmi les bruits anorganiques; très probablement elle est la conséquence d'une tension inégale des valves de la mitrale ou de la tricuspide.

VI. Chez le cheval et le bœuf, on explore le **pouls** à l'artère maxillaire externe (plus rarement à la brachiale, à la temporale, à la tibiale, à la collatérale du canon); chez les petits animaux, on le tâte à l'artère fémorale. En dehors de leur nombre (*voy. choc cardiaque*), les pulsations présentent encore des caractères particuliers qui ont fait distinguer :

1° Le pouls *régulier* (rythmique) et le pouls *irrégulier* (arythmique), suivant que les pulsations sont séparées par des intervalles égaux ou inégaux; lors-

(1) Ces différences de timbre n'ont rien de fixe. (L. T.)

qu'une pulsation (chaque trois ou quatre, par exemple) fait défaut, on dit que le pouls est *intermittent;* l'intermittence peut être régulière ou irrégulière.

2° Le pouls *égal* et le pouls *inégal*, selon que les ondées sanguines sont elles-mêmes égales ou inégales. Lorsque de petites ondées alternent avec des ondées plus larges, le pouls est dit *alternatif*.

3° Le pouls *fort* et le pouls *faible* (pouls *grand* ou *petit*, *plein* ou *vide*), expressions qui indiquent des degrés d'ampleur de l'ondée sanguine.

4° Le pouls *dur* et le pouls *mou* (artère dure et artère molle), suivant le degré de tension de l'artère; lorsque le pouls est petit et dur, il est dit *filiforme*.

5° Le pouls *accéléré* et le pouls *retardé*, suivant que l'ondée sanguine glisse plus ou moins rapidement sous le doigt.

Parmi les autres anomalies du pouls, il faut encore citer : le pouls *dicrote* ou dédoublé, dans lequel la courbe du pouls est interrompue à sa descente, et le pouls *anacrote* dans lequel la partie ascendante de la courbe est irrégulière.

Le pouls *intermittent* s'observe souvent sur des animaux parfaitement sains (troubles légers de l'innervation du cœur); on le constate aussi dans les affections du cœur et du cerveau; nous ne l'avons presque jamais rencontré dans les maladies gastriques, contrairement à ce que d'autres ont avancé; dans les maladies fébriles, il est assez fréquent, ainsi que le pouls irrégulier. Le pouls *plein* s'observe dans l'hypertrophie cardiaque; le pouls *dur* dans les affections douloureuses (coliques, tétanos, etc.).

Le pouls *veineux* est surtout un symptôme de faiblesse cardiaque (maladies infectieuses fébriles), de lésions valvulaires, d'affections aiguës du cœur (myocardite traumatique), etc.; il résulte d'une plénitude anormale du cœur droit. On le remarque ordinairement à la partie inférieure des jugulaires. Un léger refoulement du sang dans ces veines s'observe du reste normalement chez bon nombre d'animaux; il n'indique nullement l'existence d'une maladie du cœur. Chez le bœuf, le pouls veineux est très commun; c'est bien à tort qu'on l'a regardé comme un signe certain des cardite et péricardite traumatiques. Il n'y a *pouls veineux* proprement dit que si l'ondée sanguine refoulée est bien visible et remonte assez haut dans les jugulaires.

HYPERTROPHIE ET DILATATION DU CŒUR.

Généralités. — Si l'*hypertrophie* et la *dilatation* du cœur constituent anatomiquement et cliniquement deux affections différentes, dans la pratique il est fort difficile de les séparer. Non seulement elles sont souvent coexistantes (dans les lésions valvulaires, par exemple), surtout lorsque la cardiopathie est ancienne, mais leur diagnostic différentiel est à peu près impossible, en raison de la similitude des symptômes qu'elles provoquent.

La terminologie médicale usuelle indique l'étroite parenté qui existe entre l'hypertrophie et la dilatation ; la première, en effet, est encore désignée sous le nom de *dilatation active*, la seconde sous celui de *dilatation passive*.

Anatomie pathologique. — L'hypertrophie et la dilatation sont toutes deux caractérisées, anatomiquement, par une augmentation de volume du cœur; mais, tandis que dans l'hypertrophie cette altération est due à l'épaississement des parois de l'organe, dans la dilatation elle est produite par l'ampliation de ses cavités et la distension de ses parois.

1° On désigne sous le nom d'*hypertrophie cardiaque simple* — forme assez rare de l'augmentation de volume du cœur — l'épaississement des parois de l'organe; dans la grande majorité des cas, on trouve en même temps une dilatation des cavités; c'est l'*hypertrophie excentrique* ou dilatation active du cœur, forme à laquelle on fait généralement allusion lorsqu'on parle d'hypertrophie cardiaque. L'existence d'une hypertrophie qu'on a appelée *concentrique* et dans laquelle l'épaississement des parois coïnciderait avec le rétrécissement des cavités est problématique. Sous le nom d'hypertrophie cardiaque *fausse*, on désigne l'augmentation de volume du cœur produite par le développement de tissus étrangers dans l'épaisseur du myocarde.

Les hypertrophies vraies peuvent être *totales*, *partielles* (intéressant un seul ventricule) ou *circonscrites* (affectant un ou plusieurs muscles papillaires). Dans l'hypertrophie du cœur gauche, de beaucoup la plus fréquente, l'organe est allongé, cylindrique; dans l'hypertrophie droite, il est plus ou moins aplati, sa largeur est augmentée; dans l'hypertrophie totale, il est arrondi et souvent il a acquis des dimensions extraordinaires : Stephenson a observé un cœur de cheval pesant 16 kilos; Gerlach en a trouvé un de 9 kilos et demi; Herran (1) a vu un cœur de bœuf qui mesurait 35 centimètres de longueur, pesait 18 kilos et avait ses parois incrustées de calcaire. — Souvent la paroi du cœur gauche est doublée ou triplée d'épaisseur; sa structure peut être parfaitement normale; dans la plupart des cas cependant, le myocarde est plus dur, de consistance plus ferme; les coupes faites dans son épaisseur montrent parfois des travées de tissu conjonctif interstitiel, rouge brun foncé ou marquées de taches et de raies claires (pigment; dégénérescence graisseuse des fibres musculaires), suivant l'ancienneté du processus. Au niveau de ces taches, le muscle est mou et friable. — Lorsque le cœur droit est hypertrophié, si on le sectionne transversalement, sa paroi reste rigide et son ouverture béante.

2° Dans la *dilatation cardiaque simple* ou *passive*, le cœur est augmenté de volume par l'ampliation de ses cavités et ses parois sont affaiblies, amincies proportionnellement. On la constate le plus souvent à droite; lorsqu'elle existe au cœur gauche, si l'on sectionne celui-ci transversalement, ses parois s'affaissent au lieu de rester béantes. Ici encore, la structure du myocarde peut être normale; mais habituelle-

(1) Herran, *Journ. des vét. du Midi*, 1862.

ment les parois sont flasques, anémiées, molles, friables, de couleur jaune brun clair, frappées de dégénérescence graisseuse; parfois elles sont très minces, même transparentes à certains endroits où les deux séreuses s'adossent directement; enfin, comme lésions secondaires, on peut observer, dans le myocarde, des dépressions auxquelles on a donné le nom d'*anévrysmes cardiaques*. — On a relaté des cas de dilatation dans lesquels le volume du cœur était plus que doublé.

Étiologie. — L'hypertrophie excentrique du cœur reconnaît des causes variées :

1° Les efforts violents effectués pendant le travail (*hypertrophie idiopathique*). Cette influence pathogène s'observe surtout chez les chevaux de course et les chiens de chasse, animaux qui font des efforts de courte durée, il est vrai, mais poussés à leur *summum* d'intensité. Des raisons de même ordre font qu'à l'état physiologique le cœur des chevaux de race distinguée est plus volumineux que celui des chevaux de race commune ; c'est ainsi que le cœur de l'étalon pur sang anglais *Helenus* pesait près de 7 kilos. Le mécanisme de l'hypertrophie idiopathique du cœur est celui des hypertrophies musculaires en général : la contraction des muscles du tronc pendant les efforts violents détermine la compression des artères musculaires, le sang ne peut plus y affluer aussi abondamment, la pression artérielle augmente et provoque des contractions plus violentes du cœur, d'où hypertrophie du myocarde (Traube).

Chez les animaux très nerveux, notamment sur les chiens de race cultivée, on observe une hypertrophie cardiaque spéciale dont la nature est encore mal connue : on ignore si elle est cause ou conséquence de la nervosité de ces sujets.

2° Les altérations vasculaires qui entravent mécaniquement la circulation déterminent une hypertrophie cardiaque secondaire qu'on appelle encore *hypertrophie symptomatique*.

Parmi ces altérations, il faut citer : les anévrysmes de l'aorte ; le rétrécissement congénital, la thrombose et la compression de ce vaisseau par des néoformations ; les processus athéromateux et l'artériosclérose.

3° Les lésions valvulaires et les troubles circulatoires qu'elles entraînent constituent la cause la plus fréquente de l'hypertrophie cardiaque. Cette hypertrophie mérite bien l'attribut de « compensatrice », car la nature la provoque pour remédier aux troubles circulatoires.

4° Les maladies des poumons, l'emphysème, la compression des deux lobes ou d'un seul par des exsudats ou des transsudats, les adhérences pleurales, les processus interstitiels morveux ou tuberculeux, en arrêtant la circulation dans une partie des vaisseaux pulmonaires, augmentent la pression sanguine dans le cœur droit dont les parois s'hypertrophient.

5° Les adhérences péricardiques, par la gêne qu'elles apportent aux mouvements du cœur, provoquent également une activité plus forte de cet organe et son hypertrophie.

6° Enfin les néphrites chroniques se compliquent presque fatalement d'hypertrophie cardiaque. (Pour les sympathies morbides qui existent entre ces deux affections, voy. *Néphrite chronique.*)

La dilatation *passive* du cœur constitue généralement le stade final de la dilatation *active*. Un moment arrive en effet où le cœur hypertrophié ne suffit plus aux exigences de la circulation ; la pression sanguine qui se fait sentir sur lui le dilate mécaniquement. La dégénérescence graisseuse, l'endocardite, la myocardite ; les altérations du myocarde dans les fièvres intenses, les maladies infectieuses, les intoxications, l'anémie, etc., déterminent la dilatation cardiaque par le même mécanisme. La dilatation passive rapide peut se produire au cours des affections pulmonaires aiguës dans lesquelles existent des troubles circulatoires graves et une élévation considérable de la pression sanguine dans le cœur droit. — Les affections pulmonaires chroniques, au contraire, produisent l'hypertrophie, à moins que les animaux ne soient profondément débilités ; dans ce dernier cas, en raison du défaut de matières nutritives, il ne se forme qu'une dilatation (1).

Symptômes. — L'hypertrophie cardiaque simple et l'hypertrophie compensatrice se développent avec une telle lenteur qu'elles peuvent exister pendant des années sans se traduire par des troubles généraux appréciables. Les hypertrophies graves, celles qui accompagnent la néphrite chronique, par exemple, s'accusent par un pouls plein, un choc cardiaque plus intense qu'à l'état normal, des tons forts et clairs, une augmentation d'étendue de la matité précordiale. Mais ce tableau symptomatique caractéristique s'observe rarement, car l'hypertrophie par insuffisance permanente fait bientôt place à l'état de dilatation, de relâchement du cœur, et l'hypertrophie idiopathique est excessivement rare.

La plupart des cas désignés dans nos publications et dans la pratique sous le nom d'hypertrophie cardiaque ne sont certainement que des complications des dilatations active et passive, voire de cette dernière seule. Les symptômes généraux de cette double affection se confondent avec ceux des insuffisances valvulaires non compensées et diffèrent essentiellement de ceux de l'hypertrophie cardiaque simple.

L'augmentation d'étendue de la matité précordiale est un symptôme commun aux deux formes de la dilatation cardiaque : chez le chien, elle peut s'étendre jusqu'au niveau des dernières fausses côtes. Le relâchement du cœur hypertrophié se traduit, au début, par de la dyspnée, des

(1) Quand la pneumonie aiguë dure quelque temps, il y a souvent chez le cheval une véritable hypertrophie commençante qui disparait après la guérison de la maladie primitive. (L. T.)

palpitations, un pouls anormal, l'hyperémie cérébrale et l'anémie, des accès vertigineux (chien), des troubles circulatoires étendus et leurs conséquences. Généralement l'attention est attirée par la force du choc cardiaque, qui est palpitant, perceptible des deux côtés du corps; parfois celui-ci est ébranlé à chaque battement, phénomène constatable à distance; mais dans certains cas, le choc est imperceptible; les tons du cœur sont irréguliers, roulants ou dédoublés; le premier est fort, métallique, vibrant; le second est très faible ou complètement effacé (1). La force du pouls n'est nullement en rapport avec la violence du choc du cœur: habituellement il est faible, presque inappréciable; sous l'influence d'efforts modérés, il acquiert une fréquence extraordinaire, devient irrégulier et inégal; assez souvent on observe du pouls veineux. Au repos, la respiration est déjà notablement accélérée; le travail la rend dyspnéique (pousse cardiaque; cœur faible): elle peut devenir asphyxique: les animaux chancellent, tombent et périssent par apoplexie. Dans certains cas, on constate des accès vertigineux, des tremblements, des convulsions et des poussées de sueur.

Les troubles circulatoires qui surviennent ensuite affectent tantôt l'encéphale (congestion ou anémie cérébrale s'exprimant par du vertige et des phénomènes syncopaux), tantôt la muqueuse bronchique (bronchite), le canal digestif (catarrhe intestinal chronique), le foie (stase hépatique, foie cardiaque), les reins (infiltration rénale, albuminurie et oligurie), etc.. Enfin on voit apparaître la cyanose et des hydropisies (ascite, hydropéricarde, hydrothorax, anasarque). Les régions sternale, abdominale inférieure et les membres s'œdématient. Tantôt les animaux maigrissent et succombent dans le marasme, tantôt ils sont emportés par une embolie pulmonaire consécutive à la coagulation du sang dans le cœur; tantôt enfin la mort est le résultat de la paralysie cardiaque, de l'hémorragie cérébrale ou de l'intoxication carbonique.

Les symptomes qui viennent d'être exposés se remarquent le plus fréquemment sur les chiens âgés, présentés pour une dyspnée inquiétante ou pour des accès vertigineux; on les observe encore sur

(1) Le dédoublement plus ou moins net des bruits du cœur est relativement commun chez le cheval. Il se remarque tantôt et le plus souvent au premier bruit (*bruit d'anapeste*, deux brèves et une longue) tantôt au second, (*bruit de galop, bruit de dactyle*, une longue et deux brèves). Dans la plupart des cas, il ne paraît pas avoir la signification pronostique grave qu'on lui attribue chez l'homme. On l'explique généralement par l'hypertrophie du ventricule gauche et l'inégale rapidité de fonctionnement des valvules tricuspide et mitrale (dédoublement du premier bruit) ou des sigmoïdes aortiques et pulmonaires (dédoublement du second bruit). Peut-être, chez le cheval, est-il l'expression d'un trouble cardiaque produit par les efforts excessifs et répétés auxquels la plupart des animaux moteurs sont astreints. Quoi qu'il en soit, un fait certain, c'est qu'on peut le constater sur des chevaux utilisés tous les jours aux plus durs services sans présenter de troubles respiratoires ou circulatoires appréciables. (N. D. T.)

les chevaux poussifs, mais ils sont rares chez les sujets de nos autres espèces domestiques. Herran a constaté l'hypertrophie cardiaque chez un bœuf qui dépérissait et présentait des symptômes de dyspnée : lorsque cet animal était obligé de faire quelques efforts, il s'arrêtait brusquement avec des battements tumultueux du cœur.

Diagnostic différentiel. — Dans la majorité des cas, l'hypertrophie et la dilatation du cœur sont prises pour une affection pulmonaire primitive — congestion pulmonaire ou pneumonie — parce que la dyspnée en est la manifestation prédominante, celle qui toujours attire particulièrement l'attention du propriétaire. L'auscultation et la percussion du poumon, l'évolution progressive et la longue durée de la maladie, enfin les phénomènes constatés du côté du cœur permettent de faire le diagnostic.

Les palpitations cardiaques se distinguent de l'hypertrophie par l'intermittence de leur manifestation, par l'absence d'augmentation de la matité précordiale et par les symptômes qui sont plus alarmants. L'hydropéricarde et la myocardite (notamment la myocardite chronique) sont plus difficiles à différencier de l'hypertrophie ; souvent leur distinction est absolument impossible. Le diagnostic différentiel avec les lésions valvulaires est relativement simple ; ces dernières se traduisent par des bruits caractéristiques.

Traitement. — L'indication principale du traitement de l'hypertrophie et de la dilatation du cœur consiste à rechercher les causes de ces affections et à atténuer leurs effets.

Faisons remarquer d'abord qu'il est toujours contre-indiqué d'entraver (par la digitale, par exemple) le développement d'une hypertrophie compensatrice. On soustraira les malades aux diverses causes d'excitation et de fatigue ; on évitera de monter ou d'atteler le cheval et de faire chasser le chien. L'inaction étant nécessaire si l'on veut obtenir la guérison, on comprend que les propriétaires se décident, dans la plupart des cas, à sacrifier les animaux. Une alimentation azotée est avantageuse : elle procure au muscle cardiaque poussé à l'hypertrophie les matériaux nécessaires à la formation de substance musculaire.

Lorsque la dilatation complique l'hypertrophie, on doit combattre le relâchement et la faiblesse du cœur par les cardiaques, les excitants et les toniques. On administre la feuille de digitale à doses faibles et répétées à de courts intervalles (cheval 2 à 5 grammes ; chien $0^{gr},1$ à $0^{gr},3$ par jour, en infusion). Cet agent modère l'activité du cœur, augmente la durée de ses temps de repos et lui permet d'assimiler une plus forte proportion d'éléments nutritifs ; son usage prolongé exige des précautions (1). Dans certains cas, il est avanta-

(1) L'iodure de potassium, 6 à 8 grammes par jour pour le cheval, doses proportionnées pour les autres animaux, est un agent puissant du repos du cœur.

geux d'employer la caféine (cheval et bœuf 5 à 10 grammes; chien de petite race $0^{gr},1$ à $0^{gr},5$; chien de grande taille, 0,5 à 2 grammes), la teinture d'inée (cheval et bœuf, 10 à 25 grammes; chien 10 à 25 gouttes). Lors de troubles circulatoires, il faut recourir aux excitants: (vin, camphre, alcool, éther, vératrine). En associant ces moyens, on peut parer pendant un certain temps à l'insuffisance du muscle cardiaque. Mais la guérison complète n'est possible que dans les cas où l'hypertrophie est idiopathique et lorsque sa cause peut être complètement supprimée.

Bibliographie. — Straub, *Repertor.*, 1850. — Demeester, *Annal. de Bruxelles*, 1852. — Hahn, *Adam's Wochenschr.*, 1857. — Stephenson, *The Veterin.*, 1861. — Herran, *Journ. des vétér. du Midi*, 1862. — Guimberteau, *Ibid.* — Landel, *Repertor.*, 1863. — Thümmler, *Sächs. Jahresber.*, 1866. — Anacker, *Thierarzt*, 1868; *Berlin. Archiv*, 1886. — Köhne, *Magazin*, 1870. — Gerlach, *Gerichtl. Thierheilkde*, 1872. — Glokke, *Preuss. Mittheil.*, 1875. — Mauri, *Revue vét.*, 1877. — Wiart, *Recueil vétér.*, 1879. Kohranski, *Journ. vét. de Charkow*, 1886. — Siedamgrotzky, *Sächs. Jahresber.*, 1887. — Vogel, *Repertor.*, 1888. — Serling, *Adam's Wochenschr.*, 1888. — Dieckerhoff, *Spec. Pathologie*, 1888. — Mauri, *Revue vét.*, 1889.

PÉRICARDITE.

La péricardite — l'inflammation du péricarde — est une maladie fréquente chez le bœuf, très rare au contraire chez le cheval et les autres animaux (1). La péricardite du bœuf est nettement caractérisée par sa nature toute particulière, par ses causes d'ordre traumatique, enfin par sa complication ordinaire de myocardite, qui vient en modifier l'expression symptomatique. Chez la chèvre, on observe aussi quelques cas de péricardite traumatique, tandis que chez les sujets de nos autres espèces, cette maladie reconnaît des causes internes. Pour des raisons d'ordre étiologique, clinique, anatomique et thérapeutique, il convient d'examiner dans un chapitre spécial la péricardite du bœuf et celle de la chèvre.

Il donne souvent des résultats remarquables dans les accès d'asthme se rattachant au cœur *forcé*. C'est un adjuvant très avantageux de la digitale. (L. T.)

(1) La péricardite est fréquente chez les oiseaux. Suivant sa nature et son degré d'ancienneté, les altérations qu'elle provoque sont très variables. Lorsqu'elle est récente, le péricarde est fortement congestionné, dépoli, rugueux; à une période plus avancée, ses feuillets sont recouverts d'un dépôt blanchâtre, d'apparence crayeuse (péricardite rhumatismale) ou soudés entre eux par la plus grande partie de leur surface: dans certains cas, on y trouve une collection liquide abondante. Tantôt les oiseaux qui en sont atteints succombent presque subitement, tantôt ils languissent et meurent de consomption (Voy. Larcher, *Mélanges de pathologie comparée*). (N. D. T.)

1. PÉRICARDITE DU BŒUF ET DE LA CHÈVRE. PÉRICARDITE ET CARDITE TRAUMATIQUES.

Étiologie. — La cardo-péricardite traumatique est de beaucoup la plus fréquente des affections cardiaques du bœuf. On peut se demander s'il existe chez cet animal une péricardite qui ne soit pas de nature traumatique. *A priori*, on doit répondre par l'affirmative, car rien n'empêche l'inflammation du péricarde de s'allumer chez le bœuf, comme chez le cheval, à la suite de refroidissements, au cours du rhumatisme musculaire ou articulaire aigu, des maladies infectieuses, de la septicémie puerpérale, de la pleurésie, etc. Les auteurs ont incriminé toutes ces causes en même temps que le traumatisme. Mais en étudiant les observations rapportées, on est tenté de croire que la plupart des prétendus cas de péricardite *rhumatismale* sont néanmoins de nature traumatique. Ce semble être une habitude chez les praticiens de proclamer rhumatismale toute péricardite constatée à l'autopsie, sans corps vulnérant au sein des lésions. On n'a généralement tenu aucun compte de ce fait, que les corps étrangers pointus peuvent retourner dans l'estomac après avoir intéressé le cœur (1). Quoi qu'il en soit, il ne faut poser le diagnostic *péricardite rhumatismale* qu'avec la plus grande réserve. — La péricardite qui apparaît au cours de la métrite septique, plus fréquente que la forme traumatique, n'est, en somme, qu'un phénomène isolé, qu'un terme dans une longue série d'altérations organiques. Pour la péricardite qui survient au cours de la pommelière, voy. *Tuberculose*.)

Au chapitre de l'inflammation traumatique de l'estomac et du diaphragme, nous avons indiqué le mode de pénétration des corps étrangers dans le péricarde; il nous faut cependant rappeler que celui-ci est situé à une distance de quelques centimètres seulement de l'estomac, dont il n'est séparé que par le diaphragme. Cette proximité explique la fréquence des blessures du péricarde et du cœur par les corps vulnérants accidentellement déglutis. Les péricardites consécutives à des traumatismes pénétrants de la poitrine, à des fractures de côtes, à des coups de corne (Mathieu), etc., sont fort rares.

Anatomie pathologique. — Les altérations du péricarde et du cœur sont habituellement très accusées; il est exceptionnel de constater les altérations du processus inflammatoire à un stade voisin de son début. On trouve un exsudat péricardique liquide ou solide, des adhérences entre le cœur et le péricarde, l'épaississement et la di-

(1) La chose est possible, en effet, mais il reste toujours le trajet qu'a frayé le corps vulnérant. (N. D. T.)

latation de celui-ci, des lésions du myocarde et des altérations secondaires dans le poumon, le diaphragme, etc.

L'exsudat péricardique est des plus variables dans sa composition. Il est séreux ou fibrineux, purulent, hémorragique, putride; clair ou laiteux, blanchâtre, floconneux, gris jaunâtre, jaune verdâtre, rougeâtre, rouge brun, rouge sale, etc. ; à l'examen microscopique, on y constate les éléments figurés les plus divers; globules rouges et blancs, gouttelettes de graisse, bactéries, etc. Souvent il est mélangé de gaz développés dans le péricarde lui-même ou qui proviennent du réseau; tantôt ces gaz exhalent une odeur plus ou moins fétide, tantôt ils sont inodores (pneumopéricarde). La quantité de l'exsudat est parfois considérable (10 à 15 litres); il distend fortement le péricarde, comprime les poumons, le cœur, surtout les oreillettes et les grosses veines. Lorsque la maladie se prolonge, elle se termine d'ordinaire par l'hydropisie chronique du péricarde (hydropéricarde). Plus rarement le sac péricardique renferme du sang qui s'y collecte à la suite de la perforation ou de la rupture du cœur. On peut en trouver plusieurs litres.

Les exsudats solides se développent aux dépens de fausses membranes fibrineuses dans lesquelles les éléments cellulaires se sont transformés en tissu conjonctif. Ils se présentent sous forme de lames fibreuses appliquées sur l'épicarde, ou de proliférations filamenteuses tendues entre le cœur et le feuillet pariétal du péricarde. Les couches membraneuses qui recouvrent le cœur offrent des caractères particuliers; elles constituent des plaques jaune d'œuf ou couleur d'omelette, à surface villeuse, rugueuse ou papilleuse, qui augmentent les dimensions de l'organe; celui-ci est mamelonné, rugueux, à sa surface (*cor villosum, cor hirsutum*). L'épicarde lui-même est épaissi, transformé en une masse lardacée qui peut s'incruster de calcaire et englober le cœur dans une coque solide. Ces exsudats subissent parfois la dégénérescence graisseuse, ou se résorbent en laissant des *taches laiteuses*, des épaississements calleux et cicatriciels.

Les néoproductions résistantes qui établissent des adhérences entre le cœur et le péricarde représentent des plaques, des cordes ou des sortes de tendons pourvus de vaisseaux. Parfois le péricarde se trouve si intimement soudé au cœur qu'il semble faire complètement défaut. (symphyse cardiaque, ankylose du cœur).

Le péricarde peut acquérir l'épaisseur du pouce et plus; souvent il est considérablement dilaté, sa capacité peut atteindre jusqu'à 15 litres. Les épaississements et les adhérences du péricarde sont des signes de la longue durée de la maladie.

Le cœur est infiltré de sérosité ; ses fibres sont ramollies; on y constate des dégénérescences circonscrites, des foyers partiels de myocardite, de petits abcès intermusculaires ou caverneux pourvus d'une membrane pyogénique. Dans certains cas, la paroi cardiaque est creusée d'une caverne renfermant le corps étranger ; dans d'autres, elle présente des pertes de substance ulcéreuses, rouge foncé, entourées d'une zone jaunâtre (blessure du cœur). Tantôt le corps étranger est renfermé dans le cœur, tantôt il est seulement plus ou moins engagé dans le myocarde, tantôt enfin il nage librement dans le péricarde. Camoin a observé un canal s'étendant du ventricule gauche au réseau, canal à travers lequel le sang s'écoulait directement dans l'estomac. Lorsque la durée de la maladie a été longue, il est exceptionnel de trouver le cœur hypertrophié ou dilaté, presque toujours la compression exercée sur lui par l'exsudat péricardique l'a rendu flasque, petit et atrophié (1).

Dans quelques cas, on constate de la pleurésie, des adhérences des feuillets pleuraux, des foyers de pneumonie, des adhérences entre le cœur et le diaphragme, ainsi que les altérations décrites au sujet de l'inflammation traumatique de l'estomac et du diaphragme.

Symptômes. — Les symptômes de la péricardite par corps étranger succèdent à ceux de la phlegmasie de l'estomac et du diaphragme : — à des troubles gastriques chroniques apparaissant sans cause appréciable, dont l'évolution est insidieuse, et qui sont accompagnés de manifestations douloureuses lors de la respiration, d'efforts expulsifs, d'évacuations alvines fréquentes, de palpitations diaphragmatiques, etc., d'entérorragies, d'amaigrissement considérable, — troubles rebelles à toute médication.

A ces manifestations du catarrhe chronique de l'estomac s'ajoutent des symptômes cardiaques et pulmonaires caractéristiques ainsi que des phénomènes généraux; dans la plupart des cas ils se développent brusquement, après la mise-bas, les marches forcées, etc..

1° **Symptômes cardiaques.** — Au début de l'affection, le choc du cœur est fort, palpitant, bondissant; plus tard, en même temps que la quantité d'exsudat augmente, il s'affaiblit, puis disparaît complètement ou ne se manifeste plus que par un mouvement ondulatoire. La percussion, très douloureuse pour les animaux, permet de constater une augmentation de la matité précordiale, dont l'étendue est proportionnée à la quantité de l'exsudat péricardique; assez fréquemment, on perçoit une résonnance tympanique qui s'entend dans toute la région du cœur, et qui est due au refoulement de celui-ci par l'exsudat liquide et par des gaz provenant du réseau ou résultant de la décomposition de l'exsudat; elle peut s'étendre à toute la région costale gauche (pneumothorax, pleurésie, compression du poumon

(1) Nous avons observé un cas de péricardite traumatique dans lequel treize mois se sont écoulés entre la production de l'accident et la mort. Le corps étranger (clou) était fixé dans le muscle cardiaque. Le cœur était atrophié bien que l'exsudat fût peu abondant (*Recueil vét.*, 1889). (N. D. T.)

et atélectasie). Dans la péricardite sèche, la palpation dénonce un frottement léger, synchrone avec les mouvements du cœur; lorsqu'il existe un exsudat liquide on constate souvent des bruits ondulatoires.

L'auscultation du cœur fournit des renseignements précis; l'oreille doit être appliquée au niveau de la cinquième côte du côté gauche, ou en avant du membre antérieur, ou immédiatement au-dessous du garrot; généralement les tons sont absolument normaux, mais moins nets et moins forts, surtout quand d'autres bruits les masquent; des souffles au premier ou au second ton sont tout à fait exceptionnels; ils indiquent des blessures des valvules ou l'endocardite. En revanche, on perçoit presque constamment des bruits péricardiques caractéristiques, d'ailleurs variables suivant la nature et la quantité de l'exsudat. Lorsque celui-ci est fibrineux, au début de la maladie, l'auscultation permet de reconnaître un *bruit de frottement* prononcé, produit par le glissement des deux feuillets rugueux du péricarde. On peut encore constater de la *crépitation*, du *frémissement*, du *ratissement*, du *sifflement*, du *frôlement*. En thèse générale, le bruit de frottement est rare; il ne se produit qu'au début de la péricardite exsudative.

Les *bruits de liquides* sont plus fréquents; tantôt c'est une sorte de clapotement (analogue à celui d'un corps solide tombant sur une surface liquide), qui, parfois, peut être entendu à distance; tantôt c'est un bruit de claquement, de glou-glou, de bruissement, de fluctuation; dans certains cas, il a un timbre métallique, semblable au bruit de gouttelette; dans d'autres, notamment lorsque le péricarde est distendu d'une façon outrée, il est sourd et obscur. Tandis que les bruits *solidiens* sont étroitement liés aux déplacements du cœur, les *liquidiens*, au contraire, peuvent les devancer ou les suivre; assez souvent ils disparaissent momentanément; dans les gros vaisseaux, on entend quelquefois un souffle particulier; ces derniers bruits, qui sont habituellement synchrones avec les mouvements du cœur, s'atténuent et s'effacent lorsque l'exsudat se résorbe.

2° **Symptômes pulmonaires.** — La compression des oreillettes par l'exsudat provoque bientôt une hyperémie pulmonaire passive, qui se traduit par une accélération de la respiration lors des mouvements, par de légères quintes de toux et de la dyspnée. L'affection pulmonaire domine alors la scène et peut faire croire à l'existence de la pneumonie, de la péripneumonie contagieuse ou même de la tuberculose. Il est des cas où le corps étranger a provoqué une pleurésie ou une pneumonie. La persistance du murmure vésiculaire, l'absence de matité pulmonaire et les symptômes cardiaques sont des signes précieux (1).

(1) Sur des vaches atteintes de péricardite tramatique, Cadéac et Brissot ont constaté un souffle pulmonaire analogue au souffle tubaire.

(N. D. T.

3° **Symptômes fournis par les jugulaires.** — Quatre à six jours après l'apparition des bruits péricardiques, plus rarement au bout de 8 à 14 jours seulement, les veines jugulaires se gonflent et présentent le pouls veineux ; ce gonflement est dû à la pression exercée par l'exsudat sur le cœur et les gros troncs veineux (1). En même temps un œdème froid envahit le fanon, les régions jugulaires, et le larynx lorsque la tête est portée basse ; cet œdème s'étend parfois à la région sternale et même à l'abdomen ; il n'a une réelle valeur diagnostique que lorsqu'il s'accompagne des signes particuliers fournis par le cœur ; il peut en effet être occasionné par d'autres maladies, et dans la péricardite traumatique il fait parfois défaut.

4° **Symptômes généraux.** — L'irrégularité de l'action du cœur entraîne des modifications du pouls. Au début, celui-ci est très accéléré (120 pulsations par minute et plus) ; ensuite il devient faible, filiforme, quelquefois très irrégulier ; sa fréquence varie avec l'intensité de l'affection cardiaque. La température peut monter à 41-42° ; elle est inégalement distribuée aux régions superficielles, les extrémités sont tantôt froides, tantôt chaudes ; on observe des frissons et des tremblements. L'état général est fortement atteint ; les animaux sont très faibles, anxieux ; le regard exprime la souffrance ; le décubitus, les mouvements et la respiration déterminent de la douleur et des plaintes ; les extrémités sont tendues et roides, les coudes écartés du corps. Certains malades conservent l'attitude debout et évitent tout mouvement, d'autres s'étendent sur le sol et refusent de se relever, il en est qui se couchent et se relèvent à chaque instant. Les muqueuses visibles sont injectées au début ; plus tard elles deviennent pâles, jaunâtres ou cyanosées. L'amaigrissement augmente ; on constate des symptômes d'hydrémie, parfois des entérorragies ; les animaux succombent aux progrès du marasme ou aux complications de pleurésie (asphyxie) ou de pyohémie (métastases dans les organes internes, tendinites métastatiques abcédées (Schurink), etc.).

La péricardite affecte généralement une marche chronique entrecoupée d'exacerbations périodiques. La mort peut cependant survenir en quelques jours par perforation du cœur et hémorragie intra-péricardique. On a relaté un petit nombre de cas de guérison à la suite de la rétrocession du corps étranger dans l'estomac (2). Entre le début de l'inflammation traumatique de l'estomac et du diaphragme et l'apparition de la péricardite, il peut s'écouler des semaines, des mois,

(1) La compression sur les vaisseaux ne peut avoir d'influence. C'est en s'exerçant sur l'oreillette et le ventricule droits, plus dépressibles que les cavités gauches, qu'elle produit le pouls veineux. (L. T.)

(2) Ces affirmations auraient besoin d'être confirmées par des données anatomiques rigoureuses. (L. T.)

même plusieurs années. Tout dépend de la forme du corps étranger, de l'usage qu'on fait des animaux, de l'alimentation, du nombre des gestations (progression du corps étranger lors des efforts du travail) et d'autres circonstances accidentelles.

Diagnostic différentiel. — Les troubles chroniques de la digestion, l'activité augmentée du cœur, les bruits péricardiques, la stase veineuse, les œdèmes, la marche chronique de l'affection et son aggravation progressive sont des points de repère suffisants pour établir le diagnostic de la péricardite traumatique. Au début, la coïncidence des trois symptômes suivants est très significative : 1° catarrhe chronique et incurable de l'estomac; 2° son tympanique dans la région du cœur; 3° troubles respiratoires (dyspnée, toux) se manifestant en dehors de toute altération pulmonaire appréciable (Rothfritz).

Chez le bœuf, la fréquence de la péricardite traumatique autorise à éliminer la forme rhumatismale, même lorsqu'il y a complication de pleurésie; les symptômes cardiaques doivent faire conclure à l'existence de la première. Mais il n'en est pas de même chez le cheval et le chien. Par un examen attentif il est toujours possible d'éviter la confusion de la péricardite traumatique du bœuf avec les affections pulmonaires. (Pour le diagnostic différentiel de la péricardite et de l'endocardite, voy. le chapitre suivant.)

Traitement. — Il faut se garder de prolonger le traitement des animaux atteints de cardo-péricardite traumatique. On doit au contraire les faire abattre dès que le diagnostic est établi. Tous les auteurs sont d'accord à ce sujet. Au début, quand le diagnostic est encore douteux et que la vie n'est pas en danger, il convient de régler l'action du cœur par la digitale (2 à 5 grammes par jour), la caféine (5 grammes), la teinture d'inée (10 à 25 grammes), etc. On a cherché à faire rétrograder le corps étranger en excitant les mouvements péristaltiques de l'estomac (émétique, salins). Mais généralement ces moyens sont inefficaces. Dans quelques cas on a eu recours au traitement chirurgical, qui consiste, soit en la ponction du péricarde distendu (Lydtin, Schmidt), soit en l'extraction du corps étranger perceptible à la palpation ou visible dans le péricarde (Bastian). Meyer a conseillé cette extraction par la laparotomie et l'ouverture de la panse. Il est douteux que ces traitements puissent donner des résultats avantageux lorsque déjà la péricardite est constituée (1).

Bibliographie. — Van Gemmeren, *Magazin*, 1835, Bd. I. — Lindenberg, *Ibid.*, 1858. — Schaven, *Ibid.*, 1840. — Vilke, *Ibid.*, 1844. — Walder. *Repertor.*, 1844. — Lindenberg. *Magazin*. 1845. — Hildach, *Ibid.*, 1845. — Lecouturier. *Annal. de Bruxelles*, 1846. — Fabry, *Ibid.*, 1848. — Grosskopf, *Magazin*, 1849. — Schell, *Ibid.*, 1849. — Körber, *Ibid.*, 1850. — Drosse, *Ibid.*, 1852. — Mathieu, *Recueil vétér.*, 1854. —

(1) Comment, en passant par le flanc, arriverait-on jusque dans le péricarde pour y saisir les corps étrangers? (L. T.)

Lafargue, *Journal des vét. du Midi*, 1854. — Boisy, *Ibid.*, 1858. — Bru, *Ibid.*, 1858. — Rossberg, *Sächs. Jahresber.*, 1860-6. — Müller, *Magazin*, 1860. — Schmidt, *Ibid.*, 1861. — Camoin, *Recueil vét.*, 1861. — Coulon, *Journ. des vét. du Midi*, 1861. — Hudson, *The Veterinar.*, 1862. — Zundel, *Journ. de Lyon*, 1863. — Rocco, *Il med. vet.*, 1863. — Hulme, *The Veterin.*, 1863. — Mayer, *Magazin*, 1864. — Festal, *Journ. des vét. du Midi*, 1864. — Göring, *Adam's Wochenschr.*, 1864. — Hamont, *Recueil vét.*, 1865. — Delhaize, *Annal. de Bruxelles*, 1865. — Lies, *Adam's Wochenschr.*, 1868. — Anacker, *Thierarzt*, 1869. — Igel, *Repertor.*, 1870. — Harms, *Magazin*, 1871. — Anacker, *Thierarzt*, 1872. — Kaltschmidt, *Repertor.*, 1873. — Schmidt, *Vorträge f. Thierärzte*, 1878. — Engel, *Adam's Wochenschr.*, 1878. — Kehm, *Repertor.*, 1878. — Bastian, *Oesterr. Revue*, 1879. — Saake, *Berlin. Archiv*, 1880. — Bonnigal, *Archives d'Alfort*, 1882. — Foglar, *Oesterr. Vereinsmonatsschr.*, 1882. — Kowaleski, *Archives de Saint-Pétersbourg*, 1882. — Peuch, *Revue vét.*, 1883. — Giovanoli, *Schweiz. Archiv*, 1883. — Bräuer, *Sächs. Jahresb.*, 1883. — Johne, *Ibid.*, 1884. — Haubold, *Ibid.*, 1884. — Zundel, *Gesundheitszustand der Hausthiere in Els.-Lotr.*, 1885. — Queileyens, *Bullet. belge*, 1885, t. III. — Brissot, *Recueil vét.*, 1886. — Schurink, *Gazette hollandaise*, 1886. — Lucet, *Recueil vét.*, 1886. — Pröger, *Sächs. Jahresber.*, 1887. — Della Pace, *Giornale di Anatom. Fisiol.*, etc., t. XVIII. — Mutelet, *Recueil vét.*, 1887. — Lucet, *Ibid.* — Marion, *Ibid.*, 1888. — Cadéac, *Journ. de Lyon*, 1888. (Voy. ce dernier pour la Bibliographie française).

2° PÉRICARDITE DU CHEVAL ET DES AUTRES ANIMAUX DOMESTIQUES.

Étiologie. — Dans la grande majorité des cas, la péricardite du cheval, du mouton et du chien, est *idiopathique*. Très souvent elle est de nature rhumatismale et résulte de refroidissements, ainsi que cela arrive fréquemment chez le cheval ; elle peut aussi se développer au cours des maladies infectieuses, du rhumatisme musculaire ou articulaire aigu, de la septicémie, de la pneumonie contagieuse du cheval et de la pneumonie simple. Elle est quelquefois la conséquence de la propagation au péricarde de l'inflammation d'un organe voisin (endocardite, pleurésie, myocardite, pneumonie) ; parfois elle accompagne l'empyème développé à la suite de l'ouverture d'un abcès pulmonaire dans la plèvre ; ici elle débute toujours sur le feuillet externe du péricarde. Elle peut aussi apparaître au cours de la néphrite chronique. D'après Anacker, le mouton serait sujet à une péricardite enzootique habituellement mortelle dans l'espace de quelques jours.

Dans des cas très rares, elle est de nature traumatique. Chez un cheval, Henniges a trouvé, dans l'oreillette droite, une aiguille à coudre qui était arrivée là par la voie œsophagienne. Elle peut enfin survenir consécutivement à des fractures de côtes, à la pénétration de grains de plomb dans le péricarde (chien), etc.

Anatomie pathologique. — Au début, on constate de l'injection, des ecchymoses, et une tuméfaction trouble de la séreuse, qui est recouverte d'un exsudat gélatineux étalé en couche mince et facile à détacher. Suivant la nature de l'affection, on rencontre dans le péricarde un exsudat séreux ou fibrineux (refroidissement) hémorragique, purulent, putride (infection septique), dont la quantité est très variable. Chez le chien et le mouton (1), la péricardite revêt généralement le type chronique; ses lésions sont celles de l'hydropéricarde. A une période plus avancée, l'épicarde se recouvre de néomembranes lardacées, rugueuses (*cor villosum*), et le cœur contracte des adhérences avec le péricarde (symphyse cardiaque); il est hypertrophié ou atrophié. Chez le cheval, Prakke l'a trouvé réduit au volume du poing d'un enfant; à certains endroits ses parois n'avaient plus que l'épaisseur d'une carte à jouer. — Les autres altérations sont semblables à celles de la péricardite du bœuf.

Symptômes. — Au début, le choc du cœur est palpitant, tumultueux; plus tard, à mesure que la quantité de l'exsudat augmente, il s'affaiblit graduellement: la matité précordiale s'étend en haut et en arrière; il existe des bruits de frottement; le pouls est accéléré, petit, irrégulier, inégal; la respiration est dyspnéique: on observe du pouls veineux, la température varie de 39° à 40°,5, etc. — Sur le cheval, dans un cas, Bruckmüller n'a constaté que de la fièvre, l'effacement du choc précordial et de la difficulté de la respiration. La marche de la péricardite est tantôt aiguë, tantôt chronique; dans la forme aiguë, la mort peut se produire brusquement par rupture du cœur. — Chez le chien, les symptômes de l'hydropéricarde sont les suivants: dyspnée intense, cyanose, gonflement des jugulaires, choc cardiaque imperceptible, ondulatoire ou clapotant; pouls fréquent, irrégulier; hydropisies, amaigrissement et marasme.

Diagnostic différentiel. — La péricardite peut être confondue avec l'endocardite et la pleurésie, mais il est facile de la distinguer des affections pulmonaires. — Le diagnostic différentiel de la péricardite et de l'endocardite doit être basé sur les caractères tout spéciaux des bruits localisés au péricarde; ce sont des bruits de *frottement* que l'observateur croit percevoir immédiatement sous l'oreille; parfois on peut les sentir, et ils ne sont pas liés aussi étroitement aux deux phases du rythme cardiaque que les bruits endocardiques; en outre, les tons du cœur sont absolument normaux et sans connexion intime avec les bruits péricardiques. — Il est plus difficile de la distinguer de la pleurésie au début: cette dernière s'accompagne également d'un bruit de frottement, qui, toutefois, est plutôt isochrone avec les mouvements respiratoires qu'avec ceux du cœur, en outre, les troubles circulatoires font défaut. Parfois la péricardite est secondaire et se rattache à l'inflammation pleurale. Dans les cas douteux, il faut conclure à l'existence de la pleurésie (Röll), qui est relativement beaucoup plus fréquente que l'inflammation du péricarde.

Traitement. — Chez le cheval et le chien, la péricardite est bien moins grave que chez le bœuf et son traitement offre beaucoup plus

(1) Chez le mouton il existe une péricardite aiguë, parfois enzootique, à évolution très rapide et qui cause la mort en quelques jours. (L. T.)

de chances de succès. Il consiste à éviter les excitations, la fatigue, et à faire usage des réfrigérants et des antiphlogistiques : applications de glace ou irrigation permanente d'eau froide ; ce dernier moyen est le plus avantageux pour le cheval (1). A l'intérieur, on administre la digitale (cheval, 10 à 12 grammes par jour ; chien $0^{gr},1$ à $0^{gr},3$) ; on peut employer en outre l'émétique et les salins (2). Si le mal affecte une marche chronique, il faut recourir aux drastiques et aux diurétiques. Lorsque la quantité de l'exsudat devient menaçante pour la vie ou qu'elle reste stationnaire, on peut ponctionner le péricarde au moyen du trocart. Chez le cheval, on pratique cette ponction en avant du bord antérieur de la cinquième ou de la sixième côte, à une largeur de main au-dessus du plancher de la cavité pectorale ; il convient de faire d'abord une boutonnière à la peau afin de faciliter l'introduction de l'instrument. Pour les sujets de nos petites espèces, il faut employer une aiguille capillaire et la seringue de Pravaz. Chez le chien, on ponctionne au centre de la zone de matité. — La faiblesse générale et l'atonie du cœur doivent être combattues par les excitants : vin, camphre, café, alcool, éther, etc.

Sous le nom d'*hydropéricarde* ou d'*hydropisie du péricarde*, on désigne la collection dans ce dernier d'une quantité variable de liquide transsudé. L'hydropéricarde constitue toujours une affection secondaire produite par des obstacles mécaniques à la circulation (maladies chroniques du cœur, néphrite chronique, hydrémie). Cliniquement, il est caractérisé par la disparition du choc du cœur, la faiblesse des tons de cet organe et l'augmentation en étendue de la matité précordiale.

Bibliographie. — THOMPSON, *The Veterin.*, 1842. — HENNIGES, *Magazin*, 1848. — BRUCKMÜLLER, *Oesterr. Vierteljarsschr.*, 1853. — CUTHBERTH, *The Veterin.*, 1854. — PRAKKE, *Repertor.*, 1859. — PRIETSCH, *Sächs. Jahresber.*, 1859. — KÖHNE, *Magazin*, 1870. — ANACKER, *Thierarzt*, 1874. — JOHNE, *Sächs. Jahresber.*, 1880. — BUTEL, *Bull. Soc. vét. prat.*, 1882. — SCHRULLE, *Preuss. Mittheil.*, 1882. — SCHINDELKA, *Oesterr. Vierteljarsschr.*, 1884. — BOCQUET, *Recueil vétér.*, 1886. — KOIRANSKI, *Journ. vét. de Charkow*, 1886. — DIECKERHOFF, *Spec. Pathologie*, 1888.

PALPITATIONS ET « PULSATIONS ABDOMINALES » DU CHEVAL. — CHORÉE DU DIAPHRAGME.

Définition. — Sous le nom de palpitations on a décrit, chez le cheval, des états morbides qui n'ont rien de commun entre eux et au sujet desquels les auteurs ont émis des opinions très différentes.

(1) La dérivation par les sinapismes et les vésicatoires est d'une utilité incontestable. Son efficacité ne peut être mise en doute. (L. T.)

(2) La médication mercurielle, au début, parait beaucoup plus efficace que les stibiés : calomel à l'intérieur, 4 à 6 grammes pour le cheval, doses proportionnées pour les autres animaux et pommade mercurielle sur la peau. (L. T.)

Si, dans certains cas, les palpitations observées sur le cheval paraissent identiques à celles de l'homme, dues à une névrose cardiaque, le plus souvent elles en diffèrent radicalement et sont provoquées par des spasmes diaphragmatiques. Plusieurs raisons nous ont cependant décidés à envisager ces diverses affections dans un seul chapitre : d'abord la pathogénie de la plupart d'entre elles est des plus obscures, toutes se traduisent par des ébranlements convulsifs de la poitrine et de l'abdomen, toutes enfin ont été confondues sous la dénomination générique de *palpitations*.

1° Les **palpitations véritables** sont l'expression d'une névrose cardiaque sans altérations anatomiques appréciables. Certains animaux y sont prédisposés. Parmi leurs causes déterminantes, on cite : l'excitation vive produite par des efforts excessifs, l'emploi brutal du fouet (Soumille), les prises de longe pendant la nuit (Johne), les tractions trop fortes exercées sur les rênes par le cavalier (Albrecht), etc. L'augmentation de force du choc cardiaque qu'on observe au cours de l'hypertrophie du cœur, de l'endocardite chronique, des lésions valvulaires, doit être distinguée des *palpitations;* il en est de même du choc bondissant que l'on constate dans l'anémie, la leucémie, et dans les cas de troubles graves de la nutrition ou d'atrophie du cœur.

Les symptômes des palpitations nerveuses sont la violence du choc précordial (chez certains malades il ébranle le thorax ou le corps tout entier et s'entend à distance); l'accélération de la circulation et de la respiration, le pouls petit, irrégulier; de l'inquiétude, de l'anxiété, des poussées de sueur. — L'auscultation révèle l'intensité des tons qui sont parfois peu distincts; l'augmentation de force des systoles cardiaques est perceptible à l'aorte abdominale lorsqu'on applique l'oreille sur la région dorsale, en regard de ce vaisseau; on a également observé du pouls veineux et des pulsations visibles aux carotides (Milanese). On peut constater de véritables accès pendant lesquels les animaux expulsent fréquemment des excréments et se campent comme pour uriner. Dans des cas isolés, la maladie se termine par la paralysie du cœur ou l'apoplexie cérébrale : dans la plupart, la guérison se produit après un temps variable; mais les accès peuvent se répéter. Le synchronisme des secousses thoraciques avec les battements du cœur est un signe diagnostique très important.

2° Les **spasmes diaphragmatiques** provoquent des phénomènes analogues aux palpitations, avec lesquelles ils ont été souvent confondus par les auteurs. On les a encore désignés sous le nom de *pulsations abdominales*. Ils sont produits par des causes diverses. Le catarrhe et l'inflammation de l'estomac ou de l'intestin peuvent les déterminer par voie réflexe et par la propagation de l'inflammation à la cloison diaphragmatique. Bril les a vus apparaître après les vomissements; Berghuis en a observé dans la surcharge de l'estomac; Oreste dans les états gastriques, dans les coliques et à la suite de repas copieux; Grosswendt dans l'entérite; Leblanc, Wörz et autres, immédiatement après la préhension d'eau froide; Boiteau après l'ingestion de foin moisi, c'est-à-dire comme l'expression d'une intoxication ; Cartwright après l'administration d'une pilule d'aloès (1). — Il est possible que les palpitations cardiaques s'accompagnent de contractions morbides du diaphragme, que le nerf diaphragmatique, qui passe au-dessus de la base du cœur, se trouve irrité par les mouvements violents de celui-ci (Haubner-Siedamgrotzky).

Le spasme diaphragmatique, désigné très à propos sous le nom de *chorée du diaphragme*, s'accuse par des symptômes particuliers et fort remarquables. On observe, dans la région costale gauche et dans le flanc correspondant, des secousses qui ébranlent parfois le corps tout entier; habituellement elles s'accompagnent d'une expiration courte, saccadée (Boiteau, Hering) et d'un bruit sourd qu'on entend à une distance de quelques pas (Simonin et autres); ces secousses brusques et violentes, dont le nombre dépasse rarement dix à quinze, se perçoivent très distinctement le long du diaphragme (Grosswendt); elles s'atténuent graduellement, en avant, le long de la cavité thoracique, et en arrière, à mesure qu'on les envisage en des points plus rapprochés du bassin; il est des cas où elles semblent localisées à une région circonscrite de la cloison diaphragmatique; chez certains malades elles provoquent un véritable hoquet (Wörz). Le plus souvent elles ne sont pas isochrones avec les battements du cœur et ceux-ci ne sont pas palpitants, mais normaux ou même affaiblis. Bien qu'elles ne paraissent avoir aucune connexité avec les systoles cardiaques (Berghuis, Simonin, Boiteau, Bril, Wörz, Hering, Grosswendt, Soumille, etc.), on admet généralement qu'elles sont dues à une irritation du nerf phrénique produite par les mouvements du cœur.

En dehors de ces symptômes, on note souvent un pouls vite et petit, une accélération de la respiration, des tremblements, de l'inquiétude, des bâillements, l'extension fréquente d'un membre postérieur, des manifestations de douleur, etc. La durée de l'affection varie de quelques minutes à deux ou trois jours ; il est rare qu'elle se prolonge plus longtemps; Leblanc l'a cependant vue persister trois semaines (2).

(1) J'en ai vu de nombreux exemples chez des chevaux qui n'avaient jamais présenté le moindre trouble digestif. J'ai suivi pendant cinq à six mois un cheval qui se nourrissait bien, était en bon état, continuait son service ordinaire et a fini par guérir sans traitement. (L. T.)

(2) Il n'est pas rare cependant qu'elle dure plus longtemps. Partant de l'idée qu'elle devait se rattacher à une lésion nerveuse, j'ai essayé contre elle le phosphate de chaux 2 à 4 grammes et la poudre de noix vomique 1 à 2 grammes. Deux fois ce traitement a paru réussir. Il mérite d'être expérimenté. (L. T.)

Le pronostic semble être moins favorable que pour les palpitations : sur 18 malades observés par Cartwright, 6 ont succombé (1). La fréquence des pulsations à gauche (Cartwright les a trouvées douze fois à gauche sur 16 cas) est due sans doute à la situation ou à la distension de l'estomac.

Traitement. — Il consiste en l'emploi des antispasmodiques, de la morphine (injections sous-cutanées de 0gr,4 à 0gr,6 de chlorhydrate de morphine chez le cheval), du bromure de potassium, de l'hydrate de chloral (25 à 50 grammes). — Pour les palpitations vraies, on peut encore recourir aux irrigations d'eau froide sur la région du cœur, aux frictions cutanées irritantes et à la dérivation sur le canal intestinal au moyen des drastiques.

La saignée, fort en vogue autrefois, n'a qu'une efficacité douteuse.

L'obscurité qui couvre encore la nature des états morbides dont nous venons de parler tient à ce que l'on a voulu identifier les *palpitations cardiaques* et le *spasme diaphragmatique*.

En rattachant la pulsation abdominale à un spasme du diaphragme, nous sommes d'accord avec la plupart des auteurs (Apperley et Castley, Beeson, Boiteau, Goubaux, Hering, Cagny). Les contractions spasmodiques du diaphragme expliquent parfaitement les secousses abdominales intenses. Un simple trouble circulatoire dans l'aorte postérieure, et encore moins l'anévrysme de ce vaisseau, ne sauraient produire des effets aussi graves ; il en est de même de la contraction isolée des muscles abdominaux (Delafond), qui déterminerait des phénomènes analogues aux efforts expulsifs (2). On a rattaché les pulsations abdominales à une altération des artères hépatique et splénique (Milanese), mais c'est là une théorie purement imaginaire. On a aussi confondu avec les palpitations les phénomènes provoqués par la thrombose des artères crurales et de l'aorte postérieure. De ces considérations, on doit conclure que les *pulsations abdominales* du cheval constituent une affection semblable au hoquet de l'homme (*névrose du diaphragme*). Elles peuvent se manifester isolément ou coexister avec les palpitations cardiaques.

Les *palpitations vraies* ont été observées sur le cheval et le chien (Fricker, Brusasco ; Fricker en a constaté sur un chien d'appartement qui guérit au bout de treize jours par l'administration de faibles doses de digitale. Dans un cas semblable, Brusasco a employé avantageusement l'hydrate de chloral donné par doses de 3 grammes.

Bibliographie. — Pastey, *The Veterin.*, 1841. — Junginger, *Repertor.*, 1842. — Beeson, *The Veterin.*, 1842. — Schaack, *Journ. de Lyon*, 1850. — Berghuis, *Repertor.*,

(1) Cette gravité de la chorée diaphragmatique qui ressort de la statistique de Cartwright doit être considérée comme tout exceptionnelle. Sur neuf malades que nous avons suivis, aucun n'a succombé, et toujours la guérison s'est produite rapidement, quel qu'ait été le traitement institué. (N. D. T.)

(2) L'existence de cette modalité de l'affection a été irréfragablement établie par Delafond (Voy. *Bullet. Soc. cent. vét.*, 1851). — Sur deux chevaux destinés aux exercices de chirurgie, nous avons observé ces secousses abdominales paraissant avoir leur origine dans le flanc, et, comme Delafond, nous avons pu, après la laparotomie, constater qu'elles n'étaient pas produites par le diaphragme, mais bien par les muscles abdominaux et surtout par l'ilio-abdominal. (N. D. T.)

1851. — Soumille, *Journ. du Midi*, 1851. — Lafosse, *Ibid.*, 1856. — Hering, *Spec. Pathol.*, 1858. — Forster, *Oesterr. Vierteljahrsschr.*, 1859. — Boiteau, *Journ. des vét. du Midi*, 1861. — Johne, *Sächs. Jahresber.*, 1861. — Simonin, *La Clinique vétér.*, 1862. — Lundberg, *Repertor.*, 1862. — Zahn, *Oesterr. Vierteljahrsschr.*, 1863. — *Ibid.*, 1867. — Milanese, *Il med. vet.*, 1871. — Oreste, *Gazz. méd. vét.*, 1871. — Anacker, *Thierarzt*, 1872. — Zahn, *Oesterr. Vierteljahrsschr.*, 1872. — Bayer, *Ibid.*, 1876. — Hahn, *Thierarzt*, 1877. — Albrecht, *Adam's Wochenschr.*, 1878. — Appenrodt, *Preuss. Mittheil.*, 1882. — Haubner-Siedamgrotzky, *Landwirthsch. Thierheilkde*, 1884. — Rossignol, *Bull. Soc. cent. vét. prat.*, 1885.

Sur le hoquet et le spasme diaphragmatique. — Garsault, *Nouveau parfait maréchal*, 1770. — Leblanc, *Recueil vét.*, 1826. — Levrat, *Ibid.*, 1830. — Coulbeaux, *Journ. prat.*, 1830. — Allison, *The Veterin.*, 1842. — Cartwright, *Ibid.*, 1842-43. — S. Bouley, Sanson, Delafond, Goubaux, *Bull. Soc. cent. vét.*, 1851. — Wörz, *Repertor.*, 1853. — Grosswendt, *Magazin*, 1863. — Landwatter, *Repertor*, 1876. — Bril, *Annal. de Bruxelles*, 1878. — Degive, *Ibid.*, 1881. — Cagny, *Bull. Soc. cent. vét.*, 1883. — *Bull. Soc. vét. prat.*, 1885. — Brun, *Ibid.*, 1886. — Salonne, *Recueil vét.*, 1887. — Cadiot, *Ibid.* — Battagliatti, *Giornal. di vet. milit.*, 1888.

Sur les palpitations chez le chien. — Fricker, *Repertor.*, 1861. — Brusasco, *Il med. vet.*, 1871.

MYOCARDITE. INFLAMMATION DU MUSCLE CARDIAQUE.

Étiologie. — La myocardite, très rare et difficile à reconnaître chez nos animaux, est ordinairement de nature infectieuse. Elle peut être produite par la fièvre aphteuse (Johne), la septicémie, la pyohémie, la tuberculose (Johne), la pneumonie contagieuse du cheval, etc. ; dans certains cas elle est due aux refroidissements ou aux efforts excessifs. Parfois elle survient secondairement par propagation au myocarde d'une inflammation localisée d'abord à l'endocarde ou au péricarde. Les blessures du cœur, assez communes chez le bœuf, plus rares chez le cheval, les commotions et les contusions de cet organe (Trélut) peuvent aussi la déterminer.

Anatomie pathologique. — Les altérations du myocarde sont fort différentes selon qu'il s'agit d'une myocardite parenchymateuse, interstitielle, indurative ou suppurée ; mais toujours elles sont plus ou moins circonscrites, jamais diffuses.

1° Dans la *myocardite parenchymateuse aiguë*, extrêmement rare, l'inflammation n'intéresse pas exclusivement les fibres musculaires ; elle s'accompagne d'une infiltration élémentaire interstitielle. Johne a décrit, chez le bœuf, deux cas de cette forme de myocardite ; les altérations macroscopiques consistaient en des foyers de ramollissement gris rougeâtre, gris jaunâtre ou blanc jaunâtre ; au niveau de ces lésions, l'aspect fibrillaire du muscle avait disparu ; sur les coupes, le tissu paraissait homogène. Au microscope, on constatait la disparition des stries transversales, le trouble granuleux des fibres musculaires et une infiltration cellulaire du tissu conjonctif interstitiel, tellement abondante que les fibres musculaires se trouvaient éloignées l'une de l'autre par des couches de cellules embryonnaires trois à cinq fois plus épaisses que les fibres elles-mêmes. Nous avons observé un cas tout à fait semblable chez un cheval mort de pneumonie contagieuse. A l'autopsie d'une jument, Sanson a également trouvé des altérations parenchymateuses, des ecchymoses et une infiltration séreuse. jaunâtre du myocarde.

2° La *myocardite chronique indurée* se traduit par la présence, dans le myocarde, de *taches laiteuses* (cardio-sclérose), véritables foyers cicatriciels dont le muscle est farci et qu'on rencontre surtout vers la pointe de l'organe et dans les parois du cœur gauche. Ces indurations sont toujours en dépression sur la surface du cœur; parfois il existe à leur niveau des excavations assez profondes (anévrysmes cardiaques). Dans certains cas, on trouve les fibrilles musculaires en voie de dégénérescence granulo-graisseuse et entourées d'une abondante néoformation conjonctivo-fibreuse (Friedberger). Le processus a pour lésion initiale une infiltration cellulaire du tissu conjonctif interstitiel; l'induration, la transformation fibreuse caractérisent ses stades ultérieurs; cet état entraîne habituellement l'hypertrophie secondaire du cœur (1).

3° La *myocardite suppurée* (*abcès du cœur*) s'observe surtout dans la pyohémie, dans la métrite puerpérale de la vache, dans l'omphalophlébite du poulain (Verraert). Tantôt les abcès du cœur sont peu volumineux, miliaires et disséminés dans le tissu conjonctif en voie de prolifération, tantôt leurs dimensions atteignent celles d'une noisette ou d'une châtaigne: généralement ils sont déterminés par des infarctus emboliques (myocardite métastatique). — Les abcès du cœur ont été constatés sur le cheval et le bœuf; chez ce dernier, ils peuvent subir la transformation caséeuse et s'incruster de sels calcaires (« ossification du cœur »).

La *cardio-sclérose* ne se développe pas toujours aux dépens de processus inflammatoires; d'après Ziegler, elle serait fréquemment l'expression d'une *myomalacie* (ramollissement du myocarde) consécutive à la nécrobiose par anémie cardiaque, et qui a été souvent désignée sous le nom de myocardite parenchymateuse. La myomalacie cardiaque survient généralement à la suite d'un infarctus hémorragique se produisant au cours de processus artério-scléreux

(1) Delamotte a relaté deux faits de sclérose cardiaque chez le cheval. Dans l'un, l'examen microscopique du myocarde a été fait par Montané. Le tissu musculaire était envahi par une sclérose partielle principalement localisée du côté de la face péricardique, pénétrant dans certains points l'épaisseur des ventricules, arrivant même jusqu'à l'endocarde. Les faisceaux musculaires avaient subi, soit la dégénérescence colloïde, soit la dégénérescence graisseuse, avec retour, dans l'une et l'autre, vers la forme embryonnaire (*Revue vét.*, 1890). — Tout récemment, sur un cheval atteint d'endocardite chronique valvulaire, nous avons constaté un bel exemple de myocardite interstitielle, caractérisée par la présence de bandes et d'îlots conjonctivo-fibreux disséminés dans l'épaisseur des parois du ventricule gauche et accompagnés d'altérations dégénératives, d'atrophie des faisceaux musculaires. (N. D. T.)

ou emboliques; cet infarctus entraîne successivement, dans un territoire limité, l'anémie artérielle, le ramollissement, la caséification, la résorption des détritus de tissus et enfin l'induration cicatricielle. Dans les foyers circonscrits de ramollissement cérébral et dans les infarctus rénaux, les cicatrices conjonctives interstitielles se constituent de la même façon.

Les dégénérescences du myocarde qu'on observe au cours des maladies infectieuses représentent en quelque sorte la première phase de la myocardite, avec laquelle elles ont d'étroits rapports; mais elles sont bien plus fréquentes que la myocardite elle-même; parmi ces altérations, on peut citer : la tuméfaction trouble, les dégénérescences graisseuse, granuleuse, etc. Le myocarde, flasque, friable, comme cuit, présente une coloration anormale, mais l'infiltration cellulaire fait défaut. Les symptômes sont analogues à ceux de la myocardite. Toutes ces lésions dégénératives entraînent l'atonie du cœur.

Symptômes. — Les symptômes consistent surtout en un trouble fonctionnel du myocarde, en la faiblesse ou l'insuffisance du cœur; ils sont à peu près les mêmes que dans l'hypertrophie avancée. Le choc précordial, fort, irrégulier, tumultueux, se fait sentir sur une plus grande surface ; parfois l'œil et l'oreille le perçoivent à une certaine distance. Le pouls est faible, irrégulier, souvent inappréciable; chez le cheval, on peut compter de 80 à 120 pulsations et plus à la minute. La respiration est accélérée et difficile. On observe en outre une grande faiblesse, des tremblements, des accès vertigineux. La température est plus ou moins élevée suivant la nature et les causes de l'affection. Lorsque celle-ci dure longtemps, les phénomènes dénonçant l'existence d'un obstacle à la circulation de retour apparaissent.

Il est des cas où l'inflammation du myocarde évolue très rapidement : à un moment donné, les malades peuvent tomber comme foudroyés (fièvre aphteuse, tuberculose). La mort survient brusquement par rupture ou paralysie du cœur. Dans les myocardites parenchymateuse aiguë ou suppurée, on observe souvent cette marche et cette terminaison.

Diagnostic différentiel. — Il est très difficile de distinguer la myocardite de plusieurs autres cardiopathies, notamment de la dilatation passive, de l'endocardite et de la péricardite; parfois, en effet, les symptômes de ces affections n'ont rien de caractéristique. En règle générale, on doit conclure à l'existence de la myocardite quand, avec des symptômes graves de détresse cardiaque, on n'observe aucun signe d'altération organique du cœur (souffle, bruit de frottement, etc.).

Traitement. — Le traitement de la myocardite doit être celui de la faiblesse cardiaque. Il faut éviter les excitations et les efforts, soutenir le myocarde par une alimentation substantielle, par les excitants, la digitale, la caféine, l'inée, et administrer des antifébriles. L'indication principale est de combattre l'affection primitive. La myocardite suraiguë ne cède à aucun traitement.

Bibliographie — *Compt. rend. des travaux de l'École d'Alfort*, *Recueil vét.*, 1835. — Dubuisson, *ibid.*, 1836. — Rigal, *ibid.*, 1837. — Sanson, *Journ. des vét. du Midi*, 1852. — H. Bouley et Colin, *Recueil vét.*, 1863-64. — Trélut, *Ibid.*, 1868. — Friedberger, *Münch. Jahresber.*, 1877-78. — Verraert, *Annal. de Bruxelles*, 1878. — Johne, *Sächs. Jahresber.*, 1878. — Burke, *The Vet. journ.*, 1886. — Masoero, *Il med. vet.*, 1886. — Delamotte, *Revue vét.*, 1888 et 1890. — *Recueil vét.*, 1890, p. 219.
Sur les abcès du cœur. — Schmelz, *Repertor.*, 1854. — Leblanc, *Recueil vét.*, 1855. — Stockfleth, *Repertor.*, 1860. — Zundel, *Journ. de Lyon*, 1863. — Hunting, *Edinb. Veter. Rev.*, 1864. — Haussmann, *Repertor.*, 1877. — Johne, *Sächs. Jahresber.*, 1878.

Les publications vétérinaires renferment quelques faits d'**ossification des oreillettes** du cœur constatés chez le cheval. On n'a guère observé cette lésion que sur les sujets âgés. Le plus souvent elle est localisée à l'oreillette droite; parfois elle est bilatérale mais inégalement développée, toujours c'est l'oreillette gauche qui est la moins altérée. Tantôt elle atteint à peine les dimensions d'une pièce de cinq francs, tantôt elle occupe tout le plafond de l'oreillette (Barrier et Vérel, Nocard, etc.), exceptionnellement celle-ci est envahie en totalité (Rénault, Barthélemy). Dans un cas relaté par Chuchu (*Bullet. Soc. cent. vét.*, 1884), l'oreillette droite, complètement ossifiée, était quintuplée de volume et pesait 1800 grammes; à sa partie supérieure, elle était creusée d'un large orifice, semblable « à l'ouverture d'un gros coquillage » et auquel aboutissaient les veines caves. Le cheval à l'autopsie duquel on trouva cette lésion n'était âgé que de huit ans; il avait fait pendant trois années un excellent service de trait sans jamais présenter aucun signe de malaise avant les dernières semaines de son existence. En moins de deux mois, il devint très maigre et faible au point de ne pouvoir se relever.

Dans la plupart des cas, l'ossification des oreillettes du cœur ne provoque aucun trouble circulatoire sérieux parce qu'elle est *limitée* et *isolée*, sans lésion concomitante des orifices ni des valvules. Elle intéresse bien plus l'anatomo-pathologiste que le praticien.

RUPTURE DU CŒUR.

Etiologie. — En dehors des actions traumatiques, cet accident reconnait pour causes certaines altérations du myocarde qui diminuent la résistance des parois de l'organe; tantôt elles préparent simplement la rupture, tantôt elles finissent par la déterminer.

Parmi ces altérations il faut citer : l'inflammation, le ramollissement, l'abcédation, l'affaiblissement des parois par la cardio-sclérose et les anévrysmes, la dégénérescence sénile des fibres musculaires, l'endocardite et la péricardite, la dégénérescence athéromateuse de la base de l'aorte, les Échinocoques et les Némathelminthes (Spiroptères) logés dans les parois du cœur, etc. — Les principales causes déterminantes sont les commotions du tronc, les chutes violentes (Hertwig), l'hyperexcitation provoquée par le coït (Hering), l'opération de l'ascite chez le chien (Stockfleth) et la tympanite aiguë chez le bœuf (Anacker, Mayer, Perdan).

Anatomie pathologique. — Outre les altérations primitives du myocarde, on trouve dans la paroi du cœur une déchirure plus ou moins longue (3 à 4 cent. en moyenne); elle siège le plus souvent sur une oreillette, à la base de l'aorte ou de l'artère pulmonaire (voy. *Rupture des gros vaisseaux*). Le péricarde est distendu par une collection sanguine (hémopéricarde).

Symptômes. — La déchirure du cœur s'annonce par une chute brusque, apoplectiforme; en s'affaissant, le cheval pousse parfois un cri aigu (Alers); dans d'autres cas, la respiration devient très accélérée; l'animal, pris de vertige, de tremblements, chancelle, tombe, présente les signes de l'hémorragie interne, et la mort a lieu dans les convulsions, le plus souvent en moins d'une heure, quelquefois seulement après plusieurs heures.

C'est un accident sans remède. Tout traitement serait illusoire.

Bibliographie. — Robet, *Recueil vét.*, 1826. — Gaullet, *ibid.*, 1831. — Povell, *The Veterin.*, 1840. — Heckmeyer, *Magazin*, 1841. — Hering, *Repertor.*, 1848. — Livingstone, *Ibid.*, 1857. — Stockfleth, *Ibid.*, 1857. — Herwtig, *Magazin*, 1860. — Leblanc, *La Clinique vét.*, 1863. — Alers, *Repertor.*, 1867. — Anacker, *Thierarzt*, 1871. — Mayer, *Repertor.*, 1874. — Münich, *Adam's Wochenschr.*, 1878. — Duclos, *Revue vét.*, 1881. — Perdan, *Oesterr. Vereinsmonatsschr.*, 1885.

ENDOCARDITE AIGUË.

Animaux atteints. — L'inflammation de l'endocarde est beaucoup plus fréquente que celle du myocarde, et certainement elle est plus commune qu'on ne l'a admis jusqu'à présent (1). Le cheval, le bœuf et le porc sont les animaux qui en sont le plus souvent atteints; elle est relativement rare sur les sujets de nos petites espèces; nous ne l'avons observée qu'une seule fois chez le chat.

Étiologie. — L'endocardite aiguë est habituellement produite par des agents infectieux en suspension dans le sang. Elle peut survenir comme épiphénomène d'une foule de maladies infectieuses, de la pyohémie, de la métrite septique, de la fièvre aphteuse, etc. Chez le cheval, dans certains cas, elle complique la pneumonie simple, la pneumonie contagieuse, la fourbure et les coliques violentes. Chez le bœuf, elle apparait souvent au cours du rhumatisme articulaire aigu (Meyer, Ruchte). Chez le porc, Roth a également vu la polyarthrite rhumatismale s'accompagner d'une endocardite aiguë mortelle. — Les processus inflammatoires du myocarde et du péricarde, du poumon et de la plèvre, se propagent quelquefois à l'endocarde. Le refroidissement paraît jouer un rôle étiologique important chez le cheval (endocardite idiopathique *a frigore* — Trasbot). Plus rarement l'endocardite est de nature traumatique (Ebinger a observé l'endocardite chez une vache à la suite d'une

(1) A part la pneumonie, il n'est peut-être pas d'inflammation viscérale plus commune chez le cheval. Nombre de cas méconnus sont encore considérés comme des pneumonies ou des pleurésies. (L. T.)

fracture de côte par un coup de corne). Enfin il semble exister des causes prédisposantes ; — l'âge avancé, qui s'accompagne de certains processus dégénératifs (artério-sclérose, sclérose des valvules aortiques) : — le jeune âge, pendant lequel une influence héréditaire se fait parfois sentir (Burke a vu tous les jeunes chiens d'une même portée tués par l'endocardite). Une première atteinte de la maladie prédispose aux récidives. — Parmi les médicaments dont l'administration prolongée ou les doses excessives provoquent l'endocardite, il faut surtout mentionner la digitale.

Wyssokowitsch a fait, sur le lapin, des recherches expérimentales très intéressantes au sujet de l'étiologie de l'endocardite ulcéreuse. En déchirant les valvules du cœur et en injectant dans les veines le *Streptococcus pyogenes*, il a provoqué des phénomènes analogues à ceux de l'endocardite ulcéreuse (mycosique) de l'homme. Ses expériences ont prouvé que la plus légère blessure des valvules suffit pour permettre à des microorganismes, inoffensifs dans l'appareil circulatoire indemne, de produire une endocardite mortelle. Le *Staphylococcus pyogenes aureus* et le *Coccus sepsis* lui ont donné des résultats semblables (1).

Anatomie pathologique. — Les altérations macroscopiques varient avec la cause et le degré d'intensité de la maladie. Dans les formes rhumatismales bénignes, les bords libres des valvules, les cordages tendineux et les muscles papillaires sont revêtus de proéminences miliaires, de couleur grisâtre ou blanc jaunâtre, semblables à des granulations ou à de petits boutons. Lorsque ces néoformations existent en grand nombre, la séreuse est tapissée d'une couche d'élevures qui lui donnent un aspect glanduleux ou verruqueux; souvent elles sont recouvertes d'un exsudat fibrineux, stratifié, sanguinolent ou décoloré (endocardite verruqueuse). Développées au bord libre des valvules, elles peuvent se transformer en végétations polypeuses énormes qui déterminent l'insuffisance des valvules ou le rétrécissement des orifices (2). Dans les cas où les granulations sont de très faibles dimensions, l'endocarde paraît finement rugueux ; il est tuméfié, trouble, rouge, couvert d'exsudat. Le tissu conjonctif sous-endocardique, sous-

(1) En ensemençant du sang provenant d'une femme morte d'endocardite maligne causée par une ulcération de la lèvre supérieure, Gilbert et Lion ont pu isoler et cultiver un microbe qui paraît jouer un rôle important dans le développement de cette cardiopathie. L'inoculation à des lapins de quelques gouttes d'une culture de ce microorganisme, *sans traumatisme valvulaire préalable*, a provoqué chez ces animaux une endocardite végétante, avec ou sans aortite, et dont les lésions étaient absolument identiques à celles que détermine cette maladie chez l'homme. Le microbe se retrouvait dans les végétations des valvules mitrale et tricuspide (*Bull. de la Soc. de biologie*, 1888-89). (N. D. T.)

(2) Souvent les animaux succombent, dans les cas très aigus, avant que des végétations aient pu se produire sur les valvules : celles-ci sont surtout épaissies par l'injection vasculaire et l'exsudat épanché entre leurs feuillets, et cela suffit à gêner leur fonctionnement au point de causer la mort. L. T.

épicardique et interstitiel, est farci de petits foyers hémorragiques. Dans les formes septiques graves, on observe sur la séreuse des ilòts mortifiés et des ulcérations (endocardite ulcéreuse). Ces dernières, ordinairement superficielles et dont les dimensions varient de celles d'une lentille à celles d'une pièce d'un franc, sont recouvertes d'un exsudat nécrosique sale, spongieux, friable, qui peut être entraîné par le courant sanguin dans les organes les plus divers. C'est ainsi que se produisent les embolies purulentes dans le poumon, le rein, le foie, la rate, etc., jusque dans les artères coronaires (abcès du cœur).

Dans l'endocardite verruqueuse, le microscope montre une exsudation et une infiltration cellulaire du tissu conjontif sous-endocardique; dans l'endocardite ulcéreuse, les tissus sont nécrosés, transformés en masses granuleuses riches en micrococques. D'après Ziegler, ces deux formes ne diffèrent que par le degré d'intensité du processus. La première se termine tantôt par la résorption de l'exsudat et la guérison, tantôt par une néoformation conjonctive d'origine leucocytique : les valvules s'épaississent, se raccourcissent, contractent des adhérences anormales (insuffisance et retrécissement dans l'endocardite chronique) : dans certains cas, l'exsudat thrombosique emporté par le torrent circulatoire est lancé dans le rein, le cerveau, etc., où il occasionne des infarctus qui se terminent habituellement par la cicatrisation. Le tissu sous-jacent à l'exsudat thrombosique se nécrose : il est le siège d'une véritable infiltration « diphtéritique ».

Tandis que chez l'homme l'endocardite est généralement localisée au cœur gauche, chez les animaux c'est le cœur droit qui paraît en être le plus souvent frappé (1). Sur neuf cas d'endocardite observés par Meyer, huit fois l'inflammation intéressait la valvule tricuspide, quatre fois la valvule mitrale et deux fois seulement les valvules aortiques. Chez le bœuf, l'endocardite à droite est fréquente (Bollinger, Ruchte) ; par contre, chez l'homme, elle est fort rare et ordinairement d'origine fœtale.

Symptômes. — L'endocardite aiguë se traduit d'abord par une action tumultueuse du cœur dont les battements sont forts, violents, se font sentir sur une grande étendue et peuvent ébranler le corps tout entier. Parfois leur nombre dépasse celui des pulsations (Trasbot) : chez le cheval, on a trouvé 160 battements cardiaques pour 70 pulsations. — La circulation est accélérée ; chez le bœuf et le cheval, on compte de 80 à 160 pulsations à la minute ; le pouls est irrégulier, intermittent, très faible, souvent imperceptible.

(1) Cette formule ne parait pas être l'expression exacte de la vérité. Les cas vraiment aigus sont plus souvent localisés dans le cœur gauche ; ce sont au contraire les cas subaigus ou chroniques qui se localisent à droite. D'ailleurs, chez le cheval, les lésions sont assez souvent doubles. (L. T.)

Les tons du cœur sont normaux au début, mais bientôt ils perdent leur netteté; le premier devient sourd et parfois se confond avec le second; quelquefois l'auscultation révèle des bruits endocardiques anormaux, notamment un souffle systolique au premier ton. Plus rarement, on perçoit un bruit diastolique, frémissant et vibratoire, très important au point de vue du diagnostic. L'hyperthermie est constante. Dans les formes septiques, la température est toujours très élevée; chez le cheval, Trasbot l'a trouvée de 40 à 41° C.

Au début, la respiration est pénible et accélérée au point qu'on pourrait croire à l'existence d'une pneumonie ou d'une pleurésie; dans certains cas elle devient dyspnéique. L'état général est inquiétant; on observe une grande faiblesse, des coliques intermittentes, puis des symptômes provoqués par des embolies dans les poumons (accès de suffocation), les reins (hématurie), les extrémités (boiteries) et le cerveau (phénomènes apoplectiques). La forme septique se complique souvent d'hémorragies.

Il est des cas où la marche de l'affection est suraiguë : les malades succombent au bout d'un certain nombre d'heures, de quelques jours au plus; dans d'autres, elle dure plusieurs semaines; dans d'autres enfin elle passe à l'état chronique. Les récidives sont fréquentes (Trasbot, Roth). L'endocardite verruqueuse est relativement bénigne, mais la forme septique est très grave. La mort est sa terminaison de beaucoup la plus commune; elle est due à l'infection septique ou à la formation de foyers emboliques dans le poumon, les reins, le cerveau, etc. La forme valvulaire acquiert surtout de la gravité par les lésions qu'elle laisse après soi.

Diagnostic différentiel. — Quand elle revêt la forme suraiguë, foudroyante, l'endocardite peut-être confondue avec le charbon, la septicémie, l'encéphalite, la fièvre pétéchiale, etc. On est quelquefois embarrassé pour la différencier de la pneumonie au début, de la congestion pulmonaire, de l'œdème du poumon, qui, lui aussi, s'accompagne souvent d'une dyspnée intense. Mais les difficultés arrivent à leur maximum lorsque les symptômes observés se rapportent à la fois à la myocardite et à l'endocardite. Dans ces cas, il est indispensable de faire un examen prolongé et très minutieux du cœur. Encore faut-il tenir compte de ce fait que, dans l'anémie et la leucémie, il peut exister des souffles systoliques (souffles anorganiques) analogues à ceux de l'endocardite. Lorsque celle-ci ne s'accompagne d'aucun bruit anormal, son diagnostic *intra vitam* est impossible.

Traitement. — Soustraire les animaux à toute excitation et à tout mouvement; régler l'activité du cœur par la digitale; combattre la fièvre par la quinine, l'émétique et les autres antipyrétiques (1) : telles en sont

(1) A ce dernier point de vue, le médicament de beaucoup le plus efficace est le salicylate de soude, à doses fortes, 20 gram. par jour au début, et moindres dès

les principales indications. Chez les petits animaux, on peut appliquer de la glace sur la région précordiale ; chez les autres on fera des irrigations permanentes d'eau froide. L'action des dérivatifs cutanés est des plus incertaines. Lorsque la faiblesse devient très accusée, on doit la combattre par l'administration de camphre, d'éther ou d'alcool.

Bibliographie. — MERCIER, *Recueil vét.*, 1841. — RUCHTE, *Repertor.*, 1855. — CAUSSÉ, *Journ. des vét. du Midi*, 1856. — BOIZY, *Recueil vét.*, 1857. — — C. LEBLANC, *Dict. vét.*, 1858. — MEYER, *Oesterr. Vereinsmonatsschr.*, 1858. — WITHERS, *The veterinar.*, 1868. — DAMMANN, *Magazin*, 1871. — ROTH, *Virch. Arch.*, 1872. — BOLLINGER, *Adam's Wochenschr.*, 1878. — JOHNE, *Sächs. Jahresber.*, 1881. — LEBLANC, *Bull. Soc. cent. vét.*, 1881. — FOGLAR, *Oesterr. Vereinsmonatsschr.*, 1882. — TRASBOT, *Bull. Soc. cent. vét.*, 1882, *et Archives d'Alfort*, 1878-80-83. — ROSSIGNOL, *Presse vét.*, 1882. — MATHIS, *Journ. de Lyon*, 1883. — BURKE, *The veterin.*, 1884. — EBINGER, *Berlin. Arch.*, 1885. — WYSSOKOWITSCH, *Virch. Archiv*, 1886. — DEFFKE, *Rundschau auf dem Gebieste der Thiermedicin*, 1887. — LESBRE, *Journ. de Lyon*, 1890. — BENJAMIN, *Recueil vét.*, 1891.

ENDOCARDITE CHRONIQUE. — ALTÉRATIONS VALVULAIRES (1)

Étiologie. — Les affections valvulaires sont extrêmement fréquentes chez nos animaux domestiques, surtout chez le cheval et le chien. Dans la majorité des cas, elles sont caractérisées par des altérations développées au cours de l'endocardite chronique, laquelle, le plus souvent, succède à l'endocardite aiguë. Chez le bœuf, elles sont ordinairement précédées de rhumatisme articulaire aigu compliqué d'accidents cardiaques (Hering, Joyeux). Chez le cheval, on les a constatées à la suite de l'influenza (Percivall) et de quelques autres maladies infectieuses aiguës. — L'endocardite chronique reconnaît une autre pathogénie dans laquelle les refroidissements, les excitations répétées, les efforts violents jouent le principal rôle. Les processus artérioscléreux qui évoluent à l'origine des gros vaisseaux (Boisy) déterminent aussi, à un âge avancé, des altérations valvulaires. Celles-ci peuvent encore se produire pendant la vie intra-utérine ; pour les cas de cet ordre et pour un certain nombre d'autres, il faut admettre une prédisposition héréditaire.

Exceptionnellement elles se rattachent à des anomalies de développement ou à des néoformations. Johne et Eisenblätter ont décrit des altérations congénitales de la cloison interventriculaire chez la vache. Chez un chien atteint d'attaques épileptiformes et de cyanose, Franck a trouvé une obstruction incomplète du trou de Botal. Les néoplasmes du cœur, ceux développés à son voisinage (carcinome,

que l'amélioration est manifeste. Il n'est aujourd'hui aucun agent connu dont l'action soit comparable. (L. T.)

(1) L'endocardite chronique est une des maladies les plus communes chez le cheval, et l'une de ses principales causes est le travail, qui nécessite une suractivité fonctionnelle du cœur. (L. T.)

sarcome, myxome), l'hypertrophie ou les tumeurs des ganglions bronchiques (Johne, Koch, Wolff) peuvent provoquer des rétrécissements des orifices cardiaques. Mais les faits de ce genre sont très rares ; aussi nous bornerons-nous à étudier les affections valvulaires produites par l'endocardite chronique.

Anatomie pathologique. — Les altérations des valvules auriculo-ventriculaires et sigmoïdes déterminent l'insuffisance ou le rétrécissement de l'orifice correspondant (1).

L'insuffisance des valvules est due à leur rétraction ou au raccourcissement de leurs tendons. Ces membranes ont perdu leur mobilité normale et l'aptitude à se développer suffisamment pour remplir leur rôle physiologique. Au cours de l'endocardite chronique, tantôt elles se rétractent et subissent une atrophie qui peut aller jusqu'à la disparition presque complète de l'appareil qu'elles constituent, tantôt le raccourcissement de leurs cordages ne leur permet plus de se développer complètement et, au moment de leur tension, il existe, entre leurs bords connivents, un orifice par lequel le sang reflue.

Le rétrécissement des orifices est produit, soit par l'épaississement des valvules, soit par la soudure partielle de leurs bords, soit encore par des végétations de l'endocarde. On peut trouver les orifices rétrécis par des néoformations polypeuses, verruqueuses, en choux-fleurs, etc., développées sur les lames valvulaires ; parfois ils sont remplis presque entièrement par des masses néoplasiques. Les valvules ont leur bord libre tuméfié et spongieux, ou renflé en bourrelet, ou incrusté de sels calcaires ; dans d'autres cas, soudées vers leurs extrémités, elles forment des anneaux étroits, cartilagineux ou ossiformes, à travers lesquels le sang est poussé avec violence.

Généralement ces altérations sont liées à l'endocardite et souvent on les trouve associées (affections valvulaires combinées) ; les cas d'*insuffisance simple* ou de *rétrécissement idiopathique* sont très rares. Les bruits anormaux qu'elles provoquent seront décrits plus loin (voy. *Symptômes des affections valvulaires en particulier*). Quant aux phénomènes morbides secondaires déterminés par les troubles circulatoires auxquels elles donnent lieu, les principaux sont : l'hypertrophie et la dilatation du cœur : l'hyperémie du foie, l'induration brune du poumon, l'engorgement des reins et de la rate ; l'hydropisie

(1) L'endocardite valvulaire a pour premier effet de produire un défaut de coaptation des lames valvulaires, c'est-à-dire une *insuffisance*. Le processus ne rétrocédant jamais, les valvules subissent une double rétraction : 1° suivant l'axe vertical, c'est-à-dire du bord libre vers la ligne d'insertion ; 2° suivant l'axe transversal ou dans le sens du bord libre. Cette rétraction progressive des valvules augmente peu à peu l'insuffisance et finit par entraîner le *rétrécissement* de l'orifice correspondant. L'insuffisance valvulaire est donc le premier terme d'une lésion dont le dernier terme est le rétrécissement (Peter).

(N. D. T.)

générale, l'ascite, l'hydrothorax, l'hydropéricarde, l'anasarque, l'amaigrissement, des hémorragies, etc.

Animaux atteints. — Les affections valvulaires s'observent le plus souvent sur le chien et le cheval (1); chez le bœuf elles sont encore assez communes, peut-être à cause de la fréquence du rhumatisme articulaire aigu dans cette espèce; on les rencontre également chez le porc (Daudt, etc.) (2) et les oiseaux (3). Chez l'homme, c'est généralement le cœur gauche qui est affecté (sur 300 cas d'endocardite, on en a trouvé 297 fois à gauche, et dans 255 la valvule mitrale était atteinte). Les 37 observations d'affections valvulaires que notre *Bibliographie spéciale* renferme se décomposent ainsi : 20 cas d'altérations du cœur gauche et 17 du cœur droit; la mitrale a été trouvée lésée 14 fois, la tricuspide 15 fois, les valvules aortiques 6 fois, celles de l'artère pulmonaire 2 fois. C'est surtout chez le bœuf que la tricuspide paraît être fréquemment atteinte. Sur les 7 cas constatés chez cet animal, 6 fois les lésions existaient à droite, dans un cas elles étaient bilatérales, dans aucun on ne les a vues localisées au cœur gauche. Chez le cheval, au contraire, la proportion est à peu près semblable à celle trouvée chez l'homme; sur 15 cas observés, 7 fois les lésions étaient localisées au cœur gauche, 3 fois au cœur droit, 5 fois elles étaient bilatérales.

Une statistique de Nocard établit la fréquence relative des diverses affections valvulaires chez le cheval. Sur 42 sujets, 38 ont présenté des lésions des valvules aortiques; sur les quatre autres, on en a constaté aux valvules aortiques et mitrale. L'intensité de ces altérations était très diverse; tantôt les valvules étaient simplement épaissies et rigides; tantôt elles avaient subi la rétraction cicatricielle; dans certains cas elles étaient revêtues de végétations fibreuses; dans d'autres elles étaient rongées, dentelées ou perforées. Le diagnostic a été fait pendant la vie. — Chez presque tous ces animaux, on entendait un bruit de souffle qui couvrait tout le grand silence. L'intensité et le timbre de ces bruits étaient des plus variables (4).

(1) Chez le cheval, l'affection est tellement commune qu'un bon nombre des animaux reconnus incapables de travailler avant l'usure des membres n'ont pas autre chose. Aujourd'hui les élèves de la clinique d'Alfort la reconnaissent immédiatement. L. T.

(2) Sous le nom de « pseudo-rouget chronique », Bang a relaté un fait d'endocardite verruqueuse observé sur une truie âgée de dix-huit mois. Les principaux symptômes étaient les suivants : coloration rouge bleuâtre des oreilles, du ventre et des membres, qui s'est étendue à la plus grande partie du corps; température rectale 40°4, respiration accélérée et bruyante, abattement, décubitus quasi-permanent. L'animal ne touchait pas aux liquides et ne prenait qu'un peu d'herbe fraîche qu'il gardait dans la bouche, à la façon du cheval qui *fume la pipe*. A l'autopsie, outre des hydropisies abondantes dans les grandes cavités splanchniques, on a trouvé la valvule mitrale bosselée, rugueuse, verruqueuse et tellement épaissie qu'elle obstruait presque entièrement l'orifice auriculo-ventriculaire. (N. D. T.)

(3) Dr Larcher. *Recueil vét.*, 1874.

(4) Quatorze observations d'endocardite chronique que nous avons recueillies sur des chevaux très âgés pour la plupart, se décomposent ainsi, quant à la localisation du processus; lésions intéressant exclusivement les vavules sigmoïdes, 10 cas;

Symptômes des affections valvulaires en général. — Les insuffisances valvulaires et les rétrécissements des orifices déterminent une stase sanguine en amont de la lésion : dans l'oreillette gauche et le poumon si c'est la mitrale qui est frappée, dans l'oreillette droite et le système veineux général lorsque c'est la tricuspide : les affections des valvules aortiques ou pulmonaires occasionnent la stagnation dans le ventricule correspondant. Certains troubles circulatoires sont compensés, au début, par une augmentation de l'activité du cœur (hypertrophie compensatrice). Une altération cardiaque compensée de cette façon peut n'occasionner, durant des années, aucun symptôme appréciable; mais, après des efforts violents ou des excitations, on remarque des phénomènes anormaux plus ou moins accusés. — Tôt ou tard le muscle cardiaque se fatigue et ne peut plus suffire à la tâche créée par l'état morbide. Des troubles circulatoires apparaissent alors dans le poumon et le système des veines caves. Souvent c'est à cette période seulement que les animaux sont reconnus malades et que l'on est appelé à les traiter; chez la plupart, on constate un ensemble de symptômes peu différent de celui de l'hypertrophie cardiaque avancée (1).

Les manifestations principales des lésions valvulaires graves sont :

1° L'accélération du pouls et du rythme du cœur, l'excitabilité anormale de celui-ci, l'irrégularité de son choc et du pouls, les palpitations; dans des cas exceptionnels, comme lors de rétrécissement de l'aorte chez l'homme, on note un ralentissement du pouls.

2° La difficulté de la respiration, surtout pendant l'exercice. Chez le cheval, on observe de véritables attaques dyspnéiques désignées sous le nom de « pousse cardiaque ». Cette dyspnée, qui domine généralement la scène, s'explique par le ralentissement de la circulation pulmonaire et les altérations persistantes consécutives (induration brune

lésions intéressant exclusivement la valvule mitrale, 1 cas; lésions sigmoïdiennes et mitrales, 2 cas. Dans aucun de ces faits nous n'avons trouvé d'altérations de la tricuspide ni des valvules de l'artère pulmonaire. — Treize cas d'endocardite chronique que nous avons constatés sur le chien se répartissent ainsi : altérations de la mitrale et de la tricuspide 4 cas ; — de la mitrale et des valvules aortiques 1 ; — de la mitrale seule 5 ; — de la tricuspide 2 ; — des valvules aortiques 1. (N. D. T.

(1) Le premier fait qui attire l'attention, c'est la faiblesse pendant le travail. Les malades s'arrêtent et refusent pendant un moment d'avancer; ils ne répondent plus aux excitations de la voix et du fouet. (L. T.)

[Les intermittences constituent une forme toute spéciale de désordre rythmique du cœur et ne se rattachent à aucune altération substantielle de cet organe. Assez communes chez le cheval, elles consistent en de courtes suspensions de l'action du cœur, qui se répètent généralement chaque quatre, cinq ou six battements. A part la première contraction de chaque série, qui est parfois *bondissante*, et l'intervalle ordinairement très court qui le sépare de la seconde, les autres sont normales comme force et comme rythme. Dans certains cas, ces intermittences paraissent coïncider avec un trouble général de la santé, mais, comme les dédoublements, on peut les constater sur des animaux en bon état et utilisés à des services pénibles sans manifester aucun signe de malaise.] (N. D. T.)

du poumon, rétrécissement des alvéoles pulmonaires par suite de l'ectasie capillaire).

3° Les accès vertigineux après les efforts (chez les chiens de trait).

4° La cyanose des muqueuses et de la peau (chez le porc), surtout accusée aux oreilles et sur le dos (Daudt); le gonflement des veines (glosso-faciale, jugulaire), le pouls veineux.

5° Des épanchements dans les cavités splanchniques (ascite, hydrothorax, hydropéricarde) et des œdèmes du ventre, du fourreau, de la poitrine et des membres.

6° L'albuminurie et la diminution de la sécrétion urinaire, phénomènes dus à la stase sanguine dans les reins.

7° L'ictère, conséquence de l'hyperémie passive du foie.

8° Les embolies des organes périphériques. Elles proviennent de thrombus cardiaques produits par le ralentissement du courant sanguin. On les observe dans le poumon, le cerveau, le rein, le foie, la rate, les extrémités (ici elles déterminent parfois des boiteries — Weber) et les articulations (tuméfactions articulaires aiguës secondaires observées chez le cheval — Percivall).

9° L'amaigrissement progressif, la faiblesse, le marasme, les sudations faciles et fréquentes après les moindres efforts, — symptômes coexistant avec un état général apyrétique.

10° Les bruits anormaux qu'on observe à l'auscultation.

Symptômes des affections valvulaires en particulier. — Les plus importantes de ces affections sont l'insuffisance des valvules mitrale (cheval et chien), tricuspide (bœuf), aortiques et le rétrécissement des orifices correspondants; les altérations de l'orifice et des valvules pulmonaires sont beaucoup plus rares. Elles ne restent pas toujours simples, isolées; souvent au contraire elles se combinent et les symptômes qui les expriment peuvent se compliquer singulièrement. Cependant, la précision de la cardiologie en pathologie humaine, l'abondance des travaux spéciaux publiés en vétérinaire et les observations personnelles que nous avons recueillies nous décident à décrire les caractères particuliers des diverses affections valvulaires; cette étude pourra servir de base à des travaux ultérieurs.

I. Insuffisance mitrale. — Elle détermine, au moment de la systole, un reflux du sang dans l'oreillette gauche à travers l'orifice auriculo-ventriculaire incomplètement fermé.

Les vibrations du sang refoulé par l'orifice mitral et sa rencontre avec celui qui sort des veines pulmonaires produisent un bruit (souffle) aigu *systolique* (1). L'oreillette, remplie à l'excès, se dilate

(1) Le siège du bruit est caractéristique de la lésion et son timbre de la forme de cette lésion. Dans l'insuffisance mitrale le souffle s'entend surtout à la base du cœur, il est plus faible dans toute la hauteur de la moitié postérieure de cet organe. Il est doux quand l'insuffisance est simple, et rude s'il y a des végétations.
(L. T.)

et s'hypertrophie peu à peu; l'écoulement du sang des veines pulmonaires est entravé, il y a stase sanguine dans ces vaisseaux, dans les capillaires et les artères du poumon, enfin dans le cœur droit qui finit aussi par s'hypertrophier. En raison de la pression sanguine augmentée dans l'artère pulmonaire, le deuxième ton (ton pulmonaire) est renforcé. Lorsque le cœur droit ne peut plus parer aux troubles circulatoires, il survient de la cyanose, de la dyspnée, du gonflement des jugulaires, du pouls veineux, des hydropisies, etc. (1).

Symptômes caractéristiques de l'insuffisance mitrale. — Souffle systolique, ton diastolique pulmonaire fort, hypertrophie du cœur droit, pouls faible, dyspnée, stase dans le système veineux.

Schmidt (2) a décrit un beau cas d'insuffisance mitrale chez le cheval. Symptômes : pouls accéléré, petit, arythmique; bruit systolique fort (sifflement) à la pointe du cœur, augmentation de la matité précordiale, œdème sous la poitrine, etc.

II. Rétrécissement de l'orifice mitral. — Il a pour conséquence d'entraver l'entrée du sang dans le ventricule gauche lors de la contraction de l'oreillette et donne lieu à un bruit (souffle) diastolique. Le ventricule incomplètement rempli tend vers l'atrophie ; le pouls devient petit et faible. L'oreillette gauche se dilate et s'hypertrophie ; la circulation pulmonaire est gênée, d'où hypertrophie et dilatation du cœur droit; le ton pulmonaire diastolique est très fort.

Symptômes caractéristiques du rétrécissement mitral. — Souffle diastolique (3), ton pulmonaire fort, pouls très petit, troubles circulatoires graves et surtout engouement pulmonaire.

Cette lésion a été décrite sur le cheval et le porc par Daudt, Schneidemühl, Appenrodt et quelques autres.

III. Insuffisance tricuspide. — Elle permet le retour du sang dans l'oreillette droite et s'accuse par un bruit (souffle) systolique. Le reflux du sang dans l'oreillette se propage aux veines (pouls veineux) et provoque une stase dans tout le système veineux (cyanose des muqueuses visibles, etc.). L'oreillette droite s'hypertrophie et se dilate ; plus tard le ventricule éprouve les mêmes modifications. Lorsque l'activité du cœur droit devient insuffisante, il se produit de

(1) Des altérations chroniques de la mitrale assez accusées pour produire une insuffisance peuvent *exceptionnellement* se rencontrer à l'autopsie de chevaux n'ayant présenté pendant leur vie aucun trouble respiratoire ou circulatoire appréciable. Nous en avons recueilli un remarquable exemple. (N. D. T.)

(2) Schmidt, *Preuss. Mittheil.*, 1877-78.

(3) Le souffle caractéristique est diastolique il est vrai, mais ne se produit qu'à la fin du grand silence et mérite la qualification de présystolique, car les vrais bruits diastoliques se produisent aux orifices artériels. (L. T.)

l'engouement pulmonaire (dyspnée), des thromboses de cet organe et des hydropisies consécutives à la stase sanguine dans les veines caves.

Symptômes caractéristiques de l'insuffisance tricuspide : souffle systolique, pouls veineux.

Chez le bœuf, Cagny a observé une forte distension des jugulaires, du pouls veineux, de la dyspnée et des hydropisies. Schmelz, dans un cas semblable, n'a constaté qu'un souffle systolique.

IV. Rétrécissement de l'orifice tricuspide. — Rare chez l'homme, il est assez commun chez le bœuf. Les phénomènes qu'il provoque sont : un bruit souffle diastolique, la dilatation et l'hypertrophie de l'oreillette droite, du pouls veineux, le ralentissement du courant sanguin dans l'artère pulmonaire, des thromboses partielles de ce vaisseau et des embolies pulmonaires consécutives, des troubles respiratoires, des hydropisies, enfin l'hypertrophie et la dilatation du ventricule droit.

Chez un cheval, Hering a constaté du pouls veineux aux jugulaires, des battements violents du cœur et des infiltrations œdémateuses aux régions déclives.

A l'autopsie d'une vache sur laquelle on avait observé des troubles respiratoires graves, Eggeling a trouvé, dans presque toutes les branches de l'artère pulmonaire, des thromboses partant des valvules sigmoïdes épaissies et ridées; chez une autre, il a constaté des foyers emboliques pulmonaires provenant d'un thrombus du volume d'un œuf de poule, développé sur la paroi latérale du ventricule droit et partiellement ramolli; dans ce cas encore, on avait observé pendant la vie une respiration extrêmement laborieuse.

V. Insuffisance aortique. — Elle permet le reflux du sang de l'aorte dans le ventricule gauche au moment de la diastole et donne lieu à un bruit souffle diastolique qui a parfois les caractères d'un frémissement. Le ventricule gauche, distendu outre mesure, se dilate et s'hypertrophie. L'hyperfonction du cœur détermine à son tour un pouls très fort, dont la courbe descendante est cependant brusque, parce qu'une partie du sang qui devrait progresser dans l'appareil artériel revient sur ses pas. Le bruit aortique diastolique est parfois perceptible à la carotide (1) (chez l'homme, l'auscultation de ce vaisseau au moyen du stéthoscope permet de constater un bruit systolique rude et court; sur les artères de moyen et de petit calibre, on perçoit des vibrations particulières; enfin l'artère crurale donne le ton double de Traube).

Symptômes caractéristiques de l'insuffisance aortique : souffle dias-

(1) Le souffle diastolique ne se propage pas dans les artères. (L. T.)

tolique; dilatation et hypertrophie du cœur gauche, pouls artériel fort (*pulsus celer*, pouls de Corrigan) (1), bruits artériels.

Polansky a observé un beau cas d'insuffisance aortique chez le cheval. Il a noté une augmentation de la matité précordiale, des battements violents, un souffle diastolique fort, à timbre métallique, qu'on entendait aussi dans le voisinage de la région dorsale et sur les deux carotides, mais qui devenait de plus en plus faible à mesure qu'on s'éloignait du cœur. Le pouls, large, plein, soulevait le doigt et était visible à plusieurs artères périphériques, notamment à l'artère transversale de la face, à l'auriculaire postérieure, aux tibiales antérieure et postérieure. Après un exercice modéré continué pendant un quart d'heure, on percevait, dans la région du cœur, une sorte de choc diastolique très net, qui disparaissait aussitôt que l'action du cœur et la respiration étaient redevenues calmes.

VI. Rétrécissement de l'orifice aortique. — Il imprime au courant sanguin un mouvement tourbillonnant qui s'accompagne d'un bruit (souffle) systolique. Le pouls est très petit et ralenti, le ventricule gauche s'hypertrophie: lorsque le rétrécissement est très accusé, on observe les symptômes de l'anémie cérébrale, du vertige, etc.

Symptômes caractéristiques du rétrécissement aortique : souffle systolique (2), pouls très petit, hypertrophie du cœur gauche (3).

Bagge a observé deux chevaux chez lesquels le premier ton du cœur s'accompagnait d'un bruit sourd et bourdonnant; la main appliquée sur la région précordiale percevait une sensation de frémissement; le pouls était faible. L'un de ces chevaux était très mou au travail, mangeait peu et avait considérablement maigri. — Lustig a décrit, chez le cheval, un cas d'insuffisance et de rétrécissement aortiques.

VII. Insuffisance des valvules de l'orifice pulmonaire. — Très rare, elle s'accuse par un bruit (souffle) diastolique et s'accompagne d'hypertrophie et de dilatation du ventricule droit, de troubles respiratoires et circulatoires très accusés dès que l'activité du cœur commence à se ralentir.

(1) L'insuffisance aortique est la seule lésion organique du cœur où le pouls soit fort. Lancée par la systole ventriculaire dans l'appareil artériel où la tension est faible, l'ondée sanguine soulève brusquement la paroi vasculaire et produit une pulsation ample, souvent bondissante chez le cheval. (N. D. T.)

(2) Le caractère pathognomonique du rétrécissement aortique c'est le souffle systolique s'entendant à la base du cœur et se propageant dans l'aorte. Avec un stéthoscope *ad hoc*, on l'entend très nettement à la terminaison, chez le cheval. (L. T.)

(3) Le souffle au premier bruit et à la base du cœur n'indique pas un « rétrécissement aortique » dans le sens propre du mot, mais seulement une altération des valvules sigmoïdes, qui sont ordinairement rugueuses, déformées, recouvertes de végétations. Chez nos animaux, ce souffle existe souvent alors que l'orifice aortique est absolument normal comme dimensions. (N. D. T.)

La littérature spéciale ne contient qu'un seul cas de cette altération. Chez une vache, Boisy a trouvé le deuxième ton remplacé par un bruit de râpe ; le pouls veineux était très accusé, la respiration laborieuse et soubresautante ; on constatait en outre un pouls artériel presque imperceptible et de l'ascite. A l'autopsie, cet auteur constata des végétations en chou-fleur développées sur les valvules de l'artère pulmonaire.

VIII. Rétrécissement de l'orifice pulmonaire. — Il détermine un bruit (souffle) systolique (1), une hypertrophie du cœur droit, une stase dans le système veineux et des phénomènes dyspnéiques.

Cette altération est également très rare ; Huth l'a cependant rencontrée chez le cheval. Pendant la vie du sujet, il a constaté l'existence d'un bruit *soufflant* synchrone avec le pouls. Après un exercice léger, la dyspnée devenait intense, le cœur battait fortement et l'animal très essoufflé était obligé de s'arrêter.

Diagnostic des affections valvulaires. — Diverses circonstances obscurcissent le diagnostic des affections valvulaires. Des bruits anormaux systoliques et diastoliques peuvent exister sans la moindre lésion organique des valvules ; on les désigne sous le nom de *bruits anorganiques* ; ils s'observent dans l'anémie, la leucémie, etc. ; d'autre part, une affection valvulaire n'entraînant pas toujours, à son début, un bruit pathologique, son signe diagnostique le plus important peut faire défaut. Souvent deux ou plusieurs altérations valvulaires sont associées : le rétrécissement et l'insuffisance coexistent fréquemment ; les formes les plus complexes sont possibles. Enfin, dans la majorité des cas, ces affections n'attirent l'attention et ne sont reconnues qu'à leur dernière période, alors que toutes se traduisent par des symptômes fonctionnels à peu près semblables (troubles circulatoires dans le poumon et le système veineux). Le diagnostic anatomique est donc assez difficile. Toutefois, nous devons faire remarquer que, dans les cas où plusieurs valvules sont intéressées, les troubles provoqués par l'une d'elles dominent généralement la scène ; il est par conséquent possible de formuler un diagnostic probable (2). Voici les principaux points de repère qui permettent d'établir le diagnostic différentiel des diverses affections valvulaires.

1° Le *bruit souffle, systolique* existe dans les insuffisances mitrale ou tricuspide, dans les rétrécissements aortique ou pulmonaire. Les premières sont assez fréquentes ; le dernier est pour ainsi dire négli-

(1) Ce bruit chez le cheval se propage au-dessus du cœur jusqu'à la partie moyenne du poumon suivant une ligne à concavité postérieure. (L. T.)

(2) Si l'auscultation permet de faire le diagnostic anatomique de la lésion cardiaque, les signes que l'on en peut tirer sont insuffisants pour juger des caractères et du degré de celle-ci. On ne saurait, en effet, conclure du timbre des souffles intra-cardiaques aux particularités des altérations qui les provoquent. (N. D. T.)

geable. L'insuffisance tricuspide s'observe surtout chez le bœuf et s'accompagne de pouls veineux. Dans l'insuffisance mitrale, le pouls est à peu près normal : dans le rétrécissement aortique, au contraire, il est très petit et parfois ralenti.

2° Le *bruit (souffle) diastolique* peut provenir d'un rétrécissement mitral ou tricuspide, d'une insuffisance aortique ou pulmonaire (1). Celle-ci est extrêmement rare. Le rétrécissement tricuspide, fréquent sur le bœuf, s'accompagne de pouls veineux et de dyspnée, phénomènes consécutifs à la formation de thromboses dans le cœur droit. Dans le rétrécissement mitral, le pouls est petit et irrégulier ; dans l'insuffisance aortique, il est fort et rapide.

Traitement des affections valvulaires. — Tant que les affections valvulaires sont compensées, elles ne réclament aucun traitement. On peut se borner à bien nourrir les animaux et à leur épargner les excitations et les efforts violents.

Mais dès que l'on constate les signes de l'épuisement du cœur, des troubles respiratoires, la stase veineuse, il faut recourir à certains moyens qui régularisent et ralentissent la circulation, augmentent la pression sanguine dans le système artériel, procurent au myocarde les temps d'arrêt nécessaires à son repos et à sa nutrition. Sous ce rapport, la digitale constitue un médicament précieux : elle élève la pression artérielle, ralentit le pouls et compense les troubles circulatoires. Qu'on l'emploie sous forme de poudre ou d'infusion, il convient de la donner par intermittences, pendant plusieurs jours de suite, en surveillant attentivement les effets produits. On évitera les fortes doses : pour le chien, on peut faire usage d'une infusion de 1 à 2 grammes de feuilles de digitale dans 250 grammes d'eau (1-2 cuillerées à soupe par jour : 1-2 cuillerées à café pour les petits sujets) ; pour les grands animaux, on emploie généralement la poudre donnée sur du pain ou en électuaire : dose pour le cheval, 2 à 5 grammes ; pour le bœuf, 4 à 8 grammes (2).

La teinture et l'extrait doivent être délaissés à cause de l'incertitude de leur teneur en digitaline. — Lorsqu'il existe des hydropisies, la caféine est indiquée ; ses propriétés diurétiques sont plus accusées que celles de la digitaline et elle est moins toxique que cette dernière, surtout lorsqu'on est obligé d'en prolonger l'administration ; on la

(1) Chez nos animaux, le *souffle diastolique* est, dans la presque totalité des cas, l'expression d'une *insuffisance aortique*. Le souffle produit par le *rétrécissement* de l'un des *orifices auriculo-ventriculaires* (rare) ne s'entend que vers la fin du grand silence, lorsque l'oreillette correspondante hypertrophiée chasse, à travers l'orifice rétréci, les dernières portions du sang qu'elle contenait : il est *présystolique*. N. D. T.

(2) L'agent complémentaire de la digitale à petite dose est l'iodure de potassium, 4 à 8 grammes pour le cheval. Son effet est des plus remarquables. Même donné seul, il procure des améliorations frappantes. L. T.

donne à l'état de caféine sodo-benzoïque à la dose de 1 gramme pour le chien, de 5 à 10 grammes pour le cheval et le bœuf. La teinture agit d'une façon analogue (10 à 25 grammes pour le cheval et le bœuf; 10 à 25 gouttes pour le chien).

Le traitement symptomatique consiste à donner issue aux transsudats (ascite, hydrothorax, hydropéricarde), à administrer les diurétiques (les cardiaques qui viennent d'être indiqués, la scille, l'acétate de potasse), les diaphorétiques et les sialagogues (pilocarpine); les drastiques peuvent également produire un soulagement momentané. On combattra la faiblesse générale par les excitants et les palpitations par les narcotiques (morphine en injections sous-cutanées : cheval, 0gr,4 à 0gr,6; chien, 0gr,01 à 0gr,05; — bromure de potassium, uréthane, hypnone, etc.).

Bibliographie. — Percival, *The Veterinar.*, 1846. — Tabourin, *Journ. de Lyon*, 1848. — Hering, *Repertor.*, 1854. — Blakeway, *The Veterinar.*, 1855. — Voigtlander, *Sächs. Jahresber.* 1856-57. — Boisy, *Recueil vét.*, 1857. — Bagge, *Repertor.*, 1858. — Schmelz, *Ibid.*, 1860. — Pessacq, *Journ. du Midi*, 1861. — Schmidt, *Repertor.*, 1863. — Daudt, *Sachs. Jahresber.*, 1863. — Joyeux, *Journ. du Midi*, 1864. — Leblanc, *Recueil vét.*, 1864. — Weber, *Recueil vét.*, 1869. — Simpson, *The Veterinar.*, 1869. — Köhne, *Magazin*, 1870. — Angenheister, *Ibid.*, 1870. — Huth, *Ibid.*, 1873. — Lustig, *Hannov. Jahresber.*, 1873. — Friedberger, *Münch. Jahresber.*, 1876-77. — Schneidemühl, Appenrodt, Glocke, Kettler, *Preuss. Mittheil.*, 1877-78. — Mauri, *Revue vét.*, 1878. — Lustig, *Adam's Wochenschr.*, 1878. — Johne, *Sächs. Jahresber.*, 1880. — Cagny, *Bullet. Soc. centr. vétér.*, 1880. — Rossignol, *Bullet. Soc. vét. prat.*, 1881. — Johne, *Sächs. Jahresber.*, 1881-82. — Schütz, *Berlin. Arch.*, 1882. — Schell, *Ibid.*, 1882. — Eggeling, *Ibid.*, 1882. — Wostendick, *Preuss. Mittheil.*, 1882. — Polansky, *Oesterr. Vierteljahrsschr.*, 1883. — Lustig, *Hannov. Jahresber.*, 1884-85. — Wolff, *Berlin. Archiv.*, 1885. — Koch, *Ibid.*, 1885. — Mathis, *Journ. de Lyon*, 1885, an. in *Recueil vét.*, 1885. — Schindelka, *Oesterr. Vierteljahrsschr.*, 1885. — Eisenblatter, *Berlin. Arch.*, 1885. — Benjamin, *Recueil vét.*, 1883, et *Bullet. Soc. centr. vét.*, 1886. — Urghart, *The Veterinar.*, 1886. — Kobanski, *Journal vét. de Charkow*, 1886. — Nocard, *Archives d'Alfort*, 1881, et *Bullet. Soc. centr. vét.*, 1886. — Dieckerhoff, *Spec. Pathol.*, 1888.

ANÉVRYSME DE L'AORTE.

Étiologie. — L'anévrysme de l'aorte — la dilatation circonscrite de cet organe — est généralement la conséquence d'un état morbide de ses parois, déterminé lui-même par une endartérite chronique ou une mésartérite avec dégénérescence graisseuse ou calcaire. De semblables altérations vasculaires s'observent sur les artères mésentériques du cheval dans l'*anévrysme vermineux* déterminé par le Strongle armé (voy. *Coliques emboliques*). Plus rarement on les trouve produites par le Spiroptère ensanglanté. Les influences traumatiques et mécaniques, telles que les efforts musculaires violents, les heurts, les chutes, peuvent provoquer des anévrysmes, surtout lorsque déjà les artères sont le siège d'une altération dégénérative. Parfois, il semble exister une véritable *diathèse anévrysmale* (Raymond).

Anatomie pathologique. — Les anévrysmes sont sacciformes, discoïdes ou cylindriques. Leur volume, très variable, peut devenir énorme, dépasser celui d'une tête d'homme. Dans les anévrysmes *vrais*, le sac est formé par les membranes vasculaires; dans les anévrysmes *faux*, ce sont les organes voisins (intestin, foie, etc.) qui en constituent les parois; il en est qui se soudent aux organes adjacents — à l'estomac, au cæcum, même à l'intestin grêle, (cas observé par Schütt). Les plus fréquents sont ceux de la mésentérique antérieure; mais on en rencontre aussi au niveau de la division de l'aorte, sur l'aorte abdominale, l'aorte thoracique, le tronc aortique (Konhaüser). — Chez le cheval, Lustig a trouvé un volumineux anévrysme occupant toute la partie de l'aorte abdominale situé en avant du point d'émergence des artères rénales, et dont le diamètre était de douze centimètres et demi. — Dans la plupart des cas, les trois couches de la paroi vasculaire participent à la dilatation et sont frappées de dégénérescence athéromateuse; épaissies dans certains points, atrophiées dans d'autres, elles renferment çà et là de petites plaquettes calcaires. Le contenu de l'anévrysme est formé de caillots fibrineux ordinairement stratifiés, tantôt organisés, tantôt ramollis ou en voie de destruction purulente. Suivant Röll, la guérison spontanée pourrait se produire chez nos animaux par la rétraction cicatricielle de ces thromboses en voie de dégénérescence. — L'aorte dilatée exerce une compression plus ou moins forte sur les organes en rapport avec elle : poumon, estomac, intestin, foie, reins, etc. ; elle peut même déprimer la colonne vertébrale. Lorsque l'anévrysme se rupture, le sang s'épanche dans la plèvre, le péritoine, plus rarement dans l'estomac (Vogel) l'intestin ou le rectum (Labat et Cadéac).

Symptômes. — Généralement l'anévrysme de l'aorte ne s'accuse par aucun trouble appréciable. Parfois il provoque brusquement la mort par hémorragie interne, sans qu'aucun signe ait annoncé cette terminaison fatale; presque instantanée, apoplectiforme, elle survient habituellement à la suite d'efforts énergiques : les animaux sont pris de dyspnée, chancellent, s'affaissent et meurent. Dans quelques cas, on a constaté des phénomènes alarmants se manifestant par accès, sans terminaison mortelle immédiate. Chez un cheval qui venait de faire un effort violent, Lustig a observé des chancellements du train postérieur, une chute brusque, une dyspnée intense et des attaques épileptiformes durant lesquelles l'encolure et la tête étaient renversées en arrière, les membres étendus et raides; au bout d'un quart d'heure, l'animal était complètement rétabli. Sur un cheval affecté d'un anévrysme de l'artère pulmonaire, le même auteur a constaté des accès vertigineux. Sur un chien porteur d'un anévrysme de l'aorte postérieure, Barrier a observé un amaigrissement considérable bien que l'appétit fût conservé, une gène de la respiration qui s'accentuait sous l'influence de l'exercice et la paralysie du train postérieur (symptômes de la faiblesse du cœur) (1).

La symptomatologie et le diagnostic de l'*anévrysme de l'aorte* sont beaucoup plus complets et plus précis chez l'homme que chez nos animaux domestiques. Sur ces derniers, l'examen physique est presque toujours impossible; chez le cheval, la percussion et l'auscultation de l'aorte sont impraticables. — Chez l'homme, les symptômes caractéristiques sont les suivants :

1° *Dyspnée* lors de compression pulmonaire;

2° *Gonflement des jugulaires, vertige, cyanose, hydropisies*, quand la tumeur anévrysmale comprime de grosses veines;

3° *Névralgies des nerfs intercostaux et du plexus brachial*, par la compression et les tiraillements qu'exerce l'anévrysme;

4° *Pouls très petit ou même imperceptible d'un côté* (compression d'un tronc artériel par l'anévrysme); retard de l'ondée sanguine et du pouls, conséquence d'un ralentissement du courant sanguin au moment où il traverse la dilatation anévrysmale;

5° *Paralysie de la corde vocale gauche* lorsque l'anévrysme comprime le nerf récurrent (analogue au cornage chronique du cheval);

6° *Tumeur pulsatile donnant un bruit de souffle ou de frémissement particulier;* dans certains cas, cette tumeur est visible; dans d'autres, elle peut être reconnue par la percussion.

Les conséquences de l'anévrysme de la mésentérique antérieure ont été décrites au chapitre des *Coliques thrombo-emboliques.*

Traitement. — Chez l'homme, on a généralement recours à la galvano-puncture, qu'on applique même sur l'aorte pectorale; on emploie aussi les injections d'ergotine : à l'intérieur, on administre le sucre de Saturne ou l'iodure de potassium.

Bibliographie. — SCHÜT, *Magazin*, Bd. I. — SEER, *Ibid.*, 1847. — COLLIN, *Journ. de Lyon*, 1858. — VOGEL, *Repertor.*, 1863. — RAYMOND, *Recueil vét.*, 1857. — HERING, *Repertor.*, 1867. — LUSTIG, *Deutsche Zeitschr. f. Thiermed.*, 1876, 1878. — GALLIER, *Archiv. d'Alfort*, 1879. — NOCARD, *Bullet. soc. cent. vét.*, 1880. — MEGNIN, *ibid.*, 1882. — KONHAÜSER, *Oesterr. Vierteljahrsschr.*, 1882. — HANZE, *Preuss. Mittheil.*, 1882. — LABAT ET CADÉAC, *Revue vét.*, 1884. — BARRIER, *Bullet. Soc. cent. vét.*, 1885. — BLAISE, *Recueil vét.*, 1886. — WOLFF, *Berlin. Archiv*, 1886. — DIECKERHOFF, *Spec. Pathol.*, 1888. — WÖRZ, *Repertor.*, 1888. — GOTTESWINTER, *Adam's Wochenschr.*, 1888. — GODFRIN, *Annal. de Bruxelles*, 1888. — STEEL, *The vet. Journal*, t. XXVII. — BLEICH, *Milit. vet. Zeitschr.*, 1889.

RUPTURE DES GROS VAISSEAUX DES CAVITÉS PECTORALE ET ABDOMINALE.

Étiologie. — La rupture des gros vaisseaux des cavités pectorale et abdominale doit faire présumer l'existence d'une altération de leur paroi, produite, soit par l'endartérite chronique (artério-sclérose ou dégénérescence athéromateuse), soit par un anévrysme. Leurs causes détermi-

(1) Les anévrysmes intéressant des artères de petit calibre sont très rares chez nos animaux. Leur rupture peut être suivie d'une hémorragie rapidement mortelle lorsque le sang s'échappe à travers une muqueuse ou s'épanche dans une cavité splanchnique. (N. D. T.)

nantes sont tantôt des efforts musculaires (tractions violentes, — Prietsch), tantôt une chute (Hering), exceptionnellement le vomissement (Straub) ou l'excitation provoquée par la vératrine employée dans un but thérapeutique (Hering), etc. Une destruction partielle ou la perforation des parois vasculaires peuvent être l'effet d'un processus ulcéreux partant d'un organe voisin, ou de Némathelminthes contenus dans les vaisseaux (Strongle armé chez le cheval — Durieux ; Spiroptère ensanglanté chez le chien — Morgagni, Méguin). Les animaux atteints d'une hypertrophie du cœur sont prédisposés aux déchirures vasculaires.

Anatomie pathologique. — Ces ruptures ont été observées sur la veine cave postérieure (Page, Scruby, Hertwig), la veine cave antérieure (Straub), l'artère pulmonaire (Hering, Hartmann, Prietsch), sur le tronc aortique, au voisinage des valvules semi-lunaires ; ici, elles sont la conséquence de l'altération athéromateuse des parois de l'aorte (Larcher) (1). Lorsque les membranes interne et moyenne se déchirent, le sang s'accumule entre la couche adventice et la tunique moyenne du vaisseau : il se forme un *anévrysme disséquant*.

Symptômes. — Les symptômes de la rupture d'un gros vaisseau sont ceux des hémorragies internes : apparition subite, pâleur des muqueuses ; pouls filiforme, imperceptible ; faiblesse, chancellement, chute, refroidissement des extrémités. Straub a vu des accès épileptiformes précéder la déchirure de la veine cave antérieure ; Hartmann a observé une hémoptysie abondante occasionnée par l'ouverture d'un anévrysme de l'artère pulmonaire dans une grosse bronche.

Il n'y a pas lieu de s'arrêter au traitement de tels accidents, toujours suivis de mort à bref délai.

Bibliographie. — Trousseau et U. Leblanc, *Archiv. gén. de méd.*, 1828. — Cartwright, *The Veterin.*, 1845. — Mercer, *Ibid.*, 1846. — Portal, *Journ. de Lyon*, 1847. — Rey, *Ibid.*, 1848. — Hering, *Repertor.*, 1848. — Straub, *Ibid.*, 1850. — Goubaux, *Compt. rend. des séances de la Société de biologie*, 1853. — Hertwig, *Magazin*, 1860. — Prahl, *Ibid.*, 1860. — Vage, *The Veterinar.*, 1884. — Scruby, *Ibid.*, 1865. — Decroix, *Journ. de méd. vét. milit.*, 1865-66. — Roussel, *Ibid.*, 1867-68. — Eberhardt, *Repertor.*, 1867-68. — Parent et Saint-Cyr, *Journ. de Lyon*, 1866. — Bruckmüller, *Lehrbuch der pathol. Zootom. der Hausthier.*, Wien, 1869. — Oreste, *Lezioni di Patol. speriment. veterin.*, t. III, Milano, 1874. — Hartmann, *Oesterr. Vierteljahrsschr.*, 1874. — Laquerrière, *Journ. de méd. vét. milit.*, 1876-77 — Larcher et Raillet, *Bullet. Soc. cent. vét.*, 1877. — Lustig, *Adam's Wochenschr.*, 1877. — Prietsch, *Sächs. Jahresber.*, 1882. — Csokor, *Oesterr. Vierteljahrsschr.*, 1882. — Cadiot, *Archives d'Alfort*, 1884, et *Bullet. Soc. cent. vét.*, 1890. — Durieux, *Annal. de Bruxelles*, 1885. — Böhrmann, *Berlin. Archiv.*, 1886. — Dieckerhoff, *Spec. Pathol.*, 1888. — Mégnin, *Bullet. Soc. cent. vét.*, 1886. — Caparini, an. in *Revue vét.*, 1887.

(1) Le *Bulletin de la Société centrale de médecine vétérinaire* de l'année 1876 renferme un remarquable rapport du Dr Larcher sur la *Rupture spontanée de l'aorte primitive chez le cheval*. Douze observations y sont analysées : dans cinq, le tissu du vaisseau était frappé de dégénérescence athéromateuse ; dans deux, on n'y a constaté aucune altération appréciable ; dans les cinq autres, il n'est pas fait mention de son état. Toutes sont relatives à des ruptures de la base de l'aorte, produites au niveau du sinus droit. (N. D. T.)

THROMBOSE DES BRANCHES DE L'AORTE.

THROMBOSES DES ARTÈRES ILIAQUES ET AXILLAIRES.

Étiologie. — Les thromboses des artères crurales et axillaires rentrent dans le domaine de la chirurgie, — une boiterie à caractères particuliers en constitue le symptôme principal. Mais les causes de ces affections ressortissent à la pathologie interne ; elles consistent en des altérations des gros vaisseaux ; nous devons donc les étudier ici. Ces causes sont, soit l'*endartérite* et les caillots fibrineux déposés sur la paroi vasculaire devenue rugueuse, soit l'*obstruction* des branches aortiques, produite par des embolies provenant du cœur malade ou d'un anévrysme.

Anatomie pathologique. — Les thromboses sont relativement fréquentes aux artères iliaques, plus rares aux artères obturatrice et honteuse, plus rares encore aux artères axillaires, humérales, et tout exceptionnelles aux artères lombaires (1). Lors de thrombose de l'aorte, la terminaison de celle-ci et l'origine de ses divisions sont dilatées, les parois de ces canaux sont épaissies, frappées de dégénérescence athéromateuse ; l'endartère est louche, en voie de régression graisseuse, ou calcifié, ou partiellement détruit, comme ulcéré. A l'intérieur, on trouve un caillot dur, stratifié et organisé, ordinairement de couleur blanc grisâtre, qui obstrue partiellement la lumière du vaisseau souvent réduite à un étroit canal ; fréquemment ce thrombus s'étend plus ou moins loin en avant, dans l'aorte, et en arrière, dans ses divisions ; quelquefois il est *à cheval* sur l'éperon des artères iliaques internes ; dans certains cas, l'une de celles-ci est complètement obstruée. Avec cette thrombose, on peut trouver, comme lésion connexe, une hypertrophie cardiaque compensatrice. Lorsque le caillot se ramollit, des embolies se forment dans les divisions artérielles des membres postérieurs.

Symptômes. — Au repos, les thromboses artérielles ne déterminent généralement aucun symptôme ; mais lorsqu'on exerce les animaux, montés, attelés ou à la longe, il survient au bout d'un certain temps des phénomènes particuliers et caractéristiques.

1° Dans la thrombose de l'artère fémorale, commune chez le cheval, très rare sur le bœuf (Fordie), on remarque tout d'abord une certaine gêne dans le fonctionnement d'un membre postérieur, une faiblesse qui s'accuse de plus en plus. Après un court exercice, l'allure devient embarrassée, la pince du membre malade est traînée sur le sol ; les animaux tremblent, buttent, tombent, restent couchés

(1) Hahn (*Note communiquée*).

pendant quelques instants, en proie à une vive agitation ; les mouvements respiratoires sont très accélérés, les battements du cœur précipités et violents, les muqueuses visibles fortement injectées ; le corps est couvert de sueur ; généralement la température de l'extrémité paralysée est inférieure à celle des autres parties du corps ; très souvent les pulsations font défaut aux artères tibiale et collatérale du canon. Au bout de quelques minutes, les animaux se relèvent et reviennent peu à peu à l'état normal. Si, par la voie rectale, on explore les vaisseaux thrombosés, on les trouve dilatés, épaissis, rigides, remplis par un corps dur et allongé ; dans la plupart des cas, on ne perçoit pas les pulsations à ce niveau. Des thromboses veineuses périphériques viennent parfois compliquer les lésions artérielles et déterminer la gangrène du membre (Cadéac et Malet).

2° La thrombose du tronc axillaire se traduit par une boiterie du membre antérieur correspondant ; la flexion des rayons osseux est très limitée, la pince est traînée sur le sol ; les animaux buttent et parfois tombent : on observe des tremblements dans les masses musculaires de l'épaule. Nous n'avons jamais constaté ni troubles respiratoires, ni excitation cardiaque, ni congestion des muqueuses. Les phénomènes anormaux disparaissent d'ordinaire en quelques minutes.

3° La thrombose des artères du bassin entraîne la paralysie du rectum, de la vessie, de la queue et de la croupe (Kolb).

Le **traitement** de ces affections est bien limité et très incertain dans ses résultats. Les agents thérapeutiques administrés à l'intérieur (iodure de potassium, alcalins) sont généralement inefficaces. Le massage du thrombus à travers les parois rectales, recommandé par Colin et Bayer, est plus important. Il consiste en des pressions légères et répétées exercées sur la portion oblitérée de l'artère dont le caillot peut ainsi se désagréger et se résorber (?) ; mais il a l'inconvénient d'exposer à des embolies produites par les débris du thrombus.

On a recommandé de stimuler le muscle cardiaque par un exercice régulier, afin d'augmenter la pression sanguine et d'activer la circulation. Cependant le repos absolu prolongé pendant plusieurs semaines a produit des effets très manifestement favorables dans certains cas (résorption ou organisation du caillot) ; dans d'autres, le thrombus a augmenté de volume sous l'influence de l'immobilisation.

Les thromboses du cœur s'observent dans les maladies de l'endocarde, particulièrement dans l'endocardite valvulaire ulcéreuse ; ici, la faiblesse cardiaque et le ralentissement du courant sanguin agissent comme causes prédisposantes. Lorsqu'elles diminuent les dimensions des orifices elles s'accompagnent de troubles généraux ; on observe alors les symptômes du rétrécissement de l'orifice correspondant et plus tard ceux de la dilatation du cœur. Elles déterminent aussi quelquefois des embolies dans le poumon et les organes périphériques. Les thrombus adhèrent solidement à la surface de l'endocarde et ne doivent pas être confondus avec les caillots fibrineux de l'agonie.

Bibliographie : THROMBOSE DES ARTÈRES ILIAQUES. — RADEMACHER, *Magazin*, 1838. — REYNAL, *Recueil vét.*, 1853 et 1858. — GOUBAUX, *ibid.*, 1865. — WEBER, *Bullet. Soc. cent vét.*, 1881. — HUMBERT, *ibid.*, 1883. — DELAMOTTE, *ibid.*, 1885. — FORDIE, *The Veterin.*, 1867. — ORESTE, *Gazz. méd. vét.*, 1872. — FRIEDBERGER, *Pütz'sche Zeitschrift*, 1875. — TRASBOT, *Archives d'Alfort*, 1880. — JOHNE, *Sächs. Jahresber.*, 1882. — COLLIN, *Journ. de Lyon*, 1882. — REUL, *Annal. de Bruxelles*, 1882. — BAYER, *Oesterr. Viertel-jahrsschr.*, 1883. — MICHOTTE. *État sanit. Brab.*, 1883. — WILB, *The Vetérin.*, 1884. — GRATIA, *Annal. de Bruxelles*, 1884. — PIRL, *Berlin. Archiv*, 1885. — CADÉAC et MALET, *Revue vét.*, 1885. — SCHAFER, *Berlin. Archiv*, 1887. — BAYER, *Lehrbuch der Veterinär-Chirurgie*, 1887. — KOLB, *Adam's Wochenschr.*, 1887.

THROMBOSE DU TRONC AXILLAIRE.. — BOULEY, *Recueil vét.*, 1851. — ABLEITNER, *Adam's Wochenschr.*, 1860. — GEORGE, *Recueil vét.*, 1862. — GOUBAUX, *Ibid.*, 1864. — SCHRAML, *Oesterr. Zeitschr. für wissenschaftl. Veterinärkunde*, 1877.

THROMBOSE DU COEUR. — PREUSSE, *Rundschau auf dem Gebiete der Thiermedicin*, 1887. — DIECKERHOFF, *Spec. Pathol.*, 1888.

HÉMATOZOAIRES.

L'appareil circulatoire des sujets de plusieurs espèces animales, surtout celui du chien, peut héberger divers Helminthes, savoir : 1° la *Filaria immitis* ; 2° l'*Hæmatozoon subulatum* Leisering ou *Strongylus subulatus* Cobbold ; 3° le *Pseudalius inflexus* (rencontré par Hering chez un phoque).

L'espèce la plus importante est la Filaire cruelle (*Filaria immitis*), dont la découverte est attribuée à tort à Leidy, de Philadelphie (1858), car ce Ver est identique à la *Filaria papillosa hæmatica*, décrite par Delafond et Gruby. D'après Krabbe, les Filaires adultes atteignent une longueur de 15 à 30 centimètres et une épaisseur de 1 millimètre. Nous en avons trouvé qui mesuraient 35 centimètres. Oreste a rencontré 75 filaires dans le cœur droit, où elles avaient déterminé une thrombose oblitérante comme on en a constaté dans l'artère pulmonaire (Serres). Dans le cœur gauche, elles peuvent également produire l'obstruction de l'orifice auriculo-ventriculaire (De Silvestri). Les embryons de Filaires ont été trouvés dans le sang du chien par centaines de mille (Delafond et Gruby) ; leur longueur moyenne est d'un quart de millimètre et leur épaisseur de 5μ.

Symptômes. — Habituellement les Filaires ne donnent lieu à aucun trouble grave, même lorsque le sang en est fortement chargé. Dans certains cas cependant, elles provoquent des accidents mortels (mort apoplectiforme), soit en déterminant des thromboses du cœur et l'obstruction de ses orifices, soit en formant des embolies miliaires dans les capillaires encéphaliques. On a observé en outre des convulsions épileptiformes, de la dyspnée, de l'amaigrissement, une grande faiblesse, des hémoptysies, des entérorragies et même des symptômes rabiformes.

Traitement. — Il sera illusoire tant qu'on n'aura pas trouvé la porte d'entrée du parasite. Celle-ci connue, il sera sans doute possible de faire de la prophylaxie. La transmission héréditaire des Filaires est très douteuse; peut-être la cohabitation avec des sujets infestés est-elle la cause de la contamination des jeunes chiens.

D'après Manson, les *Mosquitos* ou Moustiques des régions tropicales du nouveau monde ingèrent les embryons de Filaires en même temps que le sang de l'homme; ils deviennent ainsi l'hôte intermédiaire de la *Filaria sanguinis hominis*. De l'estomac du Moustique, la Filaire pénètre dans le thorax: alors ses mouvements cessent et, selon Manson, elle passe par six stades de développement. L'insecte femelle pond ses œufs et va mourir dans l'eau; les Filaires traversent alors son squelette tégumentaire et nagent librement dans l'eau. L'homme peut donc être infesté de deux manières: par la piqûre d'un Moustique qui vient de sucer du sang contenant des Filaires, ou par l'ingestion d'eau tenant en suspension des embryons de ces parasites. D'après Sonsino, la Filaire du sang de l'homme est également fréquente en Égypte, où elle se développe dans le corps du Cousin vulgaire (*Culex pipiens*). L'infestation du chien doit s'opérer d'une façon analogue (1).

Bibliographie. — Delafond et Gruby, *Recueil vét.*, 1843, 1844, 1851. — Serres, *Journ. des vét. du Midi*, 1854. — J. Leidy, *Proc. Ac. Nat. Sc.*, 1856 et 1880. — Mather, *The Veterin.*, 1857. — Leisering, *Virch. Archiv*, 1865, u. *Sächs. Jahresber.*, 1864. — Hering, *Repertor.*, 1870. — Krabbe, *Ibid.*, 1871. — De Silvestri, *Il medic. vet.*, 1871. — Oreste, *Gazz. medic. vet.*, 1874. — Lewis, *The pathol. signific. of nematode Hæmatozoön*, 1874. — Galtier, *Journ. de Lyon*, 1876. — Galeb et Pourquier, *Compt. rend. de l'Acad. des sciences*, 1877. — Rivolta, *Giornale di Pisa*, 1877. — Lange, *Deutsch. Zeitschr. f. Thiermed.* 1882. — Nogueira, *Recueil vét.*, 1886. — Recther, *Adam's Wochensch.*, 1888. — Deffke, *Monatshefte f. prakt. Thierheilk.*, 1889. — Railliet, *Recueil vét.*, 1890.

(1) Le *Pseudalius inflexus* n'a jamais été rencontré, que nous sachions, chez le chien; quant à l'*Hæmatozoon subulatum*, ce n'est qu'un pseudo-parasite appartenant au groupe des Anguillules.

On ne connaît pas encore le cycle évolutif de la Filaire cruelle, mais il est impossible d'admettre sa transmission par hérédité ou par cohabitation avec des sujets infestés.

Les embryons de Nématodes du sang du chien peuvent provenir de cette Filaire, mais aussi d'une autre espèce récemment étudiée par Grassi (*Filaria recondita*).

Ajoutons que bien certainement l'homme ne peut pas être infesté par la piqûre d'un Moustique. (N. D. T.)

MALADIES DE LA PEAU.

CONSIDÉRATIONS GÉNÉRALES.

Les maladies du tégument externe ne s'observent pas avec une égale fréquence sur tous nos animaux domestiques. Particulièrement communes chez le chien, le cheval et le mouton, elles sont plus rares chez le bœuf, le porc, la chèvre, le chat et les oiseaux. Dans toutes ces espèces, elles affectent les formes les plus variées. Les anciens auteurs leur ont appliqué arbitrairement les noms des affections tégumentaires de l'homme : les dénominations d'*herpès*, de *dartre*, de *pourriture*, de *rogne*, de *gale*, de *teigne*, d'*eaux aux jambes*, etc., ont souvent servi à désigner des maladies cutanées de nature très différente (1). Ces errements se sont perpétués jusqu'à nos jours. Il serait avantageux d'abandonner complètement cette vieille nomenclature, mais on ne saurait le faire d'emblée, sans s'exposer à être difficilement compris des praticiens ; toutefois, on peut sans aucun inconvénient en supprimer une partie, et rattacher à certaines dermatoses principales des lésions tégumentaires accessoires décrites jusqu'alors comme des affections spéciales. A l'exemple d'Hébra, nous étendrons le cadre pathologique de l'*eczéma* ; comme l'avait déjà proposé Gerlach, nous emploierons exclusivement le terme *herpès* pour désigner les maladies déterminées par des parasites végétaux ; enfin nous réserverons l'expression de *gale* pour désigner les affections produites par des acares.

Une division rigoureusement scientifique des maladies de la peau est bien plus difficile à établir en vétérinaire que dans la médecine de l'homme. Chez nos animaux, en effet, leur diagnostic est rendu obscur par la présence des poils et du pigment ; la rougeur diffuse ou circonscrite ne s'observe que sur les animaux dont la peau est blanche ; chez les autres on ne peut la constater qu'à certaines ré-

(1) Les auteurs français désignent ces dermatoses sous le nom générique de *Teigne*. Le mot *herpès* s'entend d'une affection bénigne, aiguë, caractérisée par des vésicules remplies d'un liquide clair et disposées en groupes. (N. D. T.)

gions limitées où la pigmentation fait défaut. Une classification basée sur l'anatomie pathologique ne saurait être acceptée, attendu qu'une même altération peut se rencontrer dans des affections de nature différente, et qu'une même dermatose présente souvent au cours de son évolution les modifications anatomiques les plus diverses. C'est ainsi que l'expression de *dartre papuleuse* ne saurait s'entendre d'une entité clinique : des papules peuvent apparaître dans le cours d'un certain nombre d'affections de la peau ; d'autre part, plusieurs de celles-ci (l'eczéma, par exemple) évoluent avec toute une série gradative d'altérations anatomiques (hyperémie, boutons, vésicules, pustules, eschares et croûtes). — Nous ne voyons pas l'opportunité de classer les maladies de la peau en *aiguës* et *chroniques ;* il en est (eczéma) qui passent rapidement de l'état aigu à l'état chronique ou qui revêtent alterrativement ces deux types. — La division des dermatoses en *idiopathiques* et *symptomatiques* n'est pas fondée davantage ; l'urticaire, par exemple, qui constitue au point de vue clinique une maladie cutanée par excellence, peut être due à des causes externes (insectes), ou internes (urticaire *ab ingestis*), ou être sous la dépendance d'une autre affection (gourme, etc.). — C'est l'étiologie qui offrirait la base la plus solide pour établir une classification ; mais un tel groupement serait bien imparfait, car pour un bon nombre de dermatoses l'étiologie est encore inconnue. — La division de ces processus en parasitaires et non parasitaires doit être considérée comme la plus rationnelle, bien que le champ d'action des parasites végétaux ne soit pas encore nettement délimité. A l'heure actuelle, les opinions émises sur le rôle pathogène de quelques champignons rencontrés dans la peau altérée ne sont rien moins que concordantes. Il est certain cependant qu'il existe fréquemment sur le tégument envahi par une dermatose non parasitaire quelconque des microorganismes végétaux absolument inoffensifs.

Dans les maladies cutanées produites par des parasites, nous établirons deux catégories : des *affections parasitaires animales* et des *affections parasitaires végétales*. Certaines éruptions dues à des causes internes (variole, fièvre aphteuse, etc.) et qu'on peut désigner sous la dénomination d'*exanthèmes*, seront décrites au chapitre des maladies contagieuses. Nous passerons sous silence les nombreuses altérations cutanées (érysipèle, phlegmon, panaris, néoformations de la peau, etc.) qui rentrent dans le domaine de la chirurgie.

Les diverses expressions usitées pour dénommer les phénomènes morbides primaires et secondaires des affections cutanées ont une signification spéciale et ne doivent pas être employées indifféremment.

Par le terme *efflorescence* on désigne, soit une modification morbide occupant sur le tégument un espace circonscrit et présentant un type déterminé dans sa forme, son évolution et sa signification anatomique (Kaposi), soit des éruptions très légères, peu importantes et sans détermination nosographique bien nette (Besnier et Doyon).

Les *taches* consistent en des colorations anormales de la peau ou en des dépilations limitées à une région circonscrite.

Les *papules* sont de petites saillies ou élevures cutanées pleines, solides, produites par une infiltration de la couche papillaire du derme. Elles peuvent perdre leur caractère typique, être couronnées d'une vésicule ou d'une pustule (altérations papulo-vésiculeuses, papulo-pustuleuses).

Les *vésicules* sont des élevures molles, du volume d'un grain de mil à celui d'une lentille, dont la paroi supérieure, mince, fragile, est exclusivement formée par la couche cornée de l'épiderme, et qui renferment un exsudat séreux.

Les *bulles* ou *phlyctènes* ne diffèrent des vésicules que par leurs dimensions plus considérables.

La dénomination très compréhensive de *bouton* s'entend des petites saillies cutanées papuleuses isolées ou discrètes qui n'aboutissent pas à la suppuration.

Les *pustules* sont des élevures épidermiques ou dermo-épidermiques remplies de pus. Les pustules épidermiques (pustulo-vésicules ou pustulo-bulles) laissent indemne la couche épithéliale qui revêt immédiatement les papilles. Les pustules dermiques entraînent la destruction de la totalité de l'épiderme et de la couche papillaire.

Les *excoriations* sont des lésions cutanées traumatiques plus ou moins profondes, déterminées par l'action d'un corps étranger sur une région siège de prurit.

Le terme *exulcération* doit être réservé aux lésions superficielles du tégument, traumatiques ou non, caractérisées par la destruction du revêtement corné de l'épiderme et la mise à nu de la couche muqueuse.

Les *ulcérations* sont des pertes de substance de forme, d'étendue et de profondeur variables, intéressant le chorion, s'accompagnant d'une sécrétion purulente plus ou moins abondante et ne se cicatrisant qu'avec lenteur.

Les *rhagades* (fissures, gerçures) sont des crevasses de l'épiderme, qui s'étendent souvent au derme, lésions dont les bords sont ordinairement épais, taillés à pic, et le fond saignant ou ulcéré.

Par les expressions de *phyma* ou de *dermatome*, on désigne les néoformations cutanées plus ou moins saillantes, vivaces et persistantes.

Les *squames* sont des lamelles épidermiques qui se détachent de la surface cutanée (desquamation) sous forme de minces pellicules ou d'écailles plus épaisses.

Les *croûtes* sont les masses qui résultent de la dessiccation, à la surface de la peau, du pus, du sérum ou du sang extravasés.

Par le mot *macule*, on désigne les taches pigmentaires qui persistent plus ou moins longtemps après les diverses éruptions ou qui apparaissent à un stade avancé de leur évolution.

Les *cicatrices* sont les îlots de tissu néoformé qui comblent les pertes de substance du derme.

L'expression de *dartre*, aujourd'hui démodée, s'entendait des maladies cutanées à marche chronique donnant naissance à des croûtes ou à des exfoliations cutanées.

Bibliographie. — Haubner, *Magazin*, 1836 et 1840. — H. Bouley, *Recueil vét.*, 1843. — Gerlach, *Magazin*, 1857 et 1856. — Fürstenberg, *Die Krätzmilbe der Menschen u. Thiere*, 1861. — Zürn, *Die Schmarotzer auf und in dem Körper unserer Haus-thiere*, 1874. — Mégnin, *Recueil vét.*, 1875; *Les Parasites et les maladies parasitaires*, Paris, 1880. — Zürn, *Die Schmarotzer auf und in dem Körper unserer*

Hausthiere, 1882. — HAUBNER-SIEDAMGROTZKY, *Landwirthsch. Thierheilkde*, 1884. — ZÜRN, *Die Schmarotzer auf und in dem Körper unserer Hausthiere*, 1887. — LESSER, *Die Hautkrankheiten des Menschen*, 1888. — CADÉAC, *Dict. vét.*, t. XVI, 1888.

I. MALADIES NON PARASITAIRES DE LA PEAU.

ÉRYTHÈME. — DERMITE ÉRYTHÉMATEUSE.

L'érythème de la peau — l'hyperémie de la couche papillaire et des capillaires superficiels — est la plus simple des affections tégumentaires. Tantôt il est diffus, tantôt il est plus ou moins circonscrit (*roséola*). Chez nos grands animaux domestiques, on ne le rencontre qu'aux surfaces cutanées dépigmentées (aux taches blanches de la tête et des extrémités) ; chez ceux dont la peau ne contient point de pigment (mouton, porc, chien, chevaux albinos ou pies, etc.), on peut le constater aux régions les plus diverses. Son seul symptôme appréciable est une *rougeur* diffuse ou circonscrite de la peau, qui disparaît momentanément par la pression du doigt, contrairement à ce qui a lieu lorsque cette coloration anormale est de nature hémorragique (pétéchies, ecchymoses, purpura); parfois il s'accompagne de prurit. Lorsqu'il persiste un certain temps, il entraîne une desquamation épidermique abondante.

Étiologie. — Tantôt l'érythème survient d'emblée et constitue une véritable entité morbide, tantôt il n'est que le stade initial d'autres affections cutanées. Dans le premier cas, il est ordinairement fugace et ne laisse après lui aucune altération anatomique.

Ses principales causes sont :

1° Les *irritations mécaniques* de la peau (pressions, frottements, tonte du mouton et du chien, contusions pendant le transport des animaux (porc), etc.). Ici, l'érythème est dit *traumatique* (1).

2° Les *irritations chimiques :* les cautérisations légères, les frictions avec des topiques à base d'acide phénique, de goudron, de cantharides, d'émétique, les sinapismes, etc. ; la décomposition de l'urine sur la peau qui en est souillée, au voisinage de la vulve ou du fourreau, lors de paralysie du train postérieur : les piqûres d'insectes, l'action des moisissures : — c'est l'érythème *toxique*.

(1) On voit souvent sur le cheval, après la tonte, une dermite grave causée par le frottement des harnais mouillés. L'inflammation gagne dans les bulbes pileux et les follicules sébacés qui suppurent et simulent des pustules. (L. T.)

3° Les *irritations thermiques :* les températures extrêmes (premier état de la brûlure et de la congélation), l'action des rayons solaires tombant directement sur les régions dépourvues de pigment : — c'est l'érythème *calorique* ou *solaire*.

Traitement. — Supprimer la cause ou en atténuer les effets, recouvrir la peau de compresses d'eau blanche, la saupoudrer d'amidon, d'oxyde de zinc, la frictionner avec une pommade à base de plomb ou de zinc, enfin lorsque le prurit est très violent employer l'azotate d'argent en solution à 6 p. 100 : telles sont ses principales indications. Dans le plus grand nombre des cas, l'érythème cutané disparaît en peu de jours sans aucune intervention (1).

Une forme particulière de cette affection, qui, toutefois, n'est plus de l'érythème simple, est représentée par l'éruption que provoque l'alimentation avec le sarrasin (*Fagopyrisme*). Elle évolue parfois sous forme d'érythème, mais le plus souvent elle se complique d'une *dermite érythémateuse* (infiltration inflammatoire du derme et œdème) qui peut revêtir les formes *vésiculeuse, bulleuse, phlegmoneuse, érysipélateuse* ou *gangréneuse*. Il est du reste impossible de tracer une démarcation nette entre la simple hyperémie de la peau et son inflammation érythémateuse.

La **cause** du fagopyrisme est l'alimentation avec le sarrasin (*Polygonum fagopyrum*) et quelques autres plantes de la même famille (*P. persicaria*, etc.). Il peut être produit par le sarrasin vert ou par les grains, les glumes, les chaumes desséchés, etc. Mais il semble que l'influence de la lumière solaire soit nécessaire à son développement. Il est probable que, dans le plus grand nombre des cas, sa pathogénie est celle-ci : les moisissures et autres champignons qui existent à la surface de la plante, en arrivant sur la peau dépigmentée, déjà frappée d'érythème solaire, l'irritent davantage et provoquent une dermite plus ou moins intense. Dans certaines circonstances, il est possible que les insectes puissent déterminer ce qu'on a appelé l'*éruption de sarrasin* (les champs de sarrasin constituent d'excellentes pâtures pour les abeilles) ; il se peut aussi qu'il existe une idiosyncrasie, une sensibilité individuelle qui favorise le développement de cette affection.

Animaux atteints. — La maladie s'observe le plus fréquemment sur les moutons blancs, pies ou tachetés, notamment sur les agneaux. On la rencontre également sur le porc, plus rarement sur la chèvre (Hering), le bœuf et les solipèdes dont la peau est partiellement décolorée. Les individus noirs ou pie-noir, ceux qui vivent en stabulation et ceux qui ne vont au pâturage que par les temps humides ou qui pâturent à l'ombre en sont préservés. L'éruption peut encore se produire lorsque les animaux sont exposés à la chaleur solaire huit jours à quatre semaines après qu'on a cessé l'alimentation au sarrasin ; aussitôt qu'ils sont remis en stabulation permanente elle disparaît, pour reparaître si l'influence du soleil se fait de nouveau sentir. — Heminger a observé une maladie analogue au fagopyrisme sur des che-

(1) Contre l'érythème solaire du mouton les liniments ammoniacal ou oléo-calcaire sont très efficaces.

Pour la dermite du cheval qui survient après la tonte, la glycérine iodée : glycérine 4 parties ; teinture d'iode, 1 partie, est un topique puissant. Quand l'inflammation est calmée, poudre d'amidon ou de talc. Cette dernière est très efficace comme topique préventif. (L. T.)

vaux qui travaillaient dans des champs de pommes de terre au moment où les tiges de celles-ci étaient en pleine croissance.

Symptômes. — Ils consistent en une rougeur intense (érythème) et une tuméfaction inflammatoire (dermite érythémateuse) des oreilles, des paupières et de la face, qui s'étend parfois à la région gutturale et à l'encolure; ces phénomènes s'accompagnent d'un vif prurit; les animaux sont inquiets, secouent la tête, se frottent, exécutent des mouvements désordonnés; on peut même observer des symptômes rabiformes. Parfois la peau rouge et tuméfiée se recouvre de vésicules, du volume d'une lentille à celui d'un pois, qui renferment un liquide jaunâtre; les petites plaies qui résultent de leur rupture se cicatrisent en se recouvrant de croûtes (échauboulure du mouton, érysipèle bulleux). L'intensité de l'éruption est en rapport avec la quantité de sarrasin consommé et la durée de l'exposition à la lumière solaire. Pendant l'hiver, elle ne s'exprime que par des démangeaisons et des grattages.

Dans les cas graves, on observe des troubles respiratoires (inflammation érysipélateuse des voies respiratoires), de la fièvre et des symptômes cérébraux : vertige, stupéfaction, tournoiement, spasmes, excitation vive, etc., qui sont sans doute provoqués par la propagation aux méninges du processus érysipélateux de la peau de la tête. Ces complications peuvent entraîner la mort. Les accès vertigineux et épileptiformes constatés par Rabe (1) et autres sur des chevaux et des porcs dont le tégument cutané était indemne doivent faire supposer l'existence, dans le sarrasin, d'un poison narcotique.

Traitement. — Au point de vue prophylactique, il faut éviter de conduire les moutons blancs dans les champs de sarrasin pendant les temps chauds ou lorsque le soleil est vif; on ne doit les y mener que vers la fin du jour ou par les temps couverts. Toujours il est préférable de faire consommer cette plante à la bergerie. Lorsque la maladie a fait son apparition, on doit immédiatement conduire les animaux dans des endroits ombragés ou, ce qui vaut mieux, les rentrer à l'écurie. S'il existe des complications, on institue un traitement local. L'inflammation érysipélateuse de la peau de la tête, accompagnée ou non de symptômes cérébraux et généraux, doit être combattue par des compresses rafraîchissantes ou des lotions avec une solution de crésyl et par l'administration à l'intérieur des antiphlogistiques (2).

Bibliographie. — SUR L'ÉRUPTION DE SARRASIN. — VERHEYEN, *Recueil vét.*, 1849. — *Moglin'sche Annalen der Landwirthsch.*, Bd V, VI, VII, XIII, XX. — HERING, *Spec. Pathol.*, 1858. — MAY, *Die inneren u. äusseren Krankheiten des Schafes*, 1868. — *Preuss. Mittheil.*, Bd VII et XVI. — HAUBNER, *Die Gesundheitspflege der landwirthsch. Haussäugethiere*, 1872. — DAMMANN, *Gesundheitspflege der Haussäugethiere*, 1883. — HAUBNER-SIEDAMGROTZKY, *Landwirthsch. Thierheilkde*, 1884. — HENNINGER, *Bad. Thierärztl. Mittheil.*, 1886. CORNEVIN, *Les plantes vénéneuses*. Paris, 1887.

ECZÉMA.

On peut définir l'eczéma une *dermite franche, à formes multiples, présentant divers stades de développement et très variable dans son intensité.* Envisagé au point de vue de sa nature et de sa marche, l'eczéma offre

(1) Rabe, *Preuss. Mittheil.*, Bd. XVI u. XVII.

(2) La purgation avec le sulfate de soude est avantageuse. Comme topiques les liniments ammoniacal ou oléo-calcaire conviennent très bien. (L. T.)

la plus grande analogie avec l'inflammation des organes membraneux, des muqueuses surtout; aussi l'a-t-on considéré commme une sorte de catarrhe de la peau. De même qu'à l'inflammation catarrhale on peut lui reconnaître les types *séreux*, *muqueux*, *purulent*, etc., suivant l'acuité de la phlegmasie et la constitution des régions atteintes. Cette polymorphie qu'affecte l'eczéma dans ses manifestations a fait ranger sous cette dénomination un grand nombre de maladies spéciales. Les errements anciens s'expliquent d'autant plus facilement qu'une même affection cutanée peut présenter objectivement des différences considérables; les dermatoses les plus simples acquièrent un certain caractère de gravité lorsque les animaux se frottent et se grattent; une même influence causale peut produire des phénomènes tout à fait dissemblables, suivant le point du tégument sur lequel elle agit, la sensibilité individuelle, la constitution, l'âge des animaux, etc. Ces nombreuses modalités dont les maladies de la peau sont susceptibles rendent bien compte de l'obscurité et de la confusion qui ont régné à leur endroit. Pour la clarté de la description, il est indispensable d'y faire une sélection judicieuse.

L'eczéma, comme toute autre affection inflammatoire, présente différents stades évolutifs. Chez nos animaux, il parcourt les phases de la dermite simple admises chez l'homme; c'est ainsi que, suivant la nature et l'aspect des altérations cutanées, on distingue les six périodes suivantes :

1° La *période érythémateuse*. — Caractérisée au début par l'hyperémie et une exsudation superficielle, elle a pour conséquence l'épaississement de l'épiderme qui, plus tard, disparaît par une desquamation pultacée. L'état chronique de l'eczéma érythémateux a reçu le nom d'*eczéma squameux*; mais, le plus souvent, celui-ci n'est que le stade final du processus eczémateux. A ce type se rattachent les affections décrites sous les noms de *pityriasis*, *psoriasis*, *herpès squameux*, *gale d'inanition*, et aussi, chez le cheval, l'*eczéma du canon* et les *eaux aux jambes* (1).

2° L'*état papuleux*. — Il consiste en de petites nodosités que l'examen microscopique montre constituées par une infiltration séreuse et cellulaire et par le gonflement des éléments papillaires. L'eczéma papuleux comprend le *lichen*, la *dartre* (*strophulus*) et une partie des *boutons de chaleur* du cheval et du bœuf (2).

3° L'*état vésiculeux*. — Tantôt il se développe directement, tantôt il succède à l'un des stades précédents (lorsque l'exsudation séreuse est

(1) C'est ce que les anciens appelaient encore dartre farineuse ou furfuracée. Mais il est difficile d'en rapprocher les eaux aux jambes.

(2) Ce qu'on nomme ici bouton de chaleur ou plus souvent échauboulure ne constitue pas une maladie essentielle de la peau, mais seulement l'expression extérieure d'un état général justiciable d'un traitement interne. (L. T.)

abondante dans les papules et que les cellules peu consistantes de la couche de Malpighi sont écartées les unes des autres, l'exsudat liquide arrive immédiatement sous la couche épidermique cornée la plus superficielle). Il représente en quelque sorte le type de l'eczéma; souvent on le désigne sous le nom d'*eczéma simple*. Il répond à « l'*herpès* » de nos animaux domestiques. On peut y rattacher l'*échauboulure* du cheval, qui n'a rien de commun avec l'herpès de l'homme.

4° *L'état humide* (*eczéma madidans*). — Il survient après l'ouverture spontanée ou artificielle des vésicules (frottements : c'est l'*eczéma rouge* ou *dartre humide*. On l'observe habituellement sur le chien sous forme de « dartre d'obésité » ou de « gale d'obésité ».

5° *L'état pustuleux*. — Tantôt il se produit d'emblée, tantôt il est dû au passage des vésicules à l'état de pustules. Après l'ouverture de celles-ci, la peau, sur une étendue plus ou moins considérable, est souvent transformée en surface suppurante : c'est l'*eczéma impétigineux*. Il répond à la « *dartre pustuleuse* » ou à « l'*eczéma teigneux* » du chien et du cheval.

6° La période *croûteuse* (*dartre croûteuse* de nos animaux). — Elle est le résultat de la dessiccation de l'exsudat dans toutes les formes humides de l'affection. A l'eczéma croûteux se rattache, dans beaucoup de cas, notamment dans les formes chroniques, l'eczéma squameux dont nous venons de parler.

Ces périodes successives donnent l'explication des formes multiples de l'eczéma. Mais celui-ci ne traverse pas forcément tous ces états; du premier, il peut passer directement au dernier, et il est des cas où, parvenu à une certaine phase il reste stationnaire : nous devons faire remarquer que sur la peau couverte de poils ou pigmentée, plusieurs stades, qui évoluent très rapidement, peuvent passer complètement inaperçus; tels sont notamment les états papuleux et vésiculeux.

Examinons maintenant l'eczéma chez les sujets de nos diverses espèces.

A. ECZÉMA DU CHIEN.

Animaux atteints. — L'eczéma est la plus fréquente des maladies cutanées du chien. Ordinairement il est localisé à certaines régions : on le remarque surtout le long de la colonne dorsale : il débute à la base de la queue, sur le dos ou l'encolure : de ces points il s'étend en rayonnant dans tous les sens. La face externe des membres et le séant, plus rarement les régions abdominale et pectorale inférieures, le pli du genou, le voisinage du coude, la pointe du calcanéum sont encore des régions assez souvent atteintes. Dans quelques cas rares, il est localisé à la tête. Les individus âgés ou très jeunes, les chiens d'appartement, les sujets délicats, à peau fine, les animaux obèses y sont particulièrement exposés. En ce qui concerne les races, les griffons, les dogues et les chiens de Léonberg semblent fournir le plus for contingent à la maladie (1).

Causes. — L'eczéma est généralement le résultat d'une irritation du tégument; cette irritation peut provenir du tondage, des pressions ou des frottements répétés exercés sur certaines régions, de la poussière, de la crasse, des parasites (Puces, Poux, Trichodectes), qui souvent abondent dans la région dorsale, lieu de prédilection de l'eczéma. Les frictions ou le lavage au savon noir le déterminent dans un bon nombre de cas. Le rôle des champignons dans la genèse de l'eczéma est très incomplètement connu. Zürn, le premier, s'est prononcé pour la nature mycosique de cette affection. Dans des vésicules du chien ouvertes avec toutes les précautions désirables, Müller a trouvé des microcoques: il soutient que l'eczéma peut survenir toutes les fois que ces parasites arrivent en grand nombre sur la peau malpropre, où ils se développent très activement (2). Les partisans de cette théorie microbienne vont décidément trop loin. Toutefois, les Bactériens doivent agir ici, comme dans les diverses phlegmasies, en attisant l'inflammation. La question est encore indécise de savoir si les champignons vulgaires trouvés à la surface de la peau jouent un rôle pathogène ou s'ils se rencontrent là accidentellement. Pour les cas où l'eczéma apparaît sans avoir été précédé d'une irritation cutanée, on a incriminé des causes internes, notamment l'ingestion d'aliments de mauvaise qualité, les troubles digestifs, la pléthore, la faiblesse de la constitution, etc. Mais ces influences étiologiques peuvent tout au plus agir comme conditions prédisposantes. La cause déterminante de l'eczéma paraît être dans tous les cas une irritation directe du tégument cutané (3).

Symptômes. — Les symptômes de l'eczéma aigu chez le chien sont des plus complexes; il est difficile d'en donner une description générale. Ils varient beaucoup suivant la période à laquelle on les observe.

1° A la phase initiale, qui souvent passe inaperçue, il existe sur

(1) Les épagneuls et tous les chiens à poil long y sont également exposés. (L. T.)

(2) A la surface de la peau et quelquefois assez profondément dans des canaux excréteurs, on peut rencontrer des microphytes aussi nombreux que variés et n'ayant aucun rôle pathogène. Lorsqu'on veut étudier au point de vue bactériologique des lésions vésiculeuses ou pustuleuses de la peau, il convient de puiser le liquide à examiner ou à ensemencer, non à travers la couche épidermique, mais par la partie profonde du derme; sans cette précaution le produit récolté est presque toujours impur. (N. D. T.)

(3) En dehors de la prédisposition native, deux conditions dominent l'étiologie de l'eczéma chez le chien : une alimentation riche non dépensée par le travail et la malpropreté de la peau. (L. T.)

la peau dépourvue de pigment, des taches rouge clair, du diamètre d'une tête d'épingle à celui d'un pois; leur coloration se fonce graduellement et une petite papule se développe à leur centre; peu à peu ces taches s'élargissent et se confondent; à leur niveau la peau se tuméfie, s'épaissit, devient turgescente, très chaude; les poils sont hérissés en houppettes. Les moindres attouchements occasionnent du prurit et les compressions, même légères, provoquent de la douleur. A un stade plus avancé on n'observe que de l'érythème ou de la dermite érythémateuse. Ces caractères sont quelquefois profondément modifiés par les frottements et l'action des dents. Parvenu à cette période, l'eczéma s'atténue puis disparaît dans la plupart des cas; dans d'autres il reste stationnaire. Les formes impétigineuse et croûteuse peuvent succéder à l'état papuleux.

2° Lorsque l'eczéma suit une marche régulière, les papules se transforment en vésicules. Ces dernières, qui renferment un liquide clair, sont tantôt isolées, tantôt rassemblées en petits groupes; au début, leur volume est rarement supérieur à celui d'un grain de mil; elles passent fréquemment inaperçues; il est d'ailleurs assez difficile de les découvrir sur le tégument poilu du chien. Les unes se dessèchent en formant de petites croûtes; les autres éclatent, sont déchirées par les frottements et constituent des foyers inflammatoires au niveau desquels les poils se décollent et tombent. Lorsque l'eczéma rétrocède, les surfaces malades se recouvrent de minces croûtes, le processus inflammatoire s'atténue, l'épiderme se régénère. Sur la peau de couleur foncée, il persiste pendant longtemps des macules pauvres en pigment, vestiges des vésicules disparues.

3° Plus souvent l'eczéma s'irradie; les vésicules devenues confluentes se rupturent et forment des plaques rouges, humides, dépilées (*eczéma rouge*), recouvertes d'un exsudat séreux, séro-plasmatique ou purulent; fort sensibles au toucher, elles ont une remarquable tendance à s'étendre aux parties saines voisines (*dartre rongeante* ou *eczéma serpigineux*); parfois, sous l'influence des frottements, le processus aboutit à la dermite purulente ou hémorragique. La guérison de l'eczéma rouge s'opère par le dessèchement de l'exsudat (état *croûteux*) et la régénération de l'épiderme sous-jacent, qui s'effectue de la périphérie au centre des plaques.

4° Assez fréquemment encore les vésicules se transforment en pustules: elles augmentent de dimensions; leur contenu se trouble, devient purulent (*eczéma pustuleux*). Disséminées ou agminées, les pustules se déchirent et forment par places des surfaces suppurantes plus ou moins étendues. Les poils sont humides, agglutinés par l'exsudat, réunis en couches feutrées; ils s'arrachent sous la moindre traction, beaucoup sont complètement détachés. Les régions malades, recouvertes d'un pus jaunâtre, jaune verdâtre, glutineux ou crémeux, sont le siège d'une vive sensibilité et saignent au moindre contact ; la peau est fortement épaissie (*eczéma impétigineux*). La guérison survient par la dessiccation de l'exsudat, qui se prend en croûtes sous lesquelles la suppuration peut persister pendant un certain temps. Dans quelques cas rares, mais surtout lorsque les animaux se frottent ou se grattent sans cesse, le processus gagne en profondeur ; il se produit une inflammation phlegmoneuse suivie de destruction ulcéreuse du derme, de suppuration abondante, de dépilations étendues et d'épaississements calleux. Des dermites purulentes circonscrites analogues accompagnent les éruptions vésiculeuses ou pustuleuses dues à des irritations mécaniques, chimiques ou thermiques violentes.

Les différentes variétés d'eczéma peuvent passer à l'état chronique. Dans les formes papuleuse ou vésiculeuse bénignes, les récidives ne sont pas rares. L'eczéma pustuleux est remarquable par sa tendance à la chronicité. La persistance de l'affection parait avoir pour principale cause les frottements et les grattages auxquels se livrent les malades.

Les manifestations de l'eczéma chronique sont l'hyperémie permanente de la peau, l'hyperthermie locale et l'hypertrophie, qui peut aller jusqu'au triple ou au quadruple de l'épaisseur normale. La surface des callosités est luisante : elle est le siège d'une prolifération épidermique très active et d'une desquamation abondante (*eczéma squameux*). Peu à peu la peau devient sèche, dure, rigide : elle se ride ; les plis qu'on y fait artificiellement persistent un certain temps ; les poils, très clairsemés, sont hérissés, dirigés dans tous les sens ; souvent ils sont desséchés, cassants ou enchevêtrés à la façon des brins de laine (compression et atrophie des bulbes pileux et de leurs vaisseaux par la néoformation conjonctive et la rétraction du tissu) ; les surfaces malades peuvent être complètement dénudées. Parfois la peau présente un aspect granulé dû à l'épaississement, à l'hypertrophie des papilles qui sont plus ou moins proéminentes. Les altérations produites par les eczémas graves prédisposent aux récidives ; des poussées aiguës surviennent surtout au printemps, époque où les fonctions cutanées sont suractivées.

L'état général des animaux atteints d'eczéma est ordinairement peu modifié. On n'observe qu'une agitation permanente, de l'inquiétude et une soif vive. Lorsque l'affection se prolonge et qu'il survient des poussées aiguës, les démangeaisons continuelles, la déperdition de chaleur, de liquide nourricier et l'excitation réflexe amènent peu à peu l'amaigrissement et la cachexie. Les animaux très jeunes ou faibles peuvent succomber.

La durée de l'eczéma aigu varie d'une à trois semaines. L'eczéma chronique persiste souvent de longs mois, même des années, en présentant des rémissions d'une durée variable.

Diagnostic différentiel. — L'eczéma peut être confondu avec les dermites suppurées produites par les blessures, les contusions, les cautérisations, les brûlures, les congélations, avec la teigne tonsurante et les gales.

1° Les *dermites traumatiques* consistent généralement en des phlegmasies réactionnelles circonscrites, développées autour d'une eschare de cautérisation, d'une plaque gangréneuse, etc. ; elles coexistent habituellement avec une mortification limitée de la peau. Les papules, vésicules et pustules caractéristiques de l'eczéma font absolument défaut; mais ces lésions pouvant manquer dans l'eczéma, la distinction est quelquefois assez difficile.

2° La *teigne tonsurante* se reconnait à la forme arrondie de l'éruption, à l'absence de boutons, de vésicules, de pustules, de prurit, à sa transmissibilité, enfin aux caractères microscopiques des altérations.

3° La gale folliculaire s'observe surtout à la tête et aux membres; contagieuse, elle ne provoque que de légères démangeaisons ; ses symptômes sont souvent typiques et, dans les cas douteux, la constatation des Démodex assure le diagnostic.

4° La *gale sarcoptique* atteint de préférence les régions où les poils sont peu abondants, — la partie inférieure de l'abdomen et du thorax, la face interne des cuisses, le jarret, le coude et la base des oreilles. Elle est contagieuse et s'accompagne de démangeaisons très vives. Ces caractères ne suffisent cependant pas toujours pour établir le diagnostic, et la gale sarcoptique présente parfois une grande ressemblance avec l'eczéma ; alors, le microscope est absolument nécessaire pour les différencier.

Traitement. — Le traitement de l'eczéma doit varier suivant la période de l'affection et la constitution des malades. Dans la majorité des cas, l'éruption guérirait certainement par les seules forces de la nature si l'on pouvait supprimer l'irritation provoquée par le prurit. Mais, précisément, c'est cette irritation qu'il est difficile d'éviter ; chez certains chiens, le prurit est violent, continu, et les malades sans cesse tourmentés par les démangeaisons réussissent à déjouer tous les moyens mécaniques employés pour les empêcher de se gratter ou de se frotter (muselières, bandages, colliers, bottes, etc.).

1° Dans les formes bénignes ou stades de début de l'eczéma (périodes érythémateuse, papuleuse, vésiculeuse), il faut essayer tout d'abord les antiphlogistiques, les émollients, les anodins et les corps protecteurs. Nous employons habituellement l'onguent de zinc simple (1 partie d'oxyde de zinc pour 9 d'axonge) (1), ou l'onguent plombique

(1) Cette préparation a encore pour formule :

Vaseline	100 grammes.
Cire	ãã 20 —
Oxyde de zinc	
Huile d'amandes	10 —

(Codex autrichien.) (N. D. T.)

et surtout l'onguent de Hébra (mélange à parties égales d'emplâtre de litharge simple et d'onguent de paraffine) (1). La pommade au précipité blanc ne doit être usitée qu'avec beaucoup de circonspection chez le chien, à cause des dangers d'intoxication par le lèchement (2). Parmi les corps protecteurs, on doit surtout recommander les poudres susceptibles d'adhérer à la peau des régions sur lesquelles on les applique. On peut utiliser le mélange suivant : oxyde de zinc 5 grammes, amidon 20 grammes.

2° Pour les eczémas humide et impétigineux, nous employons depuis très longtemps, avec beaucoup de succès, la solution de pierre infernale à 6 p. 100, que l'on porte, à l'aide du pinceau, sur les régions malades préalablement nettoyées ; il se forme une eschare sèche au-dessous de laquelle la guérison se produit très rapidement. Parmi les onguents, nous donnons la préférence à la pommade au nitrate d'argent (1 p. 10 à 20 d'onguent de paraffine) ou au tannin (acide tannique 5 grammes, onguent de paraffine 50 grammes). Contre les processus humides tenaces, les poudres dessiccatives sont très favorables ; nous prescrivons généralement un mélange de poudre fine d'iodoforme et d'écorce de chêne 1 p. 10 ; ou le crésyl associé à l'acide borique (2 à 4 p. 100) (3).

3° Dans les eczémas chroniques, notre principal remède est le goudron en nature, ou en solution dans l'alcool (goudron de hêtre et alcool āā 25 grammes), ou en liniment (goudron et savon vert). Contre l'eczéma impétigineux chronique, on peut faire usage de la préparation suivante : goudron de bois de hêtre et savon vert āā 50 grammes ; alcool Q. S. — Quatre à six jours après la friction, on détache avec précaution les croûtes sèches formées sur les surfaces malades. Dans certains cas il est nécessaire de faire une seconde application. — Le liniment de goudron a l'avantage de s'enlever facilement par les bains. Nous remplaçons aujourd'hui le goudron par le crésyl ; celui-ci n'est nullement toxique et son action est aussi salutaire que celle du goudron ; il convient de l'employer sous forme de liniment (crésyl et savon vert āā 100 grammes, alcool 50 grammes), d'alcool crésylé (1 p. 10-20) ou d'onguent (1 p. 10-20 d'onguent de paraffine). — L'eczéma squameux peut également être combattu par le liniment de goudron ou de crésyl, ou par ces agents associés à l'alcool (1 p. 10-20) et par le savon vert. Parmi les autres topiques, nous avons utilisé avantageusement la chrysarobine (chrysarobine, 1-5 grammes, onguent de paraffine

(1) L'onguent de paraffine se compose de quatre parties de paraffine liquide et d'une partie de paraffine solide. (N. D. T.)

(2) Tous les topiques astringents, liquides ou pommades peuvent être employés, mais aucun n'égale en efficacité la glycérine iodée, 4 pour 1. (L. T.)

(3) Contre les eczémas très humides, toucher la peau avec l'acide azotique au 1/10e ou au 1/5e, en évitant avec soin l'excès de topique qui causerait une escharification du tégument. L'effet de ce topique bien employé est merveilleux. (L. T.)

20 grammes) l'oxynaphtaline (1 : 10) ainsi que l'ichtyol en nature. Et la série des médicaments dirigés contre l'eczéma du chien est loin d'être épuisée (naphtol, anthrarobine, résorcine, naphtaline, acides oxynaphtoliques, etc.). L'énumération des nombreuses formules préconisées serait fastidieuse et inutile.

Quel que soit le topique usité, il est indiqué de couper les poils avant de l'appliquer. La région frictionnée doit être recouverte d'un bandage, afin d'empêcher les chiens de se lécher (intoxication).

A l'intérieur, on emploie généralement l'acide arsénieux contre les processus eczémateux chroniques. On l'administre à l'état de liqueur de Fowler, pendant plusieurs semaines de suite, à la dose de 5 à 10 gouttes par jour. Nous l'avons essayé très souvent sans beaucoup de succès. Mais, dans les formes humides de l'eczéma, les purgatifs, au début du traitement, rendent parfois de réels services; sous leur influence, la dessiccation des plaques se produit plus rapidement. Les moyens diététiques (suppression de la viande, etc.) n'ont pas, bien s'en faut, l'importance qu'on leur a attribuée; ils ne nous ont jamais donné de résultats satisfaisants.

Bibliographie. — Unterberger, *Repertor.*, 1865. — Mégnin, *Le Chien, Hygiène et maladies*, Paris, 1877. — Müller, *Deutsche Zeitschr. f. Thiermed.*, 1880. — Mégnin, Trasbot, Weber, *Bull. Soc. cent. vét.*, 1882. — Schadrin, *Journ. vét. de Charkow*, 1886. — Küffner, an. in *Jahresber., über die Fortschritte der Thiermed.*, 1886. — Rabe, *Adam's Wochenschr.*, 1887. — Fröhner, *Berlin. Archiv*, 1887. Cadéac, *Dictionnaire vét.*, T. XVI, 1888.

B. AFFECTIONS ECZÉMATEUSES DU CHEVAL.

La plupart des affections cutanées non parasitaires du cheval sont de nature purement eczémateuse. Diverses dermatoses décrites comme des éruptions spéciales doivent rentrer dans le cadre de l'eczéma et l'on peut sans aucun inconvénient supprimer les dénominations appliquées à certaines d'entre elles. Nous rattachons à l'eczéma les éruptions suivantes, considérées jusqu'alors comme autant de maladies particulières.

1° Le *lichen* et le *strophulus*, la *gale d'été*, la *gale de selle*, les *boutons de chaleur*, les *éruptions de boutons et de tubercules*, qui ne sont que des variétés de l'eczéma papulo-vésiculeux.

2° Le *pityriasis* et le *psoriasis*, dont les caractères sont ceux de l'eczéma squameux ou chronique.

3° La « *gale* » *de la crinière*, *de la queue*, l'affection désignée sous le nom de « *queue de rat* », qui peuvent être rangées avec les eczémas pustuleux, impétigineux et chronique.

4° Les *crevasses du paturon*, les *solandres* et les *malandres*, qui représentent un eczéma local, d'abord humide, ensuite impétigineux (1).

I. ECZÉMA PAPULO-VÉSICULEUX.

(*Lichen*, *Strophulus*, *Boutons de chaleur*, *Éruption d'été*, *Gale d'été*, *Gale de selle*).

Étiologie. — L'eczéma papulo-vésiculeux du cheval est habituellement limité à certaines régions ; il peut cependant envahir toute la surface du corps (au cours de la gourme, par exemple, où il se développe parallèlement à l'urticaire, et pendant l'été, où il apparaît sous forme de *boutons de chaleur* ou de *gale d'été*). Les régions le plus souvent atteintes sont celles où la sudation est abondante ou qui sont exposées aux irritations mécaniques : la tête (licol), les faces latérales de la base de l'encolure, le voisinage du garrot (collier), le dos et les régions costales (selle, sangle, traits), la croupe (avaloire, culeron) (2).

Il n'est aucune raison plausible d'admettre l'intervention de causes internes ajoutant leur action à celle de ces irritations locales : toutefois, le jeune âge, la finesse du tégument et l'époque de la mue doivent être considérés comme des causes prédisposantes de cette dermatose.

Symptômes. — L'eczéma papulo-vésiculeux est essentiellement caractérisé par le développement de papules nombreuses et disposées en groupes irréguliers ; au début de la maladie, on ne peut les constater qu'en passant la main sur le tégument, leur volume varie entre celui d'un grain de mil et celui d'un pois, leur consistance est molle ; ensuite elles deviennent dures, les poils se hérissent à leur niveau. La peau est chaude et parfois légèrement tuméfiée ; lorsqu'on la plisse ou qu'on la presse légèrement, on y constate une vive sensibilité. Au moment de l'efflorescence, il existe un prurit modéré, qui disparaît lorsque la maladie est à son acmé.

Bientôt les papules sont le siège d'une exsudation séreuse sous-épidermique (état vésiculeux) ; de petites croûtes se forment qui agglutinent les poils du voisinage en houppettes et les entraînent dans leur chute. Il persiste alors des taches dépilées circonscrites, rougeâtres lorsque la peau est dépourvue de pigment, recouvertes d'une pellicule épidermique grisâtre quand la peau est pigmentée, squameuses

(1) Ce sont là des choses dont la pathogénie et la nature diffèrent notablement. (L. T.)

(2) Aux régions où des surfaces cutanées frottent l'une contre l'autre pendant les mouvements (ars, aine), l'eczéma aigu peut se développer par cette seule action mécanique, surtout lorsque la peau est recouverte de sueur et de poussière : on lui donne alors le nom d'*intertrigo* ; ou l'exprime encore en disant que l'animal s'est *frayé aux ars*. (N. D. T.)

lorsque l'exsudation a été abondante (*dartre exfoliante*). Dans les cas où le processus inflammatoire s'est étendu profondément, il persiste sur la peau pigmentée des plaques blanchâtres complètement dépilées (*strophulus*).

Traitement. — Cette variété d'eczéma est bénigne ; elle guérit d'elle-même dès que les diverses périodes de l'inflammation se sont succédé; les poils renaissent et s'accroissent peu à peu. Dans la plupart des cas, il est inutile de recourir à des agents médicamenteux. Si cependant les propriétaires désirent que les animaux soient traités, on peut conseiller de ramollir les croûtes et la crasse au moyen de la glycérine, de la vaseline ou du savon vert, et de frictionner avec des spiritueux les régions dépilées, dans le but d'y stimuler la pousse des poils. Les préparations les plus avantageuses sont la teinture de goudron (goudron et alcool) et la teinture de créoline (1 : 5-10). On a également recommandé l'ichtyol (Bass).

REMARQUES SUR LES RAPPORTS QUI EXISTENT ENTRE LE PRURIGO, LE PRURIT ET L'ECZÉMA.

1° Chez l'homme, on désigne sous le nom de **prurigo** une éruption cutanée papuleuse, qui siège de préférence aux surfaces d'extension des membres inférieurs. Le prurigo s'observe presque exclusivement sur les très jeunes enfants, il s'accompagne de vives démangeaisons, sa marche est chronique; il est héréditaire. Après avoir persisté pendant des années, il laisse à la peau des altérations spéciales (épaississement, pigmentation, etc.). Il n'est curable que dans la minorité des cas. Beaucoup de malades succombent aux démangeaisons continues et intenses qu'il provoque, à l'excitation permanente, aux progrès de l'épuisement. On admet généralement que cette éruption très nettement caractérisée existe chez nos animaux; les *Traités de pathologie spéciale* la mentionnent sous le titre d'*éruption prurigineuse*. Il ne nous paraît pas que l'on soit autorisé à décrire, en vétérinaire, une affection cutanée répondant au prurigo de l'homme. En voici les raisons:

a. Les monographies du prurigo données par les vétérinaires sont contradictoires dans leurs traits essentiels; en les parcourant on se convainc que certains auteurs ont *confectionné* un prurigo des animaux; plusieurs ont du reste puisé à une seule et même source.

b. L'affection qu'on dit avoir observée sur le cheval, le chien, le bœuf et le mouton ne répond nullement, par ses symptômes, ses causes et sa marche, au prurigo de l'homme; il est du reste impossible de trouver quoi que ce soit de typique dans les descriptions de l'*éruption prurigineuse* des animaux.

c. Les causes indiquées sont aussi diverses que banales : anomalies de régime, troubles digestifs, fourrages échauffants, passage d'une alimentation pauvre à une nourriture abondante, aigreur du sang, mues, microbes, etc. On a prétendu avoir rencontré des microorganismes, comme dans l'eczéma.

d. Nous n'avons jamais observé le prurigo vrai chez les sujets de nos diverses espèces et certainement beaucoup de cas rapportés sous ce nom n'étaient pas autre chose que de l'eczéma papuleux; la symptomatologie d'un bon nombre d'entre eux répond exactement à celle de cette dernière affection; quant aux cas chroniques et incurables, ils rentrent dans le cadre des *gales*. Dans l'intérêt de l'exactitude de nos descriptions et pour rester dans le domaine des faits, nous ne croyons pas devoir admettre le prurigo au nombre des dermatoses de nos animaux (1).

En médecine humaine, le mot **prurit** sert à désigner des démangeaisons existant en dehors de toute altération anatomique appréciable de la peau. On ne l'observe qu'aux surfaces d'extension des extrémités, à la paume des mains, à la plante des pieds, aux organes génitaux et au voisinage de l'anus. C'est évidemment une affection d'origine nerveuse. Chez nos animaux, l'existence d'un état morbide analogue n'est nullement démontrée.

2. ECZÉMA SQUAMEUX CHRONIQUE.

(*Pityriasis*, *Psoriasis*, *Gale d'inanition*).

Étiologie. — L'eczéma squameux est décrit dans certains ouvrages spéciaux sous les noms de *pityriasis* ou de *psoriasis;* on l'a identifié à ces mêmes affections de l'espèce humaine. Cette assimilation n'est nullement fondée. L'observation démontre que les diverses formes du processus eczémateux peuvent passer à l'état squameux, après une période d'une durée variable.

Ses causes sont celles de l'eczéma en général. Parmi les principales il faut mentionner : la malpropreté, l'hygiène négligée de la peau et l'alimentation insuffisante (gale d'inanition) ou avariée. On a aussi incriminé certains champignons mais sans apporter la moindre preuve à l'appui de leur rôle pathogène.

Symptômes. — L'eczéma squameux se traduit par le développement, à la surface de la peau, de petites croûtes farineuses ou furfuracées, sous lesquelles le derme présente des altérations chroniques telles que l'épaississement, la coloration grisâtre, l'induration, etc. ; les démangeaisons sont rares. On le rencontre le plus fréquemment à la tête (surtout aux orbites), à la face interne de la conque auriculaire, à l'encolure, à la base de la crinière, aux épaules, aux coudes, aux hanches, à la base de la queue, en arrière du genou et en avant du jarret (solandres et malandres). Il a une marche essentiellement chronique ; sa durée varie de quelques mois à plusieurs années. Il peut guérir sans aucune intervention.

Traitement. — Le traitement consiste à entretenir soigneusement la peau, à ramollir les croûtes à l'aide du savon vert et des préparations de goudron ou de crésyl (onguent, liniment, teinture). Le goudron et le crésyl semblent transformer le processus inflammatoire chronique, obscur et tenace, en phlegmasie aiguë qui se termine rapidement par la guérison. La pommade à la chrysarobine agit de la même façon.

(1) Ces remarques sont absolument justes. Le prurigo humain n'existe pas chez les animaux. (L. T.)

Les termes *psoriasis* et *pityriasis*, empruntés à la dermatologie humaine, ont été appliqués, en vétérinaire, à des affections cutanées de nature eczémateuse.

Le **psoriasis de l'homme** est caractérisé par une infiltration inflammatoire du corps papillaire avec transformation cornée de l'épiderme qui le recouvre. Au début, on observe des élevures rouges (*P. punctata*) qui se transforment ensuite en plaques squameuses, nacrées (*P. guttata*); plus tard ces plaques peuvent atteindre le diamètre d'une pièce de cinq francs (*P. nummularis*); elles deviennent parfois confluentes et recouvrent de grandes surfaces; souvent elles guérissent à leur centre et forment alors des dessins annulaires ou en guirlandes, suivant qu'elles sont isolées ou confondues (*P. annularis* et *gyrata*). — Ses lieux de prédilection sont les surfaces d'extension du coude et du carpe, la partie chevelue de la tête, le front et les oreilles. Nous n'avons jamais observé une maladie semblable chez nos animaux domestiques.

Le **pityriasis de l'homme** est une dermatose très rare, caractérisée par de la rougeur et une desquamation s'étendant parfois à toute la surface du tégument. Il détermine l'atrophie, même la gangrène du tégument, l'amaigrissement général et finalement la mort. Une telle affection n'existe pas chez les animaux.

3. ECZÉMA IMPÉTIGINEUX CHRONIQUE DES RÉGIONS POURVUES DE CRINS (« GALE » DE LA CRINIÈRE ET DE LA QUEUE, PLIQUE) (1).

Régions atteintes. — Les diverses formes de l'eczéma, mais surtout l'état vésiculeux et l'état pustuleux, s'observent aux régions recouvertes de crins et spécialement au bord supérieur de l'encolure (gale de la crinière), à la queue (gale de la queue). Les productions pileuses participent nécessairement aux conséquences de l'inflammation et aux troubles nutritifs de la peau ; tantôt les crins s'agglutinent et s'atrophient (plique), tantôt ils tombent en grand nombre (queue de rat).

Étiologie. — Les causes de l'eczéma impétigineux siégeant aux régions garnies de crins sont purement locales. En première ligne il faut incriminer la malpropreté et l'hygiène négligée de la peau, qui permettent l'accumulation à sa surface des poussières des foins et d'une foule de corps irritants. Les crins abondants et feutrés constituent un habitat de prédilection pour de nombreux parasites (Poux, Trichodectes, etc.). Aussi rencontre-t-on le plus communément cette affection dans les fermes mal tenues et dans les pays où, en raison de certains préjugés ou de croyances superstitieuses, la toilette du cheval est négligée (Tartarie, Russie, Pologne, etc.). Une cause tout opposée à la précédente est l'abus des savonnages de la crinière; si le savon n'est pas enlevé par un lavage à grande eau, il devient l'agent d'une irritation répétée ou permanente de la peau de l'encolure et peut déterminer l'eczéma.

(1) La dénomination de *plique* a été adoptée en Allemagne, sans doute en raison de l'analogie de l'affection dont il s'agit avec la plique de l'espèce humaine. (N. D. T.)

L'humidité prolongée des crins (eaux de pluie, lavages répétés) entraîne la macération de l'épiderme et la décomposition des sécrétions normales de la peau (matière sébacée, sueur), tout comme dans la *pourriture de pluie* du mouton ; elle devient ainsi une cause directe d'eczéma, lequel se produit d'autant plus facilement que la peau fine et tendre des régions protégées par les crins est spécialement prédisposée à cette affection. Les processus inflammatoires antérieurs qui ont plus ou moins modifié l'état de la surface cutanée favorisent les récidives (eczéma squameux).

Symptômes. — Les premières manifestations de l'eczéma des régions recouvertes de crins passent souvent inaperçues, soit à cause de la négligence apportée aux soins de la peau, soit parce que les lésions cutanées sont masquées par les productions pileuses. Ce n'est qu'au moment où les produits inflammatoires décomposés ont avivé le mal que le propriétaire remarque les altérations des poils et des signes de prurit. Les animaux se grattent, se frottent, mordillent les parties malades ; alors les lésions sont généralement les suivantes : la peau est recouverte d'un exsudat séreux, purulent, sanguinolent ou croûteux, parfois on y observe des vésicules et des pustules ; les crins sont agglutinés par la sueur et par une matière graisseuse, gommeuse, sale, fétide ; ils forment un feutrage solide plus ou moins épais (plique polonaise). Plus tard, lorsque le processus inflammatoire s'étend aux follicules pileux, la constitution des crins se modifie ; ils deviennent fragiles, frisent, et par cette direction vicieuse favorisent le feutrage qui caractérise la plique. — A d'autres régions où les animaux se grattent, se mordent facilement (à la queue, par exemple), les poils s'atrophient et tombent. La peau de l'appendice caudal se sclérose peu à peu, s'épaissit et s'indure, les papilles cutanées se dépriment, les crins ne repoussent pas (queue de rat). C'est l'état chronique de l'eczéma squameux.

La **durée** du processus est souvent fort longue. Il est toujours difficile d'en obtenir la guérison.

Traitement. — Il consiste à nettoyer à fond les régions malades et à dessécher les plaques humides. Tout d'abord il est indispensable de couper à leur base les crins agglutinés. Après avoir rendu la peau accessible aux médicaments, on y applique un liniment de crésyl ou de goudron, ou des poudres astringentes, dessiccatives (iodoforme mélangé à la poudre d'écorce de chêne), ou une solution d'azotate d'argent à 6 p. 100. Cette dernière a l'inconvénient de produire sur les robes claires une coloration noirâtre des poils dont le propriétaire doit être prévenu. Dans la plupart des cas l'affection nécessite un long traitement (1).

1. On obtient de bons résultats à l'aide de simples savonnages au savon vert. On

Nous avons envisagé la **plique** ou **trique polonaise** comme un épiphénomène de l'eczéma impétigineux humide chronique du bord supérieur de l'encolure, affection dans laquelle la propagation de l'inflammation aux follicules pileux peut déterminer une altération des crins. Les descriptions consacrées autrefois à la plique dans les *Traités de pathologie vétérinaire* et l'importance que lui a longtemps attribuée le public ne laissent pas de causer quelque étonnement. On l'a considérée jadis comme une affection enzootique. On lui a aussi assigné la valeur d'une manifestation critique : son apparition au cours d'une maladie interne annonçait la guérison prochaine de celle-ci ; sa disparition, au contraire, faisait présager une terminaison mortelle.

Quelques auteurs, Spinola entre autres, admettent que la plique est sous la dépendance d'une affection constitutionnelle ; Haubner la range au nombre des troubles de la nutrition ; d'autres encore soutiennent qu'elle est déterminée par des champignons. — Tout récemment Haselbach l'a observée sur le dixième de la population chevaline de la Pologne. Il la considère comme une affection des *crins* dans laquelle un liquide visqueux serait excrété de la tige du poil ! — Les opinions anciennes et vraiment étranges émises sur sa nature sont rendues plus confuses encore par la distinction en plique *vraie* et plique *fausse*. Cette dernière dénomination a servi à désigner un simple feutrage des crins par de la crasse, des poussières ou d'autres corps étrangers (têtes de chardon, etc.).

Chez le cheval, la plique est une affection tout à fait négligeable. Cette opinion est admise depuis longtemps en médecine humaine, où la maladie est considérée, du reste, comme un enchevêtrement des cheveux exclusivement dû à un défaut de soins, à la malpropreté (1).

Bibliographie. — HERING, *Spec. Pathol.*, 1858. — SPINOLA, *Ibid.*, 1863. — ZÜRN, *Pflanzliche Parasiten*, 1874. — HASELBACH, *Zeitschr. f. Mikroskopie u. Fleischbeschau*, 1884. — RÖLL, *Spec. Pathol.*, 1885. — FREDERIKS, *Holländ. Zeitschr.*, 1886. — BASS, *Thiermed. Rundschau*, 1887.

4. ECZÉMA DES SURFACES DE FLEXION DES ARTICULATIONS INFÉRIEURES DES MEMBRES.

(*Solandres et malandres ; eaux aux jambes*).

Régions atteintes. — Les localisations de l'eczéma aux surfaces de flexion des extrémités ont été désignées depuis longtemps par des noms spéciaux. La plus importante est celle qui se remarque aux paturons et que, par opposition à l'exanthème du horse-pox et aux *eaux aux jambes sales* (*Schmutzmauke*), on désigne encore sous le nom d'*eaux aux jambes crevassées*. L'eczéma des plis du genou et du jarret (malandres et solandres) est rare relativement au précédent ; ces articulations sont plus éloignées du sol, aux influences irritantes duquel

réussit mieux encore en faisant précéder les savonnages d'une embrocation faite la veille. Souvent il faut alterner les savonnages avec les frictions de glycérine iodée. (L. T.)

(1) Elle n'est pas toujours négligeable quand il s'agit de chevaux de luxe, surtout s'ils sont appareillés : et comme il n'y a quelque chance de l'arrêter qu'au début, il faut la soigner de très bonne heure. Ce qui m'a paru le plus efficace, c'est l'alternance des savonnages et des frictions de glycérine iodée. (L. T.)

elles sont par conséquent moins exposées. Il revêt habituellement la forme squameuse.

Étiologie. — Les surfaces de flexion des articulations inférieures des membres sont prédisposées à l'infiltration œdémateuse, parce que, à leur niveau, la peau est le siège d'un déplacement et d'un plissement continuels, circonstance à laquelle s'ajoute l'action irritante de la poussière, des boues, de l'humidité et du froid. Ces influences étiologiques expliquent pourquoi les *eaux aux jambes* sont plus fréquentes en hiver qu'en été, plus aussi sur les membres postérieurs qu'à ceux de devant.

Pendant la saison froide, Prietsch a plusieurs fois observé de nombreux exemples de cette affection sur des chevaux de tramways utilisés sur des voies où l'on avait projeté du sel (1). Siedamgrotzky, Born et Jelkmann n'ont pu constater expérimentalement l'action nocive de cet agent.

Sur les chevaux de race commune, la toilette des membres devient parfois une cause indirecte de cet eczéma, en exposant la peau à l'action de l'humidité et du froid (2).

Les « *eaux aux jambes traumatiques* », observées par Straub sur les chevaux de l'armée après les manœuvres dans des terrains hérissés de chaumes, ont plus d'analogie avec la dermite infectieuse qu'avec l'eczéma simple. Des lésions analogues à celles des eaux aux jambes peuvent être produites par un grand nombre de plaies superficielles donnant lieu à une inflammation érysipélateuse ou phlegmoneuse secondaire. Une dermite infectieuse se développe du reste très souvent au cours des *eaux aux jambes crevassées ;* elle est due à la pénétration de matières septiques dans les plaies formées par la déchirure des vésicules et dans les fissures de la peau.

Symptômes. — La forme aiguë des *eaux aux jambes*, les solandres et les malandres s'accusent par des symptômes typiques. La peau est d'abord rouge, tuméfiée, douloureuse et chaude (état érythémateux) ; bientôt elle se recouvre de petites vésicules (état vésiculeux) qui éclatent et donnent écoulement à un liquide séreux, jaunâtre, inodore au début (état humide). Par les mouvements de l'animal, le tégument se dispose en plis épais entre lesquels se forment souvent des crevasses (rhagades), dont les lèvres s'enflamment et qui se recouvrent de croûtes sèches. Les poils sont agglutinés, hérissés ou tombés en grande partie. Les mouvements du membre correspondant sont raides et douloureux.

(1) Il s'agit certainement ici des affections désignées par les auteurs français sous les noms de *crevasses* et de *javart cutané*. (Voy. page 482.) (N. D. T.)

(2) Il y a très certainement ici une confusion. Ce qui est indiqué sous cette rubrique n'a rien de commun avec les eaux aux jambes vraies ni avec les affections eczémateuses. (L. T.)

A cette période, les solandres et les malandres peuvent guérir ou passer à l'état squameux ; dans ce dernier cas, la peau s'épaissit, le mal tend vers la chronicité et les récidives sont fréquentes. Les *eaux aux jambes* provoquent à la longue des altérations profondes dans le paturon. Le liquide excrété se décompose et macère l'épiderme ; il se produit une sorte d'exsudat visqueux, pâteux, de mauvais aspect, d'odeur fétide, doué de propriétés irritantes et qui détermine dans la peau des pertes de substance ulcératives. Le pli du paturon devient ainsi le siège de plaies bourgeonneuses plus ou moins étendues, d'épaississements calleux, bosselés de la peau, qui est fissurée ou profondément crevassée (état désigné autrefois sous les noms de « maladie tuberculeuse » et d' « eaux aux jambes calleuses »). Les poils sont hérissés, érigés en soies (pied en porc-épic (*sgelfuss*) sec ou humide). Après des mois ou des années, l'hypertrophie cutanée peut se transformer en éléphantiasis véritable, alors que la surface de la peau reste le siège d'un eczéma squameux chronique (eaux aux jambes squameuses) (1). Le tégument est parfois tuméfié jusqu'à l'avant-bras ou la jambe. Le crapaud est un épiphénomène fréquent des *eaux aux jambes chroniques*.

Traitement (2). — Le traitement de ces affections eczémateuses varie suivant le stade de la maladie. Au début, les soins de propreté donnés à la peau, les poudres absorbantes (oxyde de zinc et amidon), la poudre d'écorce de chêne, la pommade de plomb ou de zinc suffisent. Dans les degrés avancés, il faut recourir à des moyens plus actifs. On cherche surtout à entraver les sécrétions et leur décomposition par les dessiccatifs et les astringents. Les liniments de crésyl ou de goudron rendent ici des services ; les poudres siccatives (écorce de chêne, sulfate de fer, plâtre, charbon, etc.) et les bains astringents (solution

(1) *L'Éléphantiasis* (*fibrome éléphantiasique*), ou *pachydermie* est essentiellement caractérisé par l'hypertrophie de la peau et du tissu conjonctif sous-cutané. Il survient habituellement à la suite d'engorgements inflammatoires ou d'infiltrats œdémateux réitérés. Chez le cheval, on le rencontre assez communément aux membres postérieurs, le plus souvent à un seul, quelquefois aux deux. Il débute toujours aux parties inférieures (paturon, boulet), mais souvent il atteint et dépasse le jarret. L'extrémité malade, régulièrement hypertrophiée, est dure, insensible au toucher ; elle peut atteindre des dimensions énormes, surtout au boulet : la peau de la couronne forme parfois un volumineux bourrelet au-dessus du sabot. Des lésions de même nature peuvent être constatées au fourreau, au passage des sangles, en avant des épaules et au fanon chez le bœuf. — La dissection des tissus malades montre, outre leur dureté et leur transformation fibreuse, une énorme dilatation des vaisseaux lymphatiques et parfois une ossification du tissu conjonctif périosseux dans les régions métatarsienne et phalangienne. — D'après Cadéac, l'éléphantiasis du bœuf doit être rapproché de l'anasarque (Voy. *Revue vét.*, 1884). (N. D. T.)

(2) Commencer par les topiques émollients, déterger et finir par les liquides antiseptiques appliqués en pansements. Si ensuite la peau et le tissu conjonctif s'indurent, le mieux est de rouler simplement des bandes autour des membres ; tous les médicaments sont plus nuisibles qu'utiles. L. T.

d'alun, décoction d'écorce de chêne, etc.), sont encore avantageux. Lorsque l'affection est bénigne, on peut en obtenir la guérison par l'application de pansements iodoformés continués pendant un certain temps. Dans les cas où il existe des granulations ou des callosités (*pied d'éléphant*), tous ces moyens restent sans effet, la restitution intégrale est devenue impossible. Alors le traitement doit être exclusivement chirurgical ; c'est celui des néoformations cutanées ; il faut se borner à l'extirpation et à la cautérisation des granulations qui croissent trop rapidement.

Bibliographie. — Straub, *Repertor.*, 1853. — Marly et Caussé, *Journ. des vét. du midi*, 1860-61. — Laurent. *Recueil vét.*, 1871. — Leblanc, *Bullet. Soc. cent. vét.*, 1872. — Trasbot. *ibid*, 1884, — Prietsch, *Sächs. Jahresber.*, 1884. — Jelkmann, *Rundschau*, 1886. — Siedamgrotzky u. Born. *Deutsche Zeitschr. f. Thiermed.*, 1886. — Burk. *The vet. Journ.*, 1886. — *Traités de pathologie*, de Hering, Spinola, Röll, Haubner-Siedamgrotzky, Pütz, Anacker. Dieckerhoff.

C. AFFECTIONS ECZÉMATEUSES DU BOEUF.

L'eczéma généralisé est plus rare chez le bœuf que chez le cheval, mais les modalités de l'éruption sont à peu près les mêmes dans les deux espèces. C'est ainsi que l'on observe l'eczéma papulo-vésiculeux et l'eczéma squameux sous forme de dartre et de *strophulus*, de furfure et de gale d'inanition (*Hungerräude*) ; on rencontre également, à l'extrémité de la queue, un eczéma impétigineux analogue à la plique. Chez le bœuf, plus que chez tous les autres animaux, on a incriminé certains régimes alimentaires. Dans les anciens traités, la « maladie des rafles (1) » occupe une place importante ; cette affection n'est autre chose qu'une éruption papuleuse au début, qui devient ensuite pustuleuse et reste généralement localisée aux extrémités ; elle serait produite par l'ingestion des rafles et des feuilles de vigne (Voy. les indications des vétérinaires français dans la *Pathologie de Hering*, 1858). — L'influence de l'alimentation est capitale dans la variété désignée dans le nom « d'eczéma des drèches » avec lequel la maladie des rafles a certainement une grande parenté. Comparées à la maladie des drèches, toutes les autres formes du processus eczémateux chez

(1) La *rafle* ou *feu d'herbe* est généralement décrite comme une affection éruptive vésiculeuse localisée aux membres postérieurs, au pis, aux lèvres et qui s'accompagne ou non de démangeaisons. Elle est peu grave et se termine toujours par la guérison. — Sur des bœufs atteints d'une dermatose présentant tous les caractères de la rafle, Railliet et Moreau ont trouvé un grand nombre de Rougets (*Leptus autumnalis*) ou larves de Trombidions, qu'ils tendent à considérer comme les agents de cette maladie. Ils proposent de donner à celle-ci le nom d'*Acariase trombidienne*.

Bibliographie. — Rozier, *Cours d'agriculture*, 1805. — Chabert et Fromage de Feugré, *Correspondance vétérinaire*, 1810. — Gellé, *Pathologie bovine*. Paris, 1841. — Lafon, *Traité des maladies des grands ruminants*. Paris, 1843. — Delafond et Bourguignon, *Traité de la psore*, 1862. — Cruzel, *Traité pratique des maladies de l'espèce bovine*, 1869. — Railliet et Moreau, *Bullet. Soc. cent. vét.*, 1886.

(N. D. T.)

le bœuf perdent leur importance. Pour leurs caractères cliniques et leur traitement, nous renvoyons à ce qui a été dit à propos de l'eczéma du cheval. Nous devons ajouter cependant que, chez les animaux de l'espèce bovine surtout, des causes tout à fait dissemblables peuvent déterminer des affections cutanées analogues par leurs caractères objectifs.

ECZÉMA DES DRÈCHES (*Eaux aux jambes du bœuf, Dartre du pied, Teigne du pied*).

Les opinions qui ont cours actuellement sur la nature et l'essentialité de l'eczéma des drèches sont loin d'être concordantes. On a évidemment confondu sous ce nom des dermatoses très différentes par leurs symptômes ou leur étiologie. Il suffit de consulter la *Bibliographie spéciale* pour s'assurer que l'on a identifié à l'eczéma des drèches « l'*éruption de marc* » (*Träberausschlag*) qui se produit après l'ingestion de malt de bière ou de marc de raisin, la *gale du paturon* et surtout les *eaux aux jambes crevassées* (voy. p. 446). Cette dernière affection, dont l'existence a été mise en doute par divers observateurs, est parfois fort difficile à différencier cliniquement de l'exanthème des drèches, mais les causes de ces deux états morbides sont radicalement différentes : tandis que les *eaux aux jambes* sont, comme chez le cheval, le résultat d'influences extérieures, notamment du défaut de propreté, de l'hygiène négligée de la peau, de l'humidité, du froid, etc., la maladie que nous allons étudier est due exclusivement à l'ingestion des drèches de pommes de terre. Ces deux affections sont donc deux formes eczémateuses bien distinctes.

De cette confusion dans les dénominations sont nées des opinions tout à fait divergentes sur la nature de l'eczéma des drèches. Les diverses hypothèses qui ont été émises à cet égard seront discutées plus loin. Nous considérons cette dermatose comme un exanthème toxique analogue à ceux produits par certains médicaments (à l'éruption du mercurialisme, par exemple) et dû à l'action d'une matière nocive inconnue jusqu'alors, mais renfermée dans les drèches de pommes de terre, peut-être même dans ce tubercule et dans ses tiges.

Animaux atteints. — L'eczéma des drèches est connu depuis plus d'un demi-siècle. Son apparition est contemporaine de l'installation des grandes distilleries de pommes de terre et de l'extension que prit alors la culture de cette plante. Spinola, qui l'a observé pour la première fois en 1827, en a donné une bonne description en 1836.

Il sévit de préférence sur les bœufs à l'engrais et les taureaux ; on le constate moins fréquemment sur les bouvonnes ; les vaches laitières en sont généralement préservées. Tandis que certains animaux y semblent prédisposés, d'autres possèdent une réelle immunité. Les cas les plus graves se rencontrent au printemps et au commencement de l'été, à la période de l'année où la pomme de terre atteint son maximum de croissance.

Particulièrement intense sur les animaux introduits depuis peu dans les étables où il sévit, il s'observe le plus fréquemment dans les exploitations où les vaches sont souvent renouvelées; ici les bêtes fraîches laitières peuvent en être frappées. Dans la plupart des cas, il est localisé aux membres postérieurs, où il remonte jusqu'au jarret; dans d'autres il atteint exclusivement les membres antérieurs; parfois les quatre membres sont frappés en même temps; exceptionnellement, il siège sur les autres régions du corps : côtes, dos, encolure, etc. L'aménagement, l'hygiène, l'exposition de l'étable n'ont pas grande influence sur son apparition; on peut le constater dans des locaux modèles, parfaitement entretenus et où les animaux sont l'objet des soins les plus minutieux.

Étiologie et pathogénie. — Cet eczéma est généralement la conséquence de l'alimentation avec les drèches de pommes de terre. Celles de seigle et de maïs sont inoffensives; il doit en être de même des marcs de bière, que quelques auteurs ont cependant incriminés. Son intensité est habituellement en rapport avec la proportion de résidu qui entre dans la ration. La nourriture exclusivement composée de drèches ou l'ingestion de celles-ci en grande quantité (80 litres par tête et par jour) le déterminent à coup sûr lorsqu'en même temps on ne donne que très peu de fourrage sec. 40 litres de drèches par jour suffisent pour le provoquer sur un certain nombre d'animaux, mais alors sa marche est ordinairement bénigne. Les drèches provenant de pommes de terre en germination et celles dont la fermentation est très avancée sont particulièrement dangereuses. Leur nocuité, plus ou moins accusée suivant les années, paraît d'ailleurs dépendre d'une foule de conditions : variations dans la fermentation et dans les produits de celle-ci, diversité d'espèces ou de croissance de la pomme de terre, composition du sol, engrais, etc; il est possible que, comme pour le lupin, elle varie avec le terrain où le tubercule s'est développé. Selon Peiffer, les drèches provenant d'une distillation rapide seraient particulièrement nuisibles; leur acidité ne parait jouer aucun rôle étiologique. D'après Baranski, la maladie a fait son apparition en Galicie après l'introduction dans cette contrée de la pomme de terre Gleason.

L'affection dont il s'agit n'est pas produite exclusivement par les drèches : les pommes de terre crues ou cuites, surtout celles qui sont en voie de germination, les tiges de la plante, l'eau de cuisson et les matières fermentées acides peuvent également la déterminer. De cette donnée il faut inférer que la pomme de terre elle-même renferme un agent nocif qui reste dans les drèches, lesquelles le contiennent en quantité relativement plus considérable que le tubercule lui-même, dont les hydrates de carbone ont passé dans l'alcool. On ne sait rien de certain quant à la nature de cet agent; on admet généralement qu'au moment de son élimination par la peau il irrite cette dernière, l'enflamme et détermine ainsi l'eczéma. Si les vaches laitières sont rarement atteintes, c'est vraisemblablement parce que le principe toxique est éliminé par la sécrétion lactée très active. Parmi les faits établissant que le lait des vaches malades est réellement nocif, on peut mentionner la diarrhée qu'il produit chez les veaux (Johne) et l'éruption qu'il occasionne chez les enfants (1). On a remarqué que l'affection est habituellement bénigne sur les animaux de travail; sans doute que chez eux l'excrétion de l'agent pathogène par la voie cutanée diminue, grâce à une élimination compensatrice dont les divers organes sécrétoires deviennent le siège sous l'influence de l'exercice. On a objecté à cette théorie l'apparition ordinaire de l'eczéma aux membres postérieurs. Mais, d'abord, celui-ci peut envahir les diverses régions du corps; d'autre part, il faut tenir compte de la finesse relative de la peau des extrémités comparée à celle du tronc, ainsi que l'irritation exercée sur les membres postérieurs par les excréments liquides, diarrhéiques même, qu'expulsent les animaux nourris de drèches et qui tiennent ces membres dans un état permanent d'humidité et de malpropreté. Cette moindre résistance de la peau des extrémités aux exanthèmes médicamenteux est bien connue; nous l'avons constatée sur un cheval auquel on avait administré de fortes doses de bromure de potassium; une éruption généralisée survint, faible sur le tronc, très intense au contraire aux extrémités.

Les idées émises au sujet de la nature de la matière toxique qui provoque l'eczéma ne reposent sur aucune donnée positive. On a accusé tour à tour les principes suivants contenus dans les drèches ou dans la pomme de terre elle-même.

1° La *solanine* ou *solanidine*. — Depuis fort longtemps l'affection a été considérée par quelques auteurs comme une intoxication par la solanine. A l'appui de cette théorie on a invoqué l'augmentation de la solanine dans la pomme de terre au moment de la germination de la plante et la fréquence relative de la maladie sur les animaux nourris de pommes de terre germées ou de résidus provenant de ces dernières. Mais, dans l'eczéma des drèches, on n'observe pas les symptômes de l'intoxication accidentelle ou expérimentale par la solanine: narcotisme, démarche chancelante, stupéfaction, paralysie, etc. (Voy. *Intoxication par la solanine*); d'autre part, les pommes de terre qui ne sont pas encore en voie de germination et qui par conséquent ne renferment pas de solanine peuvent le déterminer.

2° Les *alcools* inférieurs produits en même temps que l'esprit-de-vin.

(1) Hennig, *Jahrbuch für Kinderheilkunde*, 1873.

— On les rencontre dans toutes les drèches inoffensives, surtout dans celles de seigle ; de plus, les marcs de pommes de terre qu'on donne aux animaux sont presque toujours débarrassés de leurs alcools : ceux-ci, d'ailleurs, n'existent pas dans les pommes de terre qui vont entrer en germination. Enfin les symptômes de l'intoxication par les alcools inférieurs sont tout à fait différents de ceux de la maladie des drèches.

3° Les *acides* renfermés dans les drèches de pommes de terre (acides acétique, lactique, butyrique). — On les trouve également dans tous les autres marcs, tandis qu'ils n'existent pas dans les tiges de la pomme de terre. La proportion de ces acides est du reste extrêmement variable et les drèches inoffensives en sont souvent fortement chargées.

4° Johne a cru pouvoir établir une relation de cause à effet entre les sels de potasse contenus dans la pomme de terre et l'eczéma, mais rien ne justifie cette hypothèse : les composés potassiques sont des poisons musculaires et leur présence en forte proportion dans les aliments n'est pas nuisible.

Autres théories sur la nature de l'eczéma des drèches. — 1° D'après Zürn, les cellules bourgeonnantes (*Sprosshefezellen*) de la levure de bière se transformeraient dans le canal intestinal en bâtonnets qui, de concert avec les autres microorganismes (bactéries et micrococques) du contenu intestinal, produiraient une inflammation mycosique de la peau lorsqu'ils sont déposés sur cette dernière par l'intermédiaire des excréments. A cette hypothèse, Johne a judicieusement opposé les arguments suivants : *a.* Toutes les drèches renferment les mêmes cellules de levure, toutes devraient donc produire l'eczéma ; or les marcs de seigle et de maïs ne le déterminent pas. *b.* Les levures et les champignons incriminés se rencontrent dans les excréments des animaux sains nourris aux drèches et même chez ceux qui n'en consomment pas ; il faut donc les considérer comme des éléments sans aucune importance étiologique. *c.* L'affection peut apparaître malgré les soins de propreté les plus minutieux et on ne l'observe pas dans nombre de locaux malpropres et mal tenus ; certaines régions de la surface du corps peuvent en être le siège sans que les excréments les aient jamais souillées. *d.* La contagion par les excréments des animaux atteints n'a pas été constatée et les essais de transmission du mal par l'inoculation des drèches ont toujours échoué ; il y a plus : on emploie depuis longtemps et avec succès comme moyen de traitement les lotions de drèches chaudes (tout récemment, Baranski, se fondant sur les résultats qu'il a obtenus, a repris cet argument et l'a dirigé contre la théorie de Zürn). *e.* Dans l'eczéma qui se montre après l'ingestion de pommes de terre crues, de tiges de pommes de terre, etc., il ne saurait être question d'une influence pathogène des cellules de levure.

2° Rabe considère l'eczéma des drèches comme une simple gale symbiotique (*Symbiotes bovis*), qui se transmettrait par contagion ; l'intermittence de sa manifestation serait liée à la biologie des parasites. Mais Johne a encore victorieusement réfuté cette manière de voir en lui opposant les faits suivants : *a.* Les Acariens ne se rencontrent qu'accessoirement dans l'eczéma des drèches et on les observe fréquemment sur des animaux parfaitement sains ou sur des sujets récemment guéris ; par contre, on ne les trouve que sur un tiers environ des malades. *b*. La gale de la queue existe souvent dans certaines écuries depuis des années sans que l'eczéma apparaisse ni sur les malades, ni sur les voisins. *c*. L'inoculation de l'eczéma a constamment échoué. *d*. Il guérit sans traitement médical ; pour le voir disparaître, il suffit de modifier le régime alimentaire. *e*. Jamais la gale ne se généralise aussi rapidement que l'eczéma. Enfin les rapports très étroits qui existent entre l'alimentation avec les pommes de terre et la dermatose dont il s'agit sont indéniables.

Symptômes. — Les symptômes locaux débutent généralement deux à trois semaines après le commencement du régime des drèches, quelquefois plus tôt lorsque celles-ci sont données exclusivement ou en quantité très considérable. Ils consistent d'abord en une rougeur et une tuméfaction de la peau du paturon; les animaux ont quelque peine à reprendre l'attitude debout, les mouvements des membres atteints sont gênés et la démarche est raide. Sur la peau hyperémiée douloureuse apparaissent des vésicules souvent confluentes qui bientôt se déchirent. il se forme ainsi des surfaces humides où le derme est à vif, plus tard ces lésions se dessèchent et deviennent croûteuses: les poils sont hérissés, l'extrémité du membre est engorgée. L'éruption envahit généralement tout le paturon et s'étend jusqu'au genou ou au jarret ; elle peut même remonter à la face interne des cuisses, jusqu'aux bourses chez le mâle, jusqu'au pis chez les femelles. Dans certains cas, elle s'étend au tronc (abdomen, poitrine, encolure, dos, etc.), qui est parfois couvert de croûtes impétigineuses. La peau tuméfiée se plisse, se fissure, se crevasse, laisse suinter un exsudat liquide, purulent, qui se prend en croûtes plus ou moins épaisses. Avec ces altérations locales il existe des troubles généraux. Au début, on observe une fièvre légère, de l'inappétence, un retard de la défécation, de l'injection et une hypersécrétion de la conjonctive, de la salivation, etc. A ces symptômes s'ajoutent une diarrhée rebelle, de l'affaiblissement et de l'amaigrissement. Lorsque l'affection n'est pas enrayée, cet état s'aggrave et les animaux meurent d'épuisement, de septicémie ou de pyohémie. Parfois, en pénétrant dans les locaux où règne l'eczéma, on perçoit une odeur particulière de moisi.

La mortalité est très variable. En Galicie, pendant l'année 1885, Baranski a relevé une proportion de pertes d'environ 20 p. 100 (70 morts sur 380). On observe surtout les cas graves dans les écuries malpropres, mal aérées, plus rarement dans les locaux bien tenus ; ils se rencontrent de préférence sur les animaux âgés, peu résistants, et sur ceux qui vivent en stabulation permanente. Certains sujets sont atteints jusqu'à six fois en une seule année ; une première atteinte ne confère donc nullement l'immunité.

En général, l'eczéma des drèches est une affection bénigne dont la guérison se produit après deux à trois semaines : peu à peu les croûtes se détachent, les poils tombent et l'épiderme se desquame.

Mais lorsque l'éruption est négligée, elle peut se compliquer de dermite érysipélateuse, phlegmoneuse ou gangréneuse, qui s'accompagne d'eschares superficielles et quelquefois d'infection septique ou de pyohémie.

Diagnostic différentiel. — L'eczéma des drèches peut être confondu avec d'autres affections parmi lesquelles les plus importantes sont :

1° Les « *eaux aux jambes sales* », dont les caractères objectifs sont parfois semblables à ceux de la dermatose qui nous occupe. — Au point de vue étiologique, ces deux maladies sont essentiellement différentes : la première est produite par des influences exclusivement externes, elle n'est nullement liée au mode d'alimentation ; de plus, ses altérations ne dépassent guère l'état érythémateux, il est exceptionnel d'y constater des vésicules. Dans la pratique, on doit particulièrement se guider sur les commémoratifs et le régime des animaux ; tous les eczémas qui se produisent en dehors de l'alimentation avec les drèches doivent être rangés dans la catégorie des eaux aux jambes sales.

2° La *gale des pieds* produite par les Symbiotes. — La gale et l'eczéma sont quelquefois concomitants ; il est possible que la présence des Acares favorise l'apparition de l'eczéma : mais, abstraction faite des constatations microscopiques, les symptômes et la marche de ces affections diffèrent essentiellement. La gale symbiotique est toujours bénigne, son évolution est très lente et elle ne siège que rarement à l'extrémité des membres.

3° La *fièvre aphteuse* localisée à la partie inférieure des membres. Caractérisée par un exanthème vésiculeux qui évolue de préférence sur la couronne et le tégument de l'espace interdigité, elle est extrêmement contagieuse. Même dans les cas où elle coexiste avec l'eczéma des drèches, le diagnostic n'est pas difficile.

4° Le *panaris*. — Il consiste en une inflammation infectieuse du tégument de la couronne ou de l'espace interdigité, qui s'étend plus ou moins sur la région phalangienne et peut atteindre les tendons, les articulations, le périoste, les os. C'est une affection purement chirurgicale des onglons ; elle est fréquente chez le bœuf, mais on ne saurait la confondre avec l'exanthème provoqué par les drèches.

Les symptômes spéciaux de celui-ci sont souvent effacés par les topiques qu'emploient les propriétaires, les empiriques, etc. (frictions de pétrole, d'acide phénique, etc.). Alors le diagnostic peut présenter quelque difficulté au début.

Traitement. — L'indication principale consiste à modifier le régime alimentaire. Il faut supprimer les drèches ou réduire la ration journalière à 40 litres, même à 20 litres, et donner une plus forte proportion de fourrages secs ou d'autres aliments. D'après

Märker (1) l'addition de maïs à la pulpe des pommes de terre, dans la proportion d'un tiers, suffirait pour conjurer le développement de l'eczéma, à la condition de ne pas donner plus de 70 à 80 litres de drèches par jour. On a essayé un grand nombre de topiques. Rabe recommande un liniment de goudron et de savon (goudron 1 partie, savon 2 parties, fleur de soufre 1 partie, eau-de-vie 2 parties) ou l'huile phéniquée à 5 p. 100 ; d'autres emploient les dessiccatifs ou les astringents en nature ou en solution : — la poudre ou une décoction d'écorce de chêne, l'eau saturnée, le sulfate de cuivre, le sucre de Saturne, etc. Le crésyl, sous forme de liniment (crésyl et savon vert ãã 100 gr. ; alcool 50-500 gr.) ou de pommade (1 : 10-20), en solution aqueuse (2 p. 100) ou alcoolique (1 : 10-25), peut encore être utilisé avantageusement. L'exercice modéré favorise la guérison.

Il importe d'entretenir soigneusement le local. La malpropreté prédispose à la maladie et l'aggrave quand elle existe.

Bibliographie. — RABE, *Fühling's landwirthschaftl. Zeitung*, 1875 ; *Hannor. Jahresb.*, 1875 ; *Deutsche Zeitschr. f. Thiermed.*, 1879. — JOHNE, *Sächs. Jahresber.*, 1877 ; *Berlin. Archiv*, 1879. — ZÜRN, *Die pflanzl. Parasiten auf u. in dem Körper unserer Haussäugethiere*, 1879. — HEISS, *Adam's Wochenschr.*, 1885. — EGGELING, *Berlin. Archiv*, 1885. — MORRO, *Ibid.*, 1885. — HEINZELMANN, *Landwirthschaftl. Thierzucht.*, 1885. — KLEIN, *Berlin. Arch.*, 1886. — WEGENER, *Ibid.*, 1886. — BOLLE, *Ibid.*, 1886. — LAPORTE et VERBALLIE, *Bulletin belge*, 1886. — HENINGER, *Bad. thierärztl. Mittheil.*, 1886. — BRÜTTGAM, *Leipzig, Inaug. Diss.*, 1886. — FEIFFER, *Zeitschr. f. Spiritusindustrie*, 1887.

D. AFFECTIONS ECZÉMATEUSES DU MOUTON.

Généralités. — Les dermatoses non parasitaires du mouton sont très rares et encore peu connues. D'après Haubner-Siedamgrotzky, on observe chez le mouton, comme chez le cheval, un eczéma papuleux qui se traduit par une modification de la toison, — la laine est *mécheuse*. Au cours de la distomatose et d'autres affections cachectiques, on peut constater un eczéma squameux caractérisé par l'exfoliation des couches épidermiques superficielles. Dans d'autres cas, cette *gale d'inanition* est due à l'insuffisance des soins donnés à la peau : on la désigne alors sous le nom de « *dartre sale* ».

Sous les noms de *prurigo* et de *dartre furfuracée*, May a décrit une éruption vésiculeuse prurigineuse et un eczéma impétigineux. Les *eaux aux jambes* existent également chez le mouton, mais jusqu'à ce jour on n'a pas encore observé de faits authentiques d'*eczéma des drèches*.

L'eczéma le plus fréquent et le plus important dans cette espèce est la *pourriture de pluie* (*Regenfäule*) encore appelée gale *humide*, gale *grasse*. Chez les animaux mal nourris, à toison ouverte, si la couche

(1) Märker, *Handbuch der Spiritusfabrikation*, 1877.

superficielle de l'épiderme est macérée par la pluie ou l'humidité, cette affection peut se développer. Elle s'accompagne de tuméfaction de la peau, de la formation de vésicules et de croûtes, de dépilations, de démangeaisons, etc. Ces altérations siègent habituellement sur le dos et les lombes ; elles peuvent s'étendre en avant, au garrot, à l'encolure, à la tête, et en arrière jusqu'à la base de la queue. Dans la plupart des cas, la guérison se produit d'elle-même dès que la période pluvieuse est terminée. Il n'est pas nécessaire de recourir à des agents thérapeutiques.

En provoquant la chute de la laine, la maladie occasionne un certain préjudice. Lorsqu'elle revêt un caractère exceptionnel de gravité, on doit retenir les animaux à la bergerie.

Bibliographie. — May, *Die inneren u. äusseren Krankheiten des Schafes*, 1868. — Bénion, *Traité des maladies du mouton*. Paris, 1874. — *Traités de pathologie* de Röll, Haubner-Siedamgrotzky, etc.

E. AFFECTIONS ECZÉMATEUSES DU PORC.

Dans l'espèce porcine, on ne connaît guère que les « fuliginosités » des porcelets (*gale poisseuse, éruption croûteuse*, — *Russ*). Au début, cette affection est caractérisée par un eczéma vésiculeux qui devient plus tard pustuleux et impétigineux. Elle atteint surtout les animaux jeunes, faibles ou maladifs (rhumatisme articulaire aigu (Ulrich); rachitisme (Fünfstück); tuberculose, peste porcine, etc.). Elle est due à diverses causes (locaux sales, accumulation et décomposition de la matière sébacée, etc.). Dans la plupart des cas, elle est sous la dépendance d'une maladie constitutionnelle et peut être comparée à la scrofulose de l'homme.

Habituellement étendue à toute la surface du corps, elle s'exprime par l'apparition de vésicules, qui passent rapidement à l'état de pustules et se dessèchent ensuite en formant des croûtes noires, épaisses, poisseuses, sous lesquelles la peau excrète une humeur aqueuse.

Comme traitement, on peut se borner à tenir les animaux parfaitement propres, à les laver avec une eau savonneuse et à leur donner une alimentation de bonne qualité.

Chez le porc, Zschokke a décrit sous le nom d'*éruption granuleuse* (*schrotausschlag*) une dermatose papuleuse particulière, à marche chronique, caractérisée par des plaques circonscrites, de la largeur de la main, localisées aux oreilles, sur le dos, la croupe et à la base de la queue. Les papules ont une coloration gris violet semblable à celle des grains de plomb ; elles ne se transforment pas en pustules et ne provoquent aucune démangeaison, ce qui les distingue des fuliginosités. D'après Zschokke, le processus morbide consisterait en une prolifération de la couche papillaire du derme et serait déterminé par un microcoque spécifique (1).

(1) Sous le nom de *Sclérodermie*, on désigne une affection cutanée de nature

Bibliographie. — SPINOLA, *Krankheiten der Schweine*, 1842. — FUNKSTÖCK, *Sächs. Jahresber.*, 1863. — ULRICH, *Adam's Wochenschr.*, 1870. — BÉNION, *Traité de l'élevage et des maladies du porc*. Paris, 1872. — ZSCHOKKE, *Schweizer Arch. f. Thierheilkunde*, 1888. — *Die Lehrbücher der spec. Pathol.*

URTICAIRE.

Généralités et étiologie. — L'urticaire consiste en des élevures aplaties, régulières, nettement délimitées, plus ou moins en relief sur la peau, circonscrites à un département capillaire et dues à une transsudation séreuse rapidement effectuée dans le corps papillaire et le chorion. Elle peut donc être considérée comme une affection œdémateuse de la peau ou comme une dermite séreuse aiguë dans laquelle l'infiltration cellulaire n'a pas eu le temps de s'opérer; ce dernier caractère distingue la plaque d'urticaire du *bouton*: il explique aussi la disparition très rapide de la première par la résorption du liquide séreux. La transsudation qui la produit est le résultat d'une dilatation brusque des capillaires, conséquence elle-même d'une irritation vaso-motrice ou d'une embolie. L'urticaire peut donc être considérée comme une *névrose vaso-motrice* ou comme une *angionévrose*. Dans certains cas, elle survient par voie réflexe consécutivement à l'irritation de la peau; dans d'autres, elle est d'origine interne.

1° Parmi les causes externes, il faut citer les agents traumatiques ou autres qui intéressent directement la peau: piqûres d'insectes, poils des processionnaires, orties (*Urtica dioïca et U. urens*). D'autres irritations peuvent également la déterminer chez les sujets à peau fine; telles, par exemple, les frictions d'essence de térébenthine employées pour combattre les coliques de cheval.

2° Les causes internes ne produisent l'urticaire que lorsqu'il existe une prédisposition individuelle (animaux jeunes, sanguins, bien nourris, etc.). La nature de celle-ci est inconnue, mais elle doit consister en un trouble du système nerveux vaso-moteur. Dans l'espèce canine, les carlins en sont assez fréquemment atteints. L'urticaire d'origine interne peut être provoquée par des substances qui, après avoir pénétré dans le sang, exercent une action irritante particulière sur la peau. Elle survient au cours de quelques maladies infectieuses (fièvre pétéchiale, gourme, urticaire du porc); ici, les éléments virulents en constituent sans doute les facteurs essentiels. Dans l'urticaire engendrée par des

hypertrophique qui semble particulière aux animaux de l'espèce porcine (Gabarret, Lécuyer, Thierry). Caractérisée par la rigidité et l'épaississement de la peau, par l'induration, la sclérose du derme et la disparition du tissu adipeux (*lard routé*), elle débute habituellement à la région dorsale; de là elle s'étend à l'encolure, à la croupe, puis elle gagne les parties latérales du corps: sa généralisation entraîne vite la cachexie. — L'altération principale est la sclérose hypertrophique de la peau. Cette membrane peut acquérir une épaisseur de 5 centimètres dans la région dorsale (Voy. *Journ. de Lyon*, 1882). (N. D. T.)

troubles du canal digestif (catarrhe gastro-intestinal, ictère), ce sont les produits de la digestion et des décompositions anormales qui paraissent être les agents pathogènes.

Comme chez l'homme, il doit exister chez les animaux une idiosyncrasie ou une réceptivité toutes spéciales pour certaines influences externes et pour certains aliments susceptibles de provoquer l'urticaire; on accuse particulièrement les légumineuses, le sarrasin, les pommes de terre vertes (Lippold), le seigle vert, les changements brusques de régime, etc. (dans l'espèce humaine, sur les individus prédisposés, elle apparaît à la suite de l'ingestion de fraises, de framboises, d'écrevisses, d'huîtres, de poisson de mer, etc.).

Elle peut survenir au cours d'autres affections du derme; c'est ainsi que Schindelka l'a vue coexister avec la variole anglaise (dermite pustuleuse).

3° Le refroidissement brusque de la peau au moment où le corps est fortement échauffé peut déterminer l'urticaire; aussi l'affection est-elle fréquente au printemps et en été, par les grandes chaleurs, les temps orageux, les pluies, après les efforts violents, les mouvements rapides. Elle accompagne parfois l'hémoglobinémie rhumatismale. Dans tous ces cas, elle semble due plutôt à la rétention dans l'organisme de substances nocives nées sous l'influence du froid qu'à une irritation directe de la peau par cet agent. Mais, dans un bon nombre d'autres, la cause de l'affection ne peut être déterminée.

De ces considérations il résulte que l'urticaire représente le plus habituellement un exanthème purement symptomatique: on ne devrait donc la considérer que comme un symptôme accessoire des maladies dont nous venons de parler. Néanmoins nous avons cru devoir la décrire à part, parce que souvent elle constitue la seule manifestation appréciable d'un complexus morbide et que, dans bien des cas, rien n'indique l'existence d'une affection interne.

L'urticaire s'observe assez fréquemment sur le cheval, le chien et le porc, plus rarement sur le bœuf. Examinons-la d'abord dans les trois premières espèces.

1. URTICAIRE DU CHEVAL, DU CHIEN ET DU BOEUF.

Symptômes. — Décrite autrefois chez le cheval sous les noms d'*échauboulure*, *pustules d'ecthyma*, *fièvre bubonique* (*Beulenfieber*), l'urticaire est caractérisée par l'apparition soudaine d'élevures ou de plaques qui, en quelques heures ou en une nuit, s'étendent souvent à la presque totalité de la peau (1). Au début, on observe des tuméfactions plates, régulières, molles, de la largeur d'un pois, au niveau desquelles

(1) Quelques heures avant et pendant le développement de ces élevures, il y a un peu de fièvre et parfois même une fièvre qui, à première vue, étonne. (L. T.)

les poils sont hérissés et qui siègent de préférence sur les deux faces de l'encolure, le dos, les parois pectorales et les fesses. En même temps qu'elles augmentent de largeur, d'autres se développent; souvent elles deviennent confluentes, forment des plaques de la largeur de la main ou d'une assiette, qui, dans certains cas, se propagent à la tête, aux avant-bras, à la jambe, aux mamelles (Schleg); elles modifient profondément la physionomie des animaux. Il existe rarement du prurit.

Parfois on constate des plaques d'urticaire sur les muqueuses visibles, à la pituitaire, aux muqueuses buccale et vaginale. Développées en grand nombre sur la pituitaire, elles peuvent déterminer des troubles respiratoires (Schleg). Sur une vache, Zipperlen a trouvé les conjonctives fortement tuméfiées, les muqueuses rectale et vaginale saillantes, formant d'épais bourrelets en dehors de l'anus et de la vulve.

Dans la gourme, l'urticaire de la peau coïncide souvent avec des pétéchies de la pituitaire. Lorsque le liquide transsudé s'accumule entre le réseau de Malpighi et l'épiderme, des vésicules peuvent se former au niveau des plaques (vésicules d'urticaire, pomphos). Dans ce cas, les démangeaisons sont ordinairement vives et les poils tombent.

En dehors de ces manifestations, on observe encore divers troubles de l'état général subordonnés à la nature de la maladie principale. Souvent on note une fièvre de moyenne intensité (la distinction en *fièvre d'urticaire* et *urticaire proprement dite* ou *apyrétique*, autrefois admise, n'a aucune importance); en outre il existe de la faiblesse au travail, parfois enfin on remarque les symptômes d'un catarrhe gastro-intestinal : troubles de l'appétit, diarrhée, rétention des excréments, ictère bénin, etc.

Généralement l'éruption disparaît très rapidement, souvent en un ou deux jours. Mais les récidives ne sont pas rares; elles peuvent donner à l'affection un cachet de chronicité. Certains animaux sont atteints plusieurs fois dans la même année.

Traitement. — Dans la plupart des cas, il suffit de mettre les animaux à la diète et de les couvrir chaudement. Lorsque l'état général laisse à désirer, il est avantageux de provoquer une dérivation sur le canal intestinal. A cet effet, on peut administrer soit les purgatifs (émétique, aloès, calomel, etc.), soit les évacuants (salins) (**1**).

Bibliographie. — HAUBNER, *Magazin*, 1836. — *Wiener Klinik. Oesterr. Vierteljahrsschr.*, 1864, 1867. — SCHLEG, *Sächs. Jahresber.*, 1869. — WEBER, *Ibid.*, 1871. — *Wiener Klinik*, *Oesterr. Vierteljahrsschr.*, 1876-77. — LIPPOLD, ACKERMANN, *Sächs. Jahresber.*, 1876. — POURQUIER, *Recueil vét.*, 1877. — ZIPPERLEN, *Repertor.*, 1880.

(1) Au début, une saignée pour les chevaux pléthoriques, une purgation pour les autres produisent d'heureux et prompts effets. (L. T.)

2. URTICAIRE DU PORC.

L'urticaire du porc a été souvent confondue avec le rouget et la pneumo-entérite contagieuse, maladies qui en sont cependant radicalement différentes. Bien qu'elle soit généralement sporadique, on doit la considérer comme une affection spécifique. Si nous la décrivons ici c'est parce que, au point de vue pratique, il est préférable de la séparer complètement de ces deux états morbides infectieux et épizootiques.

Symptômes. — L'urticaire s'exprime par l'apparition soudaine, à la surface de la peau, de plaques qui disparaissent rapidement. Elle s'accompagne de troubles gastriques et d'une fièvre plus ou moins intense.

Chez des animaux jusque-là parfaitement sains, il survient, le plus souvent pendant la nuit, aux régions supérieures du tronc, sur la poitrine, la croupe, l'abdomen et la partie supérieure des membres, des élevures aplaties de couleur rouge plus ou moins foncé, larges de 1 à 3 centimètres, épaisses de 1 à 2 millimètres et très sensibles au toucher. Par leur confluence, elles forment des plaques de la largeur d'une soucoupe, disposées en bourrelet à leur périphérie, et qui présentent une coloration variable suivant la période à laquelle on les observe et le degré d'intensité de la maladie : récentes, elles ont une teinte rouge, tandis qu'à leur période d'état elles sont blanchâtres, entourées d'une zone violacée. Ce sont là les seuls symptômes constatés dans les cas à marche bénigne. Dans les formes graves, les plaques sont hémorragiques, leur couleur varie du rouge clair au rouge noirâtre (à la place du transsudat séreux, il existe des foyers ecchymotiques sous-cutanés); parfois elles se recouvrent de croûtes, qui s'éliminent au bout d'un temps variable; en détachant celles-ci, les plaques hémorragiques apparaissent avec une forme rhomboïdale.

Les troubles gastriques se traduisent par une diminution de l'appétit, de la constipation et des vomissements. Les animaux, tristes et faibles, s'enfoncent dans la litière; les muqueuses sont fortement injectées, la respiration est accélérée, souvent la température s'élève à 40°. Dans certains cas, la démarche est raide, phénomène qui peut faire croire à une affection rhumatismale des membres.

La **marche** de l'urticaire est ordinairement rapide et son pronostic bénin. Dans les cas les moins graves, la guérison se produit après 1 ou 2 jours; dans les autres, au bout de 4 à 6 jours. La terminaison mortelle n'a jamais été observée. L'amélioration s'annonce par l'expulsion de matières excrémentitielles ramollies; bientôt l'exanthème rétrocède, les plaques pâlissent, deviennent flasques et peu à peu disparaissent.

Diagnostic différentiel. — Autrefois on considérait l'urticaire comme une « forme bénigne du rouget ». Cette opinion erronée s'est conservée jusqu'à nos jours. Cependant il y a bientôt un demi-siècle que l'urticaire a été décrite par Haubner comme une entité pathologique.

Elle diffère du rouget et de la pneumo-entérite par les caractères suivants :

1° L'urticaire s'accompagne de plaques, de proéminences cutanées circonscrites généralement localisées aux régions supérieures du corps, tandis que le rouget et la pneumo-entérite provoquent une rougeur diffuse de la peau souvent limitée aux parties inférieures du corps.

2° C'est une affection peu grave. Le rouget et la pneumo-entérite, au contraire, sont des maladies infectieuses qui entraînent la mort au bout d'un temps relativement court (1 à 3 jours).

3° Elle est sporadique, s'exprime par des symptômes qui n'ont rien d'alarmant, et la réaction fébrile qu'elle provoque est toujours légère.

Traitement. — Les cas bénins ne réclament aucun traitement : il suffit de régler la diète. Dans la forme grave, le traitement doit être symptomatique : lavements, suppositoires, doses moyennes de calomel (2 à 4 grammes). Haubner recommande l'azotate de potasse associé au sulfate de soude (azotate de potasse 5 grammes ; sulfate de soude 50 grammes — en électuaire au miel). Les irrigations d'eau froide sont parfois utiles pour atténuer l'inflammation de la peau.

Bibliographie. — HAUBNER, *Magazin*, 1846. — BERG, *Repertor.*, 1872. — V. NIEDERHÄUSERN, *Pütz'sche Zeitschr.*, 1876. — UTZ, *Bad. thierärztl. Mittheil.*, 1882. — GOTTELMANN, *Zundel's Jahresber.*, 1883. — EGGELING, an. in *der deutschen Zeitschr. f. Thiermed.*, 1884. — CADÉAC, *Dictionnaire vét.*, t. XVI.

DERMITE GANGRENEUSE.

GANGRÈNE DES TACHES BLANCHES ; EAUX AUX JAMBES GANGRENEUSES (1).

Étiologie. — La dermite gangreneuse s'observe le plus habituellement sur les animaux pies et aux régions du tégument dépourvues de pigment ; elle sévit parfois à l'état enzootique. Ses causes consistent essentiellement en des irritations extérieures. Le sphacèle des extrémités qui survient dans l'ergotisme chronique n'a rien de commun avec elle.

(1) Les expressions de *dermite gangreneuse*, *gangrène des taches blanches* (balzanes), caractérisent bien l'affection, mais les praticiens trouveront sans doute que celle d'*eaux aux jambes gangreneuses* a l'inconvénient d'établir un rapprochement entre deux affections fort dissemblables au point de vue clinique et anatomo-pathologique. (N. D. T.)

L'action d'un soleil ardent et d'un vent chaud, desséchant (Weber, Bonnaud) doit être considérée dans certains cas comme une cause directe de la dermite gangreneuse (gangrène solaire); cette dernière n'est, en réalité, qu'un degré intense de l'érythème. Les surfaces cutanées dépourvues de pigment sont particulièrement sensibles à l'influence des rayons solaires ainsi qu'aux diverses irritations; elles sont manifestement prédisposées à la dermite gangréneuse. Les régions à poils blancs doivent nécessairement en être le plus fréquemment atteintes.

Les moisissures peuvent la déterminer dans certains cas (trifoliose, lupinose). On a également incriminé les vesces altérées, les fourrages verts couverts de nielle et de rouille (*Erysibe*) et les pucerons.

Les « eaux aux jambes gangreneuses » sont dues sans doute à des processus infectieux ou à des causes de même nature que les *eaux aux jambes sales*, mais qui agissent d'une façon plus énergique (froid très intense, etc.).

Symptômes. — La dermite gangreneuse débute par les symptômes de l'érythème ou ceux de l'eczéma. La tuméfaction augmente rapidement, la peau se fissure, se crevasse ou se nécrose sur une surface plus ou moins étendue. Tantôt la mortification est limitée à la couche superficielle du tégument, tantôt elle frappe toute l'épaisseur de celui-ci. Dans le premier cas, la peau présente à sa surface des plaques desséchées, comme tannées; dans l'autre, les îlots sphacélés sont délimités, puis éliminés par la suppuration (formation d'un sillon disjoncteur). D'ordinaire la perte de substance se répare régulièrement par bourgeonnement de ses parois, mais parfois elle se complique d'abcès, de décollements et de fistules (1).

Traitement. — Au début, il convient de recouvrir la région malade de pommade de plomb (onguent plombo-tannique) (2), ou d'huile phéniquée, de pommade phéniquée, iodoformée ou crésylée, d'un liniment de crésyl, d'eau crésylée, etc. Plus tard, lorsque la peau est mortifiée, il faut, à l'aide du bistouri ou des ciseaux, exciser les parties nécrosées, ensuite appliquer sur la plaie un pansement antiseptique.

Bibliographie. — STEINER, *Magazin*, 1843. — BURMEISTER, *Ibid.*, 1844. — SCHLEÄBTER, *Repertor.*, 1852. — OLLMANN, *Magazin*, 1857. — HERING, *Spec. Pathol.*, 1858. — STOCKFLETH, *Repertor.*, 1862. — DOGTEROM u. STEYGERWALD, *Ibid.*, 1864. — BONNAUD, *Recueil vét.*, 1869. — WEBER, *Sächs. Jahresber.*, 1874. — BARUCHELLO, *La Clinica vet.*, 1887.

(1) Cette description concerne certainement notre javart cutané. (L. T.)

(2) Cette préparation a pour formule :

Acétate de plomb	20	grammes.
Acide tannique	10	—
Axonge	70	—

(N. D. T.)

DERMITE BULLEUSE. — PEMPHIGUS.

La dermite bulleuse est caractérisée par le développement de vésicules plus volumineuses que celles de l'eczéma, de *bulles* pouvant atteindre les dimensions d'un œuf de poule.

Étiologie. — On ne sait rien de certain sur les causes de cet exanthème, extrêmement rare chez nos animaux. Des irritations intenses dont la nature est encore inconnue agissent sans doute sur le tégument comme dans les dermites bulleuses *traumatique*, *thermique* (brûlures) ou *chimique* (cantharides).

Symptômes. — En parcourant les diverses publications vétérinaires, on ne trouve aucune bonne description des manifestations de cette dermatose. Loiset a signalé, sur le bœuf, une éruption enzootique caractérisée par des bulles sphériques ou ovoïdes, mesurant jusqu'à 10 centimètres de circonférence, qui apparaissaient à la croupe, aux lombes, aux membres postérieurs; elles étaient remplies d'un liquide transparent; peu de temps après leur formation, elles se déchiraient, puis les surfaces humides ainsi produites se recouvraient de croûtes, la peau se desquamait et la guérison survenait rapidement ; il persistait pendant quelque temps des plaques luisantes à la place des vésicules disparues. Seaman a constaté sur le bœuf une éruption tout à fait semblable, qui s'accompagnait de frissons et de fièvre. Dieckerhoff a observé, sur cinq chevaux, une dermite bulleuse caractérisée par des vésicules plates ou légèrement bombées, des dimensions d'une noix à celles d'une soucoupe, développées sur la peau du ventre, de la tête, de l'encolure et du thorax : elles renfermaient, les unes un liquide clair et limpide comme de l'eau, les autres une matière jaunâtre. La plupart d'entre elles se déchiraient au bout de quelques jours, en produisant des surfaces sécrétantes humides; les malades paraissaient éprouver de vives démangeaisons.

Ces dermites bulleuses, qui semblent toutes différentes de la varicelle, présentent une analogie frappante avec le *pemphigus* aigu de l'homme, maladie dont l'étiologie et la nature sont encore mal connues : les uns la considèrent comme une maladie infectieuse aiguë, d'autres comme une névrose vaso-motrice, d'autres enfin comme une dermatomycose. Les cas décrits sur le bœuf ressemblent beaucoup au *pemphigus vulgaris* de l'homme, maladie bénigne, toute différente du *pemphigus foliaceus*, qui détermine souvent la mort.

En dehors des grosses vésicules caractéristiques de la dermite bulleuse, certains auteurs ont rencontré, chez le cheval, aux lèvres et aux naseaux, une éruption vésiculeuse spécifique qui a été décrite sous les noms de « boutons de chaleur » (Haubner) et d'*herpès labialis*. Cet exanthème est caractérisé par de petites vésicules agminées, des dimensions d'une lentille, qui contiennent un liquide transparent. Elles se rupturent rapidement et se cicatrisent sous une enveloppe croûteuse. Il faut reconnaître que cette éruption vésiculeuse spécifique, qui siège de préférence au voisinage des orifices naturels, présente une réelle analogie avec l'herpès facial et génital de l'homme. Mais, en vétérinaire, on a tellement usé et abusé du mot herpès qu'il est impossible d'être fixé sur la nature d'un bon nombre d'observations décrites sous cette appellation. Comme l'a déjà proposé Gerlach, on devrait la réserver pour désigner l'*herpès tonsurans*.

L'exanthème bénin dont il vient d'être question n'a rien de commun avec l'*herpès zoster* (zona), qui se développe le long des nerfs cutanés.

Bibliographie. — Seaman, *The Veter.*, 1852. — Loiset, *Journ. de Lyon*, 1858. — Gibier, *Recueil vét.*, 1882. — Dieckerhoff, *Spec. Pathol.*, 1888. — Cadéac, *loc. cit.*

CHUTE DES POILS ET DE LA LAINE. — ALOPÉCIE.

Régions atteintes. — La chute des poils ou de la laine survenant indépendamment de toute affection du tégument peut s'observer sur la totalité de la surface du corps ou être limitée à des régions circonscrites. On la considère généralement comme la conséquence de certains troubles nutritifs de la peau (trophonévrose) s'accompagnant de l'atrophie des bulbes pileux; mais on ne saurait affirmer sans réserve qu'elle n'est pas de nature parasitaire, bien que, jusqu'à présent, on n'ait pu sérieusement incriminer aucun microorganisme.

Étiologie. — Les causes de l'alopécie sont incomplètement connues. La chute généralisée des poils est toujours sous la dépendance d'une altération profonde de la nutrition; on la désigne encore par la dénomination d'*alopécie symptomatique*. Elle peut apparaître dans les états cachectiques, pendant la gestation (Koller) (1), au cours des maladies chroniques, de quelques affections du sang (fièvre pétéchiale), sous l'influence de la lactation abondante, de sudations prolongées (Hertwig), de troubles circulatoires de la peau; plus rarement elle est due à une alimentation parcimonieuse, à l'ingestion de certains fourrages (foin des prairies basses, marécageuses — Fomin). Enfin elle est quelquefois congénitale (Koller) (2).

L'*alopécie aréolée* (*alopecia areata, area Celsi, area Johnstoni*) est considérée par les uns comme une trophonévrose, c'est-à-dire comme un trouble nutritif survenant dans le domaine d'un nerf cutané; d'autres la rangent parmi les affections parasitaires.

Symptômes. — 1° Dans l'*alopécie symptomatique*, toute la surface cutanée se dépile et les animaux peuvent être complètement nus.

(1) Köller (*Note communiquée*).

(2) L'alopécie généralisée *névrotique* a été observée par Joly sur un cheval énergique et irritable qui s'était fortement débattu à la suite d'une prise de longe. En quelques jours la peau devint complètement glabre (*Presse vét.*, 1889). (N. D. T.)

Chez le cheval, l'alopécie est souvent précédée ou accompagnée de troubles gastriques, de tuméfactions œdémateuses des membres, de la paroi abdominale inférieure et de la région sternale (Adam, Siedamgrotzky); dans d'autres cas, on ne remarque aucun symptôme accessoire important; généralement les poils tombés sont remplacés au bout de quelques semaines. Chez le chien, en même temps que se produit l'alopécie, une pigmentation de la peau se développe qui semble être « un moyen protecteur destiné à suppléer les productions pileuses ». A l'examen microscopique de la peau ainsi modifiée, Siedamgrotzky a constaté l'atrophie des poils et des bulbes pileux ainsi que l'infiltration granuleuse noire ou brune des cellules du réseau de Malpighi, des gaines de la racine des poils, des bulbes pileux et des glandes sébacées. Chez le mouton, où la laine tombe par mèches agglomérées, les animaux présentent parfois de larges plaques dénudées.

2° *L'alopécie aréolée* se traduit, à sa phase initiale, par de petites taches dépilées dont la périphérie va en s'élargissant. Elle s'observe le plus fréquemment sur le chien, et, sauf l'absence des champignons spécifiques, elle a absolument les caractères de la teigne tonsurante. — Röll l'a rencontrée une fois sur le cheval. Au début, elle était accusée par de petites plaques dépourvues de poils: au bout d'une année, elle s'étendait sur la plus grande partie de la surface du corps. Avec l'atrophie des bulbes pileux, on constatait une pigmentation noire très accentuée. Schindelka a décrit un cas analogue sur le cheval. L'absence constante de microorganismes a fait admettre, comme cause du mal, un processus atrophique. L'affection est très rebelle; généralement elle résiste à tous les traitements.

Traitement. — On peut essayer de stimuler les bulbes pileux par divers moyens. Ordinairement on emploie l'alcool, l'opodeldoch et l'alcool camphré; on peut également se servir de la teinture de cantharides diluée (en solution alcoolique à 1 p. 5 ou en pommade). Dans l'alopécie aréolée, on recommande le baume du Pérou, qui est à la fois excitant et antiseptique (1 p. 10 alcool), le crésyl (1 p. 10-20 alcool) et la teinture d'iode, à laquelle on ajoute une quantité égale d'alcool et que l'on applique pendant plusieurs jours de suite au moyen du pinceau.

Trofimo a signalé une affection pileuse particulière, identique à la maladie de l'homme que Kaposi a désignée sous le nom de *Trichorrhexis nodosa*. Sur les deux tiers des chevaux d'une brigade d'artillerie, il a vu apparaître, sur le dos, les lombes et la croupe, des taches au niveau desquelles la plupart des poils étaient brisés ou boursouflés à environ un centimètre de la racine. L'examen microscopique montrait un fendillement fibrillaire très accusé. Méguin a relaté un fait à peu près semblable (1).

(1) Roy a décrit une variété d'alopécie analogue qui sévit depuis cinq ans sur les chevaux du 9e cuirassiers. Elle se montre vers la fin de l'automne et disparaît au

Bibliographie. — KÖLLER, *Repertor.*, 1842. — HERTWIG, *Magazin*, 1848. — ADAM, *Wochenschr.*, 1858. — HERING, *Spec. Pathol.*, 1858. — BOURGEOIS, *Journ. des vét. du Midi*, 1863. — SIEDAMGROTZKY, *Sächs. Jahresber.*, 1871, 1879. — PRIETSCH, *Ibid.*, 1875. — MÉGNIN, *Ibid.*, 1878. — RÖLL, *Spec. Pathologie*, 1885. — WERNER, *Berlin. Arch.*, 1885. — FOMIN, *Arch. vét. de Saint-Pétersbourg*, 1885. — SCHINDELKA, *Oesterr. Zeitschr. f. wissenschaftl. Veterinarkunde*, 1887. — BRISSAVOINE, *Recueil vét.*, 1888. — LUCET, *ibid.*, 1890. — RAILLIET et ROY, *Bullet. Soc. cent. vet.*, 1890.

HÉMORRAGIES CUTANÉES. — HÉMATIDROSE.

Étiologie. — L'étiologie des nombreux cas d'hématidrose consignés dans nos publications périodiques est extrêmement obscure. On les a surtout observés chez le cheval et le bœuf. Plusieurs d'entre eux ne sont très probablement que des hémorragies symptomatiques survenues au cours de maladies générales graves, telles que la fièvre pétéchiale, le charbon, la septicémie, le scorbut. D'autres doivent rentrer dans le domaine des exanthèmes aigus, qui se compliquent parfois de ruptures capillaires. En laissant de côté ces cas, il reste encore toute une catégorie d'hémorragies particulières du derme cutané sans aucun rapport avec la sécrétion des glandes sudoripares, ainsi que pourrait le faire croire la dénomination impropre d' « hématidrose » ; ce sont bel et bien des hémorragies *per rhexin* ou *per diapedesin*. Elles sont encore peu connues dans leur étiologie et leur pathogénie. Peut-être sont-elles dues à un trouble nutritif des parois vasculaires. Les hémorragies cutanées du bœuf surtout rentrent dans ce groupe.

Chez les chevaux des races orientales, — hongroise, russe, tartare, etc., on observe des hémorragies cutanées en quelque sorte physiologiques, accidents tout à fait inoffensifs et considérés autrefois comme une autothérapie.

On explique ces accidents par le développement considérable du système vasculaire et la distension des veines superficielles chez les chevaux de sang ; l'augmentation de la pression sanguine par les efforts

printemps, lors de la mue. Au début, on remarque, sur la croupe et les reins, des lignes ou bandes sinueuses au niveau desquelles le poil est terne et hérissé, bandes qui tranchent sur le fond de la robe par leur teinte plus foncée si le cheval est bai, noir ou alezan, par leur teinte plus claire s'il est gris ; elles donnent à la robe un aspect zébré. — Plus tard, sur ces lignes, les poils se brisent tous à la même hauteur, à un millimètre environ de la racine : il se forme ainsi des sortes de tonsures que l'on croirait faites à l'aide de ciseaux. Les surfaces malades s'élargissent, la base des poils cassés tombe ; la peau est glabre, blanche, non enflammée, mais recouverte d'un abondant furfure. — La maladie envahit peu à peu les autres régions du tronc : les membres restent presque toujours indemnes ; on n'observe jamais de prurit. — Après avoir persisté pendant un mois à six semaines, elle disparait sans laisser la moindre trace.

On a constaté la transmission de cette affection par l'intermédiaire des instruments de pansage, des couvertures, et on l'a communiquée expérimentalement en frictionnant des chevaux sains avec des pellicules recueillies sur un malade. L'étude microscopique des poils et des productions épidermiques anormales n'y a montré aucun élément cryptogamique. (N. D. T.)

musculaires violents provoquerait la déchirure de ces vaisseaux dilatés. En été, lorsqu'il existe des démangeaisons, les morsures légères que se font les animaux en se grattant peuvent également les déterminer (1).

Symptômes. — Les hémorragies cutanées s'expriment par un suintement de sang dont les gouttelettes perlent à la surface de la peau, notamment à l'épaule, l'encolure, sur les côtés de la poitrine et aux extrémités. Dans les cas bénins, la peau seule en est le siège; elles sont localisées et cessent au bout de quelques instants; mais lorsqu'il existe une « diathèse hémorragique » on peut observer des épistaxis, de l'entérorragie, de l'hématogalaxie et de l'hématurie, une fièvre légère, des symptômes gastriques, etc. Il en résulte une anémie grave qui peut entraîner la mort des animaux. Chez les chevaux très sanguins, l'hémorragie se fait parfois en jet pendant un temps plus ou moins long (ectasie veineuse).

Traitement. — Il est rare que l'on ait à intervenir pour combattre les hémorragies localisées; on peut cependant faire des lotions froides sur les régions qui en sont le siège. Dans les cas d'hémophilie, au contraire, il convient d'instituer un traitement interne dont les styptiques constituent la base; on peut administrer l'ergot de seigle, le tannin, le sucre de saturne, etc.

Un grand nombre d'états morbides de la peau rentrent dans le domaine de la pathologie générale : telles sont les sudations exagérées (hyperidrose), la sécrétion pathologique des glandes sébacées (séborrhée), la sclérodermie, les troubles de la mue, les anomalies de pigmentation; il en est qui sont d'ordre chirurgical : les verrues, les cornes cutanées, l'éléphantiasis, l'ichtyose, les phlegmons, l'érysipèle, etc.

Les *boutons sébacés* (*Talgknötchen*) constituent une variété morbide dont nous devons dire quelques mots. Ils sont le résultat de l'obstruction du canal excréteur des glandes sébacées et de la distension de celles-ci par la matière sécrétée, phénomènes qui s'accompagnent d'inflammation du tissu cutané voisin. Identiques aux boutons d'acné de l'homme, ils sont fermes, du volume d'une lentille à celui d'un pois. En les comprimant, on en fait sourdre une matière pâteuse, semblable à la bouillie de gruau. Plus tard, les papules se transforment en furoncles. Chez le cheval, on les rencontre à l'encolure, aux épaules, au dos; chez les moutons de race distinguée, on peut en trouver sur la face interne des cuisses (Negretti) et sur la paroi abdominale inférieure (Haubner). Une partie des éruptions décrites autrefois sous le nom d'*éruption*

(1) Drouilly a observé, chez les chevaux hongrois, des hémorragies cutanées d'origine parasitaire, provoquées par une Filaire (*F. hemorrhagica*, Raill.). La femelle seule est connue; elle est blanchâtre, longue de 6 à 7 centimètres, large d'environ un tiers de millimètre en son milieu et graduellement atténuée dans son tiers postérieur; ses migrations et son habitat sont encore inconnus. Elle provoque à diverses régions, mais particulièrement sur les côtes, le dos, le garrot, les épaules et les côtés de l'encolure, des boutons légèrement œdémateux, qui s'ouvrent quelques heures après leur apparition et donnent écoulement à une quantité variable de sang. Ces boutons hémorragiques disparaissent en hiver et se reproduisent au printemps pendant trois ou quatre années successives, puis la guérison définitive survient spontanément (voy. p. 538). (N. D. T.)

tuberculeuse paraît devoir être rangée dans ce groupe. — Chez le chien, outre l'exanthème d'acné typique produit par le *Demodex folliculorum* (voy. *Gale folliculaire*), on rencontre fréquemment une furonculose de la partie médiane du nez, produite par l'irritation prolongée de la muselière; elle est très tenace et ne cède qu'aux incisions (1).

Bibliographie. — Gaspard, Rossignol, *Recueil vét.*, 1844. — Schütz, *Repertor.*, 1854. — Apitz, *Magazin*, 1855. — Hering, *Spec. Pathol.*, 1858. — Richard, *Recueil vét.*, 1860. — Ercolani, *Il med. vet.*, 1860. — Kopp, *Adam's Wochenschr.*, 1861. — Coulom, *Journ. des vét. du Midi*, 1862. — Hugque, *Annal. de Bruxelles*, 1862. — Rossberg, *Sächs. Jahresber.*, 1863. — Hamon, *Recueil vét.*, 1867. — Salle, *Ibid.*, 1868. — Alemanni, *Il med. vet.*, 1868. — Contamine, *Annal. de Bruxelles*, 1874. — Yehlin, *Bad. Thierärzt. Mittheil.*, 1878.

II. — AFFECTIONS CUTANÉES DÉTERMINÉES PAR DES PARASITES VÉGÉTAUX.

DERMATOMYCOSES.

Parmi les maladies de la peau d'origine végéto-parasitaire, trois seulement sont bien connues chez nos animaux, savoir : la *teigne tonsurante* (*herpes tonsurans*), la *teigne faveuse* (*favus*) et la *dermite pustuleuse-contagieuse* (*variole anglaise*, *canadienne* ou *américaine* du cheval). Les deux premières sont de beaucoup les plus importantes. On a longuement discuté la question de savoir si les Champignons qui les déterminent appartiennent à deux espèces ou ne constituent que deux variétés d'un même type. L'examen microscopique ne révèle aucune différence bien marquée entre le mycélium et les spores de ces parasites, et jusqu'à ces derniers temps on les a confondus entre eux et

(1) On a relaté quelques rares observations de tumeurs cutanées de nature mycosique. Sur une vache, Mollereau a constaté au côté gauche de la partie supérieure du cou, une tumeur *actinomycosique* mesurant 20 centimètres de diamètre et creusée d'un trajet fistuleux donnant écoulement à du pus blanc, épais, dans lequel le microscope montrait de nombreux Actinomycètes. — Les néoformations *botryomycosiques* signalées chez le cheval par Perroncito et Soula intéressaient surtout les tissus sous-cutanés.

On rencontre sur les poules et les pigeons une affection cutanée qui « consiste en des nodules plus ou moins nombreux, arrondis ou oblongs, jaunâtres, d'un volume variant entre celui d'une graine de pavot et celui d'un grain de maïs. Les plus gros se trouvent à la base et aux commissures du bec, aux narines et sous la muqueuse nasale, autour du méat auditif externe, aux bords des paupières et sur la face. Ils forment, sur la crête et sur les barbillons des poules, des rugosités jaunâtres » (Neumann). — Rivolta et Silvestrini rattachent cette maladie à la psorospermose. Cornil et Mégnin la considèrent comme une forme de tuberculo-diphtérie. (N. D. T.)

avec l'*Oïdium albicans*. Mais les recherches récentes de Grawitz (1) ont établi que l'*herpès* et le *favus* sont produits par deux espèces parasitaires distinctes. Si les spores des deux Champignons paraissent identiques morphologiquement, elles offrent cependant des différences remarquables dans leur croissance, dans la propriété qu'elles possèdent de liquéfier la gélatine, dans la forme des cultures et les conditions de fructification ; quant à l'*Oïdium lactis*, il n'a rien de commun avec eux. La non-identité de ces affections est encore indiquée par leur symptomatologie. Et l'absence de forme transitoire entre l'une et l'autre suffirait, à elle seule, pour faire considérer l'herpès tonsurant et le favus comme deux maladies différentes.

En dehors de ces dermatomycoses, la *Bibliographie spéciale* en renferme d'autres dans lesquelles les Champignons n'ont pu être exactement déterminés quant à leur nature. — Siedamgrotzky (2) a décrit une affection cutanée tout à fait semblable à l'herpès circiné mais dans laquelle il a été impossible de constater la présence du Trichophyton. — Sur un coq, Leisering (3) a observé une éruption localisée au pourtour du cloaque et accompagnée de chute des plumes ; elle se transmettait aux poules par la copulation. A l'examen microscopique des matières recueillies aux points malades, on constatait des conidies verdâtres. Leisering (4) et Engel (5) ont encore décrit quelques affections végéto-parasitaires de la crinière et de la base de la queue chez le cheval.

TEIGNE TONSURANTE.

Étiologie. — La teigne tonsurante a été désignée par les expressions de *dermatomycose tonsurante*, *teigne décalvante*, *tinea scutellata*, *teigne de la bouche du veau*, *teigne de la chèvre*, *des agneaux*, etc. ; on lui a aussi donné le nom de *lichen*. Elle est due à un parasite végétal — le *Trichophyton tonsurans*. Ce Champignon, qui appartient au groupe des Mucédinées, a été découvert par Gruby en 1842, et étudié par Malmsten en 1845. Gerlach a démontré qu'il est l'agent de la teigne tonsurante de nos animaux ; en 1857 il a publié sur cette maladie un travail encore classique aujourd'hui. La contagion s'opère par l'intermédiaire des instruments de pansage, des harnais, des couvertures et par le contact direct (animaux à la mamelle). Elle peut également avoir lieu aux pâturages, où les animaux sont fréquemment en contact immédiat. Les reproducteurs mâles peuvent communiquer la maladie à tous les sujets de leur espèce cohabitant avec eux.

Elle sévit le plus ordinairement sur les animaux de l'espèce bovine

(1) *Virchow's Archiv*, Bd. CIII, 1886.
(2) Siedamgrotzky, *Sächs. Jahresber.*, 1872.
(3) Leisering, *Wochenschr.*, 1867.
(4) *Ibid.*, 1868.
(5) Engel, *Ibid.*, 1881.

sans aucune distinction d'âge; viennent ensuite le chien, le cheval, la chèvre et le chat; le mouton et le porc en sont rarement atteints; on peut la transmettre au lapin par inoculation. Mais, somme toute, c'est une affection assez rare et qui n'existe pas partout: elle semble être stationnaire dans certains locaux et sévir d'une façon permanente dans plusieurs contrées (Angleterre, Hollande, France, Suisse), où elle est bien plus commune que dans les autres.

Sa transmission à l'homme a été signalée par de nombreux auteurs; généralement les personnes atteintes sont celles qui composent le personnel des écuries, qui soignent les animaux malades ou qui dépouillent des sujets teigneux abattus pour la consommation. Le chien peut, par ses caresses, la communiquer à l'homme (Friedberger). Dans l'espèce humaine elle revêt parfois un caractère endémique. En 1840, presque tous les habitants d'un village suisse (Andelfingen) furent contaminés par des bœufs malades. A Berlin, les cas de transmission de la teigne du chien à l'homme sont fréquents; en 1887, nous avons observé et traité à la polyclinique de l'école vétérinaire une vingtaine de ces cas de teigne humaine d'origine canine. Nous l'avons plusieurs fois constatée sur tous les membres d'une famille.

Morphologie et physiologie du Trichophyton tonsurans. — L'examen microscopique du *Trichophyton tonsurans* permet d'y reconnaître deux sortes d'éléments : des *filaments* et des *spores*.

1. Les *filaments* ou *mycélium* sont des tubes allongés, très fragiles, d'une épaisseur de 4 μ, droits ou ondulés, simples ou articulés, ramifiés suivant le type dichotomique. Ils forment un réseau autour du poil, le pénètrent et sont parfois tellement abondants qu'ils constituent un véritable feutrage auquel s'applique plus particulièrement le nom de *mycélium*.

2. Les *spores* ou *conidies* sont de petites cellules sphériques ou obovales, réfringentes, à contours très nets, dont le diamètre est à peu près le même que celui des filaments aux dépens desquels elles se produisent par segmentation; souvent disposées en chapelets, elles existent en bien plus grand nombre que les filaments et rendent ces derniers presque imperceptibles. Très résistantes aux diverses causes de destruction, elles conservent leur vitalité pendant plus d'une année (Siedamgrotzky).

Le Trichophyton végète de préférence dans le bulbe pileux et dans le poil lui-même; d'abord il englobe de ses filaments les parties inférieures de celui-ci qu'il entoure d'un manteau blanchâtre ou d'une membrane aliforme: il pénètre ensuite dans la gaine de l'organe, s'implante dans sa racine, puis provoque une inflammation du follicule bientôt suivie du décollement et de la chute du poil, enfin il envahit la substance même de celui-ci, qui se fendille, devient cassant, friable et dont les couches profondes sont parfois farcies de conidies au point qu'il ne reste plus trace de la matière pileuse. Le Champignon semble se complaire sur les peaux fortement pigmentées.

Les dimensions des spores et des filaments varient suivant les espèces animales, et elles peuvent différer notablement lorsqu'on les examine comparativement chez plusieurs individus d'une même espèce. Mégnin pensait devoir admettre deux espèces parasitaires distinctes : un *Trichophyton tonsurans* chez le cheval et un *Trichophyton epilans* chez le bœuf. Mais les dimensions du parasite n'ont qu'une importance secondaire; elles tiennent sans doute aux conditions plus ou moins favorables du terrain.

Selon Grawitz, le Champignon de la teigne tonsurante ramollit la gélatine bien plus rapidement que celui du favus. Sur l'agar, le Trichophyton se développe en produisant une sorte de gazon, tandis que l'Achorion donne une végétation de forme étoilée.

Symptômes. — Les manifestations de la teigne tonsurante varient suivant l'espèce animale, la race, la localisation de la dermatomycose, son ancienneté et les altérations dues aux frottements, aux morsures, etc. Le symptôme caractéristique consiste en des taches arrondies siégeant de préférence à la tête, à l'encolure et aux membres (1), taches dépilées ou recouvertes de poils cassés; au début, leurs dimensions sont à peu près celles d'une lentille, elles s'élargissent ensuite jusqu'à atteindre le diamètre d'une pièce de cinq francs et plus. Tantôt ces taches restent disséminées, tantôt elles deviennent confluentes, se confondent en plaques plus ou moins étendues; parfois le processus morbide s'atténue puis disparaît à leur centre en même temps qu'il progresse à la périphérie (*herpès circiné*). — La maladie peut envahir la plus grande partie de la surface du corps et déterminer une dépilation presque générale. Lorsqu'on examine au microscope les poils tombés ou arrachés, on y trouve les conidies et le mycélium dont il a été parlé plus haut.

Le tégument des surfaces affectées est altéré à des degrés divers : parfois il n'est nullement phlogosé : sur la peau épaisse et résistante du cheval, on ne trouve qu'une augmentation de la desquamation épidermique, un abondant furfure gris cendré, ardoisé, amiantacé (*herpes tonsurans maculosus*); sur la peau fine on remarque, au début, un peu d'hyperémie et une légère tuméfaction des points malades, ensuite des vésicules se développent (*herpes tonsurans vesiculosus*), qui éclatent bientôt et se dessèchent en formant des croûtes épaisses. Chez le bœuf adulte, ces croûtes, dont la couleur est variable, ont la consistance du cuir. Chez le veau, où elles présentent une couleur blanc grisâtre analogue à celle de la pâte à pain, elles sont profondément fendillées. Leur constitution dépend aussi des caractères de la

(1) Souvent les plaques se montrent en premier lieu sur les côtes et la croupe. (L. T.)

toison; elles sont épaisses lorsque le poil lui-même est abondant, tandis qu'elles sont très minces sur les régions où le poil est clairsemé; chez le bœuf, elles peuvent acquérir un centimètre d'épaisseur. Après leur chute, les surfaces suppurantes qu'elles recouvrent guérissent souvent d'elles-mêmes. — Voici, brièvement exposés, les caractères cliniques de la teigne dans nos diverses espèces.

1. Chez le boeuf. — Gerlach en a tracé une excellente description. On trouve à la tête et à l'encolure, plus rarement sur toute la surface du corps, isolées ou groupées, des taches nettement limitées, en saillie à la surface de la peau, tantôt dépilées et recouvertes de furfure ou de croûtes gris-blanchâtre, amiantacées, tantôt revêtues de poils hérissés; elles peuvent atteindre les dimensions d'une soucoupe et se confondre. A ses périodes extrêmes — au début et lorsque la guérison se produit — l'affection provoque de légères démangeaisons. Sur la peau noire, les croûtes sont épaisses et ont une teinte grisâtre; sur le tégument décoloré, elles sont plus minces et de nuance jaunâtre. Au-dessous d'elles on trouve un liquide visqueux, purulent et l'on remarque dans le derme de petites fossettes ulcératives formées par les follicules dilatés, suppurants, dépourvus de leurs poils. Ordinairement la guérison se produit par une cicatrisation sous-crustacée. Lorsque la croûte tombe, il reste à sa place une plaque dont l'épiderme se desquame légèrement et où peu à peu les poils repoussent. — La durée de la maladie varie de six à douze semaines. Dans les cas où sa marche normale est entravée par des influences mécaniques (grattages, frottements, etc.), elle se propage par une série d'inoculations, des plaques nouvelles se développent au voisinage des régions guéries, et elle peut durer de longs mois, même des années.

Chez les veaux de lait, elle a pour siège principal le voisinage de la bouche (teigne de la bouche). On l'a aussi observée avec cette localisation sur d'autres animaux à la mamelle (agneaux, chevreaux, porcelets). Quelques auteurs ont décrit un eczéma impétigineux non parasitaire limité à la muqueuse buccale. Mais le tableau clinique et le caractère manifestement contagieux de cette maladie indiquent que, dans la majorité des cas, il s'agit bien de la teigne tonsurante, opinion d'ailleurs confirmée par les recherches microscopiques de Hahn (1), qui a trouvé le *Trichophyton* dans les lésions buccales. D'après cet auteur, l'affection est surtout caractérisée par la présence, à la surface de la muqueuse, aux bords des lèvres et parfois sur toute l'étendue de la surface du corps, de taches qui se recouvrent de croûtes sèches, furfuracées; à celles développées sur la peau on remarque les poils fendillés et brisés par le Champignon. Elle est très rebelle chez les jeunes animaux.

2. Chez le chien. — Habituellement localisée à la tête et aux extrémités, elle s'étend parfois à toute la surface du corps. Elle débute par

(1) Hahn, *München. Jahresber.*, 1861.

des taches dépilées arrondies, isolées, nettement circonscrites; plus tard on peut trouver, sur la peau tout entière, des îlots dénudés, de forme circulaire ou elliptique, de 1 à 2 centimètres de diamètre, particulièrement nombreux au voisinage des lèvres, des yeux et aux extrémités. Dans certains cas, ces îlots se réunissent en larges plaques dont les caractères objectifs varient suivant le siège et l'âge du processus; très souvent on y constate les altérations de l'alopécie simple non inflammatoire (*area Celsi*); fréquemment aussi la peau est recouverte de croûtes, tantôt minces, de couleur amiantacée ou gris sale, tantôt plus épaisses, agglutinant les poils à leur base; en les détachant, le tégument apparaît coloré en rouge cuivré ou rouge brun et parsemé d'un grand nombre de petits boutons du volume d'un grain de mil (follicules pileux tuméfiés). Parfois les parties malades sont assez fortement proéminentes; la peau du voisinage est tuméfiée et gonflée. Les régions envahies en premier lieu restent longtemps pâles, lisses ou recouvertes d'un peu de furfure épidermique.

3. Chez le cheval. — Elle s'observe généralement aux régions sur lesquelles sont appliqués les harnais (garrot, dos, croupe) et aux flancs; on la rencontre rarement à la tête. Les plaques, dont les dimensions vont de celles d'une pièce de cinquante centimes à celles d'une pièce de cinq francs, sont arrondies, plus ou moins complètement dépilées, recouvertes de furfure ou de croûtes. Les poils des régions voisines s'arrachent sous la moindre traction. Ceux qui repoussent au centre des plaques ont d'ordinaire une coloration plus foncée que les anciens.

4. Chez le mouton. — Elle siège habituellement à l'encolure, à la poitrine, aux épaules et le long du dos. D'après Bräuer, on trouve la laine feutrée et la peau squameuse ou croûteuse. Les malades éprouvent de vives démangeaisons. Au début, de petites mèches s'élèvent au-dessus de la surface de la toison; plus tard, lorsqu'elles existent en grand nombre, elles lui donnent un aspect déchiqueté.

5. Chez les volailles. — Chez les oiseaux, la teigne tonsurante s'accompagne de la chute des plumes et d'une forte hyperémie du derme au voisinage des papilles.

Diagnostic. — Les symptômes objectifs de la maladie permettent de la reconnaître facilement. La multiplicité et la dissémination des plaques, la chute des poils vers leur périphérie, les productions épidermiques amiantacées, chez le chien notamment (joues, lèvres, paupières), les démangeaisons peu vives ou nulles, enfin la contagiosité la caractérisent suffisamment. Dans les cas douteux, les constatations microscopiques assurent le diagnostic: il suffit d'arracher quelques poils à la périphérie des plaques et de faire l'examen de leurs racines à un grossissement de 3-400 diamètres; on peut aussi examiner les croûtes après les avoir fait macérer dans une solution de potasse à 10 p. 100, moyen qui permet d'isoler les racines pileuses qui s'y trouvent renfermées. Macroscopiquement, le Champignon est encore dénoncé par l'existence de la membrane blanchâtre qu'il forme autour de la base du poil. — Chez le chien, la teigne tonsurante peut être confondue avec d'autres dermatoses ; elle s'étend parfois à toute la surface du corps et offre une grande similitude avec la gale sarcoptique. — La fréquence de la transmissibilité de la teigne à l'homme et les démangeaisons très vives qui accompagnent la gale sont des caractères différentiels suffisants dans certains cas. Mais, en semblable occurrence, le praticien doit confirmer son diagnostic par l'examen microscopique des poils ou des croûtes. — Chez le bœuf, on peut confondre la teigne avec l'éruption de l'hydrargyrisme.

Pronostic. — Il est favorable en ce sens que la guérison s'obtient toujours par un traitement approprié, appliqué avec persistance. Chez les animaux adultes de l'espèce bovine, elle peut survenir spontanément lorsque les croûtes tombent et entraînent avec elles les poils, éléments aux dépens desquels le Trichophyton se nourrit et végète. Nous avons aussi observé des cas de guérison spontanée sur le chien. Chez les animaux jeunes, la localisation du mal au voisinage de la bouche rend la préhension des aliments difficile et détermine quelquefois la mort par inanition.

Traitement. — Le traitement prophylactique consiste à isoler les animaux malades, à nettoyer et à désinfecter les locaux, à détruire les niches, à prévenir les personnes qui soignent les animaux de la transmissibilité de la maladie à l'homme et à leur donner des indications suffisantes pour les en préserver.

Le traitement curatif comporte deux indications principales. Il faut : 1° nettoyer à fond les régions malades et enlever les croûtes à l'aide du savon vert; 2° appliquer des agents parasiticides sur les parties ainsi préparées. On a le choix entre une foule de médicaments : pommades crésylée, phéniquée, créosotée, naphtolée, camphrée, iodoformée, — au goudron (1 p. 10), au biiodure de mercure, pommade mercurielle (il faut éviter d'employer ces dernières préparations chez le bœuf) ; teinture d'iode (1 p. 1-5 alcool), acide salicylique et alcool (1 p. 10), solution alcoolique de sublimé ou pommade au sublimé (1 p. 100), etc. Dans les cas de teigne localisée, la pommade au crésyl, la teinture d'iode et la solution alcoolique d'acide salicylique nous ont constamment donné de bons résultats (1).

Quel que soit le médicament usité, on doit l'appliquer plusieurs fois par jour sur les surfaces affectées.

(1) Après avoir essayé la plupart des topiques, le deutosulfate de cuivre, en solution à 2 ou 4 p. 100, m'a paru être très avantageux. Il est inoffensif et efficace. (L. T.)

Bibliographie. — Gerlach, *Magazin*, 1857, 1859. — Reynal, *Mém. de l'Acad. de médecine*, 1858, et *Dictionn. vét.*, t. IV. — Friedberger, *Berlin. Archiv*, 1876. — Horand, *Journ. de Lyon*, 1876. — Siedamgrotzky, *Sächs. Jahresber.*, 1877. — Hable, *Oesterr. Vierteljahrsschr.*, 1877. — Pawlow, *Oesterr. Revue*, 1877. — Mégnin, *Bullet. Soc. cent. vét.*, 1878. — Haarstick, *Preuss. Mittheil.*, 1879. — Grosswendt, *Oesterr. Revue*, 1879. — Bayer, *Oesterr. Vereinsmonatsschr.*, 1879. — Bräuer, *Sächs. Jahresber.*, 1879. — Railliet, *Ann. de Dermatol. et de Syphilig.*, 1880. — Weber et Mégnin, *Bullet. Soc. cent. vét.*, 1882. — Schmidt, *Preuss. Mittheil.*, 1881-82. — Skale, *Oesterr. Vereinsmonatsschr.*, 1883. — Cöster, Schmidt, *Preuss. Mittheil.*, 1883. — Grawitz, *Virchow's Archiv*, 1883. — Schadrin, *Journ. vét. de Charkow*, 1886. — Macorps, *Bullet. belge*, t. III, 1886. — Boczowski, *Lemberger thierarztl. Rundschau*, 1886. — Delamotte et Bogenez, *Revue vét.*, 1886. — Müller, *Sächs. Jahresber.*, 1886. — Boucher et Mégnin, *Compt. rend. de la Société de biologie*, 1888. — Robert, *Ibid.*, 1887. — Zürn, *Die pflanz. Parasiten*, 1887. — Soula, *Revue vét.*, 1888. — Railliet et Lucet, *Bullet. Soc. cent. vét.*, 1890. — Railliet et Evrard, *ibid.*, 1890.

FAVUS. — TEIGNE FAVEUSE.

Etiologie. — Encore appelée *teigne des poules*, *teigne de la crête*, « *crête blanche* », cette maladie est due à une Mucédinée découverte par Schœnlein en 1839, et désignée plus tard par Remak sous le nom d'*Achorion Schœnleinii*. Elle est rare sur le cheval, assez fréquente sur le chien et le chat ; on la rencontre quelquefois sur le lapin et la souris. Parmi les Gallinacées, ce sont les races étrangères, notamment les cochinchinoises et les brahmas, qui en sont le plus souvent atteintes. Elle est transmissible des animaux à l'homme et réciproquement (teigne héréditaire *Erbgrind*). — Généralement le chat la contracte en mangeant des souris qui en sont affectées. Gerlach n'a pas réussi à la communiquer de la poule au cheval, au bœuf et au chien. Dans les expériences entreprises par Schütz, l'inoculation de cultures du favus de la poule n'a donné de résultats positifs que sur les volailles ; elle est restée stérile sur les rats, les cobayes, les pigeons et les souris. La peau fine et tendre des jeunes animaux est un terrain de développement très favorable pour l'Achorion.

Considérations morphologiques sur l'Achorion Schœnleinii. — Ce parasite produit, à la surface de la peau, des croûtes plus ou moins épaisses, déprimées à leur centre, disposées en godet ; ce sont les *favi* ou *scutula* (petits boucliers), formés exclusivement de Champignons et représentant pour ainsi dire une culture pure de l'Achorion. L'examen microscopique démontre leur texture feutrée et permet d'y reconnaître des filaments (mycélium, tubes sporophores) et des spores (conidies). Morphologiquement, ces éléments ressemblent à ceux du Trichophyton. Les filaments, dont le diamètre varie de 2 à 5 μ, sont tantôt allongés, très fins, non cloisonnés, tantôt plus courts et plus épais, ramifiés, articulés, renflés en massue et à contenu granuleux ; ils sont séparés par des spores sphériques ou ovoïdes ; assez rares et de forme cubique au début de l'affection, elles existent en nombre considérable à un stade plus avancé; leur diamètre diffère peu de celui des tubes sporophores, qui les engendrent par segmentation. L'Achorion pénètre dans les follicules pileux; plus tard, il envahit le poil lui-même ou le tuyau de la plume, qui s'atrophient à leur racine et tombent. Ses filaments pullulent aussi entre les couches épidermiques.

Tout récemment, Schütz a cultivé l'Achorion de la poule sur la gélatine-peptone, à la température de la chambre. L'inoculation de ces cultures à la poule a donné des résultats positifs.

D'après Quincke (1), la teigne faveuse pourrait être déterminée par trois Champignons différents.

Symptômes. — 1. Favus des mammifères. — Chez ces animaux, la maladie est caractérisée par des croûtes sèches, d'un gris brunâtre ou jaunâtre, ou d'un blanc d'argent à leur surface et blanches ou jaune soufre dans leur couche profonde. Ces croûtes ont une forme circulaire, leur diamètre ne dépasse pas celui d'une pièce de 50 centimes, leur épaisseur atteint quelquefois un demi-centimètre. Elles déterminent l'atrophie des poils et une légère dépression du tégument. — On les rencontre habituellement sur le chanfrein, les joues, les oreilles, le front, l'abdomen, la face externe des membres postérieurs, au voisinage des griffes et à l'échancrure de la conque auriculaire chez le chat. Chez cet animal et chez le chien, Saint-Cyr les a trouvées fendillées, grises ou jaune safran, de consistance poisseuse. Au début, elles sont traversées par quelques rares poils qui ne tardent pas à tomber. Plus tard, leur dépression centrale s'accuse davantage et elles finissent par s'exfolier (2). A leur niveau, la peau est amincie, parfois sanguinolente. Chez le cheval, les *favi* peuvent se réunir en bandes de la largeur du doigt. — Les démangeaisons, assez vives chez le chien, sont nulles ou presque nulles chez le chat.

Dans la majorité des cas, la marche de l'affection est rapide, mais son pronostic est bénin. La guérison a été obtenue par Siedamgrotzky après huit jours de traitement (3); suivant Saint-Cyr, elle ne se fait pas attendre plus de huit à douze jours; au bout de ce temps les poils commencent à repousser.

2. Favus de la poule. Crête blanche. — La nature parasitaire de la teigne de la poule fut découverte presque en même temps par Leisering, Gerlach et Müller. D'après Gerlach, l'affection s'exprime par des taches blanchâtres, offrant l'aspect des moisissures, qui apparaissent à la crête

(1) Quincke, *Archiv für experiment. Pathol. u. Pharmakol.*, 1887.

(2) Un caractère clinique remarquable de l'affection est l'odeur, rappelant celle du fromage de gruyère, qu'exhale le malade. (L. T.)

(3) Cependant j'ai vu cinq chiens — une chienne et ses quatre petits — succomber à une teigne généralisée. (L. T.)

et aux oreilles, s'élargissent et recouvrent bientôt complètement ces organes, ou l'enduit végéto-parasitaire se transforme en une épaisse enveloppe croûteuse. Habituellement elle reste localisée à la crête pendant plusieurs mois, ensuite elle envahit la tête, l'encolure, le dos, enfin toute la surface du corps. Les plumes, d'abord hérissées, deviennent branlantes et se détachent; la peau se recouvre de masses crustacées. Les animaux maigrissent, répandent une odeur de moisi; ils peuvent mourir d'épuisement lorsque le processus a pris une certaine extension.

Diagnostic différentiel. — La différenciation du favus et de la teigne tonsurante est surtout basée sur l'existence, dans le premier, des *godets* formés principalement de Champignons. Les croûtes de la teigne tonsurante n'ont pas cette forme particulière et les éléments du Trichophyton y sont peu abondants; les tubes sporophores y sont bien plus rares que dans les *favi*.

Traitement. — Le traitement est le même que celui de la teigne tonsurante. Après avoir détaché les croûtes, on emploie les parasiticides indiqués au sujet de cette dernière affection (crésyl, sublimé, acide phénique, iode, etc.).

Selon Ercolani (1), l'Achorion pourrait pénétrer dans la corne du sabot, comme dans l'*Onychomycosis favosa* de l'homme, et déterminer dans la membrane tégumentaire des troubles entraînant un décollement des lamelles podophylleuses et kéraphylleuses; c'est ainsi que se produirait la fourmilière (lacunes de la muraille). Ercolani désigne cette maladie sous le nom d'*onychomycosis* et le champignon sous celui d'*Achorion keratophagus*.

Bibliographie. — A. *Chez les mammifères* : FRIEDBERGER, ZANDER, SCHRADER, *Virch. Arch.*, 1858. — SAINT-CYR, *Journ. de Lyon*, 1868-69. — ALBRECHT, *Preuss. Mittheil.* 1868-69. — MOLLIÈRE, *Compt. rend. de la Soc. des Sc. méd. de Lyon*, 1869. TRASBOT, *Bull. Soc. cent. vét.*, 1869-71. — MACGILLIVRAY, *The Veterin.*, 1872. — SIEDAMGROTZKY, *Sächs. Jahresber.*, 1872-74. — BOUDLLOT, *Annal. de Bruxelles*, 1873. — HORAND, *Journ. de Lyon*, 1876. — BALZER, *Archives de physiol.*, 1883. — LIES, *Rundschau*, 1886. — ZÜRN, *Die pflanzl. Parasiten*, 1887. — QUINCKE, *Arch. f. experimentelle Pathol. u. Pharmakol.*, 1887. — CADIOT, *Bull. Soc. cent. vét.*, 1889. B. *Chez les volailles* : LEISERING, *Sächs. Jahresber.*, 1857-58. — MÜLLER, *Oesterr. Vierteljahrsschr.*, 1858. — GERLACH, *Magazin*, 1859. — RIVOLTA, *Dei parassiti vegetali*, 1873. — ZÜRN, *Die pflanzl. Parasiten*, 1874; *Die Krankheiten des Hausgeflügels*, 1882. — PAULY, *Deutsche Zeitschr. f. Thiermed.*, 1883. — SCHÜTZ, *Veröffentlichungen des Reichsgesundheitsamtes*, 1884. — NEUMANN, *Revue vét.*, 1885, et *Compt. rend. de la Soc. de biologie*, 1886.

DERMITE PUSTULEUSE CONTAGIEUSE.

VARIOLE ANGLAISE, CANADIENNE, AMÉRICAINE DU CHEVAL.
ACNÉ CONTAGIEUSE.

Nature. — La variole anglaise ou canadienne du cheval n'a rien de commun avec la variole proprement dite des Équidés. Elle consiste

(1) Ercolani, *Il medico vet.*, 1876.

en un exanthème pustuleux particulier, essentiellement contagieux, caractérisé par des efflorescences circonscrites. Dans sa forme légère, elle s'exprime par des vésicules, des pustules et des croûtes; dans sa forme grave, le processus s'étend profondément, s'accompagne de suppuration, de boutons, d'ulcères et de tuméfaction des ganglions lymphatiques; mais toujours il évolue sans provoquer ni troubles généraux, ni démangeaisons. Bien que sa durée soit assez longue, son pronostic est bénin.

Suivant Schindelka, cette affection paraît être identique à l'impétigo contagieux de l'homme (Kaposi), maladie peu grave, à caractères typiques, et qui consiste essentiellement en un exanthème pustuleux du cuir chevelu.

Historique. — Au dire de Axe, qui lui a donné le nom de dermite pustuleuse contagieuse canadienne, la variole anglaise du cheval fut introduite en Angleterre en 1877, par des chevaux importés du Canada. Elle se répandit vite dans diverses régions du continent, où elle fut signalée en 1879. Son identité avec la stomatite pustuleuse, soupçonnée ou même affirmée à cette époque, n'était pas fondée. — Elle semble avoir été observée à des dates antérieures. En 1841 et 1842, Goux a décrit, sur les chevaux de l'armée française, une éruption pustuleuse semblable qui se faisait remarquer par son extrême contagiosité, sa bénignité et sa localisation (dos, épaules, croupe); tous les chevaux d'un escadron en furent atteints dans l'espace de quatorze jours; les symptômes étaient les mêmes que ceux de la variole anglaise. Hering a rapporté ce cas sous le nom d'*éruption tuberculo-contagieuse*.

Étiologie. — La maladie se communique aux animaux sains par l'intermédiaire des instruments de pansage, des couvertures, des sangles et des harnais; souvent l'étendue de la surface atteinte correspond exactement à celle de la couverture, de la selle, de la sangle, etc. Ce mode de développement explique pourquoi l'épaule et le poitrail sont des régions rarement atteintes. La tête, l'encolure et les extrémités ont toujours été trouvées indemnes, sauf dans un cas relaté par Giel (1). — La contagion a été reconnue par Axe, qui a aussi soupçonné sa nature microbienne. Dans le pus et les croûtes des régions envahies, Schindelka a constamment trouvé de petits micrococques prenant facilement les couleurs d'aniline; Siedamgrotzky les a constatés sous forme de diplocoques.

La dermite pustuleuse a été transmise expérimentalement au cheval, à la chèvre et au lapin. Chez les lapins et les cobayes, Siedamgrotzky a vu se développer l'œdème malin et la septicémie à la suite de l'inoculation.

(1) Bien que cette affection soit sûrement contagieuse, son inoculation expérimentale n'est pas toujours réalisable. Je l'ai plusieurs fois tentée sans succès. (L. T.)

Tout récemment, Dieckerhoff et Grawitz, qui ont donné à la variole anglaise l'appellation d'*acné contagieuse*, ont pu obtenir des cultures pures de la bactérie qui la détermine (Bacille d'acné). C'est un microorganisme de très petites dimensions : sa longueur est à peu près moitié de celle des bacilles de la tuberculose (2 μ environ) ; il se divise par segmentation en corpuscules ovoïdes ou arrondis, qui se réunissent par deux ou quatre pour former des diplocoques ou de petites chaînettes ; il se colore très rapidement par la solution aqueuse de fuchsine.

Dans les cultures (sérum), ce bacille donne des colonies caractéristiques ; son développement le plus rapide a lieu à 37° ; il est tué par une température de 80-90° agissant pendant une demi-heure. Conservé à l'état sec, il reste virulent pendant au moins quatre semaines. Il ne provoque aucune décomposition putride.

Chez le cheval, une friction avec quelques gouttes d'une eau renfermant ce microorganisme, faite sur une région quelconque de la peau, suffit pour déterminer l'exanthème spécifique. L'inoculation réussit également chez le bœuf, le mouton, le chien et le lapin. Le cobaye est tué en quarante-huit heures par une friction faite sur la peau humectée avec la culture ; on constate les symptômes et les lésions de l'intoxication septique. Chez la souris blanche, les injections sous-cutanées produisent des accidents pyohémiques.

Symptômes. — Après une période d'incubation de six à quinze jours (Schindelka), il se forme, à la région contaminée, des efflorescences circonscrites, dont le caractère varie suivant le degré d'intensité de l'affection et la constitution de la peau.

1. Dans les cas bénins, on observe, au début, des proéminences sphériques ou ovoïdes, du volume d'un pois, d'un haricot ou d'une noisette, isolées ou rassemblées en petits groupes ; elles peuvent occuper une surface de la largeur d'une soucoupe, mais jamais elles n'existent en grand nombre : à leur niveau, les poils sont hérissés, agglomérés en houppes ; la peau est sensible, chaude, légèrement tuméfiée. A la surface de ces foyers inflammatoires circonscrits, on remarque des vésicules isolées, rarement confluentes, des dimensions d'un grain de mil à celles d'un haricot, dont le contenu, d'abord aqueux, limpide, est bientôt trouble et purulent (pustules). Après un ou deux jours, celles-ci éclatent et leur contenu se dessèche en formant des croûtes épaisses, jaune miel, de la largeur d'une pièce de cinquante centimes à celle d'une pièce d'un franc. Au bout d'une semaine, les croûtes et les poils tombent en mettant à découvert des plaques circulaires entièrement dépilées et dépigmentées, mais déjà recouvertes d'un épiderme absolument normal. L'exanthème qui n'atteint que les couches superficielles de la peau, qui s'arrête aux vallons malpighiens, guérit complètement en deux semaines, sans avoir provoqué de troubles généraux. Toutefois, il est constant d'observer, aux ganglions lymphatiques de l'auge et du voisinage du pharynx, un engorgement modéré qui se résorbe peu à peu.

2. Cette forme légère, habituelle, est sujette à de nombreuses *aberrations* plus ou moins graves, qui dépendent soit de l'abondance des éléments infectieux ou de la confluence des pustules, soit du défaut de soins donnés aux malades, soit encore des frottements exercés par les harnais, lesquels irritent, meurtrissent les régions enflammées et répandent les bacilles sur les parties adjacentes. Quelle qu'en soit du reste la cause, dans tous ces cas l'exanthème s'irradie, les îlots inflammatoires se multiplient, on peut en compter 50 à 60, le chiffre des pustules peut quadrupler ou quintupler. Au voisinage des premières proéminences, de nouveaux foyers phlegmasiques se développent : les croûtes s'élargissent et, circonstance particulièrement aggravante, l'inflammation pénètre profondément dans le derme, même dans le tissu conjonctif sous-cutané ; il se produit de volumineux boutons furonculeux, semblables aux petites tumeurs provoquées par les larves d'Œstres, très douloureux et qui s'abcèdent rapidement ; en les comprimant, on en fait sortir des bouchons purulents, à la place desquels il reste des ulcères plus ou moins profonds ; parfois ceux-ci deviennent confluents ; plus tard ils se comblent par le développement de granulations. De ces lésions suppuratives partent des lymphangites qui se dirigent en divers sens ; les ganglions lymphatiques voisins peuvent s'abcéder. La guérison ne survient que lentement : le processus dure souvent six semaines, deux mois et au delà. On peut observer plusieurs poussées aiguës. Mais, même dans les cas les plus graves, l'état général n'est pas sensiblement atteint et les démangeaisons sont à peu près nulles (1).

Diagnostic différentiel. — 1. La variole vraie du cheval est ordinairement localisée dans le pli du paturon (« eaux aux jambes sales »), et elle s'accompagne toujours de symptômes fébriles qui font défaut dans la variole anglaise.

2. Le farcin s'accuse par des manifestations présentant parfois une réelle analogie avec celles de la variole anglaise grave (ulcérations, lymphangites) : toutefois, dans le premier, on ne constate ni vésicules, ni pustules ; le pus est liquide, *huileux*, et les ulcérations cutanées n'ont aucune tendance à la cicatrisation.

3. S'il existe une certaine ressemblance clinique entre la dermite pustuleuse et l'eczéma impétigineux, dans celui-ci les dimensions des vésicules et des pustules sont toujours plus faibles, le prurit est vif et la contagion fait défaut ou est peu accusée. — Certains eczémas pustuleux non parasitaires peuvent cependant être transmis par l'ino-

(1) J'ai cependant vu un malade dont l'état général était devenu tout à fait inquiétant. Il avait peu d'appétit, maigrissait beaucoup, son poil était terne et piqué ; le pus, qui s'échappait en abondance des plaies d'apparence ulcéreuse, avait un mauvais aspect ; enfin les lymphangites survenues me firent craindre pendant deux ou trois semaines d'avoir affaire au farcin. (L. T.)

culation. En appliquant sur la face interne de la jambe d'un veau sain un lambeau de peau d'un jeune bovidé atteint d'exanthème hydrargyrique, Friedberger a déterminé un eczéma pustuleux.

4. A son stade initial, la variole anglaise peut être confondue avec les lésions provoquées par la compression de la selle ou de la sangle, mais bientôt l'évolution des pustules lève tous les doutes.

Traitement. — Comme prophylaxie, il importe d'isoler les malades et de désinfecter les ustensiles de l'écurie, les harnais, couvertures, etc., dont on a fait usage pour ces animaux. Dans les cas bénins, on peut se borner à des soins hygiéniques. Dans la forme grave, on traite les ulcères par les antiseptiques : Friedberger a obtenu de bons résultats avec l'acide phénique ; Schindelka et Siedamgrotzky recommandent la solution de sublimé à 1 p. 100 (1).

Bibliographie. — Goux, *Recueil vét.*, 1842. — Mans, *Annal. de Bruxelles*, 1873. — Webb, *Bullet. soc. cent. vétérin.*, 1877. — Axe, *Chamber of agriculture*, 1879. — Gips, *Berlin. Archiv*, 1879. — Giel, *Adam's Wochenschr.*, 1879. — Leonhardt, *Preuss. Mittheil.*, 1879-80. — Friedberger, *Adam's Wochenschr.*, 1880. — Schindelka, *Oesterr. Vierteljahrsschr.*, 1883. — Siedamgrotzky, *Sächs. Jahresber.*, 1883. — Labat, *Revue vét.*, 1884. — Dieckerhoff u. Grawitz, *Virch. Archiv*, 1885. — Hendrickx, *Annal. de Bruxelles*, 1886.

III. — MALADIES CUTANÉES DÉTERMINÉES PAR DES PARASITES ANIMAUX.

A. — GALE DES MAMMIFÈRES DOMESTIQUES.

Généralités.

Définition. — La *gale* (*scabies*) est une maladie cutanée contagieuse produite par des Acares. *Sans Acares, point de gale.* Autrefois le mot gale était employé pour désigner des affections non parasitaires de la peau ; on distinguait une *gale d'inanition*, une *gale adipeuse*, etc., et l'on attribuait la psore vraie à une dyscrasie du sang.

Les Acariens psoriques comprennent les trois genres *Sarcopte*, *Dermatocopte* (*Psoropte*) et *Dermatophage* (*Symbiote*). Les *Démodex* (*Acarus folliculorum*), qui produisent la gale folliculaire, ne sont généralement pas considérés comme faisant partie du groupe des Acariens psoriques.

Ces parasites déterminent chez nos différents animaux domestiques autant de dermatoses particulières ; chaque espèce animale a ses Acariens ; le terme gale doit donc nécessairement être complété par le

(1) La solution de sulfate de cuivre et celle de sulfate de zinc 1 à 2 p. 100 m'ont paru recommandables. L. T.

genre et la variété du parasite. C'est ainsi qu'on distingue les gales *sarcoptique*, *psoroptique* et *symbiotique*.

Fréquente sur le mouton et le chien, assez commune encore sur le cheval, la gale est rare chez le bœuf, le chat et le porc. — Elle est considérée comme une affection éminemment contagieuse et rangée au nombre des maladies épidémiques. Nous avons préféré la décrire au chapitre des affections de la peau parce que, dans un ouvrage comme celui-ci, le côté pratique doit primer tous les autres. Certaines gales, telles que celles de l'oreille ou du pied, sont d'ailleurs sans importance au point de vue de la police sanitaire et ne présentent qu'un intérêt clinique.

Historique. — La gale de l'homme et des animaux est mentionnée dès la plus haute antiquité; déjà Moïse considérait celle des animaux comme une affection spéciale. — Les Acares sont également connus depuis très longtemps. Selon Gerlach, c'est le médecin arabe Avenzoar qui, le premier, les a signalés en 1174; d'après Fürstenberg ils seraient décrits sous le nom de *suren* dans la *Physica* d'Hildegard (1200). — Wedel a trouvé des Acares chez le chat en 1672, Kersting chez le cheval en 1789, Walz chez le mouton en 1809, Gohier chez le bœuf et le chien en 1812, et Spinola chez le porc en 1846. — De nombreux travaux ont été publiés sur ces parasites. Au point de vue entomologique et clinique, ceux de Gerlach et Fürstenberg ont été d'excellents guides pour les chercheurs. Parmi les récents, on doit particulièrement citer ceux de Robin, Mégnin et Zürn.

Morphologie et biologie des Acariens psoriques. — Les agents spécifiques de la gale appartiennent à l'embranchement des Arthropodes, à la classe des Arachnides, à l'ordre des Acariens et à la famille des Sarcoptidés. Leurs dimensions varient entre $0^{mm},2$ et $0^{mm},8$; leur forme générale est arrondie ou ovoïde; dans leur jeune âge, ils ont trois paires de membres, à l'état adulte ils en possèdent quatre; ceux-ci, à 5 articles, sont pourvus de *ventouses*, de *soies* ou de *griffes* (crochets); la tête, le thorax et l'abdomen sont confondus: les organes de la mastication sont représentés par des *chélicères* ou *mandibules*; la surface cutanée est recouverte d'écailles, de poils, d'épines, de soies, etc. Les femelles, plus grandes que les mâles, pondent de 20 à 24 œufs; au bout de 4 à 7 jours il en sort des larves qui, après avoir subi 3 ou 4 métamorphoses, deviennent aptes à la reproduction du quatorzième au dix-septième jour. Pour le Psoropte du mouton, Gerlach a calculé qu'une seule femelle peut engendrer 1,500,000 individus en 90 jours. Les femelles meurent 3 à 5 semaines après la ponte; les mâles vivent environ 6 semaines. Exposés à l'air humide ou placés sur du fumier mouillé, les Acares continuent à vivre pendant 6 à 8 semaines; à l'air sec, ils meurent au bout de 2 à 3 semaines; sur un terrain humide, les œufs se conservent vivants pendant 2 à 4 semaines; dans un milieu sec, ils perdent leur vitalité après 4 à 6 jours. Les Acares et leurs œufs sont tués en une heure par une température de 40 à 60°. Une chaleur modérée est favorable à la vitalité et à la pullulation des parasites; dans les locaux chauds, sous les couvertures et pendant l'été, leurs mouvements sont plus actifs et ils se reproduisent plus vite que dans les conditions inverses. D'après Gerlach, les médicaments qui les tuent le plus rapidement sont : la créosote (15 à 30 secondes); la potasse caustique en solution au 1/25e (2 minutes), l'essence de térébenthine (5 à 10 minutes), le pétrole (7 minutes), le goudron (8 à 13 minutes), le tabac (1 p. 5 d'eau, 10 à 20 minutes; 1 p. 10, 2 à 5 heures; 1 p. 50, 4 à 10 heures); le foie de soufre au 1/10e (un quart d'heure à une demi-heure) le savon vert (une demi-heure à une heure, etc. (Pour plus de détails sur la biologie des Acares, voy. les *Traités de pathologie générale* et *de parasitologie*.)

Genres et espèces. — Nous devons examiner successivement les genres :

1° *Sarcoptes;*

2° *Psoroptes* (Gervais), *Dermatodectes* (Gerlach), *Dermatocoptes* (Fürstenberg);

3° *Symbiotes* (Gerlach), *Chorioptes* (Gervais), *Dermatophagus* (Fürstenberg).

A. Les **Sarcoptes** creusent des galeries sous-épidermiques et se nourrissent des cellules plasmatiques du réseau de Malpighi; ils se reproduisent dans ces galeries et déterminent une dermite très intense. Ils sont caractérisés par leur forme générale, qui est celle du bouclier, et par leurs faibles dimensions (0mm,2 à 0mm,3); on ne peut les voir qu'à l'aide du microscope. La tête, disposée en fer à cheval, est pourvue de deux chélicères coniques fortement développées; les pattes sont courtes, en moignon; les ventouses, tulipiformes, existent chez les mâles aux première, deuxième et quatrième paires de pattes; chez les femelles aux deux premières paires seulement.

Les auteurs sont en désaccord au sujet des variétés à établir dans le genre Sarcopte : Fürstenberg a tenté une division basée sur les caractères morphologiques; Gerlach a proposé un groupement biologique. Mais on a fait remarquer à juste titre l'inconstance de ces variétés et leur nombre trop considérable (Zürn, Johne). Nous avons adopté la division établie par Siedamgrotzky, qui reconnait dans les Sarcoptes deux groupes principaux :

a. Les *grands Sarcoptes*, comprenant :

α. Le *Sarcoptes scabiei* de l'homme, du cheval et du lion.

β. Le *Sarcoptes squamiferus* du chien, du porc, du mouton et de la chèvre.

b. Le *petit Sarcopte* (*Sarcoptes minor*), qu'on trouve chez le chat et le lapin.

B. Les **Psoroptes** vivent à la surface de la peau; ils se tiennent fixés à la crasse et aux poils; à l'aide de leurs organes buccaux, ils sucent le sang et la lymphe du tégument; par les nombreuses piqûres qu'ils font à la peau, ils provoquent une dermite plus ou moins intense. Ils sont caractérisés par leurs dimensions relativement fortes (0mm,5 à 0mm,8), qui permettent de les apercevoir à l'œil nu sur des surfaces noires; il est très facile de les constater à l'aide d'une loupe. La tête est allongée et pointue; les chélicères sont longues, droites et piquantes; les pattes sont très allongées; les ventouses, en forme de tulipe ou de trompette, sont portées par des pédicules articulés. Chez le mâle, on les rencontre aux quatre paires de pattes; chez la femelle, aux première, deuxième et quatrième paires.

Zürn les divise ainsi :

a. *Psoroptes communis* (chez le cheval, le bœuf et le mouton).

b. *Psoroptes cuniculi* (Acare de l'oreille du lapin).

Dans les sous-espèces de Psoroptes, on rencontre des variations morphologiques intéressantes; Zahn en a signalé chez le cheval; nous en avons également observé plusieurs fois.

C. Les **Symbiotes** vivent surtout à la surface de la peau des extrémités et se nourrissent de croûtes épidermiques. Ils sont relativement volumineux ($0^{mm},3$ à $0^{mm},5$); leurs contours sont visibles à l'œil nu ou à la loupe; la tête est courte, tronconique, plus large que longue; le corps est ovoïde, légèrement crénelé à la périphérie; les pattes sont longues et les ventouses en forme d'écusson romain; chez le mâle, elles existent aux quatre paires de pattes; chez la femelle on les trouve aux première, deuxième et quatrième paires; le mâle porte deux ventouses copulatrices et la jeune femelle deux tubercules copulateurs. Zürn y a établi la division suivante :

a. *Symbiotes communis*.

α. *Symbiotes equi et bovis*, qui déterminent la gale du paturon et la gale de la queue.

β. *Symbiotes ovis*, qui provoque la gale du pied du mouton.

b. *Symbiotes felis*, *canis* et *cuniculi* (Acares de la gale de l'oreille) (1).

Caractères généraux des diverses acariases; animaux domestiques sur lesquels on les observe. — Les trois genres d'Acariens psoriques provoquent autant de gales spéciales au point de vue clinique, grâce aux conditions biologiques différentes de ces parasites :

1° La *gale sarcoptique* débute de préférence à la tête et aux régions peu protégées par les poils ou la laine. Chez le cheval, le chien et le porc, elle s'étend souvent à toute la surface du corps. Chez le chien, ses lieux d'élection sont la base des oreilles, les coudes, la région pectorale inférieure, le ventre et la face interne des extrémités; chez le mouton, elle n'envahit que les parties dépourvues de laine.

2° La *gale psoroptique* s'observe surtout aux régions abritées. Chez le cheval, on la rencontre le plus souvent à l'auge, à la face interne des membres, au voisinage du fourreau, à la base de la crinière, à la queue; mais, lorsque l'hygiène de la peau est négligée, elle peut s'étendre à toute la surface du corps. Chez le mouton, elle affectionne les parties recouvertes par la laine; avec le temps elle envahit toute la surface du corps, excepté la tête.

3° La *gale symbiotique* n'atteint que certaines régions : les extrémités des membres chez le cheval et le mouton (gale du paturon),

(1) Les auteurs français distinguent seulement : dans les Sarcoptes, *S. scabiei* et *S. minor*; dans les Psoroptes, *Ps. communis*; dans les Symbiotes, *S. communis* et *S. auricularum*. (N. D. T.)

la base de la queue chez le bœuf (gale de la queue), la conque auriculaire chez le chien, le lapin et le chat (gale de l'oreille).

Dans les diverses espèces domestiques, on peut rencontrer les Acariens suivants :

A. Chez le CHEVAL : *Sarcoptes scabiei, Psoroptes communis, Symbiotes equi*. — La *gale sarcoptique* est la plus importante.

B. Chez le BŒUF : *Psoroptes communis, Symbiotes bovis*. — La *gale psoroptique* est la plus grave.

C. Chez le MOUTON : *Sarcoptes squamiferus, Psoroptes communis, Symbiotes ovis*. — La *gale psoroptique* est la principale.

D. Chez la CHÈVRE : *Sarcoptes squamiferus*.

E. Chez le CHIEN : *Sarcoptes squamiferus, Symbiotes canis*. La *gale sarcoptique* est la plus importante.

F. Chez le CHAT : *Sarcoptes minor, Symbiotes felis*. La *gale sarcoptique* est la principale.

G. Chez le PORC : *Sarcoptes squamiferus*.

H. Chez le LAPIN : *Psoroptes* et *Symbiotes cuniculi*.

Au sujet de la transmissibilité des diverses gales aux animaux et à l'homme, on possède aujourd'hui des données précises :

1° Tous les Sarcoptes peuvent vivre d'une façon durable sur la peau de l'*homme*; mais les Psoroptes et les Symbiotes y meurent rapidement : ils ne déterminent que des irritations légères ;

2° Le *cheval* peut contracter la gale sarcoptique du mouton, du porc, du chien et du chat ;

3° Le *bœuf* prend les Sarcoptes du cheval, du mouton, de la chèvre et du chat ;

4° Le *mouton* contracte la gale sarcoptique de la chèvre ;

5° Le *chien* prend les Sarcoptes de l'homme, du porc, du chat, du mouton, de la chèvre ;

6° Le *porc* contracte la gale sarcoptique de la chèvre.

En somme, la gale sarcoptique surtout est transmissible d'une espèce à l'autre.

Symptômes de la gale en général. — Jamais la gale ne se développe que par la contagion. La période d'incubation, c'est-à-dire l'intervalle qui s'écoule entre le moment où les Acariens sont déposés à la surface du corps et l'apparition des altérations cutanées, varie suivant la quantité des parasites transmis. Lorsqu'ils sont peu nombreux, les premières manifestations de la gale ne sont parfois apparentes qu'au bout de quatre à six semaines ; dans le cas contraire, elles peuvent survenir en moins de quinze jours. — La contamination s'opère soit par contact direct, immédiat (au pâturage, à l'écurie, etc.), soit par des agents intermédiaires (litières, couvertures, harnais, instruments de pansage, personnes chargées de soigner les malades). Les animaux dont l'hygiène de la peau est négligée, ceux qui sont maigres, faibles, ou sur lesquels l'exfoliation épidermique est abondante, sont particulièrement prédisposés à la gale.

Les premiers phénomènes produits par les morsures des Acares sont des rougeurs ponctuées, des boutons et des vésicules, l'augmentation de la desquamation épidermique, la formation de squames et de croûtes. Dès leur apparition, ces lésions sont accompagnées d'un vif prurit, qui devient insupportable pendant la nuit, sous l'influence de la chaleur solaire, dans les locaux chauds et après les exercices forcés; les animaux se grattent, se frottent, se mordent aux régions malades; ces irritations mécaniques altèrent notablement les symptômes locaux déterminés par le parasite lui-même : les poils tombent ou se cassent, la laine est floconneuse et la peau sanguinolente, une phlegmasie plus intense s'établit dans le derme, passe à l'état chronique et entraîne des altérations persistantes.

Lorsque la maladie atteint son maximum d'intensité, on trouve la peau humide ou sanguinolente, ulcérée, croûteuse, squameuse, épaissie, plissée, etc.

En règle générale, la **marche** de la gale est essentiellement chronique. Elle dépend de nombreuses circonstances, mais surtout de l'espèce du parasite, des mœurs de celui-ci. Tandis que les Symbiotes restent cantonnés à un territoire cutané très limité, les Sarcoptes et les Psoroptes envahissent souvent toute la surface du corps. La constitution de la peau, les soins qu'on lui donne, le séjour des animaux à l'écurie, la saison, etc., influencent la marche de l'affection. Ses manifestations sont aggravées par les chaleurs de l'été, elles s'atténuent au contraire pendant la saison froide. Sur les chevaux soigneusement étrillés et pansés (chevaux de l'armée), elle peut rester bénigne et localisée pendant longtemps; chez le mouton, après la tonte, une amélioration momentanée est constante, parce que, pendant un certain temps, les Acares souffrent de leur exposition aux intempéries. Enfin, une foule d'agents employés en lotions ou en frictions arrêtent l'extension de la plupart des gales et tuent les parasites qui les déterminent. La guérison spontanée n'a jamais été constatée; les rémissions observées à certaines saisons dans les acariases intermittentes ne doivent pas être considérées comme des guérisons. Lorsque la gale est généralisée, les altérations de la peau s'accompagnent habituellement de symptômes généraux; l'excitation permanente et l'exsudation cutanée persistante retardent la croissance des jeunes animaux, troublent la nutrition et, dans certains cas, entraînent la mort par l'épuisement et la cachexie.

Diagnostic. — Outre la constatation des parasites, il est des données et des symptômes qui permettent de faire le diagnostic de la gale. Le caractère épidémique de l'affection, sa contagiosité, son apparition en foyers et son extension rapide par leur élargissement sont des particularités cliniques importantes; d'autre part, le prurit est bien plus intense que dans les autres dermatoses. La connaissance des lieux d'élection des diverses gales est précieuse au point de vue de la diagnose de celles-ci. Chez le cheval, la localisation à la tête (souvent suivie de généralisation) indique la gale sarcoptique; l'éruption qui siège exclusivement aux membres et à la queue est caractéristique de la gale symbiotique; la localisation de l'affection aux régions abritées par les crins dénonce la gale psorotique.

Mais le moyen diagnostique le plus certain, c'est la recherche microscopique des Acares. On y procède en recueillant des croûtes, en les délayant dans une solution de potasse à 10 p. 100 et en les examinant à un faible grossissement. Dans la gale sarcoptique du chien, il faut entamer la peau profondément pour trouver les parasites dans le produit ainsi obtenu; on peut la gratter à l'aide d'un bistouri tranchant ou y faire des coupes minces à l'aide du rasoir ou des ciseaux. Gerlach a recommandé d'appliquer les croûtes suspectes sur le bras de l'homme; lors de gale sarcoptique, il se produit du prurit et une dermite légère (?) après douze heures, et dans le cas de gale psoroptique après deux heures. Pour les Psoroptes et les Symbiotes, il suffit parfois de porter les croûtes suspectes sur du papier noir ou dans un verre de montre et de les exposer à une douce chaleur ou au soleil. Bientôt on peut voir, à la loupe ou même à l'œil nu, les Acares sortir des croûtes et progresser à la surface du papier ou du verre. (Pour le diagnostic différentiel, voy. les chapitres consacrés aux diverses gales en particulier.)

Pronostic. — Il varie avec l'espèce du parasite et le degré d'extension de la maladie.

La gale sarcoptique généralisée du cheval est pour ainsi dire incurable; par contre, celle du paturon guérit en peu de jours. La gale psoroptique généralisée du mouton est très difficile à vaincre, tandis que chez le cheval, cette même dermatose, lorsqu'elle est limitée, cède rapidement à l'action de la plupart des antipsoriques. Si le pronostic est particulièrement grave pour les gales sarcoptique et psoroptique généralisées, il l'est donc beaucoup moins lorsque ces affections siègent sur une région limitée, et il est tout à fait bénin pour la gale symbiotique (1).

L'état de nutrition des animaux est plus ou moins favorable à l'extension de la gale et à l'intervention thérapeutique. Les sujets jeunes, faibles, émaciés, supportent mal les traitements énergiques. La tem-

(1) La gale sarcoptique, malgré sa gravité et même généralisée, n'est pas incurable. A l'aide d'un traitement bien dirigé et assez prolongé on finit toujours par en triompher. La gale psoroptique ou dermatodectique, sur les chevaux entiers à encolure grasse et plissée, résiste quelquefois longtemps parce qu'il est difficile d'atteindre tous les Acares au fond des plis. (L. T.

pérature, la saison, l'état de la robe, la sensibilité individuelle sont encore des circonstances dont il faut tenir compte. Le bain antipsorique du mouton, par exemple, ne saurait être employé avantageusement qu'au moment de la belle saison. Les productions pileuses abondantes rendent souvent la cure impossible ; tous les praticiens ont remarqué que la gale du mouton est extrêmement difficile à guérir lorsqu'on n'a pas soin de tondre préalablement les animaux. La sensibilité de certaines espèces à l'action des médicaments antipsoriques est chose bien connue : l'acide phénique produit fréquemment des intoxications chez le chat ; les bains sont dangereux pour cet animal (1) ainsi que pour la chèvre. La localisation de la gale au voisinage d'organes sensibles ou importants (aux paupières, par exemple) peut être un obstacle à la guérison en rendant impossible l'application de certains agents médicamenteux. Enfin l'ancienneté de la maladie et la possibilité d'une nouvelle infection doivent être prises en considération.

Traitement. — La gale ne peut être guérie que par l'emploi des antipsoriques. Parmi ces agents, très nombreux, les moins actifs sont les alcalins : lessive de potasse, savon vert, carbonates de soude et de potasse (soude, potasse, lessive de cendres), chaux vive, hypochlorite de chaux, sulfure de potasse, ammoniaque, urine ammoniacale du bœuf, etc. Tous ces médicaments ramollissent les croûtes et les squames ; on les utilise concurremment avec d'autres, plus efficaces, afin de faciliter la pénétration de ces derniers dans l'épaisseur de la peau. Les diverses préparations soufrées sont également inoffensives : en présence des alcalins, elles donnent naissance à du sulfure d'hydrogène, très toxique pour les Acariens. Les baumes (baume du Pérou et styrax) sont indiqués dans certains cas. Comme antipsoriques plus puissants, il faut citer les produits de la distillation sèche des substances animales et végétales : le crésyl, l'acide phénique, la créosote, le goudron, le pétrole, le benzol, l'huile animale fétide et les essences (essence de térébenthine, etc.) — Les plus énergiques, mais aussi les plus dangereux, sont l'infusion ou la décoction de tabac, l'arsenic et les composés mercuriels.

Pour ce qui a trait à la composition et à la préparation des topiques et des bains médicamenteux usités dans les diverses espèces, nous renvoyons à l'étude des gales en particulier. Il ne sera question ici que des données générales qui doivent servir de guide dans le traitement des acariases.

1. La prophylaxie comporte l'isolement et la séquestration des animaux galeux. Pendant la durée du traitement, on doit éviter tout contact immédiat des individus malades avec les sujets sains et prévenir la contagion médiate, — par les couvertures, les instruments

(1) On doit ajouter de plus que la gale sarcoptique chez cet animal finit souvent par causer la mort, quelquefois même en assez peu de temps. (L. T.)

de pansage, la litière, les parois du local ou de la niche. En outre, il faut désinfecter les locaux et les ustensiles qui y sont en usage.

2. L'application des agents thérapeutiques sera précédée d'un nettoyage soigné de la peau; celle-ci devra être débarrassée des croûtes et des desquamations épidermiques.

3. Le choix de l'antipsorique sera fait en prenant en considération l'espèce, la constitution des sujets, l'état de la peau, les blessures qui peuvent exister à sa surface, etc. Chez les animaux faibles, il convient de n'employer que des agents inoffensifs; il faut rejeter les préparations mercurielles pour le bœuf et l'acide phénique pour le chat. Chez le mouton, immédiatement après la tonte, la peau est parsemée d'une foule de petites blessures et l'absorption cutanée est rendue très active; à ce moment, les topiques irritants et les bains toxiques sont formellement contre-indiqués.

4. Le traitement doit être particulièrement énergique aux points où la gale est intense; mais, chez le mouton surtout, il est essentiel de traiter les parties qui avoisinent les surfaces malades et même la totalité de la peau, car une région quelconque peut être le siège d'une infestation récente.

5. Il doit être renouvelé après un certain temps. Le plus souvent une première application antipsorique n'atteint que les Acares; elle laisse aux œufs leur vitalité, et, en moins d'une semaine, ces derniers donnent naissance à de nouveaux parasites. Dans un bon nombre de cas, spécialement lorsque la gale est ancienne, invétérée, il est nécessaire de faire une troisième application : les œufs étant inégalement avancés dans leur développement, il en est qui ont pu échapper aux deux premières. Et dans la gale sarcoptique ancienne, lorsque les Acares ont pénétré profondément dans la peau, une triple friction antipsorique ne suffit pas (gale sarcoptique du cheval) : la guérison définitive ne peut être obtenue qu'en répétant le traitement à de courts intervalles pendant des semaines ou même des mois.

La gale est une affection très importante au point de vue de la police sanitaire et de la jurisprudence commerciale.

1° En police sanitaire, elle est considérée comme maladie contagieuse épidémique; la loi allemande du 23 juin 1880 sur les épizooties vise les gales sarcoptique et psoroptique du cheval, de l'âne, du mulet, du bardot, et la gale psoroptique du mouton.

2° La gale du mouton est réputée rédhibitoire en Bavière, Wurtemberg, Bade, Hesse, Hohenzollern, etc., avec un délai de quatorze jours; en Saxe, le délai est de quinze jours; dans le duché de Nassau, de vingt-neuf jours. La gale du cheval est rédhibitoire en Prusse avec un délai de quatorze jours et en Saxe avec un délai de quinze jours. Dans cette dernière province, celle du bœuf est aussi rédhibitoire avec un délai de quinze jours.

Bibliographie. — Chabert, *Traité de la gale et des dartres des animaux*. Paris, 1783. — Hertwig, *Magazin*, 1835. — Hering. *Verhandl. d. Kais. Leopold-Carol. Akademie* *d. Wissenschaften*, 1848. — Gurlt u. Hertwig, *Vergleich. Untersuch. über die Haut des Menschen u. über Krätz. u. Räudemilben*, 1844. — Delafond et Bourguignon, *Recueil vét.*, 1856; *Traité pratique d'Entomologie et de Pathologie comparées de la psore*. 1862. — S. Verheyen, *Dict. vét.*, t. VII. — Gerlach, *Krätze u. Raüde*. Berlin. 1857. — Fürstenberg, *Die Krätzmilbe des Menschen u. der Thiere*. Leipzig. 1861. — May, *Die inneren u. äusseren Krankheiten des Schafes*, 1868. — Robin, *Mémoires sur diverses espèces d'Acariens de la famille des Sarcoptidés*, 1869. — Mégnin. *Monographie de la tribu des Sarcoptidés psoriques*. Paris. 1877; *Les Parasites et les maladies parasitaires*. Paris. 1880; *Recueil vét.*, 1873. 1876, 1877, 1883; et *Bullet. Soc. cent. vét.*, 1873. 1875. — Zürn, *Ueber Milben, welche Hautkrankheiten bei Hausthieren hervorrufen*. Wien. 1877; *Die thier. Parasiten*. 1882. — Kaiser. *Ueber Scabies bei den Haussäugethieren*, etc.; *Vorträge f. Thierärzte*, 1882. — Railliet. *Éléments de zoologie médicale et agricole*. Paris. 1885. — Neumann, *Traité des maladies parasitaires non microbiennes des animaux domestiques*. Paris, 1888. — *Traités de pathologie* de Lafosse, Röll, Haubner-Siedamgrotzky, etc.

B. — GALES DES DIFFÉRENTS MAMMIFÈRES DOMESTIQUES EN PARTICULIER.

a. **Gales du cheval.**

1. Gale sarcoptique. — Elle débute généralement à la tête, à l'encolure, aux épaules, aux parois costales, souvent aussi aux régions où s'appliquent la selle ou la sangle (contagion par les harnais). Elle s'accuse par de petites plaques dépilées qui s'élargissent peu à peu; rarement l'éruption atteint toute la surface du corps, dans la plupart des cas elle reste localisée à la tête, à l'encolure et aux épaules (1).

Ses autres symptômes principaux sont : un prurit continu, surtout intense la nuit et lorsque la peau est échauffée, prurit qui pousse les animaux à se gratter, à se frotter et à mordre les régions malades. Lorsqu'on porte la main à celles-ci, qu'on les frotte ou qu'on les gratte légèrement, le cheval témoigne, par des manifestations non douteuses, les sensations agréables qu'il ressent, le bien-être qu'il éprouve; il étend l'encolure et la tête, fléchit la colonne vertébrale en contrebas et retrousse la lèvre supérieure à la manière de l'étalon qui vient de flairer une jument. Au début, les altérations de la peau consistent en de petits boutons à la surface desquels les poils tombent ou sont agglutinés par un liquide visqueux : parfois il existe des vésicules. Plus tard, les boutons deviennent le siège d'une desquamation épidermique abondante et se recouvrent de croûtes; celles-ci peuvent acquérir l'épaisseur d'un centimètre, elles sont principalement formées de cellules épidermiques disposées en couches stratifiées, dans lesquelles on peut reconnaître des galeries étagées. La peau s'indure, se parchemine, se plisse, se fissure, se crevasse et excrète un exsudat

(1) Il n'est pas rare qu'elle atteigne toute la surface du corps, surtout si les malades sont épuisés par le travail ou une alimentation insuffisante. J'ai vu nombre de cas absolument généralisés; quelques-uns avaient été pris pour de l'eczéma. (L. T.)

séreux ou purulent; çà et là elle est rendue sanguinolente par les frottements. Lorsque la maladie est ancienne, plus ou moins généralisée, les animaux maigrissent, tombent dans la cachexie et peuvent périr d'épuisement.

Cette gale est transmissible à l'homme; elle atteint surtout les mains et les bras des personnes qui traitent les chevaux galeux (Dupont, Gerlach, Weigel). D'après Sick, en 1791 deux cents hussards d'un même régiment furent contaminés par leurs chevaux (1).

Le *diagnostic* de la gale sarcoptique est difficile au début; le plus souvent des examens microscopiques minutieux et répétés sont nécessaires pour découvrir les Sarcoptes, et il est des cas où on ne les trouve pas, quoi qu'on fasse. Le seul symptôme qui, à cette période, présente une réelle valeur diagnostique, c'est le prurit très intense, bien moins prononcé dans l'eczéma pustuleux non parasitaire (gale d'été, dartre pustuleuse). Ces démangeaisons vives, qui contrastent avec les altérations peu accusées de la surface de la peau, ont fait croire autrefois à l'existence du *prurigo* et du *prurit* chez le cheval (Voy. *Eczéma*). Dans les cas de gale ancienne et négligée, on arrive facilement à constater les Acariens.

Le *pronostic* est plus grave qu'on ne l'admet généralement. Au point de vue de la curabilité, la gale sarcoptique diffère essentiellement de la gale psoroptique; tandis que celle-ci guérit d'ordinaire assez vite, la première, parvenue à un stade avancé, est rebelle à toutes les médications, même les plus énergiques; presque toujours, après un traitement prolongé pendant des mois, on observe des récidives que l'on prend pour des infestations successives, mais qui se manifestent parfaitement dans des cas où la possibilité de contagions réitérées ne saurait être invoquée (2).

Les observations relatées plus loin confirmeront le jugement sévère que nous venons de porter sur la gravité de cette gale.

Le *traitement* consiste à nettoyer les surfaces malades, à ramollir les croûtes avec la glycérine phéniquée ou crésylée à 5-10 p. 100, à couper les poils s'il y a lieu, et à appliquer du savon vert qu'on laisse sur la peau pendant vingt-quatre heures. Lorsque le tégument est ainsi préparé, on fait agir sur lui la substanse antipsorique choisie. que l'on emploie sous forme de pommade, de liniment ou de solution.

Dans les cas bénins, on recommande le liniment de goudron de Vienne, qui a pour formule : goudron et soufre sublimé, ãã 500 grammes; savon vert et alcool, ãã 1000 grammes. On l'applique en frictions à l'aide d'une brosse dure et on le laisse à la surface de la peau pen-

(1) J'ai vu quelques exemples de contagion à l'homme, mais qui n'ont eu aucune gravité. (L. T.)

(2) Je dois déclarer cependant qu'en prolongeant le traitement et en nourrissant bien les sujets, je suis toujours parvenu à en triompher. (L. T.)

dant six à huit jours, en ayant soin de faire des applications nouvelles là où la préparation est enlevée par les frottements ; au bout de huit jours, on savonne à l'eau tiède les parties traitées. En répétant ces manœuvres deux ou trois fois, la guérison est presque toujours obtenue (1).

Dans la gale généralisée et invétérée, il est bon de varier les agents thérapeutiques. Après avoir employé pendant quelque temps le liniment de goudron, on peut faire usage du liniment crésylé (crésyl, savon vert ãã 500 gr. : alcool 250 gr.), de l'acide phénique, de la créosote (1 p. 10 d'huile ou d'alcool), du vinaigre arsenical (1 p. 100), du styrax, des lotions de sublimé (1-3 p. 100), des décoctions de tabac (5 p. 100), etc. Les lotions avec les solutions de sublimé sont bien supportées ; mais pour obtenir la guérison définitive nous avons dû réitérer l'emploi de la solution à 2-3 p. 100 ou y ajouter une décoction de tabac (15 p. 100) (2).

Les observations suivantes montrent combien, chez le cheval, le traitement de la gale sarcoptique ancienne est long et incertain.

1° Le 7 janvier 1884, un cheval atteint de gale sarcoptique généralisée était laissé en traitement à l'École vétérinaire de Munich. On commença par le frictionner avec 1 kilo de savon vert ; ensuite on fit : 1° cinq lavages avec un litre de la solution de sublimé à 2 1/2 p. 100, en les espaçant de trois jours ; 2° une friction avec le savon phéniqué à 10 p. 100 ; 3° un nouveau lavage au sublimé. L'animal semblant guéri fut renvoyé le 1er février. — Huit jours après, on le ramena avec le commémoratif *démangeaisons*. Traitement : lavage au savon phéniqué ; deux frictions de glycérine phéniquée à 20 p. 100 ; frictions avec le liniment phéniqué (acide phénique 100 grammes ; alcool 600 grammes ;

(1) On peut aussi employer avantageusement la *charge Trasbot* :

Benzine	300 grammes.
Huile de cade	100 —
Coaltar	100 —

Mélangez au mortier le coaltar à l'huile de cade ; ajoutez la benzine.

Le *Codex* donne une formule un peu plus complexe :

Benzine	300 grammes.
Huile de cade	100 —
Coaltar	100 —
Savon vert	100 —
Essence de térébenthine	100 —

A l'école vétérinaire de Toulouse, la préparation antipsorique préférée (Neumann) est l'*huile de cévadille* :

Poudre de cévadille	100 grammes.
Alun calciné	40 —
Fleur de soufre	60 —
Huile d'olives	1 litre.

Faites digérer pendant deux heures au bain-marie. (N. D. T.

(2) Les solutions de sublimé sont loin d'être sans danger et les observations qui suivent n'en prouvent pas la grande efficacité. La pommade d'Helmerich en frictions répétées pendant quatre à cinq jours de suite réussit très bien. *Une seule* application de la formule donnée ci-dessus suffit presque toujours. Il convient de ne traiter à la fois qu'un tiers ou la moitié de la surface du corps. (L. T.

savon vert 750 grammes). Le 16 février, le cheval paraissant de nouveau guéri était remis à son propriétaire. Le 7 mars, l'éruption reparaissait. Nouveau traitement : trois frictions au liniment de goudron de Vienne ; application d'alcool phéniqué sur les régions les plus malades ; lavage avec la solution de sublimé. Pour la troisième fois l'animal semblait guéri et quittait l'hôpital le 24 avril. — Six semaines après, la gale éclatait de nouveau et s'irradiait bientôt sur une grande surface du tégument ; elle ne disparaissait qu'avec des lotions au sublimé répétées pendant deux mois. Cette fois encore la guérison ne durait que cinq mois. Au bout de ce temps, on ne trouvait pas de Sarcoptes à l'examen microscopique, mais l'animal recommençait à se frotter et à se gratter. Les conditions d'entretien de celui-ci et les mesures prises permettent d'exclure catégoriquement l'hypothèse d'infestations successives.

2° Un second cheval atteint de gale sarcoptique généralisée et de vieille date fut traité pendant cinq mois. On fit onze lavages avec la solution de sublimé, cinq frictions avec le savon phéniqué (5 — 12 p. 100), une friction avec le liniment de goudron de Vienne, une application d'alcool phéniqué à l'aide du pinceau et des onctions fréquentes avec le baume du Pérou. La guérison semblait obtenue, mais la gale récidivait au bout de quatre semaines.

3° Un troisième cheval, galeux depuis des années, fut guéri après cent quatre-vingt-treize jours de traitement. Dans les trois premières semaines, on lui fit trois applications de liniment de goudron ; l'amélioration étant peu accusée, on eut recours pendant six semaines à des lavages quotidiens avec la solution de sublimé (solution de 1 à 1 1/2 p. 100, trois litres chaque fois) ; pendant le même temps, on fit tous les jours des lotions avec la liqueur de Hager (carbonate de soude 250 grammes, chlorhydrate d'ammoniaque 60 grammes ; eau 12 litres ; acide phénique et glycérine āā 100 grammes), afin d'assouplir la peau qui était desséchée et raide. Quatre mois plus tard ce cheval nous était ramené galeux. On fit sur les régions envahies une application d'alcool phéniqué et de fréquents lavages avec la solution de sublimé à 2 p. 100. De cette façon la guérison définitive put être obtenue.

4° Un cheval atteint de gale assez étendue fut guéri, en un temps relativement court, par douze lavages avec la solution de sublimé et par des frictions avec le liniment de goudron de Vienne, l'alcool phéniqué et le baume du Pérou.

Ces quelques faits suffisent pour montrer combien la gale sarcoptique est tenace, rebelle à tous les traitements.

2. Gale psoroptique. — Elle débute par des taches assez larges, nettement circonscrites, qui siègent de préférence aux régions abritées, notamment à la base de la crinière, à la queue, dans l'auge, au fourreau, aux mamelles, à la face interne des membres postérieurs ; on les rencontre plus rarement au garrot, sur le dos et la croupe. Sa première manifestation est l'apparition de boutons, d'îlots papuleux provoqués par les piqûres des Psoroptes ; de ces lésions suinte un liquide lymphoïde qui se dessèche et forme des croûtes pouvant acquérir l'épaisseur du doigt. On observe en outre une desquamation épidermique abondante et la chute des poils. Peu à peu la peau s'épaissit, acquiert l'aspect, la consistance du cuir et se plisse. Le prurit est intense ; par l'action des frottements, le tégument s'excorie, de-

vient saignant ou suppure et s'enflamme dans toute son épaisseur.

Le *diagnostic différentiel* des gales psoroptique et sarcoptique est basé sur la prédilection de la première pour les régions abritées et sur les caractères du parasite. En outre, la gale psoroptique progresse à la façon de la tache d'huile sur un vêtement de drap. Mais lorsqu'elle a envahi une grande surface, elle peut simuler à s'y méprendre la gale sarcoptique (1). Le prurit très vif qui l'accompagne et la délimitation nette des plaques au début de l'affection permettent de la distinguer facilement de l'*eczéma squameux* et de la *gale de la crinière*.

La guérison est obtenue bien plus rapidement que pour la gale sarcoptique (2). On réussit vite, même avec des médicaments peu énergiques. Le savon crésylé ou phéniqué, la glycérine associée aux mêmes agents (10 p. 1), employés seuls ou avec le liniment de goudron de Vienne, sont des antipsoriques suffisants dans tous les cas; le dernier ne doit pas être employé lorsqu'il existe des croûtes épaisses. Dans les cas graves, la durée moyenne du traitement varie de deux à trois semaines.

3. Gale symbiotique. — Encore connue sous le nom de *gale du paturon*, elle se distingue nettement des précédentes par sa localisation à l'extrémité des membres. On la rencontre le plus fréquemment dans le pli du paturon; de là elle s'étend au boulet, au canon, au genou ou au jarret; dans des cas exceptionnels elle remonte jusqu'au coude, à l'épaule, à l'encolure, à la jambe et à la cuisse. Son développement est extrêmement lent; sa généralisation n'a lieu qu'après des mois.

Au début, le seul symptôme important, celui qui attire l'attention, c'est l'habitude qu'a l'animal galeux, lorsqu'il est au repos, de frapper brusquement le sol avec l'un ou l'autre de ses membres postérieurs, et cela, à des intervalles plus ou moins rapprochés, durant des heures, mais surtout pendant la nuit. Il est des chevaux qui ruent; tous se grattent et se mordent à la région du boulet. Si l'on examine les membres, on y trouve une desquamation épithéliale abondante, des dépilations partielles, et plus tard des croûtes, parfois aussi des crevasses. La peau est sèche, épaisse, comme tannée; d'après Gerlach, elle peut se recouvrir au bout d'un certain temps de proliférations papilleuses cornées (3).

Le *diagnostic* est facile. Cette gale est nettement caractérisée par son siège, par l'abondance de la desquamation épidermique et l'inten-

(1) Il m'a toujours été possible de faire la distinction par le simple examen clinique. (L. T.)

(2) C'est là une formule qui ne peut s'appliquer à certains chevaux entiers que nous avons en France. Sur ceux qui ont le bord supérieur de l'encolure profondément plissé, il est parfois impossible de guérir la maladie. (L. T.)

(3) J'ai vu plusieurs fois de ces productions épidermiques formant entre les crins des espèces d'aiguilles grossières longues de un à trois centimètres. (L. T.)

sité du prurit ; ce dernier symptôme la distingue des eaux aux jambes eczémateuses.

On la combat par des applications de glycérine phéniquée ou crésylée, de savon phéniqué ou de pommade au goudron (1 p. 10). Généralement elle disparaît en peu de temps.

Mégnin (après Delafond) l'a décrite comme une *gale intermittente ;* elle apparaîtrait l'hiver pour disparaître au printemps. Les Symbiotes resteraient cependant vivants durant la belle saison ; ils trouveraient une nourriture suffisante dans les sécrétions cutanées plus abondantes. L'hiver, au contraire, ils seraient obligés de s'attaquer à la peau elle-même (1).

Schwartz explique la fréquence des plaies du paturon par l'irritation permanente qu'éprouvent les animaux atteints de gale symbiotique.

Bibliographie. — 1. GALE SARCOPTIQUE : LAVERGNE, CARRÈRE, GIROC. SOULÉ. *Journ. des vét. du Midi*, 1838. — MARREL, *Recueil vét.*, 1847. — DUPONT, *Journ. des vét. du Midi*, 1854. — RITTER, *Annal. de Bruxelles*, 1855. — EBERSBACH, *Sächs. Jahresber.*, 1869. — EICHBAUM, *Preuss. Mittheil.*, 1873-74. — PRIETSCH, *Sächs. Jahresber.*, 1873. — WEIGEL, *Ibid.*, 1883. — ROST, *Ibid.*, 1885. — RICHTER, KLEIN, SCHMID. *Berlin. Arch.*, 1885. — MÖBLIN. *Ibid.*, 1886. — DIECKERHOFF, *Spec. Pathol.*, 1886. — PHILIPPI, *Sächs. Jahresber.*, 1887.

2. GALE PSOROPTIQUE : EBERSBACH, *Sächs. Jahresber.*, 1867. — FRIEDBERGER, *Münch. Jahresber.*, 1872-73 ; 1873-74. — ZAHN, *Adam's Wochenschr.*, 1883.

3. GALE SYMBIOTIQUE : FÜNFSTÜCK, *Sächs. Jahresber.*, 1868. — BRAÜER, EBERSBACH, *Ibid.*, 1869. — MÉGNIN, *Bull. Soc. cent. vét.*, 1874. — SCHWARZ, *Adam's Wochenschr.*, 1878. — *Adam's Wochenschr.*, 1878. — BOER, *Gazette Holland.*, 1886. — NATHUSIUS, *Zeitschr. des landwirthschaftl. Centralvereins des Provinz Sachsen*, 1886.

b. **Gales du mouton.**

GALE PSOROPTIQUE. — Comme le cheval, le mouton peut présenter trois sortes d'acariases ; mais chez lui la plus fréquente et la plus grave est la gale psoroptique. L'importance de celle-ci au point de vue agricole est établie par de nombreux documents. Les rapports sur les épidémies établissent qu'en 1884 elle a atteint 170,000 moutons en Allemagne et 80,000 (61 p. 100 de l'effectif des troupeaux) en Alsace-Lorraine. Dans les trois dernières années (alors que la loi allemande sur les épidémies était déjà en vigueur), les rapports officiels ont accusé, pour la Prusse seule, 183,000 moutons galeux, pour la Bavière près de 100,000 et pour le Wurtemberg plus de 60,000. En Prusse, la mortalité a été d'environ 2,000 têtes. Pour le district de Greifswald, Fürstenberg estime la perte annuelle en laine à 125,000 francs ; pour l'empire allemand tout entier, cette perte se chiffre chaque année par plusieurs millions.

La transmission de la gale psoroptique se fait généralement par con-

(1) C'est une chose commune que cette apparence d'intermittence. Non seulement la maladie semble disparaître pendant l'été, mais durant des années, pour reparaître ensuite. (L. T.)

tact immédiat; la contagion médiate est bien moins fréquente. La contamination s'opère surtout facilement lorsque des moutons galeux tondus sont introduits dans un troupeau sain dont les sujets sont pourvus de leur toison, ou lorsque la température est élevée, pendant l'été, dans les bergeries chaudes où les animaux sont pressés les uns contre les autres ; ces conditions favorisent l'activité des Acares et leur émigration.

Symptômes. — Les Psoroptes envahissent les parties recouvertes de laine; les autres (ventre (1), région pectorale inférieure, tête, etc.) restent indemnes. La croupe, la base de la queue, le dos, les côtés du thorax, l'encolure, les épaules, sont les lieux de prédilection des parasites.

L'éruption débute toujours par de petites taches, isolées ou réunies en groupes, suivant le mode d'infection. Au début, en écartant la laine, on remarque des boutons aplatis, du volume d'un grain de mil, de couleur jaune pâle ou rougeâtre, déterminés par les piqûres des Psoroptes. Suivant le nombre de ces derniers, on trouve les papules disséminées ou agminées, formant dans ce dernier cas des élevures plates, pouvant atteindre les dimensions d'une pièce de cinq francs; la peau du voisinage est rouge et sensible au toucher. A la surface des élevures apparaissent de petites vésicules ou des pustules qui se déchirent ou se dessèchent; en même temps il se produit une desquamation épidermique abondante dont le produit, en se mélangeant à la matière sébacée et au contenu des pustules, forme des croûtes épaisses, parfois très dures, de couleur jaune brunâtre, qui protègent les parasites. Sur la peau tondue, les croûtes se recroquevillent et se parcheminent. Les brins de laine sont d'abord agglutinés par le liquide des pustules; bientôt ils soulèvent les masses croûteuses et les éloignent de la peau; mais leur racine s'ébranle : peu à peu la toison devient floconneuse, des *mèches* en plus ou moins grand nombre se dessinent à sa surface et tombent ou sont arrachées ; la laine a perdu son luisant et sa souplesse ; de couleur pâle, comme lavée, elle se détache avec la plus grande facilité. Le tégument est sec, dur, ratatiné, épaissi, fissuré, crevassé; souvent on y constate des ulcérations déterminées par les frottements.

Outre ces altérations locales, on observe un prurit très vif. Généralement c'est le premier signe qui appelle l'attention. Les animaux se frottent contre les objets voisins ; ils se roulent, se mordillent, s'arrachent la laine aux régions malades. Si on les gratte, ils manifestent des signes évidents de bien-être, remuent les lèvres, exécutent des mouvements de tête tout particuliers, entr'ouvrent et rapprochent alternativement les mâchoires, agitent les membres postérieurs, la queue, et favorisent, par l'attitude qu'ils prennent, l'action de la main qui les

(1) Le ventre au contraire est envahi le plus souvent et les pores inguinaux sont fréquemment, peut-être même toujours remplis d'Acares. L. T.

soulage. Le prurit est surtout intense lorsque les animaux sont exposés au soleil ou renfermés dans une bergerie chaude, après l'exercice et pendant la nuit. Les frottements continus qu'il provoque accélèrent la chute de la laine et déterminent des lésions ulcératives plus ou moins profondes de la peau ou une dermite diffuse.

Lorsque la gale se généralise, l'excitation permanente, la perte des liquides nourriciers, la suppression de l'appétit et de la rumination amènent peu à peu l'amaigrissement. Habituellement les animaux faibles succombent (hydrémie, cachexie).

La **marche** de cette acariase est lente mais continue. Une aggravation plus ou moins marquée s'observe en automne et pendant l'hiver ; une certaine amélioration est produite par la tonte et les lavages. La peau fine des sujets appartenant aux races cultivées est beaucoup plus sensible à l'action des Psoroptes que celle des moutons communs.

Diagnostic. — Il repose sur les données suivantes : 1° L'existence dans le troupeau d'une dermatose contagieuse. — 2° Les démangeaisons persistantes et les signes particuliers constatés sur certains animaux lorsqu'on les examine. Très souvent les frictions et les grattages, au lieu de produire un soulagement, déterminent de la douleur; ce fait s'observe fréquemment au début de la gale. Ajoutons qu'il est des bergers habiles à masquer le prurit et à tromper le vétérinaire, soit en serrant fortement le mouton pendant qu'on l'examine, soit en employant certains médicaments énergiques. — 3° L'irrégularité de la toison, qui est floconneuse. L'état de la laine, la facilité avec laquelle elle s'arrache, l'existence de surfaces dépilées sont autant de signes qui doivent faire soupçonner la gale. — 4° La constatation des lésions révélées par l'examen minutieux de la peau. On doit surtout se renseigner sur l'état de la membrane tégumentaire à diverses régions : base de la queue, croupe, dos et épaules ; il suffit d'écarter la laine pour reconnaître les altérations du tégument et l'on peut juger du degré de sensibilité de celui-ci par le grattage. Il faut aussi rechercher si la laine n'est pas colorée par les médicaments qu'emploient les bergers. — 5° La constatation microscopique des Psoroptes, qui, seule, permet de se prononcer avec certitude.

Diagnostic différentiel. — Les affections que l'on peut confondre avec la gale psoroptique sont :

1° La *pourriture de pluie*. — C'est une affection eczémateuse produite par l'humidité prolongée de la toison et de la peau ; on l'observe parfois sur un grand nombre d'animaux d'un troupeau, tout comme la gale. La différenciation peut être faite par la pathogénie de cette dermatose, par sa disparition rapide dès que le temps est favorable ou lorsque les animaux sont tenus à la bergerie, par le peu d'intensité des altérations de la peau et l'absence de prurit.

2° D'autres *éruptions cutanées parasitaires* produites par les Mélophages et les Trichodectes. Il suffit d'examiner minutieusement la laine et la peau pour être immédiatement éclairé.

3° *La production anormale du suint et son accumulation dans la toison.* — Dans cette affection, les brins de laine sont agglutinés et il existe du prurit, mais la peau est propre, lisse, souple, indemne de toute lésion.

4° Les *cautérisations de la peau*, faites dans un but frauduleux. — Elles peuvent être reconnues par la coloration anormale que le caustique a imprimée à la laine et à la peau ou par les caractères de l'eschare; dans certains cas cependant, celle-ci a bien l'aspect de la croûte de gale. La marche de l'affection et l'examen microscopique donnent des renseignements diagnostiques précis.

Traitement. — On a le choix entre deux méthodes principales, les *frictions* et les *bains*. — Les premières constituent une sorte de traitement provisoire, qu'on emploie soit comme préparation aux bains, soit à des moments où l'on ne saurait donner ceux-ci (temps froids). Sur les foyers galeux circonscrits, on applique des pommades ou des liniments acaricides (savon phéniqué, huile phéniquée, pommades mercurielles, décoction de tabac, pétrole, etc.). Ces frictions ne peuvent donner la guérison radicale, car elles n'atteignent que les foyers apparents, plus ou moins anciens; les autres, récents, disséminés sur la surface du corps, restent intacts. — La toxicité de la pommade mercurielle a été reconnue dans tous les pays; cette substance est très dangereuse, même pour les agneaux des bêtes traitées; il faut en abandonner l'usage et la remplacer par des préparations moins nocives. — Pour les bains, on a vanté tour à tour diverses compositions que nous allons examiner.

1° La *lessive de Walz*, le bain antipsorique le plus ancien, a été préconisée par l'auteur qui a découvert les Psoroptes. Elle a pour formule : chaux vive 4 parties, potasse 5 (peut être remplacée par 60 parties de cendres de bois), huile animale fétide 6, goudron 3, urine de bœuf 200, eau 800. — La lessive de Walz est la moins coûteuse de toutes les solutions antipsoriques, mais la majorité des praticiens la considère comme insuffisante; les gales anciennes et graves lui résistent; elle a aussi l'inconvénient de colorer la laine en brun. On ne doit l'employer que comme moyen préparatoire aux bains antipsoriques plus efficaces.

2° Le *traitement de Gerlach* consiste en un bain préparatoire ainsi composé : potasse 2 parties, chaux vive 1, eau 50, et en un bain antipsorique proprement dit. Celui-ci est une décoction de tabac à 3 p. 100; mieux vaut employer une décoction à 5 p. 100 (Roloff). Il est généralement reconnu très efficace, surtout depuis la modification apportée par Roloff. — Ce traitement a l'inconvénient d'être un peu complexe et le bain préparatoire attaque les mains.

3° Le *bain de Zundel* a pour composition : acide phénique du commerce 1 kilo $\frac{1}{2}$, chaux vive 1 kilo, soude et savon vert ãã 3 kilos eau 260 litres (pour 100 moutons). Son prix de revient est peu élevé (2 fr. 50 environ). Kayser et Ostertag l'ont modifié avantageusement en remplaçant l'eau ordinaire par une décoction de tabac à 2 p. 100 (tabac 5 kil., eau 250 litres); ainsi son prix est triplé, mais ses effets sont considérablement augmentés; il représente en quelque sorte une combinaison des bains de Gerlach et de Zundel. Pour simplifier sa préparation, Kayser a employé la *nicotina* (lessive du tabac) (1).

4° En Prusse et en Bavière, le gouvernement a recommandé une composition semblable. On commence par faire bouillir pendant une demi-heure 7 kilos $\frac{1}{2}$ de tabac dans 250 litres d'eau; au liquide chaud, on ajoute : acide phénique et potasse āā 1 kilo (prix de revient 13 à 14 fr.). Ce bain est très énergique, mais sa préparation demande un certain temps, et il peut donner lieu à des intoxications.

5° Les *bains arsenicaux*, préconisés par Tessier et Mathieu, ont été diversement appréciés. Les uns ont fait ressortir les dangers auxquels ils exposent les animaux, les autres ont insisté sur leur remarquable efficacité. Les nombreuses intoxications qu'on a observées sont dues bien plutôt à la négligence et à des manœuvres imprudentes qu'à l'absorption cutanée, toutefois on ne doit les employer qu'après guérison des petites blessures produites par les manipulations de la tonte : il faut donc pratiquer celle-ci 8 à 14 jours avant le traitement. Le bain de Tessier a pour formule : acide arsénieux 1 kilo $\frac{1}{2}$, sulfate de fer 10 kilos, eau 100 litres (2). Mathieu remplace le sulfate de fer par l'alun (acide arsénieux 1 kilo, alun 10 kilos, eau 100 litres). Cette dernière préparation est surtout usitée dans le Wurtemberg et certains districts de la Bavière. Kehm recommande une solution préparée avec 1/2 kilo d'acide arsénieux, 6 kilos d'alun et 100 litres d'eau. Il est nécessaire que l'acide arsénieux soit préalablement dissous dans l'eau bouillante afin d'éviter les cautérisations qu'il pourrait déterminer. Putscher (3) emploie également les solutions arsenicales auxquelles il prépare les animaux par un lavage au savon noir; pour obtenir la guérison, il a dû constamment donner trois bains:

(1) La *nicotina* renferme environ 4 p. 100 de nicotine; les moutons sont plongés pendant trois minutes dans une solution de cette substance, puis frictionnés avec des brosses. (N. D. T.)

(2) Pour diminuer les dangers d'empoisonnement, on a rendu amère la solution en y ajoutant de la poudre de gentiane et plus récemment de l'aloès. Le bain arsenical Trasbot, qui remplace aujourd'hui partout le bain Teissier, a pour formule (Codex de 1884) :

Acide arsénieux	1.000 grammes.
Sulfate de zinc du commerce	5.000 —
Aloès	500 —
Eau	100 litres.

(N. D. T.)

(3) Putscher (*Communication inédite*).

il recommande de laisser entre ceux-ci un intervalle de neuf jours.

6° Le *bain crésylé de Fröhner*, adopté par le gouvernement prussien. Pour le traitement au crésyl la tonte n'est pas absolument indispensable; des moutons galeux pourvus de leur toison y ont été soumis avec succès et sans que la laine ait éprouvé aucun préjudice. Si les animaux sont tondus, on ramollit d'abord les croûtes sur les régions les plus gravement atteintes, en y faisant, pendant 3 à cinq jours, une friction quotidienne à l'aide d'un liniment de crésyl (créoline 1 partie, alcool 1, savon vert 8). Ces frictions constituent un élément important de la cure.

Les sujets ainsi préparés sont baignés deux fois, à une semaine d'intervalle, dans une solution aqueuse de crésyl à 2 1/2 p. 100 (6 litres 1/2 de crésyl dans 250 litres d'eau ; pour 100 moutons). Le prix de revient de ce bain est d'environ 10 francs. On le prépare en ajoutant le crésyl à l'eau chaude (30°) et en agitant. La durée de l'immersion doit être de trois minutes; immédiatement après, le mouton est brossé énergiquement sur toute la surface du corps; cette manœuvre terminée, on le replonge dans le liquide pendant quelques instants. La manière de tenir l'animal dans le bain et les diverses manipulations ne comportent aucune indication particulière. Il importe de ne pas agir trop précipitamment et de bien surveiller les ouvriers pour l'exécution précise des petits détails de l'opération : lorsque les règles de celle-ci sont négligées, un troisième bain peut être nécessaire. La solution crésylée se distingue de toutes les autres par son innocuité absolue; sa préparation est simple et son prix peu élevé; ce sont là autant d'avantages importants; de plus, la laine n'est ni colorée, ni altérée, contrairement à ce que l'on observe avec le tabac, l'arsenic, etc.

Quel que soit le bain employé, la manière de procéder est la même dans tous les cas. On ne soumettra les animaux au traitement qu'un certain temps après la tonte : 8 à 15 jours pour le bain arsenical, 3 ou 4 jours pour tous les autres. La solution sera portée à une température d'environ 30° R. (37°,5 C.); elle devra être assez abondante pour que l'on puisse disposer de 2 à 3 litres de liquide par mouton. On placera la baignoire au voisinage de la bergerie, dans un endroit frais et ombragé; il est avantageux de la fixer dans le sol à une profondeur suffisante. La cuve pour le brossage sera disposée à proximité. — Tous les individus du troupeau seront successivement traités en commençant par ceux qui semblent sains et ceux qui sont peu affectés. Le corps tout entier, à l'exception des yeux, de la bouche et du nez, doit être plongé dans le liquide antipsorique pendant environ trois minutes. Pour immerger l'animal, un homme le prend par les quatre membres et un autre par la tête, ce dernier doit avoir soin d'appliquer les deux pouces sur les yeux, afin de les protéger ; le sujet est ensuite renversé sur le dos et plongé dans cette attitude. Aussitôt après le bain, il est porté dans la cuve à brossage où deux autres hommes le frictionnent, particulièrement sur les régions dorsale et lombaire; ensuite il est plongé de nouveau dans la solution antipsorique pendant quelques instants, puis abandonné en liberté dans un local propre ou dans un parc exposé au soleil. Il importe de préserver les animaux de la pluie, qui pourrait occasionner des refroidissements et enlèverait la préparation acaricide restée à la surface de la peau. Les bergeries doivent être désinfectées. — Au bout d'une semaine, on fait prendre le deuxième bain antipsorique, et au bout de quinze jours le troisième, s'il y a lieu. Dans tous les cas, il est indispensable d'en donner au moins deux. Durant les intervalles, on traite les régions où la maladie persiste. Lorsque la cure est terminée, il faut encore surveiller les sujets et ne pas négliger les plaques de gale qui pourraient apparaître ultérieurement. Enfin, autant que faire se peut, on évitera de conduire les animaux sur les chemins et dans les pâturages qu'ils ont fréquentés avant le traitement.

Gale sarcoptique. — D'après les observations de Delafond, de Gerlach, les nôtres et celles d'un grand nombre d'autres auteurs, cette gale siège exclusivement sur les parties de la tête dépourvues de laine (gale de la tête, noir-museau); rarement elle envahit les membres. Les régions habituellement atteintes sont les lèvres, les commissures labiales, le chanfrein, le menton, le pourtour des yeux, les joues et la face externe des conques auriculaires; on y trouve d'épaisses croûtes (1/2 à 1 centimètre) grisâtres, qui adhèrent fortement à la peau; généralement le prurit est très intense. Pendant la saison chaude, la gale s'étend sur la presque totalité de la tête; en hiver elle rétrocède. Elle n'a aucune suite fâcheuse et disparait rapidement par l'application de liniment de crésyl ou de décoction de tabac. L'inoculation expérimentale sur la peau lanifère des mérinos ne produit qu'une dermite légère.

Sur des moutons à large queue, Roloff (1) a observé une gale sarcoptique analogue à la gale de la chèvre (croûtes en cuirasse, d'une dureté pierreuse, développées sur la tête et quelques autres régions).

Les médicaments les plus efficaces contre cette psore sont la glycérine créosotée et la glycérine phéniquée (2).

Gale symbiotique. — Désignée encore sous le nom de *gale des pieds*, elle siège sur les extrémités postérieures, où elle peut remonter jusqu'aux bourses ou aux mamelles. Elle se traduit par des démangeaisons, une desquamation épidermique abondante et la formation de croûtes.

Bibliographie. — 1. Gale psoroptique : Walz, *Natur und Behandlung der Schafraüde*, 1812. — Hertwig, *Magazin*, 1835. — Mathieu, *Recueil vét.*, 1856. — Delafond et Bourguignon, *ibid.* — Cagnat, *Ibid.*, 1858. — Donnarieix, *ibid.*, 1861. — Morel, *ibid.*, 1864. — Félizet, *ibid.*, 1868. — Pietsch, *Sächs. Jahresber.*, 1861, 1868.

(1) Roloff, *Berlin. Archiv.* 1877.

(2) La charge du Codex que j'ai fait essayer récemment m'a souvent remarquablement réussi en une seule application. L. T.

1689. — ZÜNDEL, *Journ. de Lyon*, 1867 et *Recueil vét.*, 1874. — KEHM, *Repertor.*, 1869. — MÜLLER, *Pütz'sche Zeitschr.*, 1876. — RIECHELMANN, *Preuss. Mittheil.*, 1877-78. — BEUCLER, *Bullet. Soc. vet. prat.*, 1879. — ROSSIGNOL, *ibid.*, 1880. — OSTERTAG, *Anleitung z. Erkennung u. Beurth. d. Schafraüde*, 1882. — KAISER, *Hannov. Jahresber.*, 1883-84. — SCHNEIDEMÜHL, *Die Schafräude, Entstehung* etc., 1885. — STEINBACH u. JAKOBI, *Berlin. Arch.*, 1886. — ESSER u. SCHRULLE, *Ibid.*, 1886. — LIES, *Rundschau auf dem Gebiete der Thiermed.*, 1886. — DOTTER, *Bad. thierärztl. Mittheil.*, 1888. — FRÖHNER, *Lehrbuch der thierärzt. Arzneimittellehre*, 1888.

2. GALE SARCOPTIQUE : DELAFOND, *Comptes rendus Ac. des sc.*, 1858. — GERLACH, *Berlin. Arch.*, 1877. — FRÖHNER, *loc. cit.*

3. GALE SYMBIOTIQUE : ZÜRN, *Adam's Wochenschr.*, 1874. — SCHLEG, *Sächs. Jahresber.*, 1877.

c. Gales du bœuf.

1° GALE PSOROPTIQUE. — Cette gale, la plus fréquente chez le bœuf, apparaît sur les faces latérales de l'encolure, la nuque, la base des cornes et l'origine de la queue ; de là elle s'étend au dos, aux parois costales, à l'épaule, etc. ; elle peut envahir le corps tout entier.

Ses principales manifestations sont des boutons plus ou moins nombreux, de l'exsudation, une desquamation épidermique abondante, la chute des poils, un prurit intense et la formation de croûtes sèches, gris brunâtre. Avec le temps, la peau s'épaissit, devient raide, acquiert la consistance du cuir et se plisse. Durant les saisons extrêmes, Müller a observé des alternatives d'aggravation (hiver) et d'amélioration (été). Lorsque la maladie s'étend à toute la surface du corps, les animaux maigrissent et peuvent succomber. Elle coexiste parfois avec la gale symbiotique (Müller). Roll l'a rencontrée sur le buffle.

Son traitement est le même que chez les autres animaux ; la créosote et les décoctions de tabac se sont montrées particulièrement efficaces.

2° GALE SYMBIOTIQUE. — Connue encore sous le nom de *gale de la queue*, elle reste généralement localisée aux dépressions de la partie postérieure du bassin et à la base de l'appendice caudal ; elle peut cependant s'étendre à toute la surface du corps (dos, encolure, face interne des cuisses) lorsque l'hygiène de la peau est négligée ; toutefois ces cas sont rares ; ceux dans lesquels la gale se propage aux membres (gale des pieds) sont également exceptionnels. La constatation des Symbiotes dans l'eczéma des drèches est sans importance (Johne), bien que Rabe ait tenté d'assimiler cette affection à la gale des pieds. Ces états morbides peuvent coexister, mais ils sont radicalement différents. L'eczéma des drèches paraît favoriser l'extension de la gale symbiotique.

Caractérisée par une desquamation abondante ou la formation de croûtes, par des dépilations partielles et des démangeaisons, cette gale peut persister pendant des années sans incommoder les animaux ; sa tendance envahissante est presque nulle et sa contagiosité négligeable.

On est rarement appelé à la traiter. Les antipsoriques légers indiqués pour le cheval (savon phéniqué, pommade au goudron) suffisent dans tous les cas.

3° Gale sarcoptique. — Cette acariase est extrêmement rare chez le bœuf, qui est toujours contaminé par le cheval. Elle est donc tout accidentelle, peu importante ; il suffit de la signaler. Ses symptômes sont d'ailleurs les mêmes que chez le cheval.

Bibliographie. — Gohier, *Mém. et Observat.*, t. I, 1813 ; t. II, 1815. — Carrère, *Journ. des vét. du Midi*, 1838. — Delafond, *Comp. rend. de l'Ac. des sciences*, 1857. — Müller, *Magazin*, 1860. — König, *Sächs. Jahresber.*, 1873. — Rabe, *Hannov. Jahresber.*, 1875. — Uhlig, *Sächs. Jahresber.*, 1878. — Folstorchow, *Arch. vét. de Saint-Pétersbourg*.

d. Gales de la chèvre (1).

La gale sarcoptique récente est toujours localisée aux régions où les poils sont rares, notamment à la tête (lèvres, nez, oreilles) ; mais elle se propage vite à toute la surface du corps.

Elle se traduit par la présence de furfure et de croûtes écailleuses, dures, fendillées, d'un bleu grisâtre ; la peau s'épaissit, se fissure, se plisse, se parchemine et prend une coloration grise ; peu à peu apparaissent à sa surface des dépilations circonscrites, qui s'élargissent graduellement ; avec le temps, les animaux peuvent être complètement dépilés. Il existe en outre un vif prurit. Chez la chèvre, la terminaison mortelle est fréquente : sur 1,000 animaux malades observés par Wallraff, 500 ont succombé. Dans une seule commune, Klingau en a perdu 100 dans l'espace d'une année.

Elle semble se transmettre très facilement à l'homme. Dans une localité, Wallraff a trouvé presque toutes les familles contaminées. Roloff l'a communiquée expérimentalement à des moutons à laine courte (Somali) et à des sujets à laine lisse, pauvre en suint (moutons à large queue).

Comme moyens de traitement, on doit recourir aux pommades à base de goudron, de soufre, ou à la glycérine phéniquée, etc. Il faut exclure les bains, mal supportés par la chèvre (2).

(1) On a rencontré sur la chèvre les gales *sarcoptique*, *symbiotique* et *psoroptique*.

La *gale symbiotique* observée par Delafond était cantonnée aux parties supérieures du tronc (encolure, garrot, dos, reins). Mollereau l'a trouvée localisée à la partie inférieure des membres (Voy. *Bullet. Soc. cent. vét.*, 1888).

La *gale psoroptique*, localisée à l'intérieur de l'oreille (acariase auriculaire) a été constatée par Pezas, Mégnin et Nallet, Railliet et Morot. Elle peut affecter les deux oreilles (Morot et Nallet) ou une seule (Pezas). (Voy. *Revue vét.*, 1889 et *Bullet. Soc. cent. vét.*, 1890.) (N. D. T.)

(2) La gale sarcoptique que j'ai pu étudier sur plusieurs girafes, vigognes, lamas, chameaux et dromadaires parait être la même. Elle s'est communiquée à des élèves et à des palefreniers. Elle est généralement mortelle dans notre climat pour les animaux sus-indiqués. (L. T.)

Bibliographie. — Wallraff, *Repertor.*, 1854. — Klingau, *Oesterr. Landwirthschaft. Wochenblatt*, 1876. — Hable, *Oesterr. Vierteljahrsschr.*, 1877. — Roloff, *Berlin. Archiv*, 1877.

e. Gale du porc.

La gale sarcoptique du porc, déterminée par le *Sarcoptes squamiferus* (?), envahit d'abord la tête, notamment les fosses larmières, les paupières, les joues, la région auriculaire ; de là, elle s'étend à l'encolure, au dos, à la face interne des membres et enfin à toute la surface du corps. Les régions atteintes sont recouvertes d'une abondante desquamation épidermique, puis de croûtes épaisses qui peuvent atteindre l'épaisseur d'un centimètre et dont la couleur varie du blanc grisâtre au blanc argenté. Parfois les animaux semblent être saupoudrés de guano (Müller). La peau est épaisse, raide, très dure et plissée. Tantôt les soies s'ébranlent et tombent ; tantôt elles sont agglutinées en houppes. Les Acares s'abritent sous les croûtes ; il est assez difficile de les constater sur l'animal vivant.

Le traitement consiste à ramollir les masses croûteuses avec le savon vert ou la glycérine et à appliquer sur les régions malades de la pommade au goudron ou de la pommade soufrée.

Bibliographie. — Delafond, *Recueil vét.*, 1857. — Müller, *Oesterr. Vierteljahrsschr.*, 1864. — Kocoureck, *Ibid.*, 1865. — Siedamgrotzky, *Sächs. Jahresber.*, 1877.

f. Gales du chien.

Gale sarcoptique. — La *gale sarcoptique* du chien, provoquée par le *Sarcoptes squamiferus* (?), est une affection extrêmement fréquente dans certains pays. A Berlin, sur 100 chiens malades, 10 en sont affectés. Pendant l'année 1886-87, sur 8,399 animaux présentés à la clinique canine de l'école de Berlin, 639 étaient atteints de gale sarcoptique. Les « asiles pour chiens » contribuent dans une large mesure à sa dissémination.

Symptômes. — Elle apparait généralement à la tête, au chanfrein, à la base des oreilles, aux orbites, quelquefois aux régions adominale et pectorale inférieures, à la racine de la queue, aux coudes et aux pattes, exceptionnellement à d'autres régions (organes génitaux). D'ordinaire elle se propage très vite à toute la surface du corps ; en un mois toute la peau peut être envahie. Ses manifestations varient suivant le degré de résistance du tégument.

Tout au début, on constate, semblables aux piqûres de puces, des taches qui existent surtout aux surfaces où la peau est dépigmentée, à la région abdominale inférieure, ainsi qu'à la face interne des membres, où le tégument est très fin. L'action des frottements et du grattage provoque souvent une rougeur diffuse du tégument. Au niveau des piqûres se développent de petits boutons du volume d'un grain de mil ou d'une lentille, qui peuvent se transformer en vésicules. On observe fréquemment ces dernières en nombre considérable, répandues sur toute la surface du corps ; dans la généralité des cas, elles se rupturent en produisant de larges surfaces humides (gale humide) ; dans d'autres, on observe une simple desquamation épidermique (gale sèche), plus rarement les vésicules passent à l'état pustuleux. On rencontre ordinairement les pustules sur la peau fine du ventre et de la face interne des membres ; elles présentent parfois un point central foncé ayant l'exiguité d'une piqûre d'aiguille et correspondant au parasite. Vésicules et pustules se dessèchent rapidement en croûtes gris jaunâtre, des squames se détachent en abondance et les poils tombent en formant de vastes plaques glabres. La peau elle-même s'épaissit, se plisse, se fissure, se crevasse plus ou moins profondément ; dans certains cas, les nombreux plis qu'elle présente à la tête et à l'encolure modifient profondément l'habitude extérieure des malades. Ces altérations cutanées s'accompagnent d'un vif prurit qui devient intolérable dans les locaux chauds, au voisinage du feu, après les diverses excitations et les efforts. Pour le calmer, les animaux se grattent sans cesse ; les frottements exercés par les doigts sur les régions malades leur procurent un bien être qu'ils manifestent en agitant l'une des pattes postérieures, dont les mouvements sont synchrones avec ceux de la main. Lorsque l'affection est ancienne et généralisée les chiens maigrissent considérablement. Les sujets faibles peuvent succomber.

Diagnostic. — Les démangeaisons vives, la localisation de la maladie à la tête, son extension rapide, sa transmissibilité aux autres espèces et à l'homme, le plissement de la peau et les dépilations, l'accumulation de squames et de croûtes, la prédilection de l'éruption pour les oreilles, la région pectorale inférieure, le ventre, les coudes, la face interne des cuisses, sont les signes diagnostiques les plus importants. Toutefois, ici encore, le seul qui soit caractéristique, c'est la constatation des Sarcoptes par l'examen microscopique du produit recueilli aux régions affectées. Elle est assez difficile. Habituellement les parasites sont profondément situés dans la peau ; pour les obtenir il faut enlever, non seulement les croûtes, mais encore les couches superficielles du tégument. On doit gratter celui-ci jusqu'au sang à l'aide d'un bistouri bien affilé, ou y pratiquer des coupes superficielles avec des ciseaux. On peut également activer les mouvements des Acares, appeler ceux-ci à la surface de la peau par la chaleur ; à cet effet, on place les animaux près du feu ou on les enveloppe d'une couverture de laine, etc. Dans quelques cas, notamment lorsque d'épaisses plaques croûteuses se sont formées, on trouve aisément les parasites. Comme dernier moyen diagnostique, on peut essayer l'application de croûtes sur le bras de l'homme.(Sur l'animal mort, on découvre facilement les Sarcoptes.)

Diagnostic différentiel. — La gale sarcoptique peut être confondue avec la gale folliculaire. L'une et l'autre sont contagieuses et s'expriment par une éruption boutonneuse, la chute des poils, une exfoliation épidermique abondante, etc. Les différences principales sont l'intensité du prurit et la rapidité de la guérison dans la gale sarcoptique, le caractère pustuleux particulier et la constatation extrêmement facile des Démodex dans la gale folliculaire.

Une éruption cutanée contagieuse s'accompagnant d'un prurit vif et des symptômes qui viennent d'être exposés doit être considérée comme la *gale sarcoptique*, même lorsque les recherches microscopiques donnent un résultat négatif.

Certains eczémas papuleux s'expriment par des manifestations assez semblables à celles de la gale sarcoptique, mais les effets du traitement institué suffisent pour lever tous les doutes. Les dermatoses étendues qui disparaissent à la suite d'applications thérapeutiques ne sont pas de nature parasitaire.

Dans certains cas douteux, la transmission accidentelle à l'homme permet d'établir le diagnostic. Elle n'est pas rare à Berlin où, nous l'avons dit plus haut, la gale sarcoptique est très répandue.

Bien que le **pronostic** de la gale sarcoptique soit moins grave chez le chien que chez le cheval, la guérison n'est pas toujours rapidement obtenue, bien s'en faut. La gale ancienne et généralisée est assez rebelle, et souvent les animaux faibles, débilités, succombent pendant le traitement.

Traitement. — Il est indispensable de prendre pour le chien des précautions que l'on peut négliger dans d'autres espèces; on doit l'empêcher de se lécher en lui ligaturant la bouche, en lui appliquant une muselière, en le recouvrant de couvertures de cuir, etc. Les chiens à poil long seront tondus et l'on attendra ensuite un certain temps avant de recouvrir le tégument de préparations acaricides possédant une certaine toxicité; il est également contre-indiqué de les appliquer sur une surface humide trop vaste.

Parmi les médicaments préconisés contre la gale du chien, les plus recommandables sont :

1. Le *crésyl* employé sous forme de liniment (crésyl et savon vert ãã 1, alcool 1/2—10, suivant le degré d'intensité de la maladie et son extension). Avec cette préparation on fait, jusqu'à guérison, une application quotidienne sur les parties malades. Dans la gale généralisée, on frictionne chaque jour un tiers de la surface du corps. La guérison est obtenue en une à trois semaines. On peut également employer l'alcool crésylé (1 p. 10-20) et le savon au crésyl. Le crésyl a sur tous les autres antipsoriques l'avantage d'être absolument inoffensif.

2. Le *goudron*, que nous utilisons généralement à l'état de liniment (goudron et savon vert āā alcool q. s.). On frictionne toute la surface du corps en trois fois, un tiers chaque jour. Le sixième jour, l'animal est lavé dans un bain et le traitement est répété jusqu'à guérison. Les cas d'une gravité moyenne nécessitent trois ou quatre frictions.

3. La *créosote*, mélangée à l'huile d'olive ou de colza (1 : 10-15). Elle peut guérir en un mois la gale ancienne généralisée. C'est l'agent le plus efficace mais malheureusement aussi le plus dangereux. Les règles de son application sont les mêmes que pour le crésyl.

4. L'*acide phénique* sous forme d'huile phéniquée à 2-5 p. 100 ou de glycérine phéniquée. Lorsqu'on emploie ces préparations, il convient d'espacer les frictions par des intervalles assez longs (intoxication par l'acide phénique). Pendant la durée du traitement, il est prudent d'administrer chaque jour une petite dose d'un sulfate alcalin (sulfate de soude, 2 à 5 gr.; formation dans le sang de sulfo-phénate de soude, qui est inoffensif).

Parmi les autres substances utilisables, on peut encore recommander le baume du Pérou (il convient surtout pour les animaux délicats et dans les cas où la gale siège au voisinage des yeux), le styrax, le benzol, le naphtol (1), l'oxynaphtaline et l'ichtyol (Rabe, Friedberger) (2). La naphtaline ne s'est pas montrée plus efficace à la clinique de Berlin qu'à celle de Dresde, et elle a l'inconvénient de répandre une odeur très désagréable. Quant au baume de Tolu, son action est des plus incertaines (Siedamgrotzky). La benzine et le pétrole ne nous ont donné aucun succès.

Des soins diététiques sont nécessaires pendant toute la durée du traitement.

Symbiotes du chien. — L'Acare découvert par Hering en 1836 et désigné par cet auteur sous le nom de *Sarcoptes cynotis* est un Symbiote qui se rencontre dans le produit de l'otite externe du chien (*catarrhe auriculaire*). Il n'est pas certain que cet Acare soit la cause de l'otite dite parasitaire (3).

(1) L'emploi du naphtol β dans la thérapeutique des maladies cutanées, parasitaires ou non, a été étudié par A. Josias et Nocard. Associé à l'axonge, à la vaseline (4 p. 100) ou à l'huile (10 p. 100), cet agent s'est montré très avantageux dans le traitement des dermatoses de nos animaux, notamment dans celui de la gale sarcoptique, des formes chroniques de l'eczéma et du catarrhe auriculaire du chien. (Voy. *Recueil vét.*, 1885.) (N. D. T.)

(2) La charge Trasbot (voy. *Gale sarcoptique du cheval*) est aussi une préparation très efficace. Après avoir coupé les poils et nettoyé la peau, la charge pure ou additionnée d'une quantité égale de benzine est appliquée d'abord sur une moitié du corps et sur l'autre quarante-huit heures après. Au bout de quelques jours on fait un savonnage général à l'eau tiède. Si la gale persiste en quelques points, on procède à une nouvelle application de charge. — Pendant toute la durée du traitement, on donne à l'intérieur 2 à 5 grammes de bicarbonate de soude suivant la taille des sujets. (N. D. T.)

(3) Depuis la publication du travail de Guzzoni, presque tous les auteurs admettent que cette affection est déterminée par les symbiotes (*Symbiotes auricularum*, var. *Canis*). (N. D. T.)

Nocard a observé des attaques épileptiformes et la surdité comme complication de cette affection. Pour le chat, Zürn soutient que cet Acare est bien l'agent de la gale auriculaire (1).

Bibliographie. — 1. GALE SARCOPTIQUE : ISNARD, *Journ. de Lyon*, 1854. — PILLWAX, *Oesterr. Vierteljahrsschr.*, 1860, 1862. — PRIETSCH, *Sächs. Jahresber.*, 1864. — SIEDAMGROTZKY, *Ibid.*, 1871-72-75-82-83. — FRIEDBERGER, *München Jahresber.*, 1873, 1886-87. — HERTWIG, *Die Krankheiten der Hunde*, 1880. — A. JOSIAS, *Recueil vét.*, 1885. — PRIETSCH, *Sächs. Jahresber.*, 1886. — LÉONHARD, *Berlin. Arch.*, 1886. — RABE, *Adam's Wochenschr.*, 1887. — FRÖHNER, *Berlin. Arch.*, 1887.

2. GALE SYMBIOTIQUE : HERING, *Verhandl. der Leopold-Carol. Akademie*, 1838. — BENDZ, an. in *Repertor.*, 1863. — ZÜRN, *Adam's Wochenschr.*, 1874. — GIUZZONI, 1877. MÉGNIN, *Bullet. soc. cent. vét.*, 1878 et *Bullet. soc. Biol.*, 1881. — NOCARD, *Recueil vét.*, 1881. — RAILLIET, *Diction. vét.*, t. XV, 1888.

g. Gales du chat.

GALE SARCOPTIQUE. — Déterminée par le *Sarcoptes minor*, elle est généralement localisée à la tête ; son siège de prédilection est le pavillon de l'oreille. Au début, elle s'accuse par de petits points rouges, puis par des boutons et des vésicules; peu à peu le tégument se couvre d'un enduit impétigineux; les poils sont hérissés et tombent en partie, l'épiderme se desquame, les lamelles exfoliées et le contenu desséché des vésicules forment d'épaisses croûtes gris jaunâtre, qui peuvent atteindre l'épaisseur d'un centimètre et recèlent une quantité considérable d'Acares. La peau devient raide, dure, plissée. Très fréquemment les paupières se tuméfient et une conjonctivite catarrhale ou purulente se développe. Le prurit est vif, les animaux se grattent avec leurs pattes, secouent la tête, la frottent contre les corps durs; ils sont tristes et s'amaigrissent rapidement; quelques-uns succombent.

L'éruption peut s'étendre à la région cervicale, même à toute la surface du corps : les pattes, la région lombaire, la croupe, sont successivement envahies. C'est surtout dans cette forme de l'affection que l'on observe des cas à terminaison mortelle.

Traitement. — Les bains, les lavages antipsoriques et les frictions faites sur toute la surface du corps sont autant de moyens qu'il faut proscrire. L'acide phénique, très toxique pour le chat, doit être complètement exclu.

La pommade d'Helmerich est un médicament excellent et inoffensif. Elle nous a constamment donné de bons résultats lorsque l'état général était encore satisfaisant. Si le baume du Pérou est plus efficace que la pommade d'Helmerich il est aussi plus dangereux; nous avons vu plusieurs fois une seule friction de baume de Tolu sur la tête produire

(1) Le sulfure de potasse en solution aqueuse au 1/50e, l'huile naphtolée et l'huile crésylée donnent rapidement la guérison de l'acariase auriculaire chez les sujets de nos petites espèces. (N. D. T.)

une excitation cérébrale très vive, des accès rabiformes, de la torpeur et la mort. Nous avons également observé ces accidents à la suite d'applications d'huile de foie de morue rance, cependant recommandée par Schwartz. Le styrax semble être moins dangereux.

Delafond et Bourguignon, et plus récemment Johne (1), ont constaté la *gale sarcoptique* sur les félins sauvages (lion, léopard). Elle n'était pas produite par le *Sarcoptes minor* mais par le *Sarcoptes scabiei*. Au début, on observait des foyers psoriques circonscrits, disséminés sur la poitrine, le ventre, le dos, etc. Peu à peu la gale se généralisait; le corps tout entier se recouvrait de squames, de croûtes et se dépilait. Les animaux maigrissaient rapidement, perdaient l'appétit et succombaient au bout d'un temps variable. L'aspersion avec le bain antipsorique de Zündel a produit des intoxications mortelles (acide phénique). Johne a obtenu des succès en procédant de la façon suivante : les animaux enfermés dans une cage étroite étaient arrosés avec une solution de baume du Pérou (baume 1 partie, alcool 3 parties), puis frottés vigoureusement à l'aide de brosses fixées à l'extrémité de longues tiges de fer. Cette manœuvre, répétée cinq fois à des intervalles de huit à dix jours, donna la guérison complète.

La *gale de l'oreille* du chat est produite par des Symbiotes (*S. auricularum* var. *Cati*). Les animaux atteints secouent la tête, la portent inclinée d'un côté ou de l'autre et présentent les signes de l'otorrhée. Nous avons obtenu de bons résultats dans le traitement de cette gale en employant le baume du Pérou mélangé à une égale quantité de glycérine. Le conduit auditif doit être minutieusement nettoyé avant d'injecter le médicament.

Bibliographie. — Dinter, *Sachs. Jahresber.*, 1863. — Mégnin, *Recueil vét.*, 1863. — Köhne, *Magazin*, 1868. — Siedamgrotzky, *Sächs. Jahresber.*, 1871. — Anacker, *Thierarzt*, 1873. — Schleg, *Sächs. Jahresber.*, 1874. — Beck, *Adam's Wochenschr.*, 1874. — Schwartz, *Repertor.*, 1875. — Dockal, *Oesterr. Vereinsmonatsschr.*, 1881. Kretschmar, *Sächs. Jahresber.*, 1883.

h. Gales du lapin.

1. Gale sarcoptique. — Produite par le *Sarcoptes minor* et analogue à la gale du chat, elle atteint de préférence la tête (nez, lèvres, front), où elle provoque la formation de squames et de croûtes, la chute des poils, l'épaississement de la peau, des démangeaisons, etc. Les extrémités sont assez souvent atteintes en même temps que la tête. Lorsqu'elle se généralise, les sujets maigrissent rapidement et succombent. Comme pour le chat, il convient d'employer le baume du Pérou ou la pommade soufrée en frictions.

2. La Gale de l'oreille est déterminée par les *Symbiotes* et *Psoroptes cuniculi*. Assez fréquente, elle consiste en une vive inflammation du tégument du conduit auditif externe et s'exprime par la formation d'épaisses croûtes de couleur jaune brunâtre, sèches, fendillées, qui

(1) Johne, *Berlin. Arch.*, 1880.

rendent parfois la conque très rigide. Elle peut se compliquer d'altérations de l'oreille moyenne ; dans quelques cas les Psoroptes envahissent toute la surface du corps (Zürn).

Ramollir les croûtes, les détacher, faire ensuite dans l'oreille externe des injections de glycérine ou d'huile crésylée ou phéniquée (2 à 5 p. 100) ; telles sont les indications principales du traitement.

Bibliographie. — DELAFOND, *Recueil vét.*, 1859. — GERLACH, *Allgem. Therapie der Hausthiere*, 1868. — ANDRÉ, *Annal. de Bruxelles*. 1872. — ZÜRN, *Adam's Wochenschr.*, 1874. — MÖLLER, *Ibid.*, 1875. — SIEDAMGROTZKY, *Sächs. Jahresber.*, 1875. — CAPITANI, *Giornale de Pisa*, 1880.

ADDENDUM. — GALES DU FURET.

On observe sur cet animal une *gale sarcoptique* et une *gale symbiotique* (1).

GALE FOLLICULAIRE.

Animaux atteints. — La gale folliculaire, fréquente sur le chien et le chat, plus rare sur le porc (Csokor) et le bœuf (Grimm), a été quelquefois observée sur le mouton (Oschatz), la chèvre (v. Niederhäusern), le cerf d'Aristote (Prietsch), même sur la chauve-souris, le rat (Hahn) et la souris des champs (Zschokke). Elle est déterminée par le *Demodex folliculorum*. Cet Acarien existe fréquemment dans les comédons de la face de l'homme (glandes sébacées dilatées) sans occasionner aucun phénomène morbide.

Histoire naturelle. — Le *Demodex folliculorum* a été découvert en 1843 par Henle et Simon dans les comédons de l'homme. A la même date, Tulk l'a trouvé sur le chien. C'est un parasite du groupe des

(1) La *gale sarcoptique*, déterminée par le *Sarcoptes scabiei* var. *hydrochœri*, est tantôt localisée à la tête et aux pattes, tantôt répandue sur tout le corps. Elle s'accuse par un suintement gélatineux, poisseux, par des dépilations, des croûtes grisâtres ou brunâtres et un vif prurit. — Lorsque la maladie est ancienne, souvent les parasites s'accumulent aux oreilles et aux pattes, à la base des griffes qui se déforment et acquièrent des dimensions énormes.

La *gale symbiotique* (acariase auriculaire) est produite par le *Symbiotes auricularum* var. *furonis*. Dans la généralité des cas, elle évolue silencieusement et les troubles qu'elle provoque passent inaperçus. On peut cependant voir les malades se gratter les oreilles ; on remarque aussi une faiblesse inaccoutumée, de l'abattement, de la torpeur, mais les symptômes épileptiformes observés dans l'acariase auriculaire du chien et du chat sont exceptionnels chez le furet.

Dès que les parasites existent en grand nombre, ils provoquent des phénomènes inflammatoires violents, la destruction de la membrane du tympan, des lésions de l'oreille moyenne, la carie du rocher ou une méningo-encéphalite mortelle.

BIBLIOGRAPHIE. — PEUCH, *Journ. de Lyon*, 1869. — MÉGNIN, *Bullet. Soc. cent. vét.*, 1878, et l'*Éleveur*, 1885. — RAILLIET, *Bullet. Soc. cent. vét.*, 1887. — NEUMANN, *Traité des maladies parasitaires*. Paris, 1888.]

Arthropodes, de la famille des Dermatophiles, de l'ordre des Acariens et de la classe des Arachnides. A l'heure actuelle, on en distingue plusieurs variétés :

Demodex folliculorum, var. *canis, cati, suis* (désigné encore sous le nom de *Demodex phylloides* par Csokor), *hominis*, etc.

A l'état adulte, le *Demodex folliculorum* est un parasite vermiforme, en feuille de laurier, long de 1/3 à 1/4 de millimètre : il comprend trois parties : tête, thorax et abdomen, les deux premières confondues en une seule pièce. Le rostre, en forme de lyre ou de fer à cheval, est formé de plusieurs pièces chitinoïdes. Chez le *Demodex phylloides*, il comprend : 1° Le camérostome, base de tout l'appareil masticateur : 2° une paire de mandibules ou chélicères ; 3° une paire de maxilles : 4° les palpes maxillaires, polyarticulés et mobiles ; 5° un stylet impair ou languette. De chaque côté du rostre et en dessus, on trouve encore deux petits boutons de nuance claire que Csokor prenait pour des yeux. Le céphalothorax porte sur ses deux bords quatre paires de pattes courtes et mobiles formées de trois parties : hanche, jambe et tarse ; ce dernier est garni de cinq pièces chitinoïdes semblables à des griffes. La face inférieure du céphalothorax présente une bande médiane et quatre bandes transversales latérales. L'abdomen, long, est strié transversalement, dentelé sur ses bords et pointu en arrière. — Les individus jeunes, petits et étroits, ne portent que trois paires de pattes ; leur abdomen est dépourvu de stries transversales. — Les œufs sont cordiformes ou fusiformes. La larve subit trois métamorphoses avant d'arriver à l'état adulte.

Anatomie pathologique. — A l'examen microscopique de la peau, on constate les Démodex dans les glandes sébacées (surtout au voisinage des canaux excréteurs) et dans les parties supérieures des bulbes pileux. Ils existent en plus ou moins grand nombre ; on en compte généralement de 30 à 60 dans une seule glande, quelquefois de 100 à 200 et au delà. Presque tous ont la tête dirigée vers le fond du cul-de-sac glandulaire. On trouve, mélangés aux parasites, des œufs et des larves en quantité variable.

Lorsque les Démodex sont très nombreux, les glandes sébacées et leurs canaux excréteurs sont fortement dilatés, sacciformes ; l'inflammation s'allume à leur voisinage, une migration leucocytique abondante se produit, les tissus péri-glandulaires subissent la fonte purulente et de petits abcès se développent ainsi au niveau des glandes envahies. Mais le processus n'aboutit à la suppuration que dans les cas où les Acariens existent en quantité considérable. Lorsqu'ils sont peu nombreux, ils ne provoquent que l'atrophie et la chute des poils.

C'est chez le porc que l'on constate les altérations les plus graves. Plusieurs glandes abcédées peuvent devenir confluentes et former de volumineux îlots purulents renfermant jusqu'à 1000 Acares. A ces abcès font suite des ulcérations profondes dont la largeur atteint souvent celle d'une pièce de cinq francs. Lorsque la maladie dure longtemps, la peau se sclérose; elle peut tripler ou quadrupler d'épaisseur.

Symptômes chez le chien. — La gale folliculaire est très commune dans l'espèce canine; on l'observe dans toutes les races, mais les chiens d'arrêt et les ratiers y sont prédisposés. Son intensité et sa marche varient suivant les individus : chez les uns, elle reste localisée durant des mois; chez les autres, elle s'étend rapidement à toute la surface du corps. Bien qu'elle soit très contagieuse, on réussit rarement à la transmettre au chien sain; de nombreux essais d'inoculation sont restés stériles (1). Haubner est le seul auteur qui ait obtenu un résultat positif. Les tentatives de transmission expérimentale faites dans les autres espèces n'ont pas mieux réussi. On a cependant rapporté plusieurs faits de transmission accidentelle à l'homme. — La propagation de la maladie aux diverses régions du tégument s'opère par les frottements : les pustules se déchirent et le contenu est pour ainsi dire semé sur toute la surface du corps. Son extension rapide après une première friction curative se produit de la même façon.

Suivant la quantité des parasites accumulés dans les glandes sébacées, les manifestations de la gale folliculaire varient considérablement.

1. Forme squameuse. — Dans un bon nombre de cas, les symptômes se réduisent à la chute des poils et à une desquamation épidermique abondante; la surface de la peau, complètement sèche, ne présente que les signes d'une inflammation légère (eczéma squameux). On observe surtout cette forme sur les paupières et au voisinage de l'œil. En quelques jours, il se produit une plaque dépilée péri-oculaire; là, le tégument est rouge, couvert de minces lames épidermiques. La bénignité de ces manifestations, surtout l'absence de pustules, obscurcissent le diagnostic et déroutent le praticien, qui croit à une affection eczémateuse. Toute blépharite accompagnée de dépilation devrait être l'objet d'une étude microscopique. Assez souvent cette variété de gale s'exprime par des dépilations circonscrites disséminées sur toute la surface du corps, sans qu'il existe le moindre prurit; alors ses symptômes présentent une ressemblance frappante avec ceux de la teigne. La pigmentation augmentée des régions dénudées est un signe de gale folliculaire.

2. Forme pustuleuse. — Plus fréquente que la précédente, elle est caractérisée par une dermite intense avec formation de boutons et de

(1) J'ai tenté par tous les moyens imaginables de la transmettre à des chiens, ans jamais réussir. Il me paraît probable qu'elle ne peut prendre que sur des sujets très jeunes, chez lesquels elle passe longtemps inaperçue. (L. T.)

pustules, celles-ci dues à l'abcédation des glandes sébacées envahies par les parasites. Tantôt elle est localisée à certaines régions, tantôt elle est répandue sur toute la surface du corps; dans le premier cas, elle siège de préférence au chanfrein, aux lèvres, aux paupières, aux pattes. Ses lieux d'élection sont la tête, les régions gutturale, cervicale, et la face interne des membres.

Au début du processus, la peau est tuméfiée, rouge et chaude; les poils sont hérissés; des boutons miliaires apparaissent, qui se transforment bientôt en pustules bleu rougeâtre ou blanchâtres. Le tégument peut acquérir le double de son épaisseur normale; il est couvert d'un exsudat jaune verdâtre, visqueux, purulent, sanguinolent et de croûtes sèches gris jaunâtre ou rougeâtres. Les poils qui persistent aux régions malades s'arrachent sous la moindre traction; leur racine est enduite d'une couche de pus. Lorsqu'on plisse la peau ou qu'on la comprime légèrement, on en fait sourdre du sang ou des bouchons purulents. L'intensité du prurit varie suivant les individus : parfois il est très vif, plus souvent il est presque nul; d'une façon générale, il est bien moins accusé que dans la gale sarcoptique (1).

Lorsque, dans la suite, les manifestations objectives de la maladie ne sont pas modifiées par les grattages et les frottements, la peau se dessèche, se plisse, se couvre d'épaisses couches de matière épidermique gris plombé et de croûtes, entre lesquelles se forment des fissures et des crevasses saignantes; elle prend l'aspect de l'écorce d'un tronc d'arbre ou de la peau de l'éléphant; quelquefois elle est hérissée de proéminences dures, boutonneuses. Les régions non pigmentées ont une teinte rouge cuivré ou se présentent avec un fond rose parsemé d'élevures pustuleuses rouge bleu (d'où la dénomination ancienne de « gale rouge »). Enfin, on peut encore remarquer, en certains points, de petites dépressions circulaires et des végétations papillaires ou conjonctives. Les malades sont maigres et frileux, la physionomie est profondément altérée, la tête rappelle celle de l'hippopotame, mais l'état général est à peine troublé; ordinairement l'appétit est augmenté, parfois il existe une véritable faim-valle (augmentation des mutations organiques centrales, conséquence de l'irritation cutanée permanente).

Ces symptômes peuvent être profondément modifiés lorsque les animaux se grattent et se frottent. Les surfaces malades se transforment alors en plaies suppurantes ou en larges ulcérations. L'œdème inflammatoire du tissu conjonctif sous-cutané produit des tuméfactions énormes dans certaines régions, à la tête, au voisinage des yeux, à l'encolure, etc. Les animaux chez lesquels la maladie est parvenue à ce degré maigrissent à vue d'œil, répandent une odeur particulière

(1) Il est presque toujours nul, au moins ne voit-on pas les animaux se gratter. (L. T.)

perceptible à distance et ont un aspect misérable. Ils ne tardent pas à périr d'épuisement ou de septicémie.

Symptômes chez le porc. — Chez cet animal la gale folliculaire se traduit par des élevures du volume d'un grain de sable à celui d'une noisette, qui se transforment bientôt en tumeurs inflammatoires dont les dimensions vont en augmentant, et qui s'ouvrent en laissant de larges ulcérations de la peau (Csokor). On peut observer des efflorescences varioliformes qui ont fait confondre la gale folliculaire avec la variole (Csokor). La maladie n'envahit que les « régions molles » et celles où la peau est fine : le voisinage du groin, l'encolure, la région sternale, les flancs, l'abdomen et la face interne des membres; la partie supérieure de la tête, le dos et la face externe des membres restent généralement indemnes. — Le contenu des boutons renferme de 50 à 100 Démodex, celui des grands abcès de 500 à 1000. On y trouve le parasite à tous les degrés de développement (le Démodex du porc est environ deux fois plus large que celui du chien); on y rencontre aussi des « cuirasses » provenant des métamorphoses qu'éprouvent les Acariens. — La gale folliculaire du porc est bien plus contagieuse que celle du chien.

Symptômes dans les autres espèces. — Chez le chat, l'éruption est généralement localisée à la tête (nez, yeux, oreilles) ; ses symptômes sont les mêmes que chez le chien. — Chez le bœuf, Grimm a observé un cas dans lequel toute la surface du corps, à l'exception de la tête et des extrémités, était couverte de boutons du volume d'un pois, au niveau desquels les poils avaient disparu ; en les comprimant, on en faisait sortir un pus épais et visqueux contenant un grand nombre de Démodex. L'animal était très maigre, son développement avait été retardé. — Les différents traitements essayés ne procurèrent aucune amélioration (1).

Diagnostic. — La localisation du mal à la tête, aux extrémités, et la constatation de pustules bleu rougeâtre à ces régions, caractérisent nettement la gale folliculaire et permettent de la reconnaître immédiatement. Il est des cas (forme squameuse) où le diagnostic ne peut être établi avec certitude que par l'examen microscopique. Généralement celui-ci est très simple et ne demande que quelques instants. Il consiste à étaler entre deux lames le contenu d'une pustule et à parcourir la préparation avec un grossissement de 50 diamètres. Lorsqu'il n'existe pas de pustules, on examine le produit du grattage de la peau ou les racines de quelques poils que l'on arrache à cet effet.

Les affections que l'on peut confondre avec la gale folliculaire sont :

1° L'*eczéma impétigineux* et les *dermites traumatique* ou *purulente;*

(1) En 1885, Nocard et Railliet ont observé un cas de gale démodectique sur un jeune bouc de deux ans, né et élevé à l'École d'Alfort. Les Démodex existaient en grand nombre dans des pustules occupant surtout la région costale et le flanc. (N. D. T.)

2° L'*exanthème pustuleux de la maladie du jeune âge ;*
3° La *gale sarcoptique ;*
4° L'*inflammation des paupières* (*blépharite*) ;
5° La *teigne tonsurante.*

Chez le chien, on observe fréquemment au voisinage des yeux, aux joues et aux lèvres, des taches arrondies, dépilées, confluentes, qui présentent tout à fait les caractères objectifs de la teigne tonsurante : rougeur, accumulation de croûtes sèches, absence de pustules. L'examen microscopique montre qu'il s'agit bien de la forme sèche de la gale folliculaire. Il ne faut donc jamais négliger ce moyen précieux de diagnostic, d'autant qu'on peut observer des cas mixtes dans lesquels la gale folliculaire est associée à d'autres dermatoses. C'est ainsi qu'on l'a vue coexister avec la gale sarcoptique (Siedamgrotzky), avec la teigne tonsurante (Friedberger), avec l'exanthème de la maladie du jeune âge et la gale sarcoptique sur un même individu (Fröhner).

Pronostic. — La gale folliculaire doit être considérée comme une affection très grave. Si la guérison spontanée est possible (Röll), elle est extrêmement rare. Il n'existe aucun exemple authentique de cure définitive de la gale généralisée, même par des traitements prolongés durant des mois ; mais les guérisons apparentes suivies de récidive à plus ou moins longue échéance ne sont pas rares ; ce sont surtout des faits de ce genre qui sont relatés dans nos publications.

Les mécomptes sont fort communs, et l'on ne peut être certain d'avoir vaincu la gale démodectique qu'après avoir suivi pendant des semaines et des mois les chiens apparemment guéris. Même pour les cas où elle est localisée, le pronostic doit être réservé, car le traitement, par les manipulations qu'il nécessite, est une cause d'extension de l'affection. En toute circonstance, il convient de prévenir le propriétaire du caractère rebelle de cette acariase. Dans la gale folliculaire généralisée, à moins qu'il ne s'agisse de sujets d'une valeur exceptionnelle, on se décide le plus souvent à sacrifier les malades.

Le pronostic dépend encore de la constitution, du tempérament, de l'idiosyncrasie des sujets, mais on ne peut juger de ces influences que par les effets du traitement.

Traitement. — Le nombre et la diversité des médicaments essayés contre la gale folliculaire témoignent de l'incertitude, de l'impuissance des moyens dont nous disposons pour la combattre. On a recommandé les diverses préparations à base d'acide phénique, le crésyl, le benzol, le pétrole, le baume du Pérou, le styrax, les mercuriaux, la pommade cantharidée, le foie de soufre, la naphtaline, l'essence de genièvre, les pommades soufrées, etc., les lavages de la peau avec les bains de son, de lessive de cendres et le savon vert. — Les médicaments qui nous ont donné les meilleurs résultats sont : le baume du Pérou, l'onguent cantharidé, le sulfure de potasse et la pommade au sublimé.

1° Le baume du Pérou, préconisé par Siedamgrotzky, doit être employé en frictions journalières répétées pendant des semaines, en ayant soin préalablement de plisser la peau et de faire éclater les pustules. Cet agent peut donner la guérison de sujets atteints de gale localisée à quelques régions et même de gale généralisée. Il nous a procuré des succès lorsque nous avons pu en continuer l'application assez longtemps; dans un cas, le traitement a duré cinquante-huit jours. Sur un animal atteint de gale folliculaire très grave, nous avons constaté au bout de seize semaines une amélioration notable qu'on pouvait prendre pour une guérison, mais la gale a reparu quelque temps après. Dans quelques cas, le traitement doit être prolongé pendant plusieurs mois; il est très coûteux, et la maladie s'aggrave généralement pendant les premières semaines.

2° La médication employée par Brusasco à l'école de Turin consiste à laver la peau malade avec une solution de sulfure de potasse (5 gr. par litre d eau) et à la frictionner ensuite avec la pommade cantharidée (onguent cantharidé 1; axonge 6). Elle nous a plusieurs fois donné rapidement la guérison dans des cas graves; mais la pommade cantharidée est extrêmement dangereuse pour les yeux, elle peut provoquer une panophtalmie purulente quelquefois mortelle; il convient donc, dans tous les cas, de s'en tenir au baume du Pérou pour la région péri-oculaire. Le traitement de Brusasco doit être appliqué de la façon suivante : le premier jour, l'animal, préalablement tondu, est placé un certain temps dans un bain préparé avec 200 grammes de sulfure de potasse et 70 litres d'eau (pour un grand chien); le second jour, on applique la pommade cantharidée sur un tiers du corps, le troisième jour sur le deuxième tiers et le quatrième jour sur le reste. Vingt-quatre ou quarante-huit heures après, on lave le malade à fond, on le laisse reposer quelques jours, puis l'on recommence la médication. Il s'en faut bien que l'on obtienne toujours la guérison : Friedberger a traité ainsi, pendant soixante-huit jours, sans le moindre succès, un caniche atteint de gale folliculaire généralisée : on a donné douze bains sulfureux, fait neuf frictions cantharidées sur toute la surface du corps et neuf autres partielles à des régions où la gale était très intense. Le baume du Pérou employé en frictions, pendant seize semaines, ne s'est pas montré plus efficace.

3° Les frictions de pommade au sublimé à 1 p. 100 et les lotions avec une solution de cet agent au même degré de concentration donnent assez souvent de bons résultats, quand on en prolonge l'usage un temps suffisant. Mais ces agents sont dangereux; si les chiens se lèchent, une intoxication mortelle peut en être la conséquence.

Les bains sulfureux, recommandés par Mégnin (1), sont employés par de nombreux praticiens. On les continue pendant 2 mois (1/4 d'heure tous les jours); le sulfure d'hydrogène qui se produit de cette façon est un démodicide très énergique. Dans le traitement de Brusasco, une part des effet obtenus doit lui être attribuée (2).

Nous n'avons jamais obtenu de résultats satisfaisants avec l'acide phénique et le benzol. La naphtaline, recommandée tout récemment, ne produit qu'une amélioration, jamais la guérison (expériences de Siedamgrotzky). Le crésyl est parfois suffisant pour les cas bénins. Il en est de même de l'ichtyol (Rabe). Les bains de son (Martemucci) peuvent agir favorablement en nettoyant la peau et en la débarrassant des Démodex déposés à sa surface; mais ils n'ont aucune action acaricide et ne peuvent à eux seuls donner la guérison.

Quel que soit le traitement institué, un long temps et des soins minutieux sont nécessaires dans tous les cas. Le succès n'est possible qu'à ce prix. Tous les jours, avant d'appliquer le médicament, on doit comprimer les pustules et les faire éclater. Les poils seront coupés de temps à autre. Enfin on soutiendra les malades par une alimentation abondante et très alibile.

La *prophylaxie* consiste à séparer les chiens galeux des animaux sains et à désinfecter à fond les locaux ou les niches. Au point de vue de la police sanitaire, il serait indiqué de surveiller les malades et d'abattre les sujets incurables. Une prophylaxie efficace ne sera possible que par l'application de ces mesures.

Bibliographie. — Haubner, *Sächs. Jahresber.*, 1858; *Repertor.*, 1860. — Weiss, *Repertor.*, 1860. — Rivolta, *Il med. vet.*, 1865. — Fenger, *Repertor.*, 1866. — Saint-Cyr, *Journ. de Lyon*, 1867 et 1876. — Martemucci, *L'Arch. della Veter. ital.*, 1868. — Höfer, *Münch. Jahresber.*, 1869. — Brusasco, *Il med. vet.*, 1870. — Oreste, *Giornale di Anatomia*, 1870. — Siedamgrotzky, *Sächs. Jahresber.*, 1872-75-76-82. — Friedberger, *Berlin. Arch.*, 1876; *München Jahresber.*, 1873-74; 1877-78; 1886-87. Mégnin, *Mémoire sur le Dem. follic.*, 1887; *Les parasites et les maladies parasitaires*, Paris. 1880. — Labat, *Revue vét.*, 1878. — Krulikowski, an. in *Oesterr. Revue*, 1879. — Csokor, *Oesterr. Vierteljahrsschr.*, 1879; *Verhandl. der k. k. zoolog. botan. Gesellschaft in Wien.*, 1879. — Zürn, *Die thier. Parasiten*, 1882. — Herbet, *Journ. de Lyon*, 1882. — Grimm, *Sächs. Jahresber.*, 1884. — Mégnin, *L'éleveur*, 1885. — Laulanié, *Rev. vét.*, 1885. — Röll, *Spec. Pathol. u. Therapie* 1885. — Prietsch, *Sächs. Jahresber.*, 1886. — Rabe, *Adam's Wochenschr.*, 1887. — Soula, *Revue vét.*, 1887. — Zschokke, *Schweizer Archiv*, 1888.

(1) Mégnin a aussi préconisé la pommade au sulfure de carbone :

Sulfure de carbone........................	30
Axonge ou vaseline	100

Une friction matin et soir après avoir fait éclater les boutons. (N. D. T.).

(2) Plusieurs des antipsoriques successivement employés peuvent rendre des services. Le succès dépend en partie de la manière de s'en servir. Il en est de dangereux, qu'il est sage de proscrire. J'ai guéri quelques chiens avec la charge et les bains sulfureux donnés chaque jour pendant un mois; avec la pommade mercurielle en très petite quantité et les bains sulfureux. (L. T.)

AFFECTIONS CUTANÉES PRODUITES PAR DES FILAIRES.

1° Chez le cheval, on observe une affection particulière de la peau désignée sous les noms de *plaies d'été*, *dermite prurigineuse* (Rivolta), *dermite granuleuse* (Laulanié); elle mérite bien cette dernière qualification, car elle est caractérisée par des granulations liées à la présence de Némathelminthes. Sa première description, due à Ercolani, remonte à 1861 (Rivolta). Le tégument est épaissi, recouvert de végétations renfermant de petites concrétions encapsulées, faciles à extraire. D'après Laulanié, toute l'épaisseur de la peau est farcie de granulations sphériques ou elliptiques, dont le centre, qui a subi la dégénérescence caséeuse, renferme un Némathelminthe spiralé marqué d'une striation transversale caractéristique. Dans les granulations anciennes, ce parasite est souvent détruit, mais il peut y conserver sa vitalité pendant des années (Laulanié). Le processus débute par une infiltration cellulaire du dermeet du tissu conjonctif sous-cutané. La maladie rétrocède pendant l'hiver et s'aggrave en été sous l'influence de la circulation cutanée plus active. — Rivolta pense que la guérison ne peut être obtenue que par l'extirpation des tissus malades. — Condamine et Drouilly ont observé chez le cheval des boutons hémorragiques provoqués par des Filaires (Voy. page 488).

Il est probable qu'une partie des affections décrites sous le nom d'*éruption tuberculeuse* par les anciens, notamment par Haubner, et confondues parfois avec le farcin, rentrent dans le groupe des dermites granulo-vermineuses.

2° Sur le chien, Siedamgrotzky a observé une éruption pustuleuse produite des Némathelminthes. Elle siégait principalement sur la face externe des membres. Les pustules, de petites dimensions, étaient entourées d'une zone rouge et occasionnaient un très vif prurit. Elles renfermaient un, deux ou trois embryons de Némathelminthes, à queue subulée, longs de $0^{mm},04$ à $0^{mm},7$, et provenant sans aucun doute des bulbes pileux; on les a aussi rencontrés sur le sol de l'écurie, sous la litière, à côté d'individus adultes, longs de 1 millimètre environ. — Rivolta a également trouvé des Filaires dans plusieurs lésions ulcéreuses de la peau du chien.

Sous le nom d'*herpès squameux*, Semmer a décrit, chez le cheval, une affection de la peau localisée à certaines régions et due à de nombreux Vers ronds cantonnés entre l'épiderme et le derme.

Bibliographie. — H. Bouley, *Recueil vét.*, 1850. — Quix, *Journ. de méd. vét. milit.*, 1863. — Rey, *Journ. de Lyon*, 1864. — Rivolta, *Il med. vet.*, 1868. — Semmer, *Oesterr. Vierteljahrsschr.*, 1871. — Minette, *Journ. de méd. vét. milit.*, 1874. — Condamine et Drouilly, *Recueil vét.*, 1878. — Siedamgrotzky, *Sächs. Jahresber.*, 1883. — Laulanié, *Revue vét.*, 1884. — Mégnin, *Bullet. soc. cent. vét.*, 1884, et *l'Éleveur*, 1885. — Rivolta, *La Clinica veter.*, 1885.

AFFECTIONS DE LA PEAU DÉTERMINÉES PAR DES INSECTES.

Généralités. — Quelques insectes incommodent les sujets de nos diverses espèces sans provoquer dans le tégument aucun processus morbide véritable. Durant la saison chaude, ils tourmentent les animaux, les irritent sans cesse pendant les repas et provoquent le gaspillage d'une partie de la nourriture distribuée; parmi eux, il faut citer la Mouche commune (*Musca domestica*) et la Mouche corvine (*Musca corvina*), qui sucent la sueur. D'autres — le Taon des bœufs (*Tabanus bovinus*), le petit Taon des pluies (*T. pluvialis*), le petit Taon aveuglant (*T. cæcutiens*), etc. — sucent le sang, surtout aux régions où la peau est fine. D'autres encore — le Cousin commun (*Culex pipiens*), le Stomoxe piquant (*Stomoxys calcitrans*), l'Anthomyie météorique (*Anthomyia* ou *Hydrotæa meteorica*), la Simulie rampante (*Simulia reptans*) et, la plus dangereuse de toutes, la Simulie de Kolumbacz (*S. Columbaczensis*) — se jettent sur les animaux et font dans la peau de nombreuses piqûres suivies d'une dermite plus ou moins intense. — Il en est dont les larves vivent dans la membrane tégumentaire : — la Calliphore ou Mouche bleue de la viande (*Musca vomitoria*), la Sarcophage carnivore (*Sarcophaga carnaria*), la Mouche des cadavres (*Musca cadaverina*), qui déposent leurs œufs dans les plaies et les ulcérations, enfin l'Hypoderme du bœuf (*Œstrus bovis*), dont les larves perforent la peau pour pénétrer jusque dans le tissu conjonctif sous-cutané.

Ceux de ces insectes qui offrent le plus d'intérêt au point de vue pathologique sont :

1° La Simulie de Kolumbacz ou Simulie tachetée, de couleur gris cendré, dont les dimensions sont à peu près celles de la Puce. — Elle a été signalée tout d'abord aux environs du château de Kolumbacz, en Hongrie (Banat de Temesvar); en 1783, elle a fait périr près de 600 animaux (chevaux, bœufs, porcs, moutons) dans cette région. On la rencontre en Autriche, en Bohême, en Prusse et dans plusieurs provinces de l'Allemagne. A la suite des inondations, on en observe souvent d'immenses essaims, de véritables nuées, qui s'abattent sur les animaux, les recouvrent littéralement d'un manteau noirâtre, pénètrent dans les ouvertures naturelles (bouche, nez, oreilles, yeux, vagin, rectum) et criblent de piqûres la peau et les muqueuses. Anxieuses, affolées, leurs victimes s'enfuient ou se jettent par terre en gémissant: beaucoup périssent par suite de l'inflammation et de l'oblitération des bronches. Celles qui résistent présentent des symptômes graves: la peau se recouvre d'un grand nombre de petits boutons durs et douloureux, les muqueuses sont phlogosées; souvent ces phénomènes inflammatoires persistent pendant 3 à 4 semaines. Sur les bêtes qui succombent, on trouve de l'infiltration séro-sanguinolente du tissu conjonctif sous-cutané, une inflammation des muqueuses exposées, enfin de l'hyperémie et de l'œdème du poumon. Lorsque les Simulies ont pénétré dans le pharynx, le larynx et la trachée, la muqueuse de ces conduits est fortement tuméfiée; parfois les voies respiratoires sont complètement obstruées. — Le traitement consiste à faire des lotions d'eau froide sur la peau et à pratiquer des scarifications aux régions accessibles des muqueuses enflammées. Comme moyen prophylactique, on a recommandé les lotions de lessive de tabac; on peut aussi employer le crésyl, l'acide phénique, le goudron, l'asa fœtida et la décoction de feuilles de noyer dans le vinaigre.

2° L'Hypoderme du bœuf (*Œstrus* ou *Hypoderma bovis*). — Il provoque chez cet animal, quelquefois aussi chez le cheval, l'âne et le mouton, des nodosités qui se remarquent d'ordinaire sur les épaules, le dos, les lombes, la croupe et le thorax. Les œufs de l'Hypoderme, déposés sur la peau, donnent naissance à des larves qui perforent cette membrane et vont se loger dans le tissu conjonctif sous-cutané, où elles restent pendant environ neuf mois (de juillet à mars). En effectuant leur développement, elles irritent les tissus du voisinage qui s'enflamment, s'infiltrent de pus et forment des tumeurs pouvant atteindre le volume d'un œuf de pigeon. Lorsque la larve est arrivée à l'état adulte, elle quitte son enveloppe conjonctive et s'échappe en dilatant, au moyen de la partie postérieure de son corps, l'ouverture cutanée qu'elle a creusée. Généralement ces parasites sont peu nombreux, mais parfois on en trouve de 50 à 100; alors ils peuvent occasionner des troubles sérieux : les animaux maigrissent, à certains moments ils sont en proie à une vive excitation; s'ils sont au pâturage, ils exécutent des mouvements désordonnés, agitent la queue, beuglent, s'enfuient vers un cours d'eau ou cherchent à rentrer à l'étable. — Le traitement consiste à provoquer la sortie des larves mûres en comprimant les tumeurs ou en les incisant à l'aide du bistouri. Comme moyens prophylactiques, on recommande les soins hygiéniques de la peau et des frictions sur les régions supérieures du tronc avec le liniment de goudron, le crésyl ou l'acide phénique dilués, les solutions d'asa fœtida ou les décoctions de feuilles de noyer.

Hinrichsen dit avoir rencontré les larves de l'Hypoderme dans le canal médullaire du bœuf. Il pense que les animaux de l'espèce bovine ingèrent les œufs du parasite avec les aliments et que les jeunes larves arrivent dans le canal médullaire en partant de l'estomac ou de l'intestin; elles y séjourneraient pendant cinq à six mois, ensuite elles émigreraient sous la peau. — Jusqu'alors on ne les a constatées que très rarement dans l'étui rachidien.

Chez le chien, Railliet et Lenoir ont signalé des lésions analogues à celles déterminées par l'Hypoderme du bœuf et dues à l'introduction sous la peau des larves de l'*Ochromyia anthropophaga*. Ces parasites provoquent la formation de tumeurs dures, douloureuses, du volume d'une lentille à celui d'une noix, pourvues d'une ouverture centrale cylindrique, qui se ramollissent au bout de six ou sept jours et permettent à la larve de s'échapper. On peut les rencontrer aux diverses régions, mais plutôt à la queue, aux oreilles et aux pattes. L'extraction des larves est le seul traitement efficace.

La maladie des larves de lucilie, qui sévit sur les agneaux, s'observe surtout en Hollande. D'après Jennes et Van Laer, elle est due à la larve de la *Lucilia sericata*. Les Lucilies déposent leurs œufs sur la face interne des cuisses des agneaux atteints de diarrhée; les larves recherchent les parties du corps où la laine est abondante (base de la queue, région lombaire, etc.); elles forment sous la toison des espèces de nids, s'y développent et percent la peau en écumoire. Les animaux adultes sont rarement atteints. — Éloigner les parasites et lotionner la peau avec une solution phéniquée ou une décoction de tabac, telles sont les deux principales indications du traitement.

Dans les pays tropicaux, certaines Mouches à viande peuvent déterminer la mort des jeunes animaux de l'espèce bovine. D'après Frantzius (1), des milliers de veaux y périraient chaque année par suite des accidents inflammatoires que provoquent à la région ombilicale les larves de ces Mouches.

Les moyens dirigés contre les insectes ailés en général sont les frictions avec des liquides à odeur très forte : crésyl (2 p. 100), asa fœtida (60 grammes dissous dans un verre de vinaigre et deux verres d'eau — Martin), benzine, pétrole, huile animale fétide, décoction de feuilles de noyer ou de tabac, décoctions amères (absinthe, gentiane, noix vomique), extrait alcoolique de poudre insecticide de Perse.

Bibliographie. — 1. Simulie de Kolumbacz : Schiller, *Repertor.*, 1846. — Vandenputte, *Ibid.*, 1847. — Dominik, *Preuss. Mittheil.*, 1855-58. — Tisserant, *Journ. de Lyon*, 1863, 1876, 1878. — Hertwig, *Magazin*, 1868. — *Thierarzt*, 1876. — *Oesterr. Monatsschr.*, 1878. — Schleuss, *Berlin. Arch.*, 1882. — Neumann, *Traité des maladies parasitaires*, etc., 1888.

2. Mouches : Demarbaix, *Annal. de Bruxelles*, 1863. — Jennes et Van Laer, an. in *Repertor.*, 1864. — Martin, *Recueil vét.*, 1868. — Gaber, *Preuss. Mittheil.*, 1877-78. — Raillet et Lenoir, *Bull. Soc. cent. vét.*, 1884.

3. Œstres : Numann, *Magazin*, 1838. — Rey, *Journ. de Lyon*, 1848. — Hawthorn, *The Vet.*, 1859. — Arway, *Oesterr. Monatsschr.*, 1878. — Zürn, *Die thierischen Parasiten*, 1882. — Raillet, *Diction. vétér.*, t. XIII, 1885. — Bass, *Thiermed. Rundschau*, 1887. — Hinrichsen, *Berlin. Arch.*, 1888. — Neumann, *loc. cit.*

POUX ET TRICHODECTES.

1° Les Poux sont des insectes aptères dont la bouche tubulaire est disposée en suçoir. Ils fixent leurs œufs (lentes) aux poils des animaux

(1) Frantzius, *Virchow's Archiv*, Bd XLIII.

qui les hébergent. La plupart de nos espèces domestiques nourrissent des espèces particulières de Poux : cheval, *Hæmatopinus* ou *Pediculus equi;* bœuf, *H. eurysternus* et *tenuirostris;* porc, *H. suis;* chien *H. pilifer;* chèvre *H. stenopsis.* — Les régions de prédilection de ces parasites sont l'encolure, le dos, la base de la queue et le voisinage des cornes chez le bœuf, la face interne des membres postérieurs chez le porc. Ils sont particulièrement fréquents sur le chien et le bœuf; dans cette dernière espèce on peut les rencontrer chez des sujets parfaitement entretenus. D'une façon générale, ils se développent facilement et rapidement sur les individus mal nourris, faibles, débilités; leur présence est presque toujours un signe de l'insuffisance des soins donnés à la peau. Ils provoquent des démangeaisons, des dépilations partielles; en outre, on constate des lentes en plus ou moins grand nombre, une desquamation épidermique abondante; les animaux répandent souvent une odeur désagréable et, chez le chien surtout, la peau finit par se recouvrir d'un enduit visqueux, impétigineux.

2° Les Trichodectes ne sucent pas le sang, ils attaquent le poil et dévorent l'épiderme; leur tête est plus large que celle des Poux. Ils se cantonnent de préférence à la tête, à l'encolure et aux membres. On rencontre des espèces spéciales de Trichodectes chez le chien (*T. latus*), le cheval (*T. pilosus* et *parumpilosus*), le bœuf (*T. scalaris*), le chat (*T. subrostratus*), la chèvre (*T. climax*) et le mouton (*T. sphærocephalus*). Ce dernier produit des démangeaisons très vives qui peuvent faire croire à l'existence de la gale psoroptique.

Les principaux agents thérapeutiques utilisés pour détruire les Poux et les Trichodectes sont : 1° La pommade mercurielle. On peut l'employer à petites doses dans toutes les espèces domestiques, mais elle convient surtout pour le cheval, le porc et le chien. Chez le bœuf adulte, très sensible aux préparations mercurielles, nous avons obtenu de bons résultats en frictionnant le chignon et le tégument de la base des cornes avec 5 grammes d'onguent gris; nous n'avons jamais constaté aucun signe d'intoxication. Chez le chien, on peut appliquer sous le collier une petite quantité de pommade (gros comme un pois ou une fève) (1); on obtient aussi de bons résultats avec les lotions de sublimé à 1 p. 100 en agissant sur de petites surfaces à la fois et en séchant soigneusement la peau après chaque lotion. — 2° La poudre insecticide de Perse projetée entre les poils. Elle est généralement trop faible pour les grands animaux. — 3° Les décoctions de tabac (4 à 5 p. 100). Très recommandables pour le mouton et le chien, elles conviennent moins bien pour le cheval et le bœuf (2).

Quelques praticiens utilisent la lessive de tabac connue sous le nom

(1) Elle est extrêmement dangereuse pour le chien.

(2) Ces décoctions déterminent souvent des accidents nerveux redoutables et parfois même la mort. (L. T.)

de *nicotina* (voy. p. 520). On peut également essayer les lotions d'eau crésylée (2 1/2 p. 100), la décoction de semence de staphisaigre dans le vinaigre (1 p. 20), un mélange de poudres de cévadille, de staphisaigre, d'ellébore blanc (āā 1 partie) et d'anis (2 parties); le benzol associé au savon vert, à l'alcool ou à l'huile (Dinter); l'acide phénique en solution à 5 p. 100, l'essence d'anis (mélangée à l'huile ordinaire 1 p. 10) pour les chiens de luxe. Les lavages avec des préparations arsenicales (acide arsénieux, potasse āā 15 grammes, eau et vinaigre āā 1 kil. 1/2), recommandés par Viborg et plus tard par Schleg, sont très efficaces, surtout pour les sujets de nos grandes espèces; mais ce moyen exige des précautions. La décoction de noix vomique, conseillée par Eck, est fort dangereuse et doit être proscrite. Quant à l'huile animale fétide, préconisée par Menkert, elle peut être remplacée avantageusement par le crésyl. — Thierry combat les Trichodectes du mouton par un mélange de poudre de semence de cévadille et de poudre de Perse. Les œufs de ces parasites sont rapidement détruits par le vinaigre, qui dissout leur coque.

Bibliographie. — Eck, *Centralzeitg. f. die ges. Veterinärmed.*, 1852. — Menkert, *Preuss. Mittheil.*, 1855-56. — Dinter, *Sächs. Jahresber.*, 1864. — Schleg, *Ibid.*, 1869. — Steinhoff, *Adam's Wochenschr.*, 1870. — Zürn, *Die thierischen Parasiten*, 1882. — Thierry, *Recueil vét.*, 1883. — Klemm, *Bad. tierärztl. Mittheil.*, 1884. — Railliet, *Éléments de zoologie médicale et agricole*. Paris, 1885; *Dictionn. vét.*, t. XVIII, 1890. — Prietsch, *Sächs. Jahresber.*, 1886. — Neumann, *Traité des maladies parasitaires*, etc. 1888.

DIVERS AUTRES PARASITES DE LA PEAU.

1. Les Puces s'observent sur le chien (*Pulex canis*) et le chat (*Pulex felis*); elles sucent le sang, causent des démangeaisons, provoquent des éruptions cutanées; leurs excréments salissent la peau et souvent s'accumulent à la base des poils en couches épaisses, semblables au marc de café. — L'agent thérapeutique le plus recommandable est la poudre de Perse; on l'applique sur la peau après avoir légèrement humecté celle-ci. Il convient de déplacer les animaux ainsi traités afin que les parasites expulsés ne reviennent pas sur le tégument après avoir séjourné un certain temps dans les niches. Les bains d'eau crésylée (2 p. 100) et les lavages avec cette préparation sont également très avantageux.

2. Les Tiques sont des insectes de même forme que les Acares mais plus volumineux. Ils vivent dans les bois, les herbes, et se fixent sur la peau des animaux domestiques dont ils sucent le sang. On distingue le Tique du chien ou Ixode ricin (*Ixodes ricinus*) qui attaque le chien, le bœuf et le mouton; l'Ixode réticulé (*Ixodes reticulatus*), parasite du bœuf et du mouton, et l'Ixode américain (*Ixodes

americanus) qui attaque le cheval dans certaines contrées du Nouveau Monde. — Il faut détacher ces insectes en les touchant avec de l'huile ordinaire, de l'huile crésylée, phéniquée ou une essence (térébenthine, anis, cumin, fenouil, etc.). L'arrachement est contre-indiqué; quand on l'effectue, la tête du parasite reste dans l'épaisseur du derme.

3. Les HIPPOBOSCIDÉS (Pupipares) s'observent sur le cheval (*Hippobosca equina*) et le mouton (*Melophagus ovinus*). — Les Hippobosques du cheval se cantonnent à la base de la queue, au voisinage de l'anus ou à la face inférieure du ventre ; ils irritent les animaux par leurs mouvements très rapides plutôt que par leurs piqûres. — Les Mélophages se rencontrent particulièrement sur les moutons qui vont aux pâturages; ils sucent le sang et provoquent une irritation cutanée très vive; les animaux se frottent, portent les dents sur la toison et la détériorent; souvent la laine est colorée en vert par les excréments de ces parasites. — Les agents qu'il convient d'opposer aux Mélophages sont les décoctions de tabac, les lotions avec des solutions crésylée ou phéniquée et les applications de pommade mercurielle (3 à 4 gr. par tête) le long du dos et sous l'encolure. On doit préalablement tondre les animaux. — Dans les expériences qu'il a instituées pour déterminer le degré de toxicité du crésyl contre le Mélophage du mouton, Fröhner a obtenu les résultats suivants : les parasites adultes sont tués au bout de dix à douze minutes par quelques gouttes d'une solution de crésyl à 3 p. 100, et en quinze à vingt minutes avec une solution de 0,5-1 p. 100; les moutons galeux porteurs de nombreux Mélophages en sont complètement débarrassés par un seul bain crésylé à 2,5 p. 100.

4. Les DERMANYSSES (*Dermanyssus*) ont pour hôtes préférés les poules, les pigeons, les hirondelles et les oiseaux d'appartement; ils séjournent d'ailleurs dans les locaux de la basse-cour et dans les cages. Ils ont une couleur rouge sang ou rouge brun. Pendant la nuit, ils se répandent sur les mammifères qui sont à leur portée (bœufs, chevaux, chiens, chats) et occasionnent de vives démangeaisons, même des éruptions. On les trouve quelquefois en nombre considérable sous les couvertures (Trasbot). — Sur le cheval, Steinbach a observé une éruption dermanyssique analogue à la gale; la peau était recouverte de croûtes séparées par d'étroites crevasses; les parasites se nichaient dans le toupet, la crinière et la queue. — Sur huit vaches, Möbius a constaté une affection de même nature accompagnée de taches dépilées arrondies. Traitée sans succès pendant plusieurs années, elle disparut spontanément après la destruction de plusieurs nids d'hirondelles qui existaient dans l'étable. — Sur deux chevaux tourmentés par les Dermanysses, Prietsch a observé un grand nombre de plaies superficielles siégeant principalement à l'encolure et au dos; les régions malades étaient dépilées, couvertes d'une matière furfuracée ou de

croûtes minces ; les démangeaisons étaient très vives le soir et la nuit. — Chez les animaux de l'espèce bovine, ces parasites, en s'accumulant dans le conduit auditif, provoquent parfois une otite externe (Gassner) : ils peuvent pénétrer dans l'oreille moyenne et occasionner des accidents cérébraux. Sur des bœufs abattus comme atteints de la rage, Stadler et Schuemacher ont trouvé une quantité considérable de Dermanysses dans l'oreille externe et l'oreille moyenne. (Voy. *Affections cutanées des volailles.*

Comme traitement, il faut éloigner les poulaillers des écuries, des étables, supprimer dans celles-ci les nids d'hirondelles et faire usage d'insecticides (crésyl, acide phénique, etc.). On doit en outre nettoyer et désinfecter les locaux.

3. Le Lepte automnal (*Leptus autumnalis*) ou Rouget se tient dans les herbes sèches, les blés mûrs, sur le sureau et le saule. Il se jette parfois sur le chien (Friedberger) et provoque une éruption pustuleuse au voisinage du museau, aux paupières, aux oreilles, à la face interne des membres antérieurs et postérieurs, au ventre, aux organes génitaux, etc. Au début, on constate à la peau de petites élevures rouges (boutons ou pustules), des dimensions d'un grain de pavot ou de chènevis, sur lesquelles sont fixés des Rougets, facilement reconnaissables à leur couleur rouge écarlate (1).

En comprimant ces élevures, on en fait sourdre un liquide sanguinolent. Plus tard elles s'élargissent, peuvent atteindre la largeur d'une pièce d'un franc et se confondre : à leur niveau les poils tombent partiellement ou complètement. La peau est rouge, sensible ; généralement il existe un prurit modéré. L'éruption peut durer des semaines, mais elle disparait par l'emploi de préparations (pommade, glycérolé) à base d'acide phénique ou de crésyl.

Bibliographie. — 1. Tiques : May, *Magazin*, 1854. — Reynal, *Recueil vét.*, 1854. — Mégnin, *Ibid.*, 1866. — Dekker, *Repertor.*, 1859. — Bayer, *Oesterr. Vierteljahrsschr.*, 1873.

2. Dermanysses : Pritsch, *Sächs. Jahresber.*, 1868. — Trasbot, *Recueil vét.*, 1875. — Gassner, *Deutsche Zeitschr. f. Thiermed.*, 1875. — Steinbach, *Preuss. Mittheil.*, 1875. — Möbius, *Sachs. Jahresber.*, 1880. — Stadler, *Bad. thierärztl. Mittheil.*, 1885. — Dieckerhoff, *Spec. Pathol.*, 1886. — Schuemacher, *Bad. thierärztl. Mittheil.*, 1886.

3. Trombidinés : Delrance, in *Elém. de zool. méd. de Moquin-Tandon*, 1862. — Pelafond et Bourguignon, *Traité de la psore*, 1862. — Friedberger, *Berlin. Archiv*, 1875 ; *Münch. Jahresber.*, 1877-78. — Mégnin, *Annal. sc. nat.*, 1876. — Csokor, *Oesterr. Vierteljahrsschr.* Bd LVII.

(1) Suivant Mégnin, il s'agirait de la larve hexapode du Trombidion soyeux (N. D. T.).

ADDENDA.

AFFECTIONS CUTANÉES DES OISEAUX DÉTERMINÉES PAR DES PARASITES ANIMAUX.

GALES DES VOLAILLES.

Les Acariens tiennent la première place parmi les nombreux parasites qui vivent sur les oiseaux de basse-cour. Ils provoquent deux gales principales :

1. La *gale sarcoptique*, produite par le *Dermatoryktes mutans* (Ehlers), encore désigné aussi sous les noms de *Sarcoptes mutans* (Robin), *Knemidocoptes viviparus* (Furstenberg).

2. La *gale symbiotique*, due au *Symbiotes gallinarum* découvert par Caparini. Suivant Trouessart et Neumann, ce parasite serait identique à l'*Epidermoptes bilobatus* (Rivolta).

I. Gale sarcoptique. — Le *Sarcoptes mutans* a été découvert en 1859 par Reynal et Lanquetin. Il ressemble beaucoup aux Sarcoptes des mammifères, dont il diffère cependant par certains caractères, notamment par la disposition des chélicères. Les femelles sont plus grandes que les mâles (0mm,4 de longueur), leur corps est sphéroïdal; les mâles ont plutôt une forme ovoïde (0mm,2 de longueur). De couleur jaune sale, ces parasites portent quatre paires de pattes à l'état adulte et trois paires à l'état larvaire; l'anus est flanqué de deux longs poils. C'est un Acarien fouisseur; il creuse des galeries sous-épidermiques.

Fréquente sur la poule, la gale sarcoptique s'observe aussi sur les pigeons et les oiseaux exotiques; les races gallines étrangères y sont prédisposées. Mégnin l'a rencontrée sur les dindons, les faisans et les petits oiseaux de luxe. — En 1885, Railliet a décrit, chez le pigeon, une gale particulière produite par un Acarien voisin du *Sarcoptes mutans*, et qu'il a désigné sous le nom de *Sarcoptes lævis* var. *Columbæ*. Tout récemment (1887) sur la poule, il a trouvé une seconde variété du même Acarien — le *Sarcoptes lævis* var. *Gallinæ*. Très probablement le *Dermatoryktes* décrit par Friedberger en 1886-87 est identique au *Sarcoptes lævis* Raill. Étant donnée la grande variabilité de ces parasites il est permis de supposer que les *Sarcoptes mutans* et *S. lævis* ne constituent que deux variétés d'une même espèce. Suivant Railliet, la gale des pattes déterminée par le *Sarcoptes mutans* serait moins contagieuse que celle du corps produite par le *Sarcoptes lævis*.

Chez la poule, la *gale des pattes* (tarses calcaires, maladie à écailles de poisson) s'exprime par des symptômes très caractéristiques. Elle siège sur les tarses, exceptionnellement sur la crête, les lobes charnus de la mandibule inférieure et le bec (contagion opérée par le picotement et le grattage) (1). Au début, on observe, à la face antérieure des extrémités, de petites taches grisâtres qui s'élargissent peu à peu et forment bientôt des croûtes arrondies, dentelées; plus tard, toute la surface de la patte est recouverte d'écailles irrégulières, rugueuses, jaune grisâtre, poreuses, friables, pouvant atteindre l'épaisseur d'un centimètre et présentant une disposition imbriquée, dont les différentes lames, d'aspect nacré, sont grasses au toucher. — Les pattes, souvent volumineuses, difformes, paraissent enduites de chaux ou d'argile (pattes calcaires). Sous les croûtes, formées principalement d'écailles épidermiques, d'exsudat inflammatoire desséché et d'Acares, la peau est rouge, tuméfiée, infiltrée de sang et de pus; le prurit est assez vif; les animaux se frottent, se grattent et becquètent l'enveloppe croûteuse. Lorsque l'affection est ancienne, les mouvements sont pénibles, souvent l'attitude debout est fatigante. Elle entraîne l'amaigrissement, la cachexie et même la mort dans les cas graves.

Son traitement est très simple. Il faut enlever les croûtes préalablement ramollies à l'eau tiède, ensuite appliquer sur les surfaces malades l'un des agents suivants : glycérine, savon vert, pommades phéniquée ou créosotée (1 p. 10-20), goudron, baume du Pérou, styrax, pommade d'Helmerich, etc. On doit en outre désinfecter les locaux et les perchoirs.

II. La Gale symbiotique ou mieux épidermoptique est généralement localisée à la région cervicale et au thorax; elle peut cependant s'étendre très rapidement à toute la surface du corps, même à la crête ainsi qu'aux lobes charnus de la mandibule inférieure.

La peau se recouvre d'écailles épidermiques minces, transparentes, jaune paille, stratifiées, formant bientôt des croûtes épaisses, jaune sale, dures, semblables à de la pâte desséchée, sous lesquelles la peau est hyperémiée; bien qu'elle ne provoque pas de prurit, cette gale amène assez vite l'affaiblissement et le dépérissement. Beaucoup d'animaux succombent.

Le traitement est le même que celui de l'affection précédente. Friedberger a constaté la coexistence de ces deux gales sur les mêmes individus.

Sous le nom de *Sarcoptes cysticola* (*Laminoscoptes Gallinarum*), divers auteurs ont décrit un Acarien analogue aux Sarcoptes, qui se rencontre à la surface de la peau et dans le tissu conjonctif. Il occasionne parfois une éruption cutanée analogue à la gale (Unterberger).

(1) Neumann a montré que la prétendue gale de la tête n'est autre que le favus. (N. D. T.)

Bibliographie. — 1. SARCOPTES CHANGEANT ET LISSE : ROBIN et LANQUETIN, *Comptes rendus Acad. Sc.*, 1859. — REYNAL et LANQUETIN, *Recueil vét.*, 1861 et 1863. — UNTERBERGER, *Repertor.*, 1865. — GERLACH, *Lehrbuch der allgem. Therapie der Hausthiere*, 1868. — FÜRSTENBERG, *Mittheil. aus dem naturwiss. Vereine f. Vorpommern u. Rügne*, 1870. — SIEDAMGROTZKY, *Sächs. Jahresber.*, 1871, 1877. — ZÜRN, *Oesterr. landwirthsch. Wochenblatt*, 1876; *Die Krankheiten des Hausgeflügels*, 1882; *Deutsch. Zeitschr. f. Thiermed.*, 1883. — EHLERS, *Zeitschr. f. Zool.*, t. XXIII. — MÉGNIN, *Maladies des oiseaux; Les parasites et les maladies parasitaires*, 1880. — FRIEDBERGER, *Deutsche Zeitschr. f. Thiermed.*, 1881; *Münch. Jahresber.*, 1886-87. — NÖRNER, *Oesterr. Vierteljahrsschr.*, 1882. — RAILLIET, *Bull. Soc. cent. vét.*, 1885; *Bull. Soc. zool. de France*, 1887.

2. ÉPIDERMOPTE : CAPARINI, *Bollett. veter.*, 1880; an. in *Thierarzt*, 1880. — FRIEDBERGER, *Deutsche Zeitschr. f. Thiermed.*, 1881. — TROUESSART et NEUMANN, *Bull. Soc. scient. d'Angers*, 1887.

DIVERSES AUTRES AFFECTIONS CUTANÉES DES VOLAILLES PRODUITES PAR DES PARASITES ANIMAUX.

Parmi les autres parasites des oiseaux qui déterminent des affections particulières, nous devons surtout mentionner les suivants :

1. L'HARPIRYNQUE NIDULANT DU PIGEON DOMESTIQUE (*Harpirhynchus nidulans*). — Il vit dans les bulbes des plumes, qui sont gonflés en capsules ou kystes jaunâtres du volume d'un pois ou d'une fève. On le rencontre également dans des tumeurs cutanées de la région sternale et de la partie inférieure des ailes.

Le contenu de ces kystes est presque exclusivement formé d'Harpirynques ; on les y trouve par centaines. Lorsque ces lésions existent en grand nombre à la surface de la peau, les animaux maigrissent et parfois succombent.

2. L'HYPODECTE VERMIFORME DU PIGEON (*Hypodectes columbarum*). — Cantonné dans le tissu cellulaire sous-cutané, à la surface du péritoine et dans le tissu conjonctif de l'aorte, ce parasite représente la nymphe hypopiale d'un Acarien inconnu jusqu'alors (1). Il occasionne des phlegmasies légères, des troubles de la mue et entrave la régénération des plumes.

3. Les SYRINGOPHILES DE LA POULE ET DU PIGEON (*Syringophilus* [*Picobia*] *bipectinatus*). — Ils vivent dans le tuyau des pennes de la queue et des ailes, provoquent la déformation, puis la chute de ces organes ainsi que des irrégularités de la mue. Le tuyau des plumes a perdu sa transparence, il est généralement recourbé à son extrémité et sa pulpe est remplacée par une matière opaque, pulvérulente. Ce sont là les seuls phénomènes qu'ils déterminent.

D'après Heller, dans le Schleswig-Holstein, 70 à 90 p. 100 des poules porteraient le *Syringophilus bipectinatus*. Chez le paon, on rencontre une espèce distincte, — le *Syringophilus* [*Cheyletus*] *uncinatus*.

(1) D'après Mégnin, l'*Hypodectes columbarum* serait la nymphe du *Falciger rostratus*. (N. D. T.)

4. L'Acarien des plumes du pigeon (Zürn). — On le trouve parfois en quantité considérable entre les plumes; il peut occasionner l'amaigrissement et un épuisement mortel. D'après Zürn, la teigne des régions antérieures de la tête, chez le pigeon, serait due à cet Acarien. (Il s'agit sans doute du *Megninia asternalis*.)

5. Le Dermoglyphe de la pintade (*Dermoglyphus* ou *Analges minor* var. *similis*). — Découvert par Nörner dans l'intérieur du tuyau des plumes de la pintade, cet Acarien est complètement inoffensif; il n'altère en rien les plumes et ne présente qu'un intérêt scientifique.

6. Le Dermanysse des oiseaux (*Dermanyssus avium*). — Acarien suceur, qui vit du sang de ses hôtes, il doit être rangé au nombre des ectoparasites les plus dangereux. On le rencontre surtout chez les poules, les pigeons, quelquefois sur les oiseaux d'appartement. Comme on l'a vu plus haut, les Dermanysses attaquent aussi le cheval, le chien, le bœuf, le chat et l'homme. — Pendant le jour, ils se tiennent dans les fissures du plancher, des murs, des cages, de la face inférieure des perchoirs. La nuit, ils se répandent sur les volailles, les criblent de piqûres et se gorgent de sang. Les oiseaux maigrissent; il en est, surtout parmi les jeunes, qui meurent d'épuisement.

On trouve encore assez fréquemment les Dermanysses dans les cavités nasales, où ils peuvent déterminer un catarrhe de la muqueuse entraînant parfois la mort des individus jeunes (Zürn). On les a également constatés dans le conduit auditif.

7. L'Argas bordé (*Argas marginatus* s. *reflexus*) du pigeon. — Il se rencontre particulièrement en France et en Italie. Comme le Dermanysse, c'est un parasite noctambule et suceur de sang.

8. Les Pennivores. — Ce sont des Mallophages ou Ricinidés qui se comportent sur les volailles comme les Trichodectes sur les mammifères. Ils se nourrissent exclusivement de plumes et de débris épidermiques. On les trouve quelquefois fixés à la peau à l'aide de leurs organes buccaux. (Pour les diverses familles et espèces, voy. l'ouvrage de Zürn) (1). Lorsqu'ils existent en grand nombre, ils déterminent des troubles de la nutrition. Sur les oiseaux malades, ils se développent avec une rapidité extraordinaire.

9. La Puce des oiseaux (*Pulex avium*). — Elle est particulièrement commune sur les pigeons.

Un grand nombre de médicaments peuvent être dirigés contre ces parasites. Zürn combat les Syringophiles et les Acariens des plumes par les essences d'anis ou de romarin (diluées dans 20 à 50 parties d'eau ou d'huile), le baume du Pérou et le styrax (1 p. 4 alcool); il recommande de tenir les sujets parfaitement propres et de leur

(1) Zürn, *Die Krankheiten des Hausgeflügels*, Weimar, 1882.

donner du sable en abondance. Les aspersions avec une solution aqueuse de crésyl à 1 p. 100 sont aussi très efficaces. — Contre les Dermanysses, on emploie habituellement la poudre insecticide de Perse et les lavages avec l'essence d'anis diluée. Tous les matins, les recoins et les fissures des boiseries, les perchoirs, etc., doivent être abstergés au crésyl, à l'acide phénique ou au pétrole; on lave le local à l'eau chaude additionnée d'une petite quantité d'essence d'anis; on blanchit les murs à la chaux, enfin on arrose d'eau bouillante les nids et les cages. — Les Aptères pennivores sont chassés par la poudre insecticide de Perse, par une essence quelconque ou encore par les décoctions d'anis, de semence de persil, etc. Afin que les volailles puissent facilement se poudrer et se débarrasser des parasites, on dispose, dans un coin de la basse-cour, une couche de sable ou d'un mélange de sable et de cendres. Il est avantageux d'en projeter une certaine quantité sur le plancher du local.

Bibliographie. — CAUSSÉ, *Journ. des vét. du midi*, 1850. — MÉGNIN, *Maladies des oiseaux*, Paris, 1877. — ZÜRN, *Die Krankheit. d. Hausgeflügels*, 1882. — NÖRNER, *Oesterr. Vereinsmonatsschr.*, 1882; *Verhandl. der k. k. zool. botan. Gesellschaft in Wien*, 1882. — VADIKOVSKI, an. in *Thierärzt. l. Jahresber.*, 1885. — NEUMANN, *Traité des maladies parasitaires*, Paris, 1888.

FIN DU TOME PREMIER.

TABLE DES MATIÈRES

CONTENUES DANS LE PREMIER VOLUME.

MALADIES DE L'APPAREIL DIGESTIF

MALADIES DE L'APPAREIL URINAIRE

ADDENDA AUX MALADIES DES REINS

MALADIES DES ORGANES GÉNITAUX

MALADIES DU COEUR ET DES GROS VAISSEAUX

MALADIES DE LA PEAU

I. — MALADIES NON PARASITAIRES DE LA PEAU

II. — MALADIES CUTANÉES PRODUITES PAR DES PARASITES VÉGÉTAUX

III. — MALADIES CUTANÉES PRODUITES PAR DES PARASITES ANIMAUX

ANNOTATIONS

(N. D. A.) .... Note des Auteurs.
(N. D. T.) .... Note des Traducteurs.
(L. T.) .... Note de M. le Professeur Trasbot.

PATHOLOGIE ET THÉRAPEUTIQUE SPÉCIALES

DES

ANIMAUX DOMESTIQUES

CORBEIL. — IMPRIMERIE CRÉTÉ.

PATHOLOGIE ET THÉRAPEUTIQUE

SPÉCIALES

DES

ANIMAUX DOMESTIQUES

PAR MM.

Dr FRIEDBERGER
PROFESSEUR A L'ÉCOLE SUPÉRIEURE
DE MÉDECINE VÉTÉRINAIRE DE MUNICH

Dr FRÖHNER
PROFESSEUR A L'ÉCOLE SUPÉRIEURE
DE MÉDECINE VÉTÉRINAIRE DE BERLIN

Traduit de l'allemand sur la deuxième édition

PAR MM.

P.-J. CADIOT
PROFESSEUR A L'ÉCOLE VÉTÉRINAIRE
D'ALFORT

J.-N. RIES
VÉTÉRINAIRE DU GOUVERNEMENT A CLERVAUX
GRAND-DUCHÉ DE LUXEMBOURG

AVEC ANNOTATIONS

DE

M. TRASBOT
PROFESSEUR A L'ÉCOLE VÉTÉRINAIRE D'ALFORT
MEMBRE DE L'ACADÉMIE DE MÉDECINE

TOME I

PREMIER FASCICULE

MALADIES DE L'APPAREIL DIGESTIF

PARIS
ASSELIN ET HOUZEAU
LIBRAIRES DE LA FACULTÉ DE MÉDECINE
et de la Société centrale de médecine vétérinaire
PLACE DE L'ÉCOLE-DE-MÉDECINE

1891

ANNOTATIONS

(N. D. A.)............ Note des Auteurs.

(N. D. T.)............ Note des Traducteurs.

(L. T.)............... Note de M. le Professeur Trasbot.

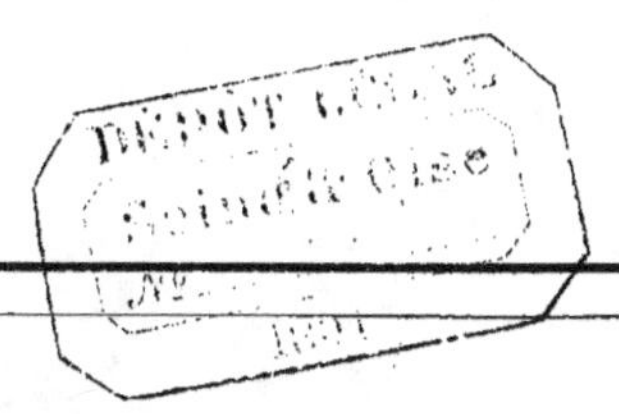

PATHOLOGIE ET THÉRAPEUTIQUE

SPÉCIALES

DES

ANIMAUX DOMESTIQUES

PAR MM.

Dr FRIEDBERGER
PROFESSEUR A L'ÉCOLE SUPÉRIEURE
DE MÉDECINE VÉTÉRINAIRE DE MUNICH

Dr FRÖHNER
PROFESSEUR A L'ÉCOLE SUPÉRIEURE
DE MÉDECINE VÉTÉRINAIRE DE BERLIN

Traduit de l'allemand sur la deuxième édition

PAR MM.

P.-J. CADIOT
PROFESSEUR A L'ÉCOLE VÉTÉRINAIRE
D'ALFORT

J.-N. RIES
VÉTÉRINAIRE DU GOUVERNEMENT A CLERVAUX
(GRAND-DUCHÉ DE LUXEMBOURG)

AVEC ANNOTATIONS

DE

M. LE PROFESSEUR TRASBOT
DIRECTEUR DE L'ÉCOLE VÉTÉRINAIRE D'ALFORT
MEMBRE DE L'ACADÉMIE DE MÉDECINE

TOME I

DEUXIÈME FASCICULE

MALADIES DES APPAREILS URINAIRE, GÉNITAL ET CIRCULATOIRE

MALADIES DE LA PEAU

PARIS

ASSELIN ET HOUZEAU

LIBRAIRES DE LA FACULTÉ DE MÉDECINE
et de la Société centrale de médecine vétérinaire
PLACE DE L'ÉCOLE-DE-MÉDECINE

1891

AVIS

CET OUVRAGE FORMERA DEUX VOLUMES GRAND IN-8°

ET PARAÎTRA EN QUATRE FASCICULES :

Le second comprendra les Maladies des appareils urinaire, génital, circulaire et tégumentaire ;

Le troisième, les Maladies des appareils locomoteur, nerveux, respiratoire et affections chroniques constitutionnelles ;

Le quatrième, les Maladies infectieuses et épidémiques proprement dites.

PRIX DE L'OUVRAGE COMPLET

Pour les souscriptions qui seront adressées directement à MM. ASSELIN et HOUZEAU, Éditeurs

20 fr.

7084-90. — CORBEIL. Imprimerie CRÉTÉ.

www.ingramcontent.com/pod-product-compliance
Lightning Source LLC
LaVergne TN
LVHW010602180726
843502LV00001B/115

* 9 7 8 2 3 2 9 4 4 6 7 0 7 *